国际经典影像学译丛

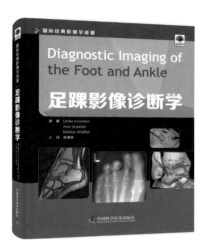

足踝影像诊断学

引进地：德国 Thieme 出版社
定　价：178.00 元（大 16 开精装）
原　著：Ulrike Szeimies 等
主　译：麻增林

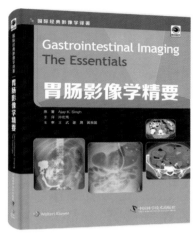

胃肠影像学精要

引进地：荷兰 Wolters Kluwer 出版社
定　价：178.00 元（大 16 开精装）
原　著：Ajay K. Singh
主　译：孙宏亮

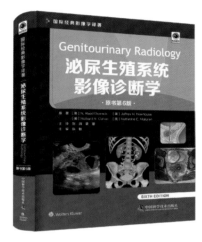

泌尿生殖系统影像诊断学
（原书第 6 版）

引进地：荷兰 Wolters Kluwer 出版社
定　价：248.00 元（大 16 开精装）
原　著：N. Reed Dunnick 等
主　译：陈涓　姜蕾

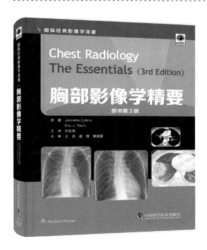

胸部影像学精要（原书第 3 版）

引进地：荷兰 Wolters Kluwer 出版社
定　价：248.00 元（大 16 开精装）
原　著：Jannette Collins 等
主　译：孙宏亮

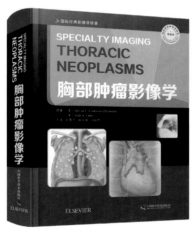

胸部肿瘤影像学

引进地：美国 Elsevier 出版集团
定　价：398.00 元（大 16 开精装）
原　著：Melissa L. Rosado-de-Christenson
　　　　Brett W. Carter
主　译：时惠平　杨本强　刘晶哲

扫码购买
出版社官方微店

扫码购买
出版社天猫旗舰店

中国科学技术出版社 · 荣誉出品

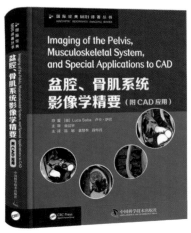

盆腔、骨肌系统影像学精要（附 CAD 应用）

引进地：美国 CRC 出版社
定　价：298.00 元（大 16 开精装）
原　著：Luca Saba
主　译：陈敏　袁慧书　薛华丹

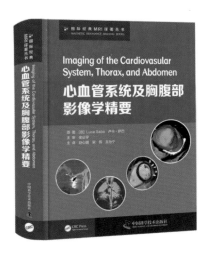

心血管系统及胸腹部影像学精要

引进地：美国 CRC 出版社
定　价：348.00 元（大 16 开精装）
原　著：Luca Saba
主　译：赵心明　宋伟　王怡宁

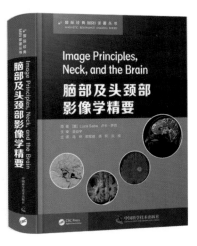

脑部及头颈部影像学精要

引进地：美国 CRC 出版社
定　价：428.00 元（大 16 开精装）
原　著：Luca Saba
主　译：马林　鲜军舫　娄昕　洪楠

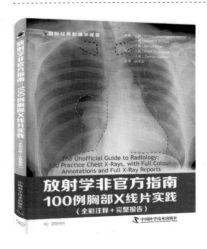

放射学非官方指南：100 例胸部 X 线片实践（全彩注释 + 完整报告）

引进地：英国 Zeshan Qureshi 出版社
定　价：98.00 元（大 16 开平装）
原　著：Mohammed Rashid Akhtar 等
主　译：胡荣剑

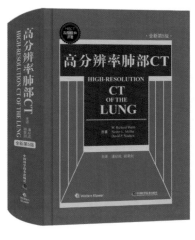

高分辨率肺部 CT（全新第 5 版）

引进地：荷兰 Wolters Kluwer 出版社
定　价：295.00 元（大 16 开精装）
原　著：W. Richard Webb 等
主　译：潘纪戍　胡荣剑

致读者

感谢您对我社图书的喜爱和支持。我社是中国科协直属的国家级出版单位，以编辑出版学术专著、科普图书和科学期刊为主业，成立于 1956 年。近年来，我社与多家国际一流出版集团战略合作，在国际医学经典图书出版领域卓有建树。敬请关注我社官方网站（http://www.cspbooks.com.cn）及官方微店。

国际经典 MRI 译著丛书

Magnetic Resonance Imaging bookS

Imaging of the Pelvis, Musculoskeletal System, and Special Applications to CAD

盆腔、骨肌系统影像学精要（附CAD应用）

原 著 ［意］Luca Saba 卢卡·萨巴

主 审 金征宇

主 译 陈 敏 袁慧书 薛华丹

中国科学技术出版社

·北 京·

图书在版编目（CIP）数据

盆腔、骨肌系统影像学精要：附 CAD 应用 /（意）卢卡·萨巴（Luca Saba）原著；陈敏，袁慧书，薛华丹主译. —北京：中国科学技术出版社，2020.3

（国际经典 MRI 译著丛书）

ISBN 978-7-5046-8512-4

Ⅰ.①盆… Ⅱ.①卢…②陈…③袁…④薛… Ⅲ.①骨疾病－影像诊断 Ⅳ.① R680.4

中国版本图书馆 CIP 数据核字（2020）第 019006 号

著作权合同登记号：01-2019-6972

策划编辑	王久红　焦健姿
责任编辑	孙　超
装帧设计	华图文轩
责任印制	李晓霖

出　　版	中国科学技术出版社
发　　行	中国科学技术出版社有限公司发行部
地　　址	北京市海淀区中关村南大街 16 号
邮　　编	100081
发行电话	010-62173865
传　　真	010-62179148
网　　址	http://www.cspbooks.com.cn

开　　本	889mm×1194mm　1/16
字　　数	978 千字
印　　张	35
版　　次	2020 年 3 月第 1 版
印　　次	2020 年 3 月第 1 次印刷
印　　刷	北京威远印刷有限公司
书　　号	ISBN 978-7-5046-8512-4/R·2483
定　　价	298.00 元

版权说明

内容提要

　　本书是引进自 CRC 出版社的一部高质量 MRI 影像学著作。相比于 CT 和 X 线成像技术，MRI 是一种能够为不同软组织提供更好对比度的成像技术。原著者先对正常及病变情况的盆腔各组织器官 MRI 影像学进行了探讨，如常规的泌尿系统、男性及女性生殖系统、腹膜、盆底组织，以及妊娠期的胎儿、胎盘，还介绍了 MRI 在骨肌方面的应用。接下来又对最新磁共振成像技术在其他领域的特殊应用进行了介绍，如儿科和法医学。本书在 MRI 影像学应用方面涵盖内容丰富、细致且新颖，不仅可以帮助初学者对 MRI 影像学技术有相对全面的认识，还能让更多有一定基础的放射科医师更好地理解、应用 MRI 及其后处理技术。

丛书编译委员会名单

主 任 委 员 金征宇

副主任委员（以姓氏笔画为序）

马 林 王怡宁 宋 伟 陈 敏 赵心明

娄 昕 洪 楠 袁慧书 鲜军舫 薛华丹

委 员（以姓氏笔画为序）

马霄虹 王 岩 王新艳 李 欣 李世俊

李春媚 郎 宁 姜 虹 隋 昕

分册译者名单

主 审 金征宇

主 译 陈 敏 袁慧书 薛华丹

副 主 译 李 欣 郎 宁 李春媚

译 者（以姓氏笔画为序）

邓婉玲 田 帅 邢晓颖 刘 颖 李 欣 李辛子 李春媚

何泳蓝 张文佳 陈 民 陈 敏 陈 雯 陈 静 陈慧莹

林 月 林澄昱 周 慷 郎 宁 赵宇晴 赵欣智 胡丽丽

姜雨薇 贺 蓓 袁 灵 袁 源 袁理想 袁慧书 戚亚菲

崔亚东 韩思圆 谢英杰 薛华丹

学术秘书 俞 璐 陈 民

原著者寄语

很高兴看到我的这几部磁共振影像学著作翻译为中文版！身为作者，我深知书中内容的复杂程度，在了解到中国影像学界大咖金征宇教授及其团队在翻译工作中所做出的努力后，我坚信本书的中文翻译版一定质量过硬，在学界的影响亦将斐然。我由衷地感谢他们将这些影像学中有趣的新进展介绍给中国的同行们。我还要感谢中国科学技术出版社的引进与出版，感谢他们在医学影像学著作学术传播上做出的努力。

磁共振影像学这几部著作的开始源于数年前，其初衷是希望让国际领域的优秀专家能够以完整广阔的视角、与时俱进的语言、化繁为简的叙述方式来描述磁共振成像在临床中的应用和潜力。这几部著作的撰写历时 3 年左右，众多优秀的同行专家为此投入了大量精力，希望中国读者能够从中获得些许有用的内容。

在这几部磁共振影像学著作中，将展示磁共振成像在临床领域的应用前景，以及备受关注的一些新技术，如灌注技术或高磁场应用（7T）。

衷心希望这几部磁共振影像学著作能给读者留下愉快的阅读经历，为大家日常临床实践带来帮助，真切感受磁共振成像在人体疾病诊断中的巨大潜力。

意大利卡利亚里大学诊断成像及放射学系，教授兼主席，医学博士

意大利放射学会（SIRM）撒丁岛分会主席

Neurovascular Imaging前主编

I write this email to thank you for the wonderful work you have done. It is with great pleasure that I see how the 3 volumes of the "Magnetic Resonance Imaging" have been translated into Chinese to make this great project available also to colleagues who live and work in China.

I would like to thank the China Science and Technology Press Publishing House, for having done this process that will allow a large number of colleagues to approach the latest and most fascinating developments in radiology. I also wish to thank Professor Jin Zhengyu for having carried out, together with his team, the translation of this work of mine; I know how hard and complex it was, but the final result is absolutely spectacular and makes the quality absolutely perfect.

The Magnetic Resonance Imaging project was born a few years ago and immediately was ambitious as the goal was to involve the world's leading experts to be able to describe in a complete, updated but at the same time, simple way, the applications and potential of Magnetic Resonance in the clinical setting. The writing lasted about 3 years, involving numerous colleagues who dedicated great energy to this work. The end result is what you have under your eyes and I hope you enjoy.

In the 3 volumes of this project you will find chapters that include the possible applications of Magnetic Resonance applied in the clinical field, with great attention to newer techniques, such as for example perfusion techniques or applications with very high-field magnetic fields (7 Tesla).

I wish all of you an exciting reading hoping that these books will help you in everyday clinical practice and will guarantee you a moment of reflection for the incredible potential that Magnetic Resonance has in the study of the pathology of the human body.

Luca Saba,MD,Full Professor and Chair

Department of Diagnostic Imaging and Radiology

University of Cagliari

Italy

President of Sardinian Section of the Italian Society of Radiology (SIRM)

Past Editor in Chief of Neurovascular Imaging

译者前言

初次看到这本书，我就被其在盆腔疾病方面具体且详尽的 MRI 技术指导和临床应用所吸引，特别是 MRI 的多种后处理技术在各领域的运用尤其令人印象深刻。通览全书，受益良多，迫切希望能将此书内容分享给国内诸多同道，所以毛遂自荐承担了本书的翻译工作，开始了一段艰难而快乐的翻译旅程。

本书在 MRI 影像学方面涉及的内容较为新颖，专业词汇较多，因而其翻译难度比预想的更加困难。在翻译过程中，为准确表述原著者想要表达的含意且不引起歧义，需要查阅大量的最新文献，还要参考业内专业人士对部分专业词汇的翻译解读，然后逐字推敲，以便获得最贴切的表达效果。这样才能让读者更轻松地读懂本书，并以此为基础进行更加深入的学习，才能不因专业词汇的翻译失当给读者造成困惑，甚至与其他同类书籍的解读相互矛盾。

本书的翻译工作量巨大，由来自国内多家医院的数十位专家学者共同完成，包括来自北京医院的陈敏、李春媚、林月、姜雨薇、贺蓓、崔亚东、韩思圆，来自北京大学第三医院的袁慧书、郎宁、刘颖、邢晓颖、袁源、陈雯、赵宇晴、陈慧莹、陈民、田帅，来自北京协和医院的薛华丹、周慷、何泳蓝、袁灵、戚亚菲、林澄昱、邓婉玲、张文佳，来自天津市儿童医院的李欣、李辛子、陈静、胡丽丽、袁理想、谢英杰，以及来自西门子医疗的赵欣智、来自中国医学科学院阜外医院的俞璐，在此对各位的辛苦付出致以最诚挚的谢意。

陈　敏

原书前言

　　磁共振成像是放射学中可以对体内结构进行准确成像的医学成像技术。与 CT、X 线相比，磁共振成像这一技术可为不同软组织结构提供极佳的对比度，使得其对脑、肌肉、心脏和肿瘤的成像更有价值，因而磁共振成像的引入使诊断过程得到根本而深远的改进。

　　在过去 20 年，随着场强高达 7T 的磁共振成像系统的引入，以及各种后处理算法的发展，如弥散张量成像（DTI）、磁共振功能成像（fMRI）和波谱成像，使磁共振成像技术得到进一步提升。通过这些发展，实现了绝佳的图像空间分辨率，以及分析各种病理改变的形态和功能的可能性，从而使 MRI 诊断潜能得到显著提升。

　　本书旨在覆盖使用磁共振成像对人体病理进行诊断过程所涉及的工程学及临床获益，包含可获得极高图像分辨率的高磁场磁共振扫描仪的序列及潜能。基于磁共振成像领域中这些令人兴奋的发展，我希望这本书可以进一步丰富该领域日益增多的参考书。

意大利卡利亚里大学

CONTENTS

Chapter 1
肾脏和输尿管的磁共振成像

Magnetic Resonance Imaging of Kidneys and Ureters

Francois Cornelis, Anne–Sophie Lasserre, Elise Tricaud, Francois Petitpierre, Yann Le Bras, Nicolas Grenier, 著

贺 蓓、林 月，译 李春媚、陈 敏，校

近十年来，磁共振成像（magnetic resonance imaging，MRI）在肾脏与输尿管病变评价中的应用逐年增多。随着一系列技术的发展，MRI 将在多学科中提供具体的形态学与功能学信息。与其他技术，如超声（ultrasonic，US）、计算机断层成像（computed tomography，CT）相比，MRI 的优势在于对软组织的分辨率高，灵活性好，可以允许多器官、多组织成像，并且能同时产生多个序列，形成多参数成像。肾脏 MRI 为肾脏病变，尤其是肾脏肿瘤的探测及特征描述提供了一个有效的工具。此外，MRI 也可以用于肾功能成像，包括肾灌注、肾小球滤过率，或者评价肾脏治疗后的反应。CT 尿路造影主要用于上尿路疾病的探测，MR 尿路造影不仅可以用在肾功能差及严重对比剂过敏的患者，也可以应用于不能接受辐射暴露的人群，如儿童或孕妇。在本章节中，对以上提及的方面都会进行讨论。

一、肾脏及输尿管 MRI 成像的具体技术规范

（一）肾脏及肾盂标准的 MR 解剖成像

为了准确完成肾脏与肾盂的 MR 扫描，必须遵循特以下特殊技术要求：首先，最好使用相控振体线圈，因为它可以提高信噪比；其次，为了防止图像重叠或者扫描部位移动，患者手臂应该置于头上或者放置于肾脏冠状平面的前方。在肾脏扫描中，腹部器官由于呼吸运动而处于移动状态，因此快速成像技术是很有必要的。此外，尽管呼气时肾脏的位置比吸气时相对更加恒定，为了提高图像质量仍需要满足以下技术要求：在呼气时获得扫描图像能使扫描过程中膈肌的位置相对恒定，因此能降低图像匹配不准的现象（在减影图像中）。如果扫描时间短，扫描过程中屏住呼吸是个很有效的方法，但当患者不能配合屏气时需要使用呼吸促发及

导航脉冲[1]。

尽管根据扫描目的及患者特征的不同采取不同的扫描方式，但进行肾脏、肾盂及上尿路的 MR 扫描时通常包括以下 MR 序列（表 1-1）：冠状位 T_2 加权序列；轴位 T_2 加权序列（压脂和不压脂）；轴位 T_1 加权梯度回波序列（同反相位）（图 1-1）；使用静脉注射钆对比剂的轴位 T_1 加权梯度回波增强序列，紧跟 3～5 次屏气（期间立即扫描获得至少包括平扫期、动脉皮髓质期、肾实质期）和冠状位 T_1 加权序列（图 1-2）；皮髓质期图像是在主动脉强化达到峰值时获得的，而肾实质期图像在获得皮髓质期 1min 左右时获得。也就是说，肾实质早晚期分别是在皮髓质期开始后的 40s（注射对比剂后 1min 左右）和 90s（注射对比剂后 2min 左右）。最后，排泄期必须是在获得皮髓质期 3min 左右时获得。在此之后获得减影图像，可以用来评价那些 T_1 平扫图像相比出现信号增高的肾脏病变的强化程度。为获得组织特征时可以扫描使用多 b 值（b 值 =0s/mm^2、100s/mm^2、400s/mm^2、800s/mm^2）的扩散加权成像（DWI）[2]（图 1-2）。当碰到不均质的肿瘤时，可以加扫一个延迟 T_1 加权像（注射对比剂 5min 后），对疾病诊断也是有帮助的[3]。

据相关报道，对于有重度慢性肾损伤 [估算肾小球滤过率（eGFR）低于 30ml/（min·1.73m^2）] 和不同程度急性肾损伤的患者，肾实质纤维化的进展程度可能与注射钆对比对比剂有一定联系[4-6]。近些年，这种疾病的发生率已经明显下降[7]，现在肾实质纤维化的发生率很低（0.4%）。这可能与加强限制肾功能不全患者钆对比剂的使用和按照指南在高危患者中广泛使用大环螯合物对比剂代替钆对比剂有关[8]。尽管如此，放射学专家在急 / 慢性肾功能损伤的患者中使用钆对比剂时，仍需要密切关注最新指南。钆对比剂的利弊和使用另外一种替代办法的弊端，都应该根据患者个体仔细权衡。

表 1-1　肾脏肿瘤在 1.5T 磁共振成像扫描方案示例

磁共振成像序列			
	T₁ 加权	T₂ 加权	动态增强	弥　散
磁共振成像方案	梯度回波	快速自旋回波	梯度回波	回波平面成像
平面	轴位	轴位	轴位	轴位
脂肪饱和	否	否	是 / 否	是
重复时间（ms）	180	2100	3.9	1500
回波时间（ms）	4.6～2.3	100	1.8	75
翻转角（°）	70	90	10	90
层厚（mm）	5	5	4	5
视野（mm）	375	325	380	400
矩阵（mm×mm）	220×284	268×344	184×184	180×194
扫描时间（s）	20	180	30	180
延迟（s）	—	—	0、40、120、250	—
b 值（s/mm²）	—	—	—	0、100、400、800

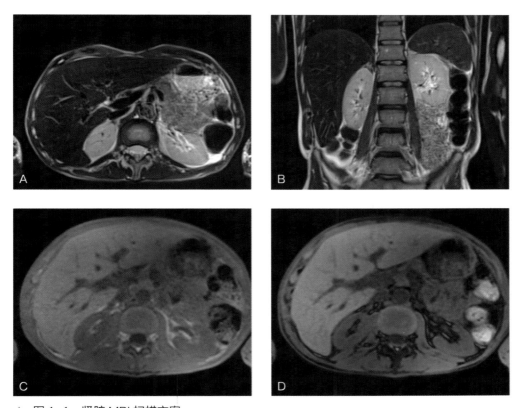

▲ 图 1-1　肾脏 MRI 扫描方案

轴位（A）和冠状位（B）T₂ 加权序列，同相位（C）和反相位（D）双化学位移磁共振图像

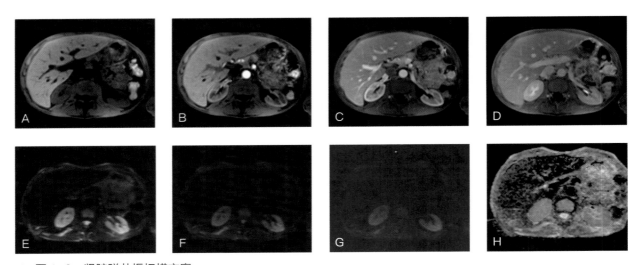

▲ 图 1-2　肾脏磁共振扫描方案

动态对比增强 T_1 加权序列（A. 没有对比剂；B. 动脉皮髓质期；C. 肾实质期；D. 延迟期）和扩散加权成像（E.b=100s/mm²；F.b=400s/mm²；G.b=800s/mm²；H. 相应的 ADC 图）

（二）MR 尿路造影

为了得到一个准确且值得信赖的 MR 尿路造影（MR urography，MRU），应该扫描一些特殊序列[9]。一般来说，肾盂及输尿管在高分辨率 T_2 加权成像（有长时间的 TR）及注射钆对比剂的 T_1 加权成像上显示得很清晰（图 1-3）。对于使用重 T_2 加权成像（经常使用长时间的 TR）的静态流体的 MRU，集合系统中的尿液由于长 T_2 释放时间而显示高信号，而周围组织显示低信号[10]。屏气 T_2 加权 MRU 成像既可以通过厚层单激发快速自旋回波技术获得，也可以通过相似薄层技术（如 RARE、FSE 和 TSE）。当然，背景组织的信号强度（signal intensity，SI）可以根据调整回波时间（echo time，TE）或者使用脂肪抑制来进行调整。与胆管成像一样，MRU 也会在尿道的适当层面获得最大密度投影。二维或三维重建可更准确地观察到这个管道。静态流体的 MRU 可以在 1～2s 获得，因此多幅图像在相对较短时间内按顺序获得，并像电影回放一样展示。这样电影似的 MRU 有利于证实尿道狭窄的存在。在非梗阻性疾病中，注射利尿药将有助于准确的 T_2 加权 MRU，因为这种成像需要尿液完全通畅地流过尿道。然而，由于显示尿道的 T_2 加权技术并不仅仅显示尿液，所以正常和异常充满管道的液体都会干扰静态流体的 MRU。对于对比增强（或排泄期）MRU，将静脉内钆对比剂和 T_1 加权 3D 梯度回波序列结合，可以准确并可靠地显示尿道[11]，得到一个平面分辨率为 2～4mm 的冠状位图像。静脉注射钆对比对比剂后，集合系统在排泄期开始成像。因为钆对比剂缩短尿液的 T_1 弛豫时间，尿液在 T_1 加权成像中显示为很亮的信号。标准剂量 0.1mmol/kg 的含钆对比剂通常就足够了。脂肪抑制提高输尿管的对比度并且推荐使用 3D 软组织影像类型序列，例如容积内插屏息序列（VIBE），多相位 EFGRE 三维快速探测（FAME），T_1 加权高分辨率各向同性体积检查（THRIVE），肝脏容积超快速采集（LAVA），或者 MR 血管造影（MRA）都可以使用。制动是关键。如果屏息不能完成，必须要使用快速扫描序列。通常静脉注射钆对比剂 5～8min 后可以获得排泄期图像。对于 CT 扫描，可以用注射利尿药来稀释对比剂，它可能会因为对比物质存在导致缩短 T_2^* 效应，引起信号缺失[10]。

（三）肾脏的功能 MR 成像

肾脏 MR 成像在获得功能数据方面具有独

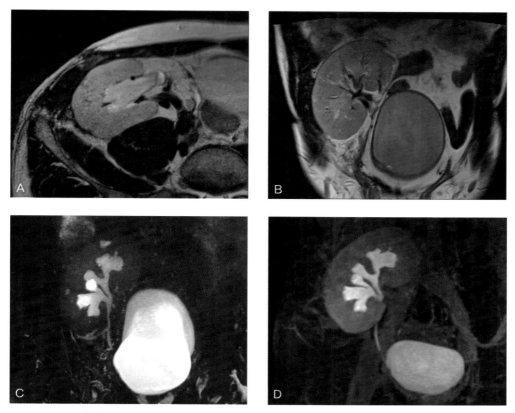

▲ 图 1-3　磁共振尿路造影扫描方案
轴位（A）和冠状位（B）T_2 加权序列，重 T_2 加权尿路造影（C）和增强后 T_1 加权尿路造影（D）

特优势。通过 MR 图像可以获得几个参数，但是需要特定的序列。目前，该技术仍然缺乏同质性或临床验证，但这些问题很可能在不久的将来得到解决。

　　肾血流量（renal blood flow，RBF）或肾血流速度，可以被使用相位对比的 MR 成像相对容易地评估[12-14]。在与动脉梯度相同方向移动的肾动脉或静脉中旋转产生与自旋速度成比例的相移。固定自旋在施加双极梯度后不会发生相位变化，而移动的自旋由于其不同的空间位置将经历与第一梯度不同的第二梯度的大小。基于肾动脉中的平均速度与其截面积的乘积，RBF 源于自旋之间的这种相移。它指的是每单位时间到达肾脏的血液总量，通常以 ml/min 表示。但是，相位对比成像中的运动伪影可能会发生，并且由于采集时间过长而引起。它们可以通过使用交错梯度回波平面技术来克服，将采集时间从几分钟缩短到约 30s[15]。为了在人体动脉中获得最准确的测量结果，成像平面通常位于口径下游 10 ～ 15mm 处，这个位置呼吸运动最小，并垂直于肾动脉。这种技术主要应用于肾移植，以便在捐献者健康的情况下无创评估肾脏[16]。然而，合适的速度编码梯度[1]和曲折的静脉解剖结构很难选择。此外，低流量可能限制潜在肾脏捐献者使用相位对比 MRI[16]。在最近的一项研究中，电影相位对比 MRI 已被用于非侵袭性和安全评估脓毒性急性肾损伤期间的肾灌注[17]。RBF 作为心输出量的一部分持续下降。

　　肾灌注（或功能）可以通过几种技术或药物获得（图 1-4）。肾灌注是指通过单位体积肾组织 [ml/（min·g）] 的血液流量，以保证其血液供应并与血管外间隙进行物质交换。肾灌注取决于几个系统和局部因素，如动脉血流速度，局部血容量和血管反应性。肾脏灌注参数，如肾血量（renal blood volume，RBV）和 RBF，可以在应用数学模型[18]后进行推导和测量。但是，这样的评估仍然需要技术优化。此时，动态对比增强（dynamic contrast-enhanced,DCE）T_1 加权和常规低分子量钆螯合物仍然是常规使用的唯一组合[19,20]（图 1-5）。其他类型的对比剂或序列，如较大的钆螯合物或氧化铁颗粒或自旋标记，并不完全可用，或没有临床应用许可。对于 DCE-MRI，使用这些可扩散对比剂在肾实质内获得的信号 - 时间曲线的特征在于三个可分辨的阶段：具有快速上升和早期峰值的血管阶段，具有缓慢摄取的肾小球 - 肾小管阶段（对比剂逐渐过滤）和缓慢下降的排泄阶段。当只需要灌注时，动态 MR 采集可与单次屏气兼容，因为只需要第一次肾通过，所以采集时间较短。但是，当需要补充参数时，如渗透性或肾功能（GFR）测量，必须应用运动校正，因为它需要较长的采集时间。几种方法现已被

提出[21]，但并不总能应用于临床。此外，钆类药物在评估肾脏灌注或功能方面的作用仍然存在一些局限性：这些药物可自由扩散到间质中，然而这在大多数药代动力学模型中通常被忽略；SI 与浓度之间的关系非常复杂，导致 T_1 和 T_2（或 T_2^*）伴随减少，这与放射性药剂或碘化合物不同。与密度转换成对比浓度的 CT 相比，这种转换对于 MRI 而言更为复杂，因为它是非线性的。因此，相对值的测量似乎更容易，因为它不需要将 SI 中的变化转换为 R_1（$1/T_1$）中的变化：仅需要提取灌注的相对值（rRBV 和 rRBF），进行那些仅需要比较性的研究（例如：一个肾 / 另一个肾；一个区域 / 另一个区域，肿瘤治疗的随访）。事实上，这种方法可能适用于肿瘤的情况，但不能探测 GFR，这使得此类探测变得

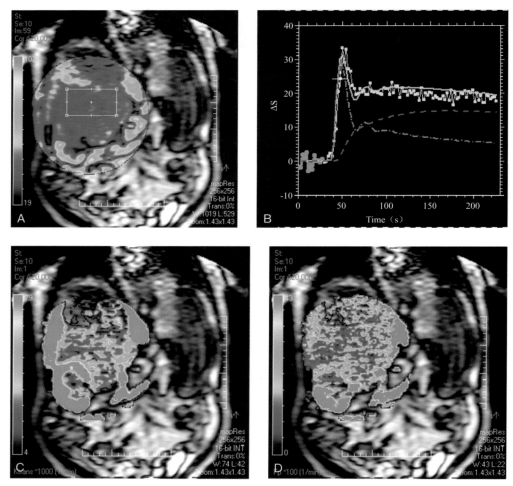

▲ 图 1-4　使用 St.Lawrence-Lee 模型的功能性磁共振成像

A. 信号图；B. 时间 - 信号曲线；C. 渗透图；D. 灌注图

复杂。使用的脉冲序列必须具有较重的 T_1 加权：梯度回波序列或具有非选择性磁化准备的序列是优选的，最好结合非常短的 TR/TE 和小的翻转角度。由于在近曲小管和肾髓质中的水重吸收，肾内钆的浓度可能非常高。因此，为避免 T_2^* 效应对信号造成影响，注射剂量必须降低至 $0.025 \sim 0.05$mmol/kg，并且应该在患者体内充分水合[22]。为了便于运动校正，通过肾长轴的斜冠状图像要先于肾横轴图像扫描。为了补偿注入血液中的对比产物的非瞬时推注，量化需要在增强的血管期进行高时间分辨率的精确采样。因此，在测量肾上腹主动脉内的动脉输入功能（arterial input function，AIF）时建议远

离入口容积，以避免流入伪影[20]。然而，AIF 可能会因为主动脉内的流入效应而受到严重损伤。如果不考虑 AIF，只能测量诸如最大信号变化、最大信号变化时间或流入率和廓清率这样的半定量参数，以便进行从右肾到左肾、从肾皮质到肾髓质、从一个领域到另一个领域或患者追踪随访的对比研究[23-25]。然后，必须使用特定的数学模型处理可计算的浓度 / 时间曲线[26]。Dujardin 等[27,28] 使用解卷积法（一种无模型方法）推广示踪剂动力学理论，从血管内示踪剂到扩散示踪剂。在主动脉和肾皮质上绘制感兴趣区域（region of interest，ROI），通过组织浓度 / 时间过程逐个像素地用流量校

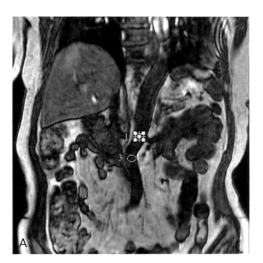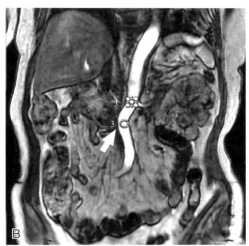

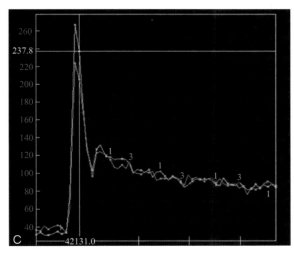

▲ 图 1-5 功能磁共振成像

A、B. 分别为冠状位 T_1 加权成像对比剂注射前和注射后动脉期；C. 获得一个适当的动脉输入功能；1 和 3 是指用于确立输入动脉功能在主动脉绘制的感兴趣区

正后的主动脉时间过程去卷积，产生脉冲响应函数（impulse response function，IRF）。该方法允许获得 RBF、RBV 和平均通过时间的肾内图。在肾脏疾病或肿瘤组织通透性中，则使用双节段模型，提供 RBV、RBF 和其他参数，如 eGFR 等。

二、MRI 在非肿瘤性疾病中的应用

（一）肾脏炎症及感染性疾病

除了其他成像技术，MRI 还可以提供一种形态学信息，这种形态学信息可被用作肾功能的形态学生物标记物[29]。肾脏的大小可能是疾病及残余肾功能的一个有用指标，但不具有特异性。如其他技术所提到的那样，继发性肾脏缩小可见于血管性疾病或肾小球性疾病；肾脏形态不规则可见于间质性肾病；肾脏增大可见于梗阻、糖尿病、感染、淀粉样变性、肾静脉血栓形成及多囊肾。超声下测量的肾长度是使用最为广泛的评估肾脏形态的参数，但仍不够准确[30]。这种局限性可以通过测量肾实质的纵轴长度[31]、肾实质厚度[32,33]或使用体积测量技术[34]来克服，但归根结底仍需要技术的改进。计算机辅助检测软件对于提高肾脏形态学测量的准确性可能非常有用。有趣的是，T_2 加权低信号可见于阵发性睡眠性血红蛋白尿症导致的溶血、机械性溶血导致的肾皮质含铁血黄素沉积、镰状细胞病引起的溶血；也可见于肾病综合征出血热引起的感染、血管性疾病，如肾动脉梗死、急性肾静脉血栓形成、肾皮质梗死、移植肾排斥和急性非肌红蛋白尿肾衰竭等[35]。T_1 加权像上可见的皮质髓质分界（cortex medulla demarcation，CMD）与肾衰竭的程度相关。当血清肌酐水平达到 3.0 mg/dl 时[36]，T_1 加权像上应该看不到 CMD，但发生急性肾衰竭时，2 周内都可以看到 T_1 加权像上的 CMD。然而，CMD 的程度似乎与血清肌酐水平无关[37]。

然而，与其他影像检查相比，MRI 对感染和炎性病变的诊断更为准确[38]。除此之外，MRI 还能够鉴别急性和慢性疾病。在慢性肾脏疾病演变为终末期肾病的特殊情况下，通常可以在 MRI 上观察到间质或肾小球水平上的进行性肾组织纤维化。急性炎症反复发作时，活化的细胞会释放细胞因子和趋化因子，从而导致细胞外基质转化为纤维。MRI 或许能够显示肾内的炎症和纤维化，并且对这些疾病进行非侵入性评估，从而改善其随访及检测药物治疗的效果[39]。这些技术基于细胞和分子成像方法：功能成像方法，例如弥散加权成像（diffusion-weighted imaging，DWI）或血氧水平依赖性（blood oxygen level dependent，BOLD）MRI；以及结构成像方法，如 MR 弹性成像。然而，这些技术中的任何一种都尚未在临床上得到验证。

DWI 是目前最为成熟的技术，但是其作用还有待阐明。测量肾脏的弥散特点有益于各种肾脏疾病，如慢性肾衰竭、肾动脉狭窄及输尿管梗阻的诊断[40]。由于表观扩散系数（apparent diffusion coefficient，ADC）与毛细血管灌注和细胞外血管间隙水分子的扩散都有关，因此，ADC 图既可以反映病变和正常组织之间的差异，同时又能提供灌注和扩散信息[41]。

DWI 已经用于诊断急性肾盂肾炎（图 1-6）、急性肾衰竭[42]，尤其是可疑肾脏缺血（图 1-7）等急性肾脏疾病。DWI 图和 ADC 图可以识别病变，在 $b > 400s/mm^2$ 时，病灶在 DWI 上呈明显高信号，在 ADC 上呈明显低信号。发生感染时，由炎症细胞、细菌、坏死组织和蛋白分泌液组成的黏液可以导致明显的弥散受限[43-45]。对于急性肾盂肾炎，与 DCE-MRI 相比，DWI 可见性评分最高（$P = 0.05$），而对于脓肿，DCE-MRI 得分最高（$P = 0.04$）。在最近的一项研究中，DCE-MRI 与 DWI 对感染的诊断一致性达 94.3%（83/88 例患者；$P < 0.05$）[46]。有趣的是，T_2 上高信号的非强化液体信号，在 ADC 上呈低

信号，这与脓性物质区域相对应[43]（图 1-8）。Chan 等在一组患者中研究发现，肾积水时集合系统在 DWI 表现为低信号，肾盂积脓时集合系统在 DWI 上表现为高信号[47]（图 1-9）。肾盂积脓的高 SI 或许与脓液的高黏稠度有关，反之，肾盂积水时自由水可以导致低 SI。

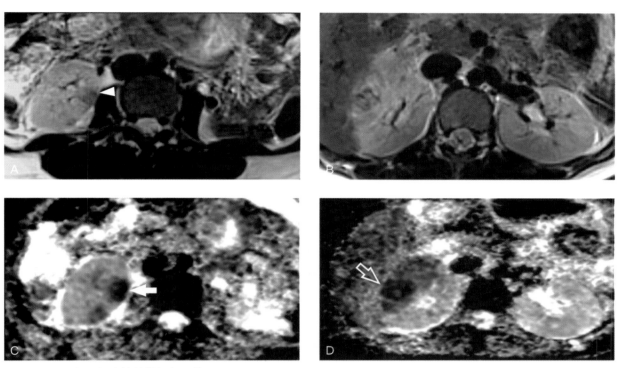

▲ 图 1-6　肾盂肾炎的扩散加权图像
A、B.T$_2$WI 上信号不均匀，DWI 上明显显示出肾炎区域；C、D. 对应 ADC 图上呈低信号

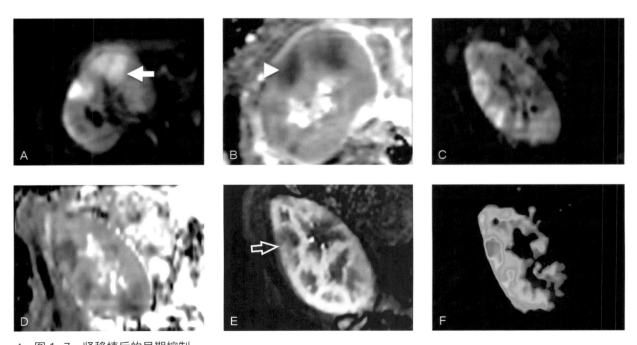

▲ 图 1-7　肾移植后的早期控制
A、C.扩散加权成像（b = 800×10^{-3} mm^2/s）；B、D. 相应的 ADC 图显示缺血区域（箭头）的扩散受限；E. 对比增强图像显示皮质缺损（箭）；F. 与 DWI 融合后的相应图像

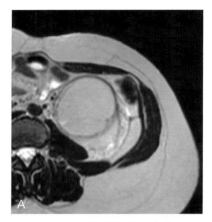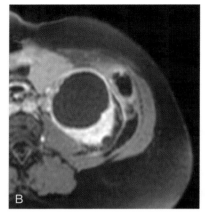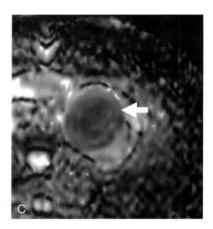

▲ 图 1-8　对左肾囊性病变的探索

A.T$_2$ 加权图像显示高信号强度；B. 对比增强 T$_1$ 加权图像上未观察到明显强化；C. 囊肿的 ADC 值较低（箭）。该病变对应于肾脓肿

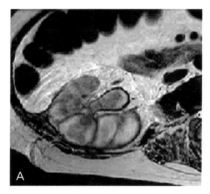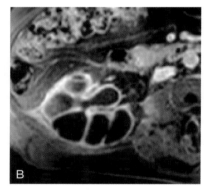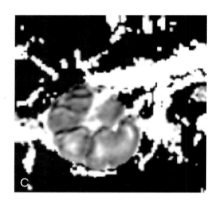

▲ 图 1-9　与脓毒症相关的肾梗阻的探索

A.T$_2$ 加权像显示肾盂、肾盏扩张伴异质信号进入肾盂、肾盏；B. 在对比增强 T$_1$ 加权像上未观察到明显强化；C. 低 ADC 对应于肾盂肾炎

发生炎症时，多数指的是慢性炎症，由于扩散空间受限与纤维化的发展成比例，因此 ADC 值会降低。已经有研究评估了 DWI 单指数或双指数分析的临床价值，并且已有研究表明肾皮质 ADC 值与肾功能相关[48]。在这项研究中，移植肾功能稳定至少达 6 个月患者的 ADC 值与移植肾功能急性恶化患者的 ADC 值相比，其差异显著，有统计学意义（$P < 0.006$）；近期（< 14d）接受过肾移植且肾功能良好的患者与其他患者相比，其 ADC 也存在差异（$P < 0.04$）。在肾功能改变的情况下 ADC 值会降低 [平均值：（1.961±0.104）mm^2/s vs（1.801±0.150）mm^2/s，（2.053±0.169）mm^2/s vs（1.720±0.191）mm^2/s）]。无法进行增强 MRI 扫描时，例如过敏或肾功能

受损（图 1-10）ADC 值与肾功能相关，这一特点对肾移植受者可能非常有用。肾脏的各向异性是由肾锥体中肾小管及肾皮质中血液的放射状分布所导致，这一特点虽然是 DWI 技术的局限性[49]，但也可以用于 DWI 成像。这种特征可用于进行弥散张量成像和纤维束成像分析（图 1-11）。肾髓质各向异性分数（fractional anisotropy，FA）值似乎是评估肾损伤的主要参数[50]。为了证明这些技术的有用性，很有必要进一步研究，因为与肾功能正常的患者相比，肾功能损伤患者髓质的 FA 值显著降低（$P = 0.0149$），而扩散张量成像参数与 eGFR 之间并无直接相关性。在肾移植的情况下，尽管移植肾皮质和髓质中的 ADC 值低于健康肾脏（$P < 0.01$），但 FA 值的差异更明

显，尤其是在肾髓质中，其 FA 值显著低于正常肾髓质（$P < 0.001$）[51]。此外，在肾移植患者中观察到，肾髓质平均 FA 值与估计的 GFR 之间有相关性（$r = 0.72$，$P < 0.01$）。

也可以使用其他技术评估肾功能，但目前仅有较为早期的报道。弹性成像法需要通过施加剪切波来实现，而剪切波的产生有赖于一种能够使组织发生纳米级至微米级位移的机械装置。剪切波的传播取决于组织的黏弹性，其弹

性特征可以量化和（或）映射为参数图像[52]。因此，我们可以用这一特点评估纤维化。血氧水平依赖磁共振成像也曾被提出[40,53]，因为外髓部似乎对缺氧特别敏感。髓襻升支粗段主动重吸收过程需要高水平的氧气消耗[54]。因此，肾髓质血流减少，例如急性肾衰竭、肾小管重吸收增加、糖尿病肾病（肾小球高滤过期），可能诱发髓质缺氧和继发性缺血。在最近一项关于糖尿病肾病的研究中[55]，与健康志愿

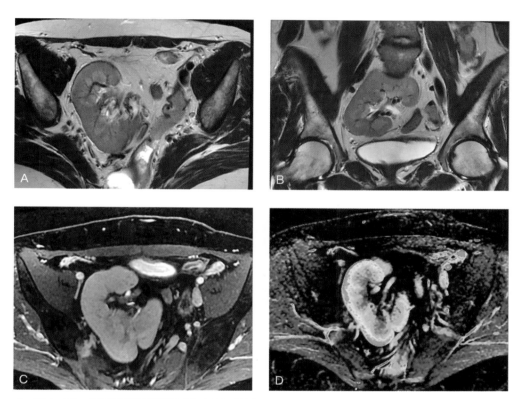

▲ 图 1-10　肾脏移植的肾脏 MRI 方案，无 DWI
A. 轴位 T_2 加权序列；B. 冠状位 T_2 加权序列；C. 肾实质期对比增强 T_1 加权序列；D. 增强图像的半定量分析（曲线下面积）

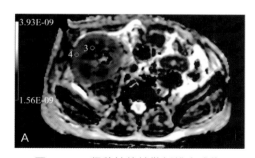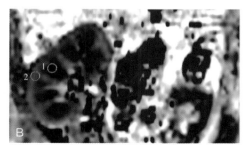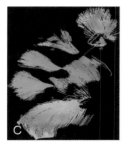

▲ 图 1-11　肾移植的扩散纤维束成像
A、B.ADC 图可以识别皮质和髓质；C. 可以获得髓质的纤维束成像术。图中的值对应于 ROI，允许测量肾脏不同部分的 ADC

者相比，糖尿病肾病患者的平均肾髓质 R_2^* 值较低（$P = 0.000\,2$），而肾皮质 R_2^* 值在两组之间没有显著差异。逻辑回归分析表明，肾脏疾病的严重程度与肾髓质 R_2^* 值的降低无关（$P = 0.005$）。此外，在一项评估 DWI 和 BOLD 的研究中[56]，ADC 值与糖尿病肾病和慢性肾病患者的 eGFR 有相关性 [分别为 r（2）$= 0.56$ 和 r（2）$= 0.46$]。虽然 BOLD MRI 的 T_2^* 值和 eGFR 在慢性肾病中显示出良好的相关性 [r（2）$= 0.38$]，但在糖尿病肾病患者中这两者之间没有明显的关系，这表明不是肾小管间质改变，而是其他因素决定了肾皮质缺氧的程度。有趣的是，在急性肾损伤患者中，T_2^* 和 ADC 值均与 eGFR 无关。

（二）肾脏血管性疾病

使用定时静脉"弹丸式"注射钆对比剂后的 3D T_1 加权梯度回波序列和冠状位薄层重建，可以获得足够的磁共振血管成像（magnetic resonance angiography，MRA）图像（图 1-12）。在肾移植前血管探查时观察到，MRA 在评估肾血管解剖结构的准确性方面，总体来说与数字减影血管造影和 CT 血管造影相当，甚至更好[57-62]。另一方面，无对比剂 MRA 的研究由于肾源性系统性纤维化的出现而得到加强。与对比度增强技术相比，这种技术现在具有相似的诊断质量[63]。但是，它可能更耗时[64]。基于类似原因，低剂量对比度增强技术也同样受到关注。

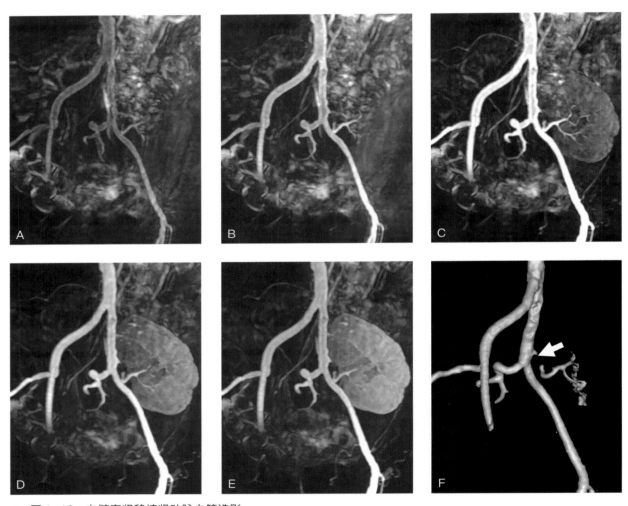

▲ 图 1-12　左髂窝肾移植肾动脉血管造影
观察到移植肾动脉狭窄（箭）。通过不同时间的采集（A ~ E）和最终（F）的 3D 重建，能识别到移植肾动脉的狭窄

3D 数据集可用于重建薄层 2D 图像以进行详细评估，也可以用于血管最大信号强度投影的重建。至于其他血管检查，相对而言大角度（最大 40°）可用于最大限度地减少肾动脉高信号周围的背景信号[16]。如果在术前探查或移植前需要静脉血管造影序列检查，必须考虑到由于钆的排泄，肾静脉中钆的浓度低于肾动脉中的钆浓度。这会导致与背景相比，静脉的对比度减低。在这种情况下，较低的角度（15°）可用于补偿较低的钆浓度，其代价是会产生更多的背景信号[16]。此外，时间飞跃技术可以准确地用于评估肾动脉，主要是因为这项技术已经可以在 3T 的机器上使用（图 1-13）[65,66]。它可以用于解释钆增强 MRA，管腔内的充盈缺损可能是由流动伪影引起的[1]。最近，22 名高血压患者在 1.5T MR 成像仪上进行了快速稳态进动（true fast imaging with steady precession，TrueFISP）MRA 和对比增强 MRA（contrast enhanced MRA，CE-MRA）[67]。肾动脉的体积，最大可见肾动脉的长度和分支的数量在两种技术之间没有差异（$P > 0.05$）。CE-MRA 的 10 RAS 的狭窄程度大于 TrueFISP MRA。TrueFISP MRA 的定性评分高于 CE-MRA 的评分（$P < 0.05$）。有研究

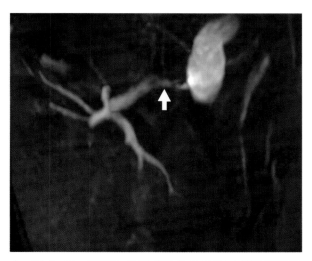

▲ 图 1-13　时间飞越技术在 3.0T MR 上评估肾动脉情况

3.0T MR 的时间飞越技术可无须注射对比剂评估肾动脉情况：在肾移植的肾动脉中观察到狭窄（箭）

采用多种反转脉冲（spatial labeling with multiple inversion pulses，SLEEK）和其他技术对肾移植非增强 MRA 空间标记进行了比较评估[68]。作者总结出，这种评估方法对于描述肾血管移植的解剖和并发症来说是一种可靠的诊断方法，因为 SLEEK 比多普勒检测到更多的副肾动脉，并且血管狭窄程度与 SLEEK 和减影血管造影之间的相关性非常好（$r = 0.96$，$P < 0.05$）。

MRA 可以根据形态学改变诊断肾动脉狭窄。尽管该评估的可重复性不够好，并且它不是血供重建后功能改善的良好预测因子，但这种探索可能有助于鉴定有必要进行侵入性探查的患者，例如经动脉血管造影术。过去已经提出了几种功能测试来显示功能性狭窄，例如卡托普利 - 闪烁扫描或卡托普利 -MRI，但这些方法不再常规使用。然而，由于 MRI 能够测量 RBF 或肾脏灌注，再加上同一检查中的形态学评估，这有可能确定狭窄的血流动力学意义。Schoenberg 等[69] 第一次使用心脏门控相位对比流量测量法来完成形态学采集。形态学狭窄的程度与血液流动模式的变化之间的一致性首先出现在动物研究中，然后才出现在人体研究中[13,14]。普遍认为早期收缩期峰值的缺失是自动调节能力丧失和流量开始显著减少的敏感指标。这种流量测量技术提供了一种独立于狭窄程度的形态学分级法，即狭窄程度的功能学分级。多中心试验证实了这些观察结果，并且显示，与数字减影血管造影相比，观察者间差异显著减少，整体准确性得到改善，敏感性和特异性均超过 95%。灌注评估还为这些患者提供了量化的功能信息[13]。Michaely 等[23] 第一次计算半定量参数，如平均转换时间、曲线的最大斜率、最大信号强度及在信号强度 - 时间曲线加上伽马变量之后的最大信号强度达峰时间。这些参数在无狭窄或轻 - 中度狭窄的患者和重度狭窄的患者之间存在显著差异。在有 27 名患者的一组病例中，同一个研究组对定量肾灌注在鉴别和区分肾血管性疾病和肾实质疾病的准确性

进行了评估[19]。最佳血浆流量阈值为 150ml/min（或 100ml/min）时，MR 灌注的测量达到 100% 的灵敏度和 85% 的特异性，而单一 MRA 的灵敏度为 51.9%，特异度为 90%。血供重建术后 RAS 的随访是另一个有望用于定量功能研究的方法，它为动脉的形态学分析增加了客观的血流动力学标准[26]。

三、肾脏梗阻性疾病

MRU 评估肾梗阻的准确性与 CT 尿路造影相似[70,71]（图 1-14）。即使肾脏排泄功能处于静止状态，T_2 加权 MR 尿路图也能很好地观察显著扩张的尿路[72]。然而，在集合系统不扩张或者多个囊肿存在的情况下，静态流体 MRU 不太利于疾病的显像。无论是否存在尿路梗阻，钆排泄 MRU 都可以获得肾功能正常或中度受损患者的高质量图像。

在儿童中，MRU 最常见的适应证是肾积水的评估[73,74]，其主要发生在输尿管肾盂连接处，

其他部位少见[75]。MRU 可以通过计算肾转换时间来区分梗阻性和非梗阻性尿路病变。此外，在注射对比剂后，动脉期可能有助于识别穿支血管[76]。考虑到 MRU 不仅能够显示从输尿管肾盂连接处到输尿管开口处的整个扩张或非扩张的输尿管，并且能够通过最大强度投影重建图像从各个角度进行分析，它还能够显示输尿管的内部情况和可能导致其受压的外部结构；因此，MRU 可以很好地显示输尿管的解剖结构和病理变化[72,77]。

结石在 MRU 上表现为充盈缺损，但这一表现并不特异。血凝块、气体、脱落的乳头和肿瘤也可能在尿液的高信号背景下表现为低信号[10]。形态学上，与 CT 扫描相比，MRI 能够更好地检测到阻塞的继发征象——肾周水肿[70]。钆增强 MRU 显示肾结石的敏感性明显高于 T_2 加权 MRU[71]（图 1-15）。Sudah 等[71,78]证明，与 T_2 加权技术（53.8% ～ 57.7%）相比，使用利尿药加快排泄的 MRU 技术诊断输尿管结石的灵敏度提高（96.2% ～ 100%）。如果充盈缺损

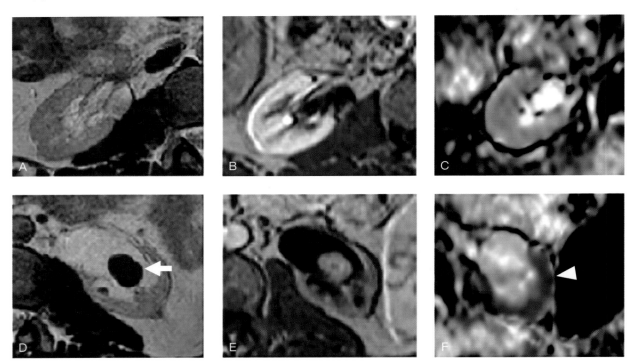

▲ 图 1-14　单侧肾慢性梗阻的评估
正常肾 T_2 加权，对比增强 T_1 加权，ADC（A ～ C）和由于慢性结石（箭）致非功能性肾 T_2 加权，对比增强 T_1 加权，ADC（D ～ F）。非功能性肾脏的 ADC 值低于正常肾脏（箭头）

与盆壁或输尿管壁分界不清，则需要额外的 T_1 加权和对比增强图像来进一步显示病变的特点（图 1-16）。T_1 加权图像通常可以将尿路结石与血栓和肿瘤区别开来：血栓在未增强的 T_1 加权图像上表现为高信号，而肿瘤在静脉注射对比剂后有强化。有趣的是，由于软组织对比度较高，MRU 对于非结石性尿路梗阻似乎比非增强 CT 更敏感和特异[79]。

通过对阻塞等级进行分级，MRI 也可以显示阻塞后的表现。从技术上讲，此目的的采集模式与灌注成像研究相同，但现在推荐于注射钆之前注射呋塞米，新生儿剂量为 1mg/kg，婴儿和成人剂量为 0.5mg/kg。法国的一项有 295 名患者参与的前瞻性多中心研究已经对双肾功能进行了对比[80]。该研究低估了高度扩张的肾脏的价值。通过在集合系统上放置额外的 ROI 来对阻塞进行分级更加困难，因为可能存在许多变异因素，例如分肾功能的水平，膀胱的体积和膀胱充盈的程度。此外，DWI 也可用于上尿路梗阻患者[81]。由于水合作用是提高总 ADC 值的重要因素[42]，因此输尿管梗阻（以及肾动脉狭窄）可通过 ADC 值的降低来评估[82,83]。在急性或慢性阻塞性肾衰竭的情况下，与正常肾脏相比，皮质和髓质 ADC 值显著降低，而且皮质值降低似乎与血清肌酐水平密切相关[83]。

对于妊娠患者，必须首选静态流体 MRU。可能需要多次采集（电影 MRU）来显示整个输尿管并排除固定的狭窄或充盈缺损。结果显示静态流体 MRU 在识别尿路扩张和梗阻水平方面表现优异[84]，但对生理性肾积水与病理性梗阻的鉴别有一定困难。对输尿管下段充盈的分析可能会有用。

最近一项研究[85]报道，BOLD 和 DWI 序列可以监测阻塞肾脏在梗阻时和梗阻解除后的病理生理变化。在急性梗阻期间，与对侧无梗阻的肾脏相比，梗阻侧的肾皮质（分别为 $P =$

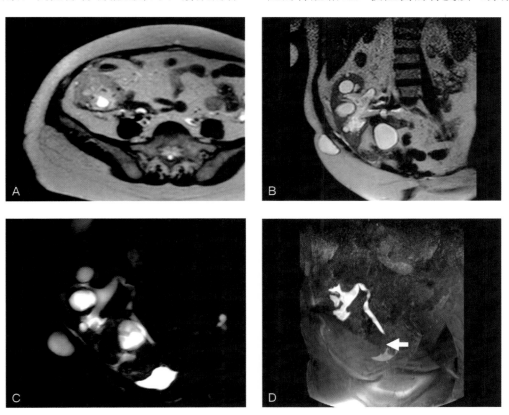

▲ 图 1-15　MR 用于探索肾移植的重复感染
A. 轴向 T_2 加权序列；B. 冠状 T_2 加权序列；C. 重 T_2 加权尿路造影；D. 对比增强 T_1 加权尿路造影。在移植肾输尿管的下部观察到狭窄（箭）

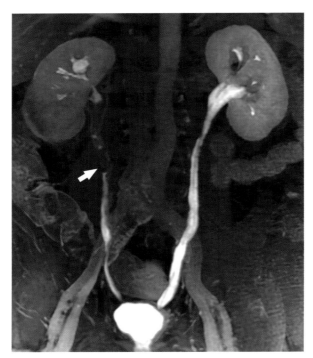

▲ 图 1-16　注射对比剂后进行 T_1 加权 MRU 以探查单侧梗阻

右肾盂和右上尿路充盈缺损对应于尿路上皮肿瘤

0.020 和 $P = 0.031$）和肾髓质（分别为 $P = 0.012$ 和 $P = 0.190$）的 R_2^* 值和灌注分数（perfusion fraction,FP）显著降低。梗阻解除后，皮质（分别为 $P = 0.016$ 和 $P = 0.004$）和髓质（分别为 $P = 0.071$ 和 $P = 0.044$）的 R_2^* 和 FP 值均增加，并且达到与对侧肾相近的水平。

四、在肿瘤中的应用

（一）肾脏肿瘤的特点

虽说肾细胞癌（renal cell carcinoma，RCC）的患病率高，且缺乏可靠的成像标准来识别除典型血管平滑肌脂肪瘤（angiomyolipoma，AML）以外的良性肿瘤，这些能够说明治疗前图像引导活检的作用日益增强，但最近发表的研究结果表明，如果考虑多参数方法，MRI 可能有助于识别良性肾肿瘤[2,3,86-89]（图 1-17）。应用这些新的成像标准能够准确区分最常见的肿瘤类型，以及从组织学上鉴别惰性与侵袭性肿瘤，这将

有助于减少不必要的组织活检，选择最合适的肿瘤治疗方法，并为有条件的患者进行图像随访的主动监测（表 1-2）。

1. 肾脏良性肿瘤　CT 和（或）MRI 能够很容易地诊断典型的血管平滑肌脂肪瘤。相对而言，脂肪含量低的 AML 或肾嗜酸细胞瘤（renal oncocytoma，RO）的治疗前诊断仍然是一个挑战[88,89]。在决定任何治疗方案之前，验证新的成像标准将有助于充分识别低脂肪含量的血管平滑肌脂肪瘤或嗜酸细胞瘤，从而避免这些良性肿瘤的手术切除。

（1）肾血管平滑肌脂肪瘤：肾脏 AML 是由血管、平滑肌和脂肪成分组成的良性肾肿瘤。这种良性肿瘤占手术切除的实性肿块的 2%～6%[106,107]，但事实上其发生率为 0.3%～3.0%。CT 平扫[108] 或脂肪抑制和（或）化学位移梯度回波 MR 序列[109] 很容易就能诊断 AML。然而，与频率选择脂肪抑制梯度回波序列相比，基于 Dixon 的成像方法可以提供更均匀的脂肪抑制[110]。大多数 AML 是散发性的，并且通常发生在成年人（平均年龄 43 岁），女性好发，可能与结节性硬化症相关。

典型 AML 的 MRI 图像特征由于其脂肪含量不同，肿瘤内可见 T_1 加权和 T_2 加权图像上呈现不同程度的高信号。由于含脂，在非增强 T_1 加权图像上可以看到高信号。然而，T_1 加权图像上的高信号不是脂肪所特有的，血液和蛋白含量高的囊性病变也有类似表现。使用脂肪抑制技术可以非常好地显示瘤内脂肪，而同相位和反相位 T_1 加权成像技术对少量脂肪非常敏感。大多数 AML 都含有通过脂肪抑制技术就可以轻松识别的肉眼可见的脂肪成分。而在反相位图像上，AML 与肾脏的界面会出现伪影。

然而，对于脂肪含量很少的少见 AML，目前未见可靠的 MR 标准报道。含少量脂肪的 AML 与其他类型肿瘤的特异性诊断仍然不明确[2]。即使基于同反相位梯度回波图像[97] 测量肾脏肿瘤和脾脏的信号强度，计算信号强度指数或肿瘤与脾的

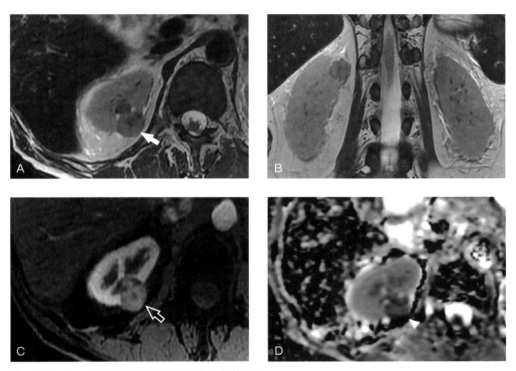

▲ 图 1-17　活检前探查右肾肿瘤的多参数 MRI

A、B. 肿瘤在 T_2 加权低信号；C. 动脉期：增强扫描上呈缓慢强化；D.ADC 图呈扩散受限

表 1-2　文献报道最常见肾脏肿瘤的 MR 特点回顾

肿瘤类型	手术所见比例（%）	T_2 加权	T_1 加权	脂肪抑制	双化学位移MRI	动态增强MRI	T_1 延迟强化	扩散成像
血管平滑肌脂肪瘤	2～6	不均匀高信号	不均匀高信号	信号抑制	交界面	不均匀		—
含少量脂肪的血管平滑肌脂肪瘤		低信号	—	—	信号减低	动脉期强化		ADC 值低
嗜酸性细胞腺瘤	3～7	不均匀中央区（瘢痕）	—	—	无	不均匀中度快进快出	中央瘢痕延迟强化	—
透明细胞癌	75～80	不均匀中央区（坏死），假包膜，血管侵犯，血管信号流空	不均匀中央区高信号	少量信号抑制	信号减低交界面	动脉期不均匀快进快出	坏死区不强化	不均匀
乳头状细胞癌	10～15	均匀低信号，假包膜	—	—	信号减低	缓慢强化		ADC 值低
嫌色细胞癌	5	不均匀中央区（坏死）	—	—	无	中度快进快出	坏死区不强化	—
出处	[90]	[2,3,87,91-95]	[87,96]	[97]	[2,87,97,98]	[2,87,98-100]	[3]	[2,101-105]

信号强度比，也不足以区分含脂少的 AML 和肾癌[98]。在两种类型的肿瘤细胞中均可发现少量脂质[111]（图 1-18）。然而，由于含少量脂肪的 AML 通常在低 T_2 加权上呈低信号[95,98,111,112]，而且这些 AML 也可以出现动脉期高强化[100]。Hindman 等[98] 发现 T_2 加权图像上的低信号和增强后的明显强化同时存在有助于区分含脂少的 AML 和肾透明细胞癌（clear cell renal cell carcinoma，cRCC）。

（2）肾嗜酸细胞腺瘤：RO 是继典型 AML 后第二常见的良性肾肿瘤。RO 占手术所见所有肾脏肿瘤的 3%～7%[90]。其通常在 60—70 岁时散发出现，发病的高峰年龄为 55 岁。男女比为 2∶1。不幸的是，这些统计数据与 RCC 类似。除了与肾癌同时存在或单独存在的特殊病例，RO 的预后极好，特别是在 Birt-Hogg-Dube 综合征中[90,113,114]。基于这些考虑，建议保守治

疗[113,115,116]。因此，术前诊断至关重要，尽管有关 RO 形态特征的文献比比皆是，但没有人能够准确地将嗜酸性细胞腺瘤与恶性病变区分开[114,117,118]。RO 的诊断仍然有赖于手术或组织病理学活检标本的检查[88,89]，病理可见增大的嗜酸性细胞，小圆形核，核仁大，顶端硬朗着色，细胞角蛋白 7 和波形蛋白无表达[119]。有趣的是，54%[117]～80%[113] 的 RO 中心区域的中央瘢痕能够被影像所发现。不幸的是，这个中心区域通常只能作为这类肿瘤的提示[91]，而且有 30%～40% 的嫌色细胞癌（chromophobe renal cell carcinoma，chRCC）的中心坏死也有类似的中心区域[96]（图 1-19）。

与肾皮质相比，RO 在 T_1WI 上呈低信号，在 T_2WI 上呈高信号，其中央瘢痕呈低信号，在注射钆对比剂后表现为均匀强化[96]。如果 RO 的

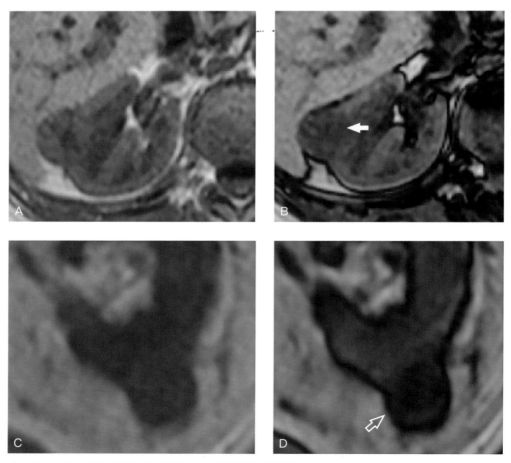

▲ 图 1–18　两种类型的肿瘤细胞中均可发现少量脂质
与同相位 MR 序列相比，cRCC（A、B）和少脂肪 AML（C、D）在反相位序列上信号强度下降

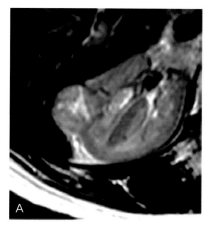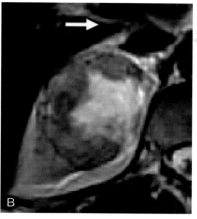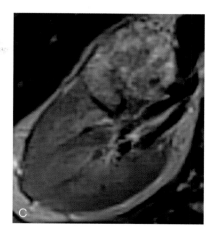

▲ 图 1-19 T$_2$ 加权成像中央区域的肾肿瘤
A. 中央坏死的 cRCC；B. 中央瘢痕的大嗜酸细胞瘤；C. 大的异质透明细胞癌

最大直径大于 3cm，通常信号不均匀，这可能与中央瘢痕相对应。然而，当肿瘤中央在 T$_2$ 加权像上表现为高信号时，典型 RCC 中心坏死的可能性仍然存在[120]。考虑到肝脏局灶性结节性增生的纤维瘢痕在 T$_1$ 加权增强图像上表现为延迟强化[121]，最近的研究试图根据注射对比剂后的逐渐强化[122]，以及对比剂的流入和廓清来评估增强 CT 上肿瘤的中心区域[99]。不幸的是，其特异性和灵敏度都很低。最近，在一些肾肿瘤[123,124]中可见部分肿瘤的强化特点出现相反的改变，即在动脉期呈低密度，而在排泄早期呈高密度。根据 Kim 等的观点，上述特征可见于无瘢痕的性质不明的肾脏小肿块中[123]，且与肿瘤实质内含有透明质酸细胞的减少存在差异有关。然而，这些结果并未被其他研究所证实[122,124]。Rosenkrantz 等[96]观察到 28.6% 的嗜酸细胞腺瘤和 13.3% 的 RCC 具有相似的强化特点，但肿瘤实质内的强化并无区别，中心瘢痕本身也无强化。事实上，嗜酸细胞腺瘤中央区表现为中央瘢痕延迟强化，这就导致肿瘤的完全或不完全强化[3]（图 1-20）。添加一个延迟相（大于 5min）T$_1$ 增强扫描可以更好地显示这些病变。肾脏肿块中心区信号强度的差异与组织血管的异质性和是否存在残留的肿瘤细胞有关[125]。除了反相位上的信号损失之外，在嗜酸细胞腺瘤和嫌色细胞癌中也检测不到 MR 的双回波化学位移序列[96]，而透明细胞癌和乳头状癌中的少量脂肪能够被观察到[111]。在具有与中央瘢痕或中心坏死相重叠的中心区域的肿瘤中，联合使用动态增强 T$_1$ 加权和双回波梯度回波 MR，可以准确地将 RO 和 RCC 从 T$_2$WI 上的中央高信号中区分开来[3]。因此，在肿瘤中央区没有任何强化和（或）在反相位图像上出现信号强度减低，都应该排除嗜酸细胞瘤的诊断。

2. 肾脏恶性肿瘤 肾细胞癌占所有新发肿瘤的 3%～5%[126]。因此，在侵入性检查之前能够鉴别肾细胞癌的内在特征并对其进行分级的影像技术分析有助于选择最合适的治疗方法，或者提高组织活检的准确性，尤其是怀疑为恶性疾病时。使用传统的形态学 MRI，Pedrosa 等[127]预测了各种肾脏恶性肿瘤的亚型和分级，包括低级别和高级别的肾透明细胞癌。使用添加功能参数的化学位移，扩散和对比增强序列以获得多参数 MRI（multiparametric MRI，mpMRI）可能有助于这类肿瘤的鉴别诊断[2,3,87,103]。有并发症的老年患者实施活检或手术的风险增高，这种技术有助于更好地制订治疗计划，或者促进有条件的患者积极监测。虽然 mpMRI 不能显示所有肾脏肿块的特征，但似乎有助于根据这些结果发展新的诊断方法[2]。已经有很多关于肾透明细胞癌和乳头状肾细胞癌（papillar renal cell carcinoma，pRCC）亚型的研究，而对于其他不太常见的亚型，必须进行额外的探索研究。

19

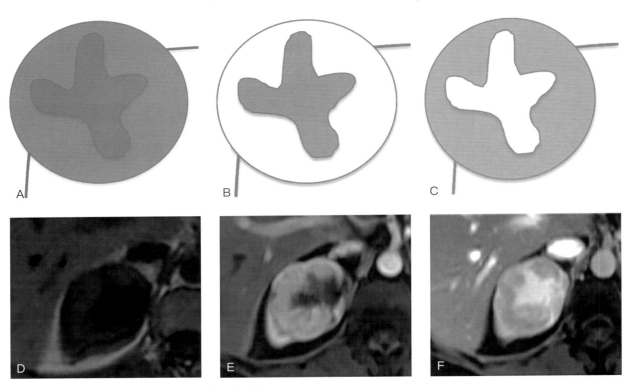

▲ 图 1-20　肾嗜酸细胞瘤中央瘢痕增强的演变

A. 平扫；B. 动脉期；C. 延迟期成像；D ～ F.62 岁女性嗜酸细胞瘤患者的临床影像学表现。在注射钆对比剂后 40s 获得的动态轴向 T_1 加权脂肪抑制图像：肿瘤外周呈早期增强，而中心区域显示缓慢和渐进增强。延迟（15min）T_1 加权图像显示肿瘤和中心区域之间的信号强度反转，没有可辨别的廓清

（1）肾透明细胞癌：肾透明细胞癌占 RCC 的 65%～ 70%[128]。透明细胞癌的 MRI 表现取决于其大小、脂肪含量或是否坏死。一般而言，透明细胞癌体积很大，在 T_1WI 上表现有特异性，但在 T_2WI 上表现为不均匀的高信号。Roy 等[95] 认为所有透明细胞癌（$n = 42$）在 T_2WI 上均表现为不均匀的高信号（图 1-19）。Oliva 等[94] 的一组包括 21 例乳头状肾细胞癌和 28 例透明细胞癌的研究中表明，T_2WI 的这一特异表现使得诊断透明细胞癌的特异性达 100%，敏感性为 36%。透明细胞癌的典型组织学表现是胞质内含有脂质空泡，在 MRI 上表现为肿瘤的实性部分反相位较同相位信号减低（图 1-18 和图 1-21）。大约 60% 的病例有该表现。Pedrosa 等[91,92] 对 79 例肾脏恶性肿瘤（包括 48 例透明细胞癌）的队列研究表明，镜下脂质含量与透明细胞癌的诊断相关（$P = 0.001$）。根据这项研究，这种在反相位上信号减低的特点有助于 RCC 的正确诊断，其灵敏度

在 42%～ 82%，特异度在 94%～ 100%，但仍可能与含少量脂肪的 AML 混淆。坏死也是透明细胞癌的一个典型表现。在 MRI 上表现为不均匀的 T_2WI 高信号，且不强化（图 1-22）。Pedrosa 等认为[91]，透明细胞癌的坏死与其大小和核分级直接相关（$P = 0.0001$）。实际上，93% 的高级别透明细胞癌、79% 的低级别透明细胞癌、20% 的高级别乳头状肾细胞癌及 10% 的低级别乳头状肾细胞癌在 MRI 上可见坏死。而乳头状肾细胞癌的诊断与其大小、核分级之间没有相关性。假包膜在 T_1 加权和 T_2 加权上表现为肿瘤周围的低信号环，其破坏与核分级高和局部进展有关。Roy 等[93] 在 42 例透明细胞癌中观察到有 40 例有假包膜，其缺失表明肿瘤的病理分期已达到 T_3 期。

上皮来源的肿瘤 MRI 增强表现与 CT 增强表现类似，并且能够提供鉴别 RCC 亚型的有用信息。透明细胞癌通常表现为早期明显强化，因此，在实质期及排泄期，有助于鉴别透明细

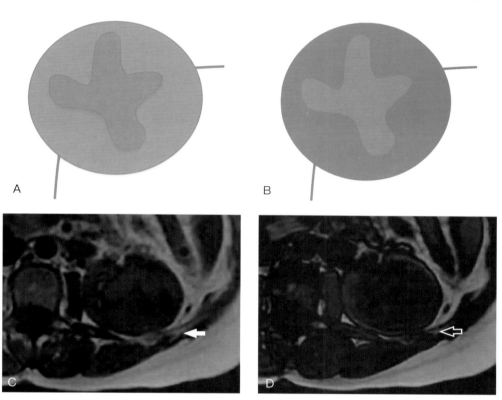

▲ 图 1-21　典型的化学位移反相位序列信号下降

示意图（A、B）和影像图像（C、D）。与同相位（A、C）相比，观察到肿瘤实体部分的信号强度在反相位降低（B、D）

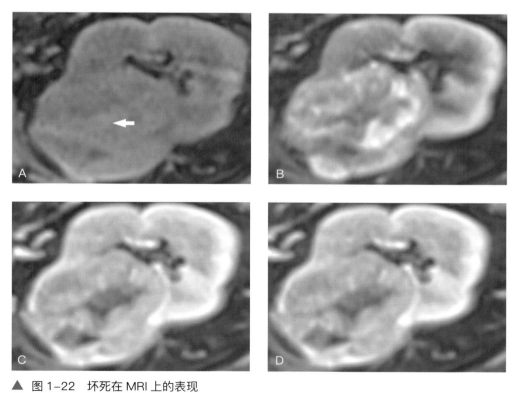

▲ 图 1-22　坏死在 MRI 上的表现

在 T_1 平扫序列上（A）和增强后（B～D）的透明细胞 RCC 中的坏死区域，坏死可以在 T_1 加权图像上呈现高信号（箭），而此后未观察到增强

胞癌与乳头状肾细胞癌和嫌色细胞癌（图 1-23）。在延迟相上，透明细胞癌的对比剂快速廓清，在排泄期时与肾皮质相比呈低信号。此外，由于坏死，透明细胞癌的强化通常不均匀。由于 ADC 值范围较广，因此透明细胞癌的 DWI 表现存在争议[2,103-105]。然而，ADC 似乎可用于确定肿瘤级别[129,130]。肿块周围的形态学表现有助于肾癌的诊断。Pedrosa 等[91]发现和腹膜后侧支静脉相关的肾静脉血栓形成与高级别透明细胞癌相关（$P = 0.0001$）（图 1-24）。这些特征使得 MRI 对透明细胞癌的诊断灵敏度达到 92%，特异度达到 83%。

（2）乳头状肾细胞癌：乳头状肾细胞癌占 RCC 的 10%～15%[128]。乳头状肾细胞癌分为两种细胞亚型（类型 1 和类型 2），但其预后不同。目前还没有关于这两种亚型鉴别诊断的研究。乳头状肾细胞癌通常位于肾实质的外部，并且比其他类型肾癌小。根据 Pedrosa 等[92]的研究，位于肾外周部与乳头状肾细胞癌显著相关（$P < 0.05$）。这种肿瘤类型在 T$_2$ 加权图像

上的信号低于其他类型 RCC[95,111,112]。Roy 等[95]认为，与正常肾实质相比，pRCC 在 T$_2$ 加权图像上表现为均匀或部分不均匀的低信号（图 1-25）。这种低信号可能与胞质内或间质含铁血黄素沉积引起的顺磁效应有关。Oliva 等[94]在一个包括 21 例乳头状肾细胞癌和 28 例透明细胞癌的研究中发现，肿瘤在 T$_2$ 加权图像上的低信号使诊断乳头状肾细胞癌的特异度达到 96%～100%，灵敏度达到 46%～58%。T$_2$ 比值（肿瘤信号 / 皮质信号）小于等于 0.93 时，诊断乳头状肾细胞癌的特异性和灵敏度分别为 86% 和 96%。与透明细胞癌类似，乳头状肾细胞癌的假包膜在 T$_1$WI 和 T$_2$WI 上表现为低信号环。Roy 等[93]发现 55 例乳头状肾细胞癌中有 51 例有假包膜。没有假包膜的 4 例病理分级为 T$_1$ 级，其在 T$_2$WI 上呈明显低信号，这可能会掩盖肿瘤的低信号环。

乳头状肾细胞癌可以与其他肾肿瘤相鉴别，包括 AML，虽然 AML 在 T$_2$WI 也表现为低信号，但其强化程度较低。因此，DCE 序列有助于鉴

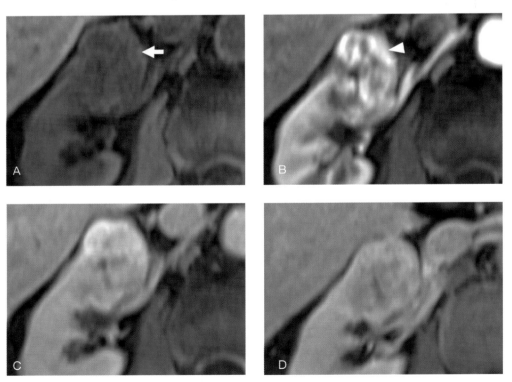

▲ 图 1-23　透明细胞癌
A. 典型增强表现（箭）；B. 在动脉期迅速不均匀强化；C、D. 可以观察到廓清

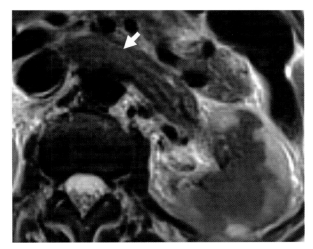

▲ 图 1-24　高级别透明细胞癌
左肾静脉血栓形成（箭）延伸至下腔静脉

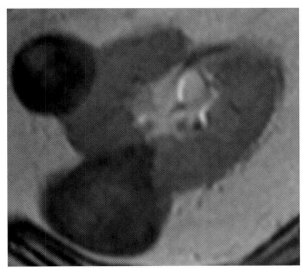

▲ 图 1-25　乳头状肾细胞癌
两个同为乳头状肾细胞癌 T$_2$ 加权像的典型外周定位和低信号表现

别诊断，乳头状肾细胞癌表现出低而慢的强化特点[95]（图 1-26）。pRCC 动脉期强化显著低于含少量脂肪的 AML[2,98]。这一特点与既往的研究结果是一致的，即注射对比剂后乳头状肾细胞癌呈低强化[131]，而 AML 动脉期对比剂快速充盈[100]。Roy 等[95] 研究证实，乳头状肾细胞癌强化与透明细胞癌相比延迟，乳头状肾细胞癌的最大强化峰在 250（±45）s，而透明细胞癌的最大强化峰在 56（±35）s 处。Pedrosa 等[91] 发现注射对比剂后，在所有时相，以肾皮质为参考，

乳头状肾细胞癌的强化程度均低于透明细胞癌（$P = 0.001$）。这些结果与 Sun 等[131] 的研究结果相符，他们研究了注射对比剂后，透明细胞癌、乳头状肾细胞癌和 chRCC 在实质期和排泄期的平均强化程度。除了排泄期 chRCC 和透明细胞癌的强化无明显差异外，其余时期各种亚型的强化均有显著差异（$P < 0.005$）。与其他肾肿瘤如嗜酸细胞瘤或透明细胞癌相比，乳头状肾细胞癌较低的 ADC 值也可以将其与其他肿瘤区别开来[2,105]。

（3）嫌色细胞癌：嫌色细胞癌是第三常见的亚型，占 RCC 的 6%～11%[128]。嫌色细胞癌的 MR 表现无特异性。形态学上，30%～40% 的嫌色细胞癌有中央瘢痕[96]。化学位移双回波序列[109]MRI 发现嫌色细胞癌含镜下脂肪，这一点较为特异，目前仅有 1 例病例报道[96]。这些结果支持 Krishnan 等[132] 的研究结果，他指出，只能通过电子显微镜检测到嫌色细胞癌中的极少量脂质。在 DCE T$_1$ 加权图像上，实质期中度强化的肿块应该诊断为疑似嫌色细胞癌。根据每个阅片者的发现，可以在 13.3%～26.7% 的嫌色细胞癌中观察到坏死中心区域的部分信号反转[96]，但仍然不完整[3]。多参数 MRI 可以通过研究增强后对比剂的充盈和廓清来帮助区分嫌色细胞癌与其他肿瘤[2]。嫌色细胞癌的这些参数似乎低于嗜酸细胞瘤或透明细胞癌。

（4）Fuhrman 分级：尽管 Fuhrman 评分系统是被广泛接受的 RCC 评分系统[133]，但由于其主观性（46%～76%），活检的分级准确性存在很大差异，针吸活检也是如此（28%～72%）[134-137]。此外，非诊断性活检的发生率是不可忽视的，其范围在 5%～40%[138]。基于形态学考虑，肿瘤大小与透明细胞癌的较高等级显著相关，但与其他亚型无关[139-142]。在一项包含 1867 例患者的研究中，低度恶性肿瘤数量的分布呈下降趋势，且不同肿瘤亚型的直径变大，而高级别肿瘤的分布呈现相反趋势，且不同肿瘤亚型之间的变化大多较为显著（$P < 0.05$）[143]。然而，

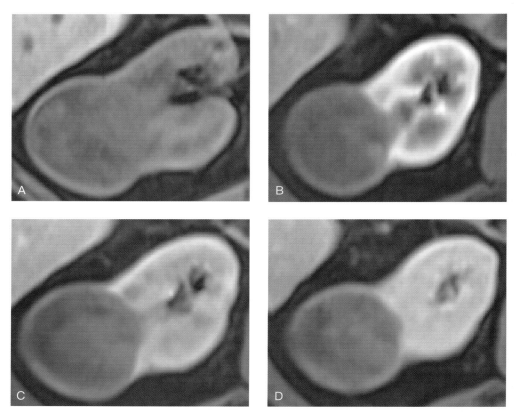

▲ 图 1-26　乳头状肾细胞癌的典型增强方式
A. 平扫 T_1 序列；B. 动脉期；C. 实质期；D. 排泄期

在同一项研究中，逻辑回归分析预测乳头状癌、嫌色细胞癌和其他类型肿瘤的发生率随着肿瘤的增大而减少，而透明细胞癌的发生率则随着肿瘤的增大而增加。在一项对 2675 例透明细胞癌患者的研究中，肿瘤大小在 1cm 和超过 7cm 时高级别病变（Fuhrman 3～4）的发生率从 0% 增加到 59%[139]。Pedrosa 等[127] 使用传统的形态学 MRI 预测了各种肾脏恶性肿瘤的亚型和等级，包括低级别和高级别的透明细胞癌。使用化学位移、扩散和对比增强序列在多参数 MRI 中添加功能参数可能有助于鉴别诊断[2,3,87,103]。对于透明细胞癌，高级别肿瘤（≥ 3 级）可能体积较大，实质强化程度较低或 ADC 值较低。然而，对于乳头状肾细胞癌或嫌色细胞癌，研究未能确定任何相关因素对肿瘤的侵袭性做出术前非侵入性评估，因为 Fuhrman 分型似乎更适用于透明细胞癌而不是其他亚型[128,144-146]。

Rosenkrantz 等[103] 报道，低级别肿瘤（Fuhrman 等级 ≤ 2）的 ADC 值较高级别肿瘤（Fuhrman 等级 ≥ 3）的 ADC 值明显更高 [（2.24 ± 0.50）mm²/s vs（1.59 ± 0.57）mm²/s，均值为 ADC-400，$P < 0.001$；1.85 ± 0.40 对比 ADC-800 的（1.28±0.48）mm²/s；$P < 0.001$]。Goyal 等[130] 得出结论，随着 Fuhrman 分级的增加，ADC 值呈下降趋势。在这项研究中，高级别 RCC 的平均 ADC 值显著低于低级别 RCC（平均为 1.3145 和 1.6982×10⁻³mm²/s，$P = 0.005$）。而 Sandrasegaran 等之前的研究[102] 未发现两者之间有差异。这些结果表明扩散加权 MRI 可能有助于建立透明细胞癌侵袭性的诊断评分体系[103]，正如前列腺癌诊断中的 Gleason 评分[147,148]。然而，与主要和细胞结构相关的 Gleason 评分不同，Fuhrman 核分级系统要求 ADC 必须反映组织学特性[103]。正如 Rosenkrantz 等[103] 所提出的，ADC 图可能有助于通过避免低 ADC 比（或 ADC），从而充分标记肾肿瘤内侵袭性更强的区

域，但这一假设必须通过前瞻性研究来检验。

3. 移行细胞癌　为了评估移行细胞癌，通常进行静脉尿路造影、CT 和内镜检查。然而，当 CT 和内镜检查不可行时，或许可以行 MRI 检查（图 1-16 和图 1-27）。尤其是对于肾功能不良的患者，或在输尿管梗阻的情况下，以及对比剂排泄受限而无法检测肿瘤时。此外，由于纤维化、输尿管结构、输尿管口的狭窄或由于先前的盆腔重建术，可能无法进行输尿管内镜检查。MRU 还有其他几个优点，包括更好的组织对比度分辨率，对尿路上皮强化的灵敏度更高，以及能够根据 T_1 和 T_2 信号特征，提供关于组织学特性的额外信息[149]。然而，在检测尿路上皮病变时，MRU 的敏感性可能低于 CT 尿路造影[150]。其主要原因是 MRI 固有较低的空间分辨率，易受呼吸运动伪影影响，以及频繁出现某种程度的易感性伪影，这可能使新对比剂的使用受到限制[150]。

钆增强的肾实质期和肾盂期图像是检测小的尿路上皮癌的最重要的 MRU 序列[151]。小的尿路上皮癌表现为强化最明显的区域，或者是在

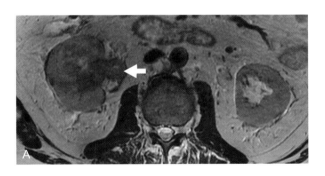

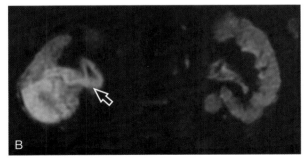

▲ 图 1-27　移行细胞癌的 MRI 检查
轴向 T_2 加权（A）和冠状 DWI（B）显示右肾下段累及肾盂的异质性肿瘤。它相当于尿路上皮肿瘤

肾实质期上表现为尿道壁弥漫性节段性增厚及强化。在肾盂期图像上，可以观察到局部充盈缺损。肿瘤可能仅见于 2 个序列中的 1 个，特别是在输尿管中。由于正常的上尿路管壁在实质期仅有轻微强化，因此通常难以仅用肾实质期图像来观察整个上尿路。浸润性肿瘤通常表现为大的不均匀强化的肿块。强化的血管可能被误认为泌尿道。因此，在工作站上同时用实质期及肾盂期图像评估病变可能对诊断有帮助。在 Chahal 等[152] 的研究中，23 例临床上怀疑有上尿路移行细胞癌，且肾盂积水无法用其他影像学方法解释，MRU 诊断 5 例肾盂移行细胞癌和 8 例输尿管移行细胞癌，并经过组织学证实。其余患者，1 年随访期间未观察到移行细胞癌的征象[152]。当病变为阻塞性时，使用钆增强肾盂造影或 T_2 加权单次快速自旋回波 MRU 检测上尿道上皮癌，准确度为 88% 或更高。

尽管 MRI 对于上尿路上皮癌的分期似乎有限，但肿瘤向尿道壁外扩展（T_3）表现为肿瘤边界不规则，或 2～3min 后的 T_1 加权延迟相上明显强化的输尿管壁边缘破坏[153]。

根据上尿路上皮癌的表现，对于 MRU 上发现的病变，鉴别诊断可分为三种情况[151]。首先，充盈缺损可能为结石，血栓或血凝块，真菌球，脱落的乳头及气体。强化的存在是区分肿瘤与其他病变最重要的发现。然而，无明显强化并不能排除肿瘤，通常需要进行随访或进一步检查[154]。此外，有些特异征象有助于发现异常病变。肿瘤在肾盂期的 T_2 加权和 T_1 加权图像上的充盈缺损与软组织相似，而结石则表现为信号缺失。扰相 T_1 加权平扫上的自发性信号增高提示血栓[77]。由浓缩的钆对比剂引起的充盈缺损通常表现为肾盂早期（5min），肾盏中央部分出现充盈缺损。进一步延迟显像应该能够明确充盈缺损的性质[155]。在 T_2 加权成像中经常可以看到流动相关伪影[9]。由于信号流空，血管也可能表现为充盈缺损。其次，尿道壁弥漫性强化或增厚可能与近期仪器检查或反

流（如膀胱成形术和尿流改道术）导致的炎症有关，尿潴留、膀胱结石及膀胱内肿瘤的化疗也可引起类似的改变。由于呼吸运动或输尿管蠕动，尿道壁可能会出现假性增厚。实验性弹丸式注射对比剂到集合系统，可以模拟尿道壁的增厚或强化。最后，上尿路浸润性肿瘤的鉴别诊断包括 RCC，淋巴瘤或非肿瘤性病变如腹膜后纤维化，子宫内膜癌，髓外造血及炎性肿块，如黄色肉芽肿性肾盂肾炎。

（二）疗效评价

近年来，由于技术和实践的发展，利用影像技术评估疗效发展迅速。然而，尽管影像现已完全纳入患者护理过程中，并且影像主要是基于形态学标准的研究，但与 CT 扫描相比，MRI 的使用率仍然较低。由于基于肿瘤测量的响应标准（WHO，RECIST）报道了其限制，特别是自引入靶向治疗以来，MRI 的优势使得其使用可能在未来有所增加。为此目的，可以对功能和分子 MRI 中的许多病例引入生物标记物的概念。但是该成像从基础研究到临床应用，只有少数技术已经成熟，可以考虑应用到日常的临床实践中。在实际报道的所有生物标志物中（例如肾脏肿瘤的放射基因组[156]），促进血管生成的生物标志物，例如血管内皮生长因子，似乎对成像中潜在靶标的评价更具特异性。这些蛋白质由肿瘤细胞表达，以应对缺氧、营养缺乏或酸中毒[157]。标记该途径的优点在于，已

有报道表明该生物标志物在癌细胞系中十分常见，因为肿瘤生长超过 $2mm^3$ 时，必须获得血管生成表型[158]。因此，功能性 MRI 似乎对靶向治疗的早期评估特别有意义。实际上，这种 MRI 可以更加关注药物的作用机制，就像在抗血管生成治疗期间评估肿瘤灌注技术一样。这对于更好地了解疾病的演变，限制治疗的持续时间以及由此产生的副作用和成本至关重要。Sahani 等[159] 报道，功能成像对预测肿瘤进化的简单形态学标准更敏感。

功能磁共振成像能够评估血流量和微血管通透性（K_{trans}），其改变可能先于抗血管生成（抗血管内皮生长因子）或抗酪氨酸激酶表皮生长因子受体治疗后[161]肾脏病变减小而出现[160]（图 1-28）。然而，目前只有很少的功能成像系列和放射病理学相关因素发布。肾癌在 T_1 加权图像上信号强度明显增加（$P < 0.0001$），索拉非尼治疗后[162]强化程度明显减低（$P < 0.0001$），这可以用 Choi 标准来解释。对于治疗有反应的患者，尽管 RECIST 标准在治疗后可能会显著下降（$P = 0.005$），但仍可以观察到早期评估中的稳定疾病，从而限制了这些标准的影响。利用 DCE-MRI，Desar 等[163]也评估了舒尼替尼对患者的早期影响，并发现肾肿瘤的相对血容量（RBV）和血流量（RBF）在第 3 天（$P = 0.037$ 和 $P = 0.018$）和第 10 天时显著下降（$P = 0.006$ 和 $P = 0.009$）。尽管这些结果非常好，Hahn 等[164]认为治疗后（索拉非尼）曲线下面积（AUC）和 K_{trans} 的变化与

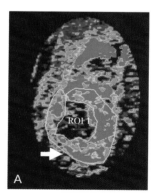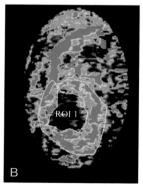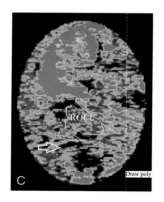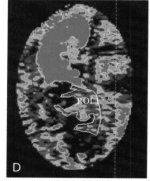

▲ 图 1-28　左肾肿瘤抗血管生成药物后的评价（箭）
A、C. 在 6 个月时肿瘤的血流量；B、D.K_{trans} 下降（红：高值；蓝：低值）

无进展生存期无关。只有 K_{trans} 初始值升高的患者才能获得更好的无进展生存期（$P = 0.027$）。因此，在肾癌中，渗透性（K_{trans}）可用作预后因子[161,164]，但仍必须评估其在疗效评估中的作用。动脉自旋标记技术的发展可代替 DCE-MRI 用于不耐受对比剂（如肾衰竭或过敏）的患者[165]。低灌注值与治疗敏感性降低有关。在小鼠模型中，观察到对于治疗有反应者的在开始用索拉非尼治疗后 30d 内血流量发生显著变化[166]。

此外，扩散加权序列能通过研究规定时间内肿瘤内含有的水分子的运动来评估肿瘤的微观结构[167,168]。Desar 等[163] 报道，肾脏肿瘤得到 ADC 值在治疗后 3d 显著增加（$P = 0.015$），而在治疗 10d 时减少（$P = 0.001$）。此外，对于 K_{trans}，有报道认为 RCC 肝转移治疗前 ADC 值高与预后不良有关[169]。具有 BOLD 效应的 MRI 似乎是研究肿瘤缺氧的敏感技术[170]，但可能缺乏特异性（图 1-29）。一些可行性研究已经提出了这种非侵入性技术可以用来定量标记前列腺肿瘤缺氧，例如[171-174]，但需要在肾脏进行评估。

但是，仍然缺乏这些功能技术的标准化协议。Heye 等[175] 发现，对不同系统输注子宫肌瘤的药代动力学参数进行定量和半定量测量，并测量其可重复性，标准化后平均值存在显著差异。对于 K_{trans}，观察者间协议为 $48.3\% \sim 68.8\%$，K_{ep} 为 $37.2\% \sim 60.3\%$，第五名为 $27.7\% \sim 74.1\%$，AUC（area under curve）为 $25.1\% \sim 61.2\%$。组内相关系数由低至中等（K_{trans}：$0.33 \sim 0.65$；K_{ep}：$0.02 \sim 0.81$；V_e：$-0.03 \sim 0.72$，AUC：$0.47 \sim 0.78$）。此外，无论是计算模型的水平（不相同），数据收集（2D 与 3D 的 ROI[101]），还是执行标准化，这些后处理均不相同，并且通常取决于团队。现在必须进行进一步的评估以验证这些结果，并提出标准化的技术。

五、MR 引导下的肾脏检查

近年来，尽管金标准仍然是手术，但是保留肾单位疗法已经成为治疗小肾肿瘤的常见手段[176]。尽管热消融最初是在直接手术和腹腔镜可视化下实现的[177]，但现在对于肾细胞肾癌

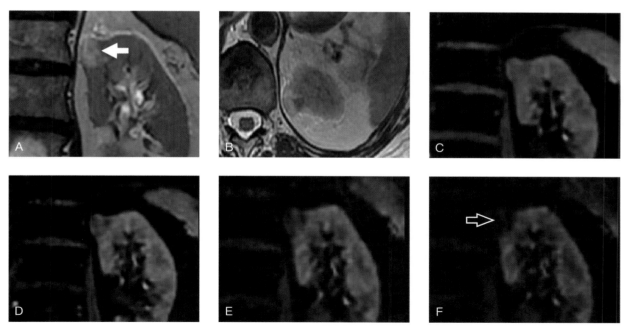

▲ 图 1-29　BOLD 成像探查小的肾肿瘤（箭）
在 T_2WI（A. 冠状；B. 轴向）上可以很清楚地看到肿瘤；在 BOLD 成像（C ～ F，随时间的各种采集）中，肿瘤信号下降高于肾脏的其他部分（箭）

的经皮图像引导下消融是许多患者的重要治疗选择[178-180]。主要消融技术是射频消融（radio frequency ablation,RFA）和冷冻消融。目前，世界上大多数治疗中心都在 CT 指导下肾肿瘤的消融[181,182]。在大多数情况下，CT 是完全可用的。尽管如此，在某些情况下无论 CT 是否与超声结合都不是理想的引导工具。例如，在平扫 CT 上，肾肿瘤的密度可能与正常实质相似，并且肾功能受损的患者可能也不允许使用碘对比剂。此外，例如在冷冻消融的情况下引入大量针头时，CT 引导可能使患者暴露于大量的电离辐射，这在少数情况下可能是有问题的。MRI 可以克服这些限制，因为 MRI 提供了良好的三维视野和肿瘤与正常实质之间的最佳自然对比。此外，MRI 对温度敏感，可用于监测热消融[183]。在这些情况下，MRI 引导可能是一个非常有用的替代。有些特别情况下，MRI 是唯一允许实时监测消融的引导技术[184]。由于 RFA 消融系统和 MRI 扫描序列之间的干扰是相关的（但可能通过消融周期之间的扫描来克服[185]），因此冷冻消融是 MR 引导下使用的主要技术。

在肾冷冻消融的特殊情况下，MRI 似乎是冷冻组织可视化的最佳方式。MR 图像采集时间应足够短以监测冷冻和消融的动态过程。MRI 不仅可以显示组织中可逆的温度变化，还可以显示治疗后留下的组织损伤。因此可以使用两种序列，T_2 加权多层半傅里叶获得的单次快速自旋回波（half-Fourier acquisition single shot turbo spin-echo，HASTE）采集或类似 T_2 的对比，稳态自由进动（steady-state free precession，SSFP）序列用于计划和目标定位。这些序列也应用于证实上述装置位置的过程[184,186]。对于冰球监测，每 3min 收集一次使用 bSSFP 或 HASTE 产生的多平面图像。当使用两个或更多的冷冻探头时，由于磁化率引起的信号损失会降低 bSSFP 采集的质量，优先使用 HASTE 序列。使用 bSSFP 采集的实时成像被用于优化探针推进到期望的位置的过程。在

该过程中，大约每 2min 扫描一次通常足以观察冰球缓慢的生长过程及在 RFA 出现 T_2 加权低信号后的热消融区域。如果需要，更频繁地扫描有助于避免重要的周围结构的损坏。消融后对照组图像显示射频区域为 T_2 低信号，而周围水肿表现为 T_2 高信号环[184]。晚期对照组可以轻易检测到局部残留肿瘤部分，无须注射对比剂即可实现补充治疗。

然而，介入手术中应用 MRI 仍然受到几个因素的限制。在 MR 指导下进行热消融需要特定的材料，介入 MRI 还不是放射科的必备装备。由于空间有限，并且由于手术通常需要在全身麻醉下进行，所以应用于患者身上可能具有挑战性。一些治疗中心为了克服这种局限性尝试在局部麻醉下对患者进行冷冻疗法，加或不加局部镇静。

在 2001 年报道了第一个关于 MRI 引导下肾肿瘤冷冻消融的实验性试验,结果令人满意[187,188]。第一项研究使用开放式 MRI 系统进行，场强只有 0.2 ～ 0.5T。为了充分利用该技术，最近的研究报道了在封闭式高场强扫描仪中，MRI 引导下冷冻消融过程中实时放置和操作冷冻探针的可行性。事实上，开放式 MRI 应用在患者身上，图像分辨率较低[188]。最好的折中办法可能是采用宽通道[186]或移动磁铁的闭孔磁体设计。

正如 Ogan 等报道的那样[189]，无论采用何种技术在图像引导下消融肾肿瘤，边界应限制在 3 ～ 10 mm 以达到有效消融[190]。肾的解剖位置使阅片者应该密切观察肾脏肿瘤周围的关键结构（如输尿管,生殖股或髂股神经,腰大肌,小肠、结肠和肾上腺），这些结构都可以通过 MRI 准确获得[191]。MRI 引导下技术与传统 CT 引导下技术得到相同的保护程序的授权。可以在消融区域和脆弱结构之间注入水分离（5% ～ 30% 葡萄糖 ± 对比剂）或气体夹层（用 CO_2）[192,193]。这些技术可以在肾脏消融期间允许器官移位，但应该在手术过程中明确注意生理盐水或气体的散发以维持安全距离[194-196]。

六、肾脏经皮消融术后的 MRI 随访

在任何肾脏消融后，成像随访的目的是检测肿瘤残余或恶性肿瘤复发。随访时间并没有标准化，也没有临床试验证实特定的成像计划。然而，大多数研究者普遍承认长期多模态监测的作用。在 1 或 3 个月时通过 CT 或 MRI 早期控制，以确保没有残留肿瘤被预先定植[179,180]。随访时间取决于患者的临床情况和并发症。通常，对照的间隔至少 3 年[178,197-199]，每 6 ～ 12 个月进行一次，其后每年进行一次。但是没有评估 24h 或 48h 内直接消融后控制的相关性。

消融手术后发现两种类型的影像学表现：灌注减少区域和 MR 中的信号、超声中的回声或者 CT 中的密度改变的相关区域。虽然局部复发与治疗失败的术语仍然存在争议，但目前广泛认可的是，如果治疗的病灶在注射对比剂后不强化，或者至少在消融之后第一次检查时没有强化，则认为手术在技术上是成功的（图 1-30）。此后，为了评估局部复发的诊断（即在轴位图像上新出现结节样强化），必须继续做一个增强扫描（图 1-31）。在随访检查中，当 MR 增强后强化幅度超过 16% 时，即可认为明显强化[200,201]。对于冷冻消融，在 T_2 加权序列上，消融区域周围可见观察到一个低信号环，这个低信号环对肿瘤复发的评估也是有意义的。

此外，需要特别关注肾消融后的消融边缘。对于其他器官来说，要想实现完全的肿瘤破坏，肾肿瘤消融的边缘超过肾脏肿瘤的真正边缘是必需的。随访时，不规则的强化可能预示着局

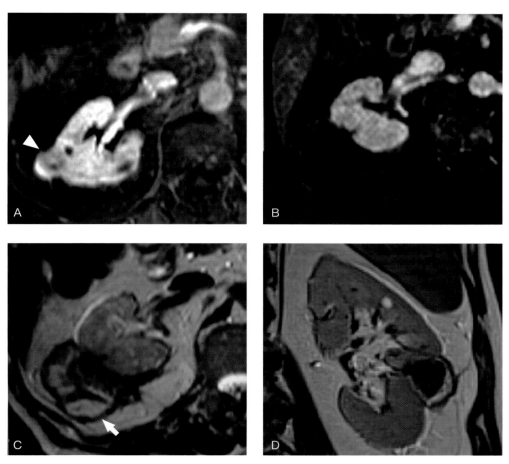

▲ 图 1-30　肾透明细胞癌
射频前磁共振成像（A）和射频后磁共振成像（B ～ D）；B. 注射对比剂后没显示残余物强化；
C、D. T_2 加权成像显示射频后区域有一个低信号环（箭）

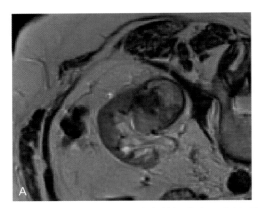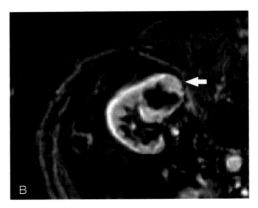

▲ 图 1-31　肾透明细胞癌射频治疗 3 个月后复查磁共振成像

T_2 加权图像（A）和增强后 T_1 加权图像（B）显示残余肿瘤（箭）

部治疗不完全（即残余的未消融的肿瘤）。虽然在其他器官中，它相当于消融范围达到肿瘤周围 0.5 ～ 1.0cm 宽的区域，但是在多次肿瘤消融的情况下或当期望肾单位保留治疗以保存肾功能并避免透析时，这种消融区域在肾脏中可能是最小的了。值得注意的是，消融部位周围的短暂良性增强也可能发生，并且也可能掩盖残留病变。这一发现可以在病理学检查和对比增强影像中看到，通常表明热损伤后良性的生理反应（最初是反应性充血；随后是纤维化和巨细胞反应）。在动脉期 CT 扫描中最容易理解，持续增强常常在延迟的 MR 图像上看到，但这取决于用于对比增强成像的方案。这种短暂的损伤后反应可以在消融后立即观察到，并且可以持续长达 6 个月。另一方面，特别是在冷冻消融的情况下，消融区的消退也可能随时间发生。如果发生肿瘤残留或恶性肿瘤复发，应将对患者进行多学科会诊，考虑是否进行其他治疗（重复消融和手术）。

七、结论

与 US 或 CT 扫描等其他技术相比，MRI 具有额外的诊断价值。通过对形态学和功能学双重评估而无须放射线照射或碘对比剂注射，MRI 在肾、肾盂和输尿管评估中的作用可能成为核心。MRI 在术前检查中是一种合适的工具，可以指导治疗过程或评估治疗反应。通过未来的发展，可以预期多参数 MRI 在肾脏或上尿路疾病患者管理中的作用将会日益增强。

参考文献

［1］ Zhang H, Prince MR. Renal MR angiography. Magn Reson Imaging Clin N Am. 2004;12(3):487–503.

［2］ Cornelis F, Tricaud E, Lasserre AS, Petitpierre F, Bernhard JC, Le Bras Y et al. Routinely performed multiparametric magnetic resonance imaging helps to differentiate common subtypes of renal tumours. Eur Radiol. 2014;24(5):1068–80.

［3］ Cornelis F, Lasserre AS, Tourdias T, Deminiere C, Ferriere JM, Bras YL et al. Combined late gadoliniumenhanced and double-echo chemical-shift MRI help to differentiate renal oncocytomas with high central T2 signal intensity from renal cell carcinomas. AJR Am J Roentgenol. 2013;200(4):830–8.

［4］ Kuo PH, Kanal E, Abu-Alfa AK, Cowper SE. Gadoliniumbased MR contrast agents and nephrogenic systemic fibrosis. Radiology. 2007;242(3):647–9.

［5］ Broome DR, Girguis MS, Baron PW, Cottrell AC, Kjellin I, Kirk GA. Gadodiamide-associated nephrogenic systemic fibrosis: Why radiologists should be concerned. AJR Am J Roentgenol. 2007;188(2):586–92.

［6］ Wertman R, Altun E, Martin DR, Mitchell DG, Leyendecker JR, O'Malley RB et al. Risk of nephrogenic systemic fibrosis: Evaluation of gadolinium chelate contrast agents at four American universities. Radiology. 2008;248(3):799–806.

［7］ Becker S, Walter S, Witzke O, Kreuter A, Kribben A, Mitchell A. Application of gadolinium-based contrast agents and prevalence of nephrogenic systemic fibrosis in a cohort of end-stage renal disease patients on hemodialysis. Nephron Clin Pract. 2012;121(1–2):c91–4.

［8］ Daftari Besheli L, Aran S, Shaqdan K, Kay J, Abujudeh H. Current status of nephrogenic systemic fibrosis. Clin Radiol. 2014;69(7):661–8.

［9］ Leyendecker JR, Barnes CE, Zagoria RJ. MR urography: Techniques and clinical applications. RadioGraphics. 2008;28(1):23–46; discussion -7.

［10］ Kawashima A, Glockner JF, King BF. CT urography and MR urography. Radiol Clin N Am. 2003;41(5):945–61.

［11］ Nolte-Ernsting CC, Tacke J, Adam GB, Haage P, Jung P, Jakse G et al. Diuretic-enhanced gadolinium excretory MR urography: Comparison of conventional gradientecho sequences and echo-planar imaging. Eur Radiol. 2001;11(1):18–27.

［12］ Schoenberg SO, Bock M, Kallinowski F, Just A. Correlation of hemodynamic impact and morphologic degree of renal artery stenosis in a canine model. J Am Soc Nephrol. 2000;11(12):2190–8.

［13］ Schoenberg SO, Rieger JR, Michaely HJ, Rupprecht H, Samtleben W, Reiser MF. Functional magnetic resonance imaging in renal artery stenosis. Abdom Imaging. 2006;31(2):200–12.

［14］ Schoenberg SO, Knopp MV, Londy F, Krishnan S, Zuna I, Lang N et al. Morphologic and functional magnetic resonance imaging of renal artery stenosis: A multireader tricenter study. J Am Soc Nephrol. 2002;13(1):158–69.

［15］ Bock M, Schoenberg SO, Schad LR, Knopp MV, Essig M, van Kaick G. Interleaved gradient echo planar (IGEPI) and phase contrast CINE-PC flow measurements in the renal artery. J Magn Reson Imaging. 1998;8(4):889–95.

［16］ Hussain SM, Kock MCJM, Ijzermans JNM, Pattynama PMT, Hunink MGM, Krestin GP. MR imaging: A "onestop shop" modality for preoperative evaluation of potential living kidney donors. RadioGraphics. 2003;23(2):505–20.

［17］ Prowle JR, Molan MP, Hornsey E, Bellomo R. Measurement of renal blood flow by phase-contrast magnetic resonance imaging during septic acute kidney injury: A pilot investigation. Crit Care Med. 2012;40(6):1768–76.

［18］ Tofts PS, Cutajar M, Mendichovszky IA, Peters AM, Gordon I. Precise measurement of renal filtration and vascular parameters using a two-compartment model for dynamic contrast-enhanced MRI of the kidney gives realistic normal values. Eur Radiol. 2012;22(6):1320–30.

［19］ Attenberger UI, Sourbron SP, Schoenberg SO, Morelli J, Leiner T, Schoeppler GM et al. Comprehensive MR evaluation of renal disease: Added clinical value of quantified renal perfusion values over single MR angiography. J Magn Reson Imaging. 2010;31(1):125–33.

［20］ Bokacheva L, Rusinek H, Zhang JL, Lee VS. Assessment of renal function with dynamic contrast-enhanced MR imaging. Magn Reson Imaging Clin N Am. 2008;16(4):597–611.

［21］ De Senneville BD, Mendichovszky IA, Roujol S, Gordon I, Moonen C, Grenier N. Improvement of MRI-functional measurement with automatic movement correction in native and transplanted kidneys. J Magn Reson Imaging. 2008;28(4):970–8.

［22］ Rusinek H, Lee VS, Johnson G. Optimal dose of Gd-DTPA in dynamic MR studies. Magn Reson Med. 2001;46(2):312–6.

［23］ Michaely HJ, Schoenberg SO, Oesingmann N, Ittrich C, Buhlig C, Friedrich D et al. Renal artery stenosis: Functional assessment with dynamic MR perfusion measurements—Feasibility study. Radiology. 2006;238(2):586–96.

［24］ Michaely HJ, Kramer H, Oesingmann N, Lodemann K-P, Reiser MF, Schoenberg SO. Semiquantitative assessment of first-pass renal perfusion at 1.5 T: comparison of 2D saturation recovery sequences with and without parallel imaging. AJR Am J Roentgenol. 2007;188(4):919–26.

［25］ Michaely HJ, Kramer H, Oesingmann N, Lodemann K-P, Miserock K, Reiser MF et al. Intraindividual comparison of MR-renal perfusion imaging at 1.5 T and 3.0 T. Invest Radiol. 2007;42(6):406–11.

［26］ Attenberger UI, Morelli JN, Schoenberg SO, Michaely HJ. Assessment of the kidneys: Magnetic resonance angiography, perfusion and diffusion. J Cardiovasc Magn Reson. 2011;13:70.

［27］ Dujardin M, Sourbron S, Luypaert R, Verbeelen D, Stadnik T. Quantification of renal perfusion and function on a voxel-by-voxel basis: A feasibility study. Magn Reson Med. 2005;54(4):841–9.

［28］ Dujardin M, Luypaert R, Vandenbroucke F, Van der Niepen P, Sourbron S, Verbeelen D et al. Combined T1-based perfusion MRI and MR angiography in kidney: First experience in normals and pathology. Eur J Radiol. 2009;69(3):542–9.

［29］ Ribba B, Saut O, Colin T, Bresch D, Grenier E, Boissel JP. A multiscale mathematical model of avascular tumor growth to investigate the therapeutic benefit of antiinvasive agents. J Theor Biol. 2006;243(16930628):532–41.

［30］ Bakker J, Olree M, Kaatee R, de Lange EE, Moons KG, Beutler JJ et al. Renal volume measurements: Accuracy and repeatability of US compared with that of MR imaging. Radiology. 1999;211(3):623–8.

［31］ Cost GA, Merguerian PA, Cheerasarn SP, Shortliffe LM. Sonographic renal parenchymal and pelvicaliceal areas: New quantitative parameters for renal sonographic follow-up. J Urol. 1996;156(2 Pt 2):725–9.

［32］ Roger SD, Beale AM, Cattell WR, Webb JA. What is the value of measuring renal parenchymal thickness before renal biopsy? Clin Radiol. 1994;49(1):45–9.

［33］ Mounier-Vehier C, Lions C, Devos P, Jaboureck O, Willoteaux S, Carre A et al. Cortical thickness: An early morphological marker of atherosclerotic renal disease. Kidney Int. 2002;61(2):591–8.

［34］ Coulam CH, Bouley DM, Sommer FG. Measurement of renal volumes with contrast-enhanced MRI. J Magn Reson Imaging. 2002;15(2):174–9.

［35］ Jeong JY, Kim SH, Lee HJ, Sim JS. Atypical low-signalintensity renal parenchyma: Causes and patterns. RadioGraphics. 2002;22(4):833–46.

［36］ Semelka RC, Corrigan K, Ascher SM, Brown JJ, Colindres RE. Renal corticomedullary differentiation: Observation in patients with differing serum creatinine levels. Radiology. 1994;190(1):149–52.

［37］ Chung JJ, Semelka RC, Martin DR. Acute renal failure: Common occurrence of preservation of corticomedullary differentiation on MR images. Magn Reson Imaging. 2001;19(6):789–93.

［38］ Laissy JP, Idee JM, Fernandez P, Floquet M, Vrtovsnik F, Schouman-Claeys E. Magnetic resonance imaging in acute and chronic kidney diseases: Present status. Nephron Clin Pract. 2006;103(2):c50–7.

［39］ Grenier N. Imaging and renal failure: From inflammation to fibrosis (Imagerie et insuffisance renale: de l'inflammation a la fibrose). J Radiol. 2011;92(4):323–35.

［40］ Grenier N, Basseau F, Ries M, Tyndal B, Jones R, Moonen C. Functional MRI of the kidney. Abdom Imaging. 2003;28(2):164–75.

［41］ Le Bihan D, Breton E, Lallemand D, Aubin ML, Vignaud J, Laval-Jeantet M. Separation of diffusion and perfusion in intravoxel incoherent motion MR imaging. Radiology. 1988;168(2):497–505.

［41］ Thoeny HC, De Keyzer F, Oyen RH, Peeters RR. Diffusion-weighted MR imaging of kidneys in healthy volunteers and patients with parenchymal diseases: Initial experience. Radiology. 2005;235(3):911–7.

［43］ Goyal A, Sharma R, Bhalla AS, Gamanagatti S, Seth A. Diffusion-weighted MRI in inflammatory renal lesions: All that glitters is not RCC! Eur Radiol. 2013;23(1):272–9.

［44］ Verswijvel G, Vandecaveye V, Gelin G, Vandevenne J, Grieten M, Horvath M et al. Diffusion-weighted MR imaging in the evaluation of renal infection: Preliminary results. JBR-BTR. 2002;85(2):100–3.

［45］ Goyal A, Gadodia A, Sharma R. Xanthogranulomatous pyelonephritis: An uncommon pediatric renal mass. Pediatr Radiol. 2010;40(12):1962–3.

［46］ Faletti R, Cassinis MC, Fonio P, Grasso A, Battisti G, Bergamasco L et al. Diffusion-weighted imaging and apparent diffusion coefficient values versus contrast-enhanced MR imaging in the identification and characterisation of acute pyelonephritis. Eur Radiol. 2013;23(12):3501–8.

［47］ Chan JH, Tsui EY, Luk SH, Fung SL, Cheung YK, Chan MS et al. MR diffusion-weighted imaging of kidney: Differe ntiation between hydronephrosis and pyonephrosis. Clin Imaging. 2001;25(2):110–3.

［48］ Blondin D, Lanzman RS, Mathys C, Grotemeyer D, Voiculescu A, Sandmann W et al. Functional MRI of transplanted kidneys using diffusion-weighted imaging (Funktionelle MRT der Transplantatnieren: klinische Wertigkeit der Diffusionsbildgebung). Rofo. 2009;181(12):1162–7.

［49］ Fukuda Y, Ohashi I, Hanafusa K, Nakagawa T, Ohtani S, An-naka Y et al. Anisotropic diffusion in kidney: Apparent diffusion coefficient measurements for clinical use. J Magn Reson Imaging. 2000;11(2):156–60.

［50］ Gaudiano C, Clementi V, Busato F, Corcioni B, Orrei MG, Ferramosca E et al. Diffusion tensor imaging and tractography of the kidneys: Assessment of chronic parenchymal diseases. Eur Radiol. 2013;23(6):1678–85.

［51］ Hueper K, Gutberlet M, Rodt T, Gwinner W, Lehner F, Wacker F et al. Diffusion tensor imaging and tractography for assessment of renal allograft dysfunction-initial results. Eur Radiol. 2011;21(11):2427–33.

［52］ Korsmo MJ, Ebrahimi B, Eirin A, Woollard JR, Krier JD, Crane JA et al. Magnetic resonance elastography noninvasively detects in vivo renal medullary fibrosis secondary to swine renal artery stenosis. Invest Radiol. 2013;48(2):61–8.

［53］ Khatir DS, Pedersen M, Jespersen B, Buus NH. Reproducibility of MRI renal artery blood flow and BOLD measurements in patients with chronic kidney disease and healthy controls. J Magn Reson Imaging. 2013;40:1091–8.

［54］ Brezis M, Rosen S. Hypoxia of the renal medulla—Its implications for disease. N Engl J Med. 1995;332(10):647–55.

［55］ Wang ZJ, Kumar R, Banerjee S, Hsu CY. Blood oxygen level-dependent (BOLD) MRI of diabetic nephropathy: Preliminary experience. J Magn Reson Imaging. 2011;33(3):655–60.

［56］ Inoue T, Kozawa E, Okada H, Inukai K, Watanabe S, Kikuta T et al. Noninvasive evaluation of kidney hypoxia and fibrosis using magnetic resonance imaging. J Am Soc Nephrol. 2011;22(8):1429–34.

［57］ Kock MCJM, Ijzermans JNM, Visser K, Hussain SM, Weimar W, Pattynama PMT et al. Contrast-enhanced MR angiography and digital subtraction angiography in living renal donors: Diagnostic agreement, impact on decision making, and costs. AJR Am J Roentgenol. 2005;185(2):448–56.

［58］ Halpern EJ, Mitchell DG, Wechsler RJ, Outwater EK, Moritz MJ, Wilson GA. Preoperative evaluation of living renal donors: Comparison of CT angiography and MR angiography. Radiology. 2000;216(2):434–9.

［59］ Tan SP, Bux SI, Kumar G, Razack AHA, Chua CB, Lee SH et al. Evaluation of live renal donors with three-dimensional contrast-enhanced magnetic resonance angiography in comparison to catheter angiography. Transplant Proc. 2004;36(7):1914–6.

［60］ Rankin SC, Jan W, Koffman CG. Noninvasive imaging of living related kidney donors: evaluation with CT angiography and gadolinium-enhanced MR angiography. AJR Am J Roentgenol. 2001;177(2):349–55.

［61］ Bhatti AA, Chugtai A, Haslam P, Talbot D, Rix DA, Soomro NA. Prospective study comparing three-dimensional computed tomography and magnetic resonance imaging for evaluating the renal vascular anatomy in potential living renal donors. BJU Int. 2005;96(7):1105–8.

［62］ Hodgson DJ, Jan W, Rankin S, Koffman G, Khan MS. Magnetic resonance renal angiography and venography: An analysis of 111 consecutive scans before donor nephrectomy. BJU Int. 2006;97(3):584–6.

［63］ Braidy C, Daou I, Diop AD, Helweh O, Gageanu C, Boyer L et al. Unenhanced MR angiography of renal arteries: 51 patients. AJR Am J Roentgenol. 2012;199(5):W629–37.

［64］Runge VM. Current technological advances in magnetic resonance with critical impact for clinical diagnosis and therapy. Invest. Radiol. 2013;48(12):869–77.

［65］Loubeyre P, Trolliet P, Cahen R, Grozel F, Labeeuw M, Minh VA. MR angiography of renal artery stenosis: Value of the combination of three-dimensional time-of-flight and three-dimensional phase-contrast MR angiography sequences. AJR Am J Roentgenol. 1996;167(2):489–94.

［66］Angeretti MG, Lumia D, Cani A, Barresi M, Nocchi Cardim L, Piacentino F et al. Non-enhanced MR angiography of renal arteries: Comparison with contrast-enhanced MR angiography. Acta Radiol. 2013;54(7):749–56.

［67］Zhang W, Lin J, Wang S, Lv P, Wang L, Liu H et al. Unenhanced respiratory-gated Magnetic Resonance Angiography (MRA) of renal artery in hypertensive patients using true fast imaging with steady-state precession technique compared with contrast-enhanced MRA. J Comput Assist Tomogr. 2014;38:700–4.

［68］Tang H, Wang Z, Wang L, Hu X, Wang Q, Li Z et al. Depiction of transplant renal vascular anatomy and complications: Unenhanced MR angiography by using spatial labeling with multiple inversion pulses. Radiology. 2014;271:879–87.

［69］Schoenberg SO, Knopp MV, Bock M, Kallinowski F, Just A, Essig M et al. Renal artery stenosis: Grading of hemodynamic changes with cine phase-contrast MR blood flow measurements. Radiology. 1997;203(1):45–53.

［70］Regan F, Kuszyk B, Bohlman ME, Jackman S. Acute ureteric calculus obstruction: Unenhanced spiral CT versus HASTE MR urography and abdominal radiograph. Br J Radiol. 2005;78(930):506–11.

［71］Sudah M, Vanninen R, Partanen K, Heino A, Vainio P, Ala-Opas M. MR urography in evaluation of acute flank pain: T2-weighted sequences and gadolinium-enhanced threedimensional FLASH compared with urography. Fast lowangle shot. AJR Am J Roentgenol. 2001;176(1):105–12.

［72］Vegar-Zubovic S, Kristic S, Lincender L. Magnetic resonance urography in children—When and why? Radiol Oncol. 2011;45(3):174–9.

［73］Jones RA, Easley K, Little SB, Scherz H, Kirsch AJ, Grattan-Smith JD. Dynamic contrast-enhanced MR urography in the evaluation of pediatric hydronephrosis: Part 1, functional assessment. AJR Am J Roentgenol. 2005;185(6):1598–607.

［74］McDaniel BB, Jones RA, Scherz H, Kirsch AJ, Little SB, Grattan-Smith JD. Dynamic contrast-enhanced MR urography in the evaluation of pediatric hydronephrosis: Part 2, anatomic and functional assessment of ureteropelvic junction obstruction [corrected]. AJR Am J Roentgenol. 2005;185(6):1608–14.

［75］Nolte-Ernsting CC, Adam GB, Gunther RW. MR urography: Examination techniques and clinical applications. Eur Radiol. 2001;11(3):355–72.

［76］Jones RA, Perez-Brayfield MR, Kirsch AJ, Grattan-Smith JD. Renal transit time with MR urography in children. Radiology. 2004;233(1):41–50.

［77］Blandino A, Gaeta M, Minutoli F, Salamone I, Magno C, Scribano E et al. MR urography of the ureter. AJR Am J Roentgenol. 2002;179(5):1307–14.

［78］Sudah M, Vanninen RL, Partanen K, Kainulainen S, Malinen A, Heino A et al. Patients with acute flank pain: Comparison of MR urography with unenhanced helical CT. Radiology. 2002;223(1):98–105.

［79］Shokeir AA, El-Diasty T, Eassa W, Mosbah A, Mohsen T, Mansour O et al. Diagnosis of noncalcareous hydronephrosis: Role of magnetic resonance urography and noncontrast computed tomography. Urology. 2004;63(2):225–9.

［80］Schuster TG, Ferguson MR, Baker DE, Schaldenbrand JD, Solomon MH. Papillary renal cell carcinoma containing fat without calcification mimicking angiomyolipoma on CT. AJR Am J Roentgenol. 2004;183(5):1402–4.

［81］Takeuchi M, Matsuzaki K, Kubo H, Nishitani H. Diffusion-weighted magnetic resonance imaging of urinary epithelial cancer with upper urinary tract obstruction: Preliminary results. Acta Radiol. 2008;49(10):1195–9.

［82］Muller MF, Prasad PV, Bimmler D, Kaiser A, Edelman RR. Functional imaging of the kidney by means of measurement of the apparent diffusion coefficient. Radiology. 1994;193(3):711–5.

［83］Namimoto T, Yamashita Y, Mitsuzaki K, Nakayama Y, Tang Y, Takahashi M. Measurement of the apparent diffusion coefficient in diffuse renal disease by diffusion-weighted echo-planar MR imaging. J Magn Reson Imaging. 1999;9(6):832–7.

［84］Roy C, Saussine C, LeBras Y, Delepaul B, Jahn C, Steichen G et al. Assessment of painful ureterohydronephrosis during pregnancy by MR urography. Eur Radiol. 1996;6(3):334–8.

［85］Giannarini G, Kessler TM, Roth B, Vermathen P, Thoeny HC. Functional multiparametric magnetic resonance imaging of the kidneys using blood oxygen level-dependent and diffusion-weighted sequences: A reliable tool for monitoring acute upper urinary tract obstruction. J Urol. 2014;192:434–9.

［86］Rosenkrantz AB, Niver BE, Fitzgerald EF, Babb JS, Chandarana H, Melamed J. Utility of the apparent diffusion coefficient for distinguishing clear cell renal cell carcinoma of low and high nuclear grade. AJR Am J Roentgenol. 2010;195(5):W344–51.

［87］Sasiwimonphan K, Takahashi N, Leibovich BC, Carter RE, Atwell TD, Kawashima A. Small (<4 cm) renal mass: Differentiation of angiomyolipoma without visible fat from renal cell carcinoma utilizing MR imaging. Radiology. 2012;263(1):160–8.

［88］Lechevallier E, Andre M, Barriol D, Daniel L, Eghazarian C, De Fromont M et al. Fine-needle percutaneous biopsy of renal masses with helical CT guidance. Radiology. 2000;216(2):506–10.

［89］Eshed I, Elias S, Sidi AA. Diagnostic value of CT-guided biopsy of indeterminate renal masses. Clin Radiol. 2004;59(3):262–7.

［90］Romis L, Cindolo L, Patard JJ, Messina G, Altieri V,

Salomon L et al. Frequency, clinical presentation and evolution of renal oncocytomas: Multicentric experience from a European database. Eur Urol. 2004;45(1):53–7; discussion 7.

[91] Pedrosa I, Alsop DC, Rofsky NM. Magnetic resonance imaging as a biomarker in renal cell carcinoma. Cancer. 2009;115(10 Suppl):2334–45.

[92] Pedrosa I, Chou MT, Ngo L, Baroni RH, Genega EM, Galaburda L et al. MR classification of renal masses with pathologic correlation. Eur Radiol. 2008;18(2):365–75.

[93] Roy C, Sr., El Ghali S, Buy X, Lindner V, Lang H, Saussine C et al. Significance of the pseudocapsule on MRI of renal neoplasms and its potential application for local staging: A retrospective study. AJR Am J Roentgenol. 2005;184(1):113–20.

[94] Oliva MR, Glickman JN, Zou KH, Teo SY, Mortele KJ, Rocha MS et al. Renal cell carcinoma: T1 and T2 signal intensity characteristics of papillary and clear cell types correlated with pathology. AJR Am J Roentgenol. 2009;192:1524–30.

[95] Roy C, Sauer B, Lindner V, Lang H, Saussine C, Jacqmin D. MR imaging of papillary renal neoplasms: Potential application for characterization of small renal masses. Eur Radiol. 2007;17:193–200.

[96] Rosenkrantz AB, Hindman N, Fitzgerald EF, Niver BE, Melamed J, Babb JS. MRI features of renal oncocytoma and chromophobe renal cell carcinoma. AJR Am J Roentgenol. 2010;195(6):W421–7.

[97] Kim JK, Kim SH, Jang YJ, Ahn H, Kim C-S, Park H et al. Renal angiomyolipoma with minimal fat: Differentiation from other neoplasms at doubleecho chemical shift FLASH MR imaging. Radiology. 2006;239:174–80.

[98] Hindman N, Ngo L, Genega EM, Melamed J, Wei J, Braza JM et al. Angiomyolipoma with minimal fat: Can it be differentiated from clear cell renal cell carcinoma by using standard MR techniques? Radiology. 2012;265(2):468–77.

[99] Bird VG, Kanagarajah P, Morillo G, Caruso DJ, Ayyathurai R, Leveillee R et al. Differentiation of oncocytoma and renal cell carcinoma in small renal masses (<4 cm): The role of 4-phase computerized tomography. World J Urol. 2011;29(6):787–92.

[100] Vargas HA, Chaim J, Lefkowitz RA, Lakhman Y, Zheng J, Moskowitz CS et al. Renal cortical tumors: Use of multiphasic contrast-enhanced MR imaging to differentiate benign and malignant histologic subtypes. Radiology. 2012;264(3):779–88.

[101] Vargas HA, Delaney HG, Delappe EM, Wang Y, Zheng J, Moskowitz CS et al. Multiphasic contrast-enhanced MRI: Single-slice versus volumetric quantification of tumor enhancement for the assessment of renal clearcell carcinoma Fuhrman grade. J Magn Reson Imaging. 2013;37(5):1160–7.

[102] Sandrasegaran K, Sundaram CP, Ramaswamy R, Akisik FM, Rydberg MP, Lin C et al. Usefulness of diffusionweighted imaging in the evaluation of renal masses. AJR Am J Roentgenol. 2010;194(2):438–45.

[103] Rosenkrantz AB, Niver BE, Fitzgerald EF, Babb JS, Chandarana H, Melamed J. Utility of the apparent diffusion coefficient for distinguishing clear cell renal cell carcinoma of low and high nuclear grade. AJR Am J Roentgenol. 2010;195(5):344–51.

[104] Rosenkrantz AB, Oei M, Babb JS, Niver BE, Taouli B. Diffusion-weighted imaging of the abdomen at 3.0 Tesla: Image quality and apparent diffusion coefficient reproducibility compared with 1.5 Tesla. J Magn Reson Imaging. 2011;33(1):128–35.

[105] Wang H, Cheng L, Zhang X, Wang D, Guo A, Gao Y et al. Renal cell carcinoma: Diffusion-weighted MR imaging for subtype differentiation at 3.0 T. Radiology. 2010;257(1):135–43.

[106] Fujii Y, Komai Y, Saito K, Iimura Y, Yonese J, Kawakami S et al. Incidence of benign pathologic lesions at partial nephrectomy for presumed RCC renal masses: Japanese dual-center experience with 176 consecutive patients. Urology. 2008;72:598–602.

[107] Milner J, McNeil B, Alioto J, Proud K, Rubinas T, Picken M et al. Fat poor renal angiomyolipoma: Patient, computerized tomography and histological findings. J Urol. 2006;176:905– 9.

[108] Bosniak MA, Megibow AJ, Hulnick DH, Horii S, Raghavendra BN. CT diagnosis of renal angiomyolipoma: The importance of detecting small amounts of fat. AJR Am J Roentgenol. 1988;151:497–501.

[109] Kim JK, Kim SH, Jang YJ, Ahn H, Kim CS, Park H et al. Renal angiomyolipoma with minimal fat: Differentiation from other neoplasms at double-echo chemical shift FLASH MR imaging. Radiology. 2006;239(1):174–80.

[110] Rosenkrantz AB, Raj S, Babb JS, Chandarana H. Comparison of 3D two-point Dixon and standard 2D dual-echo breath-hold sequences for detection and quantification of fat content in renal angiomyolipoma. Eur J Radiol. 2012;81(1):47–51.

[111] Yoshimitsu K, Irie H, Tajima T, Nishie A, Asayama Y, Hirakawa M et al. MR imaging of renal cell carcinoma: Its role in determining cell type. Radiat Med. 2004;22(6):371–6.

[112] Pedrosa I, Sun MR, Spencer M, Genega EM, Olumi AF, Dewolf WC et al. MR imaging of renal masses: Correlation with findings at surgery and pathologic analysis. RadioGraphics. 2008;28(4):985–1003.

[113] Chao DH, Zisman A, Pantuck AJ, Freedland SJ, Said JW, Belldegrun AS. Changing concepts in the management of renal oncocytoma. Urology. 2002;59(5):635–42.

[114] Newhouse JH, Wagner BJ. Renal oncocytomas. Abdom Imaging. 1998;23(3):249–55.

[115] De Carli P, Vidiri A, Lamanna L, Cantiani R. Renal oncocytoma: Image diagnostics and therapeutic aspects. J Exp Clin Cancer Res. 2000;19(3):287–90.

[116] Tan YK, Best SL, Olweny E, Park S, Trimmer C, Cadeddu JA. Radiofrequency ablation of incidental benign small renal mass: Outcomes and follow-up protocol. Urology. 2012;79(4):827–30.

[117] Marciano S, Petit P, Lechevallier E, De Fromont M,

Andre M, Coulange C et al. Renal onococytic adenoma. J Radiol. 2001;82(4):455–61.

［118］Bandhu S, Mukhopadhyaya S, Aggarwal S. Spoke-wheel pattern in renal oncocytoma seen on double-phase helical CT. Australas Radiol. 2003;47(3):298–301.

［119］Cochand-Priollet B, Molinie V, Bougaran J, Bouvier R, Dauge-Geffroy MC, Deslignieres S et al. Renal chromophobe cell carcinoma and oncocytoma. A comparative morphologic, histochemical, and immunohistochemical study of 124 cases. Arch Pathol Lab Med. 1997;121(10):1081–6.

［120］Ball DS, Friedman AC, Hartman DS, Radecki PD, Caroline DF. Scar sign of renal oncocytoma: Magnetic resonance imaging appearance and lack of specificity. Urol Radiol. 1986;8(1):46–8.

［121］Mortele KJ, Praet M, Van Vlierberghe H, Kunnen M, Ros PR. CT and MR imaging findings in focal nodular hyperplasia of the liver: Radiologic-pathologic correlation. AJR Am J Roentgenol. 2000;175(3):687–92.

［122］McGahan JP, Lamba R, Fisher J, Starshak P, Ramsamooj R, Fitzgerald E et al. Is segmental enhancement inversion on enhanced biphasic MDCT a reliable sign for the noninvasive diagnosis of renal oncocytomas? AJR Am J Roentgenol. 2011;197(4):W674–9.

［123］Kim JI, Cho JY, Moon KC, Lee HJ, Kim SH. Segmental enhancement inversion at biphasic multidetector CT: Characteristic finding of small renal oncocytoma. Radiology. 2009;252(2):441–8.

［124］Millet I, Doyon FC, Hoa D, Thuret R, Merigeaud S, Serre I et al. Characterization of small solid renal lesions: Can benign and malignant tumors be differentiated with CT? AJR Am J Roentgenol. 2011;197(4):887–96.

［125］Yen TH, Chen Y, Fu JF, Weng CH, Tian YC, Hung CC et al. Proliferation of myofibroblasts in the stroma of renal oncocytoma. Cell Prolif. 2010;43(3):287–96.

［126］Siegel R, Naishadham D, Jemal A. Cancer statistics, 2013. CA Cancer J Clin. 2013;63(1):11–30.

［127］Pedrosa I, Chou MT, Ngo L, R HB, Genega EM, Galaburda L et al. MR classification of renal masses with pathologic correlation. Eur Radiol. 2008;18(2):365–75.

［128］Cheville JC, Lohse CM, Zincke H, Weaver AL, Blute ML. Comparisons of outcome and prognostic features among histologic subtypes of renal cell carcinoma. Am J Surg Pathol. 2003;27(5):612–24.

［129］Maruyama M, Yoshizako T, Uchida K, Araki H, Tamaki Y, Ishikawa N et al. Comparison of utility of tumor size and apparent diffusion coefficient for differentiation of low- and high-grade clear-cell renal cell carcinoma. Acta Radiol. 2014;56:250–6.

［130］Goyal A, Sharma R, Bhalla AS, Gamanagatti S, Seth A, Iyer VK et al. Diffusion-weighted MRI in renal cell carcinoma: A surrogate marker for predicting nuclear grade and histological subtype. Acta Radiol. 2012;53 (3):349–58.

［131］Sun MRM, Ngo L, Genega EM, Atkins MB, Finn ME, Rofsky NM et al. Renal cell carcinoma: Dynamic contrast-enhanced MR imaging for differentiation of tumor subtypes—Correlation with pathologic findings. Radiology. 2009;250:793–802.

［132］Krishnan B, Truong LD. Renal epithelial neoplasms: The diagnostic implications of electron microscopic study in 55 cases. Human Pathol. 2002;33(1):68–79.

［133］Fuhrman SA, Lasky LC, Limas C. Prognostic significance of morphologic parameters in renal cell carcinoma. Am J Surg Pathol. 1982;6:655–63.

［134］Gervais L, Lebreton G, Casanova J. The making of a fusion branch in the Drosophila trachea. Dev Biol. 2012;362(2):187–93.

［135］Volpe A, Panzarella T, Rendon RA, Haider MA, Kondylis FI, Jewett MAS. The natural history of incidentally detected small renal masses. Cancer. 2004; 100:738–45.

［136］Ficarra V, Brunelli M, Novara G, D'Elia C, Segala D, Gardiman M et al. Accuracy of on-bench biopsies in the evaluation of the histological subtype, grade, and necrosis of renal tumours. Pathology. 2011;43(2):149–55.

［137］Al Nazer M, Mourad WA. Successful grading of renalcell carcinoma in fine-needle aspirates. Diagn Cytopathol. 2000;22(4):223–6.

［138］Leveridge MJ, Finelli A, Kachura JR, Evans A, Chung H, Shiff DA et al. Outcomes of small renal mass needle core biopsy, nondiagnostic percutaneous biopsy, and the role of repeat biopsy. Eur Urol. 2011;60(3):578–84.

［139］Thompson RH, Kurta JM, Kaag M, Tickoo SK, Kundu S, Katz D et al. Tumor size is associated with malignant potential in renal cell carcinoma cases. J Urol. 2009; 181(5):2033–6.

［140］Crispen PL, Wong Y-N, Greenberg RE, Chen DYT, Uzzo RG. Predicting growth of solid renal masses under active surveillance. Urol Oncol. 2008;26(5):555–9.

［141］Hsu RM, Chan DY, Siegelman SS. Small renal cell carcinomas: Correlation of size with tumor stage, nuclear grade, and histologic subtype. AJR Am J Roentgenol. 2004;182:551–7.

［142］Delahunt B, Bethwaite PB, Nacey JN. Outcome prediction for renal cell carcinoma: Evaluation of prognostic factors for tumours divided according to histological subtype. Pathology. 2007;39(5):459–65.

［143］Zhang C, Li X, Hao H, Yu W, He Z, Zhou L. The correlation between size of renal cell carcinoma and its histopathological characteristics: A single center study of 1867 renal cell carcinoma cases. BJU Int. 2012;110(11 Pt B):E481–5.

［144］Meskawi M, Sun M, Ismail S, Bianchi M, Hansen J, Tian Z et al. Fuhrman grade [corrected] has no added value in prediction of mortality after partial or [corrected] radical nephrectomy for chromophobe renal cell carcinoma patients. Mod Pathol. 2013;26(8):1144–9.

［145］Goldstein NS. The current state of renal cell carcinoma grading. Union Internationale Contre le Cancer (UICC) and the American Joint Committee on Cancer (AJCC). Cancer.

1997;80(5):977–80.

[146] Patard JJ, Leray E, Rioux-Leclercq N, Cindolo L, Ficarra V, Zisman A et al. Prognostic value of histologic subtypes in renal cell carcinoma: A multicenter experience. J Clin Oncol. 2005;23(12):2763–71.

[147] Somford DM, Hambrock T, Hulsbergen-van de Kaa CA, Futterer JJ, van Oort IM, van Basten JP et al. Initial experience with identifying high-grade prostate cancer using diffusion-weighted MR imaging (DWI) in patients with a Gleason score </= 3 + 3 = 6 upon schematic TRUS-guided biopsy: A radical prostatectomy correlated series. Investigative radiology. 2012;47(3):153–8.

[148] Oto A, Yang C, Kayhan A, Tretiakova M, Antic T, Schmid-Tannwald C et al. Diffusion-weighted and dynamic contrast-enhanced MRI of prostate cancer: Correlation of quantitative MR parameters with Gleason score and tumor angiogenesis. AJR Am J Roentgenol. 2011;197(6):1382–90.

[149] Silverman SG, Leyendecker JR, Amis ES, Jr. What is the current role of CT urography and MR urography in the evaluation of the urinary tract? Radiology. 2009;250(2):309–23.

[150] Dym RJ, Chernyak V, Rozenblit AM. MR imaging of renal collecting system with gadoxetate disodium: Feasibility for MR urography. J Magn Reson Imaging. 2013;38(4):816–23.

[151] Takahashi N, Kawashima A, Glockner JF, Hartman RP, Kim B, King BF. MR urography for suspected upper tract urothelial carcinoma. Eur Radiol. 2009;19(4):912–23.

[152] Chahal R, Taylor K, Eardley I, Lloyd SN, Spencer JA. Patients at high risk for upper tract urothelial cancer: Evaluation of hydronephrosis using high resolution magnetic resonance urography. J Urol. 2005;174(2):478–82.

[153] Obuchi M, Ishigami K, Takahashi K, Honda M, Mitsuya T, Kuehn DM et al. Gadolinium-enhanced fat-suppressed T1-weighted imaging for staging ureteral carcinoma: Correlation with histopathology. AJR Am J Roentgenol. 2007;188(3):W256–61.

[154] Takahashi N, Kawashima A, Glockner JF, Hartman RP, Leibovich BC, Brau AC et al. Small (<2-cm) upper-tract urothelial carcinoma: Evaluation with gadoliniumenhanced three-dimensional spoiled gradient-recalled echo MR urography. Radiology. 2008;247(2):451–7.

[155] Ergen FB, Hussain HK, Carlos RC, Johnson TD, Adusumilli S, Weadock WJ et al. 3D excretory MR urography: Improved image quality with intravenous saline and diuretic administration. J Magn Reson Imaging. 2007;25(4):783–9.

[156] Karlo CA, Di Paolo PL, Chaim J, Hakimi AA, Ostrovnaya I, Russo P et al. Radiogenomics of clear cell renal cell carcinoma: Associations between CT imaging features and mutations. Radiology. 2013;270:464–71.

[157] Hicklin DJ, Ellis LM. Role of the vascular endothelial growth factor pathway in tumor growth and angiogenesis. J Clin Oncol Official J Am Soc Clin Oncol. 2005;23(5):1011–27.

[158] Li J, Chen F, Cona MM, Feng Y, Himmelreich U, Oyen R et al. A review on various targeted anticancer therapies. Target Oncol. 2012;7(1):69–85.

[159] Sahani DV, Jiang T, Hayano K, Duda DG, Catalano OA, Ancukiewicz M et al. Magnetic resonance imaging biomarkers in hepatocellular carcinoma: Association with response and circulating biomarkers after sunitinib therapy. J Hematol Oncol. 2013;6:51.

[160] Desar IM, van Herpen CM, van Asten JJ, Fiedler W, Marreaud S, Timmer-Bonte JN et al. Factors affecting the unexpected failure of DCE-MRI to determine the optimal biological dose of the vascular targeting agent NGR-hTNF in solid cancer patients. Eur J Radiol. 2011;80(3):655–61.

[161] Flaherty KT, Rosen MA, Heitjan DF, Gallagher ML, Schwartz B, Schnall MD et al. Pilot study of DCE-MRI to predict progression-free survival with sorafenib therapy in renal cell carcinoma. Cancer Biol Therapy. 2008;7(4):496–501.

[162] Kang HC, Tan KS, Keefe SM, Heitjan DF, Siegelman ES, Flaherty KT et al. MRI assessment of early tumor response in metastatic renal cell carcinoma patients treated with sorafenib. AJR Am J Roentgenol. 2013;200(1):120–6.

[163] Desar IM, ter Voert EG, Hambrock T, van Asten JJ, van Spronsen DJ, Mulders PF et al. Functional MRI techniques demonstrate early vascular changes in renal cell cancer patients treated with sunitinib: A pilot study. Cancer Imaging. 2011;11:259–65.

[164] Hahn OM, Yang C, Medved M, Karczmar G, Kistner E, Karrison T et al. Dynamic contrast-enhanced magnetic resonance imaging pharmacodynamic biomarker study of sorafenib in metastatic renal carcinoma. J Clin Oncol. 2008;26(28):4572–8.

[165] De Bazelaire C, Rofsky NM, Duhamel G, Michaelson MD, George D, Alsop DC. Arterial spin labeling blood flow magnetic resonance imaging for the characterization of metastatic renal cell carcinoma(1). Acad Radiol. 2005;12(3):347–57.

[166] Schor-Bardach R, Alsop DC, Pedrosa I, Solazzo SA, Wang X, Marquis RP et al. Does arterial spin-labeling MR imaging-measured tumor perfusion correlate with renal cell cancer response to antiangiogenic therapy in a mouse model? Radiology. 2009;251(3):731–42.

[167] Le Bihan D, Turner R, Douek P, Patronas N. Diffusion MR imaging: Clinical applications. AJR Am J Roentgenol. 1992;159(3):591–9.

[168] Le Bihan D, Breton E, Lallemand D, Grenier P, Cabanis E, Laval-Jeantet M. MR imaging of intravoxel incoherent motions: Application to diffusion and perfusion in neurologic disorders. Radiology. 1986;161(2):401–7.

[169] Cui Y, Zhang X-P, Sun Y-S, Tang L, Shen L. Apparent diffusion coefficient: Potential imaging biomarker

for prediction and early detection of response to chemotherapy in hepatic metastases. Radiology. 2008;248(3):894–900.

[170] Baudelet C, Cron GO, Gallez B. Determination of the maturity and functionality of tumor vasculature by MRI: Correlation between BOLD-MRI and DCE-MRI using P792 in experimental fibrosarcoma tumors. Magn Reson Med. 2006;56(5):1041–9.

[171] Chopra S, Foltz WD, Milosevic MF, Toi A, Bristow RG, Menard C et al. Comparing oxygen-sensitive MRI (BOLD R2*) with oxygen electrode measurements: A pilot study in men with prostate cancer. Int J Radiat Biol. 2009;85(9):805–13.

[172] Hoskin PJ, Carnell DM, Taylor NJ, Smith RE, Stirling JJ, Daley FM et al. Hypoxia in prostate cancer: Correlation of BOLD-MRI with pimonidazole immunohistochem istry-initial observations. Int J Radiat Oncol Biol Phys. 2007;68(4):1065–71.

[173] Diergarten T, Martirosian P, Kottke R, Vogel U, Stenzl A, Claussen CD et al. Functional characterization of prostate cancer by integrated magnetic resonance imaging and oxygenation changes during carbogen breathing. Invest. Radiol. 2005;40(2):102–9.

[174] Jiang L, Zhao D, Constantinescu A, Mason RP. Comparison of BOLD contrast and Gd-DTPA dynamic contrast-enhanced imaging in rat prostate tumor. Magn Reson Med. 2004;51(5):953–60.

[175] Heye T, Merkle EM, Reiner CS, Davenport MS, Horvath JJ, Feuerlein S et al. Reproducibility of dynamic contrast-enhanced MR imaging. Part II. Comparison of intra- and interobserver variability with manual region of interest placement versus semiautomatic lesion segmentation and histogram analysis. Radiology. 2013;266(3):812–21.

[176] Vogelzang NJ, Stadler WM. Kidney cancer. Lancet. 1998;352(9141):1691–6.

[177] Delworth MG, Pisters LL, Fornage BD, von Eschenbach AC. Cryotherapy for renal cell carcinoma and angiomyolipoma. J Urol. 1996;155(1):252–4; discussion 4–5.

[178] Gervais DA, Arellano RS, Mueller PR. Percutaneous radiofrequency ablation of renal cell carcinoma. Eur Radiol. 2005;15(5):960–7.

[179] Zagoria RJ, Pettus JA, Rogers M, Werle DM, Childs D, Leyendecker JR. Long-term outcomes after percutaneous radiofrequency ablation for renal cell carcinoma. Urology. 2011;77(6):1393–7.

[180] Zagoria RJ, Traver MA, Werle DM, Perini M, Hayasaka S, Clark PE. Oncologic efficacy of CT-guided percutaneous radiofrequency ablation of renal cell carcinomas. AJR Am J Roentgenol. 2007;189(2):429–36.

[181] Zagoria RJ, Childs DD. Update on thermal ablation of renal cell carcinoma: Oncologic control, technique comparison, renal function preservation, and new modalities. Curr Urol Rep. 2012;13(1):63–9.

[182] Zagoria RJ, Hawkins AD, Clark PE, Hall MC, Matlaga BR, Dyer RB et al. Percutaneous CT-guided radiofrequency ablation of renal neoplasms: Factors influencing success. AJR Am J Roentgenol. 2004;183(1):201–7.

[183] Tuncali K, Morrison PR, Winalski CS, Carrino JA, Shankar S, Ready JE et al. MRI-guided percutaneous cryotherapy for soft-tissue and bone metastases: Initial experience. AJR Am J Roentgenol. 2007;189(1):232–9.

[184] Boss A, Clasen S, Kuczyk M, Schick F, Pereira PL. Imageguided radiofrequency ablation of renal cell carcinoma. Eur Radiol. 2007;17:725–33.

[185] Lewin JS, Nour SG, Connell CF, Sulman A, Duerk JL, Resnick MI et al. Phase II clinical trial of interactive MR imaging-guided interstitial radiofrequency thermal ablation of primary kidney tumors: Initial experience. Radiology. 2004;232(3):835–45.

[186] Fischbach F, Fischbach K, Ricke J. Percutaneous interventions in an open MR system: Technical background and clinical indications (Perkutane Interventionen in einem offenen MR-System: Technischer Hintergrund und klinische Indikationen). Radiologe. 2013;53(11):993–1000.

[187] Shingleton WB, Sewell PE, Jr. Percutaneous renal tumor cryoablation with magnetic resonance imaging guidance. J Urol. 2001;165(3):773–6.

[188] Harada J, Mogami T. Minimally invasive therapy under image guidance—Emphasizing MRI-guided cryotherapy. Rinsho Byori. 2004;52(2):145–51.

[189] Ogan K, Jacomides L, Dolmatch BL, Rivera FJ, Dellaria MF, Josephs SC et al. Percutaneous radiofrequency ablation of renal tumors: Technique, limitations, and morbidity. Urology. 2002;60(6):954–8.

[190] Campbell SC, Krishnamurthi V, Chow G, Hale J, Myles J, Novick AC. Renal cryosurgery: Experimental evaluation of treatment parameters. Urology. 1998;52(1):29–33;discussion -4.

[191] Hwang JJ, Walther MM, Pautler SE, Coleman JA, Hvizda J, Peterson J et al. Radio frequency ablation of small renal tumors: Intermediate results. J Urol. 2004;171(5):1814–8.

[192] Yamakado K, Nakatsuka A, Akeboshi M, Takeda K. Percutaneous radiofrequency ablation of liver neoplasms adjacent to the gastrointestinal tract after balloon catheter interposition. J Vasc Interv Radiol. 2003;14(9 Pt 1):1183–6.

[193] Buy X, Tok CH, Szwarc D, Bierry G, Gangi A. Thermal protection during percutaneous thermal ablation procedures: Interest of carbon dioxide dissection and temperature monitoring. Cardiovasc Interventional Radiol. 2009;32(3):529–34.

[194] Gervais DA. Cryoablation versus radiofrequency ablation for renal tumor ablation: Time to reassess? J Vasc Interv Radiol. 2013;24(8):1135–8.

[195] Gervais DA, Arellano RS, McGovern FJ, McDougal WS, Mueller PR. Radiofrequency ablation of renal cell carcinoma: Part 2, Lessons learned with ablation of 100 tumors. AJR Am J Roentgenol. 2005;185:72–80.

［196］Tateishi R, Shiina S, Teratani T, Obi S, Sato S, Koike Y et al. Percutaneous radiofrequency ablation for hepatocellular carcinoma. An analysis of 1000 cases. Cancer. 2005;103(6):1201–9.

［197］Atwell TD, Farrell MA, Leibovich BC, Callstrom MR, Chow GK, Blute ML et al. Percutaneous renal cryoablation: experience treating 115 tumors. J Urol. 2008;179(6):2136–40; discussion 40–1.

［198］Atwell TD, Schmit GD, Boorjian SA, Mandrekar J, Kurup AN, Weisbrod AJ et al. Percutaneous ablation of renal masses measuring 3.0 cm and smaller: Comparative local control and complications after radiofrequency ablation and cryoablation. AJR Am J Roentgenol. 2013;200(2):461–6.

［199］Atwell TD, Callstrom MR, Farrell MA, Schmit GD, Woodrum DA, Leibovich BC et al. Percutaneous renal cryoablation: local control at mean 26 months of followup. J Urol. 2010;184(4):1291–5.

［200］Levinson AW, Su L-M, Agarwal D, Sroka M, Jarrett TW, Kavoussi LR et al. Long-term oncological and overall outcomes of percutaneous radio frequency ablation in high risk surgical patients with a solitary small renal mass. J Urol. 2008;180:499–504.

［201］Davenport MS, Caoili EM, Cohan RH, Ellis JH, Higgins EJ, Willatt J et al. MRI and CT characteristics of successfully ablated renal masses: Imaging surveillance after radiofrequency ablation. AJR Am J Roentgenol. 2009;192:1571–8.

Chapter 2
膀胱和尿道肿瘤

Carcinoma of the Bladder and Urethra

Ott Le, Sadhna Verma, Armugam Rajesh,
Raghu Vikram, 著

贺 蓓、林 月，译 李春媚、陈 敏，校

目录 CONTENTS

一、膀胱癌

（一）概述 / 流行病学

膀胱癌是泌尿系统最常见的恶性肿瘤，2014 年曾有学者预测将有 141 610 例新病例被诊断，仅在美国就有 5897 例死亡[1]。膀胱癌发病高峰年龄在 50—70 岁，男女比例为 3 ∶ 1。膀胱癌是人类最常见的复发性癌症，因此需要在初始治疗后进行长期监测。此外，膀胱癌患者比其他大多数癌症的存活时间更长，使其成为治疗最昂贵的癌症之一[2]。

（二）病因学 / 病理学

移行细胞（尿路上皮）癌占所有膀胱癌的 90％ 以上。鳞状细胞癌占 6％～8％，其余是腺癌等腺状肿瘤。有几种已知和潜在的膀胱癌发病的危险因素，吸烟涉及近 60％ 的膀胱癌。吸烟者患膀胱癌的风险是非吸烟者的 2～6 倍。膀胱癌也与职业接触化学物质如苯胺染料和长期过度使用非那西丁和氯萘类药物有关。由日本血吸虫引起的慢性膀胱炎和由于任何原因包括膀胱结石引起的慢性炎症都与鳞状细胞癌相关[3]。尿路上皮癌可以是肌层浸润性或非肌层浸润性。另一方面，鳞状细胞癌和腺癌总是肌层浸润性的。而绝大多数（80％～90％）尿路上皮癌本质上是黏膜层癌或非肌层浸润性癌。膀胱癌通常具有乳头状生长模式并且通常是多灶的。但是，这些肿瘤非常容易复发，需要严格的监测程序。膀胱癌显示了涉及 RTK / RAS 信号传导途径的独特分子和遗传途径。另一方面，尿路上皮癌的浸润性变化是由 p53 和视网膜母细胞瘤肿瘤抑制通路中的缺陷引起的[4,5]。肌层浸润性肿瘤通常是高级别的，并且表现出早期转移的倾向。

（三）膀胱的解剖

膀胱是一种位于耻骨联合体后部的骨盆内的储尿器官。膀胱的上表面被腹膜内层覆盖，其余部分由额外的腹膜覆盖。膀胱内的一个重要标志是膀胱三角区，它是位于两个膀胱输尿管连接处和尿道口之间的一个三角形区域。膀胱壁由四层结构组成：内部尿路上皮或移行上皮，固有层或黏膜下层，固有肌层，外部浆膜。膀胱上皮和大部分尿道内部都由移行细胞覆盖，移行细胞由多层顶端具有圆顶的立方细胞组成。移行细胞的功能是适应器官内容量的波动。固有层血管十分丰富，其厚度随着膀胱膨胀程度而变化。固有肌层由构成逼尿肌的多层平滑肌组成。外浆膜是松散结缔组织的薄层，可以使器官的体积迅速变化。

（四）分期

膀胱肿瘤采用美国癌症联合委员会 TNM 分期系统进行分期。乳头状非侵袭性肿瘤分期为 Ta 期（图 2-1 至图 2-3）。Tis 是用于描述原位癌（carcinoma in situ，CIS）或扁平肿瘤的术语。侵入上皮下结缔组织的肿瘤分期为 T_1 期（图 2-3）。侵入肌层被认为分期为 T_2 期（图 2-4 至图 2-7）。延伸入膀胱周围脂肪的分期为 T_3 期（图 2-7, 图 2-9 和图 2-10），累及邻近器官如前列腺基质、子宫、阴道或骨盆侧壁 / 腹壁的分期为 T_4 期疾病[6]（图 2-11）。入侵深度预示预后信息。一项多机构研究报道，淋巴结阴性 pT_1、pT_2、pT_3 和 pT_4 疾病患者的 5 年生存率分别为 81％、74％、47％ 和 38％[7,8]。进一步研究生存率大数据，也显示在器官限制性（$pT_1 \sim pT_2$）和非器官限制性（$pT_3 \sim pT_4$）疾病之间存活率存在显著差异[9,10]。通过间质累及前列腺，无论是延伸通过前列腺尿道还是膀胱颈，预后都较好，并且与局限于膀胱内相比存活率相对较好，然而从外部累及前列腺，则预后较差[10]（图 2-11）。虽然病变局限于膀胱内是一个重要的预后指标，但是否累及肌层是治疗决策时考虑的最重要因素。经尿道切除术可以用来治疗乳头状和非肌层浸润性肿瘤，而肌层浸润性肿瘤患者接受全部或部分膀胱切除术或辅助治疗。除了浸润深度之外，淋巴结累及对预后至关重要。在 1054 例侵

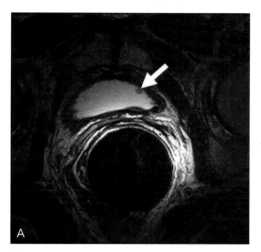
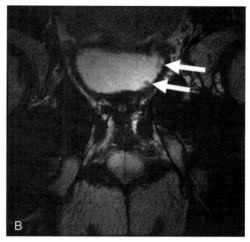

▲ 图 2-1　乳头状非侵袭性肿瘤分期
膀胱轴位（A）和冠状位（B）T$_2$ 加权像显示中等信号强度小的充盈缺损（白箭）即多灶性乳头状膀胱癌。分期为 Ta 期

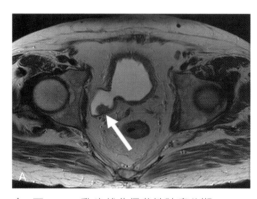
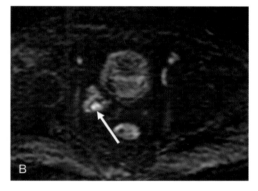

▲ 图 2-2　乳头状非侵袭性肿瘤分期
A. 轴位 T$_2$ 加权图像显示膀胱癌内中等信号的膀胱憩室，没有发现膀胱周围受侵；B. 轴位 DWI 显示一个高信号病变。注意到一个线性低信号，即纤维茎引起的尺蠖征。分期为 Ta 期

袭性膀胱癌患者的研究报告结果中，淋巴结阳性患者在进行根治性膀胱切除术和盆腔淋巴结切除后的 5 年无复发生存率为 35%，而整个队列的总生存率为 68%[8]。多达 50% 的肌层浸润性疾病患者最终会发生转移[11]。

在大多数医学中心，膀胱癌分期也要结合双合诊，膀胱镜检查和深部活检（包括膀胱壁的所有层面）以及 CT 等横断面影像。这种方法可以在很大比例的患者中准确地分期治疗膀胱癌。鉴定肌层浸润，腹腔播散和淋巴结转移在这一组中至关重要。多探头 CT 一般是检测淋巴结和远处转移的主要成像模式，但进行局部分期时，多探头 CT 不如磁共振成像（MRI）。具有多平面成像

能力和卓越对比度分辨率的 MRI 可以被用来展示膀胱壁的不同壁层，并且能够评估侵入深度。

（五）MRI 技术

膀胱的 MRI 扫描最好使用高空间分辨率并结合体外盆腔线圈，如心脏线圈，并且扫描层厚不超过 3mm，没有层间距，最后要选取较大矩阵[2,12]。三平面定位器用于评估线圈放置和膀胱扩张。28 ～ 32 的视野用于评估膀胱和周围的软组织结构。最佳回波时间（60 ～ 100 ms）用于实现高对比度信噪比。膀胱的适当充盈对于准确诊断是重要的，并且通常可以通过要求患者在扫描前 2h 排空膀胱来实现。

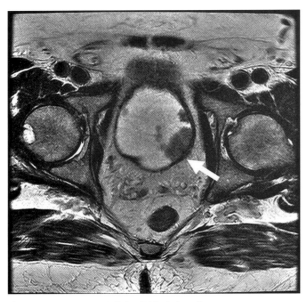

▲ 图 2-3　乳头状非侵袭性肿瘤分期
轴位 T_2 加权像显示膀胱中大的多灶性肿块，逼尿肌的低信号层不中断。分期为 Ta/T_1

在 T_1 加权像（T_1W）的轴位图像，获得骨盆的大体解剖。它们可用于评估骨盆周围脂肪的受累情况并检测骨盆中的扩大淋巴结和其他骨性病变。在 T_1 加权图像上，膀胱壁和肿瘤呈中等信号，周围脂肪呈高信号，并且尿液呈低信号。T_2 加权（T_2W）图像很重要，因为它把构成大部分膀胱壁的逼尿肌显示出低信号线性带。这些都是从三个正交平面中获得的，以便能够评估肌层侵袭情况。逼尿肌在 T_2W 图像上呈现低信号线，肿瘤侵犯肌层时该低信号线中断（图 2-5 至图 2-7，图 2-9 和图 2-10）。治疗后的改变，例如卡介苗治疗后或经尿道切除后的炎症或瘢痕化可能导致膀胱壁增厚并类似肌层浸润性疾病（图 2-8）。T_2W 成像的总体分期准确率在 40%～ 67%，超过了分期最常见的误差 [13-17]。这通常跟着一个三维梯度回波脂肪抑制动态对比增强序列。这一方法的临床实用性存在争议。移行细胞癌倾向于早期强化（注射后 20s）并且比膀胱壁强化程度大。膀胱壁一般晚期强化，就可以看作是肌层浸润性疾病的间断线（图 2-9B）。在与早期不强化的肌层相比，一些作者报道了对比剂注射的早期阶段看到的黏膜下线性增强的有用性（图 2-4B）。完整的黏膜下层增强被认为是低级别肿瘤或非肌层浸润性疾病 [18]。然而，高达 60% 的肿瘤与黏膜下层线具有相同的增强特性，因此难以识别肌层浸润。据报道动态对比增强 MRI 的总体分期准确度为 52%～ 85% [13,19,20]。扫描中要增加弥散加权成像（DWI），因为它在检测肿瘤方面很有价值，并且已被证明为 T 分期增加了一个更有意义的鉴别点。最有用的报告征象之一是 DWI 上的尺蠖征，这通常见于 Ta（乳头状）肿瘤（图 2-2B）。这是由于高信号的肿瘤包围着低信号的茎构成这种征象 [19]。DWI 也可用于区分增厚的黏膜下层和类似肌层浸润的炎症。当区分骨盆周围侵犯与炎性或反应性增生时也可以看到类似的优势 [17]（图 2-10B）。

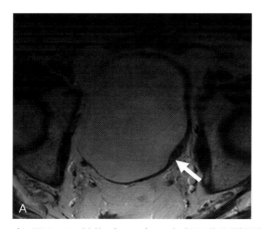
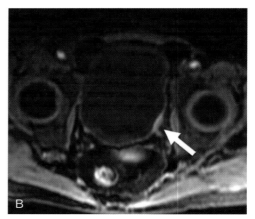

▲ 图 2-4　轴位（A、B）T_2 加权图像和增强的三维梯度回波图像
显示在膀胱左后壁的扁平斑块状肿瘤。膀胱壁在 T_2 加权图像上显示中等信号。对比增强 T_1 加权图像呈纤薄的非强化的壁。分期为 T_1/T_2 期

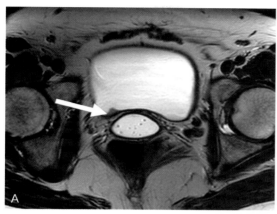
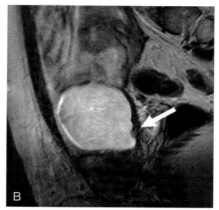

▲ 图 2-5 轴位（A）和矢状位（B）T₂ 加权像

显示中等信号强度的小病灶（白箭）即膀胱癌。冠状图显示肌壁部分中断，指示 T₂ 期病灶

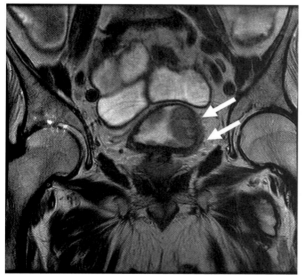

▲ 图 2-6 冠状位 T₂ 加权图像

显示膀胱内有大量多灶性肿块。逼尿肌全层的低信号层丢失，提示深部肌肉浸润。分期为 T₂ 期

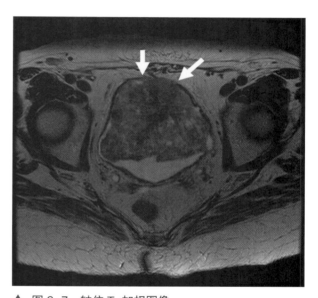

▲ 图 2-7 轴位 T₂ 加权图像

显示膀胱内大肿块。逼尿肌的全层的低信号层在前壁中丢失，表明深部肌肉侵入。分期为 T₂/T₃ 期

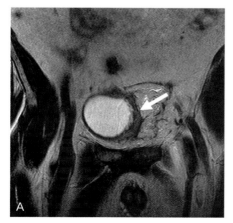
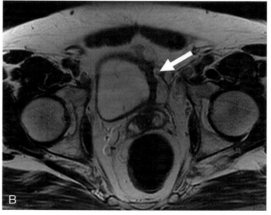

▲ 图 2-8 冠状位（A）和轴位（B）T₂ 加权图像

显示膀胱左壁慢性增厚，是因为反复经尿道切除术和卡介苗滴注导致纤维化继发的轮廓变形

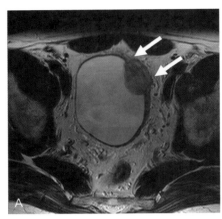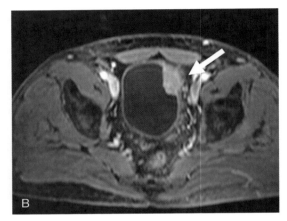

▲ 图 2-9　轴位（A、B）T₂ 加权图像和对比增强 3D 梯度回波图像

显示一个大肿块和全层增厚的膀胱壁受侵和周围扩张。注意到逼尿肌的低信号在 T₂ 加权图像中丢失。分期为 T₃ 期

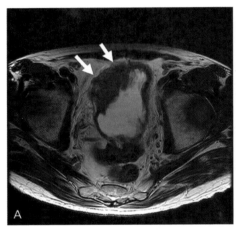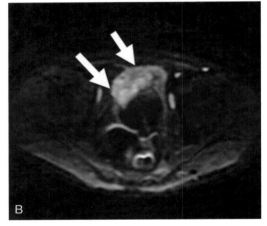

▲ 图 2-10　轴位 T₂ 加权图像和轴位 DWI

A. 轴位 T₂ 加权图像，在膀胱右侧和前壁有大量肿块，并伴有全层受累和周围脂肪浸润；B. 轴位 DWI，显示伴有全层受累和周围脂肪浸润的高信号强度病变

当使用尺寸标准时，常规 MRI 与 CT 在检测淋巴结转移时一样敏感。然而，已知大小标准（＞ 1cm）在诊断淋巴结转移时并不准确，因为转移的淋巴结常常小于 1cm。超小型超顺磁性氧化铁颗粒与 T₂* 影像结合使用可显著改善淋巴结分期[21]。然而，由于缺乏商业可用性，它们并非常规使用。DWI 提高淋巴结检出，但在描述特征中并不准确（图 2-11）。

（六）总结

精确的膀胱癌术前分期是所有患者计划治疗的基础。传统的临床分期方法远不准确，需要改进分期的方法。目前，MRI 是膀胱癌 T 分期最准确的无创方式，除常规分期方案外，其使用还可以提高分期的准确性。然而，MRI 有分期常常过高，应谨慎解读。

二、尿道癌

（一）概述 / 流行病学

男性和女性尿道的上皮性肿瘤均非常罕见，占所有累及泌尿生殖系统的恶性肿瘤的 1% 以下[22]。由于这些肿瘤罕见，因此没有普遍接受的诊疗标准。与男性尿道癌相比，女性尿道癌具有

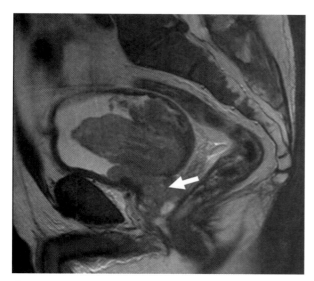

▲ 图 2-11　矢状面 T_2 加权图像

显示大块膀胱肿瘤，通过直接连续侵入前列腺尿道和膀胱基底而累及前列腺。分期为 T_4 期

不同的临床和病理特征[23]。两种性别之间的解剖和组织学差异可以解释这种差异。 在任何一个性别的尿道中发现良性上皮性肿瘤很少见[23]。原发性尿道癌，男性比女性多见，其发病率随年龄增加而增加（更常见于 70 岁），在非洲裔美国人中发病率是白人的 2 倍[23-25]。

（二）病因学

原发性尿道癌发病的危险因素也因性别而异。男性中，尿道狭窄占 25%～76%，其次是性传播疾病（24%～50%），人乳头瘤病毒（HPV）（4%）和创伤（7%）[22]。在女性中，已经发现慢性刺激（也来自 HPV），憩室，性活动和胎儿分娩与尿道癌有关[22]。根据 Bertolotto 等[24]，尿道的鳞状细胞癌在男性和女性中都是最常见的（男性为 80%，女性为 60%），其次为移行细胞癌。但是，Swartz 等[26]在他们的研究中对这一假设提出了质疑，证明 55% 的病例是尿路上皮癌，22% 鳞状细胞癌，16% 腺癌，并且剩下的很少见（黑素瘤或未分类的实体）。

（三）男性尿道

1. 解剖　了解男性和女性尿道的解剖非常重要，它们不同的组织学、病理学，将影响疾病传播和最终的治疗选择。男性尿道长 18～20cm，从膀胱颈开始到阴茎口，并在解剖学上分成前列腺部、膜部、球部和前阴茎部。前列腺部和膜部分也称后尿道，而球部和前阴茎部形成前尿道[27,28]。尿道内衬黏膜，黏膜下基质和周围海绵体[6]。阴茎海绵体沿尿道包绕着前尿道，而后尿道穿过泌尿生殖膈和盆底的表层和深层肌肉。同样的盆底肌和会阴部形成必要的支持和伴随的括约肌机制[27]。后尿道由前列腺尿道（由移行细胞上皮组成）和泌尿生殖膈膜内的膜性尿道（由层状柱状细胞组成）组成。前尿道以尿道球部开始，球部始于膜性尿道的远端，并在阴茎尿道或阴茎阴囊连接处结束。它构成了大部分前尿道，由柱状上皮细胞和假复层细胞组成。最后，尿道阴茎部穿过阴茎头，是尿道的最远端部分，主要由复层鳞状平上皮组成。

几个腺体和导管进入尿道。在前列腺中，成对的射精管将分泌物和精液带入精阜的前列腺尿道。尿道球腺（考珀腺）也是成对的，并可将其分泌物排空到尿道膜部中，而 Littre 的腺体同样可将其分泌物排入到阴茎尿道。

尿道的动脉供应是由成对的尿道动脉维持，它来源于阴部动脉。背深静脉提供静脉引流。淋巴引流取决于尿道的位置。如果位于前方，则淋巴引流至腹股沟并进入下腹部，如果位于后部，则淋巴引流至髂内和盆腔淋巴结的其余部分。

2. 尿生殖膈　在评估尿道的解剖学和疾病过程时，需要熟悉尿生殖膈。尿道恶性肿瘤的治疗通常依赖于这种结构。尿生殖膈是一种盘状结构，定义了深部会阴空间，被包裹在浅、深筋膜内，由尿道外括约肌和会阴深横肌组成，也被称为会阴膜、三角韧带或会阴深部横肌[29]。它位于盆腔横膈膜的下方，在肛门前方（图 2-12）[30]。在男性位于阴茎根部和前列腺之间，在女性，有尿道和阴道穿过[30]。在尿生殖膈内存在成对考珀腺体、脂肪、血管和淋巴管。提供支撑和附着物的周围结构由阴道、会阴体、外括约肌和球海绵体肌组成[30]。尿生殖膈容纳膜性尿道，可以作为防止疾病传播的天然屏障，如上行泌尿道感染[29-32]。

3. 磁共振成像　尿道癌可以通过膀胱镜活检和逆行尿道造影（RUG）进行评估检查。具有超强软组织对比度的 MRI 对于评估尿道癌特别有价值。高分辨率 MRI 对尿道和阴茎癌的分期和治疗计划的优化至关重要，现在也被认为

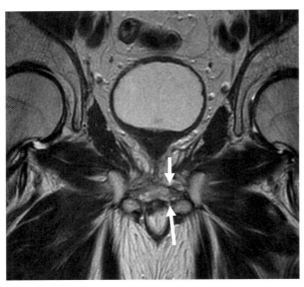

▲ 图 2-12　尿生殖膈
冠状面上可以看到尿生殖膈，它位于前列腺尖下方的盘状结构（在两箭之间）

是金标准[33]。它能够评估尿道周围解剖结构，而不像传统的 RUG。MRI 可以评估疾病的局部范围，如是否侵犯尿道海绵体和阴茎海绵体，直肠，前列腺，骨盆，淋巴结和其他异常[26]。

由于尿道肿瘤很少，因此缺乏标准化 MRI 方案。典型方案是利用表面线圈在多平面正交视图中获得 T_1、T_2 和钆剂注射后对比增强序列。在我们的机构中，尿道的 MRI 与阴茎的 MRI 情况相似。也就是说，患者仰卧，将折叠式毛巾放置在患者双腿之间、会阴下方，以抬高阴囊和阴茎，然后将阴茎背部翻转贴在前腹壁上。

相对于尿道海绵体的信号，尿道在 MRI 的 T_2 序列上通常是低到中等信号（图 2-13 和图 2-14）。它可以被看作是在横断位图像中前列腺内的管状结构和钆对比后的线性增强结构[34]。

男性尿道癌表现为软组织肿块，与尿道海绵体相比，在 T_1W 上信号相似或较低，在 T_2W 上信号较低，轻度钆对比增强[24]。

（四）病理

肿瘤在尿道中的位置对于确定临床治疗方法和生物学行为以及预后极为重要。宏观上，在膀胱尿道镜下，它们可能是溃疡性、结节性、乳头状、菜花样，并且边界不清[23]。外观也可以预测

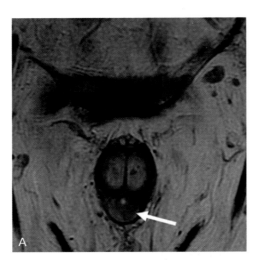
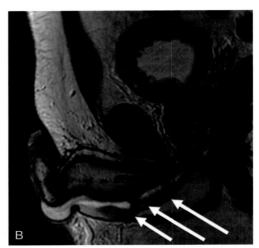

▲ 图 2-13　男性尿道肿瘤的典型表现（箭）
冠状位（A）和矢状位（B）和尿道海绵体相比，肿瘤在 T_2 上呈低至中等信号，肿瘤累及尿道海绵体但不侵犯阴茎海绵体

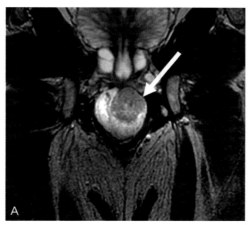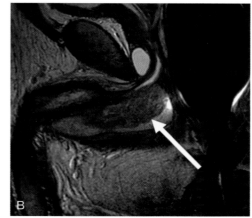

▲ 图 2-14　被侵袭的尿道海绵体
冠状位（A）和矢状位（B）T₂ 图像显示尿道球部鳞状细胞癌患者（箭）侵入尿道海绵体

组织学。例如，灰白色或珍珠状坏死与鳞状细胞癌相关，而腺癌中可发现黏液样，凝胶状或囊性改变[23]。红斑糜烂可反映尿路上皮原位癌[23]。

男性的尿道球部和膜部最常受到肿瘤的影响（59%），其次是前尿道（33%）和前列腺部（7%）[22]。病理学也与组织学部位相对应。例如，由于阴茎尿道是由复层的鳞状上皮组成的，因此会患有鳞状细胞癌。尿道前列腺部由移行细胞上皮组成，因此通常会发生尿路上皮癌。约 75% 的癌是鳞状细胞癌（通常涉及阴茎和尿道膜部），其余为尿道上皮癌（通常为前列腺部）和腺癌（尿道球部和膜部）[23]。需要注意的是肿瘤的组织学不是特定于尿道的任何一个位置。在阴茎尿道中可以发现移行细胞癌[35,36]。

尿道肿瘤的解剖位置和分期是两个重要的预后因素，但总体生存仍然很差。远端尿道肿瘤预后好于近端肿瘤，这是由于能够通过治疗策略实现局部控制[22]。在中位生存期为 48 ～ 125 个月的回顾性研究中，发现存活率在 42% ～ 52%[22]。

TNM 分期系统被用于尿道癌评估，但是一个独立的子集被专门用于尿道前列腺部的评估[6]。简而言之，T₁ 期肿瘤侵入了上皮下结缔组织；T₂ 期肿瘤侵犯尿道海绵体（图 2-13 和图 2-14），前列腺或尿道周围肌肉；T₃ 期侵犯除前列腺包膜、前阴道或膀胱颈以外的阴茎海绵体（图 2-15 和图

2-16）；T₄ 期侵入其他邻近器官（图 2-17）[6]。

尿道的其他肿瘤罕见，包括上皮，非上皮和良性肿瘤，包括黑色素瘤、淋巴瘤、平滑肌瘤、转移瘤和血管瘤。肿瘤也可能来自相关的导管，如来自尿道球腺或尿道周围导管或 Littre 腺体[37]。库珀腺体尿道肿瘤可被视为由尿生殖膈引起并使其扭曲的软组织肿块[24]，还包括两前列腺尿道周围导管的原发性移行细胞癌[37]。

（五）女性尿道

1. 解剖　女性尿道比男性尿道短，它是一条长约 4cm 的肌性管道，内衬黏膜，可分为上

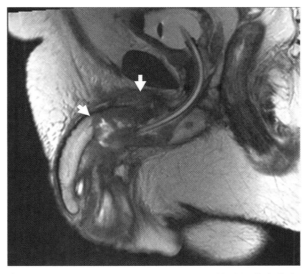

▲ 图 2-15　矢状 T₂W 图像显示尿道口鳞状细胞癌患者
可见低信号的肿瘤侵犯阴茎海绵体（箭）

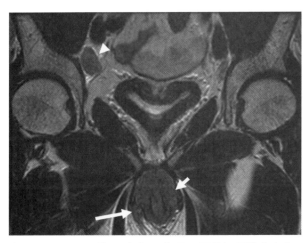

▲ 图 2-16　冠状 T₂ 加权图像显示阴茎部尿道癌患者
注意到肿瘤侵入阴茎海绵体（箭头）及肿大的髂内淋巴结（箭）

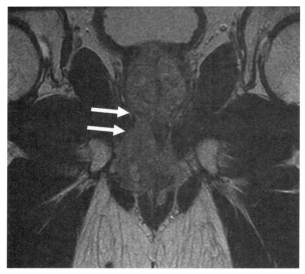

▲ 图 2-17　冠状 T₂ 加权图像示尿道膜部腺癌患者
肿瘤向周围侵入尿生殖膈，向上侵犯骨盆侧壁和前列腺

下两部分，类似于男性尿道的前后尿道。它起自膀胱颈部的尿道内口，穿过尿生殖器膈到达阴道口前方的尿道外口[28,32]。它从膀胱前下部及后下部向耻骨联合走行，然后开口于阴道前庭的尿道外口。下段尿道与阴道关系密切，两者都穿过骨盆、尿生殖膈和会阴膜。尿道括约肌围绕尿道的下端，一些纤维也包围阴道[32]。多个小尿道腺体，称为 Skene 尿道旁腺，与前列腺同源，这些腺体排列在每侧的上尿道并且这些腺体的导管开放于尿道口附近[28]。尿道远端 2/3 处内衬鳞

状上皮，近端 1/3 内衬尿路上皮（移行上皮）。

2. 磁共振成像　使用逆行尿道造影的常规成像，排尿性膀胱尿道造影（VCUG），双球囊导管尿道造影或超声检查结合麻醉下的检查来评估女性尿道。然而，它们是侵入性的并且对尿道周围组织的评估能力可能是有限的。但是 MRI 提供优异的软组织对比度和多平面成像能力来评估尿道和尿道周围组织。

T₁、T₂ 和增强扫描通常是 MRI 扫描女性尿道的基本序列。尿道最好沿正交平面（横断面，矢状面和冠状面）成像，可通过表面线圈、阴道内线圈或直肠内线圈提高信噪比[28]。在女性尿道中，垂直于阴道前壁的横断面尤为重要[38]。尽管内腔探针可提高空间分辨率，但近场的小视野和高信号强度可能会降低图像质量[28]。使用凝胶人为扩张阴道可提高阴道壁受累的检出。在横断面 T₂W 图像或钆对比增强 T₁W 图像上，可以在正常的女性尿道中看到特征性靶环样外观。靶环样外观由四个同心环组成：最外层低信号环，中层高信号环，内层低信号环和高信号的中心[28]。最外环代表横纹肌，中间环由黏膜下层和平滑肌组成，中心环包含黏膜和复层上皮[38]。最外环在近端尿道处较厚[39]。

3. 病理　女性尿道原发癌很少见。它被分类为前（外阴道或远端 1/3）或整个[28,40]。女性尿道癌更常见于尿道远端（35% ～ 50%），整个尿道（43%），少见于尿道近端（9% ～ 18%）[22]。尿道憩室的存在与癌症风险增加有关（图 2-18 和图 2-19）。鳞状细胞癌是女性的主要组织学类型（39% ～ 70%），其次是腺癌（15% ～ 35%）和尿路上皮癌（15%）[22]。尿道癌的症状是非特异性的，女性可能患有复发性尿路感染，阻塞性和刺激性尿路症状，斑点和血尿等情况都能见到。

根据浸润深度对尿道癌分期（图 2-20 至图 2-22）。T₁ 期肿瘤侵入上皮下结缔组织，T₂ 期肿瘤侵入尿道周围肌肉，T₃ 期肿瘤累及膀胱颈和阴道前壁，T₄ 期肿瘤侵入邻近器官。就诊时很少出现远处转移（达到 6%），并且多达 1/3 的患

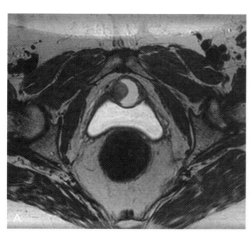
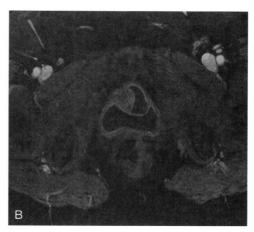

▲ 图 2-18　患有尿道憩室的患者

轴位 T_2W（A）和增强轴位 T_1W（B）图像，尿道憩室与癌症发病率增加有关

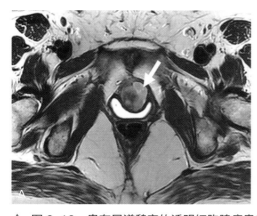
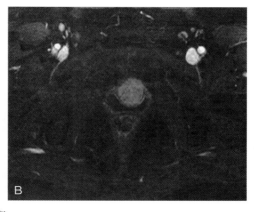

▲ 图 2-19　患有尿道憩室的透明细胞腺癌患者

轴向 T_2 加权（A）和增强轴位 T_1 加权（B）图像；T_2 加权图像显示憩室中的中等信号肿瘤，增强后图像显示充满憩室囊腔的肿瘤明显强化

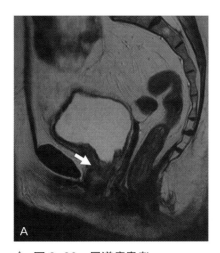
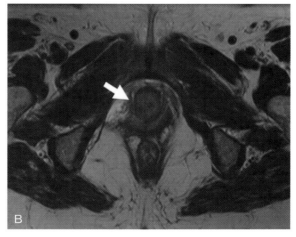

▲ 图 2-20　尿道癌患者

矢状位 T_2（A）和轴向 T_2（B）加权图像；尿道因肿瘤存在而扩张。注意到脂肪平面将肿瘤从阴道前壁分开

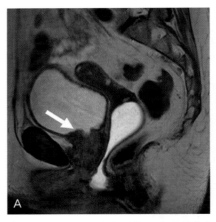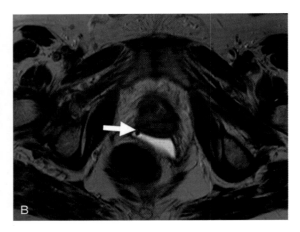

▲ 图 2-21　尿道癌延伸至膀胱基底部

T₂ 加权图像（A）和轴向 T₂ 加权图像（B）；阴道凝胶的使用有助于对阴道壁是否受累进行分期，否则可能具有挑战性

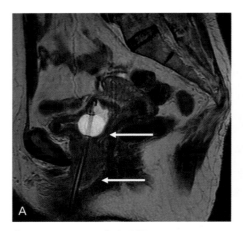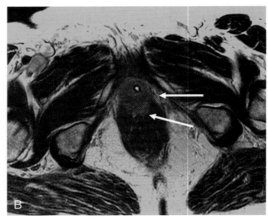

▲ 图 2-22　尿道癌分期

A. 矢状 T₂ 加权图像示尿道癌从膀胱底部延伸并涉及整个尿道；B. 轴位 T₂ 加权图像显示侵犯尿道周围和阴道前壁

者可见区域淋巴结（前部肿瘤更可能扩散至腹股沟淋巴结，后部肿瘤扩散至盆腔淋巴结）[22]。

MRI 在女性尿道的局部分期和治疗计划中已经显示出关键作用。尿道肿瘤表现出 T₁ 低信号和 T₂ 相对高信号。MRI 的关键作用是检测尿道肿瘤是否向尿道旁组织和阴道前壁的延伸，以及膀胱底部受累，这使肿瘤分期提高[41]。据报道，MRI 确定局部肿瘤扩展的准确性为 90%[38]。MRI 对于评估辅助治疗患者对治疗的反应以及评估外科手术前的手术范围也非常有用（图 2-23）[42]。

除了尿道外，肿瘤也可以起自附属腺体（Skene 腺，即女性前列腺[43]）和先前存在的憩室结构形成。在一项研究中，MRI 对于尿道憩室的可视化和评估具有 100% 的敏感性和特异性，是一种很好的方法[44]。尿道憩室需要与黏膜下囊肿或 Skene 腺脓肿区分开来，两者均可表现为尿道周围囊性肿块并导致不同的治疗策略。尿道和囊性肿块之间相通是憩室特有的，它们通常在 T₂ 加权成像后在尿道中部以高信号显示[45]。感染、结石和癌可以在预先存在的憩室内发展。憩室内的肿瘤可以被视为强化的软组织肿块（图 2-21）。与主尿道类似，移行细胞癌、腺癌和鳞状细胞癌也可在憩室内发展[45]。

原发性尿道癌罕见，并且来自附属腺体的

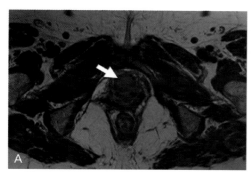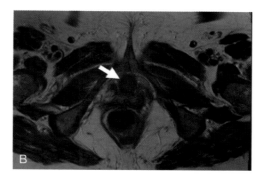

▲ 图 2-23　尿道癌患者

治疗前（A）和治疗后（B）横断位 T_2 加权图像；MRI 已被证明是监测治疗反应的极好方式

癌症更为罕见，文献也仅仅报道少数腺样囊性癌的病例[46]。

（六）结论

原发性尿道癌也很罕见。虽然与下尿路有关，但它在组织病理学中是独特和多样的。男性尿道和女性尿道在解剖学、功能和组织病理学方面有着不同和相似之处。肿瘤的解剖位置对应于其组织病理学和预后。鳞状细胞癌最常见于两性，其次是移行细胞癌和腺癌。尿路和预先存在的憩室中的肿瘤更为罕见。高分辨率MRI 在尿道原发癌的评估和局部分期中起着重要作用。正常的女性尿道被认为是靶环样外观。尿道肿瘤通常表现为软组织肿块，主要在 T_1W 和 T_2W 图像上呈低信号，对比增强后呈现不均匀强化。

参考文献

［1］ American Cancer Society. Cancer facts & figures 2014. Atlanta, GA: American Cancer Society; 2014.

［2］ Verma S, Rajesh A, Prasad SR et al. Urinary bladder cancer: Role of MR imaging. RadioGraphics 2012;32:371–87.

［3］ Knowles MA, Sidransky D, Cordon-Cardo C, Jones PA, Cairns P, Simon R, Amin MB, Tyczynski JE. Infiltrating urothelial carcinoma. In: JN Eble, JI Epstein, IA Sesterhenn, eds. Pathology and Genetics of Tumours of the Urinary System and Male Genital Organs. Lyon, France: IARC Press; 2004:93–109.

［4］ Cote RJ, Dunn MD, Chatterjee SJ et al. Elevated and absent pRb expression is associated with bladder cancer progression and has cooperative effects with p53. Cancer

Research 1998;58:1090–4.

［5］ Wu XR. Urothelial tumorigenesis: A tale of divergent pathways. Nature Reviews Cancer 2005;5:713–25.

［6］ Edge S. AJCC Cancer Staging Handbook. 7th ed. Chicago, IL: American Joint Committee on Cancer; 2010.

［7］ Takahashi A, Tsukamoto T, Tobisu K et al. Radical cystectomy for invasive bladder cancer: Results of multiinstitutional pooled analysis. Japanese Journal of Clinical Oncology 2004;34:14–9.

［8］ Stein JP, Lieskovsky G, Cote R et al. Radical cystectomy in the treatment of invasive bladder cancer: Long-term results in 1,054 patients. Journal of Clinical Oncology: Official Journal of the American Society of Clinical Oncology 2001;19:666–75.

［9］ Cornu JN, Neuzillet Y, Herve JM, Yonneau L, Botto H, Lebret T. Patterns of local recurrence after radical cystectomy in a contemporary series of patients with muscle-invasive bladder cancer. World Journal of Urology 2012;30:821–6.

［10］ Dalbagni G, Genega E, Hashibe M et al. Cystectomy for bladder cancer: A contemporary series. Journal of Urology 2001;165:1111–6.

［11］ Beyersdorff D, Zhang J, Schoder H, Bochner B, Hricak H. Bladder cancer: Can imaging change patient management? Current Opinion in Urology 2008;18:98–104.

［12］ De Haas RJ, Steyvers MJ, Futterer JJ. Multiparametric MRI of the bladder: Ready for clinical routine? AJR American Journal of Roentgenology 2014;202:1187–95.

［13］ Tekes A, Kamel I, Imam K et al. Dynamic MRI of bladder cancer: Evaluation of staging accuracy. AJR American Journal of Roentgenology 2005; 184:121–7.

［14］ El-Assmy A, Abou-El-Ghar ME, Mosbah A et al. Bladder tumour staging: Comparison of diffusion- and T2-weighted MR imaging. European Radiology 2009;19: 1575–81.

［15］ Saito W, Amanuma M, Tanaka J, Heshiki A. Histopathological analysis of a bladder cancer stalk observed on MRI. Magnetic Resonance Imaging 2000;18:411–5.

［16］ Watanabe H, Kanematsu M, Kondo H et al. Preoperative T staging of urinary bladder cancer: Does diffusionweighted MRI have supplementary value? AJR American Journal of

Roentgenology 2009;192:1361–6.

[17] Takeuchi M, Sasaki S, Naiki T et al. MR imaging of urinary bladder cancer for T-staging: A review and a pictorial essay of diffusion-weighted imaging. Journal of Magnetic Resonance Imaging 2013;38:1299–309.

[18] Hayashi N, Tochigi H, Shiraishi T, Takeda K, Kawamura J. A new staging criterion for bladder carcinoma using gadolinium-enhanced magnetic resonance imaging with an endorectal surface coil: A comparison with ultrasonography. BJU International 2000;85:32–6.

[19] Takeuchi M, Sasaki S, Ito M et al. Urinary bladder cancer: Diffusion-weighted MR imaging—Accuracy for diagnosing T stage and estimating histologic grade. Radiology 2009;251:112–21.

[20] Kim B, Semelka RC, Ascher SM, Chalpin DB, Carroll PR, Hricak H. Bladder tumor staging: Comparison of contrast-enhanced CT, T1- and T2-weighted MR imaging, dynamic gadolinium-enhanced imaging, and late gadolinium-enhanced imaging. Radiology 1994;193:239–45.

[21] Deserno WM, Harisinghani MG, Taupitz M et al. Urinary bladder cancer: Preoperative nodal staging with ferumoxtran-10-enhanced MR imaging. Radiology 2004;233:449–56.

[22] Dayyani F, Hoffman K, Eifel P et al. Management of advanced primary urethral carcinomas. BJU International 2014;114:25–31.

[23] Hartmann F. Tumours of the urethra. In: JN Eble, G Sauter, JI Epstein, IA Sesterhenn, eds. WHO Pathology and Genetics of Tumors of the Urinary System and Male Genital Organs. Lyon, France: IARC Press; 2004:154–7.

[24] Bertolotto M, Valentino M, Barozzi L. Neoplasms of the urethra. In: SD Vikram, GT MacLennan, eds. Genitourinary Radiology: Kidney, Bladder adn Urethra. London: Springer; 2013:355–69.

[25] Swartz MA, Porter MP, Lin DW, Weiss NS. Incidence of primary urethral carcinoma in the United States. Urology 2006;68:1164–8.

[26] Grivas PD, Davenport M, Montie JE, Kunju LP, Feng F, Weizer AZ. Urethral cancer. Hematology Oncology Clinics of North America 2012;26:1291–314.

[27] Carroll PR, Dixon CM. Surgical anatomy of the male and female urethra. Urologic Clinics of North America 1992;19:339–46.

[28] Ryu JA, Kim B. MR imaging of the male and female urethra. RadioGraphics 2001;21:1169–85.

[29] Mirilas P, Skandalakis JE. Urogenital diaphragm: An erroneous concept casting its shadow over the sphincter urethrae and deep perineal space. Journal of American College of Surgeons 2004;198:279–90.

[30] Stoker J, Halligan S, Bartram CI. Pelvic floor imaging. Radiology 2001;218:621–41.

[31] Kureel SN, Gupta A, Gupta RK. Surgical anatomy of urogenital diaphragm and course of its vessels in exstrophyepispadias. Urology 2011;78:159–63.

[32] Moore KL. The pelvis and peritoneum. In: KL Moore, ed. Clinically Oriented Anatomy. Baltimore, MD: Williams adn Wilkins; 1992:243–322.

[33] Stewart SB, Leder RA, Inman RA. Imaging tumors of the penis and urethra. Urologic Clinics of North America 2010;37:353.

[34] Kim B, Kawashima A, LeRoy AJ. Imaging of the male urethra. Seminars in Ultrasound CT and MR 2007;28:258–73.

[35] Wolski Z, Tyloch J, Warsinski P. Primary cancer of the anterior urethra in a male patient. Central European Journal of Urology 2011;64:266–9.

[36] Hayashi Y, Komada S, Maruyama Y, Hirao Y, Okajima E. Primary transitional cell carcinoma of the male urethra: Report of a case. Hinyokika Kiyo 1987;33:428–32.

[37] Sawczuk I, Tannenbaum M, Olsson CA, deVere White R. Primary transitional cell carcinoma of prostatic periurethral ducts. Urology 1985;25:339–43.

[38] Hricak H, Secaf E, Buckley DW, Brown JJ, Tanagho EA, McAninch JW. Female urethra: MR imaging. Radiology 1991;178:527–35.

[39] Macura KJ, Genadry R, Borman TL, Mostwin JL, Lardo AC, Bluemke DA. Evaluation of the female urethra with intraurethral magnetic resonance imaging. Journal of Magnetic Resonance Imaging 2004; 20:153–9.

[40] Fisher M, Hricak H, Reinhold C, Proctor E, Williams R. Female urethral carcinoma—MRI staging. AJR American Journal of Roentgenology 1985;144: 603–4.

[41] Surabhi VR, Menias CO, George V, Siegel CL, Prasad SR. Magnetic resonance imaging of female urethral and periurethral disorders. Radiologic Clinics of North America 2013;51:941–53.

[42] Gourtsoyianni S, Hudolin T, Sala E, Goldman D, Bochner BH, Hricak H. MRI at the completion of chemoradiotherapy can accurately evaluate the extent of disease in women with advanced urethral carcinoma undergoing anterior pelvic exenteration. Clinical Radiology 2011;66:1072–8.

[43] Kazakov DV, Stewart CJ, Kacerovska D et al. Prostatictype tissue in the lower female genital tract: A morphologic spectrum, including vaginal tubulosquamous polyp, adenomyomatous hyperplasia of paraurethral Skene glands (female prostate), and ectopic lesion in the vulva. The American Journal of Surgical Pathology 2010;34:950–5.

[44] Dwarkasing RS, Dinkelaar W, Hop WCJ, Steensma AB, Dohle GR, Krestin GP. MRI evaluation of urethral diverticula and differential diagnosis in symptomatic women. AJR American Journal of Roentgenology 2011;197:676–82.

[45] Hahn WY, Israel GM, Lee VS. MRI of female urethral and periurethral disorders. AJR American Journal of Roentgenology 2004;182:677–82.

[46] Ueda Y, Mandai M, Matsumura N et al. Adenoid cystic carcinoma of skene glands: A rare origin in the female genital tract and the characteristic clinical course. International Journal of Gynecological Pathology 2012;31:596–600.

Chapter 3
男性盆腔（前列腺、精囊和睾丸）

Male Pelvis (Prostate, Seminal Vesicles, and Testes)

Jurgen J. Fütterer，著

崔亚东，译　李春媚、陈　敏，校

泌尿生殖器官包括睾丸、附睾、输精管、射精管、尿道、阴茎、前列腺和精囊。男性生殖系统由这些具有繁殖功能的器官组成。包括产生精子和激素的睾丸，以及一系列储存和运输精子的管道，包括精囊、前列腺和阴茎。影像使放射学在这些器官肿瘤的表征、诊断和分期中具有重要作用。

精囊和输精管是附属器官，却是必要的泌尿生殖器官[1]。精囊的原发性恶性病变极其罕见，大多数报道病例为癌，而继发性肿瘤更常见[2]。前列腺癌是一种多因素疾病。年龄和前列腺癌家族史是主要的危险因素，其他危险因素包括饮食、生活方式相关因素、某些遗传缺陷。前列腺癌是全球男性第二常见的恶性肿瘤，也是癌症相关死亡的第六大死因[3]。尸检研究发现，前列腺癌分别见于 55% 的 50 岁男性和 64% 的 70 岁男性[4,5]。前列腺特异性抗原（prostate specific antigen, PSA）作为前列腺癌的筛查检验，得到广泛应用，使得前列腺癌在可治疗阶段更早检出。与前列腺癌筛查和早期检出相关的主要问题是惰性病变的过度诊断和过度治疗。减少过度诊断的策略以及区分惰性和侵袭性肿瘤的策略都是必要的[6,7]。

在过去的 30 年中，睾丸癌的发病率几乎翻了 1 倍[3]。0.7% 的男性确诊时发现双侧生殖细胞肿瘤，1.5% 的患者在 5 年内发生异时癌[8]。睾丸癌曾经是 15 - 35 岁男性癌症死亡的主要原因，现在其 5 年存活率超过 95%，成为癌症治疗的成功典范[9]。每年约有 36 000 名男性被诊断患有睾丸癌。影像学在评估原发肿瘤、对病变准确分期和进行影像学随访监测中起着重要作用[10]。

影像学已经成为癌症研究、临床试验和医疗实践中不可或缺的工具。空间和时间分辨率的提高提供了解剖学细节和功能成像技术，大大加强了对肿瘤检测和分期的作用。本章重点介绍前列腺、精囊和睾丸的 MRI。

一、前列腺和精囊

针对血清 PSA 水平升高和（或）直肠指诊异常的男性，目前的诊断途径包括随机的、标准化的、系统的经直肠超声（transrectal ultrasound, TRUS）引导下前列腺活检。使用临床变量（直肠指检、PSA 和 Gleason 评分）确定临床分期，并用肿瘤、淋巴结、转移（T：Tumor，N：Lymph Node，M：Metastasis；TNM）分期进行分类。Gleason 评分是一种与前列腺癌预后相关的组织病理学评分。为了确定每个患者最适合的治疗方案，需要对所有患者和临床特征进行评估。

（一）前列腺解剖学

前列腺是由四个不同区域组成的复杂器官，具有不同的胚胎起源和功能活动。前列腺呈核桃仁状，位于膀胱尾侧，内含尿道前列腺部和射精管。精囊是成对的葡萄状充满流体的囊袋，位于膀胱和直肠之间输精管的尾外侧。

前列腺细分为尖部、中间部和基底部（指向膀胱下缘）。神经血管束沿两侧前列腺后外侧方向走行，是肿瘤扩散的首选途径。根据胚胎起源，前列腺在解剖学上分为四个区域，这四个区域偏心性位于尿道周围：①移行带，含有 5% 的腺体组织；②中央带，含有 20% 的腺体组织；③外周带，含有 70%～80% 的腺组织；④前纤维肌质带，不含腺体组织[11]。中央带的组织学特征更类似于射精管和精囊，提示它是 Wolffian 管的衍生物，而其余的前列腺（包括移行带和外周带）来自泌尿生殖窦[12,13]。

考虑到许多前列腺疾病具有区域分布，了解前列腺的区域解剖结构是非常有用的。高达 70%～80% 的前列腺癌位于外周带，而约 20% 起自移行带，10% 在中央带[5,14]。与位于外周带的前列腺癌相比，移行带的前列腺癌患者 Gleason 评分、局部分期和生化复发率相对较低[15-17]。在放射学上，对于年龄较大的患者，由于良性前列腺增生（benign prostatic hyperplasia，BPH）压迫中央带，难以区分移行带与中央带。大多数移行带肿瘤在外周带具有额外的肿瘤病灶。与影像学相关的前列腺解剖学结构是前列腺包膜。

全球有 3000 万名男性患有 BPH 相关症状。根据美国国立卫生研究院的数据，BPH 影响了 50％ 以上大于 60 岁的男性和约 90％ 的 70 岁男性。BPH 是前列腺腺体疾病，包括尿道周围带和移行带纤维、肌肉和腺体组织结节性增生。BPH 确切的病理生理学尚不清楚，可能与男性年龄增长时发生的激素变化有关。

关于前列腺是否存在包膜尚存在争论。前列腺包含在一个薄的、贴壁的纤维包膜内，在前列腺后侧和后外侧最明显[18]。前列腺真包膜是位于外周带外侧的薄（0.5 ～ 2.0mm）层结缔组织。在真包膜周围有盆腔筋膜，通常被称为前列腺假包膜。

（二）多参数 MRI

由于软组织对比度高、分辨率高和能够同时进行功能成像，与其他成像方法相比，MRI 是前列腺的最佳成像方法。目前 MRI 是术前对前列腺癌分期最准确的方法。与其他目前可用的成像方式相比，它在评估前列腺内病变（T_2 期病变）、包膜外侵犯和侵犯精囊（T_3 期病变）以及侵犯前列腺周围结构方面具有更高的准确性。仅使用 T_2 加权成像的解剖 MRI 在诊断前列腺癌方面效果很差，最大联合敏感度和特异度为 74％[19]。应用功能成像技术能够克服解剖成像的局限性。

以下 MR 功能成像技术在临床上应用于前列腺：扩散加权 MRI（diffusion-weighted MRI，DWI），动态增强 MRI（dynamic contrast-enhanced MRI，DCE-MRI）和 MR 波谱成像[20-27]。这种多参数 MRI（multiparametric MRI，mpMRI）方法（图 3-1）可以准确检出和定位前列腺癌[27-29]。多参数前列腺 MRI 在前列腺的检出、定位、分期、影像引导靶向前列腺活检以及前列腺癌治疗后变化的评估发挥着重要作用。

1. T_1 加权 MRI　形态学 T_1 加权 MRI 对前列腺癌检出的作用有限。在 T_1 加权像中前列腺对比度低。因此，使用 T_1 加权 MRI 不能辨别前列腺区域解剖结构。而神经血管束是可以被识别的，因为其被嵌入在前列腺床中。T_1 加权成像主要用于检测 TRUS 引导下活检出血或伪影，后者可能是 T_2 加权 MR 图像混杂因素[30]。前列腺癌区域组织活检出血的程度明显低于活检显示良性病变的区域[31]，这可能是由于枸橼酸（在前列腺内产生）的抗凝作用[32,33]。在癌症区域中枸橼酸的水平低于正常外周带，因此，肿瘤区域的出血灶分解更快。后者被认为是出血排除征象，可利用出血的分布来辅助肿瘤定位[29,34]。

2. T_2 加权 MRI　前列腺的 MRI T_2 加权能清晰显示解剖信息和区域解剖结构。这种解剖成像技术是前列腺多参数 MRI 的基石。正常外周带的信号表现为中 - 高信号，而移行带信号低于外周带。并且，移行带常被边界清晰的 BPH 所取代，而表现为不同程度的中等信号（图 3-2）。中央带对称，并且呈均匀低信号[13]。根据 Gleason 评分标准，MRI T_2 加权信号强度下降不同[35]。较高的 Gleason 评分 4 或 5 分的病变信号较 Gleason 评分 2 或 3 分的病变信号低。

用直肠内和（或）外部盆腔相控阵线圈进行的高平面内分辨率 T_2 加权快速自旋回波 MR 序列通常用于显示前列腺解剖结构和周围组织。精囊表现为腔内高信号，精囊壁为边界清晰的低信号。

在 MRI 上，前列腺癌特点为在 MRI T_2 加权序列高信号外周带内的低信号区域[36]（图 3-3）。然而，一些病变为等 - 高信号，这意味着 MRI 的灵敏度有限。除前列腺癌外，外周带低信号病变的鉴别诊断还包括活检后出血、前列腺炎、BPH、激素或放射治疗反应、瘢痕、钙化、平滑肌增生和纤维肌质增生。因此，T_2 加权像上的低信号特异性较低。因此，将功能 MRI 技术添加到解剖信息中能提高特异性。

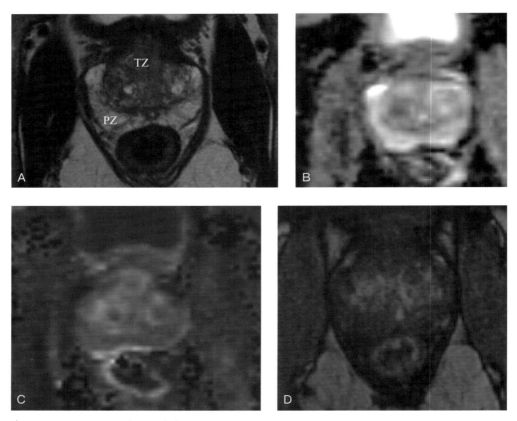

▲ 图 3-1　一名 67 岁男性患者

TRUS 引导活检阴性，PSA 为 7.6 ng/ml。MR 检查未发现前列腺癌的迹象。A. 与移行带（transformation zone，TZ）相比，横轴位 T$_2$ 加权 MR 图像显示外周带（peripheral zone，PZ）中相对较高的信号；B. 与 A 相同层面的 ADC 图显示外周带没有扩散受限；C. 高 b 值图像（b = 1400s/mm^2）在外周带或移行带没有显示高信号；D. 增强后 T$_1$ 加权 MR 图像显示外周带没有早期强化灶

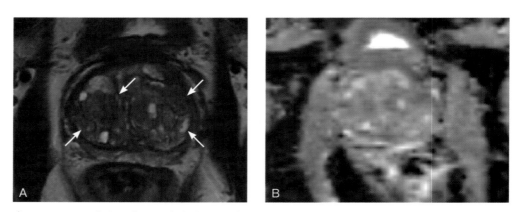

▲ 图 3-2　一名主诉为下尿路症状的 76 岁男性患者

前列腺 MRI 检查。A. 移行带内有边界清晰的 BPH 结节（箭）；B.ADC 图显示这些 BPH 结节 ADC 值各异

在移行带，前列腺癌并不清晰可辨，因为移行带信号通常较外周带更低，并且不均匀。移行带前列腺癌分级和分期通常较低。然而，高 Gleason 评分前列腺癌的位置不影响无生化复发生存率 [37]。在老年男性中，由于 BPH 引起的移行带不规则增大，前列腺移行带的大小和信

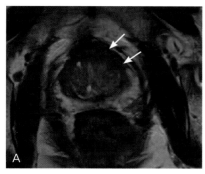
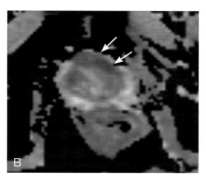
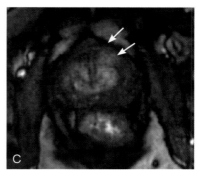

▲ 图 3-3 一名 67 岁患者经活检证实为前列腺癌 [Gleason 评分为 7（3 + 4），PSA 为 12 ng/ml]

A. 横轴位 T_2 加权解剖 MR 图像显示病变位于左侧移行带中（箭）；B. 在 ADC 图上显示为扩散受限（箭）；C. 增强后 T_1 加权 MR 图像显示与对侧部位相比呈不对称强化（箭）

号可能多种多样。前列腺良性结节性增生导致移行带内的结节性腺瘤，随着时间的推移会压迫中央带而形成假包膜，从而占据整个移行带。外周带几乎不受 BPH 的影响，仍保留其自身的组织学特征。BPH 为圆形或椭圆形结节，具有边界清晰的低信号包膜（类包膜）。结节信号不均匀，呈（多变）中等信号，增大的移行带周围环绕低信号边。移行带癌的重要征象包括均匀的 T_2 低信号，BPH 结节低信号边不连续和占位效应[38]。除非移行带癌的体积较大（> 4 cm³）、Gleason 评分较高（4～5 级）或两者兼具，否则 T_2 加权 MRI 灵敏度较低（8%～30%）[39]。

3. 扩散加权 MRI 自由水分子在组织中表现为恒定的随机运动（布朗效应）[40]，这与热动能有关。DWI 可以间接量化这种水分子运动[41]。DWI 脉冲序列标记空间中的氢原子核（大部分存于水分子中）并确定水分子在短时间内行进的路径长度。然而，DWI 不能确定单个氢核移动的距离，但能够估计成像组织单位体素内所有氢核的平均移动距离。这种水中质子扩散特性的量化用于产生图像对比度。反映质子扩散的图像通过应用运动编码梯度获得，后者会引起运动质子相位偏移，这取决于其运动方向和数量[41]。

平均距离越大，水分子在一定时间间隔内发生的自扩散就越多[42]。DWI 中 MR 信号的衰减用 Stejskal-Tanner 方程[41]表示。b 值和表观扩

散系数（apparent diffusion coefficient，ADC）是该方程中的部分。组织扩散的量由扩散系数（D）决定。在纯水中，这种自扩散在所有方向上都是相等的，因此是各向同性的，不受任何障碍的限制。由于组织中的扩散受到细胞结构的限制，为了可靠评估氢核的平均移动距离，需要在至少三个不同的正交方向上采集 ADC[42,43]。这种不同轴向自扩散受限不同的现象称为各向异性，也可用于组织表征，而在线性排列的组织中，这种各向异性将更加明显，因为将有一个方向对 ADC 贡献最大。ADC 反映两个脉冲梯度场（持续时间 δ）之间水分子的运动。ADC 量化了毛细血管灌注和扩散的综合效应。DWI 具有 T_2 加权 MRI 和 DWI 特征。b 值表示扩散的敏感性[43]。

必须用至少两个 b 值在每个扩散加权序列中校正 T_2 加权效应以获得 DWI。T_2 加权效应可存在于 T_2 高信号的病变中。为了区分具有低 ADC 值的病变和显示 T_2 高信号的病变，至少要使用两个 b 值，通常为 0～50 的低 b 值和高扩散加权，之后进行图像减影。正确设定 DWI 的 b 值是至关重要的，因为它可以显著影响 ADC 的估计[44]。ADC 值在区分前列腺癌与正常组织以及与 Gleason 评分的相关性方面具有类似的判别效能，但需要针对每个 b 值组合选择合适的 ADC 阈值。对于前列腺癌，通常使用 50～100 s/mm² 和 800 s/mm² 的 b 值[24]。高 b 值，即 ≥ 1000 s/mm²，可增加移行带内前列腺癌检测的准确性[45]。然而，

较高的 b 值信噪比较低[46]。图像质量取决于梯度系统和场强。为了最小化整体运动作为干扰因素的影响，DWI 序列通常选择尽可能短的回波时间。

正常外周带前列腺组织富含管状结构，这使水分子在其内充分自扩散，因此 ADC 值高。前列腺癌组织破坏前列腺的正常腺体结构并取代导管。细胞密度高于正常前列腺外周带组织。在大多数情况下，外周带可以很容易地在 DWI 上与移行带区分开来，因为它会显示相对较高的 ADC 值[47]。因此，在 ADC 图上，与周围正常的外周带前列腺组织相比，前列腺癌通常显示为较低的 ADC 值[48-50]。

BPH 是指构成移行带的所有细胞的增生，包括腺体、肌肉和纤维成分。结节性增生导致扩散不均匀，由于管状结构通常保持原位，增生结节的细胞密度增加，细胞外与细胞内体积的比例下降，因此 DWI 上会观察到中央腺体 ADC 水平降低，但远不如前列腺癌显著。然而，由于 BPH 扩散不均匀，ADC 值也会增加[51]。ADC 值对 Gleason 评分为 7 分和 Gleason 评分＜7 的肿瘤具有良好的鉴别能力[52]。DWI 引导的 MRI 靶向活检通过获得代表真实 Gleason 评分的活检组织，能够显著提高治疗前的风险分层[53]（图 3-4）。

慢性前列腺炎的组织病理学特征为前列腺细胞周围细胞外水肿伴淋巴细胞、浆细胞、巨噬细胞和中性粒细胞在前列腺基质中的聚集。与正常前列腺组织相比，这种细胞数量可引起细胞外液与细胞内液体体积比降低，而导致 ADC 减低。DWI 显示前列腺炎和前列腺癌之间存在差异，无论是在外周带还是中央腺体。与前列

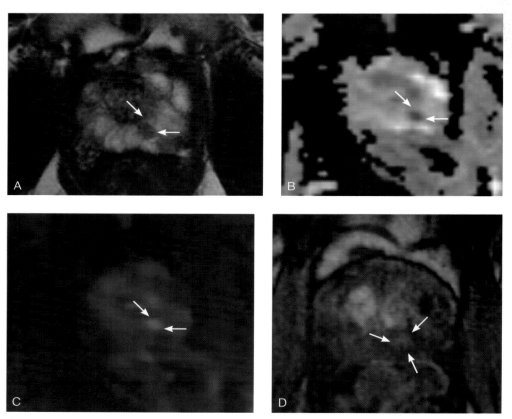

▲ 图 3-4　一名 73 岁男性患者经活检证实为左侧尖部外周带前列腺癌 (Gleason 评分为 7，PSA 为 4.2)
A. 横轴位 T₂ 加权解剖 MR 图像显示左侧外周带病变（箭）；B.ADC 图上显示为扩散受限（箭）；
C. 高 b 值 MR 图像显示左外周带高信号；D. 增强后 T₁ 加权 MR 图像显示与对侧相比，病变呈不对称高强化（箭）

腺癌相比，前列腺炎的 ADC 值更高，但由于二者 ADC 值存在明显重叠，在临床实践的可用性有限（图 3-5）[54,55]。

4. 动态对比增强 MRI　由毛细血管形成的微血管网络供应组织，使其发挥功能。它为血液和组织之间的交换提供了相当大的表面积[56]。所有病理状况都会引起微循环的变化。血管生成（来自现有血管的新生毛细血管生芽）和血管发生（形成新生血管）是血管扩增的两种主要方法，通过这种方法调整肿瘤组织的营养供应以满足其生理需要[57]。在前列腺癌组织内，血管生成是通过分泌血管生长因子诱导的，以应对局部缺氧或营养缺乏[58]。所导致的血管特征方面的变化可以通过 DCE-MRI 得

到很好的研究，包括：①空间异质性和混沌结构；②由于存在大的内皮细胞间隙、不完整的基底膜以及相对缺乏与内皮细胞相关的周细胞或平滑肌，导致形成不良的脆性血管，后者对大分子具有高渗透性；③动静脉分流；④间歇性或不稳定血流；⑤血管密度的极度异质性，低血管密度区域与高血管生成活动区域混合[59]。

获取功能性 DCE-MRI 的数据有两种不同方法[60]。首先，动态磁敏感 MR 序列（T_2^* 加权）对对比剂输送的血管期敏感，其反映组织灌注和血容量。然而，临床应用于前列腺的证据有限，目前尚未用于临床实践。其次，T_1 加权序列对血管外、细胞外对比剂敏感，因此能反映微血管灌注、渗透性和细胞外渗漏空间（基于弛豫

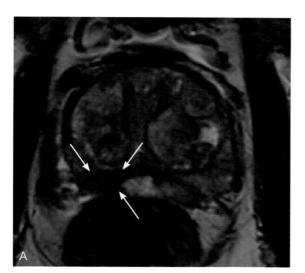
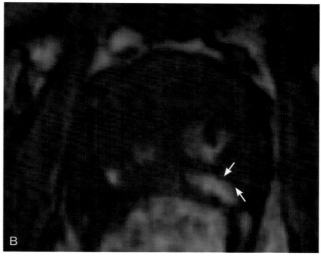
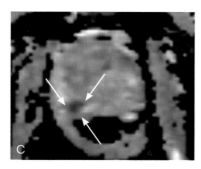
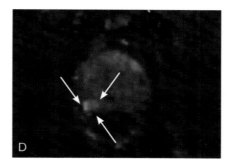
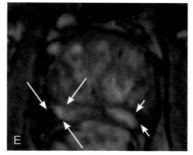

▲ 图 3-5　一名 72 岁男性患者经活检证实为右侧外周带前列腺癌（Gleason 评分为 8 分，6 个病灶中有 3 个为阳性，PSA 水平为 6.8）

T_3a 期前列腺癌。A. 横轴位 T_2 加权解剖 MR 图像显示右侧外周带病变，向直肠延伸（箭），表明包膜外侵犯；B. 左侧外周带可见第二个病灶（小箭）；然而，T_1 加权序列在该区域中表现出高信号，证实为活检伪影；C. 右侧外周带病变在 ADC 图上显示扩散受限（箭）；D. 高 b 值 MR 图像显示右侧外周带高信号（箭）；E. T_1 加权 MR 图像显示右侧外周带（箭）早期强化灶、左侧外周带（小箭）信号无变化

性的方法）。后者是目前前列腺多参数 MRI 中最常用的方法。

DCE-MRI 的三个最重要的方面包括：①静脉内对比剂给药；②覆盖整个前列腺的快速时间分辨率成像；③信号强度变化的定性或定量估计以确定灌注的药代动力学参数[45]。DCE-MRI 由一系列覆盖整个前列腺的快速 T_1 加权序列组成，在快速团注低分子量钆螯合物之前和之后分别扫描。由于前列腺整体是富血管的，钆对比剂注射前、后图像的简单比较不足以辨别前列腺癌，减影技术可用来显示早期强化。

评估 T_1 加权 DCE-MR 图像信号强度变化以定性、半定量或定量地估计体内对比剂摄取。

信号强度变化的定性分析可以通过评估信号强度 - 时间曲线的形状来实现。这种方法在日常实践中最常用。

通过使用许多参数来描述信号强度变化的半定量方法，例如：①信号强度曲线的起始时间（t_0＝从动脉出现对比剂到对比剂到达组织中的时间）；②增强曲线的斜率和高度（达峰时间）；③最大信号强度（峰值强度）；④持续延迟相（1 型曲线）、平台延迟相（2 型曲线）和流出延迟相（3 型曲线）[61]。

定量方法使用药物动力学模型，通常用于定量组织中对比剂浓度的变化。通过使用药代动力学模型，浓度 - 时间曲线能够精确拟合，并且获得药代动力学定量参数，包括：①对比剂的传递常数（K_{Trans}）；②速率常数（K_{ep}）；③血管外间质、细胞外间隙（V_e）[62]。

5. 局部分期 局部分期需要检查前列腺包膜和精囊。多参数 MRI 是目前术前对前列腺癌分期最准确的成像方式[63]。与其他影像学技术相比，MRI 在评估前列腺内病变、包膜外侵犯和精囊侵犯以及前列腺周围结构侵犯等方面具有更高的准确性。在确诊癌症的患者中，可靠地确定其局部分期以及腺体内的肿瘤定位是前列腺 MRI 的重要组成部分。近十年来，MRI 在

前列腺癌研究中的重点从分期转向前列腺癌的定位和检测。肿瘤位置、包膜受累、肿瘤体积和神经血管束完整性比单纯的分期更重要。

在 T_2 加权像上，包膜外延伸表现为肿瘤直接扩散到前列腺周围脂肪中。用于检测包膜外延伸的间接成像标准是神经血管束不对称、直肠前列腺角闭塞、肿瘤向前列腺周围脂肪凸出、肿瘤与包膜表面广泛接触以及包膜回缩[63-67]。DCE-MRI 和 DWI 技术可提高局部分期[68]。最有可能的是，所获得的功能性信息可以引导并将经验不足的放射科医师的注意力聚集到特定区域。

二、睾丸

诊断睾丸癌的第一步通常是通过自我检查。睾丸癌通常表现为无痛性阴囊肿块。睾丸癌占男性所有癌症的 1％，是 15 － 34 岁男孩和年轻人中最常见的肿瘤[69]。每年每 100 万名男性新发睾丸癌的人数为 56 人，每年每 100 万人中的死亡人数为 3 人。这些比率是根据 2008 － 2012 年病例和死亡进行年龄校正的[70]。5 年生存率超过 95％。高治疗成功率与分期和治疗方法的提高有关。影像学在评估肿瘤体积、转移部位、对治疗反应的监测、手术计划以及复发时对疾病的准确评估起着核心作用[71]。

40 年来，睾丸癌的发病率翻了一倍。在诊断时，0.7％的男性生殖细胞肿瘤为双侧，1.5％的患者在 5 年内发生异时性病变。

（一）解剖学

睾丸及其输出管系统、附睾和输精管起自生殖嵴和中肾管。成人睾丸由密集的生精小管组成，这些小管由薄的纤维隔膜分隔。睾丸位于阴囊内，后者是由内提睾肌和外筋膜层、肉膜肌和皮肤组成的囊[72]。睾丸由白膜包住，这是一种纤维囊包膜，向后进入睾丸形成睾丸纵隔。白膜由一扁层间皮膜，即睾丸鞘膜覆盖。

在正常成人睾丸中，有 200 ～ 300 个小叶，每个小叶含有 400 ～ 600 个生精小管。

（二）组织病理学

所有睾丸肿瘤中，95% 是生殖细胞肿瘤，其余为淋巴瘤（4%）和睾丸支持细胞瘤。睾丸生殖细胞肿瘤来自生精细胞，可分为单能性或全能性。单潜能肿瘤是精原细胞瘤，占所有生殖细胞肿瘤的 35% ～ 50%。非精原细胞性生殖细胞肿瘤被认为是多潜能的。

血清肿瘤标志物非常有助于区分不同生殖细胞肿瘤及其他恶性肿瘤。在非精原细胞瘤 80% ～ 85% 中，血清甲胎蛋白（AFP）和（或）人绒毛膜促性腺激素（β-hCG）的浓度升高。相比之下，不足 25% 的睾丸精原细胞瘤出现血清 β-hCG 升高，并且在纯精原细胞瘤中 AFP 不升高。然而，这些肿瘤标志物不能准确评估肿瘤体积或定位肿瘤扩散部位 [71]。

（三）睾丸癌的分期

生殖细胞癌经病理确认后，需要进一步分期检查观察病变范围。TNM 分期用于对睾丸癌分期。目前，腹部和胸部 CT 是进行初步分期的标准技术。

最常见的转移部位是通过淋巴系统进入腹膜后淋巴结，通过血行途径进入肺部，少见于肝脏、脑和骨骼。一般来说，进展期疾病主要通过化疗来治疗。非精原细胞性生殖细胞肿瘤表现为周围多发小结节，而精原细胞瘤转移倾向于较大的肿块 [71]。罕见的血行转移部位包括肾上腺、肾脏、脾脏、胸膜、心包和腹膜 [71]。

淋巴播散通过淋巴通道（从精索和睾丸血管到腹膜后淋巴结）发生。通常，右侧睾丸肿瘤播散至右侧腹膜后。淋巴结转移见于下腔静脉周围、右肾门水平和主动脉分叉之间。而左侧睾丸癌淋巴结转移可见于腹主动脉附近以及左肾静脉的正下方。对侧受累不常见，但较大病变也可发生 [73]。在没有巨大肿块的情况下，盆腔淋巴结肿大并不常见 [74]。

（四）MR 成像

超声检查是目前评估阴囊疾病的主要成像方式。然而，由于其广泛的视野、多平面成像能力和固有的高软组织对比度，MRI 可作为阴囊成像的有效补充技术 [75]。在 T_1 加权 MR 图像上，与正常睾丸相比，肿瘤通常呈等信号，在质子密度加权 MR 图像上呈不均匀和稍低信号，而在 T_2 加权图像上呈中等信号。

MRI 检查于仰卧位进行，表面线圈（相控阵）位于睾丸上方。通过双腿之间放置支撑物（折叠毛巾放置在双腿之间）提升阴囊，使两侧睾丸处于同一水平面，以确保合适的冠状位成像。阴茎偏向一侧，扫描覆盖整个区域。

至少获取两个平面中 T_1 和 T_2 加权序列（优选在冠状位和横轴位平面）。冠状位是阴囊成像的最佳平面。冠状位方向覆盖阴囊的后部到腹股沟外环的前部。DCE 减影 MRI 可用于区分睾丸疾病和阴囊疾病 [76]。一般而言，DCE-MRI 仅用于表现轻微、不典型或复杂的患者。为了分期，应该采集腹部 T_1 加权横轴位图像以检测淋巴结转移。

正常睾丸是一个分界清晰的椭圆形结构。与肌肉相比，在 T_1 加权像上呈均匀中等信号，在 T_2 加权像上呈均匀稍高信号（低于液体信号）。在 T_1 和 T_2 加权像上，附睾均呈低信号。附睾在 T_2 加权像上与睾丸区分更明显，因为其信号低于相邻睾丸。睾丸完全被白膜包绕，后者是一厚层致密纤维组织。白膜和睾丸纵隔表现为低信号结构 [75]。在 T_2 加权像上，睾丸纵隔表现为睾丸后方的低信号带（图 3-6）。

精原细胞瘤的 MRI 表现与其组织学一致。精原细胞瘤常表现为均匀一致，在 T_1 加权像上与正常睾丸实质相比，呈相对等信号，在 T_2 加权像上呈低信号（图 3-7）。然而，MRI 不能可靠预测组织学类型 [77]。一些非典型的精原细胞性病变可出现内部出血，不同出血时间会导致

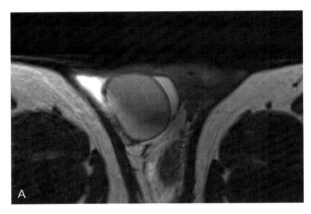

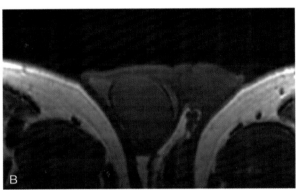

▲ 图 3-6　一名 40 岁男性，睾丸正常

A.T₂ 加权图像显示与肌肉相比，睾丸呈均匀稍高信号（低于液体信号）；B.T₁ 加权图像显示睾丸呈分界清晰的椭圆形结构，与肌肉相比，呈均匀中等信号

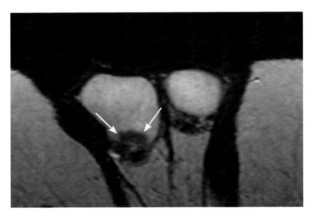

▲ 图 3-7　一名 26 岁男性，伴无痛睾丸肿块

T₂ 加权 MR 图像显示右侧睾丸中的小病变（低信号，箭），代表睾丸精原细胞瘤

信号不同。

　　非精原生殖细胞肿瘤较精原细胞瘤更易出现囊变区域。鉴于其组织学类型，前者在 MR 图像上明显不均匀，这是与精原细胞性病变相

比是最显著的特征。在 MRI 上，这些肿瘤在 T₁ 加权 MR 图像上通常为等 - 高信号，而在 T₂ 加权 MR 图像上为低信号。总体上不均匀的表现主要是由于细胞类型、出血和坏死的存在。

　　有时，原发性睾丸肿瘤可能会自发消退，这些病变通常被称为燃尽性生殖细胞肿瘤[78]。在 MRI 上，T₂ 加权图像显示正常睾丸结构扭曲的局灶性低信号区域，没有明显肿块。表现可类似节段性梗死。

参考文献

［1］Kim B, Kawashima A, Ryu JA et al. Imaging of the seminal vesicle and vas deferens. RadioGraphics 2009;29:1105–1121.

［2］Amirkhan RH, Molber KH, Huley EL, Nurenberg P, Sagalowsky AI. Primary leiomyosarcoma of the seminal vesicle. Urology 1994;44:132–135.

［3］Siegel RL, Miller KD, Jemal A. Cancer statistics, 2015. CA Cancer J Clin 2015;65(1):5–29.

［4］Zlotta AR, Egawa S, Pushkar D et al. Prevalence of prostate cancer on autopsy: Cross-sectional study on unscreened Caucasian and Asian men. J Natl Cancer Inst 2013;105(14):1050–1058.

［5］McNeal JE. Normal and pathologic anatomy of the prostate. Urology 1981;17:11–16.

［6］Loeb S, Bjurlin MA, Nicholson J et al. Overdiagnosis and overtreatment of prostate cancer. Eur Urol 2014;65(6):1046–1055.

［7］Krakowsky Y, Loblaw A, Klotz L. Prostate cancer death of men treated with initial active surveillance: Clinical and biochemical characteristics. J Urol 2010;184:131–135.

［8］Comiter CV, Benson CJ, Capelouto CC et al. Nonpalpable intratesticular masses detected sonographically. J Urol 1995;154:1367–1369.

［9］Ries LAG, Melbert D, Krapcho M et al. (eds). SEER Cancer Statistics Review, 1975–2005. National Cancer Institute, Bethesda, MD. http://seer.cancer.gov/csr/1975_2005.

［10］Moreno CC, Small WC, Camacho JC et al. Testicular tumors: What radiologists need to know-differential diagnosis, staging, and management. RadioGraphics 2015;35:400–415.

［11］Kundra V, Silverman PM, Matin SF, Choi H. Imaging in oncology from the University of Texas M. D. Anderson Cancer Center: Diagnosis, staging, and surveillance of prostate cancer. AJR Am J Roentgenol 2007;189(4):830–844.

［12］Quick CM, Gokden N, Sangoi AR, Brooks JD, McKenney JK. The distribution of PAX-2 immunoreactivity in the prostate gland, seminal vesicle, and ejaculatory duct: Comparison with prostatic adenocarcinoma and discussion of prostatic zonal embryogenesis. Hum Pathol 2010;41(8):1145–1149.

[13] Vargas HA, Akin O, Franiel T et al. Normal central zone of the prostate and central zone involvement by prostate cancer: Clinical and MR imaging implications. Radiology 2012;262(3):894–902.

[14] McNeal JE, Redwine EA, Freiha FS, Stamey TA. Zonal distribution of prostatic adenocarcinoma: Correlation with histologic pattern and direction of spread. Am J Surg Pathol 1988;12:897–906.

[15] Augustin H, Erbersdobler A, Hammerer PG, Graefen M, Huland H. Prostate cancers in the transition zone. Part 2: Clinical aspects. BJU Int 2004;94:1226–1229.

[16] Greene DR, Wheeler TM, Egawa S, Weaver RP, Scardino PT. Relationship between clinical stage and histological zone of origin in early prostate-cancer—Morphometric analysis. Br J Urol 1991;68:499–509.

[17] King CR, Ferrari M, Brooks JD. Prognostic significance of prostate cancer originating from the transition zone. Urol Oncol 2009;27:592–597.

[18] Boonsirikamchai P, Choi S, Frank SJ et al. MR Imaging of prostate cancer in radiation oncology: What radiologists need to know. RadioGraphics 2013;33:741–761.

[19] Sonnad SS, Langlotz CP, Schwartz JS. Accuracy of MR imaging for staging prostate cancer: A meta-analysis to examine the effect of technologic change. Acad Radiol 2001;8(2):149–157.

[20] Pinto PA, Chung PH, Rastinehad AR et al. Magnetic resonance imaging/ultrasound fusion guided prostate biopsy improves cancer detection following transrectal ultrasound biopsy and correlates with multiparametric magnetic resonance imaging. J Urol 2011;186(4):1281–1285.

[21] Sciarra A, Panebianco V, Salciccia S et al. Modern role of magnetic resonance and spectroscopy in the imaging of prostate cancer. Urol Oncol 2011;29:12–20.

[22] Puech P, Sufana Iancu A, Renard B, Villers A, Lemaitre L. Detecting prostate cancer with MRI: Why and how. Diagn Interv Imaging 2012;93:268–278.

[23] Tamada T, Sone T, Higashi H et al. Prostate cancer detection in patients with total serum prostate-specific antigen levels of 4–10 ng/mL: Diagnostic efficacy of diffusion-weighted imaging, dynamic contrast-enhanced MRI, and T2-weighted imaging. AJR Am J Roentgenol 2011;197:664–670.

[24] Hoeks CM, Barentsz JO, Hambrock T et al. Prostate cancer: Multiparametric MR imaging for detection, localization, and staging. Radiology 2011;261(1):46–66.

[25] Turkbey B, Pinto PA, Mani H et al. Prostate cancer: Value of multiparametric MR imaging at 3 T for detection—Histopathologic correlation. Radiology 2010;255(1):89–99.

[26] Delongchamps NB, Rouanne M, Flam T et al. Multiparametric magnetic resonance imaging for the detection and localization of prostate cancer: Combination of T2-weighted, dynamic contrast-enhanced and diffusionweighted imaging. BJU Int 2011;107(9):1411–1418.

[27] Delongchamps NB, Beuvon F, Eiss D et al. Multiparametric MRI is helpful to predict tumor focality, stage, and size in patients diagnosed with unilateral low-risk prostate cancer. Prostate Cancer Prostatic Dis 2011;14(3):232–237.

[28] Scheenen TW, Futterer J, Weiland E et al. Discriminating cancer from noncancer tissue in the prostate by 3-dimensional proton magnetic resonance spectroscopic imaging: A prospective multicenter validation study. Invest Radiol 2011;46(1):25–33.

[29] Rosenkrantz AB, Taneja SS. Radiologist, be aware: Ten pitfalls that confound the interpretation of multiparametric prostate MRI. AJR Am J Roentgenol 2014;202(1): 109–120.

[30] White S, Hricak H, Forstner R et al. Prostate cancer: Effect of postbiopsy hemorrhage on interpretation of MR images. Radiology 1995;195:385–390.

[31] Tamada T, Sone T, Jo Y et al. Prostate cancer: Relationships between postbiopsy hemorrhage and tumor detectability at MR diagnosis. Radiology 2008;248(2): 531–539.

[32] Janssen MJ, Huijgens PC, Bouman AA, Oe PL, Donker AJ, van der Meulen J. Citrate versus heparin anticoagulation in chronic haemodialysis patients. Nephrol Dial Transplant 1993;8(11):1228–1233.

[33] Schiebler ML, Schnall MD, Pollack HM et al. Current role of MR imaging in the staging of adenocarcinoma of the prostate. Radiology 1993;189:339–352.

[34] Barrett T, Vargas HA, Akin O, Goldman DA, Hricak H. Value of the hemorrhage exclusion sign on T1-weighted prostate MR images for the detection of prostate cancer. Radiology 2012;263:751–757.

[35] Wang L, Mazaheri Y, Zhang J, Ishill NM, Kuroiwa K, Hricak H. Assessment of biologic aggressiveness of prostate cancer: Correlation of MR signal intensity with Gleason grade after radical prostatectomy. Radiology 2008;246(1):168–176.

[36] Bezzi M, Kressel HY, Allen KS et al. Prostatic carcinoma: Staging with MR imaging at 1.5 T. Radiology 1988;169(2):339–346.

[37] King CR, Ferrari M, Brooks JD. Prognostic significance of prostate cancer originating from the transition zone. Urol Oncol 2009;27(6):592–597.

[38] Hricak H, Choyke PL, Eberhardt SC, Leibel SA, Scardino PT. Imaging prostate cancer: A multidisciplinary perspective. Radiology 2007;243(1):28–53.

[39] Hoeks CM, Hambrock T, Yakar D et al. Transition zone prostate cancer: Detection and localization with 3-T multiparametric MR imaging. Radiology 2013;266(1): 207–217.

[40] Lansberg MG, Norbash AM, Marks MP, Tong DC, Moseley ME, Albers GW. Advantages of adding diffusion-weighted magnetic resonance imaging to conventional magnetic resonance imaging for evaluating acute stroke. Arch Neurol 2000;57:1311–1316.

[41] Stejskal EO, Tanner JE. Spin diffusion measurements: Spin echoes in the presence of a time-dependent field

gradient. J Chem Phys 1965;42(1):288–292.

［42］Bammer R, Skare S, Newbould R et al. Foundations of advanced magnetic resonance imaging. NeuroRx 2005;2:167–195.

［43］Basser PJ. Inferring microstructural features and the physiological state of tissues from diffusion-weighted images. NMR Biomed 1995;8:333–344.

［44］Peng Y, Jiang Y, Antic T et al. Apparent diffusion coefficient for prostate cancer imaging: Impact of B values. AJR Am J Roentgenol 2014;202(3):W247–W253.

［45］Katahira K, Takahara T, Kwee TC et al. Ultra-high-bvalue diffusion-weighted MR imaging for the detection of prostate cancer: Evaluation in 201 cases with histopathological correlation. Eur Radiol 2011;21(1):188–196.

［46］Maas MC, Fütterer JJ, Scheenen TW. Quantitative evaluation of computed high B value diffusion-weighted magnetic resonance imaging of the prostate. Invest Radiol 2013;48(11):779–786.

［47］Somford DM, Fütterer JJ, Hambrock T, Barentsz JO. Diffusion and perfusion MR imaging of the prostate. Magn Reson Imaging Clin N Am 2008;16(4):685–695.

［48］Kumar V, Jagannathan NR, Kumar R et al. Apparent diffusion coefficient of the prostate in men prior to biopsy: Determination of a cut-off value to predict malignancy of the peripheral zone. NMR Biomed 2007;20:505–511.

［49］Kim CK, Park BK, Lee HM, Kwon GY. Value of diffusionweighted imaging for the prediction of prostate cancer location at 3T using a phased-array coil: Preliminary results. Invest Radiol 2007;42:842–847.

［50］Tamada T, Sone T, Toshimutsu S et al. Age-related and zonal anatomical changes of apparent diffusion coefficient values in normal human prostatic tissues. J Magn Reson Imaging 2008;27:552–556.

［51］Ren J, Huan Y, Wang H et al. Diffusion-weighted imaging in normal prostate and differential diagnosis of prostate diseases. Abdom Imaging 2008;33(6):724–728.

［52］Nowak J, Malzahn U, Baur AD et al. The value of ADC, T2 signal intensity, and a combination of both parameters to assess Gleason score and primary Gleason grades in patients with known prostate cancer. Acta Radiol December 12, 2014. pii: 0284185114561915. [Epub ahead of print].

［53］Hambrock T, Hoeks C, Hulsbergen-van de Kaa C et al. Prospective assessment of prostate cancer aggressiveness using 3-T diffusion-weighted magnetic resonance imaging-guided biopsies versus a systematic 10-core transrectal ultrasound prostate biopsy cohort. Eur Urol 2012;61(1):177–184.

［54］Nagel KN, Schouten MG, Hambrock T et al. Differentiation of prostatitis and prostate cancer by using diffusion-weighted MR imaging and MR-guided biopsy at 3 T. Radiology 2013;267(1):164–172.

［55］Esen M, Onur MR, Akpolat N, Orhan I, Kocakoc E. Utility of ADC measurement on diffusion-weighted MRI in differentiation of prostate cancer, normal prostate and prostatitis. Quant Imaging Med Surg 2013;3(4): 210–216.

［56］Cuenod CA, Balvay D. Perfusion and vascular permeability: Basic concepts and measurement in DCE-CT and DCE-MRI. Diagn Interv Imaging 2013;94(12):1187–1204.

［57］Padhani AR, Harvey CJ, Cosgrove DO. Angiogenesis imaging in the management of prostate cancer. Nat Clin Pract Urol 2005;2:596–607.

［58］Bonekamp D, Macura KJ. Dynamic contrast-enhanced magnetic resonance imaging in the evaluation of the prostate. Top Magn Reson Imaging 2008;19:273–284.

［59］Hambrock T, Padhani AR, Tofts PS, Vos P, Huisman HJ, Barentsz JO. Dynamic contrast-enhanced MR imaging in the diagnosis and management of prostate cancer. RSNA Categorical Course in Diagnostic Radiology: Genitourinary Radiology 2006;61–77.

［60］Beyersdorff D, Lüdemann L, Dietz E et al. Dynamic contrast-enhanced MRI of the prostate: Comparison of two different post-processing algorithms. Rofo 2011;183(5): 456–461.

［61］Alonzi R, Padhani AR, Allen C. Dynamic contrast enhanced MRI in prostate cancer. Eur J Radiol 2007;63(3):335–350.

［62］Huisman HJ, Engelbrecht MR, Barentsz JO. Accurate estimation of pharmacokinetic contrast-enhanced dynamic MRI parameters of the prostate. J Magn Reson Imaging 2001;13(4):607–614.

［63］Futterer JJ. MR imaging in local staging of prostate cancer. Eur J Radiol 2007;63(3):328–334.

［64］Tempany CM, Rahmouni AD, Epstein JI, Walsh PC, Zerhouni EA. Invasion of the neurovascular bundle by prostate cancer: Evaluation with MR imaging. Radiology 1991;181(1):107–112.

［65］Turkbey B, Albert PS, Kurdziel K, Choyke PL. Imaging localized prostate cancer: Current approaches and new developments. AJR Am J Roentgenol 2009;192(6): 1471–1480.

［66］Yu KK, Hricak H, Alagappan R, Chernoff DM, Bacchetti P, Zaloudek CJ. Detection of extracapsular extension of prostate carcinoma with endorectal and phased-array coil MR imaging: Multivariate feature analysis. Radiology 1997;202(3):697–702.

［67］Outwater EK, Petersen RO, Siegelman ES, Gomella LG, Chernesky CE, Mitchell DG. Prostate carcinoma: Assessment of diagnostic criteria for capsular penetration on endorectal coil MR images. Radiology 1994;193(2):333–339.

［68］Fütterer JJ, Engelbrecht MR, Huisman HJ et al. Staging prostate cancer with dynamic contrast-enhanced endorectal MR imaging prior to radical prostatectomy: Experienced versus less experienced readers. Radiology 2005; 237(2):541–549.

［69］Garner MJ, Turner MC, Ghadirian P, Krewski D. Epidemiology of testicular cancer: An overview. Int J Cancer 2005;116, 331–339.

［70］http://seer.cancer.gov/statfacts/html/testis.html.

［71］Dalal PU, Sohaib SA, Huddart R. Imaging of testicular

germ cell tumours. Cancer Imaging 2006;6:124–134.

［72］Semelka RC. Kidneys, testes. In: Semelka RC (ed.) Abdominal-Pelvic MRI, 1st edn. Wiley-Liss, New York, 2002; pp. 741–1007.

［73］Donohue JP, Zachary JM, Maynard BR. Distribution of nodal metastases in nonseminomatous testis cancer. J Urol 1982;128:315–320.

［74］Mason MD, Featherstone T, Olliff J, Horwich A. Inguinal and iliac lymph node involvement in germ cell tumours of the testis: Implications for radiological investigation and for therapy. Clin Oncol 1991;3:147–150.

［75］Rholl KS, Lee JKT, Ling D, Heiken JP, Glazer HS. MR imaging of the scrotum with a high resolution surface coil.

Radiology 1987;163, 99–103.

［76］Watanabe Y, Dohke M, Ohkubo K et al. Scrotal disorders: Evaluation of testicular enhancement patterns at dynamic contrast-enhanced subtraction MR imaging. Radiology 2002;217:219–227.

［77］Tsili AC, Argyropoulou MI, Astrakas LG, Ntoulia EA, Giannakis D, Sofikitis N, Tsampoulas K. Dynamic contrast-enhanced subtraction MRI for characterizing intratesticular mass lesions. AJR Am J Roentgenol 2013;200(3):578–585.

［78］Patel MD, Patel BM. Sonographic and magnetic resonance imaging appearance of a burned-out testicular germ cell neoplasm. J Ultrasound Med. 2007 Jan;26(1):143–6.

Chapter 4
子宫和阴道

Uterus and Vagina

Suzanne L. Palmer, Nicole F. Darcy, Claire L. Templeman, Allison D. Salibian, 著

张文佳，译 薛华丹，校

目录 CONTENTS

有关盆腔疾病的症状通常是非特异性且多样化的，涉及妇科、产科和非妇产科病因。超声检查仍然是大多数主诉妇产科症状的女性患者进行影像检查的第一线成像方式，包括异常阴道出血、盆腔疼痛和随访先前检查到的异常或先天畸形[1-4]。超声检查因其实用性、高分辨率、聚焦检查的能力和相对于 CT、MRI 较低的成本而非常适用于女性盆腔的检查。在盆腔超声无法确诊的情况下，MRI 图像因具有优越的软组织对比度，已被广泛认为是解决问题的有效工具。MRI 图像可以区分子宫带状解剖，精准识别、定位和描述肌瘤、确诊子宫腺肌症和评价复杂的子宫异常。在首次确诊的子宫内膜癌中，如果影像学检查被列入诊疗计划，则会选择用 MRI。MRI 可以评估盆腔疾病的范围，还被用来评价子宫肌层的厚度和宫颈内肿瘤的范围，包括术前和随访[3]。尽管评价宫颈癌的宫颈基质浸润并不准确，但 MRI 仍是比 CT 和超声更优的侵袭性宫颈癌治疗前选择。

在此章节，我们将了解以下内容。

1. 介绍 MRI 的子宫和阴道成像技术。

2. 回顾子宫和阴道的正常及先天畸形的 MRI 表现。

3. 回顾子宫和阴道的良、恶性病变。

4. 了解妇科医师需要知道的信息。

一、成像技术

尽管子宫和阴道是可以在低磁场下成像的[5]，但与较高场（1.5 ～ 3T）成像相比，成像受到较低信噪比的限制，具有较低的空间和时间分辨率。已发表的研究中，支持使用 1.5T 对女性盆腔进行成像，但随着 3T 的信噪比增加，更多的研究比较了在 1.5T 和 3T 场强时对女性盆腔进行的成像[6,7]。Kataoka 等[7]针对子宫体和宫颈的研究发现，在整体图像质量和子宫带状解剖对比度之间并无明显差异，但在 3T 时，子宫和阴道的图像对比度十分优秀。我们注意到，在本研究

机构中也有相似的结果（图 4-1）。他们也同样发现了伪影，比如图像的不均匀性，在 3T 上更明显，但运动伪影却在 1.5T 上更大。对比度增强序列受益于 3T 时信噪比的增加；然而，由 3T 成像提供的改善了的空间分辨率可能会增加伪影，包括敏感性、阴影和化学位移。特定吸收率（SAR）的增加也限制了一些序列在 3T 上的使用[6,8]。迄今为止，1.5T 和 3T 的诊断成像似乎是可比的，因此，磁场强度的选择可由放射科医师和扫描仪的可用性决定。

常规盆腔核磁共振成像不需要患者准备；但最好在禁食至少 6h 后进行成像，以减少肠蠕动。肠道运动可以降低图像质量，因此在特定的检查中，特别是评估子宫内膜癌或子宫颈癌时，可以使用抗蠕动剂。常用药物包括胰高血糖素和丁基东莨菪碱，后者不是美国食品药物监督管理局批准使用的药物。考虑到患者的舒适度，在检查之前应该让患者排空肠道，并可通过过度膨胀的膀胱来限制邻近器官的运动。直肠和阴道造影不常规使用，但它们可有助于评估阴道病理学、盆底异常和盆腔器官脱垂。

当使用标准盆腔序列和盆腔相位阵列线圈进行成像时，MRI 通常可用于评估正常盆腔解剖结构和大多数盆腔病变。序列的选择取决于待解决的临床问题；标准的盆腔 MRI 方案通常包括 T_2 加权（T_2W）和 T_1 加权（T_1W）序列的组合，以及伴或不伴脂肪抑制（表 4-1，图 4-2 和图 4-3）。通常使用的 T_2W 序列包括具有弛豫增强的多平面 2D T_2W 快速采集，其高空间分辨率和高对比度分辨率可实现优异的解剖显示；此类序列包括快速自旋回波（FSE）和快速自旋回波（TSE）序列，与超快速单次激发序列相比，它们具有更长的采集时间和更高的分辨率。单次激发序列包括 ssFSE、ssTSE 和半傅立叶采集单发快速自旋回波（HASTE）。T_1W 序列通常用于组织成分鉴别。当需要高分辨率时，可以使用轴位 2D T_1W FSE / TSE。当需要更快的成像时，可以采集 T_1W 梯度回波序列。无论 2D 或

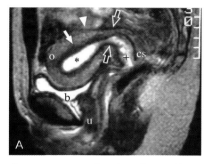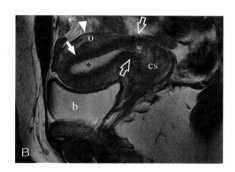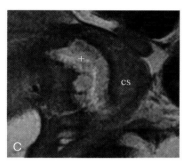

▲ 图 4-1　正常子宫和宫颈图像

1.5T（A）和 3T（B）上的正常子宫矢状 T_2W 图像；C.3T 上的宫颈的放大图像。子宫带状解剖对比在 1.5T 和 3T 上相似，但子宫颈和阴道的分辨率在 3T 上有所改善。图示包括：子宫内膜（*），子宫颈管（+），交界区（白箭），外肌层（o），膀胱（b），尿道（u），宫颈基质（cs），浆膜层（箭头）和宫颈内口（空心箭）

表 4-1　标准的盆腔 MRI 方案

序列	层面	TR/TE	FOV	层厚 / 层距 (mm)	翻转角度	矩阵	回波链长度
定位相	3 层面	—	48	7/5	—	128×256	—
T_2W FSE	矢状面	3000/110	30	5/1	—	256×256	20
T_2W FSE	冠状面	3000/110	20	5/1	—	256×256	20
T_2W FSE+FS	轴面	3000/110	20	5/1	—	256×256	20
T_1W FSE	轴面	500/20	20	5/1	—	512×256	3
LAVA[a]	轴面	—	40	5/0	12	320×192	—
LAVA[a]	冠状面	—	40	5/0	12	320/192	—
LAVA[a]	矢状面	—	40	5/0	12	320/192	—
T_2ssFSE[b,c]	子宫长轴面	最小值 /120	36	5/0	—	256×224	—
T_2ssFSE[b,c]	子宫长轴面	最小值 /120	36	5/0	—	256/224	—
DWI b=500	轴面	3725/ 最小值	38	5/0	—	160×160	—
DWI b=1000	轴面	3950/ 最小值	38	5/0	—	160×160	—
$T_2WssFSE$[b]	冠状面	111/3975	42	6/1	—	192×320	20

采用 8 通道相位阵列表面线圈。a. 前后对比增强序列；可选择序列；b. 米勒管畸形；c. 子宫内膜癌

3D，在静脉注射对比剂之前和之后均需进行具有脂肪抑制的 T_1W 梯度回波序列扫描。如果要解决的临床问题涉及子宫解剖或肿瘤分期，则应进行平行于子宫长轴和短轴的 T_2W 序列图像采集（图 4-4）。需要获取一个冠状大视野的超快速 T_2W 序列，以评估在有妇科异常情况下正常肾脏的情况。

我们通常行盆腔增强检查。非动态增强和动态增强成像的选择取决于检查目的；静脉期采集增强后成像（图 4-5）可能足以用于显示平滑肌瘤，而动态对比增强（DCE）通常用于评估子宫内膜癌和宫颈癌。DCE 成像使用脂肪抑制、钆螯合剂（Gd-C）增强后的三维梯度回波 T_1W 序列。在 Gd-C 注射之前以及在增强（立即，

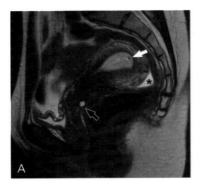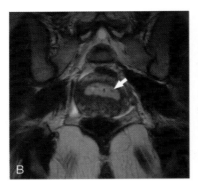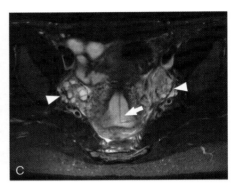

▲ 图 4-2　标准盆腔序列

矢状位（A）、冠状位（B）和轴位（C）T₂W 快速自旋回波序列，以获得高空间分辨率和高对比度分辨率。T₂W 序列极好地显示了解剖结构。我们通常获得轴向脂肪抑制序列，因为认为这可以更好地观察低位盆腔（阴道、输尿管和肛门）的结构。考虑到时间因素，除了分期子宫内膜癌和宫颈癌以外，大多数情况下超快速单次序列足以用于临床评价。图示包括：宫内节育器（白箭），纳氏囊肿（黑箭），游离液体（＊）和卵巢（箭头）

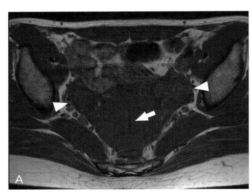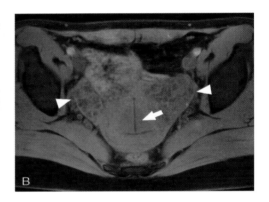

▲ 图 4-3　标准盆腔序列

A. 轴位 T₁W 快速自旋回波序列；B.T₁W 梯度回波序列。考虑到时间信号因素，梯度回波序列可用于获取非脂肪抑制和脂肪抑制图像。子宫图像在 T₁WI 序列呈中等均匀。T₁W 图像用于组织成分分析；增加包括脂肪和血液存在时病灶的显著性，并且作为对比增强时减影的遮盖，当增强前结构是亮 T₁ 时尤为重要。图示包括：宫内节育器（箭）和卵巢（箭头）

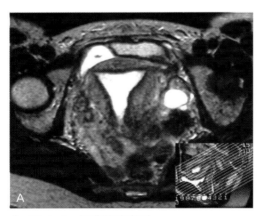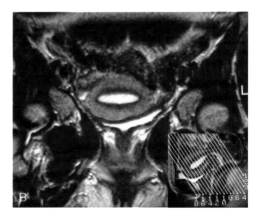

▲ 图 4-4　标准盆腔序列

A. 平行于子宫长轴采集的 T₂W 序列，能最有效地描述子宫外部轮廓；B. 短轴 T₂W 序列，最利于评估米勒（Müllerian）管异常情况下的隔膜和子宫内膜癌的子宫肌层浸润情况

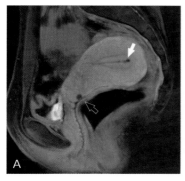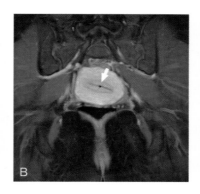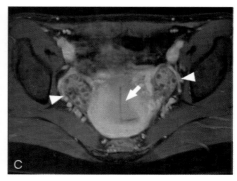

▲ 图 4-5　盆腔增强 MR
静脉注射钆螯合剂后采用脂肪抑制的 T_1W 梯度回波序列获得矢状位（A）、冠状位（B）和轴位（C）图像。注射对比剂后（非动态）依次获取三个平面，适用于常规盆腔成像，包括评估子宫肌瘤变性。图示包括：宫内节育器（白箭），nabothian 囊肿（黑箭）和卵巢（箭头）

第 1、2、4min）的多个动态时相采集子宫长轴和短轴的图像。在使用 Gd-C 后 120s 正常子宫肌层强化达到峰值，然后随时间减低。注射速率为每千克体重 0.1 ～ 0.2mmol，2ml/s。应该通过自动的 MRI 兼容高压注射器进行注射，以确保推注的准确性。

对比剂的使用和 Gd-C 的选择由放射科医师或机构自行决定；但是，急性肾损伤和终末期或严重慢性肾病患者应避免使用 Gd-C，因为这些患者存在肾源性纤维化（可能危及生命疾病）的高风险。没有一个绝对不能注射 Gd-C 的肾小球滤过率临界值；但当估计的肾小球滤过率 < 30 ml/min/1.73 m² 时应避免使用 Gd-C[9,10]。

女性盆腔的 MRI 成像通常是在自由呼吸下进行，与腹部相比，运动伪影在盆腔成像中不那么重要；但是由呼吸、血管搏动、肠蠕动和患者的随意运动而引起的运动伪影可能导致重要的诊断信息丢失和图像质量下降[11]。能够减少周期性运动（呼吸和血管搏动）引起的运动伪影的技术包括触发和门控。因为这些技术延长了采集时间，我们倾向于采用减少伪影的强度或将伪影从感兴趣区域中移除的技术。来自前腹壁内的皮下脂肪信号的增加突出了呼吸运动伪影；在视野中沿着前腹壁脂肪放置的饱和带有助于降低皮下脂肪的信号强度（SI），从而降低伪影[12]。抑制脂肪会减少所有脂肪的 SI，

减少呼吸和运动伪影的强度；但脂肪抑制可能会掩盖病变[12]。运动伪影包括肠、膀胱和子宫的蠕动。这些运动可能导致盆腔脏器成像模糊，图像质量的下降。

禁食和抗蠕动药物可尽量减少肠蠕动，排空膀胱可尽量减少膀胱蠕动。子宫蠕动，发生在子宫肌层的波浪状收缩，不同于散发性子宫肌层收缩，它可以类似肌瘤或子宫腺肌症影像改变（图 4-6）；但两者都可能被抗蠕动药物抑制，尽管与肠道并不完全相同[11]。子宫内膜下肌层收缩与月经周期相关，在卵泡期和排卵期增加，在黄体期降低[13]。

缩短成像时间的技术，包括增强 k- 空间填充的技术（平行、刀峰和螺旋桨技术），可以减少大部分患者的运动[14]。使用单次激发超快 T_2W 序列可以减少运动伪影，但也会降低图像和对比分辨率。3D 单次激发 T_2W 序列与 2D 单次激发序列相比，可以提供更高的对比度和图像分辨率，并且与传统的 FSE/TSE 相似[15]。

已有研究报道了近各向同性 3D 序列 T_2W 成像的优势[16]。获取 3D 数据集信息，只需一次采集，数据集可以重建到任何平面。理论上，这应该缩短扫描时间并确保适当的解剖覆盖；但是，获取近各向同性的体素大小数据集也很耗时。在 3T MR 上，Hecht 等[16]发现 3D 图像在诊断上可将脂肪和液体之间的差异进行比较，

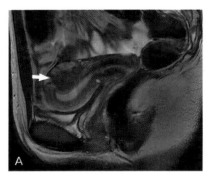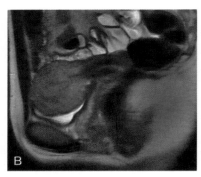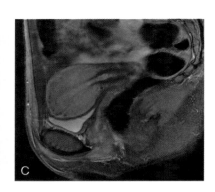

▲ 图 4-6　散发性子宫肌层收缩与子宫肌瘤和子宫腺肌症的区别

随着时间的推移，可从记录的影像表现变化中看出散发性子宫肌层收缩与子宫肌瘤和子宫腺肌症的区别。矢状 T_2W 图像显示，时间＝ 0（A）、时间＝ 30min（B）、时间＝ 45min（C），在时间为 0 时后壁出现的低 T_2WI 低信号区域（箭）在 30min 和 45min 时不再出现

这被认为是比 2D 序列优越之处。该领域需要进一步的研究。

　　弥散加权成像（DWI）是我们常规扫描方案的一部分，因为它的采集时间相对较短，并且能够显著增加某些异常的显示。DWI 结果与结构像（T_2W 和 T_1W 序列）的相关性应该被注意，以避免对 DWI 结果的误解。DWI 有望用于评估子宫内膜癌的子宫肌层浸润和宫颈癌的宫颈基质侵犯，对于增强禁忌的患者可能是 DCE 的替代方案。DWI 最常用于横轴面，即磁敏感性信号损失最小的平面（图 4-7）。Theony 等[17]建议获取薄层轴位 DWI（3mm 或更少）以得到任意方向的多平面重建。b 值可自行选择，数值范围通常为 400 ～ 1000 s/mm^2。我们通常使用 0、500 和 1000 s/mm^2 的 b 值。DWI 序列良恶性病变的表观弥散系数（ADC）的值存在重叠；因此，仍需要进一步研究。

　　血氧水平依赖性 MRI，灌注和光谱成像以及使用磁性氧化铁纳米颗粒需要进一步研究[3]。定量 MRI 技术（T_1、T_2 和灌注）正用于妇科研究，包括与异常子宫出血相关的子宫内膜血流调节异常、子宫内膜异位症和不孕症。已有研究评估了使用回波平面成像评估月经周期子宫组织灌注的可行性，目的是建立灌注的正常范围[18]。

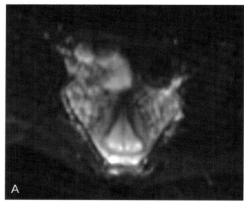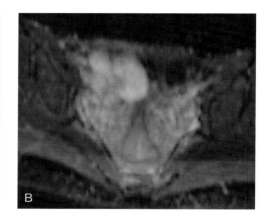

▲ 图 4-7　DWI 的应用

DWI 采用 b ＝ 0s/mm^2（A）和 b ＝ 800s/mm^2（B）时获得。我们通常以与 T_2W 横轴序列相同的视野和层厚行 DWI，并在静脉注射对比剂之前采集。DWI 可与子宫的长轴或短轴平行，以评估子宫肌层浸润

重　点
- 1.5T 与 3T 的成像相比；因此，场强的选择可由放射科医师和扫描仪配备决定。
- 患者检查前应禁食和排空膀胱。
- 沿着子宫的长轴和短轴获得的 T_2W 序列可用于评价米勒管异常和子宫内膜癌。
- 在使用 Gd-C 增强后 120s 正常子宫肌层强化达到峰值，然后随时间而降低。
- DWI 有望用于肿瘤浸润的评估，对于存在对比剂禁忌的患者，可替代 DCE。

二、正常子宫的解剖与 MRI 表现

子宫、阴道和输卵管位于盆腔的中间，与前方的尿道和膀胱以及肛管和直肠密切相关[19-21]。子宫的大小和表现因患者年龄、妊娠次数和激素状态而异（图 4-1，图 4-8 至 4-11）[20]。子宫由宫颈和体部组成，可以进一步细分为体部、角部和底部（图 4-12）。

在组织病理学上，子宫体壁由三层组成：子宫内膜、子宫肌层和浆膜 / 腹膜[19,22]。子宫内膜由形成腺体的柱状上皮组成，可分为两层：①深基底层，子宫内膜再生的来源；②表面功能层，呈周期性改变，对激素敏感[19]。子宫肌层可分为三层：①内膜下层，邻接子宫内膜，由方向与子宫内膜平行的密集平滑肌束组成；②内部肌层，血管较多，由任意方向松散排列的平滑肌束组成，横贯弓状动脉；③浆膜下层，由紧密的平滑肌纤维组成，周围与浆膜 / 腹膜形成囊状边界[19,22]。正常子宫肌层厚度为 1.5 ～ 2.5cm[19,23]。

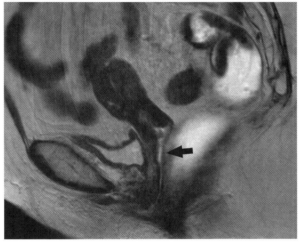

▲ 图 4-9　绝经后子宫的表现——78 岁女性的矢状 T_2W 图像
子宫萎缩至 3.5 ～ 7.5cm。宫颈长度通常等于子宫体。T_2W 图像上阴道壁薄而低信号（箭）。阴道腔和直肠中的高信号是用于盆底检查而灌注的含水凝胶

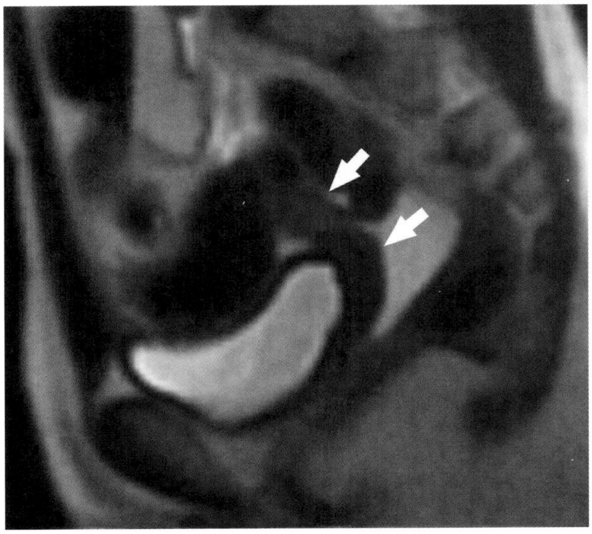

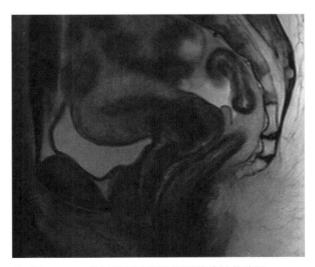

▲ 图 4-10　绝经后子宫行激素替代疗法的表现
矢状 T_2W 图像显示子宫的带状解剖和阴道的信号强度与育龄期的非常相似。在 T_2W 图像的中线上可以很好地显示前部尿道和膀胱的关系，以及后部肛管和直肠的关系

▲ 图 4-8　经前期子宫表现——6 岁女童矢状 T_2W 图像
由于子宫体积小（箭），子宫信号强度中等，难以与相邻的解剖结构分开。经前期子宫颈通常比子宫体大

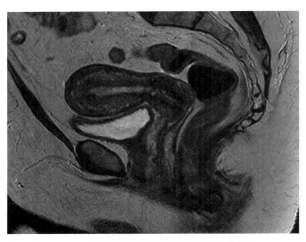

▲ 图 4-11　口服避孕药后的育龄期子宫表现

矢状位 T_2W 图像显示高信号子宫肌层和变薄的子宫内膜

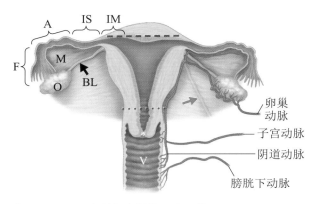

▲ 图 4-12　育龄期女性的子宫图像

子宫颈的长度大约是整个子宫的 1/3，从宫颈外口（＊）延伸至峡部（点状虚线）。子宫体可以细分为体部（短杆虚线下）和底部（短杆虚线上）图示包括：输卵管分为子宫间质部（IM），峡部（IS），壶腹部（A）和漏斗部（F）；卵巢（O），卵巢韧带（黑箭），圆韧带（灰箭），输卵管系膜（M），阔韧带（BL）和阴道（V）

MRI 已用于评估子宫超过 30 年；在放射学和妇科文献中[23-25]，其良好的软组织分辨力，区分子宫壁带状解剖结构以及鉴别激素刺激引起的差异已得到充分证实[23-25]。子宫在 T_1W 序列上具有均匀的中等信号强度，这限制了对解剖的观察（图 4-3）。子宫壁带状解剖结构最好在 T_2W 序列上观察，并在整个月经周期内相对恒定（图 4-1）。在育龄期，正常子宫内膜在 T_2W 序列上亮度均匀，厚度应小于 1.5 cm（图 4-1）。在超声中，子宫内膜厚度在整个月经周期中增

加[20]。Hoad 等[26]跟随调查了 23 名健康女性在正常月经周期中的超声和 MRI 表现，发现子宫内膜的体积和厚度在卵泡期早期和排卵期之间增加；但与超声不同的是，在 MRI 上黄体期的子宫内膜厚度并没有增加，并且由于组织压缩，还可能有轻微的减少[26]。US 和 MRI 之间的不同被认为是由于结合带（junctional zone，JZ）的显著差异导致的，而在 US 黄体期则不明显。

在 MRI 上可将子宫肌层分为两个不同的区域：内层 JZ，其与内膜下肌层的解剖结构相关；外层肌层与内部肌层解剖结构相关（图 4-1）[22]。外浆膜层解剖结构多变。JZ 在 T_2W 通常呈低信号，而外层子宫肌层通常呈中等信号，但其信号强度可能随同位周期和激素影响而改变。当比较组织学差异时，JZ 的核面积是外层肌层的 3 倍。据推测，核面积的增加与单位体积的细胞外基质减少有关[27,28]。JZ 内含水量下降被认为是导致 JZ 低信号的原因[27,28]。Hoad 等发现 JZ 的体积在整个月经周期中增加，但是厚度却没有。JZ 区域性分布并不规则；这种不规则性在黄体期是最明显的，即组织收缩最大的阶段[26]。Demas 等[25]证明在分泌中期，JZ 和子宫肌层的信号差异最明显。他们还发现服用口服避孕药的妇女子宫肌层信号较高，而且子宫内膜厚度明显减少（图 4-11）[25]。然而，正常的子宫表现各异，浆膜层表现多种多样，但通常表现为肌层与相邻盆腔结构之间的薄黑色交界面（图 4-1）[22]。

宫颈壁由三层组织构成：黏膜、黏膜下层和纤维肌基质[19]。黏膜由鳞柱状交界区下方的非角化鳞状上皮（外膜层）和鳞柱状交界区上方的分泌黏液的柱状上皮（宫颈内管）组成。鳞柱状交界处是一个依赖激素的动态交界面（转化区）。激素活跃的女性宫颈交界处位置较低，绝经后妇女宫颈交界处较高。纤维肌基质主要由纤维结缔组织和少量（10％～15％）平滑肌环状排列组成[29]。

在 MRI 上，宫颈可以上分为宫颈内膜和纤维肌基质（图 4-1 和图 4-13）。宫颈内膜与子宫内膜邻接，并且由于宫颈腺（plicae palmatae）的存在，宫颈黏膜和分泌物 T$_2$W 通常呈高信号。宫颈腺体不同深度地延伸入纤维肌基质。纤维肌基质可以从视觉上分为类似 JZ 的低 T$_2$ 信号内层和 T$_2$ 中等信号的外层。MRI 上显示的纤维肌基质的带状解剖，不符合平滑肌和纤维成分的组织学分布[29]。

在婴儿时期，由于母体雌激素的残留效应，带状解剖结构显示清晰。婴儿期之后至青春期之前，由于子宫尺寸太小，很难识别：长 2.0 ～ 3.5cm，宽 0.5 ～ 1.0cm。在经前期，子宫体小；但宫颈与成人大小相似。与生殖年龄相比，带状解剖不清楚，子宫肌层 SI 较低（图 4-8）[25]。初潮后 7 年左右，子宫生长停止[30]。在生育年龄，初产妇子宫长 6 ～ 9cm，经产妇子宫长 8 ～ 11cm，未生产子宫宫颈长度为子宫总长的 2 ～ 3cm。在绝经后患者中，子宫萎缩，带状解剖不清楚；子宫内膜厚度应小于 8mm（图 4-9）[20,25]。激素替代疗法可以保留子宫大小和 MRI 特征（图

4-10）。

阴道是一组从外阴前庭延伸到子宫的纤维肌鞘并在其壁中具有发育良好的静脉丛（图 4-13）[19,20,31]。阴道的平均长度为 7 ～ 9cm，有时可为 4 ～ 12cm[20,31,33]。阴道壁由三个组织层组成：①黏膜，激素敏感的非角化复层鳞状上皮，无腺体，并由宫颈和 Bartholin 腺分泌物润滑[19]；②肌层，由结缔组织（胶原蛋白和弹性蛋白）和平滑肌组成，排列在内环和外纵向层[19]；③外膜，包含盆腔内筋膜的纤维肌肉成分，将阴道与周围盆腔结构连接起来以维持支撑[32]。阴道前壁和阴道后壁的并置是由于盆内筋膜与盆壁的侧向连接，造成了阴道裂缝状的结构[19]。

T$_2$W 序列最佳显示了阴道壁解剖结构（图 4-13）[34,35]。阴道在 T$_1$W 序列上具有均匀中等的 SI，这限制了解剖分辨力。阴道的表现在 T$_2$ 加权图像上根据生育年龄和月经周期的不同而不同。阴道壁和中央黏液厚度在月经中期最厚，T$_2$ 加权图像上信号强度最高。在增生早期或分泌后期，阴道壁和周围盆腔脂肪之间具有最大 T$_2$ 对比度。在接受激素替代疗法的绝经后妇女中，

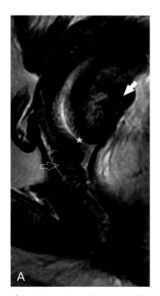
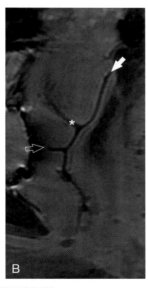
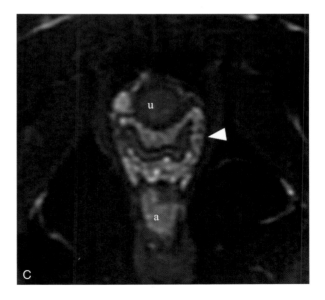

▲ 图 4-13　生育年龄的正常阴道解剖
矢状面 T$_2$W（A）和 T$_1$W（B）增强后对比，伴有脂肪抑制的轴向 T$_2$W（C）。阴道在增强前的 T$_1$W 成像（未显示）上具有均匀中等的 SI，限制了解剖定义。阴道的长度、结构和位置变化很大，形状由周围结构决定。后壁较长，止于后穹隆（实心箭），较短的前壁止于前穹隆（空心箭）。阴道前壁和后壁的并置是由于盆内筋膜与盆壁的侧向连接，形成了阴道的狭缝状结构。图示包括：宫颈管（＊），尿道（u），肛门（a），高信号的宫旁组织（箭头）

阴道的 MRI 表现与绝经前妇女相似（图 4-10）。在未接受激素替代疗法的绝经后妇女中，阴道壁 T₂ SI 降低，黏膜层变薄（图 4-9）[34,35]。

　　输卵管位于阔韧带的上缘，长度为 7 ～ 12cm。输卵管可在解剖学上分为四个部分：①间质部，穿过子宫肌层；②峡部，一个最接近子宫肌层的狭窄段；③壶腹部，其直径大于峡部，约占输卵管的一半；④伞部或漏斗部，壶腹部的侧向延续（图 4-12）[19]。正常的输卵管在 MRI 上没有很好显示。

三、胚胎学和异常

　　生殖道的性别分化始于妊娠第 7 周，但性别在第 12 周前并不明显 [19,31,37,38]。在女性中，缺乏 Müllerian 抑制物可使 Müllerian 管（副中肾管）持续存在，缺乏睾酮可使 Wolffan 管（中肾管）重吸收（图 4-14）。子宫和上部阴道由 Müllerian 管的融合尾端和周围间质聚结而成；输卵管由 Müllerian 管的未融合头端形成；远端阴道由双侧窦阴道球形成，这些来源于泌尿

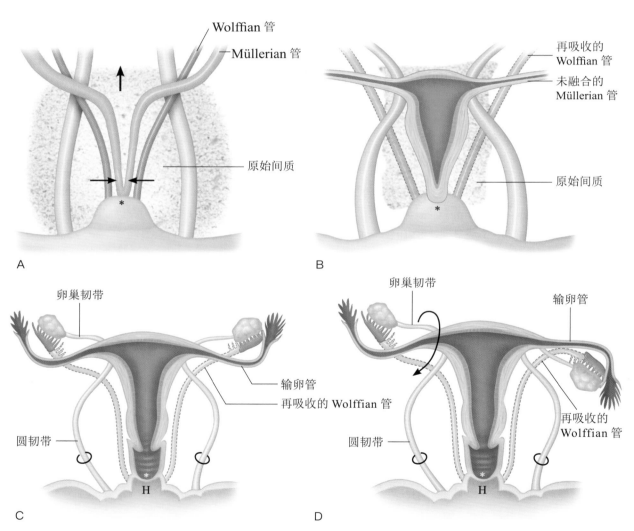

▲ 图 4-14　经典胚胎学理论

副中肾管（Müllerian 管）与中肾管（Wolffan 管）形成侧向并尾生长。随后：A.Müllerian 管的远端部分向内生长，以中线为始向远端融合，并向颅侧（箭）前行以形成子宫阴道腔。子宫阴道腔插入泌尿生殖窦（＊）；B. 子宫阴道腔和周围原始间质的融合分别成为子宫和子宫肌层 / 子宫颈基质的内层；C、D. 远端阴道由成对的窦阴道球发育而来，这些来源于泌尿生殖窦周围间质的融合。窦阴道球融合成一个称为阴道板的固体块，在孕中期进行管道化，形成阴道远端腔（＊）。阴道未端止于处女膜（H）处，该处在围产期时穿孔

生殖窦和周围间质的融合 [19,31,36,37]。据报道，在 0.16％的女性中具有阴道畸形，这是由于一个或两个 Müllerian 管未完全发育、Müllerian 管远端融合失败、重新吸收融合导管之间的隔膜、阴道板缺失或不完全发育 [19,31]。Müllerian 管异常发生率在女性中为 0.1％～ 0.5％；然而，由于绝大多数病例在原发性闭经、不孕、子宫内膜异位症和产科并发症的评估过程中被诊断出来，所以真实发病率可能会被明显低估 [19,31]。在没有症状的情况下，异常情况可能未被诊断出来。由于生殖器和泌尿系统的发育密切相关，30％～ 50％的病例发生了 Müllerian 管异常的同时有肾脏异常 [31,36]。影像的作用是帮助检测、诊断和区分手术可纠正的 Müllerian 管异常 [38,39]。MRI 是帮助确定复杂子宫和阴道异常情况的重要工具，特别是当正常解剖结构因梗阻和血栓形成而被扭曲时。确定宫颈的存在与否对于 Müllerian 管异常患者的长期处理至关重要。

美国生育协会（American fertility society，AFS）对于 Müllerian 管异常分类系统的创建，为了开发一个易于使用的灵活的报告系统 [40]。该系统于 1988 年公布，并成为使用最广泛的分类系统。AFS 分类系统基于 Müllerian 管发展的经典理论：尾部至颅部导管融合和再吸收（图 4-14）。那时人们认为 Müllerian 管异常是一系列缺陷，并不是所有的异常现象都能清楚地归入 AFS 分类之中。其目的是开发一个表格，可收集足够的数据用于进一步改进分类系统，从而更准确地判断每位患者预后。根据临床表现、生殖预后和治疗的相似性，AFS 分类系统将异常分为七类（图 4-15）。

AFS 分类系统作为一个框架很有价值，但是不完整 [39-41]。Müllerian 管发展的经典理论没有考虑到复杂的复制异常存在。Muller 等 [42] 提出了另一种胚胎学假说，即从峡部开始

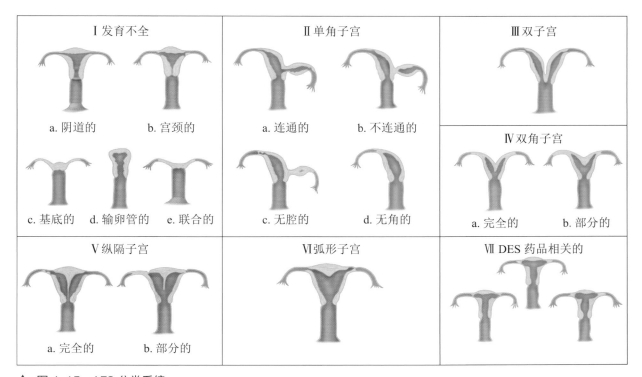

▲ 图 4-15 AFS 分类系统
该系统根据子宫主要解剖类型异常，并鼓励使用者明确畸形类型，以及涉及阴道、宫颈、输卵管、卵巢和泌尿系统相关的所有异常［引自 Fertil. Steril., 49(6), The American Fertility Society, The American Fertility Society classifcations of adnexal adhesions, distal tubal occlusion,tubal occlusion secondary to tubal ligation, tubal pregnancies, Müllerian anomalies and intrauterine adhesions, 944–955, Copyright (1988),with permission of Elsevier.］

的 Müllerian 管同时双向融合和再吸收（图 4-16）。这得到了许多组织的支持，他们认为应该对子宫峡部上下发现的异常进行单独分类[41,43-45]。欧洲人类生殖和胚胎学会（European Society of Human Reproduction and Embryology，ESHRE）和欧洲妇科内镜学会（European Society of Gastrointestinal Endoscopy，ESGE）建立了一个工作组，更新了 2013 年新提出的分类系统（图 4-17）[46]。宫颈和阴道异常是独立分类的。ESHRE/ESGE 避免在子宫异常定义中使用绝对数字，而是将其相对子宫壁厚度进行比较[46]。

节段性 Müllerian 管发育不全或 Müllerian 管发育不全属于 AFS 1 级和 ESHRE/ESGE U5 级。这些异常中有 90% 没有可识别的子宫和阴道盲端（Mayer-Rokitansky-Kuster-Hauser 综合征）（图 4-18）。其余的 10% 患有不同程度的子宫阴道发育不良，其中可能存在子宫和（或）阴道的基本成分（图 4-19 至图 4-21）。

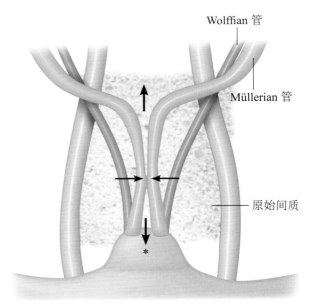

▲ 图 4-16 另一种胚胎学假说

副中肾管（Müllerian 管）与中肾管（Wolffan 管）形成侧向并尾生长。随后，Müllerian 管的远端部分向内生长，在峡部的中线开始融合，并且逐渐向头尾部（箭）前进以形成子宫阴道腔。图示包括：泌尿生殖窦（*）

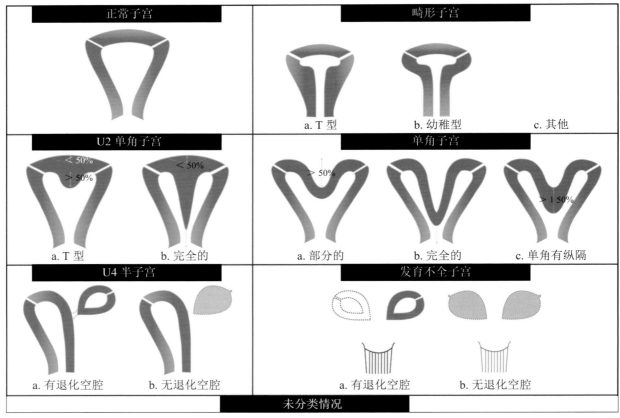

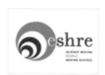

ESHRE/ESGE 分类
女性生殖道异常

	子宫异常		宫颈 / 阴道异常
	主要分类	子类	共存分类
U0	正常子宫		
U1	异性子宫	a. T 形 b. 幼稚型 c. 其他类型	C0　正常宫颈
			C1　纵隔宫颈
U2	纵隔子宫	a. 部分形 b. 完全型	C2　双宫颈
			C3　单侧宫颈发育不全
U3	双体子宫	a. 部分形 b. 完全型 c. 双体纵隔子宫	C4　宫颈发育不全
U4	半子宫	a. 有功能性残腔 （伴有相通或不相通的角部） b. 无功能性残腔 （角部无空腔或无角部）	V0　正常阴道
			V1　非梗阻性阴道纵隔
			V2　梗阻性阴道纵隔
U5	发育不全子宫	a. 有功能性残腔（双或单侧角） b. 无功能性残腔 （双或单侧子宫残余物 / 发育不全）	V3　阴道横膈和（或）处女膜闭锁
			V4　阴道发育不全
U6	未能归入上述分类		
U		C	V

非 Müllerian 起源的相关异常

异常图像

B

▲ 图 4-17　ESHRE/ESGE 分类系统（A 和 B）

根据相同胚胎来源的差异，将子宫异常分为不同的类别。子类代表主要类别中临床上重要的子宫畸形。非常详细的子类可以避免维护一个简单易用的系统（引自 Grimbizis GF, Gordts S, Di Spiezio Sardo A et al., The ESHRE/ESGE consensus on the classifcation of female genital tract congenital anomalies. Hum Reprod., 2013, by permission of Oxford University Press.）

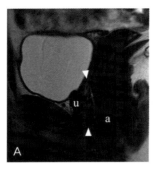
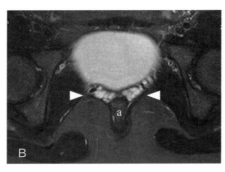
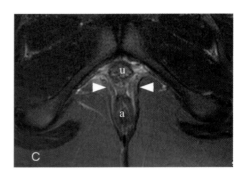

▲ 图 4–18 节段性 Müllerian 管发育不全或 Müllerian 管发育不全

A. 矢状 T₂W 图像未见明确显像的子宫；B、C. 轴向 T₂W 脂肪抑制图像没有显示阴道（箭头）。患者体检时有一个低位阴道盲端。节段性 Müllerian 管发育不全和 Müllerian 管发育不全的程度和位置各不相同，可能累及上段阴道、宫颈、子宫体部、输卵管以及这些部位的任何组合。图示包括：尿道（u）和肛门（a）

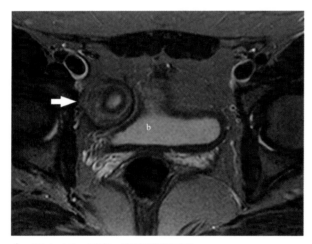

▲ 图 4–19 子宫、阴道发育不良

轴位 T₂W 图像显示了一个无宫颈或阴道的孤立的充分发育的角部（箭）。残余部分有正常的带状解剖结构；因此进行了切除。图示包括：膀胱（b）

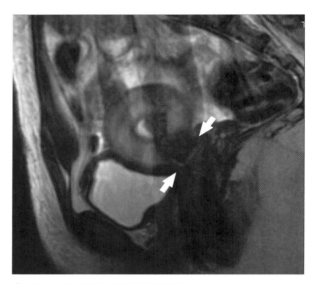

▲ 图 4–20 子宫、阴道发育不良

矢状面 T₂W 图像显示宫颈完全消失（箭）。运动伪影使图像质量下降（通过子宫体的垂直暗带）

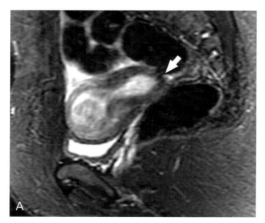
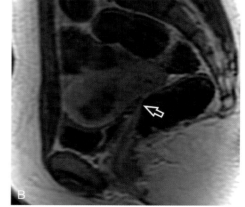

▲ 图 4–21 宫颈不发育和发育不全

A. 矢状位 T₂W 图像显示宫颈下段发育不全（白箭）；B. 矢状位 T₁W 增强图像显示近端阴道发育不全（空心箭）。双侧肾脏可见

单角子宫（AFS 2 级）和半子宫（ESHRE/ESGE U4 级）属于所有单侧 Müllerian 管发育过程中出现不完全构成或缺少对侧 Müllerian 管的情况。这引起了一系列研究，从子宫角发育不全到发育具有功能性子宫内膜的残角（图 4-22）。功能性腔的鉴定在临床上很重要，因其与症状和并发症相关，包括积血和异位妊娠；建议切除（图 4-19 和图 4-22）[38,47,48]。单侧 Müllerian 管发育与异常角同侧的子宫内膜异位症和肾异常相关（图 4-22D）[49,50]。

子宫腺肌症（AFS 3 级）、双角子宫（AFS 4 级）和双子宫（ESHRE / ESGE U3 级）包括 Müllerian 管道融合缺陷（图 4-23 至图 4-27）。所有患者都有一个宫底缺损，完全分离不融合

子宫体 / 双子宫和部分分裂在未完全融合 / 双角子宫体。对于 ESHRE / ESGE U3 级，外部特征定义为超过子宫壁厚度的 50%[46]。在宫颈水平和共存的阴道缺损处可能存在多种多样的融合，包括横膈或纵隔[51]。阴道上部隔膜可能难以识别，除非有半阴道阻塞和子宫阴道积血（图 4-25）。阻塞与子宫内膜异位症和盆腔粘连之间的联系逐渐增加，被认为是由于经血逆流所导致[52,53]。

纵隔子宫（AFS 5 级 和 ESHRE/ESGE U2 级）包括所有正常 Müllerian 管发育和融合但中线间隔异常吸收的病例[40,46]。所有患者都有一个正常凸出或扁平的子宫底部轮廓（无外部凹陷）和不同长度的内部隔膜，包括在宫颈和阴

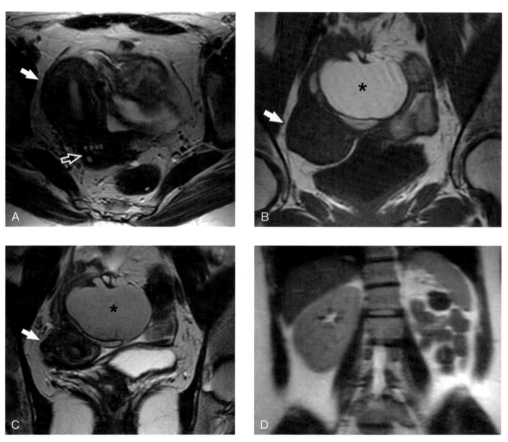

▲ 图 4-22　子宫角
A. 横轴 T₂W 图像显示细长的右侧子宫角，具有正常的带状解剖结构（箭）；冠状位 T₁W（B）和 T₂W（C）图像显示带有因血液成分而扩张的未充分发育的角部（*）。在影像学诊断时，放射科医师应注意未充分发育的角部，是否包含子宫内膜，以及腔是否与完全形成的单侧角相通，因为这可能会改变临床处理；D. 冠状位 T₂W 图像显示左肾在原始角的同侧处缺失。图示包括：Nabothian 囊肿（空心箭）

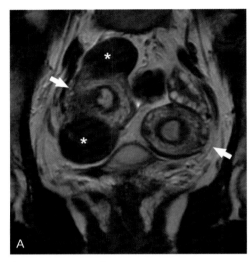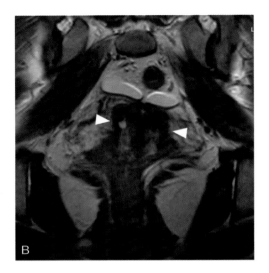

▲ 图 4-23　双宫颈
A. 冠状 T₂W 图像显示两个分开的子宫角（箭），具有正常的带状解剖结构和浆膜下平滑肌瘤（*）；
B. 融合双宫颈（箭头）和单个阴道（未显示）融合。正常双肾可见

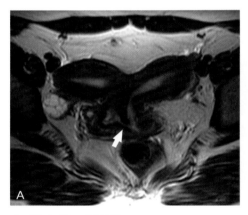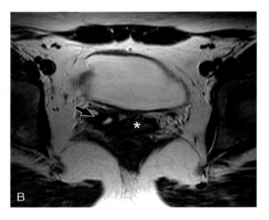

▲ 图 4-24　双宫颈
A. 轴位 T₂W 图像显示两个分开的子宫角，具有正常的带状解剖结构。宫颈和部分峡部融合；
B. 存在两个上段阴道。右侧的阴道是个盲端（黑箭）。然而，由于子宫颈正下方存在小的交通（白箭），因此没有阻塞的证据。肾未见，与发育不良的右侧阴道同侧（未显示）。图示包括：左阴道（*）

道内（图 4-28 至图 4-30）[38]。尽管 AFS 分类没有描述双角子宫和纵隔子宫在外底部压迹上的区别，但有研究发现外底部 1.0cm 的压迹是两种结构间可靠的鉴别指征 [38]。ESHRE/ESGE 将隔膜定义为超过宫底中线 50％ 子宫壁的内部压痕 [46]。测量子宫角和子宫之间的角度不可预测，因为子宫肌瘤的角度和畸变存在重叠；这些是为子宫输卵管造影术（hysterosalpingography，HSG）制定的标准，而用 MRI 对于区分纵隔和双角子宫没有用处 [38]。

与己烯雌酚（diethylstilbestrol，DES）相关的异常（AFS 7 级）属于 ESHRE/ESGE U1 类（同质异性子宫），子宫外形正常，但子宫腔形状异常 [46]。变形的子宫通常比正常的要小，包括与 DES 相关的 T 形子宫、幼稚型子宫（图 4-31）以及任何其他异常的子宫腔形态。在子宫内接触 DES，从 1940 年末至 1970 年期间，处方给予孕妇的合成雌激素与阴道腺病和透明细胞腺癌的发病率增加，以及子宫和阴道结构异常的发生息息相关 [54-56]。自 1971 年起，妊娠期禁用

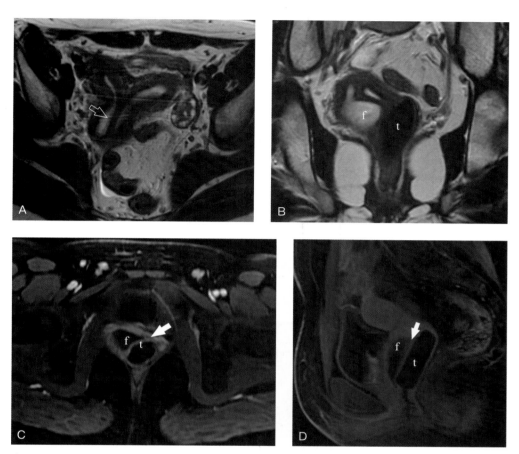

▲ 图 4-25　双宫颈
轴位（A）和冠状位（B）T₂W 图像显示了分叉角与融合的宫颈和低位体部。融合节段之间的肌层相对较薄（空心箭）。可见大于子宫壁厚度 50％ 的底部压痕。轴位（C）和矢状位（D）T₁W 增强图像显示，纵向隔膜（白箭）和右侧半阴道积血（f），可能是左侧半阴道（t）中有止血棉条引起

DES[57]。

　　弓形子宫（AFS 6 级）非常接近正常，代表近似完全吸收隔膜（图 4-32）。弓形结构没有单独的 ESHRE/ESGE 分类。由于宫颈和阴道的异常可以在正常子宫内发生，因此 ESHRE/ESGE 分类为所有正常子宫体病例增加了 U0 类。宫颈异常可伴有或不伴有子宫体和阴道的异常[46,58]。宫颈异常包括吸收缺陷：宫颈分隔（图 4-29）；融合缺陷：双宫颈（图 4-23 至图 4-26）；不发育和发育不全（图 4-20 和图 4-21）。

　　阴道异常可伴或不伴子宫异常发生（图 4-31）。阴道纵隔是由配对的 Müllerian 管异常侧向融合或不完全再吸收引起的，可能是部分或完全的，并且通常与部分或完全宫颈重叠相关

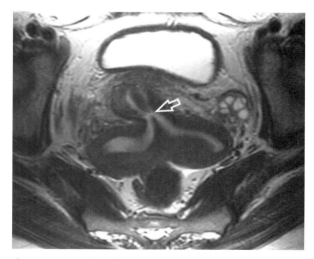

▲ 图 4-26　双宫颈
轴位 T₂W 图像显示，两个对称、分叉的子宫角，具有正常的带状解剖和宫颈重叠。在子宫下段层面（峡部），两个子宫角之间互通

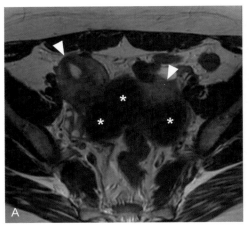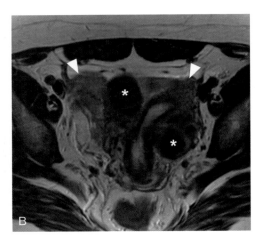

▲ 图 4-27　分叉角和宫颈

轴位 T₂W 图像显示两个分叉角（A）和一个宫颈（B）。若干平滑肌瘤（*）扭曲子宫，使得鉴别底部的裂口更具挑战性

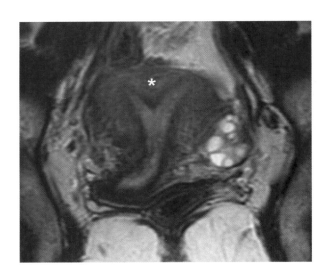

◀ 图 4-28　子宫角

冠状位 T₂W 图像显示，底部没有裂隙（*），并且子宫角没有被广泛分开。子宫角被部分中线处的纤维肌性（中等 T₁ 和 T₂ SI）隔膜分开。纵隔子宫的描述应包括隔膜是部分的还是完整的

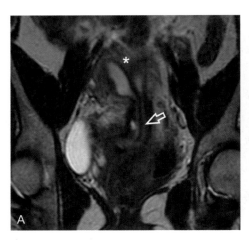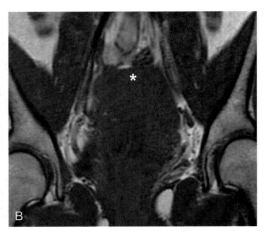

▲ 图 4-29　宫颈分隔

冠状位 T₂W（A）和 T₁W（B）图像显示没有裂隙（*），并且子宫角没有被广泛分开。有一个完整的中线处的纤维（低 T₂ 和 T₁ SI）隔膜延伸到宫颈外口，但不进入阴道（空心箭）。隔膜的头部是纤维肌肉性的（*）。T₁W 图像可能有助于确定 T₂W 序列没有明确显示的底部轮廓

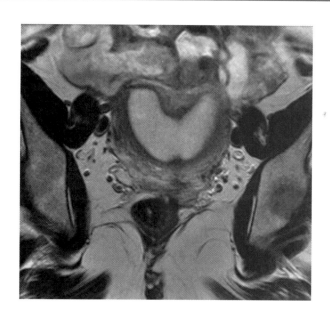

◀ 图 4-30　中隔成形术后
如果能进行术前影像学检查，将有
助于了解有无剩余隔膜残留，用于
确定是否进行第二次手术

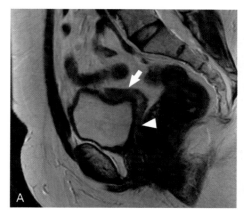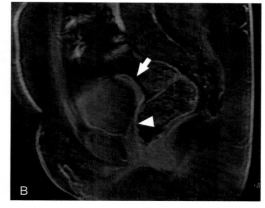

▲ 图 4-31　阴道发育不全和原发性闭经的 40 岁女患者的初期子宫结构
矢状位 T_2W（A）和 T_1W（B）增强图像显示，一个小子宫（箭）没有正常的带状解剖结构，
并且没有正常的阴道（箭头）。患者最终诊断为 Turner 综合征

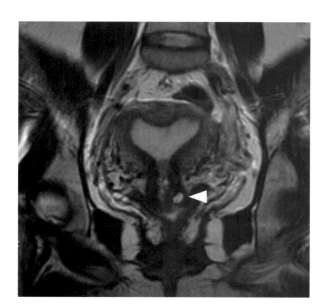

◀ 图 4-32 弧形子宫
轴位 T_2W 图像显示正常的、凸出的
外底部轮廓，且子宫肌层轻微鼓入
子宫内膜腔。在 AFS 系统里被分类
为弧形。在 ESHRE/ESGE 里被归类
为正常，这是因为内部压痕不大于
壁厚的 50％。图示包括：Nabothian
囊肿（箭头）

（图 4-24，图 4-25 和图 4-33）[19,31]。除非存在阻塞，否则纵向隔膜难以在 MRI 上识别。持续的横向（水平）隔膜是由于 Müllerian 管与尿生殖窦不当融合或阴道板不完全导管化所致；因此，横隔膜可以在阴道内发生不同程度的变化并且厚度不同（图 4-34）[31,38,59]。患有纵向间隔的患者当中，高达 20％ 患有肾脏异常，并且几乎所有阻塞性半阴道的患者都有患侧肾发育不全[31,36,38,51,60,61]。

与其他 Müllerian 管异常不同，横隔膜与较少的泌尿系统异常有关。

如果阴道板不能形成导管，则会导致远端阴道闭锁。远端阴道没有上方的生殖环，取而代之的是 2～3cm 的纤维组织。在这些女性中，通常存在上部生殖器官。MRI 对于评估闭锁的长度，上部生殖器官的存在以及是否存在阴道积血很重要（图 4-35 和图 4-36）[31]。

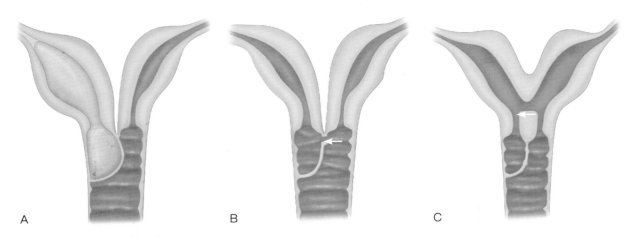

▲ 图 4-33　水平阴道隔膜
可为部分或完整型，可能与梗阻相关（A）。在峡部层面（C，箭），可能有隔膜开窗（B）或角之间的连通

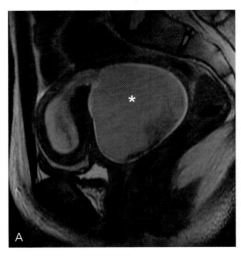
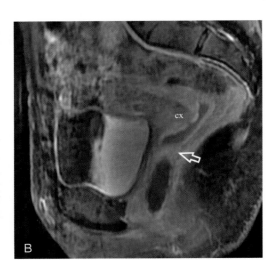

▲ 图 4-34　阴道隔膜
A. 矢状面 T_2W 图像显示，在经阴道隔膜层面，存在子宫阴道积血（*）。直到液体被吸出后（经阴道，超声引导下），隔膜才得以充分描述；B. 矢状位 T_1W 增强图像能识别隔膜的位置和厚度（空心箭），以及正常宫颈（cx）的存在。区分异常子宫颈与横隔膜和确定隔膜的层面及厚度对于决定手术方式而言非常重要。位置较高的隔膜通常比位置较阴道中、下部的厚一些（引自 Rock，J.A.et al.Obstet.Gynecol，59,448-451,1982.）

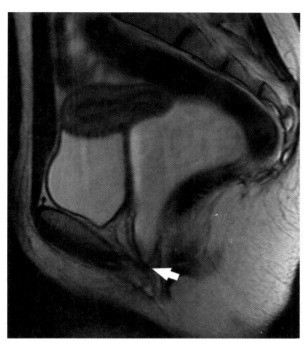

▲ 图 4-35　阴道远端发育不全

矢状位 T_2W 图像显示阴道远端发育不全（箭），伴有高信号强度的液体扩张阴道。T_1W 图像证实为血液成分（未显示）。子宫解剖是正常的。确定闭锁长度、是否存在上段生殖器官以及阴道积血对于决定手术方式非常重要

重　点

- MRI 的作用是发现、诊断和区分手术可纠正或不可纠正的 Müllerian 管异常。
- 治疗以妇科的组成部分异常为基础；因此，放射科医师应充分描述所有的体部、宫颈和阴道异常，并且不要将它们归入最适合的类别。
- 在选择正确的手术操作时，确定子宫颈的存在与否至关重要。
- 多达 50% 的病例发生了 Müllerian 管异常伴肾脏异常；因此，应评估 Müllerian 管病变患者的肾脏异常情况。

四、子宫肌层的良性疾病

（一）平滑肌瘤

　　子宫平滑肌瘤很常见[62,63]。美国国家环境健康科学研究所评估了随机选择的 1364 名华盛顿

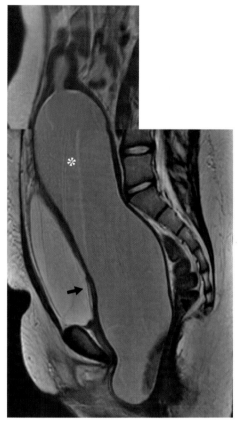

▲ 图 4-36　一名 14 岁女性，阴道远端闭锁和子宫阴道积血（*）

子宫解剖是正常的。低横向隔膜的表现可能与远端阴道发育不全和处女膜闭锁相似。这名患者也被发现有一个重复的右肾集合系统（未显示）和输尿管疝（箭）

特区妇女，发现随年龄增长而发病的平滑肌瘤，在白人女性中几乎为 70%，黑人女性的发病率则高于 80%[64]，而黑人女性更易在较早年龄段发生平滑肌瘤，并引起临床关注[64]。平滑肌瘤起源于平滑肌，主要发生于绝经前妇女，并且是激素依赖性的。国际妇产科联合会（International Federation of Gynecology and Obstetrics，FIGO）分类系统将平滑肌瘤分为 8 类亚型（图 4-37 至图 4-41）（表 4-2）[65]。

　　在育龄期女性中，平滑肌瘤的增长和收缩速度取决于激素刺激以及尚未确定的其他因素[64,66-68]。平滑肌瘤的大小通常在绝经后稳定或缩小，除非患者接受激素替代治疗[66,69]。大多数患者无症状，但是当症状发生时，它们是非特异性的，包括异常出血、疼痛、压迫症状及生殖

功能障碍。当患者出现症状或担忧平滑肌肉瘤时，可以采取干预措施。可由于平滑肌瘤的某些位置而引起特定症状[69,70]；然而，Ruushanen等[71]没有发现特定的 MRI 特征与压力性尿失禁症状、非月经相关的下腹痛、背部有关的压力症状之间的任何关联。超过 50％突入子宫内膜

腔的黏膜下平滑肌瘤引起子宫异常出血[71]；然而，有证据表明，子宫内膜的物理压缩不是异常子宫出血的主要原因。与肌瘤生长相关的生长因子失调可能会导致子宫血管功能障碍，从而导致出血增加，而与平滑肌瘤的位置无关[70,72]。

超声是鉴别子宫肌瘤与其他盆腔疾病的最佳影像学方式，盐水灌注超声检查可用于评估黏膜下肌瘤及其累及子宫肌层的程度。当子宫扩大或包含多个肌瘤时，对于准确评估肌瘤的数量、大小和部位，尤其是计划和监测治疗反应时，MRI 是必需的[2,73]。T₂W 序列对于评估子宫肌瘤的位置是最佳的，因为肿瘤与子宫肌层和（或）子宫内膜之间的对比度是最大的。Gd-C 增强 MRI 可用于准确确定是否存在变性，并因此可用于预测和跟踪治疗反应[72-77]。

1986 年，Hricak 等[73]首先将平滑肌瘤的典型 MRI 表现描述为一个边界清晰的肿块，其边缘与邻近被压缩的子宫肌层之间有明显的分界。将平滑肌瘤分为两组：①那些表现出均匀低的 T₂ SI，表明没有变性（图 4-23，图 4-27 和图 4-38）；②那些由于增加的细胞质（图 4-42）和透明度、黏液瘤或脂肪样变[73]而伴有不同程度

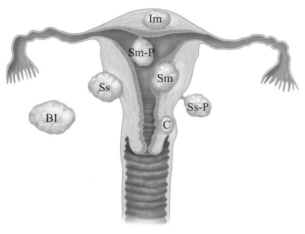

▲ 图 4-37 平滑肌瘤好发部位

平滑肌瘤可以是单发的或多发的，并且可以完全封闭在子宫壁内（Im. 壁内）、突入子宫内膜腔（Sm. 黏膜下层）、突出到子宫肌层以外（Ss. 浆膜下）与未涉及子宫肌层（C. 宫颈；Bl. 游离），或涉及子宫内膜和浆膜表面（透壁）。-P. 带蒂

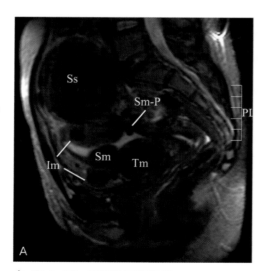

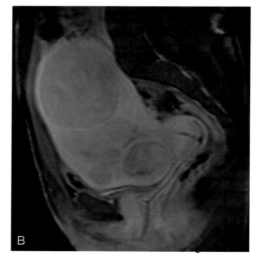

▲ 图 4-38 透壁性平滑肌瘤

矢状位 T₂W（A）和 T₁W（B）图像表现出平滑肌瘤的特征性 T₂ 低信号。它们边界清晰，没有包裹，并且相对于正常子宫肌层均匀增强。应根据子宫内膜和浆膜表面的关系对透壁性肌瘤进行分类，并注意与子宫内膜的关系。图示包括：黏膜下（Sm），壁内（Im），浆膜下（Ss），透壁（Tm）和带蒂（-P）

表 4-2　FIGO 分类系统

定　位	等　级	定　义
SM- 黏膜下层	0	腔内（带蒂）
	1	肌瘤直径＜ 50% 在子宫肌层内
	2	肌瘤直径≤ 50% 在子宫肌层内
O- 其他	3	壁内，但邻接子宫内膜
	4	完全在壁内，不涉及子宫内膜或浆膜表面
	5	内壁成分≥ 50% 位于浆膜下层
	6	内壁成分＜ 50% 位于浆膜下层
	7	浆膜下层有茎（带蒂）
	8	不涉及子宫肌层（宫颈，阔韧带和游离）

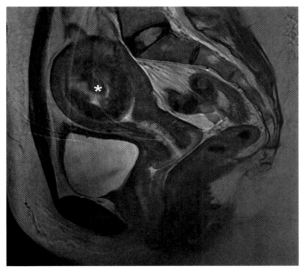

▲ 图 4-39　腔内平滑肌瘤
矢状位 T_2W 图像显示子宫内膜黏膜下层肌瘤（*）突入并扩大子宫腔。不均匀的表现是由于变性。由于月经过多，贫血和痛经的症状，随后通过腹腔镜子宫肌瘤切除术将肌瘤切除

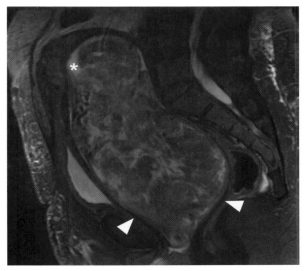

▲ 图 4-40　中止性平滑肌瘤
矢状位 T_2W 图像显示了一个巨大的、不均匀的（变性）、有蒂的黏膜下肌瘤，伸入并扩大阴道腔。子宫颈被抹除，难以辨认。图示包括：子宫内膜（*）和阴道（箭头）

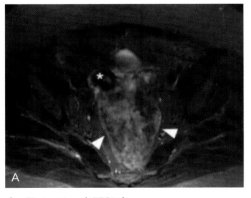

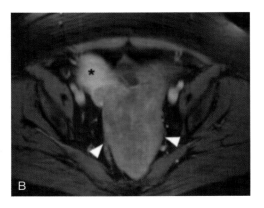

▲ 图 4-41　宫颈肌瘤
轴位 T_2W（A）脂肪抑制和 T_1W（B）增强图像，可见相对于正常宫颈基质（*）具有低强化、不均匀 T_2 SI 的肿块（箭头）

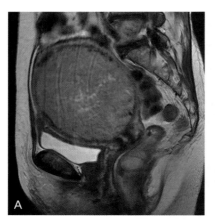
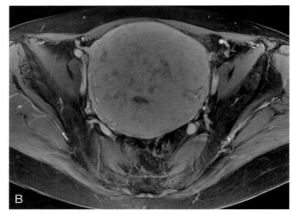

▲ 图 4-42　细胞性平滑肌瘤

A. 矢状 T_2W 图像显示具有高 T_2 和均匀中等 T_1（未显示）SI 的腔内肿块。细胞性平滑肌瘤具有高 T_2 SI 是由于肿瘤内胶原蛋白含量减少；B. 紧凑的平滑肌在增强图像上明显增强

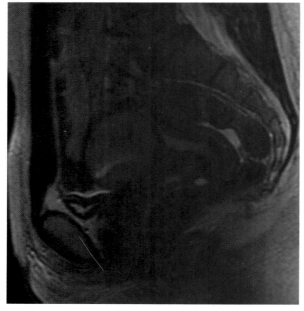

▲ 图 4-43　囊性变

矢状位 T_2W 图像显示一个边界清晰、透壁的肿块，T_2 SI 不均匀增加。超声检查确诊为中央囊性变（未显示）

不均质改变的。肌瘤变性被认为是由于血液供应不足造成的，虽然某种特定的变性可能具有特定的 MRI 特征，但变性肌瘤的表现通常非常不均匀（图 4-43 至图 4-46）[74,78]。在 Gd-C 禁忌的情况下，DWI 可能有助于确定变性，但需要进一步研究[79]。

静脉性肌瘤病是一种罕见的良性平滑肌肿瘤，侵入子宫和宫外静脉，罕见延伸入下腔静脉和右心[80-82]。早期诊断很困难，是因为 MRI 可能无法检测到其已延伸入小的子宫血管。最好的治疗方法是手术行子宫切除术和双侧输卵管卵巢切除术（图 4-47）[81,82]。完全切除后很少复发[82]。

（二）子宫内膜异位症

良性平滑肌瘤包括子宫收缩（图 4-6）、卵巢纤维瘤（图 4-48）[83]和子宫腺肌症。子宫腺肌症的症状是非特异性的，并且还与那些临床诊断困难的肌瘤相重叠。子宫腺肌症定义为子宫肌层内存在非激素应答性的内膜腺体和间质，周围伴有平滑肌增生[84]。在一项对 1334 例行子宫切除术的患者进行的研究中，约 25% 的标本中发现了子宫腺肌症，超过 23% 的患者与肌瘤相关[84]。其中，经产妇的发病率更高[85,86]。子宫腺肌症可能与息肉、增生、子宫内膜异位症和子宫内膜癌有关[87]。

MRI 在诊断子宫腺肌症方面的准确性已被证实[88-92]。当比较实时性时，在经阴道（Transvaginal，TV）US、MRI 和病理学中，TVUS 和 MRI 在诊断子宫腺肌症方面同样准确，除非并存肌瘤时，MRI 更准确[91,93]。Dueholm 等[92]发现 MRI 诊断子宫腺肌症比 TVUS 更具特异性，但两者同样敏感。

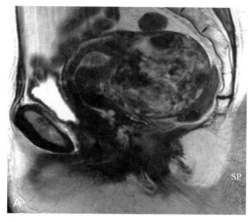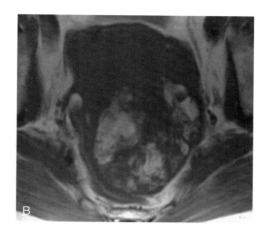

▲ 图 4-44　脂肪变性
矢状位 T_2W（A）和轴位 T_1W（B）图像显示一边界清晰、浆膜下层、少于 50% 内壁成分的肿块。T_1 和 T_2 SI 增加的区域在脂肪抑制序列（未显示）中 SI 有所下降，与脂肪成分分布的区域一致

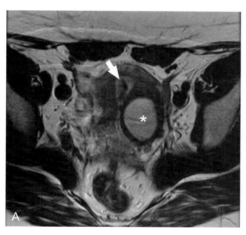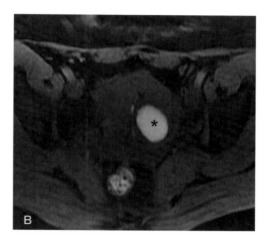

▲ 图 4-45　红色样变
轴位 T_2W（A）和 T_1W（B）脂肪抑制图像显示出 T_1 和 T_2 SI 增加的边界清晰的透壁肿块，高铁血红蛋白（*）。出血性梗死通常发生在妊娠期间。腔内低衰减成分是钙化（箭）

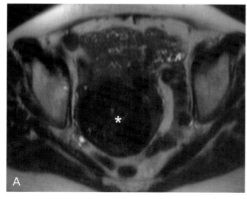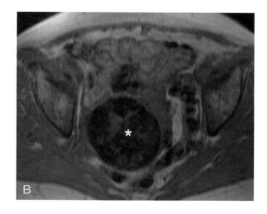

▲ 图 4-46　钙化变性
轴位 T_2W（A）和 T_1W（B）图像显示在所有序列上具有弥漫低 SI 的边界清晰的浆膜下层肿块（*），并已病理证实与紧密钙化的平滑肌瘤一致

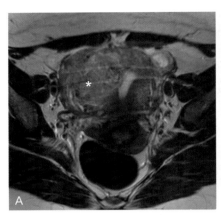
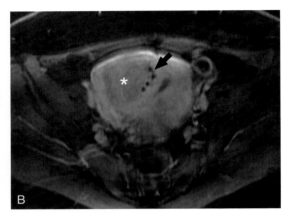

▲ 图 4-47　一名 37 岁女性，保宫肌瘤切除术切除 14cm 肿块，术后 1 年

病理诊断为透壁静脉内平滑肌瘤。2 年后，轴位 T_2W（A）和 T_1W（B）增强后图像显示为不均匀、不清晰的肿块，T_2 SI 增加以及延迟低增强，与残留疾病（*）一致。1 年后，患者通过剖宫产下一名正常婴儿。注意在 T_1W 图像上切除术前的磁敏感伪影（箭）

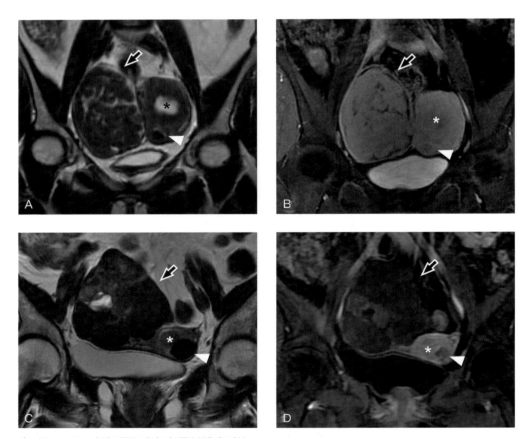

▲ 图 4-48　阔韧带肌瘤与卵巢纤维瘤对比

冠状位 T_2W（A）和 T_1W（B）增强图像显示了阔韧带肌瘤（箭），冠状位 T_2W（C）和 T_1W 增强图像显示了右侧卵巢纤维瘤（箭）伴有营养不良性钙化和玻璃样变。两者的 T_1 和 T_2 信号通常相似；然而，浆膜下肌瘤的动态对比增强比卵巢纤维瘤强化更强更早。图示包括：子宫（*），壁内平滑肌瘤（箭头）

腺肌病在 T_1 信号上中等，在 T_2 信号中弥漫减低，伴或不伴 SI 增加的散在病灶。这些 T_2W 明亮灶代表子宫内膜囊肿、异位内膜组织或出血，仅见于 50% 的病例（图 4-49 和图 4-50）[90,91]。当 JZ 增厚至大于 12mm 时，可诊断为子宫腺肌症[91]，诊断准确度和特异度分别为 85% 和96%[93]。灵敏度较低，为 63%[92]。正常的 JZ 厚度为 8mm 或更小，并且最多只可见 20%[91]。当 JZ 测量值在 8~12mm 时，应该使用二级结果来诊断子宫腺肌症，包括不对称的 JZ 增厚、边界不清的高 T_1 和高 T_2 信号灶[91]。在 DCE 上，腺肌病相对于子宫肌层增强更早，在动脉期最佳[94]。子宫腺肌症的增强与静脉期的子宫内膜相似。

腺肌瘤是由平滑肌、子宫内膜腺体和基质组成的边界清楚的结节/肿块，可位于子宫肌层（图 4-50B）或子宫内膜（如息肉）（图 4-51）[87]。子宫腺肌症包括内肌层弥漫性肌肉肥大和子宫蠕动。

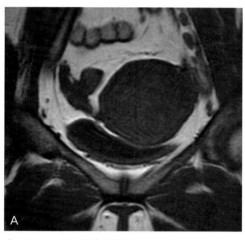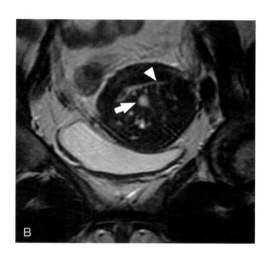

▲ 图 4-49 子宫腺肌症

A. 冠状面 T_1W 图像显示等信号的球状子宫；B.T_2W 图像显示前壁结合带增厚，内部病灶的高信号，对应于异位子宫内膜组织伴有囊状腺体扩张（箭）。还可以看到从子宫肌层辐射的高信号线性条纹（箭头）。静脉注射 Gd 对比剂不会增加诊断子宫腺肌症的准确性

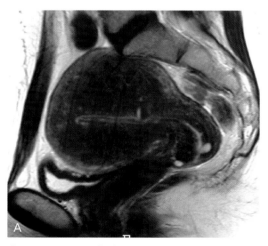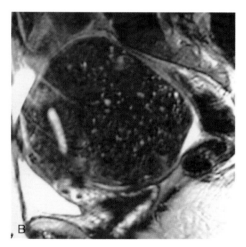

▲ 图 4-50 子宫腺肌症

A. 子宫腺肌症可能伴有子宫球状扩大；B. 仅部分结合带受累时表现为局灶性。局灶性腺肌病与平滑肌瘤相似；然而，与平滑肌瘤相反，子宫腺肌病（腺肌瘤）的形状倾向于椭圆形而不是球形，边缘不清、与交界区毗邻，并且没有大的外周血管。腺肌病不会扭曲子宫内膜，不同于平滑肌瘤表现出更大的肿块效应和变形。子宫腺肌症仍可能难以与平滑肌瘤相区分

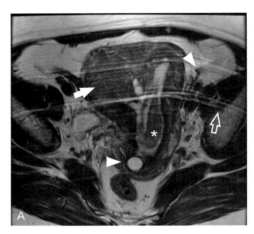
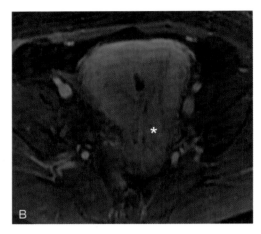

▲ 图 4-51 腔内腺瘤性息肉

轴位 T_2W（A）和 T_1W（B）图像显示一个腔内腺瘤性息肉（*），部分隔膜子宫均匀强化，同时伴有腺肌症累及右侧宫角和宫底（箭）。图示包括：Nabothian 囊肿（箭头）；运动伪影（空心箭）

（三）治疗和治疗后改变

当症状已影响到生活质量（子宫异常出血、泌尿系统症状、盆腔压力或疼痛），并且排除了所有其他可引起复发性流产和不孕不育的原因，同时平滑肌瘤已扭曲子宫内膜腔时[95]，可对子宫肌瘤进行治疗处理。治疗方案包括观察、药物治疗、子宫切除术、子宫肌瘤切除术、子宫动脉栓塞术（uterine artery embolization，UAE）、超声高能聚焦和射频消融。药物治疗可能包括促性腺激素释放激素激动剂、孕激素和口服避孕药。这些药物可用于术前暂缓症状并减少子宫大小[69,72]。2007 年，Viswanathan 等[96] 通过

各种方法回顾了关于子宫肌瘤治疗结果的英文文献并得出结论，认为没有一个良好的试验能直接比较治疗方案，而且几乎没有有力证据能够证明大多数干预措施的有效性[96]，仍有待进一步研究。

子宫切除术是平滑肌瘤的最佳和最常见的治疗手段（图 4-52）[62]。对于希望保留子宫的患者，可考虑进行子宫肌瘤切除术。如果肌瘤是黏膜下的，则选择宫腔镜方法，对于肌壁间和浆膜下肌瘤则进行剖腹术或腹腔镜手术。大的肌瘤通常在腹腔镜端口去除其之前被粉碎，这可能导致腹膜扩散和肌瘤残余物植入。在手术后发现，该粉碎

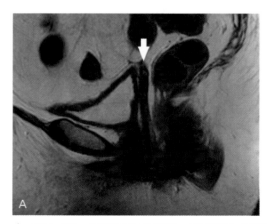
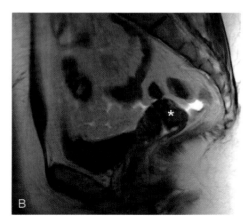

▲ 图 4-52 矢状位 T_2W 图像，子宫切除术后状态

A. 全子宫切除术后阴道萎缩（箭）；B. 宫颈上子宫切除术，保留大部分宫颈（*）

术可能是导致腹膜平滑肌瘤[62]和腹膜平滑肌肉瘤转移[97]的原因。腹腔镜平滑肌瘤电凝是一种使用射频热消融的新型手术技术[98]。

对于那些可能会进行手术切除的患者，UAE是一种保留子宫的选择。UAE用栓塞颗粒阻塞子宫动脉的末端小动脉，以灌注平滑肌瘤（图4-12）。MRI在接受UAE患者中的作用是通过评估平滑肌瘤的数量、位置和大小，以及是否存在自身梗死或变性（图4-53）[99,100]来确定哪些患者会获得成功的结果。如果主要的平滑肌瘤发生断流，则不需行UAE[79,100]。是否栓塞大的黏膜下层、带蒂腔内和带蒂浆膜下层的平滑肌瘤存在争议。UAE后黏膜下肌瘤可能会排出，如果很大，可能会引起症状（图4-53A）。带蒂的浆膜下肌瘤具有脱落的风险；然而，Katsumori等[101]发现，当对茎秆基部测量为2cm或更大的带蒂平滑肌瘤进行治疗时并

发症并不增加（图4-53C、F）。宫颈平滑肌瘤比子宫平滑肌瘤更耐受治疗，可能是由于子宫、阴道和痔动脉血液供应更为复杂[102]。栓塞后的平滑肌瘤组织（UAE 72h内成像）可能是预测临床成功的最重要的成像参数，而不是患者年龄或子宫平滑肌瘤的数量、位置和体积[103]。黏膜下肌瘤在UAE后体积减小最显著，其次是壁内和浆膜下肌瘤[76,104]。UAE已被用作治疗子宫腺肌症的保留子宫手术；然而，长期有效性需要进一步研究（图4-54）[105]。

MRI引导下的聚焦超声是一种非侵入性保宫手术，在MRI引导下使用高频率超声通过热凝结选择性治疗目标组织[106]。肌瘤的预处理选择可以预测治疗的成功[98,107,108]。低T_2 SI、非自体裂解平滑肌瘤对治疗反应更好[107]；高T_2 SI、增强肌瘤需要更高的超声能量才能达到治疗所需的温度[108]；大小很重要，治疗5～10cm

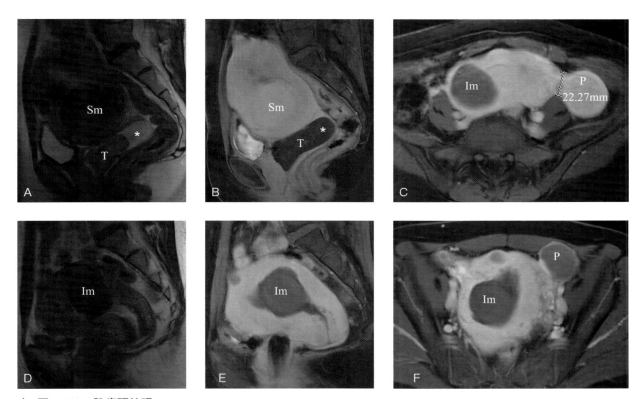

▲ 图4-53　肌瘤预处理
矢状位T_2W（A）、矢状位（B）和轴位T_1W（C）增强图像显示3个肌瘤预处理：黏膜下具有50%的内壁成分（Sm）、带有2.2cm宽的蒂（P）、壁内血流阻断（Im）。子宫动脉栓塞术后2个月，患者出现盆腔疼挛和实性组织排出。矢状位T_2W（D）、矢状位（E）和轴位T_1W（F）增强图像显示没有大的黏膜下肌瘤可以排除梗死组织。带蒂的肌瘤血供被完全阻断，先前断流的肌瘤大小不变，但现在位于黏膜下层。图示包括：栓子（T），阴道内液体（*）

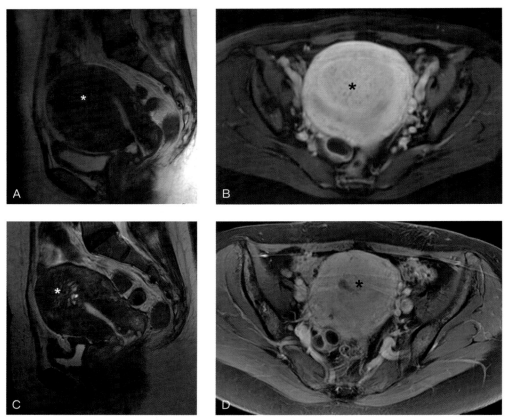

▲ 图 4-54　子宫前动脉栓塞评估平滑肌瘤的大小和位置
矢状 T_2W（A）和轴位 T_1W（B）图像显示涉及子宫前壁（＊）的局灶性腺肌病，决定进行栓塞治疗。子宫动脉栓塞 4 个月后，矢状 T_2W（C）和轴位 T_1W（D）图像显示前壁子宫腺肌症减少。子宫动脉栓塞术已被用于缓解一些子宫腺肌症相关的症状。然而，成功率差别很大（25％～85％），大约 50％的患者最终仍需的子宫切除术

的肌瘤是最佳选择。

五、子宫肌层的恶性疾病

子宫肉瘤

　　子宫肉瘤很罕见，通常预后不良[62,109]。包括平滑肌肉瘤、癌肉瘤（恶性混合性米勒管瘤）、子宫内膜间质肉瘤和腺肉瘤。平滑肌肉瘤占子宫肉瘤的 30％，危险因素未知[110]。平滑肌肉瘤的临床人口学特性与良性疾病重叠，包括年龄较大、绝经后状态以及有症状的子宫肿块。就像平滑肌瘤的发病率，黑人女性平滑肌肉瘤的发病率高于白人女性[111]。大多数平滑肌肉瘤为原发的，而不是从良性平滑肌瘤肉瘤变性而来[112,113]。有报道，在盆腔放疗和他莫昔芬治疗后发生子宫肉瘤[114]，并与儿童时期视网膜母细胞瘤、遗传性平滑肌瘤病和肾细胞癌综合征的病史有关[113]。

　　越来越多想要保留子宫的患者开始采用保守治疗方法，因此区分肿瘤的良恶性也就越来越重要。治疗良性平滑肌瘤有许多非侵入性治疗的选择，很多并不需要获取活检组织用于病理评估；腹腔镜子宫肌瘤切除术可能产生肿瘤碎片，这可能导致肿瘤细胞的周围扩散，并可能对生存率及预后产生不利影响[97,115]。对于肉瘤，没有可靠的预测结果。大多数肿瘤迅速生长的妇女没有肉瘤[116]；然而，绝经后新发子宫肿块或肿块增长应可能为恶性[117]。最终，平滑肌肉瘤的典型组织学表现为边缘不规则、出血和（或）凝固性肿瘤细胞坏死[110,117]。通过组织

病理学诊断某些肿瘤可能更加困难，这些肿瘤是指具有不确定恶性潜能的平滑肌肿瘤（smooth muscle tumor of uncertain malignant potential，STUMP），并且可能与良性平滑肌瘤的 MRI 信号特征相似[118]。

尽管非变性肌瘤具有特征性表现，但平滑肌肉瘤和变性肌瘤可能具有非常相似的影像学表现（图 4-55）[73,118-120]。虽然平滑肌肉瘤无特征性；但有些特征需警惕恶性肿瘤的可能[117]。Goto 等前瞻性地评估了 140 例患者，发现联合使用 DCE MRI 和血清乳酸脱氢酶（lactate dehydrogenase，LDH）测量（在平滑肌肉瘤和一些平滑肌瘤中经常升高）可用于治疗前区分平滑肌肉瘤与变性平滑肌瘤。对比剂注射后 60s 内变性肌瘤未见增强，而平滑肌肉瘤在所有平滑肌肉瘤患者（总共 10 例）中 60s 内表现出早期强化；正常的子宫肌层随后强化（120～180s）。虽然有 4 例 DCE 假阳性病例（2 例细胞瘤和 2 例变性肌瘤），但他们的建议是在钆对比剂给药后 40～80s

内获得动态成像，并将这些结果与 LDH 水平结合起来，以帮助术前区分变性肌瘤和平滑肌肉瘤[121]。Tanaka 等发现，当超过 50％ 的肿瘤在 T_2WI 上是高信号时，有高 T_1 信号区域存在，且存在非强化成分时，诊断为平滑肌肉瘤的准确性最高[118]。因此，在这些情况下以及在 DCE 早期增强的情况下，应避免使用保留子宫的疗法。需要进一步研究使用 MRI 进行平滑肌肉瘤的无创诊断。

重 点

- TVUS 是区分子宫肌瘤与其他病理类型的最佳影像学方法；然而，对于制定治疗计划和评估治疗反应则需要精确评估肌瘤的数量、大小、位置和是否变性，建议行 MRI 检查。
- 当并存肌瘤时，MRI 比实时 TVUS 能更准确地诊断子宫腺肌症。
- 在有症状的患者，以及正在尝试妊娠的患有黏膜下层和（或）使宫腔变形的肌瘤的

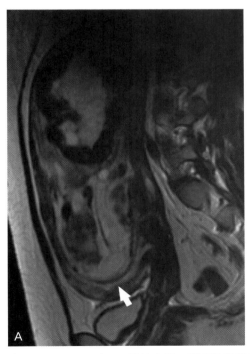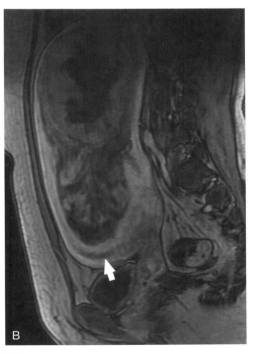

▲ 图 4-55　一名 28 岁的女性，腹部肿块迅速增长
矢状位 T_2W（A）和 T_1W（B）增强图像显示一 22cm×17cm×10cm 不均匀的浆膜下肿块，伴有大面积的坏死 / 退化。由于 T_1 和 T_2 中的不均匀表现在平滑肌肉瘤和变性肌瘤均可出现，所以没有可靠的区分良恶性肌层肿瘤的成像方式。病理诊断为变性肌瘤。子宫内膜（箭）

患者中，应考虑剔除平滑肌瘤。

- 在绝经前妇女中，子宫快速增长几乎很少提示肉瘤。绝经后，新发的或增大的子宫肿块则需要进一步评估。
- 对于平滑肌肉瘤的术前诊断可结合 LDH 和 DCE MRI。虽仍需进一步研究，但与变性肌瘤相比，平滑肌肉瘤可能更早强化。在钆对比剂给药后 40 ~ 80s 获得动态成像并将这些结果与 LDH 相结合有助于诊断。

六、子宫内膜的良性疾病

（一）增生和息肉

子宫内膜增生是由子宫内膜腺体的增殖引起的，导致更大的腺体基质比。过度增生是由于过量的雌激素暴露引起的，可进展为子宫内膜癌或与子宫内膜癌共存[122]。危险因素包括肥胖、慢性无排卵、外源性雌激素治疗和使用他莫昔芬。子宫内膜息肉是子宫内膜增生的良性突起，据一项研究报道，发生率约为 8%，并且患病率随年龄增加[123]。息肉可伴或不伴广泛的子宫内膜增生，约 5% 的息肉为恶性[124]。增生和息肉最常见的症状是异常子宫出血。

增生的诊断依靠组织学进行。增生分为四类：单纯性无核异型性，复杂无核异型性，单纯性不典型增生，复杂不典型增生[125]。最近的分类称为子宫内膜上皮内瘤变系统，旨在通过制定更好的标准化诊断标准来改善子宫内膜增生的处理[126]。但是，这个系统并没有像 WHO 分类系统那样受到很多青睐。鉴别是否存在异型性非常重要，因为发生子宫内膜癌的风险在异型性患者中更大。Lacey 等[127] 发现子宫内膜增生患者发生子宫内膜癌的 19 年累积风险小于 5%，而伴有非典型增生的患者风险增加至 28%。

超声是评估子宫内膜病变的主要成像工具；然而，对于活检结果不成功或不确定的子宫内

膜的患者，MRI 可能有所帮助。子宫内膜增生症、息肉和非侵袭性子宫内膜癌 MRI 的特异性并不高（图 4-56），并且这三种病变可能同时存在。DCE 可用于区分良恶性病变；低强化支持子宫内膜癌诊断，而中度至明显强化支持良性病变诊断[128]。息肉最常见的部位是宫底和宫角。识别血管蒂有助于诊断，但在子宫内膜腔内不存在积液的情况下通常就不会出现（图 4-57）[129]。

（二）他莫昔芬相关性改变

他莫昔芬是一种抗雌激素药物，用于乳腺癌患者的辅助治疗。它在子宫内膜上起到弱的雌激素激动剂的作用，并可引起多种增殖性改变，包括增生、息肉和癌变。一些研究表明，增殖变化的程度与他莫昔芬治疗的持续时间相一致[130]。与他莫昔芬相关变化的 MRI 表现有两种[131]。第一种，子宫内膜在 T_2W 图像上为均匀高信号，内膜 - 肌层分界面增强。这种情况与子宫内膜萎缩或增生性改变有关。第二种，子宫内膜在 T_2W 图像上增厚和不均匀信号，内膜 - 肌层界面增强，子宫内膜网格样强化。这种情况与息肉有关（图 4-58）[131]。

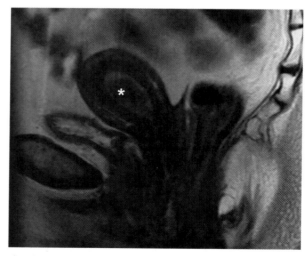

▲ 图 4-56　子宫内膜增生
矢状面 T_2W 图像显示弥漫性子宫内膜增厚（*），其相对于正常子宫内膜是不均匀和低信号的。这种表现是非特异性的，鉴别包括增生、息肉和子宫内膜癌

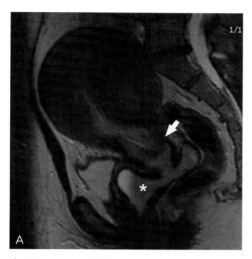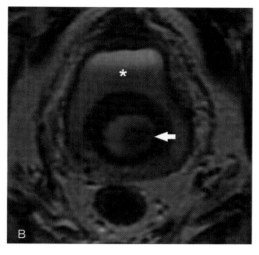

▲ 图 4-57　息肉

矢状位（A）和子宫颈水平的轴位（B）T₂W 图像显示息肉脱垂（箭）伴宫颈管扩张。由于存在弥漫性子宫腺肌症，宫体呈球形。图示包括：阴道内液体（＊）

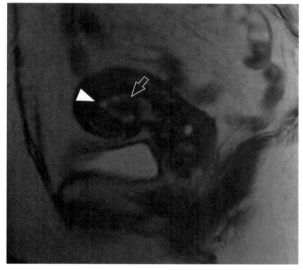

▲ 图 4-58　他莫昔芬患者的矢状 T₂W 图像

显示由多个子宫内膜囊肿（箭头）和低信号纤维核心（空心箭）组成的息肉，两项 MRI 检查结果可能有助于区分子宫内膜息肉和癌

七、子宫内膜的恶性疾病

子宫内膜癌

子宫内膜癌是最常见的妇科恶性肿瘤[132]。危险因素包括结直肠癌的个人史、子宫内膜息肉和增生症以及病态肥胖[133]。子宫内膜癌的诊断是一种组织学诊断。预测子宫外疾病和预后不良的最重要因素为肿瘤范围，包括子宫肌层浸润深度、宫颈浸润、淋巴血管间隙受累和淋巴结转移，组织学因素含肿瘤分级和组织学分型[134,135]。虽然手术仍是进展型子宫内膜癌的主要治疗方式，但使用影像进行准确的治疗前评估可以优化手术和非手术治疗。影像学可能有助于患者确定是否可以接受保守治疗或仍需手术，包括简单与根治性子宫切除术、淋巴结清扫以及可能需要的辅助治疗。MRI 对于评估子宫肌层浸润、宫颈受累和检测淋巴结肿大最有帮助[3,136]。

子宫内膜癌的 MR 表现包括子宫内膜肿块或子宫内膜增厚。与正常子宫内膜相比，子宫内膜癌通常有更低的 T₁ 信号、更高的 T₂ 信号（图 4-59）。DCE MRI 通过对肿瘤和正常子宫肌层的强化差别来帮助确定子宫肌层的浸润深度，从而进一步提高子宫内膜癌的分期（图 4-60）。正常肌层强化在 120s 达峰，然后随时间降低；子宫内膜癌的增强比肌层更慢更弱。高信号肌层与低信号子宫内膜肿瘤之间的最强对比发生在 50 ～ 120s[137]。一些报告指出，在评估子宫肌层浸润深度方面的缺陷包括诊刮术后肿块的不显影、体积较大的息肉样肿瘤、子

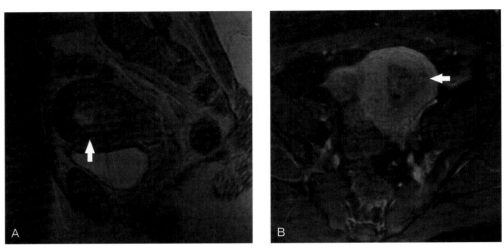

▲ 图 4-59　Ia 期子宫内膜癌

A. 矢状 T_2W 图像显示扩张宫腔有不均匀肿瘤并伴浅肌层浸润（箭）。动态对比增强序列能显示浅表肌层浸润；B. 1min 后，T_1W 对比图像显示低强化的肿瘤侵入到相对高强化的子宫肌层（箭）。子宫肌层浸润深度小于 50%；然而，靠近左侧宫角位置的浸润可能看起来更深。这是一个需要记住的诊断误区

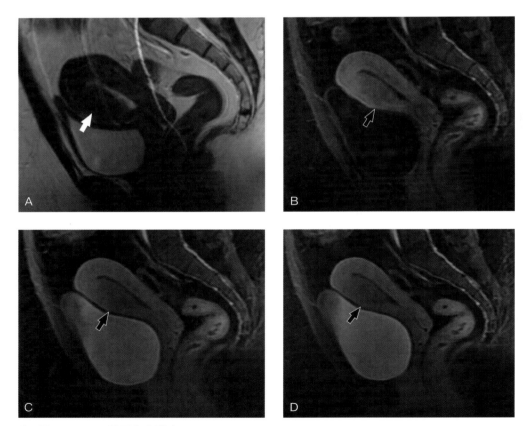

▲ 图 4-60　Ib 期子宫内膜癌

A. 矢状位 T_2W 图像显示一肿块与子宫肌层（白箭）等信号，使得评估浸润程度变得困难。在 1min（B）、3min（C）和 5min（D）获得的动态对比增强图像更好地证明了低强化肿瘤（黑箭）侵入相对高强化的子宫肌层。在手术中，可见到 50% 以上的肌层浸润，为深肌层浸润相

宫腺肌症、平滑肌瘤、小子宫和子宫后屈位。当肿瘤位于宫角时必须注意。子宫肌层在这个位置最薄（图 4-59B），因此有超过预计的子宫肌层浸润的风险。此外，在绝经后妇女中，有继发于子宫复旧的肌层变薄，这可以使在标准 T_1 和 T_2 序列上评估子宫肌层浸润深度更加困难[138]。

与 DCE 相比，DWI 的使用已被证明可以提高评估子宫肌层浸润深度的准确性[139,140]。DWI 的其他好处包括在肾功能受损患者中不需要注射钆对比剂。Beddy 等[139] 还发现 DWI 不会受到子宫腺肌症和平滑肌瘤的影响。

子宫内膜癌分期的 FIGO 分期系统在 2009 年进行了更新[141]，发生了几处重要变化（表 4-3）。具有浅肌层浸润（＜50％）的肿瘤现在被认为是 Ia 期（图 4-59）。Ib 期现认为是侵犯子宫肌层超过 50％ 的肿瘤（图 4-60）。确定子宫肌层浸润非常重要，因为它可以预测淋巴结转移的可能性。只有 1% 的局限于子宫内膜癌患者有淋巴结转移，而从盆腔淋巴结和腹主动脉旁淋巴结发生转移的子宫内膜浸润比例分别增加为 25％ 和 17％[134]。

宫颈基质侵犯被定义为 II 期疾病（图 4-61）。宫颈浸润的术前诊断很重要，因为它

可能将手术方式从简单的子宫切除术改变为根治性子宫切除术加淋巴结清扫术。虽然宫颈浸润的诊断常常通过宫颈刮片确立，但研究表明，MRI 诊断宫颈基质浸润的特异性和准确性高于宫颈刮片[142]。对于宫颈基质浸润的评估，在对比剂给药后 3～4min 后获得延迟相；在这个阶段，出现正常宫颈黏膜强化可排除基质浸润[143]。

淋巴结受累分为盆腔和腹主动脉旁受累（III 期）（图 4-62）。IV 期疾病表明膀胱或肠黏膜侵犯（图 4-63）和远处转移（图 4-64）。用 MRI 检测淋巴结转移依赖于尺寸标准（短轴直径大于 10 mm）和信号。由于淋巴结在 DWI 上有高信号，可提高淋巴结的醒目性。一些研究表明，ADC 值能够区分子宫内膜癌患者的转移性淋巴结和良性淋巴结[144]。LIn 等[144] 发现，计算尺寸和相对 ADC 值有较好的敏感度（83％）和特异度（99％）。仍需进一步的研究。

虽然 MRI 不能可靠地区分子宫肉瘤和子宫内膜癌，但 MRI 有以下征象时，更倾向肉瘤的诊断而非内膜癌，包括肿瘤较大、中等混杂 T_2 信号、出血和坏死、延迟强化区域以及浸润程度或转移性病灶[145,146]。DCE 也有用处，因为肉瘤通常表现出更早且持续的增强[147]。

表 4-3　2009 年 FIGO 子宫内膜肿瘤分期系统

分期	描　述	MR 结果
I a	肌层浸润＜50%	动态对比增强和弥散加权序列中能最佳观察到浅表浸润
I b	肌层浸润＞50%	动态对比增强和弥散加权序列中能最佳观察到深层浸润
II	宫颈基质浸润	破坏 T_2W 图像上低信号的宫颈基质并破坏在对比增强图像上强化的宫颈上皮
III a	浆膜或附件浸润	腹膜表面或附件上的外层子宫肌层连续性中断和（或）存在结节
III b	阴道或宫旁浸润	强化肿瘤延伸到阴道和宫旁
III c1	盆腔淋巴结受累	短轴直径大于 10mm，弥散限制
III c2	腹主动脉旁淋巴结受累	短轴直径大于 10mm，弥散限制
IV a	膀胱或肠黏膜浸润	在 T_2W 图像上破坏膀胱或直肠壁并在对比增强图像上表现为强化的肿瘤
IV b	远处转移	肿瘤扩散超出盆腔，包括腹股沟淋巴结受累

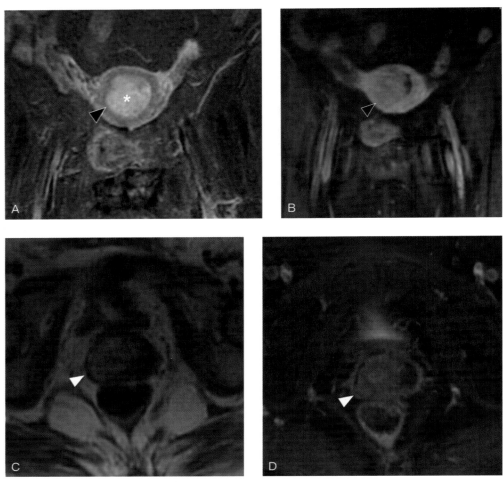

▲ 图 4-61　Ⅱ期子宫内膜透明细胞癌

A. 冠状位 T$_2$W 脂肪抑制图像显示一高信号，宫腔扩张（*）；B. 肌层浸润在冠状位 T$_1$W 增强图像上显示清晰。肿块低强化，肌层浸润较深（> 50%）（黑箭头）。轴向 T$_2$W（C）和宫颈层面的 T$_1$W（D）增强图像显示宫颈基质浸润（白箭头）

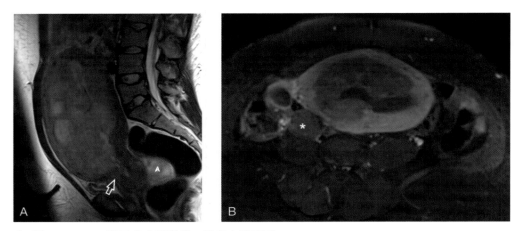

▲ 图 4-62　Ⅲa 期子宫内膜腺癌，子宫内膜样型

矢状 T$_2$W（A）和轴向 T$_1$W（B）增强图像显示一较大的 T$_2$ 不均匀高信号强度的肿块，相对于正常子宫肌层低强化。宫颈内有扩张（箭头），并在后穹窿（^）和右附件（*）有结节

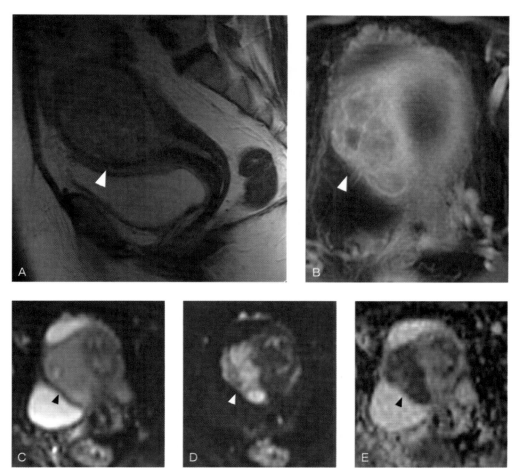

▲ 图 4-63　IVa 期子宫内膜癌伴有结肠和膀胱侵犯（高级神经内分泌癌）

矢状位 T_2W（A）和轴位 T_1W（B）增强图像显示，一较大的子宫内膜肿块伴有深度肌层浸润（箭头）和不均匀强化。相应的弥散加权图像 b 值为 0（C）、b 值 800（D）和 ADC 图（E）。子宫内膜癌与周围组织相比表现出弥散限制，弥散加权图像上信号较高，ADC 图上信号较低。未显示膀胱和直肠浸润

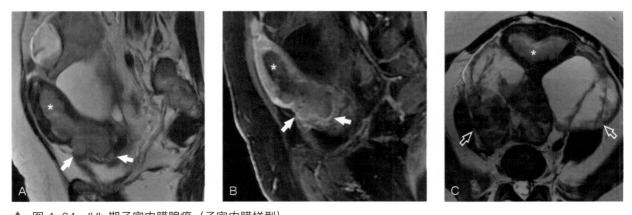

▲ 图 4-64　IVb 期子宫内膜腺癌（子宫内膜样型）

矢状位 T_2W（A）和 T_1W（B）增强图像显示一肿块扩张子宫内膜腔（*）并通过子宫肌层和浆膜可能侵入膀胱壁（实心箭）。在术中未见膀胱壁浸润。C. 轴位 T_2 图像显示大的双侧附件区混杂肿块（空心箭），在手术中发现其为卵巢转移

重点

- 新的 FIGO 子宫内膜癌分期系统在 MR 成像方面包含了几个重要的改变，包括将 所有子宫肌层浸润＜50％的肿瘤分为 Ⅰa 期，子宫肌层浸润超过 50％的肿瘤分为 Ⅰb 期和子宫颈基质浸润列为 Ⅱ 期。

- MRI 对评估子宫肌层浸润和宫颈受累以及淋巴结转移最有帮助。

- Gd 对比剂给药后 50～120s，高强化的子宫肌层和低强化的子宫内膜肿瘤之间形成最大对比度。

- MRI 的 DCE 和 DWI 是子宫内膜癌治疗前评估的首选，也是美国放射学会推荐的成像方式。

八、宫颈的良性疾病

纳氏囊肿，也称黏液性潴留囊肿，是宫颈最常见的良性病变（图 4-65）。它们是由深腺毛囊的黏液扩张引起的，通常发生在宫颈上 2/3 处。纳氏囊肿也可能在轻微创伤或分娩后发生[148]。

九、宫颈的恶性疾病

宫颈癌

宫颈癌是女性生殖道中第三大常见的恶性肿瘤[132]。几乎所有病例都检测到人乳头瘤状病毒感染，HPV 被认为是致病因素[149]。宫颈癌最常见的组织学类型是鳞状细胞癌（85％）和腺癌（15％）。不太常见的类型包括神经内分泌瘤、腺鳞癌和肉瘤[150]。除了恶性腺瘤（一种黏液腺癌的亚型）的 MRI 表现与纳氏囊肿类似[151,152]，其余的大多数肿瘤影像学表现相似。腺鳞癌更具侵袭性，预后更差[153]。

侵袭性宫颈癌根据 FIGO 分期系统进行临床分期（表 4-4）[154]。精确评估疾病程度很重要，因为它影响治疗的选择：Ⅰa 期可以采用简单的子宫切除术或保留生育能力的手术，如宫颈切除术；Ⅰb2 和 Ⅱa 期可采用完全性子宫切除术和盆腔淋巴结清扫术；放疗用于 Ⅰb2 期或更高分期（图 4-66 至图 4-68）。虽然临床分期仍然是标准，但 MRI 可以在术前评估中也发挥重要作用，包括评估宫旁受累，这里 MRI 的准确性为 88％、敏感性为 100％、特异性为 80％[155]。动态 MRI 对评估基质侵润也有优势[156]。事实上，Hricak 等发现，治疗前 MRI 检查可以为所有患者节省开支，并显著减少手术和进行更少的侵入性检查，如膀胱镜检查、直肠镜检查和麻醉下盆腔检查[157]。

T_2W 序列是对宫颈癌进行分期的最重要序列，其中肿瘤信号大于周围组织。肿瘤通常与

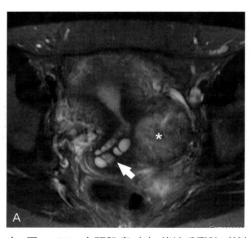
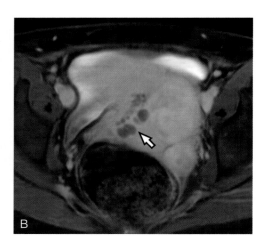

▲ 图 4-65 宫颈肌瘤（*）伴纳氏囊肿（箭）
A.Nabothian 囊肿在 T_2W 成像上具有高信号，在 T_1W 成像上具有多种信号，这是由于这些囊肿内黏液的黏度不同；B. 在给予钆对比剂后不会增强

T_1W 序列上的周围组织呈等信号。除了Ⅰb期疾病的评估之外，与单独的 T_2W 序列相比，使用对比剂并未显著提高分期准确性。

Seki 等[156] 认为 DCE 可以区分深层基质侵犯（＞3mm）和浅表浸润（0～3mm）。在另一项研究中，与 T_2W 或非动态对比增强 T_1W 成像相比，在早期动态阶段（前 30～60s）宫颈癌

很容易与宫颈基质和肌层相区别，肿瘤与宫颈对比度更高[158]。

DWI 可以提高病灶检测，特别是早期宫颈癌[159]。此外，一些研究表明，ADC 值的测量可以帮助监测放化疗患者的治疗反应[160]。然而，DWI 在评估宫颈癌中的作用仍不确定。

FIGO 分期中不包括淋巴结状态，但它是宫

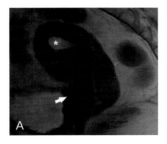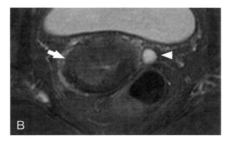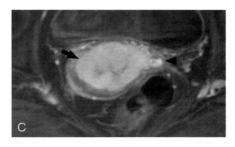

▲ 图 4-66　Ⅱb 期宫颈癌

肿瘤在矢状 T_2W（A）图像上难以识别；然而，在脂肪抑制轴位 T_2W（B）图像上（白箭）更显著。轴位 T_1W（C）增强图像显示一分叶状肿块相对于正常宫颈基质（黑箭）呈低强化。宫颈癌相对于宫颈基质呈早期强化。左侧可见浸润宫旁组织（箭头）。继发于宫颈狭窄的宫腔中可见积液（＊）

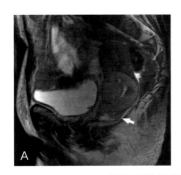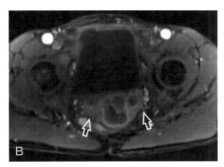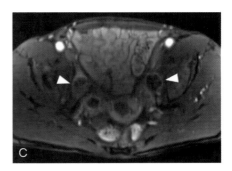

▲ 图 4-67　Ⅲb 期宫颈腺鳞癌扩散至盆腔侧壁

矢状 T_2W（A）和轴向 T_1W（B、C）增强图像显示一体积较大的 T_2 高信号宫颈肿块，延伸到阴道上段（箭）。肿瘤在增强图像上表现出坏死，浸润宫旁（空心箭）并延伸到盆腔双侧壁（箭头）。没有伴发肾积水

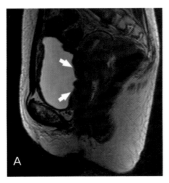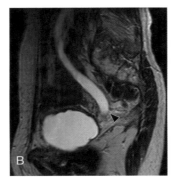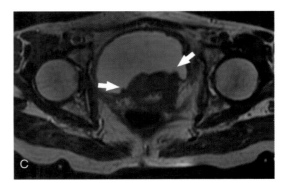

▲ 图 4-68　Ⅳa 期宫颈鳞状细胞癌

矢状位（A、B）和轴位 T_2W（C）图像显示一伴有膀胱壁浸润的不规则宫颈肿块（箭）。肿块浸润左侧输尿管连接处，引起输尿管积水扩张（箭头）

表 4-4　宫颈癌 GIFO 分期系统

分期	描　述	MR 结果
Ⅰa	局限于宫颈，但临床上不可见（肿瘤的微小浸润）	可能无 MR 表现
Ⅰb	局限于宫颈，临床可见病变（临床浸润型）	低信号纤维基质部分或完全破坏，但边缘完整宫颈组织围绕着肿瘤
Ⅱa	超过子宫但未达盆壁或阴道下 1/3，无宫旁浸润	低 T_2 信号阴道壁破坏
Ⅱb	宫旁浸润	宫颈边缘不规则，宫旁条索影，宫旁脂肪消失或低信号外周基质破坏
Ⅲa	阴道下 1/3 受累	低 T_2 信号的低位阴道壁缺失
Ⅲb	延伸到盆腔侧壁，肾盂积水或无功能肾	与提肛肌、梨状肌、闭孔内肌和肾盂积水相对应的 T_2W 图像中的低信号缺失
Ⅳa	延伸出真性骨盆或累及膀胱或直肠黏膜	在 T_2W 图像上破坏膀胱或直肠壁的正常低信号
Ⅳb	扩散到远处器官	肿瘤扩散到盆腔以外，包括腹主动脉旁和腹股沟淋巴结、肺、肝和骨

颈癌很重要的预后因素[161]。在一项比较前哨淋巴结活检、正电子发射断层扫描（PET）、CT 和 MRI 准确性的系统评价中，前哨淋巴结活检提供了最准确的淋巴结转移评估，PET 比 MRI 或 CT 更准确[162]。混合 PET/CT 与其他方式一样好或更好，可用于评估淋巴结的、盆腔外的和骨转移[4]。

放化疗是Ⅰb2 期或更高分期宫颈癌患者的主要治疗方式，包括外照射和近距离放疗。总辐射剂量越大，患急慢性并发症的风险就越大[163]。在 MRI 放射治疗后可以看到宫颈的典型影像学特征（图 4-69）[164]。MRI 检查复发的敏感度和特异度都很高，分别报道为 86％和 94％[165]。没有证据证实，增强对比剂能够提高在鉴别肿瘤复发与放疗后改变的准确性；然而，与非造影成像相比，对比剂可以更好地显示放疗诱发的并发症，包括膀胱阴道瘘和直肠阴道瘘（图 4-70 和图 4-71）[164]。

重　点

- 在宫颈癌治疗前评估中，影像学在评估肿瘤大小和位置，评估宫旁、盆腔侧壁、直肠和膀胱壁以及淋巴结受累方面起着重要作用。
- MRI 用于评估盆腔原发肿瘤和软组织受累程度效果最佳。
- FDG PET 对于评估淋巴结、盆腔外和骨转移的效果并不亚于其他成像方式。当最大 SUV 值纳入评估时，有助于预测患者的预后[4]。

十、阴道的良性疾病

（一）囊肿

阴道囊肿多为成像中常见的偶然发现，约每 200 名女性中有 1 例发病[166]，可以是先天性或后天性。先天性（Gartner 管）囊肿是 Wolffan 管或米勒管发育不全的残余物，通常位于阴道上段（图 4-72A），并与同侧泌尿生殖道异常相关。阴道包涵囊肿（表皮包涵囊肿）是阴道最常见的后天性囊性病变。它们通常发生在先前手术的部位，例如会阴切开术。

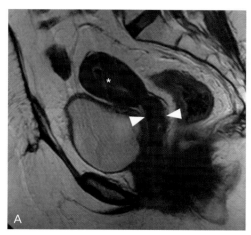
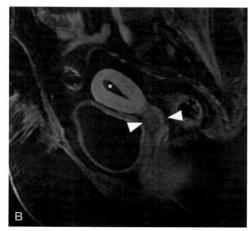

▲ 图 4-69　一名 44 岁女性，有宫颈癌病史，经过外照射和化疗

在分期 CT 上观察到空腔液体，并且获取 MRI 图像以评估复发。矢状位 T₂W（A）和 T₁W（B）增强图像显示宫颈重构的带状解剖结构和低 SI 宫颈基质（白箭头）。结果与治疗后变化一致。在宫腔内未见强化的肿瘤，液体成分与沉积的出血相溶在宫腔（★）

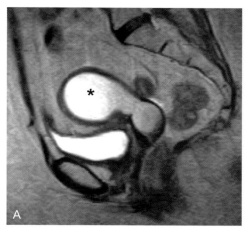
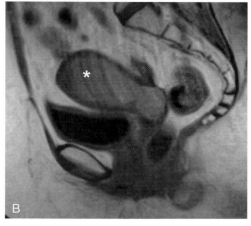

▲ 图 4-70　一名 62 岁女性，Ⅰ 期宫颈癌有全盆腔 XRT 和近距离放疗

矢状位 T₂W（A）和 T₁W（B）图像显示扩张的子宫内膜腔，其内充满了血液 / 含蛋白液体（★）且子宫壁弥漫变薄。没有复发的证据。这与放射后宫颈狭窄表现一致

根据既往手术的位置，这些囊肿通常位于阴道下段或阴道外侧壁 [167]。前庭大腺囊肿由前庭腺导管阻塞引起，导致分泌物潴留和囊肿形成（图 4-72B）。病因包括既往感染、创伤或慢性感染。两者都是无压痛的，位于下段阴道壁，小阴唇内侧。在 MRI 上，囊肿通常与液体信号相似。

（二）良性阴道肿瘤

阴道良性肿瘤是罕见的，并且大多数是临床诊断的。这些包括平滑肌瘤、海绵状血管瘤、纤维上皮息肉和横纹肌瘤 [168]。平滑肌瘤在阴道很少见，可能起源于阴道平滑肌，局部动脉的肌肉组织以及膀胱或尿道的平滑肌。阴道前壁是发生阴道平滑肌瘤最常见的部位（图 4-73）[169]。由于诊断准确性的提高，当必须将阴道平滑肌瘤与子宫肌瘤下垂至阴道或其他非典型性阴道肿块区分时，才使用 MRI（图 4-74）。

阴道异物常在盆腔影像中常见偶然发现，包括止血塞（图 4-25 和图 4-54），子宫托（图 4-75）和激素环（图 4-76）等。在诠释所有研究时，应该警惕阴道和子宫中存在异物。

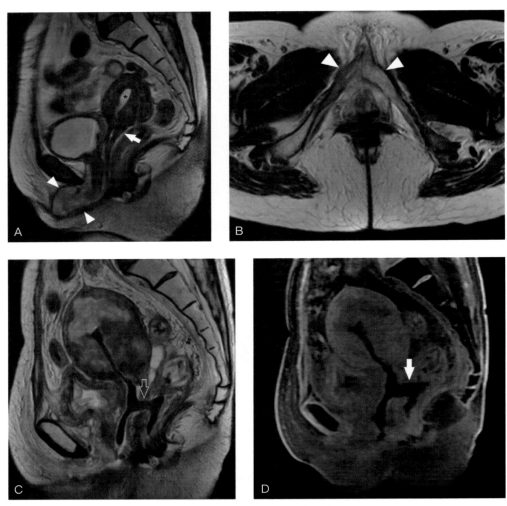

▲ 图 4-71　一名 53 岁女性，III 期宫颈癌，有化疗和放疗病史

放疗后 6 个月，患者出现阴蒂疼痛和外阴肿胀。矢状位（A）和轴位（B）T₂W 图像显示高信号的阴蒂（箭头）和阴唇不伴肿块，这是放疗后改变。宫颈明显萎缩（箭），宫腔积液（*）。12 个月后，矢状位 T₂W（C）和 T₁W（D）增强图像显示疾病的明显进展，包括子宫肿瘤的弥漫性浸润，以及阴道、尿道周围、会阴和直肠的浸润。新近诊断的阴道直肠瘘（箭）

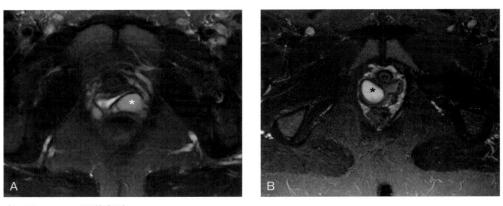

▲ 图 4-72　阴道囊肿

具有脂肪抑制图像的轴向 T₂W 显示 Gartner 管囊肿（A）和 Bartholin 囊肿（B）。两者通常都遵循液体的信号；尽管它们都含有蛋白质成分，但它们在 T₁W 和 T₂W 图像上可能显示为高信号。囊肿边界清晰、薄，而且没有边缘增强（*）。边缘增强表明囊肿伴感染

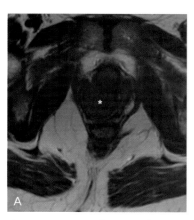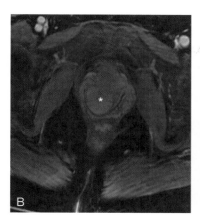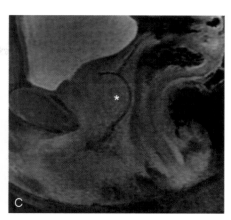

▲ 图 4-73　阴道平滑肌瘤

轴向 T₂W（A）、轴向（B）和矢状位（C）T₁W 增强图像，显示边界清晰、均匀强化的阴道前壁肿块（＊）

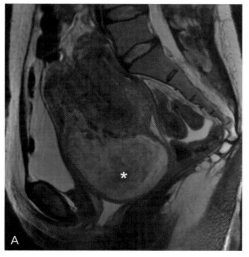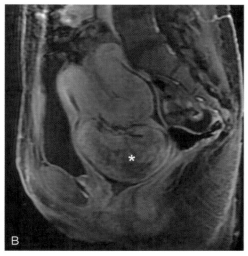

▲ 图 4-74　中止性肌瘤的影像表现与阴道肿块相似

矢状位 T₂W（A）和 T₁W（B）增强图像显示一带蒂、黏膜下层的肌瘤，伴有宫体的倒置和脱垂（＊）

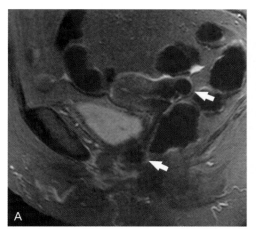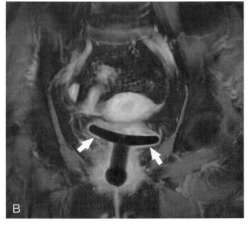

▲ 图 4-75　将子宫托插入阴道以帮助支撑盆腔器官脱垂的患者

它们有各种形状和大小。具有脂肪抑制的矢状 T₂W（A）图像和冠状 T₁W（B）图像显示两种
不同类型的子宫托（箭）。在 T₁W 和 T₂W 序列中，子宫托为低信号

十一、阴道的恶性疾病

（一）阴道原发癌

阴道原发癌约占女性生殖道所有恶性肿瘤

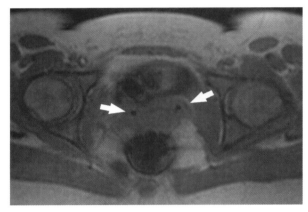

▲ 图 4-76　避孕环

轴位 T_1W 图像显示阴道内避孕环（箭）。避孕环比子宫更薄

的 3%[132]。阴道癌的诊断是通过对疑似病变的活检确定的，其可能表现为肿块、斑块或溃疡。大多数阴道癌是鳞状细胞癌，像宫颈癌一样，被认为是由人类乳头状瘤病毒感染导致的。非鳞状变性主要包括腺癌、黑色素瘤和肉瘤。大多数阴道腺癌具有清晰的细胞组织学特征，最常见于宫内接触 DES 的妇女。FIGO 系统可用于阴道癌分期（表 4-5）。

MR 成像可用于检测和对阴道肿瘤进行分期。尽管中等 T_2 信号表明了鳞状细胞癌（图 4-77）和高 T_2 信号提示黏蛋白生成性腺癌（图 4-78），但信号和对比增强都不能预测肿瘤的组织学亚型[170]。

（二）阴道转移癌

阴道转移癌比原发癌更常见[171]。肿瘤受

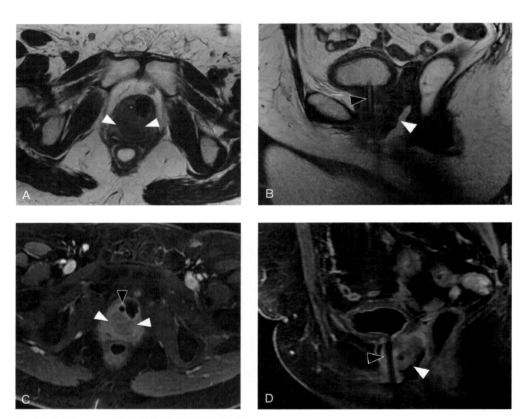

▲ 图 4-77　IVa 期原发性阴道鳞状细胞癌

轴位（A）和矢状位（B）T_2W 图像显示一沿阴道前壁的圆形肿块（白箭头），其与阴道信号相近。在轴位（C）和矢状位（D）T_1W 增强图像上，肿瘤（白箭头）比邻近阴道旁组织强化弱。前方有尿道浸润。患者继发尿潴留，可见留置的 Foley 导管（黑箭头）。曾因肌瘤而切除子宫，故子宫未见显示

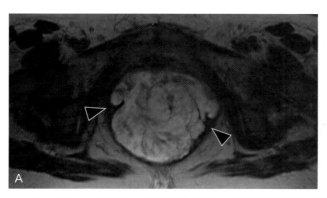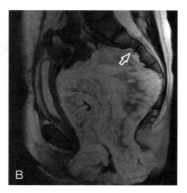

▲ 图 4-78 一体积较大的有强化肿块，该患者有家族性腺瘤性息肉病综合征，次全结肠切除术后

轴位（A）和矢状位（B）T₂W 图像显示一肿块，阴道和直肠受累，通过阴道后壁（黑箭头）形成交通。肿块也浸润骶骨和尾骨的腹侧（空心箭）。当肿块很大时，很难确定其起源。这被认为是直接侵犯阴道的直肠腺癌。阴道转移癌比原发肿瘤更常见

表 4-5 阴道癌 FIGO 分类系统

分期	描 述	MR 结果
I	局限在阴道	保留正常低 T₂ 信号的阴道壁信号
II	浸润宫旁组织，但未及盆壁	阴道旁脂肪中正常高 T₁ 信号丧失和低 T₂ 信号阴道壁破坏
III	延伸到盆腔侧壁	破坏正常低 T₂ 信号的盆腔侧壁肌肉并在 T₁W 图像上阴道周围脂肪平面消失
IVa	邻近器官或直接延伸出真性骨盆	直肠、尿道或膀胱的低 T₂ 信号消失
IVb	远处转移	肿瘤扩散至远处器官，例如肝和肺

累最常见的是直接从邻近结构延伸入阴道（图 4-78）。然而，阴道转移癌也可能通过淋巴或血细胞扩散发生。原发性和转移性肿瘤表现出相似的成像特征。

（三）输卵管

经阴道超声用于对输卵管进行影像学评估，因为正常的输卵管在常规盆腔 MRI 上不可见。MRI HSG 评估被认为可用于不孕症的检查[172,173]；然而，由于高分辨率和低成本，X 线 HSG 仍然为标准处理手段。

管周囊肿常在 MRI 成像时偶然发现，通常遵循液体信号。它们代表了中肾（Wolffan）导管系统的残余胚胎，约在 25% 的女性中被发现[36,37]。当超声诊断不确定时，MRI 的作用是用于区分扩张的输卵管和其他附件肿块[174]。管内液体的信号可能与病理情况相关，例如，明亮的 T₁ 和 T₂ 信号可能是子宫内膜内异症[174]。扩张管通常具有折叠结构（图 4-79 和图 4-80）。壁增厚可能表明有输卵管炎；然而，这个表现并不常见。

原发性输卵管癌很罕见[175]；其术前诊断困难，并且由于它与乳头状浆液性卵巢癌的病理表现相似，所以发病率可能被低估[176]。越来越清楚的是，卵巢浆液性癌的发病机制正在经历一个模式转变，其中大多数的卵巢浆液性癌现在被认为起源于卵巢外[177]。目前猜想输卵管是卵巢、输卵管和原发性腹膜的大多数高级别浆液性癌的主要发生部位（图 4-81）[177]。基于这一点，应仔细检查输卵管的任何异常（图 4-81）。

输卵管转移和病变可能会被共存的卵巢疾病所掩盖[178]。最常转移至输卵管的原发性肿瘤包括卵巢癌、结直肠癌、阑尾癌和胃癌[179]。

重 点

- 阴道和输卵管转移癌比原发性阴道和输卵管肿瘤更常见。
- 对于子宫内膜癌和宫颈癌的治疗前评估，MRI 的使用并不像对阴道癌一样是既定的。然而，MRI 可能有助于观察肿瘤的大小和范围，并评估淋巴结或远处转移。
- 输卵管可能是卵巢、输卵管和原发性腹膜的高级别浆液性癌的主要发生部位。

- 在影像学和病理学上，输卵管癌可能被误诊为卵巢癌。虽然这不影响患者的预后，但对未来的卵巢癌筛查有影响。

十二、总结

MRI 被广泛认为是一种有利解决问题的工具，特别是如果盆腔 US 不完全或不确定时。MRI 可用于检测、诊断和区分手术可纠正的或不需要手术的米勒管形态异常。由于治疗是基于所有生殖系统的异常，因此应完全描述涉及子宫体、子宫颈和阴道的所有情况，同时不要将其归入最合适的类别。如果需要精确评估平

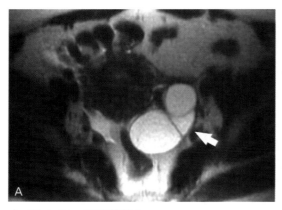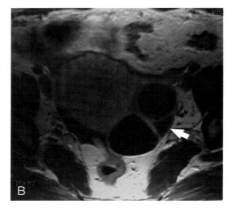

▲ 图 4-79 输卵管积水
轴位 T₂W（A）和 T₁W（B）图像显示折叠在自身上的扩张管状结构（箭）

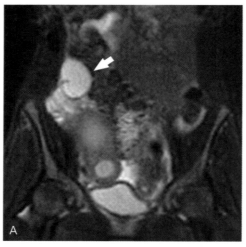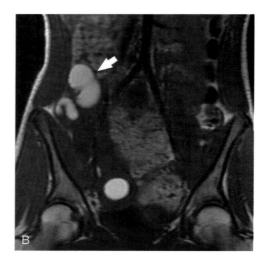

▲ 图 4-80 输卵管积血
冠状位 T₂W（A）脂肪抑制和 T₁W（B）图像显示了包含血液成分的扩张管状结构（箭）。发现该患有双子宫的患者由于阴道横隔膜（未显示）而致右侧子宫角部阻塞、输卵管积血、右肾缺失

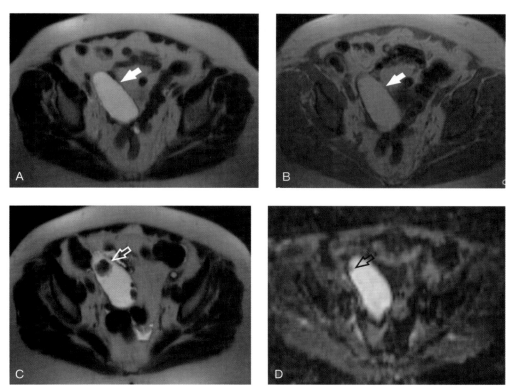

▲ 图 4-81　一名 71 岁的女性，在超声检查时偶然发现输卵管积水

轴位 T_2W（A）和 T_1W（B）图像显示 T_1 和 T_2 高信号的扩张管状结构（实心箭）。三年后，轴位 T_2W（C）图像显示扩张管内的实性成分（空心箭）和复杂的右附件包块（未显示）间歇生长。回顾 ADC 图（D）在第一次检查中显示了扩散受限小点（空心箭），表明在第一次检查时可能存在输卵管癌

滑肌瘤的数量、大小、位置和变性情况，以便进行治疗计划和评估治疗反应，则建议行 MRI 检查。尽管平滑肌肉瘤没有特征表现，但联合 LDH 和 DCE MRI 检查可能有助于术前诊断。MRI 在子宫内膜癌的治疗计划中发挥着越来越大的作用，DCE 可以用于区分正常的子宫肌层，对比剂给药后 120s 强化达峰。子宫内膜癌呈渐进性强化，对比剂给药后 50 ～ 120s，子宫肌层和内膜肿瘤之间拥有最大对比度。DWI 有望用于评估子宫肌层浸润，对于对比剂禁忌的患者，可作为 DCE 的替代方案。最后，由于输卵管可能是卵巢浆液性癌的原发部位，因此应密切关注 MRI 上可发现的任何输卵管异常。

致　谢

我们感谢 Yvonne Lin，M.D. 和 Raymond

Azab，M.D. 在最终审稿过程中给予的帮助。

参考文献

[1] Bennet GL, Andreotti RF, Lee SI et al. ACR Appropriate ness Criteria® abnormal vaginal bleeding. http://www.acr. org/~/media/ACR/Documents/AppCriteria/Diagnostic/ AbnormalVaginalBleeding.pdf. American College of Radiology. Last accessed February 21, 2014.

[2] Andreotti RF, Lee SI, DeJesus SO et al. ACR Appropriateness Criteria® acute pelvic pain in the reproductive age group. http://www.acr.org/~/media/ACR/Documents/ Diagnostic/AcutePelvicPainReproductiveAgeGroup.pdf. AmericanCollege of Radiology. Last Accessed February 21, 2014.

[3] Lalwani N, Dubinsky T, Javitt MC et al. ACR Appropriat eness Criteria® pretreatment evaluation and followup of endometrial cancer. http://www.acr.org/~/media/ACR/ Documents/AppCriteria/Diagnostic/PretreatmentEvaluationA ndFollowUpEndometrial Cancer . pdf. American College of Radiology. Last accessed February 21, 2014.

[4] Siegel CL, Andreotti RF, Cardenes HR et al. ACR

Appropriateness Criteria® pretreatment planning of invasive cancer of the cervix. http://www.acr.org/~/media/ACR/Documents/AppCriteria/Diagnostic/PretreatmentPlanningInvasiveCancerCervix.pdf. American College of Radiology. Last accessed February 21, 2014.

［5］ Varpula M, Kiilhoma P, Klemi P, Komu M (1994) Magnetic resonance imaging of the uterus in vivo and in vitro at an ultra low magnetic field (0.02): Assessment of its normal structure and of leiomyomas. Magn Reson Imaging 12(8):1139–1145.

［6］ Turnbull L, Booth S (2007) MR imaging of gynecologic dieseases at 3T. Magn Reson Imaging Clin N Am 15(3):403–431.

［7］ Kataoka M, Kido A, Koyama T et al. (2007) MRI of the female pelvis at 3T compared to 1.5T: Evaluation on high-resolution T2-weighted and HASTE images. J Magn Reson Imaging 25(3):527–534.

［8］ Soher BJ, Dale BM, Merkle EM (2007) A review of MR physics: 3T versus 1.5T. Magn Reson Imaging Clin N Am 15(3):277–290.

［9］ US Food and Drug Administration. Information for healthcare professionals: Gadolinium-based contrast agents for magnetic resonance imaging (marketed as Magnevist, MultiHance, Omniscan, OptiMARK, ProHance). http://www.fda.gov/Drugs/DrugSafety/PostmarketDrugSafetyInformationfor Patientsand Providers/ucm142882.htm. Last accessed April 11, 2014.

［10］ ACR Manual on Contrast Media, Version 9 American College of Radiology Committee on Drugs and Contrast Media. http://www.acr.org/Quality-Safety/Resources/Contrast-Manual. Last accessed April 11, 2014.

［11］ Nakai A, Togashi K, Kosaka K et al. (2008) Do anticholinergic agents suppress uterine peristalsis and sporadic myometrial contractions at cine MR imaging? Radiology 246(2):489–496.

［12］ Zand KR, Reinhold C, Haider MA et al. (2007) Artifacts and pitfalls in MR imaging of the pelvis. J Magn Reson Imaging 26(3):480–497.

［13］ Lyons EA, Taylor PJ, Zheng XH et al. (1991) Characterization of subendometrial myometrial contractions throughout the menstrual cycle in normal fertile women. Fertil Steril 55(4):771–774.

［14］ Fujimoto K, Koyama T, Tamai K et al. (2011) BLADE acquisition method improves T2-weighted MR images of the female pelvis compared with a standard fast spinecho sequence. Eur J Radiol 80(3):796–801.

［15］ Sugimura H, Yamaguchi K, Furukoji E et al. (2004) Comparison of conventional fast spin echo, single-shot two-dimensional and three-dimensional half-fourier RARE for T2-weighted female pelvic imaging. J Magn Reson Imaging 19(3):349–355.

［16］ Hecht EM, Yitta S, Lim RP et al. (2011) Preliminary clinical experience at 3T with a 3D T2-weighted sequence compared with multiplanar 2D for evaluation of the female pelvis. AJR Am J Roentgenol 197(2):W346–352.

［17］ Thoeny HC, Forstner R, De Keyzer F (2012) Genitourinary applications of diffusion weighted MR imaging in the pelvis. Radiology 263(2):326–342.

［18］ Hoad CL, Fulford J, Raine-Fenning NJ et al. (2006) In vivo perfusion, T1, and T2 measurements in the female pelvis during the normal menstrual cycle: A feasibility study. J Magn Reson Imaging 24(6):1350–1356.

［19］ Sokol ER, Genadry R, Anderson JR (2012) Anatomy and embryology. In: Berek, JS (ed) Berek and Novak's Gynecology, 15th edn. Lippincott Williams & Wilkins, Philadelphia, PA.

［20］ Levi CS, Lyons EA, Holt SC, Dashefsky SM (2008) Normal anatomy of the female pelvis and transvaginal sonography. In: Callen PW (ed) Ultrasonography in Obstetrics and Gynecology, 5th edn. Saunders Elsevier, Philadelphia, PA.

［21］ Clemente CD (1981) Anatomy: A Regional Atlas of the Human Body, 2nd edn. Urban & Schwarzenber, Baltimore, MD.

［22］ Brown HK, Stoll BS, Nicosia SV et al. (1991) Uterine junctional zone: Correlation between histologic findings and MR imaging. Radiology 179(2):409–413.

［23］ Varpula M, Komu M, Irjala K (1993) Relaxationtime changes of the uterus during the menstrual cycle: Correlation with hormonal status. Eur J Radiol 16(2):90–94.

［24］ Hricak H, Alpers C, Crooks LE, Sheldon PE (1983) Magnetic resonance imaging of the female pelvis: Initial experience. AJR Am J Roentgenol 141(6):1119–1128.

［25］ Demas BE, Hricak H, Jaffe RB (1986) Uterine MR imaging: Effects of hormonal stimulation. Radiology 159(1):123–126.

［26］ Hoad CL, Raine-Fenning NJ, Fulford J et al. (2005) Uterine tissue development in healthy women during the normal menstrual cycle and investigations with magnetic resonance imaging. Am J Obstet Gynecol 192(2):648–654.

［27］ Scoutt LM, Flynn SD, Luthringer DJ, McCauley TR, McCarthy SM (1991) Junctional zone of the uterus: Correlation of MR imaging and histologic examination of hysterectomy specimens. Radiology 179(2):403–407.

［28］ McCarthy S, Scott G, Majumdar S et al. (1989) Uterine junctional zone: MR study of water content and relaxation properties. Radiology 171(1):241–243.

［29］ Scoutt LM, McCauley TR, Flynn SD, Luthringer DJ, McCarthy SM (1993) Zonal anatomy of the cervix: Correlation of MR imaging and histologic examination of hysterectomy specimens. Radiology 186(1):159–162.

［30］ Holm K, Laursen EM, Brocks V et al. (1995) Pubertal maturation of the internal genitalia: An ultrasound evaluation of 166 healthy girls. Ultrasound Obstet Gynecol 6(3):175–181.

［31］ Hoffman BL, Schorge JO, Schaffer JI, Halvorson LM, Bradshaw KD, Cunningham F, Calver LE (eds) (2012) Anatomic disorders (Chapter 18) In: Williams Gynecology, 2nd edn. McGraw-Hill, New York.

[32] Hoffman BL, Schorge JO, Schaffer JI, Halvorson LM, Bradshaw KD, Cunningham F, Calver LE (eds) (2012) Pelvic organ prolapse (Chapter 24) In: Williams Gynecology, 2nd edn. McGraw-Hill, New York.

[33] Salem S, Wilson S (2005) Gynecologic ultrasound. In: Rumack CM, Wilson SR, Charboneau JW, Johnson JA, (eds) Diagnostic Ultrasound, 3rd edn. Elsevier Mosby, St. Louis, MO.

[34] Eisenberg LB, Elias, Jr., J, Qureshi W, Young MK, Semelka RC (2010) Female urethra and vagina. In: Semelka RC (ed) Abdominal-Pelvic MRI, 3rd edn. John Wiley and Sons, Hoboken, NJ.

[35] Scoutt LM, McCarthy SM (1992) Female pelvis. In: Stark DD, Bradley WG (ed) Magnetic Resonance Imaging, 2nd edn. Mosby Year Book, St. Louis, MO.

[36] Moore KL, Persaud TVN, Tochia MG (2011) Urogenital system. In: Moore KL (ed) The Developing Human, 9th edn. Saunders, Philadelphia, PA.

[37] Arey LB (1974) The genital system. In: Arey LB (ed) Developmental Anatomy, 7th edn. Saunders, Philadelphia, PA.

[38] Troiano RN, McCarthy SM (2004) Mullerian duct anomalies: Imaging and clinical issues. Radiology 233(1):19–34.

[39] Mueller GC, Hussain HK, Smith YR et al. (2007) Mullerian duct anomalies: Comparison of MRI diagnosis and clinical diagnosis. AJR Am J Roentgenol 189(6):1294–1302.

[40] The American Fertility Society (1988) The American Fertility Society classifications of adnexal adhesions, distal tubal occlusion, tubal occlusion secondary to tubal ligation, tubal pregnancies, müllerian anomalies and intrauterine adhesions. Fertil Steril 49(6):944–955.

[41] Acien P, Acien M, Sanchez-Ferrer ML (2009) üllerian anomalies "without a classification": From the didelphys-unicollis uterus to the bicervical uterus with orwithout septate vagina. Fertil Steril 91(6):2369–2375.

[42] Muller P, Musset R, Netter A et al. (1967) State of the upper urinary tract in patients with uterine malformation. Study of 133 cases. Presse Med 75(26):1331–1336.

[43] Acien P, Acien MI (2011) The history of female genital tract malformation classifications and proposal of an updated system. Hum Reprod Update 17(5):693–705.

[44] Frontino G, Bianchi S, Ciappina N et al. (2009) The unicornuate uterus with an occult adenomyotic rudimentary horn. J Minim Invasive Gynecol 16(5):622–625.

[45] Oppelt P, Renner SP, Brucker S et al. (2005) The VCUAM (vagina cervix uterus adnex-associated malformation) classification: A new classification for genital malformations. Fertil Steril 84(5):1493–1497.

[46] Grimbizis GF, Gordts S, Di Spiezio Sardo A et al. (2013) The ESHRE/ESGE consensus on the classification of female genital tract congenital anomalies. Hum Reprod 28(8):2032–2044.

[47] Rall K, Barresi G, Wallwiener D, Brucker SY, Staebler A (2013) Uterine rudiments in patients with Mayer-Rokitansky-Kuester-Hauser syndrome consist of typical uterine tissue types with predominantly basalis-like endometrium. Fertil Steril 99(5):1392–1399.

[48] Fedele L, Bianchi S, Zanconato G, Berlanda N, Bergamini V (2005) Laparoscopic removal of the cavitated noncommunicating rudimentary uterine horn: Surgical aspects in 10 cases. Fertil Seril 83(2):432–436.

[49] Fedele L, Zamberletti D, Vercellini P, Dorta M, Candiani GB (1987) Reproductive performance of women with unicornuate uterus. Fertil Steril 47(3):416–419.

[50] Oppelt PG, Lermann J, Strick R et al. (2012) Malformations in a cohort of 284 women with Mayer-Rokitansky-Kuester-Hauser syndrome (MRKH). Reprod Biol Endocrol 10:57–64.

[51] Fedele L, Motta F, Frontino G, Restelli E, Bianchi S (2013) Double uterus with obstructed hemivagina and ipsilateral renal agenesis: Pelvic anatomic variants in 87 cases. Hum Reprod 28(6):1580–1583.

[52] Olive DL, Henderson DY (1987) Endometriosis and müllerian anomalies. Obstet Gynecol 69(3):412–415.

[53] Ugur M, Turan C, Mungan T et al. (1995) Endometriosis in association with mullerian anomalies. Gynecol Obstet Invest 40(4):261–264.

[54] Herbst AL, Ulfelder H, Poskanzer DC (1971) Adenocarcinoma of the vagina: Association of maternal stilbesterol therapy with tumor appearance in young women. N Engl J Med 284(15):878–881.

[55] Herbst AL, Kurman RJ, Scully RE (1972) Vaginal and cervical abnormalities after exposure to stilbestrol in utero. Obstet Gynecol 40(3):287–298.

[56] Van Gils AP, Than RT, Falke TH, Peters AA (1989) Abnormalities of the uterus and cervix after diethylstilbestrol exposure: Correlation of findings on MR and hysteros alpingography. AJR Am J Roentgenol 153(6):1235–1238.

[57] FDA drug bulletin: Diethylstilbestrol contraindicated in pregnancy, November 1971. http://www. unboundmedicine. com/medline/citation/18730697/Selected_item_from_the_FDA_drug_bulletin_november_1971:_diethylstilbestrol_contraindicated_in_pregnancy_. Last accessed April 11, 2014.

[58] Rock JA, Roberts CP, Jones HW Jr (2010) Congenital anomalies of the uterine cervix: Lessons from 30 cases managed clinically by a common protocol. Fertil Steril 94(5):1858–1863.

[59] Rock JA, Zacur HA, Dlugi AM, Jones HW, TeLinde RW (1982) Pregnancy success following surgical correction of imperforate hymen and complete transverse vaginal septum. Obstet Gynecol 59(4):448–451.

[60] Junqueira BL, Allen LM, Spitzer RF, Lucco KL, Babyn PS, Doria AS (2009) Mullerian duct anomalies and mimics in children and adolescents: Correlative intraoperative assessment with clinical imaging. RadioGraphics 29(4):1085–1103.

[61] Oppelt P, von Have M, Paulsen M et al. (2007) Female

genital malformations and their associated abnormalities. Fertil Steril 87(2):335–342.

[62] Hoffman BL, Schorge JO, Schaffer JI, Halvorson LM, Bradshaw KD, Cunningham F, Calver LE (eds) (2012) Pelvic mass (Chapter 9) In: Williams Gynecology, 2nd edn. McGraw-Hill, New York.

[63] Parker (2012) Uterine fibroids. In: Berek JS (ed) Berek and Novak's Gynecology, 15th edn. Lippincott Williams & Wilkins, Philadelphia, PA.

[64] Baird DD, Dunson DB, Hill MC, Cousins D, Schectman JM (2003) High cumulative incidence of uterine leiomyoma in black and white women: Ultrasound evidence. Am J Obstet Gynecol 188(1):100–107.

[65] Munro MG, Critchley HO, Broder MS et al. (2011) FIGO classification system (PALM-COEIN) for causes of abnormal uterine bleeding in nongravid women of reproductive age. Int J Gynaecol Obstet 113(1):3–13.

[66] Wallach EE, Vlahos NF (2004) Uterine myomas: An overview of development, clinical features, and Management. Obstet Gynecol 104(2):393–406.

[67] Peddada SD, Laughlin SK, Miner K et al. (2008) Growth of uterine leiomyomata among premenopausal black and white women. Proc Natl Acad Sci USA 105(50):19887–19892.

[68] Baird DD, Garrett TA, Laughlin SK, Davis B, Semelka RC, Peddada SD (2011) Short-term change in growth of uterine leiomyoma: Tumor growth spurts. Fertil Steril 95(1):242–246.

[69] Stewart E (2001) Uterine fibroids. Lancet 357 (9252):293–298.

[70] Stovall D (2001) Clinical symptomatology of uterine leiomyomas. Clin Obstet Gynecol 44(2):364–371.

[71] Ruushanen AJ, Hippelaeinen MI, Sipola P, Manninen HI (2012) Association between magnetic resonance imaging findings of uterine leiomyomas and symptoms demanding treatment. Eur J Radiol 81(8):1957–1964.

[72] Stewart EA, Nowak RA (1996) Leiomyoma-related bleeding: A classic hypothesis updated for the molecular era. Hum Reprod Update 2(4):295–306.

[73] Hricak H, Tscholakoff D, Heinrichs L et al. (1986) Uterine leiomyomas: Correlation of MR, histopathologic findings, and symptoms. Radiology 158(2):385–391.

[74] Okizuka K, Sugimura K, Takemori M, Obayashi C, Kitao M, Ishida T (1993) MR detection of degenerating uterine leiomyomas. J Comput Assist Tomogr 17(5):760–766.

[75] Yamashita Y, Torashima M, Takahashi M et al. (1993) Hyperintense uterine leiomyoma at T2-weighted MR imaging: Differentiation with dynamic enhanced MR imaging and clinical implications. Radiology 189(3):721–725.

[76] Jha RC, Ascher SM, Imaoka I et al. (2000) Symptomatic fibroleiomyomata: MR imaging of the uterus before and after uterine artery embolization. Radiology 217(1):228–235.

[77] Levine DJ, Berman JM, Harris M, Chudnoff SG, Whaley FS, Palmer SL (2013) Sensitivity of myoma imaging using laparoscopic ultrasound compared with magnetic resonance imaging and transvaginal ultrasound. J Minim Invasive Gynecol 20(6):770–774.

[78] Ueda H, Togashi K, Konishi I et al. (1999) Unusual appearances of uterine leiomyomas: MR imaging findings and their histopathologic backgrounds. RadioGraphics 19:S131–S145.

[79] Shimada K, Ohashi I, Kasahara I et al. (2004) Differentiation between completely hyalinized uterine leiomyomas and ordinary leiomyomas: Three-phase dynamic magnetic resonance imaging (MRI) vs. diffusion- weighted MRI with very small b-factors. J Magn Reson Imaging 20(1):97–104.

[80] Worley MJ Jr, Aelion A, Caputo TA et al. (2009) Intravenous leiomyomatosis with intracardiac extension: A singleinstitution experience. Am J Obstet Gynecol 201(6):574.

[81] Du J, Zhao X, Guo D, Li H, Sun B (2011) Intravenous leiomyomatosis of the uterus: A clinicopathologic study of 18 cases, with emphasis on early diagnosis and appropriate treatment strategies. Hum Pathol 42(9):1240e6.

[82] Clay TD, Dimitriou J, McNally OM, Russell PA, Newcomb AE, Wilson AM (2013) Intravenous Leiomyomatosis with intracardiac extension—A review of diagnosis and management with an illustrative case. Surg Oncol 22(3):e44–e52.

[83] Thomassin-Naggara I, Darai E, Nassar-Slaba J, Cortez A, Marsault C, Bazot M (2007) Value of dynamic enhanced magnetic resonance imaging for distinguishing between ovarian fibroma and suberous uterine leiomyoma. J Comput Assist Tomogr 31(2):236–242.

[84] Rapkin AJ, Nathan L (2012) Pelvic pain and dysmenorrhea. In: Berek JS (ed) Berek and Novak's Gynecology, 15th edn. Lippincott Williams & Wilkins, Philadelphia, PA.

[85] Vercellini P, Parazzini F, Oldani S, Panazza S, Bramante T, Crosignani PG (1995) Adenomyosis at hysterectomy: A study on frequency distribution and patient characteristics. Hum Reprod 10(5):1160–1162.

[86] Templeman C, Marshall SF, Ursin G et al. (2008) Adenomyosis and endometriosis in the California Teachers Study. Fertil Steril 90(2):415–424.

[87] Bergeron C, Amant F, Ferenczy (2006) Pathology and physiopathology of adenomyosis. Best Pract Res Clin Obstet Gynaecol 20(4):511–521.

[88] Mark AS, Hricak H, Heinrichs LW et al. (1987) Adenomyosis and leiomyoma: Differential diagnosis with MR imaging. Radiology 163(2):527–529.

[89] Ascher SM, Arnold LL, Patt RH et al. (1994) Adenomyosis: Prospective comparison of MR imaging and transvaginal sonography. Radiology 190(3):803–806.

[90] Togashi K, Nishimura K, Itoh K et al. (1988) Adenomyosis: Diagnosis with MR imaging. Radiology 166(1): 111–114.

[91] Reinhold C, McCarthy S, Bret PM et al. (1996) Diffuse adenomyosis: Comparison of endovaginal US and MR imaging with histopathologic correlation. Radiology 199(1):151–158.

[92] Dueholm M, Lundorf E, Hansen ES, Sorensen JS, Ledertoug S,Olesen F (2001) Magnetic resonance imaging

and transvaginal ultrasonography for the diagnosis of adenomyosis. Fertil Steril 76(3):588–594.

[93] Bazot M, Cortez A, Darai E et al. (2001) Ultrasonography compared with magnetic resonance imaging for the diagnosis of adenomyosis: Correlation with histopathology. Hum Reprod 16(11):2427–2433.

[94] Outwater Ek, Siegleman ES, Van Deerlin V (1998) Adenomyosis: Current concepts and imaging considerations. AJR Am J Roentgenol 170(2):437–441.

[95] Falcone T, Parker WH (2013) Surgical management of leiomyomas for fertility or uterine preservation. Obstet Gynecol 121(4):856–868.

[96] Viswanathan M, Hartmann K, McKoy N et al. (2007) Management of uterine fibroids: An update of the evidence. Evidence report/technology assessment no. 154, AHRQ publication no. 07-E011. Agency for Healthcare Research and Quality, Rockville, MD.

[97] Kho KA, Nezhat CH (2014) Evaluating the risks of electric uterine morcellation. JAMA 311(9):905–906.

[98] Shen S-H, Fennessy F, McDannold N, Jolesz F, Tempany C (2009) Image-guided thermal therapy of uterine fibroids. Semin Ultrasound CT MR 30(2):91–104.

[99] Deshmukh SP, Gonsalves CF, Guglielmo FF, Mitchell DG (2012) Role of MR imaging of uterine leiomyomas before and after embolization. RadioGraphics 32(6):E251–E281.

[100] Nikolaidis P, Siddiqi AJ, Carr JC et al. (2005) Incidence of nonviable leiomyomas on contrast materialenhanced pelvic MR imaging in patients referred for uterine artery embolization. J Vasc Interv Radiol 16(11):1465–1471.

[101] Katsumori T, Akazawa K, Mihara T (2005) Uterine artery embolization for pedunculated subserosal fibroids. AJR Am J Roentgenol 184(2):399–402.

[102] Kim MD, Lee M, Jung DC et al. (2012) Limited efficacy of uterine artery embolization for cervical leiomyomas. J Vasc Interv Radiol 23(2):236–240.

[103] Kroencke TJ, Scheurig C, Poellinger A, Gronewold M, Hamm B (2010) Uterine artery embolization for leiomyomas: Percentage of infarction predicts clinical outcome. Radiology 255(3):834–841.

[104] Naguib NNN, Mbalisike E, Nour-Eldin NA et al. (2010) Uterine artery embolization: Correlation with the initial leiomyoma volume and location. J Vasc Interv Radiol 21(4):490–495.

[105] Kim MD, Kim S, Kim NK et al. (2007) Long-term results of uterine artery embolization for symptomatic adenomyosis. AJR Am J Roentgenol 188(1):176–181.

[106] Tempany CM, Stewart EA, McDannold N, Quade BJ, Jolesz FA, Hynynen K (2003) MR imaging–guided focused ultrasound surgery of uterine leiomyomas: A feasibility study. Radiology 226(3):897–905.

[107] Lenard ZM, MacDonnold NJ, Fennessy FM (2008) Uterine leiomyomas: MR imaging-guided focused ultrasound surgery—Imaging predictors of success. Radiology 249(1):187–194.

[108] Gorny KR, Woodrum DA, Brown DL et al. (2011) Magnetic resonance-guided focused ultrasound of uterine leiomyomas: Review of a 12-month outcome of 130 clinical patients. J Vasc Interv Radiol 22(6):857–864.

[109] Dowdy, SC, Mariani A, Lurain JR (2012) Uterine cancer. In: Berek JS (ed) Berek and Novak's Gynecology, 15th edn. Lippincott Williams & Wilkins, Philadelphia, PA.

[110] Moinfar F, Azodi M, Tavassoli FA (2007) Uterine sarcomas. Pathology 39(1):55–71.

[111] Brooks SE, Zhan M, Cote T, Baquet CR (2004) Surveillance, epidemiology, and end results analysis of 2677 cases of uterine sarcoma 1989–1999. Gynecol Oncol 93(1):204–208.

[112] D'Angelo E, Prat J (2010). Uterine sarcomas: A review. Gynecol Oncol 116(1): 131–139.

[113] Stewart EA, Morton CC (2006) The genetics of uterine leiomyomata: What clinicians need to know. Obstet Gynecol 107(4):917–921.

[114] Wysowski DK, Honig SF, Beitz J (2002) Uterine sarcoma associated with tamoxifen use. N Engl J Med 346(23):1832–1833.

[115] Parker WH, Fu YS, Berek JS (1994) Uterine sarcoma in patients operated on for presumed leiomyoma and rapidly growing leiomyoma. Obstet Gynecol 83(3):414–418.

[116] Amant F, Coosemans A, Debiec-Rychter M, Timmerman D, Vergote I (2009) Clinical management of uterine sarcomas. Lancet Oncol 10(12):1188–1198.

[117] Tanaka YO, Nishida M, Tsunoda H, Okamoto Y, Yoshikawa H (2004) Smooth muscle tumors of uncertain malignant potential and leiomyosarcomas of the uterus: MR findings. J Magn Reson Imaging 20(6):998–1007.

[118] Schwartz LB, Zawin M, Carcangiu ML, Lange R, McCarthy S (1998) Does pelvic magnetic resonance imaging differentiate among the histologic subtypes of uterine leiomyomata? Fertil Steril 70(3):580–587.

[119] Cornfield D, Israel G, Martel M, Weinreb J, Schwartz P, McCarthy S (2010) MRI appearance of mesenchymal tumors of the uterus. Eur J Radiol 74(1):241–249.

[120] Goto A, Takeuchi S, Sugimura K, Maruo T (2002) Usefulness of Gd-DTPA contrast-enhanced dynamic MRI and serum determination of LDH and its isozymes in the differential diagnosis of leiomyosarcoma from degenerated leiomyoma of the uterus. Int J Gynecol Cancer 12(4):354–361.

[121] Park JY, Park SK, Kim DY et al. (2011) The impact of tumor morcellation during surgery on the prognosis of patients with apparently early uterine leiomyosarcoma. Gynecol Oncol 122(2):255–259.

[122] Kurman, RJ, Kaminski PF, Norris HJ (1985) The behavior of endometrial hyperplasia: A long-term study of untreated hyperplasia in 170 patients. Cancer 56(2):403–412.

[123] Dreisler E, Stampe Sorensen S, Ibsen PH et al. (2009) Prevalence of endometrial polyps and abnormal uterine bleeding in a Danish population aged 20-74 years. Ultrasound Obstet Gynecol 33(1):102–108.

[124] Baiocchi G, Manci N, Pazzaglia M et al. (2009) Malignancy in endometrial polyps: A 12-year experience. Am J Obstet

Gynecol 201(5):462.

[125] Scully RE, Bonfiglio TA, Kurman RJ et al. (1994) Histological typing of female genital tract tumours. In: Scully RE, Poulsen HE, Sobin LH (eds) World Health Organization International Histological Classification of Tumours, 2nd edn. Springer-Verlag, Berlin, Germany.

[126] Mutter GL (2000) Endometrial intraepithelial neoplasia (EIN): Will it bring order to chaos? The Endometrial Collaborative Group. Gynecol Oncol 76(3):287–290.

[127] Lacey JV, Sherman ME, Rush BB et al. (2010) Absolute risk of endometrial carcinoma during 20-year followup among women with endometrial hyperplasia. J Clin Oncol 28(5):788–792.

[128] Imaoka I, Sugimura K, Masui T et al. (1999) Abnormal uterine cavity: Differential diagnosis with MR imaging. Magn Reson Imaging 17(10):1445–1455.

[129] Grasel RP, Outwater EK (2000) Endometrial polyps: MR imaging features and distinction from endometrial carcinoma. Radiology 214(1):47–52.

[130] Hann LE, Giess CS, Bach AM et al. (1997) Endometrial thickness in tamoxifen-treated patients: Correlation with clinical and pathologic findings. AJR Am J Roentgenol 168(3): 657–661.

[131] Ascher SM, Johnson JC, Barnes WA et al. (1996) MR imaging appearance of the uterus in postmenopausal women receiving tamoxifen therapy for breast cancer: Histopathologic correlation. Radiology 200(1):105–110.

[132] Siegel R, Ma J, Zou Z, Jemal A (2014) Cancer statistics, 2014. CA Cancer J Clin 64(1):9–29.

[133] Torres ML, Weaver AL, Kumar S et al. (2012) Risk factors for developing endometrial cancer after benign endometrial sampling. Obstet Gynecol 120(5):998–1004.

[134] Boronow RC, Morrow CP, Creasman WT et al. (1984) Surgical staging in endometrial cancer: Clinicalpathologic findings of a prospective study. Obstet gynecol 63 (6):825–832.

[135] Briet JM, Hollema H, Reesink N et al. (2005) Lymphovascular space involvement: An independent prognostic factor in endometrial cancer. Gynecol Oncol 96(3):799–804.

[136] Kinkel K, Kaji Y, Yu KK et al. (1999) Radiologic staging in patients with endometrial cancer: A meta-analysis. Radiology 212(3):711–718.

[137] Yamashita Y, Harada M, Sawada T et al. (1993) Normal uterus and FIGO stage 1 endometrial carcinoma: Dynamic gadolinium–enhanced MR imaging. Radiology 186(2):495–501.

[138] Lee EJ, Byun JY, Kim BS et al. (1999) Staging of early endometrial carcinoma: Assessment with T2-weighted and gadolinium-enhanced T1-weighted MR imaging. RadioGraphics 19(4):937–945.

[139] Beddy P, Moyle P, Kataoka M et al. (2012) Evaluation of depth of myometrial invasion and overall staging in endometrial cancer: Comparison of diffusion-weighted and dynamic contrast-enhanced MR imaging. Radiology 262(2):530–537.

[140] Rechichi G, Galimberti S, Signorelli M et al. (2010) Myometrial invasion in endometrial cancer: Diagnostic performance of diffusion-weighted MR imaging at 1.5-T. Eur Radiol 20(3):754–762.

[141] Creaseman W (2009) Revised FIGO staging for carcinoma of the endometrium. Int J Gynaecol Obstet. 105(2):109.

[142] Haldorsen IS, Berg A, Werner HM et al. (2012) Magnetic resonance imaging performs better than endocervical curettage for preoperative prediction of cervical stromal invasion in endometrial carcinomas. Gynecol Oncol 125(3):413–418.

[143] Ascher SM, Reinhold C (2002) Imaging of cancer of the endometrium. Radiol Clin N Am 40(3):563–576.

[144] Lin G, Ho KC, Wang JJ et al. (2008) Detection of lymph node metastasis in cervical and uterine cancers by diffusion-weighted magnetic resonance imaging at 3T. J Magn Reson Imaging 28(1):128–135.

[145] Sahdev A, Schaib SA, Jacobs I et al. (2001) MR Imaging of uterine sarcomas. AJR Am J Roentgenol 177(6):1307–1311.

[146] Shapeero LG, Hricak H (1998) Mixed mullerian sarcoma of the uterus: MR imaging findings. AJR Am J Roentgenol 153(2):317–319.

[147] Ohguri T, Aoki T, Watanabe H et al. (2002) MRI Findings including gadolinium-enhanced dynamic studies of malignant, mixed mesodermal tumors of the uterus: Differentiation from endometrial carcinomas. Eur Radiol 12(11):2737–2742.

[148] Schnall, MD (1994) Magnetic resonance evaluation of acquired benign uterine disorders. Semin Ultrasound CT MR 15(1):18–26.

[149] Walboomers JM, Jacobs MV, Manos MM et al. (1999) Human papillomavirus is a necessary cause of invasive cervical cancer worldwide. J Pathol 189(1):12–19.

[150] Tiltman AJ (2005) The pathology of cervical tumours. Best Pract Res Clin Obstet Gynaecol 19(4):485–500.

[151] Okamoto Y, Tanaka YO, Nishida M et al. (2003) MR Imaging of the uterine cervix: Imaging-pathologic correlation. RadioGraphics 23(2):425–445.

[152] Yamashita Y, Takahashi M, Katabuchi H et al. (1994) Adenoma malignum: MR appearances mimicking nabothian cysts. AJR Am J Roentgenol 162(3):649–650.

[153] Wang SS, Sherman ME, Silverberg SG et al. (2006) Pathological characteristics of cervical adenocarcinoma in a multi-center US-based study. Gynecol Oncol 103(2):541–546.

[154] Pecorelli S (2009) Revised FIGO staging for carcinoma of the cervix. Int J Gynecol Obstet. 105(2):107–108.

[155] Sironi S, Belloni C, Taccagni GL et al. (1991) Carcinoma of the cervix: Value of MR in detecting parametrial involvement. AJR Am J Roentgenol 156(4):753–756.

[156] Seki H, Azumi R, Kimura M et al. (1997) Stromal invasion by carcinoma of the cervix: Assessment with dynamic MR imaging. AJR Am J Roentgenol 168(6):1579–1585.

[157] Hricak H, Powell CB, Yu KK et al. (1996) Invasive cervical carcinoma: Role of MR imaging in pretreatment workup– cost minimization and diagnostic efficacy analysis.

Radiology 198(2):403–409.

[158] Yamashita Y, Takahashi M, Sawada T et al. (1992) Carcinoma of the cervix: Dynamic MR imaging. Radiology 182(3):643–648.

[159] Charles-Edwards EM, Messiou C, Morgan V et al. (2008) Diffusion-weighted imaging in cervical cancer with an endovaginal technique: Potential value for improving tumor detection in stage Ia and Ib1 disease. Radiology 249(2):541–550.

[160] Naganawa S, Sato C, Kumada H et al. (2005) Apparent diffusion coefficient in cervical cancer of the uterus: Comparison with the normal uterine cervix. Eur Radiol 15(1):71–78.

[161] Singh N, Arif S (2004) Histopathologic parameters of prognosis in cervical cancer—A review. Int J Gynecol Cancer 14(5):741–750.

[162] Selman TJ, Mann C, Zamora J et al. (2008) Diagnostic accuracy of tests for lymph node status in primary cervical cancer: A systematic review and meta-analysis. CMAJ 178(7):855–862.

[163] Perez CA, Breaux S, Bedwinek JM et al. (1984) Radiation therapy alone in the treatment of carcinoma of the uterine cervix II analysis of complications. Cancer 54(2):235–246.

[164] Hricak H, Swift PS, Campos Z et al. (1993) Irradiation of the cervix uteri: Value of unenhanced and contrastenhanced MR imaging. Radiology 189(2): 381–388.

[165] Weber TM, Sostman HD, Spritzer CE et al. (1995) Cervical carcinoma: Determination of recurrent tumor extent versus radiation changes with MR imaging. Radiology 194(1):135–139.

[166] Hwang JH, Oh MJ, Lee NW et al. (2009) Multiple vaginal müllerian cysts: A case report and review of literature. Arch Gynecol Obstet 280(1):137–139.

[167] Eilber KS, Raz S (2003) Benign cystic lesions of the vagina: A literature review. J Urol 170(3):717–722.

[168] Griffin N, Grant LA, Sala E (2008) Magnetic resonance imaging of vaginal and vulval pathology. Eur Radiol 18(6):1269–1280.

[169] Shadbolt CL, Coakley FV, Qayyum A (2001) MRI of vaginal leiomyomas. J Comput Assist Tomogr 25(3): 355–357.

[170] Siegelman ES, Outwater EK, Banner MP et al. (1997) High resolution MR imaging of the vagina. RadioGraphics 17(5):1183–1203.

[171] Chagpar A, Kanthan SC (2001) Vaginal metastasis of colon cancer. Am Surg 67(2):171.

[172] Wiesner W, Ruehm SG, Bongartz G et al. (2001) Threedimensional dynamic MR hysterosalpingography. Eur Radiol 11:1439–1444.

[173] Sadowski EA, Ochsner JE, Riherd JM et al. (2008) MR hystrosalpingography with an angiographic time-resolved 3D pulse sequence: Assessment of tubal patency. AJR Am J Roentgenol 191(5):1381–1385.

[174] Outwater EK, Siegelman ES, Chiowanich P et al. (1998) Dilated fallopian tubes: MR imaging characteristics. Radiology 208(2):463–469.

[175] Kalampokas E, Kalampokas T, Tourountous I et al. (2013) Primary fallopian tube carcinoma. Eur J Obstet Gynecol Reprod Biol 169(2):155–161.

[176] Shaaban AM, Rezvani M (2012) Imaging of primary fallopian tube carcinoma. Abdom Imaging 38(3):608–618.

[177] Nik NN, Vang R, Shih IM, Kurman RJ (2014) The origin and pathogenesis of pelvic (ovarian, tubal and primary peritoneal) serous carcinoma. Annu Rev Pathol Mech Dis 9:27–45.

[178] Stewart CJ, Leung YC, Whitehouse A (2012) Fallopian tube metastases of non-gynaecological origin: A series of 20 cases emphasizing patterns of involvement including intra-epithelial spread. Histopathology 60(6B):E106–E114.

[179] De Waal YR, Thomas CM, Oei AL (2009) Secondary ovarian malignancies: Frequency, origin, and characteristics. Int J Gynecol Cancer 19(7):1160–1165.

Chapter 5
卵巢和腹膜的良恶性疾病

Benign and Malignant Conditions of the Ovaries and Peritoneum

Stavroula Kyriazi, Nandita M. deSouza, 著

张文佳，译 薛华丹，校

目录 CONTENTS

5

一、正常解剖

（一）卵巢

卵巢是成对的盆腔器官，每个平均 3cm× 2cm×2cm。它们通过称为卵巢韧带（子宫 - 卵巢韧带）的致密纤维组织附着在宫角处。这是引带的残余物，它在胚胎发育过程中对卵巢的下降起着重要作用，是男性睾丸的同源物。卵巢悬韧带从骨盆侧壁延伸至卵巢。输卵管从子宫角侧向延伸并终止于称为子宫漏斗（漏斗）的扩张伞样结构。与卵巢毗邻。卵巢系膜是附着在卵巢背面的双层腹膜结构，内含卵巢神经、血管束，位于卵巢悬韧带上方。输尿管、生殖血管和髂血管分叉处位于卵巢的深面（图 5-1）。

卵巢动脉是腹主动脉的分支，刚好在肾动脉的下方，向下经左右结肠动脉的腹膜后间隙，自输尿管前方进入盆腔。它们自阔韧带的外侧进入卵巢。这些动脉还供应输卵管并与子宫动脉吻合。卵巢通过一对卵巢静脉进行引流，两侧引流行径不同：右侧卵巢静脉引流入下腔静脉，而左侧引流入左肾静脉。它们有伴行的淋巴血管丛，在脐水平的卵巢动脉起源处汇入腹主动脉旁淋巴结。

（二）显微镜下表现

组织学上，卵巢由外层皮质和内部的髓质组成。它们被一层薄的立方上皮（生发上皮）覆盖。皮质由紧密排列的结缔组织构成，包含处于发育和退化不同阶段的卵泡和卵母细胞。出生时，每个卵巢含有约 300 万个来自卵黄囊内胚层细胞的卵子。每个卵子被单层卵泡或卵泡膜细胞（也称为颗粒细胞）包绕。滤泡上皮周围的基质由内部内膜和外部外膜组成。基底膜将卵泡细胞与内膜分离开来；在内膜和外膜之间没有明显的边界。外膜主要由纺锤形细胞组成，纤维成分更为丰富。两者都是结缔组织衍生物。皮质结缔组织的纺锤状成纤维细胞（与其他成纤维细胞不同）对激素刺激有反应。髓质由松散的基质组织组成，并且高度血管化。在卵巢门处，Walthard 细胞巢中存在圆形或多边形移行细胞，此处也可能有尿道上皮细胞；这些尿路上皮细胞也可以在卵巢系膜和输卵管系膜中看到。

（三）腹膜返折

盆腔的腹膜返折对于理解卵巢癌的肿瘤扩散形式非常重要。前腹壁的壁层腹膜与内膜表面的脏层腹膜相延续。升结肠和降结肠位于腹膜后，仅在其前部被脏层腹膜覆盖。大部分乙状结肠游离地位于盆腔边缘左侧的肠系膜（称为乙状结肠系膜）内。腹膜侧向延伸到盆腔壁。位于腹膜返折的上部游离边缘的为输卵管，侧方为卵巢。这种返折形成了子宫阔韧带（图 5-1）。另外，腹膜返折向下覆盖直肠顶部和子宫背部。在盆腔内，直肠前方和子宫后方之间的腹膜形成的后穹窿称为子宫直肠陷凹（或道格拉斯窝）。在此之前，内脏腹膜覆盖子宫底部和膀胱圆顶。在前子宫和后膀胱之间的前穹窿比后穹窿浅，称为子宫膀胱陷凹。这两个陷凹是腹膜腔最低垂的部分，因此容易出现积液和肿瘤的腹膜种植。

（四）激素循环

从月经初潮到更年期，正常卵巢（图 5-2）在垂体促性腺激素的作用下，一侧卵巢内的

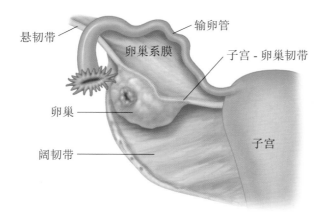

悬韧带　　　　　　　　输卵管
　　　　卵巢系膜
　　　　　　　　　子宫 - 卵巢韧带
卵巢
　　　　　　　　　　子宫
阔韧带

▲ 图 5-1　附件解剖示意图（改编自 www.knowyour body. net）

一个卵泡成熟，通常每 28 天产生一个卵子（图 5-3）。当卵子接近成熟时，垂体促黄体素（lutropin，LH）的激增会削弱卵泡壁，促进卵子释放并进入输卵管，该过程被称为排卵。空卵泡作为黄体囊肿持续存在。即使没有受精，这些囊肿也可能持续长达 12 周，生长到较大尺寸（最大 10cm）[1] 并引起影像学关注。在随访过程中，它们一般会自行消失（图 5-4）。

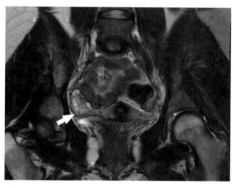
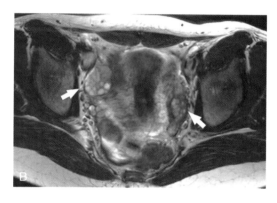

▲ 图 5-2　正常卵巢
T_2 加权冠状位（A）和轴位（B）图像显示双侧卵巢内的多个卵泡（箭）。只有右侧的卵巢在（A）中所示的断层上完全可见

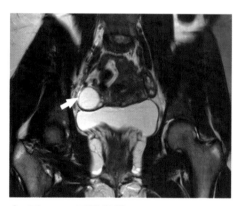
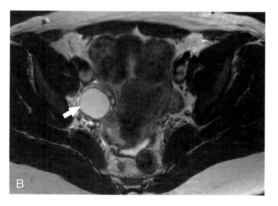

▲ 图 5-3　正常卵巢
T_2 加权冠状位（A）和轴位图像（B）显示在排卵前的月经周期第 14 天，右侧卵巢中的正常卵泡增大（箭）

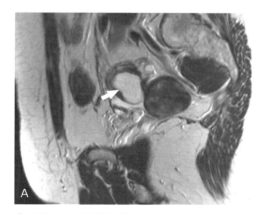
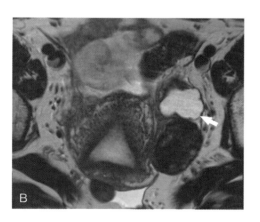

▲ 图 5-4　正常卵巢
T_2 加权矢状位（A）和轴位（B）图像显示月经前左侧卵巢内塌陷的黄体囊肿（箭）

（五）多囊卵巢

多囊卵巢可在 5%～10% 的育龄期女性中被识别。相关综合征的诊断主要依据临床（月经不调 80%、多毛症 62%、同时存在肥胖 31%[2]）和生化证据（促黄体生成素：卵泡激素 [LH:FSH] 比例超过 2：1 且血清雄激素水平升高）。在被诊断为子宫内膜癌的患者（40 岁）中，多达 25% 患有多囊卵巢[3]。超声或 MRI 发现双侧扩大的卵巢（正常的 2～5 倍）存在多个（≥ 10～12 个）较小（＜ 10 mm）的外周囊肿，支持临床／生化诊断。在 2/3 的案例中推断其基质回声增强。在疑似多囊卵巢综合征中，成像的主要用途是排除功能性卵巢肿瘤，如性索 - 间质细胞瘤（sex cord-stromal tumors，SCSTs）和 sertoli-leydig 瘤（sertoli-leydig cell tumors，SLCTs），这些肿瘤可能与雄激素过多症有关[2]。

二、卵巢良性非肿瘤性病变

（一）功能性卵巢囊肿

卵巢的滤泡囊肿是健康卵巢中最常见的囊性结构。这些囊肿来自正常生理过程的暂时病理变化，不是肿瘤性的。它们是由于优势成熟卵泡未能破裂或未成熟卵泡未能经历正常的闭锁过程。许多卵泡囊肿失去了产生雌激素的能力；在其他情况下，颗粒细胞保持其功能并可持续分泌雌激素。孤立的滤泡囊肿是常见的，并且发生在从胎儿期到绝经期中的所有阶段。滤泡囊内层衬有颗粒细胞，外层有卵泡膜内膜细胞。囊肿是薄壁且单房的，通常直径从几毫米到 8cm（平均 2cm）。一般尺寸小于 2.5cm 的囊肿被归类为卵泡，因此没有临床意义。

黄体囊肿（图 5-3）不如卵泡囊肿普遍。它们主要来自囊内出血，可能在月经周期的后半段出现。它们对激素反应不活跃，但是容易破裂，血液成分可引起腹膜刺激征。育龄期女性中，卵泡和黄体囊肿在经阴道超声检查时都很容易识别，它们通常是简单无回声结构，随时间进展最终消失。它们通常不需要进一步的 MRI 检查。

（二）炎性病变

炎症性卵巢病变是依靠临床和实验室以及影像学表现来实现正确的诊断。急性卵巢炎起源于奈瑟球菌或沙眼衣原体上行感染，或可涉及多个器官。在影像方面，卵巢增大，可能有多种强化方式，伴有软组织条索影和骨盆筋膜层的浸润、宫骶韧带增厚，以及增厚／扩张的输卵管。如果病程迁延，会导致输卵管 - 卵巢脓肿，这在发热不适的患者中被认为是盆腔囊性包块。它们主要用抗生素治疗，有时可进行外科引流。慢性盆腔炎性疾病并发细菌感染，少数情况下会导致黄色肉芽肿性卵巢炎，当增大时，在发热和盆腔疼痛患者的影像中可表现为强化的卵巢[4]。罕见情况下，结核病可能会影响卵巢和腹膜，并可能被误诊为播散性卵巢癌。单纯的影像检查无法区分这些疾病，需要进行活体组织检查以进行诊断。另一种罕见情况是炎性假瘤，临床上表现为发热、体重减轻和盆腔疼痛。影像上表现为多房囊实性病变伴有强化，与卵巢肿瘤难以鉴别。诊断需要组织学评估。卵巢的自身免疫疾病也很少见，但在影像检查双侧增大的多囊卵巢，且临床上伴有卵巢衰竭和（或）其他器官（甲状腺和肾上腺）的自身免疫疾病时，可能会被怀疑。

三、腹膜受累的良性病变

（一）子宫内膜异位症

子宫内膜异位症，即子宫内膜腺体和基质存在于子宫内膜之外，育妇女患病率约 10%，不育妇女的患病率更高（25%～40%，[5]）。子宫以外的部位可见于卵巢（卵巢子宫内膜异位囊肿）或腹膜／腹膜下，可以是浅表的或深部的。

然而，在瘢痕组织内甚至在肺部等转移部位也可见内膜异位病灶沉积，因此所提出的子宫内膜异位症组织学起源理论不仅包括逆行性月经，还包括淋巴或血源扩散和化生。卵巢类固醇、雌激素和孕激素都与子宫内膜异位症的发展有关，疾病活动与不间断月经周期的关系可作为佐证，从月经初潮开始发病到绝经后疾病消失，使用抑制排卵的药物可获益[6]。

子宫内膜异位症导致的后果是盆腔疼痛和不孕症。中度至重度的子宫内膜异位症可引起输卵管损伤；较小程度的子宫内膜异位症，即使没有任何明显的输卵管损伤，也与生育力低下和异位妊娠的风险增加有关。最近，子宫内膜异位症与透明细胞癌、低级别浆液性癌和子宫内膜样浸润性卵巢癌的风险显著增加有关[7]。美国生殖医学会根据病变和粘连将子宫内膜异位症分为四个严重等级，但没有考虑到病变的位置和浸润程度，这些特征在成像时能够更好地识别。因此，常规使用影像方法来检测子宫内膜异位症的存在并评估其分布和药物治疗反应是一种非常有价值的临床工具。

1. 卵巢子宫内膜异位症　卵巢子宫内膜异位症（卵巢子宫内膜异位囊肿）被称作巧克力囊肿。囊肿的直径大多为 3 ～ 4cm，但可以长到 15cm，并与盆腔侧壁和其他盆腔器官发生粘连。它们主要的囊性性质在成像中是很明显的，尽管也可能存在罕见的实性成分（图 5-5）。因此，尽管壁结节被认为是识别伴有子宫内膜异位囊肿的卵巢癌的最重要标志，但它们可能在没有

恶性肿瘤的情况下存在[8]。药物治疗对子宫内膜瘤无效，手术切除是首选治疗方法。

2. 腹膜（浅表）子宫内膜异位症　腹膜子宫内膜异位沉积通常为亚厘米级别（1 ～ 3mm），并在腹腔镜检查中可表现为白色、红色或火焰状的囊泡。更典型地，通常在瘢痕形成的白色硬化区域中，存在褶皱出血性病变。沿着腹部和盆腔的任何腹膜表面，从膈表面下到道格拉斯窝（直肠子宫陷凹），均可见腹膜子宫内膜异位沉积物。它们的临床相关性与瘢痕和粘连的程度有关。腹腔镜检查和活体组织检查仍然是诊断的金标准，因为病灶通常低于当前成像技术的空间分辨率。然而，它们通常与深部盆腔子宫内膜异位症相关，成像技术在后者的诊断与评估中越来越有价值。

3. 腹膜下和深部盆腔子宫内膜异位症　腹膜下子宫内膜异位症最常见的部位是盆腔后部（子宫骶骨韧带或道格拉斯窝），可能涉及超过一半的病例。子宫骶骨韧带的内侧部分通常与宫颈相关。从这里直接扩展到直肠和阴道穹窿部是常见的[9,10]。子宫骶骨韧带受累的子宫内膜异位症的诊断是基于其厚度 > 9mm[11] 和（或）不规则[12,13]。道格拉斯窝病变包括 10% 的直肠阴道隔膜，65% 的阴道后穹窿，以及 25% 的阴道后壁和直肠前壁。前盆腔子宫内膜异位症影响膀胱和输尿管及圆韧带[14]。

4. 影像学在子宫内膜异位症中的作用　MRI 对术前诊断子宫内膜异位症的价值取决于病变的大小和位置。在 T_1W 和 T_2W MRI 上，

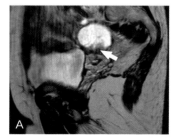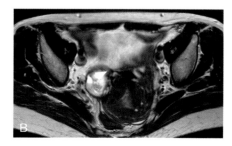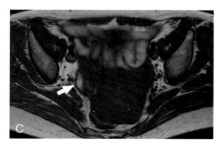

▲ 图 5-5　子宫内膜瘤

T_2 加权矢状位（A）和轴位（B）、T_1W 加权轴位（C）图像显示，30 岁女性的右侧附件复杂囊肿（箭）。T_1 加权的高信号表明存在出血。腹腔镜确诊子宫内膜异位症

卵巢子宫内膜异位症都是高信号（图 5-5），常由出血成分而形成液 - 液平面[15]。囊性黄体与卵巢子宫内膜异位症相混淆。即使没有恶性肿瘤，子宫内膜瘤中的实性成分也可能表现出强化[8]。

亚厘米级别的腹膜病变需要腹腔镜检查和活检进行诊断：经腹超声缺乏空间分辨率，计算机断层扫描对于区分这些小结节的对比度较差。T_2W MRI 是盆腔成像最好的选择，因为它具有卓越的对比度分辨率，但无法可靠检测到 < 1cm 的病变。推荐使用包含 T_1W 脂肪抑制的序列，因为它们有助于检测小的子宫内膜瘤，并有助于与成熟的囊性畸胎瘤相鉴别[16]。在一项对 152 名女性的前瞻性研究中，Kruger 等[17]发现，膀胱子宫内膜异位症的诊断准确率最高，腹膜内子宫内膜异位症最低 [道格拉斯窝的敏感度和特异度：87.6% 和 84.6%；阴道：81.4% 和 81.7%；直肠乙状结肠：80.2% 和 77.5%；子宫骶骨韧带（uterosacral ligaments，USL）：77.5% 和 68.2%；卵巢：86.3% 和 73.6%；膀胱：81.0% 和 94.7%；腹膜：35.3% 和 88.1%]。病变的位置还影响对识别子宫内膜异位病变的观察者间的一致性：71 例中 157 个病灶，MRI 显示卵巢优良（*kappa* = 0.8）、直肠阴道隔膜良好（*kappa* = 0.78）和阴道穹窿（*kappa* = 0.72）、子宫骶骨韧带（*kappa* = 0.58）较差[18]。其他研究已经证实了 MRI（83% ~ 100%）在鉴别膀胱子宫内膜异位症中的高准确性[12,18,19]。

已经运用阴道和直肠的不透明化来提高 MRI 成像的敏感性，其在检查深部盆腔子宫内膜异位症时使阴道和直肠扩张充盈，能够更好地描述盆腔器官。在一项研究中，三个独立的观察者发现诊断的准确性有了显著提高，这对于位于阴道和直肠阴道隔膜的病变尤为明显[20]。然而，目前还没有广泛认可这种技术。静脉注射钆对比剂后子宫内膜异位病变通常会增强，通过添加外源性对比剂，被延误可提高诊断准确性[21]。然而，对比增强成像已被证明在区分浸润性病变与其他正常纤维肌性盆腔解剖结构[22]之间不可靠，因此不作为常规使用。依赖于组织固有对比度特性的技术（例如弥散加权 MRI）也已被用于描述子宫内膜异位症。早期报道表明，弥散加权 MRI 成像在评估卵巢病变的囊性成分[23]方面具有潜能；而最近有报道称，深部盆腔子宫内膜异位症的表观弥散系数（ADC）始终较低 [(0.7 ~ 0.79) × 10^{-3} mm²/s][24]。这有助于区分浸润性子宫内膜异位症和肠癌，尽管迄今只有相应的初步研究[25]。

四、肿瘤性病变

根据肿瘤细胞的起源，卵巢肿瘤可以被分为三个主要的类别，表面上皮 - 基质型、性索 - 间质型和生殖细胞型。每个类别包含一系列亚型。亚型的组合无论是紧密混合还是单个肿瘤内合并存在，都是常见的。卵巢表面上皮肿瘤与腹膜间皮瘤相似，是卵巢肿瘤中最大的一个类别。性索 - 基质类包括间叶细胞或中肾起源的肿瘤，即纤维瘤、卵泡膜细胞瘤和颗粒细胞瘤，而成熟和未成熟畸胎瘤、胚胎肿瘤和卵黄囊癌是生殖细胞来源。表 5-1 给出了世界卫生组织（WHO）通过组织学亚型对卵巢肿瘤进行的分类。

（一）良性囊性肿瘤（上皮基质型）

绝大多数上皮性卵巢肿瘤为浆液性或黏液性，可以是良性（囊腺瘤）或恶性（囊腺癌）。它们来自覆盖卵巢的立方上皮层，尽管最近认为它们最可能起源于输卵管伞端的上皮层。在图像上这四种亚型之间的区别并不总是明显的，但某些特征可用于区分。

1. 浆液性囊腺瘤 浆液性囊腺瘤往往是单房或多房的囊性病变，均匀的囊性液体成分在 MRI 上表现为均匀的信号强度（图 5-6）。它们可能显示出薄而规则的囊壁或分隔，没有软组织突起。

表 5-1　WHO 对卵巢肿瘤的组织学分类

表面上皮 - 基质型	浆液性	良性、交界性、恶性
	黏液性	良性、交界性、恶性
	子宫内膜样	良性、交界性、恶性
	透明细胞性	良性、交界性、恶性
	移行细胞性	Brenner
		Non-Brenner
性索 - 基质型	上皮 - 基质性	腺肉瘤和癌肉瘤
	颗粒细胞瘤	纤维瘤
		纤维卵泡膜细胞瘤
		卵泡膜细胞瘤
		恶性颗粒细胞瘤
	支持细胞性	间质细胞瘤
	性索伴环状小管	
	两性胚细胞瘤	
	类固醇（脂质）细胞性	
生殖细胞型	畸胎瘤	成熟
		未成熟
	单胚层	
	无性细胞瘤	
	卵黄囊	
	混合性	
恶性，无另行说明	非卵巢原发的转移瘤	结肠
		阑尾
		胃部
		乳腺

注意：WHO 卵巢肿瘤的组织学分类将卵巢肿瘤根据起源组织分为表面上皮型（65％）、生殖细胞型（15％）、性索 - 间质型（10％）、转移瘤（5％）和非卵巢肿瘤（5％）。表面上皮肿瘤进一步按细胞类型（浆液性、黏液性和子宫内膜样）和细胞异型性（良性、交界性和恶性）进行分类。90％的恶性肿瘤是表面上皮型

2. 黏液性囊腺瘤　黏液性囊腺瘤通常表现为多房囊性肿块，通常比浆液性囊腺瘤更大。与前者一样，它们具有薄而规则的囊壁或少量分隔，但在囊腔内可能包含信号强度不同的囊状液体。尽管其通常因含有黏蛋白而具有独特的成像特征，但这些囊肿可能包括出血和不同蛋白质 / 黏蛋白的成分。与浆液性囊腺瘤一样，它们不含软组织突起。

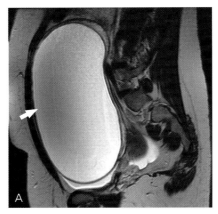
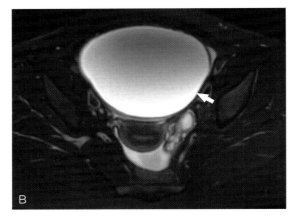

▲ 图 5-6　浆液性囊腺瘤

T₂ 加权矢状位（A）和脂肪抑制轴位（B）图像显示盆腔和下腹部（箭）中央有一较大的囊性肿块，左附件源性可能。肿块是个单纯的囊肿，没有任何复杂的特征提示它可能是一个囊腺瘤。此例经手术病理证实

（二）良性混合性（囊实性）肿瘤

这个类别包括多个亚型，通常是恶性的。良性病变包括移行细胞来源的肿瘤（Brenner 瘤）或上皮和性索衍生的病变（囊性腺纤维瘤）和成熟生殖细胞瘤（成熟畸胎瘤）。

1. 布氏肿瘤　卵巢的 Brenner 瘤[26] 首先由 Fritz Brenner 于 1907 年详细描述[27]。1.1%～2.5% 的卵巢肿瘤为 Brenner 瘤；其中约 99% 是良性的[28-31]。5%～14% 为双侧病变[26,30]。几乎所有 Brenner 瘤都是无症状的并且是在影像检查或手术时偶然发现的。在一项针对 29 个肿瘤的研究中，71% 含有实性成分，50% 为纯实性，17% 为多房实性，4% 为单房实性。如果存在囊性液体成分，则囊肿通常为无回声或低回声；在 1 例良性肿瘤中发现乳头状突起，3 例发现不规则内壁，而道格拉斯窝中的液体和腹水是罕见的[32]。Brenner 瘤伴有钙化已被报道[33]，因为有明显的血管形成[34]，但遗憾的是没有特征性的影像学表现（图 5-7）。大约 1% 的 Brenner 瘤是恶性的。Brenner 瘤恶变的一个病例报道显示，在 CT 上显示的致密钙化位于良性成分内，而在 T₂W 图像上信号非常低，恶性成分则显示出高信号[35]。

2. 囊性腺纤维瘤　这些是具有囊性、分隔成分的复杂实性肿块。最大的一个病例系列研究了经组织学证实的 47 例病变的 MRI 表现，其中 75% 的低信号为实性成分，74% 为有分隔的囊肿，还有 1 个纯囊性病变。实性成分和隔膜可强化，但比子宫肌层低得多[36]。

3. 成熟畸胎瘤　成熟畸胎瘤（皮样囊肿）是 45 岁以下女性最常见的卵巢良性肿瘤。总体而言，它们占所有卵巢肿瘤的 25% 和小儿卵巢肿瘤的 2/3[37]。25% 的病例是双侧的，并且 67%

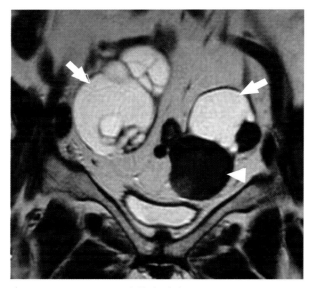

▲ 图 5-7　Brenner 瘤伴囊腺瘤

T₂ 加权冠状图像显示左侧附件中的复杂囊性（箭）和实性（箭头）肿块与 Brenner 瘤一致。右侧附件中的囊性肿块仅包含一些纤细分隔，没有实性成分；左侧肿块被证实为 Brenner 瘤，右侧肿块被证实为囊腺瘤

表现为腹部肿块，或因扭转和出血而致的盆腔疼痛[38]。

畸胎瘤由可分化成一种或三种（即内胚层、中胚层和外胚层）的生殖细胞组成：绝大多数为成熟的畸胎瘤，它们来源于部分或完全分化的细胞系，导致产生具有从原始胚胎细胞到成熟成体组织。它们主要产生囊性病变，在各种成像方法中都可有多种表现，反映出其内的组织成分。除了完全的囊性肿块外，还可以看到来自三个生殖细胞层中任何一个或全部成分的混合肿块或部分 / 全部含有脂肪组织的实性肿块（图 5-8）。在最常见的巨大单房囊肿的病例中，它们充满着皮脂成分并且排列着鳞状上皮。这通常会形成一个囊内的突起，称为 Rokitansky

结节。上皮来源的结构，如头发、骨骼、甚至牙齿，当存在于囊肿内时，通常来源于或位于该结节中[39]。

在超声上，这种组织分化谱产生典型的表现。囊性病变表现为典型的无回声肿块，其壁内通常有密集的回声点（Rokitansky 结节）。它也可能表现为弥漫性或部分性高回声肿块，因为皮脂成分而回声衰减。有时因囊肿内的毛发，在囊腔内可见多个薄的回声带。在 CT 中，附件囊肿内脂肪成分的检出是成熟囊性畸胎瘤的特征诊断；偶尔会看到骨骼或牙齿，并且在 CT 图像上尤其明显。在 MRI 上，成像的关键结果是存在与脂肪相似的组织返回信号，通常是脂肪 - 液体水平。因此，T_1W 图像上非常高的囊内信

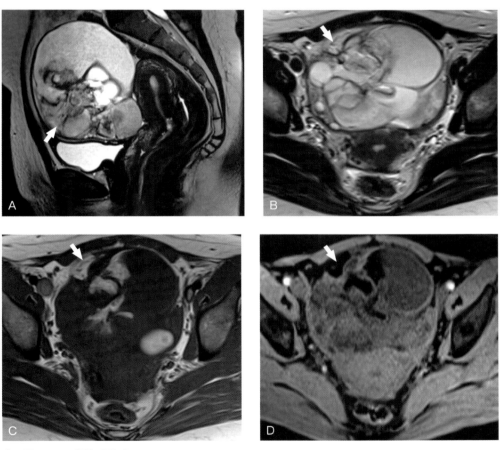

▲ 图 5-8　成熟畸胎瘤

T_2 加权成像矢状位（A）、T_1 加权成像轴位（B）、T_1 加权成像轴位（C）以及伴脂肪抑制 T_1 加权成像轴位（D）图像显示一较大的复杂右附件肿块（箭）。在（B，箭）中注意外侧仍有残余的正常右侧卵巢。（C，箭）中的高信号强度在（D，箭）中被抑制，表明存在脂肪成分，此可作为成熟畸胎瘤（皮样囊肿）的特有征象

号和 T₂W 图像上的中等信号，同腹膜后脂肪的信号特征相仿，这是诊断囊性畸胎瘤的特征性表现。在 T₁W 和 T₂W 图像上非常低信号的小点反映了囊内骨或牙齿的存在。在单胚层畸胎瘤的病例中，图像特征取决于囊内组织成分。这些不常见的良性畸胎瘤通常含有成熟的甲状腺组织（卵巢甲状腺肿），因此看起来是实性或部分实性。

有时成熟的囊性畸胎瘤可能会出现扭转、出血或恶变等并发症[40]。如果发生破裂，皮脂成分溢入腹腔会引起化学性肉芽肿性腹膜炎[41]。

（三）良性实性肿瘤

这些病变来自性索（基质）或生殖细胞成分，迄今为止后者更常见。性索起源的肿瘤具有显著的纤维成分，通常在 T₂W 图像上具有低信号强度，并且难以与更常见的子宫肌瘤、子宫阔韧区分，特别是当它们很大时，因为在成像上很难明确它们起源于卵巢或卵巢外。

1. 卵巢纤维瘤　卵巢纤维瘤是罕见的，占卵巢肿瘤的不足 3%。它们主要发生在围绝经期和绝经后的患者中。它们有时是双侧的（< 10%），并且通常偶然发现[42]。当有症状时，最常表现为腹痛、腹胀或不适[43]。纤维瘤来自性索的间质梭形细胞，其产生胶原蛋白并且与 Meig 综合征（腹水、卵巢肿瘤和胸腔积液）相关。由于不含卵泡膜细胞，它们对激素反应不活跃。在成像时，它们主要是实性的，但可能是部分囊性的。MRI 特征显示在 T₁W 呈低信号或等信号，T₂W 呈低信号，对比增强可有多种强化[44-47]。T₂W 上均匀低信号的实性肿块可能使它们与平滑肌瘤无法区分。由于基质水肿或囊性变性，较大的肿瘤通常在 T₂W 图像上呈现为不均匀的低信号和高信号[48]。出血性梗死也可发生，在 T₁W 上呈肿块边缘高信号，在 T₂W 上呈中央不均匀混合信号[48,49]。黏液瘤变也可导致 T₂W 上呈中央高信号[50]。

2. 卵泡膜细胞瘤和纤维卵泡膜细胞瘤　卵泡膜细胞瘤是罕见的，实性性索 - 基质卵巢肿瘤占原发性卵巢病变的 0.5% ～ 1.0%[51]。卵泡膜细胞瘤通常与纤维成分混合（后来称为纤维卵泡膜细胞瘤）；现在认为，卵泡膜细胞瘤和纤维卵泡膜细胞瘤起源于卵巢髓质，与起源于皮质的单纯纤维瘤不同，后者起源于皮质[52]。这些单侧卵巢肿瘤最常见于绝经后妇女，并且最常被误诊为子宫或阔韧带平滑肌瘤[46]。与纤维瘤一样，它们主要是实性肿块，在 T₁W 图像上呈均匀等信号，而在 T₂W 图像上可有多种表现，特别是当存在基质水肿或囊性变性时。如果肿瘤具有显著的纤维瘤成分（即纤维卵泡膜细胞瘤），则丰富的纤维组织可能在 T₁W 和 T₂W 序列上主要产生低信号强度（图 5-9）。给予钆对比剂后，强化程度可因肿瘤内纤维组织含量的不同而不同：正常卵巢中的卵泡膜细胞高度血管化，纤维组织在动态对比增强成像中延迟轻度强化。因此，MRI 将它们归类为良性卵巢肿瘤，但是将它们与单纯纤维瘤或平滑肌瘤区分开来是不可靠的。与卵巢纤维瘤一样，腹水和胸腔积液可伴随这些病变（Meig 综合征）[53]。虽然是良性的，但它们是对激素有反应活性的，因为含有能产生雌激素的卵泡膜细胞。高雌激素状态表明肿瘤内存在卵泡膜细胞，导致子宫内膜增厚等次要特征；因此约 20% 也与子宫内膜癌有关[53]。最近的一项研究调查了弥散加权 MRI 在鉴别这些良性卵巢肿块中的应用；然而，它们都显示出比恶性肿块明显更低的 ADC，用 ADC 无法区分卵泡膜细胞瘤和其他实性附件肿块[54]。

3. 附件平滑肌瘤　带蒂的子宫和阔韧带平滑肌瘤通常表现为附件肿块，MRI 上的信号强度非常低。将这些肿块与卵巢起源的肿块区分开来通常是很困难的，因为它们与卵巢非常接近。这些肿块由子宫血管供血，这些血管通常位于肌瘤和邻近子宫之间。经常看到这些血管介于平滑肌瘤和邻近的子宫之间。另一方面，卵巢肿块直接由卵巢血管或沿输卵管走行子宫动脉分支供血。这种区别可能有助于确定肿瘤起源的器官，从而区分卵巢和子宫病变[35,53]。

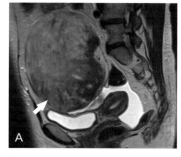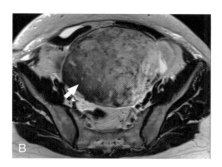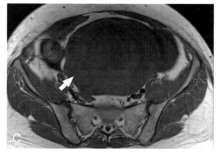

▲ 图 5-9　纤维卵泡膜细胞瘤

T₂ 加权矢状位（A）、T₂ 加权轴位（B）、T₁ 加权不伴脂肪抑制轴位（C）图像显示左侧卵巢较大实性肿块（箭）伴有 Douglas 窝中腹水。肿块信号强度不均匀，不含脂肪成分。腹水的存在和 T₂ 加权信号低强度都提示纤维瘤的可能。中等信号强度说明有卵泡膜细胞瘤的成分。手术病理证实为纤维卵泡膜细胞瘤

五、卵巢交界性肿瘤

卵巢交界性肿瘤描述了卵巢增生性上皮肿瘤，这些肿瘤在临床病理学特征中介于良性的囊腺瘤和恶性的囊腺癌之间。没有明显的间质侵犯是主要的诊断标准。Pfannenstiel 在 1898 年首次描述了具有“临床特征位于恶性肿瘤边缘”的乳头状卵巢囊腺瘤[55]，并且在 1929 年引入了“半恶性”一词[56]。“低恶性潜能肿瘤”一词也被用于国际妇科病理学协会和 WHO 的联合分类[57]。多种表面上皮细胞类型的交界性肿瘤（浆液性、黏液性、子宫内膜样、透明细胞型、移行细胞型和混合上皮细胞型）均有报道，但浆液性和黏液性是最常见的。在影像学上不能区分交界性肿瘤的亚型。然而，成像的关键问题是交界性和明显恶性肿瘤之间的鉴别。在临床特征提示卵巢交界性肿瘤（年龄小且 CA125 正常或最低程度的升高）患者中，根据 MRI 观察到的形态学特征来诊断交界性疾病在手术计划中非常有用，特别是因为它可以提供了部分卵巢保留的可能性。

（一）浆液性交界性肿瘤

浆液性交界性肿瘤（serous borderline tumours, SBTs）约占所有浆液性肿瘤的 10%[58]。患病年龄比明显恶性肿瘤（平均年龄约 38 岁）年轻得多[59]。与它们对应的恶性肿瘤不同，大多表现

为早期疾病（根据 FIGO 分期系统，68% 是 Ⅰ 期，11% Ⅱ 期，21% Ⅲ 期，小于 1% Ⅳ 期）。在 40% 的病例肿瘤发生在双侧卵巢[60]。在组织病理学上，大约一半病例中发现乳头状突起，将这些肿瘤分类为 Ⅰ c 期；然而，由于它们在显微镜下才可见，影像学检查中无法识别，很难与良性囊腺瘤相区分。Bent 等研究了 26 位患者的 31 个交界性卵巢肿瘤，发现 MRI 可分为 4 种形态学表现：第 1 组，单房囊肿（19%）；第 2 组，少量分隔囊肿伴乳头状突起（19%）（图 5-10）；第 3 组，明显分隔伴有斑块样赘生物（45%）；第 4 组，主要实性伴有外生乳头状突起（16%）[61]。形成微乳头变异的少数肿瘤可能更容易与良性囊腺瘤区分，因为存在不常见的突出微乳头。与典型的交界性肿瘤相比，微乳头变异更常发生在双侧并且更易发生外生表面肿瘤，且肿瘤分期更晚。利用上皮标记物进行免疫染色，在 13% 的 SBTs 中检测到微浸润[62]。交界性肿瘤分隔的厚度和实性成分的大小明显小于浆液性卵巢癌，因此这些特征有助于预测肿瘤浸润的可能性，但这两个特征都不能确定 SBTs 与卵巢癌的区别[63]。在这 6 例浆液性表面交界性上皮肿瘤中，主要是实性肿块，其在 MRI T₂W 上表现为高信号乳头状结构和内部分支状低信号。5 例患者有腹膜种植，2 例有淋巴结肿大，所有肿瘤病例均伴有腹水。在所有病例中，对侧卵巢都有囊性肿块，伴有壁结节或混合实性和囊性的肿块，

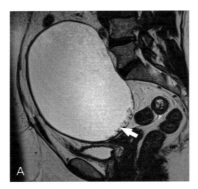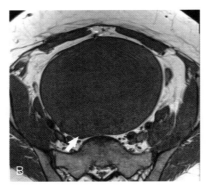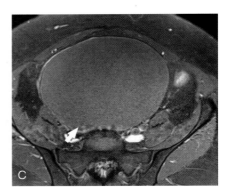

▲ 图 5-10　交界性肿瘤

T_2 加权矢状位（A）、T_1 加权轴位增强前（B）和增强后（C）图像显示在一名 32 岁女性的盆腔中央有一个大的附件囊肿（箭）左卵巢起源。下方注意到有结节（A，箭）并在增强后（C）强化。这些相对较小、范围有限的病灶支持交界性肿瘤诊断，这在手术中被证实

其中实性部分与对侧肿块相似。在术后 > 12 个月的随访中未发现复发迹象[64]。

在 SBTs 中，20% ~ 46% 的患者在初始手术时发现浆膜和网膜表面的腹膜植入[59]，7% ~ 23% 的病例在手术时进行淋巴结取样后发现腹主动脉旁淋巴结和盆腔淋巴结受累[65]。正是在这些情况下使得成像具有挑战性，不仅要在这些盆腔外位置进行准确检测（疾病的体积很小以至于通常超出成像的分辨率），而且还要区分非浸润性和浸润性植入（目前是不可能的）。在分期过程中发现的淋巴结受累通常仅显微镜可见，而且对预后并不会有不利影响。浸润性植入非常罕见，只见于 4% ~ 13% 的高级别疾病患者[59]。如果存在卵巢外生成分，则强烈指征卵巢外腹膜疾病，在成像时应努力寻找。几乎 2/3 的患者，其卵巢肿瘤具有外生表面成分植入，94% 发生植入的患者，其卵巢肿瘤有外生表面成分[60]。对于肿瘤范围有限的患者，预后非常好，即使患有广泛腹膜疾病的患者，其预后也很好。未切除的腹膜植入通常保持静止状态，还有些明显经历了自发性退化。

（二）黏液性交界性肿瘤

黏液性交界性肿瘤（BMTs）比 SBTs 更不常见，可分为肠型（更常见）和宫颈内膜型（不太常见）。它们发生的年龄跨度很大，但与 SBTs 相似，主要发生于 30—40 岁。它们通常产生大的多囊性肿块，其外表光滑，类似于良性黏液性囊腺瘤。90% 以上是单侧的。这是一个关键的表现，因为组织学显示为黏液性的双侧囊性肿瘤，提示卵巢转移癌的可能（例如，来自阑尾或其他胃肠道部位），而不是原发性卵巢肿瘤，需要回顾胃肠道影像[66]。

黏液性交界性肿瘤的实性成分是结节[67]，主要在囊内，不像 SBTs 的叶状和外生乳头状突起。非浸润性黏液癌发生在 15% ~ 55% 其他典型的交界性黏液性肿瘤中[68]。几乎所有肠型交界性黏液性肿瘤均为 Ⅰ 期，经手术治疗预后良好。据报道，不伴有非浸润性癌转移率为 0% ~ 3%，伴有非侵袭性癌灶转移率为 0% ~ 7%[69]。

六、卵巢和输卵管的恶性肿瘤

（一）流行病学

在工业化国家中，卵巢癌是继子宫内膜癌之后第二常见的妇科恶性肿瘤，但其死亡率却高于其他妇科肿瘤的总和[70,71]。在美国，每年估计有 21 990 例新增病例和 15 460 例死亡病例[71]。尽管在过去几十年中报道了 5 年总体生存率有了明显上升（1975 年和 2006 年分别为 37% 和 45%），但生存率根据分期存在分层：从明显转移癌的 28% 到局部的 73% 和局限于器官的

94%[71]。上皮源性肿瘤占恶性卵巢癌的 90%，而其他类型则包括性索 - 间质肿瘤、生殖细胞肿瘤、转移瘤和罕见的淋巴瘤[72,73]。

上皮性卵巢癌的组织学亚型为浆液型（68%～71%）、透明细胞型（12%～13%）、子宫内膜样（9%～11%）、黏液性（3%）、移行细胞型（1%）、未分化型（1%）和混合型（5%）[73,74]。大约 90% 的上皮性卵巢癌是散发的，而其余的则与高外显率（常染色体显性遗传）癌症易感性疾病相关，最重要的是：①遗传性乳腺癌和卵巢癌综合征，由 BRCA1/2 肿瘤抑制基因突变引起；② Lynch 综合征（遗传性非息肉病性结直肠癌），由错配修复基因 MLH1、MSH2、MSH6 和 PMS2 的改变引起[75]。据报道，对于 BRCA1 和 BRCA2 携带者，70 岁以下的女性平均罹患卵巢癌累积风险分别为 39%～40% 和 11%～18%，而患乳腺癌的平均风险分别为 57%～65% 和 45%～47%[76,77]。

（二）病变的 MRI 特征

MRI 用于诊断超声检查不确定的附件病变，已经成为一种经济有效的方法，因为其详细描述了它们的内部结构，并且通过识别脂肪、出血和纤维化的良性特征来区分良性病变，具有高度特异性[78,79]。在荟萃分析中，增强 MRI 的准确性为 83%～89%，而彩色多普勒超声检查为 63%[80]。另一项荟萃分析显示，在超声检查为可疑肿块的，进行二次成像，在用对比增强 MRI 进行后续检测时，结果为恶性的概率比灰阶超声联合多普勒超声检查，以及 CT 检查显著增加。增强 MRI 为（绝经前妇女，80%；绝经后妇女，95%）；超声检查（绝经前妇女，30%；绝经后妇女，69%）；CT（绝经前妇女，38%；绝经后妇女，76%）[81]。在成像时，浆液性癌通常表现为复杂的囊性肿块伴有实性成分，可表现为分隔、壁结节和乳头状突起，并且有时主要为实性肿块。乳头状赘生物可能是内生性或外生性的，并且通常是水肿的，显示为高

或中等 T_2 信号强度和明显强化[82,83]。钆对比增强有助于区分真正的乳头状突起与囊性病变内的非强化碎屑或凝块[84]。诊断恶性肿瘤的主要 MRI 形态学标准是体积较大（> 4cm）病变大小（单变量比值比 5），壁或分隔厚度 > 3mm（比值比 2～3），分隔不规则和结节，囊性病变内有赘生物（比值比 30）和实性部分坏死（比值比 > 100）。与恶性肿瘤相关的附属病变包括腹水、腹膜植入和淋巴结肿大[85]。在 18 项初步研究的荟萃分析中，1.5T 的 MRI 区分附件病变的良性、交界性和恶性的总体敏感度为 0.92，特异度为 0.85，AUROC 为 0.95[86]。

基于功能定量 MRI 技术的初步研究，如动态对比增强 MRI（DCE-MRI）和弥散加权成像（DWI），已经显示出可增加常规 MRI 诊断准确性的前景。DCE-MRI 增强曲线的半定量分析已被用于描述卵巢病变，使用子宫肌层增强作为内部参考，可显示恶性病变的早期开始、更快速的强化和更高的强化程度。强化幅度、最大斜率和初始曲线下面积，均在恶性病变中较高，曲线一开始陡增（3 型曲线）对浸润性肿瘤具有特异性[87]。其他参数如最大强化、相对强化和洗入率，在交界性 / 浸润性肿瘤中也明显高于良性肿瘤，与常规 MRI 相比，阈值的使用显著提高了恶性肿瘤的阳性预测值（分别为 86% 和 62%）[88]。使用两室药代动力学模型的初步定量 DCE-MRI 数据显示，恶性病变中的组织血流量、血浆容量分数及 AUC 显著增加，间隙体积分数下降，其中组织血流量具有最高的区别准确性（AUROC，0.86）[89]。然而，尚未显示高级别浆液性癌的强化模式与其他类型的卵巢恶性肿瘤具有差异[90]。在 DWI 上，发现高 b 值（1000s/mm²）图像中的低信号与附件肿块实性成分的低 T_2 信号提示良性；另外，实性部分的中等 T_2 信号和高 b_{1000} 信号强度已经高度提示恶性[91]。DCE-MRI 和 DWI 在描述复杂附件病变中的价值越来越大，在 19%～24% 的病例中提高了诊断的准确性[92]。最近开发的五分法 MR 评

分系统结合了基于形态学、灌注和弥散的标准，在良性和恶性肿瘤的鉴别中获得了 0.94 ～ 0.98 的 AUROC，具有优异的观察者间一致性（κ = 0.98）[93]。然而，由于良恶性病变的 ADC 平均值和最低值之间存在广泛重叠，ADC 图尚未被证明是有价值的诊断工具 [91,94]。

（三）MRI 分期

卵巢癌通常根据 FIGO 手术 - 病理系统进行分期（表 5-2）[95]。它通过种植性转移途径进行扩散（图 5-11）。CT 具有广泛可及性，是卵巢癌术前分期和随访的标准成像方式，每位患者的敏感性为 85％～ 93％ [96-99]。然而，腹膜播散的描述准确性高度依赖于植入的位置和大小；在右侧横膈下腔、网膜、肠系膜根部和肠道浆膜面，据报道，每个病灶的 CT 敏感度为 11％～ 37％，只有中等的观察者间一致性（κ = 0.35 ～ 0.70），而小于 1cm 的种植灶敏感性下降至 7％～ 28％ [100]。据报道，用于疾病分期的 MRI 整体表现为 95％的敏感度和 82％的特异度，AUROC 为 0.91 ～ 0.95，不优于 CT（AUROC，0.85 ～ 0.93；$P > 0.10$）[98,101]。在检测膈下、肠系膜和浆膜部位或直径为亚厘米的腹膜种植灶时，口服和静脉注射双重造影增强的 MRI

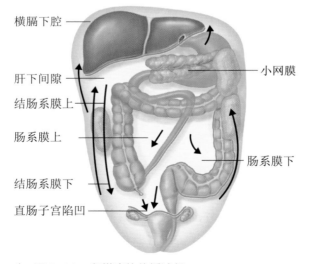

横膈下腔
肝下间隙
结肠系膜上
肠系膜上
结肠系膜下
直肠子宫陷凹
小网膜
肠系膜下

▲ 图 5-11　卵巢癌的传播途径
图解沿腹膜腔扩散的路径，其中肿瘤负荷的高沉积位点以红色显示，特别是在低垂的区域，例如 Douglas 窝

可能优于 CT（敏感度分别为 40％～ 77％和 72％～ 80％）[102]。

腹膜转移癌的影像学特征包括脂肪条索影、散在结节或斑块、增厚的软组织条带、进展为浸润性肿块、肠系膜僵硬（产生褶皱或放射状表现）（图 5-12）以及大网膜弥漫性受累，表现为大网膜饼 [103,104]。经常观察到伴随的腹水和腹盆腔淋巴结肿大。与肝实质相比，腹膜层强化增加提示浸润，在静脉注入钆对比剂后 5 ～ 10min 进行评估最佳 [103]。

在源 DWI 上，腹膜植入在正常腹膜脂肪抑制信号的背景下表现为高信号灶，提高了检测能力（图 5-13）。在常规 MRI 中加入 DWI 可使所描绘的腹膜病变数量增加 21％～ 29％ [105]。序列组合后诊断准确度更加优越，可达 84％～ 88％，单独 MRI 为 52％～ 72％，单独 DWI 为 71％～ 81％ [106]。在每个患者（敏感度，84％和 84％；特异度，82％和 73％）和每个部位（敏感度，74％和 63％；特异度，97％和 90％；$P \geqslant 0.27$）的分析中发现 DWI 在检测腹膜癌病中的总体表现与正电子发射断层扫描相当（positron emission computed tomography，PET）/CT[107]。需要与解剖学成像相关联，以避免因炎症、出血和致密蛋白质性病变或具有生理弥散受限（肠浆膜和功能性子宫内膜）的组织而呈现假阳性结果，以及相对自由扩散肿瘤的假阴性结果（坏死和黏液变性）[108]。相比之下，非定量 DCE-MRI 显示 87％的敏感度和 86％～ 92％的特异度，当每个腹膜部分的成像和手术结果关联时，观察者间一致性（κ = 0.84）非常好 [109]。

（四）表面上皮肿瘤

1. 浆液性癌　在卵巢上皮肿瘤的不同组织病理学亚型中，浆液性肿瘤发病率最高（68％～ 71％），其中 90％为高级别肿瘤 [73,74]。高总体死亡率反映了这样的事实：所有患者中大约 60％和 88％的浆液性肿瘤患者存在卵巢外播散（图 5-14），或者是盆腔外腹膜受累和（或）

表 5-2　卵巢肿瘤分期

Ⅰ	生长局限于卵巢
Ⅰa	生长局限于一侧卵巢；无含有恶性细胞的腹水。卵巢外表面无肿瘤；包膜完整
Ⅰb	生长局限于双侧卵巢；无含有恶性细胞的腹水。卵巢外表面无肿瘤；包膜完整
Ⅰc	肿瘤是Ⅰa或Ⅰb期，但肿瘤在一侧或两侧卵巢表面，或包膜破裂，含有恶性细胞的腹水，或有阳性腹膜冲洗液
Ⅱ	生长涉及一侧或两侧卵巢并扩散入盆腔
Ⅱa	延伸和（或）转移到子宫和（或）输卵管
Ⅱb	延伸到其他盆腔组织
Ⅱc[a]	肿瘤是Ⅱa或Ⅱb期，但肿瘤在一侧或两侧卵巢表面，或包膜破裂，或含有恶性细胞的腹水，或有阳性腹膜冲洗液
Ⅲ	肿瘤涉及一侧或两侧卵巢，组织学证实的盆腔外腹膜转移和（或）区域淋巴结阳性。肝表面转移相当于Ⅲ期。肿瘤局限在真性骨盆，但组织学证明小肠或网膜的恶性扩散
Ⅲa	肿瘤大致局限在真性骨盆，淋巴结阴性，但有组织学证实的镜下腹膜表面转移，或延伸入小肠或肠系膜
Ⅲb	一侧或两侧卵巢的肿瘤，有组织学证实的植入、腹膜腔表面的腹膜转移、直径不超过2cm；淋巴结阴性
Ⅲc	盆腔外腹膜转移灶直径 >2cm 和（或）区域淋巴结阳性
Ⅳ	生长涉及一侧或两侧卵巢伴有远处转移。如果有胸腔积液，必须有阳性细胞学分析才能归为Ⅳ期。肝实质转移相当于Ⅳ期

引自 Benedet，J.L etc.Int. J. Gynaecol. Obstetrics,70（2），209-262,2000.

[a] 为了评估将病例分配到Ⅰc或Ⅱc期的不同标准而对预后的影响，了解包膜的破裂是自发的还是外科医师导致的，以及检测到的恶性细胞是来源于腹膜冲洗液的还是腹水的都很重要

腹盆腔淋巴结肿大（国际妇产科联合会，FIGO Ⅲ期）或实质转移（FIGO Ⅳ期）[73,74]（图 5-15）。最近的免疫组织化学研究表明，卵巢浆液性癌遵循二元发病机制，导致两种不同的类型，低级和高级，具有不同的分子过程、生物学行为和预后[110,111]。低级别浆液性癌被认为是从良性浆液性囊腺瘤通过浆液性交界性肿瘤到非浸润性肿瘤，再到浸润性微乳头浆液癌的连续渐进的肿瘤进展[111]。相反，高级别浆液性肿瘤被认为是从输卵管远端上皮的快速进展，不太常见于卵巢表面上皮或皮质包涵体囊肿的上皮，无可识别的中间形式[110,112]。低级别的浆液性癌可能分别在大约20%和40%的病例中发生 KRAS 或 BRAF 突变，与肿瘤抑制基因 BRCA 1/2 的

异常无关，而高级别肿瘤几乎都与 TP53 突变和 BRCA 失活有关[113]。肿瘤细胞核大小超过3倍的变异性是低级别和高级别浆液性癌之间的主要诊断标准[114]。

2.黏液性癌　黏液癌占卵巢癌的3%～4%，通常表现为胃肠道分化[113]。它们通常在组织学上是由不同成分组成的，同时存在良性、交界性、非浸润性和浸润恶性的成分，这提示了逐步致瘤过程[113]。据报道，约3%～12%的原发性黏液性肿瘤存在浸润性组织[68,115]。根据基质浸润的形式，原发性黏液癌分为扩张型（也称为腺体融合或腺体内融合）和浸润型（或破坏性）。扩张型通过复杂恶性腺体的存在来确定，伴有微小或不伴有正常卵巢基质介入，面积超

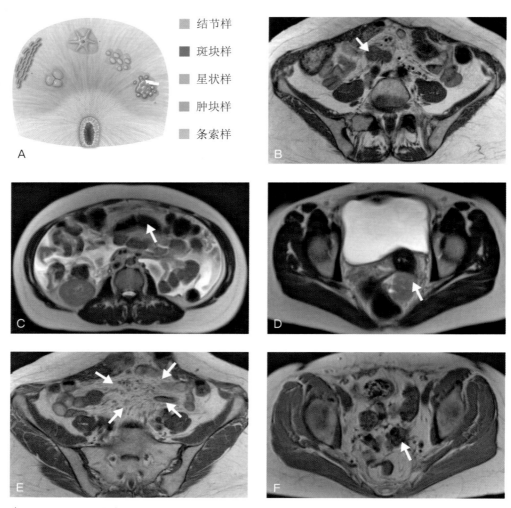

▲ 图5-12　卵巢癌的沉积形式
肿瘤形态学模式的膈肌图（A），相应的T_2加权横断图像显示结节样（B）、斑块样（C）、肿块样（D）肿瘤和T_1加权轴位图像显示放射样（E）和条索样（F）形式

过 $10mm^2$，预后良好[113,115]。浸润型的特征是腺体和细胞巢无序侵入基质，伴有结缔组织增生反应[113,115]。一般而言，由于大约80%的患者在Ⅰ期就被诊断出，因此浸润性黏液癌比浸润性浆液癌的预后要好[116]。转移性行为几乎总是与浸润性相关，在14%～25%的病例中发现其为高级别肿瘤[115,117]。

原发性黏液癌的典型影像学特征包括较大的尺寸（6～40cm）、多房囊性成分、通常具有蜂窝状或彩绘玻璃样表现，还有强化的实性壁结节[83,118,119]。囊性部分的信号强度反映了黏蛋白的浓度，因为腔内具有更浓密的黏蛋白可表现出更高的T_1和更低的T_2信号强度。

原发性黏液性囊腺癌必须与卵巢转移瘤相鉴别，卵巢转移瘤约占黏液性肿瘤的80%（起源部位的发生率依次降序为胃肠道、胰腺、子宫颈、乳腺和子宫内膜[120]）。双侧分布和肿瘤大小＜10cm与转移瘤密切相关（各自发生率分别为77%～94%和87%～95%）；实际上，大于10cm的单侧病变可预测原发起源，准确度为84%～90%[120,121]。因此，区分原发性和转移性黏液性卵巢病变的最适宜形态学和临床标准包括：黏蛋白的位置（细胞内或外）、病变的偏侧性和大小、有无腹膜播散和转移生长形式（定义为卵巢表面受累、淋巴血管浸润、结缔组织增生反应）[122]。43例转移性和25例Ⅰ期原发

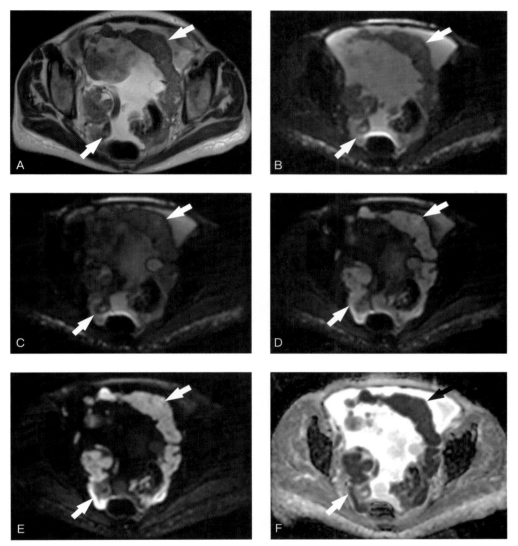

▲ 图 5-13　卵巢转移癌的弥散加权 MRI
T_2 加权轴位（A）经盆腔中部层面的图像，相应的弥散加权图像在 b = 0s/mm² （B），b = 100s/mm² （C），b = 500s/mm² （D），和 b = 900 s/mm² （E）时。来自液体和腹水的信号下降，在腹膜中转移癌沉积物内信号保留（箭）。在表观弥散系数（ADC）图（F）上，可见肿瘤有低 ADC 值（箭）

性黏液性肿瘤的组织病理学研究，表明与转移瘤相比，原发起源的形态学特征是大小 > 10cm、表面光滑、扩张性浸润性病变、镜下囊肿 < 2mm 以及出现良性或边界性区域[68]。与继发性卵巢病变相关的表现是双侧性、镜下表面受累、浸润性形式、结节生长形式和卵巢受累[68]。未发现具有辨识力的肉眼可见特征，大体表现主要是囊性或实性的外观和局灶性乳头状、坏死性或出血性区域的存在，未发现具有鉴别意义[68]。

免疫化学可能有助于区分原发性卵巢黏液

性肿瘤和转移性结直肠腺癌。在 68% ～ 74% 的原发性卵巢黏液性肿瘤中报道了细胞角蛋白 7 和 20 （CK7 +/CK20 +）的阳性染色，而在下消化道肿瘤中最常见的免疫表型是 CK7-/CK20+ （69% ～ 79%）[123,124]。在同时表达 CK7 和 CK20 的肿瘤中，免疫染色的形式也可能具有差异性；弥散性 CK7 阳性，定义为涉及 > 50% 的肿瘤细胞，伴有局灶性或斑片状（< 50% 的肿瘤细胞）CK20 分布常见于原发性卵巢肿瘤，而结直肠和阑尾肿瘤通常表现为斑片状 CK7 和

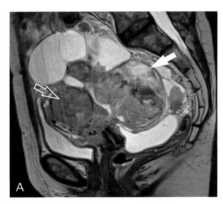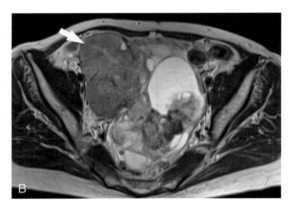

▲ 图 5-14　浆液性癌
T₂ 加权矢状位（A）和轴位（B）图像显示双侧附件混合性囊实性浆液性癌包块（箭）。矢状位（A）
中可见该肿瘤累及子宫肌层（箭）

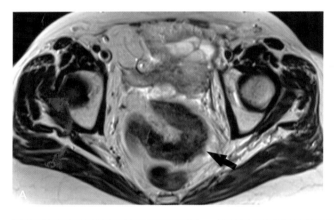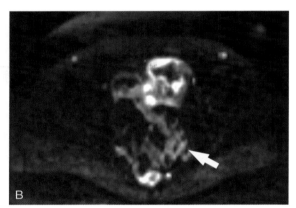

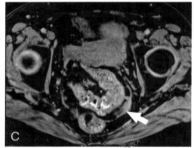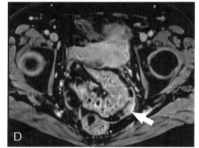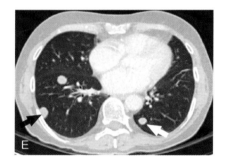

▲ 图 5-15　广泛浸润的 IV 期上皮性卵巢癌
轴位 T₂ 加权（A），弥散加权（b = 1050 s/mm²，（B），T₁ 加权脂肪抑制增强前（C）和 T₁ 加权脂肪抑制增强后（D）
图像显示，在乙状结肠和腹膜返折周围，腹膜广泛受累（箭）。在（B）中可见病灶弥散受限，在（D）中可见增强后
强化。CT 扫描证实肺转移（E，箭）

弥漫性 CK20 分布[123,124]。

　　腹膜假性黏液瘤是指在伴有胶冻状腹水的腹膜表面上弥漫着黏液性种植灶的临床疾病。它常见的原因是阑尾低级别黏液性肿瘤的破裂[125]。以往的观点认为它代表了黏液性卵巢肿瘤破裂的典型播散形式，主要是交界性组织，目前已被否定；现在认为与黏液性腹膜种植灶相关的卵巢肿瘤绝大部分是来自阑尾或结肠癌的转移瘤，上皮肿瘤沉积在卵巢皮质并通过卵巢基质分散黏蛋白后，称为卵巢假性黏液瘤[115]。卵巢导致腹膜假性黏液瘤的罕见原因是，与成熟皮样囊肿相关的黏液性肿瘤破裂，黏液成分在免疫组织化学上与畸胎瘤起源的肠型腺瘤一致[125]。

3. 子宫内膜样癌　子宫内膜样癌占卵巢恶性病变的 7%～11%，多为低分期（43% 为 I 期）和低级别的[73,74,126]。据报道，5 年总体生存率为 38%～70%[126]。在 15%～20% 的病例中，它们与子宫内膜异位症有关，特别是当疾病位于卵巢时[127]。15%～35% 的病例同时伴有子宫内膜增生，可以是癌前或是明显恶性[128,129]。子宫内膜样癌的成像特征是非特异性的，通常表现为单侧复杂的实性/囊性肿块（图 5-16），但与其他上皮恶性肿瘤相比，更常见的是实性[119]。子宫内膜异位囊肿内的实性结节可能对正确描述有用[8]。在 MRI 上，子宫内膜样肿瘤的实性成分通常具有不均匀的信号强度，而在子宫内膜异位症的背景中，实性结节可能在 T_2 低信号的卵巢病变中显示为 T_1 低信号和 T_2 高信号。由于子宫内膜异位囊肿内液体含有血红蛋白降解产物，因而表现为 T_1 高信号背景且恶性结节较小，需要使用动态减影技术来评估强化的实性部分[8]。卵巢腺纤维瘤，一种良性上皮肿瘤，异位内膜组织的蜕膜变化可能效仿子宫内膜瘤的恶性转化[8]。

同时患有子宫内膜癌和卵巢癌发生在

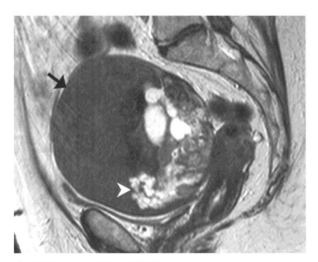

▲ 图 5-16　子宫内膜样癌
T_2 加权矢状位图像显示，一复杂的部分囊性部分实性的附件包块（箭）。实性部分的程度、不均质性和复杂性表明是个侵袭性肿瘤。该病变局限于一个卵巢，并在手术病理证实为子宫内膜样癌

9%～12% 的卵巢癌患者和 5% 的子宫内膜癌患者中。同时患有原发性卵巢癌和子宫内膜样癌的患者与单独患子宫内膜或附件恶性肿瘤的患者相比，具有明显的人口统计学特征，包括年龄较小、肥胖、绝经前状态和未经产[130]。双重原发与转移肿瘤的确定可能具有挑战性，因为在子宫内膜和卵巢同时检测到 68%～93% 的肿瘤属于子宫内膜样型，有或没有鳞状分化[129,130]。区别是至关重要的，因为子宫内膜癌伴有转移性附件受累（Ⅲ a 期）的标准化治疗包括手术和辅助化疗和（或）放疗，而独立的 I 期子宫和卵巢子宫内膜样癌具有更好的总体预后，并且不需要常规辅助治疗。独立的原发病变很可能代表低级别子宫内膜样腺癌，特别是子宫内膜不典型增生或卵巢子宫内膜异位症[8]。高组织学级别的子宫内膜肿瘤和双侧卵巢恶性肿瘤，以其表面受累和微小结节为特征，提示子宫原发性伴有附件转移。

4. 透明细胞癌　透明细胞癌的特征在于细胞的生长具有腺体、管状或实性的透明细胞质和毛细胞，其明显的球状细胞核突出细胞质的边界[112]。它们构成的组织学亚型，最常与卵巢子宫内膜异位症相关（20%～54%）[7,131]。在日本的患病率最高，占卵巢上皮性肿瘤的 25%[132]，而西方人群仅占 5%～12%[74,133]。血管栓塞和高钙血症可由副肿瘤现象引起，更多与透明细胞亚型相关，而不是其他卵巢上皮性肿瘤[134,135]。透明细胞癌约占低级别（I / Ⅱ）卵巢肿瘤的 26%，而占高级别（Ⅲ / Ⅳ）卵巢肿瘤的 5%[74]。由于其尺寸较大和生长缓慢，大部分（59%～71%）可被早期（I / Ⅱ 期）发现[136,137]。然而，由于它们对常规铂类药物治疗的药物抵抗性和高术后复发率（即便是 I 期疾病），其逐级预后也比其他卵巢恶性肿瘤更差（从 I a 期的 18% 到 I c 期的 54%）[132,136,137]。在 MRI 上，它们通常表现为单侧、单房大的囊性附件病变（平均直径 13cm），具有多种 T_1 信号（反映出血成分）和 T_2 高信号[138]。实性结节显示为中等或稍高的 T_1

信号，提示出血，明显对比增强有助于区分血栓。

5. 恶性 Brenner 瘤 非典型增生（交界性）和恶性 Brenner 瘤仅作为其良性肿瘤的异常病理变异而被发现[139]。由于它们的体积小（< 5cm），因此它们通常无症状，但也可能出现腹部膨隆、疼痛和继发于激素活动的阴道出血[26]。交界性和恶性 Brenner 瘤表现为复杂的多囊性肿块，伴有乳头状突起和 T_2 信号多样的实性成分，并且在成像标准上无法可靠地相互区分或与其他上皮性肿瘤相鉴别[139-141]。

（五）性索－间质细胞瘤

卵巢 SCSTs 由两组不同胚胎来源的细胞发育而来：源自体腔上皮的原始性索细胞和源自生殖嵴间质的间质细胞。性索包括正常卵巢中的颗粒细胞、睾丸中的支持细胞和卵巢肿瘤中的支持细胞。间质细胞包括成纤维细胞、卵泡膜细胞和 Leydig 细胞[142]。SCSTs 包括青少年型和成人型颗粒细胞瘤、SLCTs、SCLCTs 以及卵泡膜细胞瘤和颗粒 - 卵泡膜细胞瘤、硬化性间质瘤、带环状小管的 SCSTs 以及同时具有支持细胞和颗粒细胞分化的两性胚胎细胞瘤[143]。因此，它们在 MRI 上呈现为不均匀的主要为实性的肿块。SCSTs 约占卵巢肿瘤的 8%；SCSTs 影响所有年龄组，并且其绝大多数是良性的，例如纤维卵泡膜细胞瘤和硬化性间质瘤：在大约 70% 的病例早期（Ⅰ期）诊断出恶性形式[44]。SCSTs 是最常见的激素功能性肿瘤，表现为雄激素过多症或高雌激素血症。在 LH 的控制下，卵泡膜细胞产生雄烯二酮和睾酮，而颗粒细胞对促卵泡激素的反应是将这些雄激素转化为雌酮和雌二醇；因此，卵泡膜细胞瘤和颗粒细胞瘤可能会出现过多的雌激素生成症状，或较少见的男性化症状[144]。此外，Sertoli 细胞瘤和类固醇细胞瘤与睾酮分泌密切相关[144]。

1. 颗粒细胞瘤 颗粒细胞瘤是最常见的恶性 SCSTs 和有激素活性卵巢肿瘤。有两种不同的组织学亚型，成人型和青少年型，具有无法区分的放射学特征，但在年龄分布和生物学行为

方面存在差异。成人型占颗粒细胞瘤的 95%，发生于围绝经期和绝经后妇女，55 岁是发病高峰[145]。相关的雌激素过多症可能表现为阴道不规则出血、子宫内膜增生（25% ～ 50%）或子宫内膜癌（5% ～ 13%）[146]。青少年型在 30 岁以上的患者中很少见，平均患病年龄为 13 岁，临床上经常出现同性性早熟[145,146]。Ⅰ期疾病发生在 60% ～ 90% 的患者中，并且与 85% ～ 95% 的 10 年生存率相关[146]。然而，颗粒细胞瘤具有延迟复发的倾向，初始诊断后复发的中位时间为 4 ～ 6 年，并且在 10 ～ 20 年后并不少见[146,147]。在组织学上，颗粒细胞瘤表现出多种形式，其中最常见的是具有 Call-Exner 体的微滤泡。它们在 95% 的病例中表现为大的（平均大小 12cm）单侧附件包块，通常没有卵巢外扩散[142]。影像学特征反映了组织学表现的多样性：大滤泡型表现为多房囊性肿块，有浆液性或出血性成分，无囊内乳头状突起（与卵巢上皮恶性肿瘤相比）；小梁或弥漫型表现为均匀的实性肿块，纤维或出血性变性和梗死的区域被认为是不均匀增强的实性肿块[148,149]。有报道显示在 MRI 上，典型海绵状表现为无数的囊腔，可能与大滤泡型相对应[150]（图 5-17），据报道 60% ～ 70% 的病例合并肿瘤内出血可引起 T_1 高信号[149,150]。也有大量病例报道了伴随的子宫变化，如子宫增大、子宫内膜增厚、子宫腺肌症和结合带增宽[149]。

2. 支持－间质细胞瘤 支持 - 间质细胞瘤（以前称为卵巢男性细胞瘤或胚细胞瘤）包含具有不同 Sertoli 细胞、Leydig 细胞和成纤维细胞成分的肿瘤。SLCTs 是该组中最常见的类型，虽然总体罕见（占卵巢肿瘤的 0.5%），却是与男性化有关的主要卵巢肿瘤[144]。在 75% 的病例中，涉及 30 岁以下的患者，约 30% 的患者出现临床雄激素过多症（闭经和男性第二性征）[151]。它们在诊断时的大小范围从镜下（特别是功能性肿瘤）到 50cm（平均 13cm），并且 97% 的肿瘤在手术时是 Ⅰ 期[151]。生物学行为取决于分化程度和分期，大约 60% 的低分化和 20% 含有不均匀的成分（黏

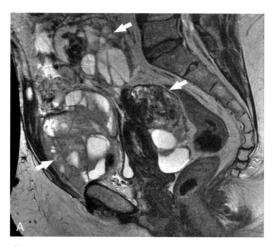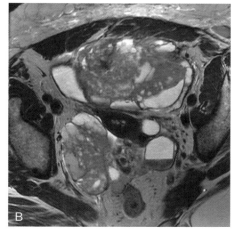

▲ 图 5-17 颗粒细胞瘤

T_2 加权矢状位（A）和轴位（B）图像显示具有囊性成分的双侧实性附件包块。具有实性成分的中等信号强度的海绵状表现是颗粒细胞瘤的特征

液上皮、横纹肌和软骨）的肿瘤具有临床恶性 [151,152]。据报道，10 年总体生存率为 92% [152]。与颗粒细胞瘤相比，SLCTs 在初始诊断后往往会相对较早地复发 [44]。肉眼可见，58% 的 SLCTs 报道为混合实性 / 囊性（图 5-18），38% 为纯实性，4% 为囊性 [151]。在 MRI 上，实性成分具有中等或低的 T_2 信号强度，与其所含纤维基质的程度相一致，尽管不像纤维瘤那样低 [142]。不均匀的成分是由于多囊性的区域，与颗粒细胞瘤相反，瘤内出血很少见 [44,142]。

3. 类固醇细胞瘤 类固醇细胞瘤由类似典型的类固醇分泌细胞组成，例如 Leydig 细胞、

黄体基质细胞和肾上腺静息细胞，并且包括间质黄体瘤、Leydig 细胞瘤和类固醇细胞瘤，未另说明（not otherwise specified，NOS）。大约 75% 的类固醇细胞瘤含有丰富的细胞内脂肪，从而产生了类脂细胞瘤 [142,153]。Leydig 细胞瘤的标志是胞质内存在 Reinke 晶体 [142]。NOS 代表不能归类为前述任何一种类型的肿瘤，并且占大约 60% 的类固醇细胞瘤，据报道，类固醇细胞瘤的恶性肿瘤比例为 28% [153]。临床上，大约 50% 的患者出现男性化，尽管可能发生伴有库欣综合征的肾上腺皮质醇增多症和高雌激素血症 [153]。在 MRI 上，类固醇细胞瘤被描述

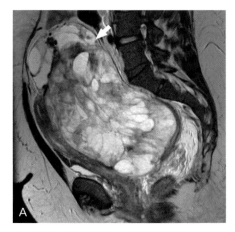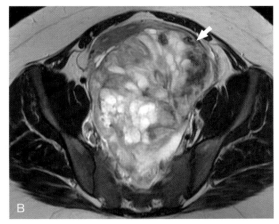

▲ 图 5-18 支持 – 间质细胞瘤

T_2 加权矢状位（A）、轴位（B）图像显示具有广泛囊性成分的单侧不均质的附件肿块（箭）。整个肿瘤的高信号强度更支持是 Sertoli-Leydig 组织学类型

为主要是不均匀中等 T_2 信号强度的单侧实性肿块，与纤维基质的量相关，强烈的对比增强反映其高度血管化[154,155]。T_1 信号强度增加是因为其脂质成分[44,142]。

（六）生殖细胞瘤

恶性生殖细胞瘤占卵巢恶性肿瘤的 1%～2%，较多发生在年龄小于 21 岁的患者，在这些人群中占到了卵巢癌的 2/3 左右[156,157]。它们可分为以下几种：①原始生殖细胞瘤，主要包括无性细胞瘤、卵黄囊瘤（或内胚窦瘤）、胚胎癌和非妊娠性绒毛膜癌；②双相或三相畸胎瘤，包括成熟（良性）和未成熟（恶性）畸胎瘤；③与皮样囊肿相关的单胚层细胞瘤和体细胞型肿瘤[58]。升高的血清甲胎蛋白（alpha-fetoprotein, AFP）和 β- 人绒毛膜促性腺激素（β-hCG）可能有助于确诊[157]。其分期分布与上皮癌不同，因为 60%～70% 的恶性生殖细胞瘤是 Ⅰ / Ⅱ期，30%～40% 为Ⅲ期，Ⅳ期疾病相对罕见[157]。

1. 无性细胞瘤 无性细胞瘤被认为与睾丸精原细胞瘤同源，并且是最常见的恶性生殖细胞肿瘤（占所有恶性卵巢病变的 0.5%～2.0%）。它与其他恶性生殖细胞瘤的不同之处在于更有可能被诊断为 Ⅰa 期，双侧常见（5%～15%），其倾向于腹膜后淋巴结肿大而非腹膜播散，对放疗敏感[157]。由于同时存在合体滋养层巨细胞，因此无性细胞瘤不会分泌 AFP，但 5% 的病例伴有 β-hCG 升高[158]。在表型 46，XY 核型和性腺发育不全的女性患者中，生殖细胞瘤可能从先前存在的性腺母细胞瘤发展而来[159]。在 MRI 上，无性细胞瘤主要表现为实性肿块，具有不均匀的明显强化，可有出血或坏死区域，以及丰富的纤维血管分隔[156,160,161]。

2. 卵黄囊肿瘤 卵黄囊瘤（也称为内胚窦瘤）占儿童和青少年卵巢肿瘤的 9%～16%，在 10—20 岁中发病率最高[58]。它们被认为是生殖细胞肿瘤中最恶性的，并且预后依赖于分期（5年生存率为 Ⅰ期 95%、Ⅱ期 75%、Ⅲ期 30%、Ⅳ期 25%）[162]。它几乎总是与血清 AFP 水平升高和 β-HCG 正常有关。在 MRI 上，它通常表现为大的单侧主要为实性的肿块，伴有大量的坏死和出血[156,163,164]。许多信号流空结构和明显的钆增强与病理评估中的血管过多相关[164]。可能存在腹水和腹膜种植，以及 14% 的病例并发皮样囊肿[156,163]。

3. 绒毛膜癌 在育龄期患者中，卵巢绒毛膜癌可能是子宫原发性肿瘤的转移或在异位妊娠（妊娠型绒毛膜癌）中从妊娠组织发展而来或由卵巢生殖细胞产生，表现为滋养层细胞分化（非妊娠型绒毛膜癌）。血清 β-HCG 水平总是异常的，并且仅在组织学特征上不可确定起源；两种类型之间的区分只能在青春期前或通过父本 DNA 进行可靠鉴定[165]。非妊娠型绒毛膜癌的单纯形式极为罕见，通常可见与其他生殖细胞肿瘤类型相混合。影像学特征是非特异性的，包括大的单侧肿块、中央区域有出血和坏死、周围有明显的对比增强[156,166]。

4. 未成熟畸胎瘤 未成熟畸胎瘤是畸胎瘤的恶性形式，含有来自所有三个胚层的未成熟或胚胎组织，以神经外胚层组织为主，其通常是原始神经上皮的玫瑰花结和小管形式[58]。未成熟畸胎瘤比成熟畸胎瘤（＜1% 的卵巢畸胎瘤）少见得多，它们最多见于 20 岁之前，并且与 33%～65% 的病例中血清 AFP 升高有关[167]。据报道，未成熟畸胎瘤在 26% 的病例中含有肉眼可见的成熟囊性畸胎瘤，10% 合并对侧皮样囊肿[168]。原始神经外胚层组织的数量决定了病变等级。卵黄囊肿瘤的镜下病灶已被认为是分级、分期和总体生存率的主要预测因子[169]。未成熟畸胎瘤通常表现为单侧较大（平均直径 14～25cm）附件病变，主要是实性（图 5-19）或混合实性 / 囊性成分。有时可以看到小灶的脂肪灶（脂肪抑制技术可与出血相鉴别）和散在的钙化灶（难以在 MRI 上检测）[142,156,170,171]。他们可能会出现一个边界不清的包膜，提示穿孔。腹膜神经胶质瘤是指存在成熟的低级别神经胶

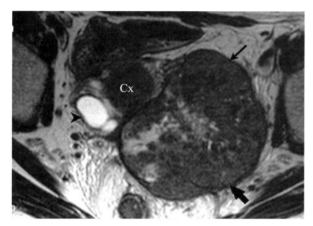

▲ 图 5-19　未成熟畸胎瘤

T₂ 加权轴位图像显示左侧附件实性肿块（箭）。相对来说，中央坏死的一些区域定义得比较清楚。手术组织学证实为未成熟畸胎瘤。右卵巢和子宫颈（Cx）正常

质组织的腹膜植入，这在影像上无法与恶性种植相区分[172]。

（七）腹膜原发性浆液性癌

大约 60% 的腹膜癌由浆液性乳头状或分化差的腺癌组成，在女性人群中，80%～90% 的病例是 Ⅲ/Ⅳ 期卵巢癌。在 10%～15% 的患者中，卵巢、子宫或输卵管未见恶性过程，临床称之为原发性浆液性腹膜癌（primary serous peritoneal carcinoma，PSPC）[173]。由于 PSPC 在组织病理学和免疫组织化学水平上与卵巢晚期浆液性癌相同，因此建立了以下标准来区分这两种疾病：①双侧卵巢均生理正常或良性增大；②卵巢外受累大于卵巢表面受累；③在显微镜下，卵巢成分不存在或局限于卵巢表面上皮，没有皮质浸润迹象或涉及卵巢上皮 / 底层基质且肿瘤尺寸小于 5mm×5mm[173,174]。PSPC 几乎只影响女性，发病年龄略大于卵巢浆液性癌（中位年龄 55－65 岁），腹水临床表现普遍存在，超过 70%～90% 的病例中血清 CA125 水平异常[173]。在 PSPC 和卵巢浆液性癌患者中，BRCA 基因的体细胞和种系突变均以相同的频率发生（分别为 40%～70% 和 5%～10%）[175]。经过预防性卵巢切除术的 BRCA1 突变基因携带者在随访中发生 PSPC 的风险较高（每 1000 名女性中有 34 例）[176,177]。与卵巢癌相比，PSPC 更常见于多灶性，伴有弥漫性微小结节扩散形式，导致最佳肿瘤减灭术施行困难[173]。

PSPC 的影像学特征类似于转移性腹膜癌伴腹水、腹膜增厚或结节、网膜肿块、肠系膜改变和腹膜后淋巴结肿大[178,179]。在 MRI 上，腹膜结节为 T₁ 低信号和 T₂ 高信号（图 5-20），可见腹膜表面的弥漫对比增强[179]。此外，PSPC 必须与弥漫性腹膜间皮瘤、淋巴瘤病和结核性腹膜炎相鉴别。

（八）输卵管癌

原发性输卵管癌（primary fallopian tube carcinoma，PFTC）是一种罕见的恶性肿瘤，占女性生殖道恶性肿瘤的 0.14%～1.80%，年

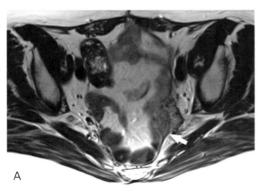
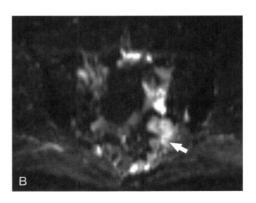

▲ 图 5-20　腹膜癌

T₂ 加权轴位（A）和扩散加权（b = 1050 s/mm²）（B）图像显示广泛的实性斑块累及左侧腹膜反射（箭所示）。该疾病在（B）中显示出明显的扩散限制

龄调整后的年发病率为每 100 万女性中有 3 ～ 5 例[180-182]。PFTC 的组织学分布和生物学行为与原发性上皮性卵巢癌平行，可能反映了卵巢表面上皮和米勒管的共同胚胎起源，后者发育为输卵管、宫颈内膜和子宫内膜。大约 90％ 的肿瘤属于浆液性上皮型。远端输卵管已被认为是浆液性致癌途径的潜在部位[183,184]。支持伞端在盆腔浆液性癌发病机制中作用的证据，包括大约一半的原发性卵巢癌和腹膜癌累及输卵管内膜或与早期形式的原发性浆液性输卵管上皮内癌共存[184]。此外，在接受预防性双侧输卵管卵巢切除术的 BRCA 阳性妇女中，72％～86％ 的隐匿性盆腔恶性肿瘤位于伞端[86,185,186]。PFTC 的分期遵循原发性卵巢癌的 FIGO 分类。疾病传播主要通过腹膜腔的种植性转移途径进行。据报道，由于输卵管丰富的淋巴供应，导致早期易发生淋巴转移的倾向，可有盆腔和（或）腹主动脉旁淋巴结肿大。

（九）卵巢转移癌

对于已知其他恶性肿瘤，通常是胃肠道的原发性肿瘤，主要是胃癌（Krukenberg 肿瘤）或乳腺癌的患者，应考虑卵巢转移。病变通常是双侧的，并且存在卵巢结构的破坏（图 5-21）或大的双侧肿块，通常存在播散性恶性肿瘤的背景。诊断是排除性的，取决于临床背景。如果怀疑是卵巢转移，则需要对女性患者进行胃肠检查，包括内镜检查和活组织检查和（或）乳房影像检查。

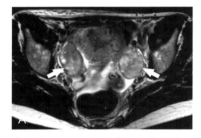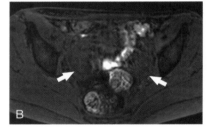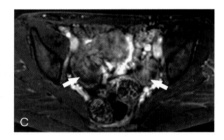

▲ 图 5-21　乳腺癌的卵巢转移
图像显示双侧卵巢增大。A.T$_2$ 加权轴位，注意到中等不均匀的信号强度（箭），正常的卵泡结构破坏；B.T$_1$ 加权横向增强前；C.T$_1$ 加权横向增强后该组织（箭）有双侧斑片状强化

七、总结

本章描述了正常卵巢和附件的 MR 成像表现以及良性和恶性病变的表现。它将影像学表现和组织学上的形态学特征联系起来，并将这些结论与临床背景联系起来，以帮助对患有附件或腹膜病变的个体患者进行诊断。当有可靠证据支持时，有些病例中也运用了功能性 MRI 标志物作为诊断工具，最终的鉴别诊断需要解读影像信息的技能并结合临床。这对于制定适宜的治疗策略至关重要。在大多数情况下，治疗主要是手术，因此成像的作用在于指示手术范围或时间（例如，是否可以通过延迟手术进行新辅助化疗来优化手术），甚至在合适的情况下避免手术。

参考文献

［1］Levine D, Brown DL, Andreotti RF, Benacerraf B, Benson CB, Brewster WR et al. Management of asymptomatic ovarian and other adnexal cysts imaged at US: Society of Radiologists in Ultrasound Consensus Conference Statement. Radiology. 2010;256(3):943–54.

［2］Shanbhogue AK, Shanbhogue DK, Prasad SR, Surabhi VR, Fasih N, Menias CO. Clinical syndromes associated with ovarian neoplasms: A comprehensive review. RadioGraphics. 2010;30(4):903–19.

［3］Futterweit W. Polycystic ovary syndrome: Clinical perspectives and management. Obstetrical & Gynecological Survey. 1999;54(6):403–13.

［4］Lalwani N, Patel S, Ha KY, Shanbhogue AK, Nagar AM, Chintapalli KN et al. Miscellaneous tumour-like lesions of the ovary: Cross-sectional imaging review. The British Journal of Radiology. 2012;85(1013):477–86.

［5］Ozkan S, Murk W, Arici A. Endometriosis and infertility: Epidemiology and evidence-based treatments. Annals of the

New York Academy of Sciences. 2008;1127:92–100.

[6] Bulun SE. Endometriosis. The New England Journal of Medicine. 2009;360(3):268–79.

[7] Pearce CL, Templeman C, Rossing MA, Lee A, Near AM, Webb PM et al. Association between endometriosis and risk of histological subtypes of ovarian cancer: A pooled analysis of case-control studies. The Lancet Oncology. 2012;13(4):385–94.

[8] Tanaka YO, Okada S, Yagi T, Satoh T, Oki A, Tsunoda H et al. MRI of endometriotic cysts in association with ovarian carcinoma. AJR American Journal of Roentgenology. 2010;194(2):355–61.

[9] Kataoka ML, Togashi K, Yamaoka T, Koyama T, Ueda H, Kobayashi H et al. Posterior cul-de-sac obliteration associated with endometriosis: MR imaging evaluation. Radiology. 2005;234(3):815–23.

[10] Menada MV, Remorgida V, Abbamonte LH, Fulcheri E, Ragni N, Ferrero S. Transvaginal ultrasonography combined with water-contrast in the rectum in the diagnosis of rectovaginal endometriosis infiltrating the bowel. Fertility and Sterility. 2008;89(3):699–700.

[11] Tokue H, Tsushima Y, Endo K. Magnetic resonance imaging findings of extrapelvic endometriosis of the round ligament. Japanese Journal of Radiology. 2009;27(1):45–7.

[12] Bazot M, Darai E, Hourani R, Thomassin I, Cortez A, Uzan S et al. Deep pelvic endometriosis: MR imaging for diagnosis and prediction of extension of disease. Radiology. 2004;232(2):379–89.

[13] Bazot M, Malzy P, Cortez A, Roseau G, Amouyal P, Darai E. Accuracy of transvaginal sonography and rectal endoscopic sonography in the diagnosis of deep infiltrating endometriosis. Ultrasound in Obstetrics & Gynecology. 2007;30(7):994–1001.

[14] Novellas S, Chassang M, Bouaziz J, Delotte J, Toullalan O, Chevallier EP. Anterior pelvic endometriosis: MRI features. Abdominal Imaging. 2010;35(6):742–9.

[15] Zhang H, Zhang GF, He ZY, Li ZY, Zhu M, Zhang GX. Evaluation of primary adnexal masses by 3T MRI: Categorization with conventional MR imaging and diffusion-weighted imaging. Journal of Ovarian Research. 2012;5(1):33.

[16] Siegelman ES, Oliver ER. MR imaging of endometriosis: Ten imaging pearls. RadioGraphics. 2012;32(6):1675–91.

[17] Kruger K, Behrendt K, Niedobitek-Kreuter G, Koltermann K, Ebert AD. Location-dependent value of pelvic MRI in the preoperative diagnosis of endometriosis. European Journal of Obstetrics, Gynecology, and Reproductive Biology. 2013;169(1):93–8.

[18] Saba L, Guerriero S, Sulcis R, Ajossa S, Melis G, Mallarini G. Agreement and reproducibility in identification of endometriosis using magnetic resonance imaging. Acta Radiologica. 2010;51(5):573–80.

[19] Chamie LP, Blasbalg R, Pereira RM, Warmbrand G, Serafini PC. Findings of pelvic endometriosis at transvaginal US, MR imaging, and laparoscopy. RadioGraphics. 2011;31(4):E77–100.

[20] Chassang M, Novellas S, Bloch-Marcotte C, Delotte J, Toullalan O, Bongain A et al. Utility of vaginal and rectal contrast medium in MRI for the detection of deep pelvic endometriosis. European Radiology. 2010;20(4):1003–10.

[21] Ascher SM, Agrawal R, Bis KG, Brown ED, Maximovich A, Markham SM et al. Endometriosis: Appearance and detection with conventional and contrast-enhanced fatsuppressed spin-echo techniques. Journal of Magnetic Resonance Imaging. 1995;5(3):251–7.

[22] Onbas O, Kantarci M, Alper F, Kumtepe Y, Durur I, Ingec M et al. Nodular endometriosis: Dynamic MR imaging. Abdominal Imaging. 2007;32(4):451–6.

[23] Moteki T, Ishizaka H. Evaluation of cystic ovarian lesions using apparent diffusion coefficient calculated from reordered turboflash MR images. Magnetic Resonance Imaging. 1999;17(7):955–63.

[24] Busard MP, Mijatovic V, van Kuijk C, Pieters-van den Bos IC, Hompes PG, van Waesberghe JH. Magnetic resonance imaging in the evaluation of (deep infiltrating) endometriosis: The value of diffusion-weighted imaging. Journal of Magnetic Resonance Imaging. 2010;32(4): 1003–9.

[25] Busard MP, Pieters-van den Bos IC, Mijatovic V, Van Kuijk C, Bleeker MC, van Waesberghe JH. Evaluation of MR diffusion-weighted imaging in differentiating endometriosis infiltrating the bowel from colorectal carcinoma. European Journal of Radiology. 2012;81(6):1376–80.

[26] Balasa RW, Adcock LL, Prem KA, Dehner LP. The Brenner tumor: A clinicopathologic review. Obstetrics & Gynecology. 1977;50(1):120–8.

[27] Brenner F. Das Oophoroma folliculare. Frankf Z Path. 1907;1:150–71.

[28] Ehrlich CE, Roth LM. The Brenner tumor. A clinicopa thologic study of 57 cases. Cancer. 1971;27(2):332–42.

[29] Hermanns B, Faridi A, Rath W, Fuzesi L, Schroder W. Differential diagnosis, prognostic factors, and clinical treatment of proliferative Brenner tumor of the ovary. Ultrastructural Pathology. 2000;24(3):191–6.

[30] Jorgensen EO, Dockerty MB, Wilson RB, Welch JS. Clinicopathologic study of 53 cases of Brenner's tumors of the ovary. American Journal of Obstetrics & Gynecology. 1970;108(1):122–7.

[31] Silverberg SG. Brenner tumor of the ovary. A clinicopathologic study of 60 tumors in 54 women. Cancer. 1971;28(3):588–96.

[32] Dierickx I, Valentin L, Van Holsbeke C, Jacomen G, Lissoni AA, Licameli A et al. Imaging in gynecological disease (7): Clinical and ultrasound features of Brenner tumors of the ovary. Ultrasound in Obstetrics & Gynecology. 2012;40(6):706–13.

[33] Buy JN, Ghossain MA, Sciot C, Bazot M, Guinet C, Prevot S et al. Epithelial tumors of the ovary: CT findings and correlation with US. Radiology. 1991;178(3):811–8. PubMed PMID: 1994423.

[34] Alcazar JL, Guerriero S, Pascual MA, Ajossa S, Olartecoechea B, Hereter L. Clinical and sonographic features of uncommon primary ovarian malignancies. Journal

of Clinical Ultrasound. 2012;40(6):323–9.

[35] Takeuchi M, Matsuzaki K, Sano N, Furumoto H, Nishitani H. Malignant Brenner tumor with transition from benign to malignant components: Computed tomographic and magnetic resonance imaging findings with pathological correlation. Journal of Computer Assisted Tomography. 2008;32(4):553–4.

[36] Tang YZ, Liyanage S, Narayanan P, Sahdev A, Sohaib A, Singh N et al. The MRI features of histologically proven ovarian cystadenofibromas—an assessment of the morphological and enhancement patterns. European Radiology. 2013;23(1):48–56.

[37] Chu SM, Ming YC, Chao HC, Lai JY, Chen JC, Yung CP et al. Ovarian tumors in the pediatric age group: 37 cases treated over an 8-year period. Chang Gung Medical Journal. 2010;33(2):152–6.

[38] Park SB, Kim JK, Kim KR, Cho KS. Imaging findings of complications and unusual manifestations of ovarian teratomas. RadioGraphics. 2008;28(4):969–83.

[39] Ulbright TM. Germ cell tumors of the gonads: A selective review emphasizing problems in differential diagnosis, newly appreciated, and controversial issues. Modern Pathology. 2005;18(Suppl 2):S61–79.

[40] Hackethal A, Brueggmann D, Bohlmann MK, Franke FE, Tinneberg HR, Munstedt K. Squamous-cell carcinoma in mature cystic teratoma of the ovary: Systematic review and analysis of published data. The Lancet Oncology. 2008;9(12):1173–80.

[41] Huss M, Lafay-Pillet MC, Lecuru F, Ruscillo MM, Chevalier JM, Vilde F et al. Granulomatous peritonitis after laparoscopic surgery of an ovarian dermoid cyst. Diagnosis, management, prevention, a case report (Peritonite granulomateuse apres traitement coeliochirurgical d'un kyste dermoide de l'ovaire. Diagnostic, prise en charge, prevention, a propos d'un cas). Journal de gynecologie, obstetrique et biologie de la reproduction. 1996;25(4):365–72.

[42] Sivanesaratnam V, Dutta R, Jayalakshmi P. Ovarian fibroma—Clinical and histopathological characteristics. International Journal of Gynaecology and Obstetrics. 1990;33(3):243–7.

[43] Leung SW, Yuen PM. Ovarian fibroma: A review on the clinical characteristics, diagnostic difficulties, and management options of 23 cases. Gynecologic and Obstetric Investigation. 2006;62(1):1–6.

[44] Jung SE, Rha SE, Lee JM, Park SY, Oh SN, Cho KS et al. CT and MRI findings of sex cord-stromal tumor of the ovary. AJR American Journal of Roentgenology. 2005; 185(1):207–15.

[45] Outwater EK, Siegelman ES, Talerman A, Dunton C. Ovarian fibromas and cystadenofibromas: MRI features of the fibrous component. Journal of Magnetic Resonance Imaging. 1997;7(3):465–71.

[46] Troiano RN, Lazzarini KM, Scoutt LM, Lange RC, Flynn SD, McCarthy S. Fibroma and fibrothecoma of the ovary: MR imaging findings. Radiology. 1997;204(3):795–8.

[47] Yen P, Khong K, Lamba R, Corwin MT, Gerscovich EO. Ovarian fibromas and fibrothecomas: Sonographic correlation with computed tomography and magnetic resonance imaging: A 5-year single-institution experience. Journal of Ultrasound in Medicine. 2013;32(1):13–8.

[48] Kitajima K, Kaji Y, Sugimura K. Usual and unusual MRI findings of ovarian fibroma: Correlation with pathologic findings. Magnetic Resonance in Medical Sciences. 2008;7(1):43–8.

[49] Takehara M, Saito T, Manase K, Suzuki T, Hayashi T, Kudo R. Hemorrhagic infarction of fibroma. MR imaging appearance. Archives of Gynecology and Obstetrics. 2002;266(1):48–9.

[50] Ohara N, Murao S. Magnetic resonance appearances of ovarian fibroma with myxomatous changes. Journal of Obstetrics and Gynaecology. 2002;22(5):569–70.

[51] Chen VW, Ruiz B, Killeen JL, Cote TR, Wu XC, Correa CN. Pathology and classification of ovarian tumors. Cancer. 2003;97(10 Suppl):2631–42.

[52] Nocito AL, Sarancone S, Bacchi C, Tellez T. Ovarian thecoma: Clinicopathological analysis of 50 cases. Annals of Diagnostic Pathology. 2008;12(1):12–6.

[53] Tanaka YO, Tsunoda H, Kitagawa Y, Ueno T, Yoshikawa H, Saida Y. Functioning ovarian tumors: Direct and indirect findings at MR imaging. RadioGraphics. 2004;24(Suppl 1):S147–66.

[54] Zhang H, Zhang GF, Wang TP, Zhang H. Value of 3.0 T diffusion-weighted imaging in discriminating thecoma and fibrothecoma from other adnexal solid masses. Journal of Ovarian Research. 2013;6(1):58.

[55] Pickel H, Tamussino K. History of gynecological pathology: XIV. Hermann Johannes Pfannenstiel. International Journal of Gynecological Pathology. 2003;22(3):310–4.

[56] Taylor Jr HC. Malignant and semi-malignant tumors of the ovary. Surgery Gynecology & Obstetrics. 1929;48:204–30.

[57] Scully RE, Sobin LH. Histologic Typing of Ovarian Tumours. World Health Organisation International Histological Classification of Tumors. Springer-Verlag, New York; 1999.

[58] Scully RE. Common epithelial tumors of borderline malignancy (carcinomas of low malignant potential). Bulletin du cancer. 1982;69(3):228–38.

[59] Kennedy AW, Hart WR. Ovarian papillary serous tumors of low malignant potential (serous borderline tumors). A long-term follow-up study, including patients with microinvasion, lymph node metastasis, and transformation to invasive serous carcinoma. Cancer. 1996;78(2): 278–86.

[60] Segal GH, Hart WR. Ovarian serous tumors of low malignant potential (serous borderline tumors). The relationship of exophytic surface tumor to peritoneal "implants." The American Journal of Surgical Pathology. 1992;16(6):577–83.

[61] Bent CL, Sahdev A, Rockall AG, Singh N, Sohaib SA, Reznek RH. MRI appearances of borderline ovarian

tumours. Clinical Radiology. 2009;64(4):430–8.

［62］Hanselaar AG, Vooijs GP, Mayall B, Ras-Zeijlmans GJ, Chadha-Ajwani S. Epithelial markers to detect occult microinvasion in serous ovarian tumors. International Journal of Gynecological Pathology. 1993;12(1):20–7.

［63］DeSouza NM, O'Neill R, McIndoe GA, Dina R, Soutter WP. Borderline tumors of the ovary: CT and MRI features and tumor markers in differentiation from stage I disease. AJR American Journal of Roentgenology. 2005;184(3):999–1003.

［64］Tanaka YO, Okada S, Satoh T, Matsumoto K, Oki A, Nishida M et al. Ovarian serous surface papillary borderline tumors form sea anemone-like masses. Journal of Magnetic Resonance Imaging. 2011;33(3):633–40.

［65］Malpica A, Deavers MT, Gershenson D, Tortolero-Luna G, Silva EG. Serous tumors involving extra-abdominal/extra-pelvic sites after the diagnosis of an ovarian serous neoplasm of low malignant potential. The American Journal of Surgical Pathology. 2001;25(8):988–96.

［66］Tanaka YO, Okada S, Satoh T, Matsumoto K, Oki A, Saida T et al. Diversity in size and signal intensity in multilocular cystic ovarian masses: New parameters for distinguishing metastatic from primary mucinous ovarian neoplasms. Journal of Magnetic Resonance Imaging. 2013;38(4):794–801.

［67］Hart WR, Norris HJ. Borderline and malignant mucinous tumors of the ovary. Histologic criteria and clinical behavior. Cancer. 1973;31(5):1031–45.

［68］Lee KR, Scully RE. Mucinous tumors of the ovary: A clinicopathologic study of 196 borderline tumors (of intestinal type) and carcinomas, including an evaluation of 11 cases with 'pseudomyxoma peritonei'. The American Journal of Surgical Pathology. 2000;24(11):1447–64.

［69］Rodriguez IM, Prat J. Mucinous tumors of the ovary: A clinicopathologic analysis of 75 borderline tumors (of intestinal type) and carcinomas. The American Journal of Surgical Pathology. 2002;26(2):139–52.

［70］Colombo N, Peiretti M, Parma G, Lapresa M, Mancari R, Carinelli S et al. Newly diagnosed and relapsed epithelial ovarian carcinoma: ESMO clinical practice guidelines for diagnosis, treatment and follow-up. Annals of Oncology. 2010;21(Suppl 5):v23–30.

［71］Siegel R, Ward E, Brawley O, Jemal A. Cancer statistics, 2011: The impact of eliminating socioeconomic and racial disparities on premature cancer deaths. CA: A Cancer Journal for Clinicians. 2011;61(4):212–36.

［72］Jemal A, Siegel R, Xu J, Ward E. Cancer statistics, 2010. CA: A Cancer Journal for Clinicians. 2010;60(5):277–300.

［73］Seidman JD, Horkayne-Szakaly I, Haiba M, Boice CR, Kurman RJ, Ronnett BM. The histologic type and stage distribution of ovarian carcinomas of surface epithelial origin. International Journal of Gynecological Pathology. 2004;23(1):41–4.

［74］Kobel M, Kalloger SE, Huntsman DG, Santos JL, Swenerton KD, Seidman JD et al. Differences in tumor type in low-stage versus high-stage ovarian carcinomas. International Journal of Gynecological Pathology. 2010;29(3): 203–11.

［75］Miesfeldt S, Lamb A, Duarte C. Management of genetic syndromes predisposing to gynecologic cancers. Current Treatment Options in Oncology. 2013;14(1):34–50.

［76］Antoniou A, Pharoah PD, Narod S, Risch HA, Eyfjord JE, Hopper JL et al. Average risks of breast and ovarian cancer associated with BRCA1 or BRCA2 mutations detected in case Series unselected for family history: A combined analysis of 22 studies. American Journal of Human Genetics. 2003;72(5):1117–30.

［77］Chen S, Parmigiani G. Meta-analysis of BRCA1 and BRCA2 penetrance. Journal of Clinical Oncology. 2007;25(11):1329–33.

［78］Sohaib SA, Reznek RH. MR imaging in ovarian cancer. Cancer Imaging. 2007;7 Spec No A:S119–29.

［79］Spencer JA, Ghattamaneni S. MR imaging of the sonographically indeterminate adnexal mass. Radiology. 2010;256(3):677–94.

［80］Anthoulakis C, Nikoloudis N. Pelvic MRI as the "gold standard" in the subsequent evaluation of ultrasoundindeterminate adnexal lesions: A systematic review. Gynecologic Oncology. 2014;132(3):661–8.

［81］Kinkel K, Lu Y, Mehdizade A, Pelte MF, Hricak H. Indeterminate ovarian mass at US: Incremental value of second imaging test for characterization—Meta-analysis and Bayesian analysis. Radiology. 2005;236(1):85–94.

［82］Outwater EK, Huang AB, Dunton CJ, Talerman A, Capuzzi DM. Papillary projections in ovarian neoplasms: Appearance on MRI. Journal of Magnetic Resonance Imaging. 1997;7(4):689–95.

［83］Togashi K. Ovarian cancer: The clinical role of US, CT, and MRI. European Radiology. 2003;13(Suppl 4):L87–104.

［84］Mohaghegh P, Rockall AG. Imaging strategy for early ovarian cancer: Characterization of adnexal masses with conventional and advanced imaging techniques. RadioGraphics. 2012;32(6):1751–73.

［85］Sohaib SA, Sahdev A, Van Trappen P, Jacobs IJ, Reznek RH. Characterization of adnexal mass lesions on MR imaging. AJR American Journal of Roentgenology. 2003;180(5):1297–304.

［86］Medeiros LR, Freitas LB, Rosa DD, Silva FR, Silva LS, Birtencourt LT et al. Accuracy of magnetic resonance imaging in ovarian tumor: A systematic quantitative review. American Journal of Obstetrics & Gynecology. 2011;204(1):67.e1–10.

［87］Thomassin-Naggara I, Bazot M, Darai E, Callard P, Thomassin J, Cuenod CA. Epithelial ovarian tumors: Value of dynamic contrast-enhanced MR imaging and correlation with tumor angiogenesis. Radiology. 2008;248(1):148–59.

［88］Bernardin L, Dilks P, Liyanage S, Miquel ME, Sahdev A, Rockall A. Effectiveness of semi-quantitative multiphase dynamic contrast-enhanced MRI as a predictor of malignancy in complex adnexal masses: Radiological and pathological correlation. European Radiology. 2012;22(4):880–90.

［89］ Thomassin-Naggara I, Balvay D, Aubert E, Darai E, Rouzier R, Cuenod CA et al. Quantitative dynamic contrast-enhanced MR imaging analysis of complex adnexal masses: A preliminary study. European Radiology. 2012;22(4):738–45.

［90］ Pannu HK, Ma W, Zabor EC, Moskowitz CS, Barakat RR, Hricak H. Enhancement of ovarian malignancy on clinical contrast enhanced MRI studies. ISRN Obstetrics and Gynecology. 2013;2013:979345.

［91］ Thomassin-Naggara I, Darai E, Cuenod CA, Fournier L, Toussaint I, Marsault C et al. Contribution of diffusionweighted MR imaging for predicting benignity of complex adnexal masses. European Radiology. 2009;19(6):1544–52.

［92］ Thomassin-Naggara I, Toussaint I, Perrot N, Rouzier R, Cuenod CA, Bazot M et al. Characterization of complex adnexal masses: Value of adding perfusion- and diffusion-weighted MR imaging to conventional MR imaging. Radiology. 2011;258(3):793–803.

［93］ Thomassin-Naggara I, Aubert E, Rockall A, Jalaguier-Coudray A, Rouzier R, Darai E et al. Adnexal masses: Development and preliminary validation of an MR imaging scoring system. Radiology. 2013;267(2):432–43.

［94］ Katayama M, Masui T, Kobayashi S, Ito T, Sakahara H, Nozaki A et al. Diffusion-weighted echo planar imaging of ovarian tumors: Is it useful to measure apparent diffusion coefficients? Journal of Computer Assisted Tomography. 2002;26(2):250–6.

［95］ Benedet JL, Bender H, Jones H, 3rd, Ngan HY, Pecorelli S. FIGO staging classifications and clinical practice guidelines in the management of gynecologic cancers. FIGO Committee on Gynecologic Oncology. International Journal of Gynaecology and Obstetrics. 2000;70(2):209–62.

［96］ Coakley FV, Choi PH, Gougoutas CA, Pothuri B, Venkatraman E, Chi D et al. Peritoneal metastases: Detection with spiral CT in patients with ovarian cancer. Radiology. 2002;223(2):495–9.

［97］ Pannu HK, Horton KM, Fishman EK. Thin section dualphase multidetector-row computed tomography detection of peritoneal metastases in gynecologic cancers. Journal of Computer Assisted Tomography. 2003;27(3):333–40.

［98］ Tempany CM, Zou KH, Silverman SG, Brown DL, Kurtz AB, McNeil BJ. Staging of advanced ovarian cancer: Comparison of imaging modalities—Report from the Radiological Diagnostic Oncology Group. Radiology. 2000;215(3):761–7.

［99］ Woodward PJ, Hosseinzadeh K, Saenger JS. From the archives of the AFIP: Radiologic staging of ovarian carcinoma with pathologic correlation. RadioGraphics. 2004;24(1):225–46.

［100］ Kyriazi S, Kaye SB, deSouza NM. Imaging ovarian cancer and peritoneal metastases—Current and emerging techniques. Nature Reviews Clinical Oncology. 2010;7(7):381–93.

［101］ Kurtz AB, Tsimikas JV, Tempany CM, Hamper UM, Arger PH, Bree RL et al. Diagnosis and staging of ovarian cancer: Comparative values of Doppler and conventional US, CT, and MR imaging correlated with surgery and histopathologic analysis—Report of the Radiology Diagnostic Oncology Group. Radiology. 1999;212(1):19–27.

［102］ Low RN, Barone RM, Lacey C, Sigeti JS, Alzate GD, Sebrechts CP. Peritoneal tumor: MR imaging with dilute oral barium and intravenous gadolinium-containing contrast agents compared with unenhanced MR imaging and CT. Radiology. 1997;204(2):513–20.

［103］ Levy AD, Shaw JC, Sobin LH. Secondary tumors and tumorlike lesions of the peritoneal cavity: Imaging features with pathologic correlation. RadioGraphics. 2009;29(2):347–73.

［104］ Raptopoulos V, Gourtsoyiannis N. Peritoneal carcino matosis. European Radiology. 2001;11 (11):2195–206.

［105］ Low RN, Gurney J. Diffusion-weighted MRI (DWI) in the oncology patient: Value of breathhold DWI compared to unenhanced and gadolinium-enhanced MRI. Journal of Magnetic Resonance Imaging. 2007;25(4):848–58.

［106］ Low RN, Sebrechts CP, Barone RM, Muller W. Diffusionweighted MRI of peritoneal tumors: Comparison with conventional MRI and surgical and histopathologic findings—A feasibility study. AJR American Journal of Roentgenology. 2009;193(2):461–70.

［107］ Soussan M, Des Guetz G, Barrau V, Aflalo-Hazan V, Pop G, Mehanna Z et al. Comparison of FDG-PET/CT and MR with diffusion-weighted imaging for assessing peritoneal carcinomatosis from gastrointestinal malignancy. European Radiology. 2012;22(7):1479–87.

［108］ Kyriazi S, Collins DJ, Morgan VA, Giles SL, deSouza NM. Diffusion-weighted imaging of peritoneal disease for noninvasive staging of advanced ovarian cancer. RadioGraphics. 2010;30(5):1269–85.

［109］ Klumpp BD, Aschoff P, Schwenzer N, Fenchel M, Koenigsrainer I, Falch C et al. Peritoneal carcinomatosis: Comparison of dynamic contrast-enhanced magnetic resonance imaging with surgical and histopathologic findings. Abdominal Imaging. 2012;37(5):834–42.

［110］ Singer G, Kurman RJ, Chang HW, Cho SK, Shih Ie M. Diverse tumorigenic pathways in ovarian serous carcinoma. The American Journal of Pathology. 2002;160(4):1223–8.

［111］ Singer G, Stohr R, Cope L, Dehari R, Hartmann A, Cao DF et al. Patterns of p53 mutations separate ovarian serous borderline tumors and low- and high-grade carcinomas and provide support for a new model of ovarian carcinogenesis: A mutational analysis with immunohistochemical correlation. The American Journal of Surgical Pathology. 2005;29(2):218–24.

［112］ McCluggage WG, Wilkinson N. Metastatic neoplasms involving the ovary: A review with an emphasis on morphological and immunohistochemical features.

Histopathology. 2005;47(3):231–47.

［113］ Prat J. Ovarian carcinomas: Five distinct diseases with different origins, genetic alterations, and clinicopathological features. Virchows Archiv: An International Journal of Pathology. 2012;460(3):237–49.

［114］ Malpica A, Deavers MT, Lu K, Bodurka DC, Atkinson EN, Gershenson DM et al. Grading ovarian serous carcinoma using a two-tier system. The American Journal of Surgical Pathology. 2004;28(4):496–504.

［115］ Hart WR. Mucinous tumors of the ovary: A review. International Journal of Gynecological Pathology. 2005;24(1):4–25.

［116］ Kikkawa F, Nawa A, Kajiyama H, Shibata K, Ino K, Nomura S. Clinical characteristics and prognosis of mucinous tumors of the ovary. Gynecologic Oncology. 2006;103(1):171–5.

［117］ Hoerl HD, Hart WR. Primary ovarian mucinous cystadenocarcinomas: A clinicopathologic study of 49 cases with long-term follow-up. The American Journal of Surgical Pathology. 1998;22(12):1449–62.

［118］ Jung SE, Lee JM, Rha SE, Byun JY, Jung JI, Hahn ST. CT and MR imaging of ovarian tumors with emphasis on differential diagnosis. RadioGraphics. 2002;22(6):1305–25.

［119］ Wagner BJ, Buck JL, Seidman JD, McCabe KM. From the archives of the AFIP. Ovarian epithelial neoplasms: Radiologic-pathologic correlation. RadioGraphics. 1994;14(6):1351–74.

［120］ Seidman JD, Kurman RJ, Ronnett BM. Primary and metastatic mucinous adenocarcinomas in the ovaries: Incidence in routine practice with a new approach to improve intraoperative diagnosis. The American Journal of Surgical Pathology. 2003;27(7):985–93.

［121］ Khunamornpong S, Suprasert P, Pojchamarnwiputh S, Na Chiangmai W, Settakorn J, Siriaunkgul S. Primary and metastatic mucinous adenocarcinomas of the ovary: Evaluation of the diagnostic approach using tumor size and laterality. Gynecologic Oncology. 2006;101(1):152–7.

［122］ Kelemen LE, Kobel M. Mucinous carcinomas of the ovary and colorectum: Different organ, same dilemma. The Lancet Oncology. 2011;12(11):1071–80.

［123］ Ji H, Isacson C, Seidman JD, Kurman RJ, Ronnett BM. Cytokeratins 7 and 20, Dpc4, and MUC5AC in the distinction of metastatic mucinous carcinomas in the ovary from primary ovarian mucinous tumors: Dpc4 assists in identifying metastatic pancreatic carcinomas. International Journal of Gynecological Pathology. 2002;21(4):391–400.

［124］ Vang R, Gown AM, Barry TS, Wheeler DT, Yemelyanova A, Seidman JD et al. Cytokeratins 7 and 20 in primary and secondary mucinous tumors of the ovary: Analysis of coordinate immunohistochemical expression profiles and staining distribution in 179 cases. The American Journal of Surgical Pathology. 2006;30(9):1130–9.

［125］ Ronnett BM, Seidman JD. Mucinous tumors arising in ovarian mature cystic teratomas: Relationship to the clinical syndrome of pseudomyxoma peritonei. The American Journal of Surgical Pathology. 2003;27(5):650–7.

［126］ Bell KA, Kurman RJ. A clinicopathologic analysis of atypical proliferative (borderline) tumors and welldifferentiated endometrioid adenocarcinomas of the ovary. The American Journal of Surgical Pathology. 2000;24(11):1465–79.

［127］ Stern RC, Dash R, Bentley RC, Snyder MJ, Haney AF, Robboy SJ. Malignancy in endometriosis: Frequency and comparison of ovarian and extraovarian types. International Journal of Gynecological Pathology. 2001;20(2):133–9.

［128］ Valenzuela P, Ramos P, Redondo S, Cabrera Y, Alvarez I, Ruiz A. Endometrioid adenocarcinoma of the ovary and endometriosis. European Journal of Obstetrics, Gynecology, and Reproductive Biology. 2007;134(1):83–6.

［129］ Zaino R, Whitney C, Brady MF, DeGeest K, Burger RA, Buller RE. Simultaneously detected endometrial and ovarian carcinomas—A prospective clinicopathologic study of 74 cases: A gynecologic oncology group study. Gynecologic Oncology. 2001;83(2):355–62.

［130］ Soliman PT, Slomovitz BM, Broaddus RR, Sun CC, Oh JC, Eifel PJ et al. Synchronous primary cancers of the endometrium and ovary: A single institution review of 84 cases. Gynecologic Oncology. 2004;94(2):456–62.

［131］ Somigliana E, Vigano P, Parazzini F, Stoppelli S, Giambattista E, Vercellini P. Association between endometriosis and cancer: A comprehensive review and a critical analysis of clinical and epidemiological evidence. Gynecologic Oncology. 2006;101(2):331–41.

［132］ Sugiyama T, Kamura T, Kigawa J, Terakawa N, Kikuchi Y, Kita T et al. Clinical characteristics of clear cell carcinoma of the ovary: A distinct histologic type with poor prognosis and resistance to platinum-based chemotherapy. Cancer. 2000;88(11):2584–9.

［133］ Chan JK, Teoh D, Hu JM, Shin JY, Osann K, Kapp DS. Do clear cell ovarian carcinomas have poorer prognosis compared to other epithelial cell types? A study of 1411 clear cell ovarian cancers. Gynecologic Oncology. 2008;109(3):370–6.

［134］ Duska LR, Garrett L, Henretta M, Ferriss JS, Lee L, Horowitz N. When 'never-events' occur despite adherence to clinical guidelines: The case of venous thromboembolism in clear cell cancer of the ovary compared with other epithelial histologic subtypes. Gynecologic Oncology. 2010;116(3):374–7.

［135］ Matsuura Y, Robertson G, Marsden DE, Kim SN, Gebski V, Hacker NF. Thromboembolic complications in patients with clear cell carcinoma of the ovary. Gynecologic Oncology. 2007;104(2):406–10.

［136］ Behbakht K, Randall TC, Benjamin I, Morgan MA, King S, Rubin SC. Clinical characteristics of clear cell carcinoma of the ovary. Gynecologic Oncology. 1998;70(2):255–8.

［137］ Takano M, Kikuchi Y, Yaegashi N, Kuzuya K, Ueki

M, Tsuda H et al. Clear cell carcinoma of the ovary: A retrospective multicentre experience of 254 patients with complete surgical staging. British Journal of Cancer. 2006;94(10):1369–74.

[138] Matsuoka Y, Ohtomo K, Araki T, Kojima K, Yoshikawa W, Fuwa S. MR imaging of clear cell carcinoma of the ovary. European Radiology. 2001;11(6):946–51.

[139] Moon WJ, Koh BH, Kim SK, Kim YS, Rhim HC, Cho OK et al. Brenner tumor of the ovary: CT and MR findings. Journal of Computer Assisted Tomography. 2000;24(1):72–6.

[140] Outwater EK, Siegelman ES, Kim B, Chiowanich P, Blasbalg R, Kilger A. Ovarian Brenner tumors: MR imaging characteristics. Magnetic Resonance Imaging. 1998;16(10):1147–53.

[141] Takahama J, Ascher SM, Hirohashi S, Takewa M, Ito T, Iwasaki S et al. Borderline Brenner tumor of the ovary: MRI findings. Abdominal Imaging. 2004;29(4):528–30.

[142] Outwater EK, Wagner BJ, Mannion C, McLarney JK, Kim B. Sex cord-stromal and steroid cell tumors of the ovary. RadioGraphics. 1998;18(6):1523–46.

[143] Schultz KA, Schneider DT, Pashankar F, Ross J, Frazier L. Management of ovarian and testicular sex cord-stromal tumors in children and adolescents. Journal of Pediatric Hematology/Oncology. 2012;34(Suppl 2):S55–63.

[144] Tanaka YO, Saida TS, Minami R, Yagi T, Tsunoda H, Yoshikawa H et al. MR findings of ovarian tumors with hormonal activity, with emphasis on tumors other than sex cord-stromal tumors. European Journal of Radiology. 2007;62(3):317–27.

[145] Young RH, Dickersin GR, Scully RE. Juvenile granulosa cell tumor of the ovary. A clinicopathological analysis of 125 cases. The American Journal of Surgical Pathology. 1984;8(8):575–96.

[146] Pectasides D, Pectasides E, Psyrri A. Granulosa cell tumor of the ovary. Cancer Treatment Reviews. 2008;34(1):1–12.

[147] Crew KD, Cohen MH, Smith DH, Tiersten AD, Feirt NM, Hershman DL. Long natural history of recurrent granulosa cell tumor of the ovary 23 years after initial diagnosis: A case report and review of the literature. Gynecologic Oncology. 2005;96(1):235–40.

[148] Ko SF, Wan YL, Ng SH, Lee TY, Lin JW, Chen WJ et al. Adult ovarian granulosa cell tumors: Spectrum of sonographic and CT findings with pathologic correlation. AJR American Journal of Roentgenology. 1999;172(5):1227–33.

[149] Kim SH, Kim SH. Granulosa cell tumor of the ovary: Common findings and unusual appearances on CT and MR. Journal of Computer Assisted Tomography. 2002;26(5):756–61.

[150] Morikawa K, Hatabu H, Togashi K, Kataoka ML, Mori T, Konishi J. Granulosa cell tumor of the ovary: MR findings. Journal of Computer Assisted Tomography. 1997;21(6):1001–4.

[151] Young RH, Scully RE. Ovarian Sertoli–Leydig cell tumors. A clinicopathological analysis of 207 cases. The American Journal of Surgical Pathology. 1985;9(8):543–69.

[152] Zaloudek C, Norris HJ. Sertoli–Leydig tumors of the ovary. A clinicopathologic study of 64 intermediate and poorly differentiated neoplasms. The American Journal of Surgical Pathology. 1984;8(6):405–18.

[153] Hayes MC, Scully RE. Ovarian steroid cell tumors (not otherwise specified). A clinicopathological analysis of 63 cases. The American Journal of Surgical Pathology. 1987;11(11):835–45.

[154] Reedy MB, Richards WE, Ueland F, Uy K, Lee EY, Bryant C et al. Ovarian steroid cell tumors, not otherwise specified: A case report and literature review. Gynecologic Oncology. 1999;75(2):293–7.

[155] Wang PH, Chao HT, Lee RC, Lai CR, Lee WL, Kwok CF et al. Steroid cell tumors of the ovary: Clinical, ultrasonic, and MRI diagnosis—A case report. European Journal of Radiology. 1998;26(3):269–73.

[156] Brammer HM, 3rd, Buck JL, Hayes WS, Sheth S, Tavassoli FA. From the archives of the AFIP. Malignant germ cell tumors of the ovary: Radiologic-pathologic correlation. RadioGraphics. 1990;10(4):715–24.

[157] Pectasides D, Pectasides E, Kassanos D. Germ cell tumors of the ovary. Cancer Treatment Reviews. 2008;34(5):427–41.

[158] Zaloudek CJ, Tavassoli FA, Norris HJ. Dysgerminoma with syncytiotrophoblastic giant cells. A histologically and clinically distinctive subtype of dysgerminoma. The American Journal of Surgical Pathology. 1981;5(4):361–7.

[159] Kim SK, Sohn IS, Kim JW, Song CH, Park CI, Lee MS et al. Gonadoblastoma and dysgerminoma associated with 46,XY pure gonadal dysgenesis—A case report. Journal of Korean Medical Science. 1993;8(5):380–4.

[160] Kim SH, Kang SB. Ovarian dysgerminoma: Color Doppler ultrasonographic findings and comparison with CT and MR imaging findings. Journal of Ultrasound in Medicine. 1995;14(11):843–8.

[161] Tanaka YO, Kurosaki Y, Nishida M, Michishita N, Kuramoto K, Itai Y et al. Ovarian dysgerminoma: MR and CT appearance. Journal of Computer Assisted Tomography. 1994;18(3):443–8.

[162] Nawa A, Obata N, Kikkawa F, Kawai M, Nagasaka T, Goto S et al. Prognostic factors of patients with yolk sac tumors of the ovary. American Journal of Obstetrics & Gynecology. 2001;184(6):1182–8.

[163] Levitin A, Haller KD, Cohen HL, Zinn DL, O'Connor MT. Endodermal sinus tumor of the ovary: Imaging evaluation. AJR American Journal of Roentgenology. 1996;167(3):791–3.

[164] Yamaoka T, Togashi K, Koyama T, Ueda H, Nakai A, Fujii S et al. Yolk sac tumor of the ovary: Radiologicpathologic correlation in four cases. Journal of Computer Assisted Tomography. 2000;24(4):605–9.

[165] Koo HL, Choi J, Kim KR, Kim JH. Pure non-gestational

choriocarcinoma of the ovary diagnosed by DNA polymorphism analysis. Pathology International. 2006;56(10):613–6.

[166] Bazot M, Cortez A, Sananes S, Buy JN. Imaging of pure primary ovarian choriocarcinoma. AJR American Journal of Roentgenology. 2004;182(6):1603–4.

[167] Talerman A. In: Kurman RJ, editor. Blausteins Pathology of the Female Genital Tract, 5th Edition. Springer-Verlag, New York; 2002, pp. 994–7.

[168] Yanai-Inbar I, Scully RE. Relation of ovarian dermoid cysts and immature teratomas: An analysis of 350 cases of immature teratoma and 10 cases of dermoid cyst with microscopic foci of immature tissue. International Journal of Gynecological Pathology. 1987;6(3):203–12.

[169] Heifetz SA, Cushing B, Giller R, Shuster JJ, Stolar CJ, Vinocur CD et al. Immature teratomas in children: Pathologic considerations: A report from the combined Pediatric Oncology Group/Children's Cancer Group. The American Journal of Surgical Pathology. 1998;22(9):1115–24.

[170] Saba L, Guerriero S, Sulcis R, Virgilio B, Melis G, Mallarini G. Mature and immature ovarian teratomas: CT, US and MR imaging characteristics. European Journal of Radiology. 2009;72(3):454–63.

[171] Yamaoka T, Togashi K, Koyama T, Fujiwara T, Higuchi T, Iwasa Y et al. Immature teratoma of the ovary: Correlation of MR imaging and pathologic findings. European Radiology. 2003;13(2):313–9.

[172] England RA, deSouza NM, Kaye SB. Gliomatosis peritonei: MRI appearances and its potential role in follow up. The British Journal of Radiology. 2007;80(953):e101–4.

[173] Pentheroudakis G, Pavlidis N. Serous papillary peritoneal carcinoma: Uprimary tumour, ovarian cancer counterpart or a distinct entity? A systematic review. Critical Reviews in Oncology/Hematology. 2010;75(1):27–42.

[174] Bloss JD, Liao SY, Buller RE, Manetta A, Berman ML, McMeekin S et al. Extraovarian peritoneal serous papillary carcinoma: A case-control retrospective comparison to papillary adenocarcinoma of the ovary. Gynecologic Oncology. 1993;50(3):347–51.

[175] Wang PH, Shyong WY, Li YF, Lee HH, Tsai WY, Chao HT et al. BRCA1 mutations in Taiwanese with epithelial ovarian carcinoma and sporadic primary serous peritoneal carcinoma. Japanese Journal of Clinical Oncology. 2000;30(8):343–8.

[176] Casey MJ, Synder C, Bewtra C, Narod SA, Watson P, Lynch HT. Intra-abdominal carcinomatosis after prophylactic oophorectomy in women of hereditary breast ovarian cancer syndrome kindreds associated with BRCA1 and BRCA2 mutations. Gynecologic Oncology. 2005;97(2):457–67.

[177] Olivier RI, van Beurden M, Lubsen MA, Rookus MA, Mooij TM, van de Vijver MJ et al. Clinical outcome of prophylactic oophorectomy in BRCA1/BRCA2 mutation carriers and events during follow-up. British Journal of Cancer. 2004;90(8):1492–7.

[178] Levy AD, Arnaiz J, Shaw JC, Sobin LH. From the archives of the AFIP: Primary peritoneal tumors: Imaging features with pathologic correlation. RadioGraphics. 2008;28(2):583–607.

[179] Morita H, Aoki J, Taketomi A, Sato N, Endo K. Serous surface papillary carcinoma of the peritoneum: Clinical, radiologic, and pathologic findings in 11 patients. AJR American Journal of Roentgenology. 2004;183(4):923–8.

[180] Pfeiffer P, Mogensen H, Amtrup F, Honore E. Primary carcinoma of the fallopian tube. A retrospective study of patients reported to the Danish Cancer Registry in a five-year period. Acta Oncologica. 1989;28(1):7–11.

[181] Riska A, Martinsen JI, Kjaerheim K, Lynge E, Sparen P, Tryggvadottir L et al. Occupation and risk of primary fallopian tube carcinoma in Nordic countries. International Journal of Cancer. 2012;131(1):186–92.

[182] Stewart SL, Wike JM, Foster SL, Michaud F. The incidence of primary fallopian tube cancer in the United States. Gynecologic Oncology. 2007;107(3):392–7.

[183] Jarboe E, Folkins A, Nucci MR, Kindelberger D, Drapkin R, Miron A et al. Serous carcinogenesis in the fallopian tube: A descriptive classification. International Journal of Gynecological Pathology. 2008;27(1):1–9.

[184] Kindelberger DW, Lee Y, Miron A, Hirsch MS, Feltmate C, Medeiros F et al. Intraepithelial carcinoma of the fimbria and pelvic serous carcinoma: Evidence for a causal relationship. The American Journal of Surgical Pathology. 2007;31(2):161–9.

[185] Finch A, Shaw P, Rosen B, Murphy J, Narod SA, Colgan TJ. Clinical and pathologic findings of prophylactic salpingo-oophorectomies in 159 BRCA1 and BRCA2 carriers. Gynecologic Oncology. 2006;100(1):58–64.

[186] Powell CB, Swisher EM, Cass I, McLennan J, Norquist B, Garcia RL et al. Long term follow up of BRCA1 and BRCA2 mutation carriers with unsuspected neoplasia identified at risk reducing salpingo-oophorectomy. Gynecologic Oncology. 2013;129(2):364–71.

Chapter 6
胎盘与孕妇 MRI

MRI of the Placenta and the Pregnant Patient

Philip S. Lim, Amy M. Mackey, Monica L. Huang, 著

何泳蓝、戚亚菲、林澄昱, 译　薛华丹, 校

目录　CONTENTS

本章将首先介绍正常胎盘，然后主要关注胎盘植入的 MR 成像，最后回顾一些非产科病因导致的妊娠期腹痛，本章不包括胎儿异常。

一、正常胎盘的生理学和组织病理学

胎盘是交换胎儿生长所必需的营养素和排泄胎儿废物的场所。交换的发生有几种机制。通过简单扩散，氧气和二氧化碳穿过合体滋养细胞，形成覆盖绒毛间隙的连续不间断层。氧气和二氧化碳这些离子的流动方向取决于浓度梯度。便利的运输依赖于膜蛋白，以帮助分子跨胎盘绒毛膜转运。葡萄糖分子穿过膜屏障的运输就是这样的一个例子，它的运输由 GLUT1 蛋白促进。诸如钙离子发生的活性转运需要腺苷三磷酸（ATP，一种能量源）来使分子逆着浓度梯度移动。最后，胞吞作用和胞吐作用允许较大的分子穿过母胎屏障。

当胎盘屏障完整时，甲胎蛋白等蛋白质的分泌增加可以作为胎儿发育异常的标志物。母体血清甲胎蛋白值升高可以提示存在开放性神经管缺陷，双胎妊娠，胎儿死亡或腹裂畸形。当存在胎盘病理状态时，可以破坏分子和蛋白质的平衡。母体血清甲胎蛋白水平升高不能用胎儿异常来解释时，表明合体滋养细胞的破坏和母胎屏障的完整性破坏。

妊娠期有不明原因的母体血清甲胎蛋白升高的可能，会导致围产期不良结局，如宫内生长受限和宫内胎儿死亡[1]。此外，一些小型研究中，在 45% 的胎盘植入患者中发现母体血清甲胎蛋白升高[2,3]。除了胎儿和母体交换外，胎盘也是激素产生的重要部位。合体滋养细胞分泌激素如孕酮、雌激素、人胎盘催乳素（human placental lactogen, HPL）和人绒毛膜促性腺激素（human chorionic gonadotrophin, hCG），对于维持妊娠期健康很重要。

绒毛间隙是母体血液在绒毛树周围循环的位置。从组织学上看，它是一个狭窄的裂缝系统（图 6-1）[4]。母体血液通过蜕膜动脉沉积到绒毛间隙中，蜕膜动脉位于绒毛树的中心附近。母体血液通过外周母体蜕膜静脉离开，这些静脉位于胎盘隔膜中。一个胎盘素的胎儿外循环单元由一棵绒毛树和相应的离心灌注的绒毛间隙组成，每个间隔大小为 1 ~ 4cm。胎盘中有 40 ~ 60 个胎盘素，它们彼此重叠，具有不同的成熟度。

二、胎盘形状的变化

在足月时，正常的胎盘会变薄并且延展，直径为 18 ~ 20cm，厚度为 1.5 ~ 2.5cm[5]。胎盘的通常形状是圆形或椭圆形，也有其他形状[6]。推测胎盘形状的变化取决于着床位置，胎盘萎缩和最初着床的可能方式。

当有大约两个大小相等的胎盘小叶被一段胎膜隔开时，称为双叶胎盘，发生率为 2% ~ 8%（图 6-2）。脐带通常以膜状或帆状方式插入。当一个叶片比另一个叶片小得多并且叶片被胎膜分开时，可观察到大约 5% 的胎盘中的副胎盘小叶。胎盘的动态演变是指最初着床的后胎盘改变过程，以便在灌注更好的区域可以更好地生长，灌注较差的区域发生萎缩或梗死。据观察，大约 50% 的副胎盘小叶与梗死或萎缩有关。膜状血管缺乏 Wharton 胶样组织的保护，因此存在压迫、破裂、血栓形成或出血的风险。暴露于子宫颈上的血管的状况被称为前置血管，这在分娩和人工或自发性破膜期间是特别危险的情况。

当胎膜比胎盘边缘更靠近脐带中央附着点时，会发生轮状胎盘和环形胎盘。环形化发生在 1% ~ 6% 的胎盘中时，显示存在含有纤维的胎膜皱褶；而环形化发生在 25% 的胎盘时，可看到没有皱褶的平坦的胎膜。

胎盘形状的其他罕见异常包括：膜外妊娠，由羊膜和绒毛膜早期破裂导致；膜状胎盘，薄的破碎的绒毛膜绒毛几乎覆盖了胎囊的整个周围；胎盘分层，其中胎盘的中央部分萎缩，只有胎膜在正常位置；最后，环形（带状）胎盘由于胎盘的中央局灶性萎缩而具有环形。

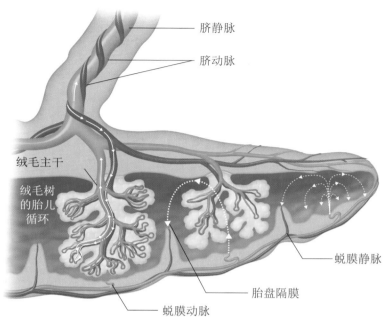

脐静脉

脐动脉

绒毛主干

绒毛树
的胎儿
循环

蜕膜静脉

胎盘隔膜

蜕膜动脉

▲ 图 6-1　绒毛间隙的解剖

绒毛树和母体血流之间的典型空间关系。根据胎盘理论，胎盘包括一棵绒毛树和周围的绒毛间隙。在胎盘周围占优势的典型胎盘的情况下，母体血液（箭头）进入绒毛树中心附近的绒毛间隙，并在邻近的绒毛树之间的裂缝附近离开。一棵或少数绒毛树占据一个胎盘小叶（子叶）。在胎盘的中央部分，由于大小和周围的位置，绒毛树可能部分重叠，因此胎盘的区域排列消失

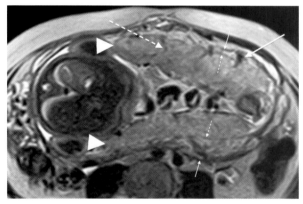

▲ 图 6-2　一位 29 岁女性妊娠 30 周时的胎盘

胎盘（箭头）有相似大小的单独的前叶和后叶。正常的子宫肌层由薄的低信号线（细虚线箭和实线箭）界定。低信号血管通常穿过子宫肌层（长实心箭），并且通常可见细的低信号血管（长虚线箭）穿过胎盘

三、正常胎盘厚度

胎盘厚度通常由主观确定，但如果在妊娠中期和妊娠晚期的测量结果为 2～4cm，则认为是正常的 [7]。胎盘的真实厚度和外观可能会因以下因素而改变：子宫收缩，可能会造成胎盘增厚；羊水过多，可压迫胎盘使其看起来很小或很薄；或羊水过少，可能会使胎盘看起来太大或太厚。异常增厚的胎盘在其中间位置大于 4cm。胎盘增厚的鉴别诊断包括血型不相容、糖尿病、母亲贫血、地中海贫血、三倍体和胎儿肿瘤 [8]。异常小的胎盘有以下病因：毒血症、高血压、染色体异常、严重的糖尿病和慢性感染。

四、异常胎盘的发病机制和组织学变化

异常胎盘是指胎盘粘连、植入和穿透性胎盘植入（placenta accreta,increta or percreta）。组织学上，胎盘粘连的定义是将绒毛植入子宫平滑肌而侵入蜕膜。临床上，它被定义为贴壁胎盘，在分娩时难以与子宫肌层分离。胎盘和子宫的大量新生血管形成是一个突出的临床特征。

胎盘植入的发病机制尚不清楚，但与之前

的子宫手术史和子宫瘢痕密切相关[9,10]。现已提出几种异常胎盘的理论，包括异常或过度的滋养层侵袭和氧分压的局灶性异常[11]。氧分压可调节胎盘内细胞滋养细胞的生长和侵袭，这反过来影响胎盘的生长和结构。在正常妊娠中，细胞滋养层细胞分化成肿瘤样细胞并侵入子宫及其脉管系统以向胎盘提供血流。在体外缺氧条件下（2% 氧气），相当于在妊娠 10 周之前子宫表面情况，可以看到低分化的滋养层细胞继续增殖。然而，当在 20% 氧气下培养时，类似于子宫附近区域小动脉，氧含量细胞滋养层细胞停止增殖和分化[12]。

另一种理论认为，母体血管的正常生理转换可能在局部缺失，可能是因为蜕膜化不足[13]。在组织学上观察到子宫下段具有蜕膜缺失。还观察到胎盘隔的形成不足，会产生异常的流动模式并导致绒毛间隙内的胎盘内血栓形成，会导致慢性血栓或胎盘梗死；在组织学上难以区分慢性血栓和胎盘梗死。

正常胎盘中，子宫下子宫肌层中存在广泛的血管性吻合，其在子宫下子宫肌层中产生动静脉分流并向绒毛间隙提供血液[14]。在正常分娩后，子宫肌层收缩阻止了这种血管吻合的循环。然而，在胎盘植入的患者的胎盘 - 母体界面处观察到异常的血管结构，其中血管更稀疏且更大，并且与正常胎盘相比，血管分布（面积和与胎盘 - 母体界面的距离）更不均匀。正常胎盘和植入胎盘血管所占据的总面积相当[15]。

五、有异常胎盘风险的患者

据报道，胎盘植入的发生率在 2005 年为 1/533，20 世纪 70 年代为 1/4027，1980 年为 1/2510[16-18]。这种增加有一部分原因是剖宫产率上升。我们在机构中发现，胎盘植入的发生率为 1/1000。

有子宫瘢痕的患者发生胎盘植入的风险增加。另外，据报道前置胎盘单独发生的风险为 3%。在患有前置胎盘的患者中，对于分别有 1 次、2 次和 3 次剖宫产史的患者，胎盘植入的风险分别增加至 11%、40% 和 61%[19]。既往在前次妊娠中，病理证实有胎盘植入的患者，此次发生胎盘植入的风险也增高。其他产妇的情况，在文献中已报道，与植入的风险增加相关的，有以下情况：既往子宫手术史，包括刮宫术、子宫内膜切除术、穿透子宫腔内的子宫肌瘤切除术、Asherman 综合征、子宫照射、胎次增加、母亲年龄增加、子宫异常如肌瘤和纵隔子宫、吸烟和高血压疾病；然而，风险增加的严重程度较低。

六、异常胎盘患者的多学科管理方法

当有胎盘植入可能的患者被诊断时，由于其护理的复杂性以及这些患者在分娩时经历的高发病率和高死亡率，他们可能被多学科团队管理。我们机构中的多学科医疗服务提供者团队负责照顾手术最复杂的产科患者。来自孕产医学、妇科肿瘤外科、麻醉学、泌尿科和介入放射学的专业人员，对于规划患者准备和外科手术的细节至关重要，诸如麻醉类型、患者定位、术前膀胱镜检查和输尿管支架置入、皮肤和子宫切口入路，以及可能放置髂内阻塞球囊导管的方法制订。来自产科、新生儿重症监护室和手术室的护理专业人员，确保提供适当的设备，例如自体血液回输系统以预防大量失血和婴儿保暖器。血库专业人员为大量输血提供可行方法。

当胎盘异常时，尝试剥离胎盘通常会导致严重的产妇出血。诊断为胎盘植入的患者平均失血量在 3000 ~ 5000ml[20]。相比之下，阴道分娩时平均失血量为 500ml，剖宫产时平均失血量为 1000ml。

胎盘植入及其他形式的术前知识使得手术团队有时间计划和准备剖宫产，并为患者提供有关其处理选择的建议[10]。在术前，MDT 是讨论患者在住院期间和生产时如何处理的一个会诊形式。在会诊时，回顾超声和 MRI 影像，讨论诊断结论，并对管理和处理策略提出建议。

由于胎盘剥离所致的大出血有很高的发生率，有时也会致死，但子宫切除会使患者丧失再生育的能力，因此正确诊断胎盘植入至关重要。根据不同的结果，有学者对超声与 MRI 的效用比较进行了综述 [21-23]。

七、异常胎盘的超声检查

超声是评估胎盘的主要筛查工具。大多数胎盘异常的患者在超声检查中有多种发现，而不仅仅是一个征象。如果只有一个发现，则更有可能出现假阳性。在最近的两项前瞻性研究中，报道了灰阶、彩色多普勒和能量多普勒成像一些影像特征的敏感度、特异度、阳性预测值（positive predictive value，PPV）和阴性预测值（negative predictive value，NPV）[24,25]。对超声检查结果的分析有助于理解 MR 报告结果并帮助人们设计 MRI 检查方案。典型超声征象有时可能在妊娠早期就已出现（图 6-5）[26]。

灰阶图像的典型征象如下：胎盘后方无回声区消失；不规则无回声区；子宫浆膜 - 膀胱分界面的变薄或破坏；局灶性外生肿块侵入膀胱；存在异常的胎盘陷窝。胎盘陷窝被定义为具有湍流的胎盘中存在的不规则细长低回声区。一些作者认为，陷窝是诊断胎盘植入最敏感的标志，并且通常可以在妊娠 18 周时通过超声诊断 [27,28]。然而，最近的一项荟萃分析发现，通过陷窝诊断的敏感度为 77.43%，特异度为 95.02% [29]。

先前报道的彩色多普勒成像征象包括弥漫性或局部陷窝流动模式；具有湍流的超声波血管湖泊，以高速（收缩期峰值速度 > 15cm/s）和低阻力波形为代表；子宫浆膜 - 膀胱界面出现异常血管连接胎盘与膀胱；胎盘周围区域可见明显扩张的血管 [24]。

三维（3D）能量多普勒成像征象包括：胎盘内血管过多，不可分离的子叶和绒毛间循环，具有混乱分支的曲折的血管分布，定义为具有复杂血管排列，血管的管径大小不等，形态迂曲 [24]。

一项前瞻性超声研究将 6 例胎盘粘连、24 例植入和 9 例穿透性胎盘植入与 131 例前置胎盘进行比较，结果发现在基础视图中使用 3D 能量多普勒显示的许多粘连血管是诊断异常胎盘的最佳单一标准，敏感度为 97%，特异度为 92% [24]。考虑在使用每种超声技术时存在至少一个声像图作为检查标准，3D 多普勒具有最佳 PPV（76%），然后是灰阶（51%），其次是彩色多普勒（47%）。在这项研究中，胎盘陷窝（通常被认为是诊断胎盘前置最有用的征象）的敏感度为 54%，特异度为 85%，PPV 为 51%，NPV 为 86%。如果只有一个超声成像标志，那么作者建议衡量成像标志的 PPV 和 NPV，以帮助指导临床处理。具有高 PPV 的征象有利于诊断胎盘植入和积极治疗，而高 NPV 的征象对前置胎盘尝试胎盘切除和子宫保留手术有帮助。

另一项前瞻性超声研究回顾了对于 187 例有前置胎盘和子宫手术史的患者超声诊断胎盘植入的标准：二维（2D）标准是胎盘后方无回声区不存在或不规则，子宫浆膜和膀胱壁之间的高回声界面变薄或中断，胎盘陷窝伴有湍流高速流动（> 15cm/s）；3D 标准是不规则的胎盘内血管化，伴有穿过胎盘宽度的迂曲汇合血管，以及子宫浆膜 - 膀胱壁界面的血管过多 [25]。据报道，3D 超声显示子宫浆膜 - 膀胱界面的血管过多是异常胎盘的最准确标准，敏感度为 90%，特异度和 PPV 为 100%，NPV 为 97%。对 2D 超声，子宫和胎盘之间的无回声区损失的敏感度为 90%，特异度为 81%，PPV 为 57%，NPV 为 97%。在这项使用 3D 超声的研究中，只有穿透型植入胎盘具有不规则的胎盘内血管形成，其中迂曲汇合的血管可以穿透胎盘宽度，类似于动脉瘤。这已被提出作为区分胎盘植入与胎盘穿透的方法，这可能改变分娩的时机选择和管理。

最后，最近的一项荟萃分析回顾了 23 项研究，报道了彩色多普勒在产前诊断侵袭性胎盘中的应用，诊断准确性最高时，灵敏度为 90.74%，特异度为 87.68%，阳性似然比为 7.77，阴性似然比为 0.17，诊断比值比为 69.02[29]。总体而言，报道的超声检测异常胎盘入侵的准确率为 90.72%，特异度为 96.94%，阳性似然比为 11.01，阴性似然比为 0.16，诊断比值比为 98.59。

八、异常胎盘 MRI 成像

多普勒超声检查仍然是评估胎盘植入的一线成像工具。患者具有以下情况时，可建议其进行 MRI 检查：超声检查结果模棱两可，临床症状提示但超声检查持续阴性，胎盘侧位或后位以及超声有可以征象但胎盘侵入肌层深度不确定的情况下。

在预约或进行 MRI 检查之前，重要的是要理解为了产前诊断胎盘植入而进行的 MRI 扫描，结果的解释很大程度上取决于观察者的经验[30]。一项研究显示，对于高年资放射科医师而非初级放射科医师（分别为 81.8% 和 61.8%），诊断胎盘植入的敏感度和特异度更高（分别为 90.9% 和 75%）。同时，对于胎盘的浸润深度，高年资放射科医师比初级放射科医师有更高的确信度（分别为 $p=0.000\ 2$ 和 $p=0.028\ 2$）。这个研究表明，MRI 作为一种可靠、可重复的成像工具，具体取决于观察者的经验。然而，关于胎儿胎盘磁共振检查在大部分机构中是较少的，因此，对放射科医师，获得这方面的经验是一个挑战。

无论如何，MRI 已被更频繁地用于评估胎盘。关于异常胎盘在进行 MRI 评估后手术方式的改变有如下报道：手术日期的改变，预防性输尿管导尿的使用，术中血液回收的使用，垂直皮肤切口方法的计划，主动脉钳夹的概率和节段性子宫肌层切除，研究亚临床弥散性血管

内凝血的需要，后骨盆解剖的必要和子宫保留手术的可能性[31,32]。

相比于超声，使用 MRI 的优点包括更好的组织对比度、多平面能力、后位胎盘的成像能力、与超声检查相比操作员依赖性较小。然而，MRI 的缺点包括缺乏广泛的专业知识，延长成像时间，患者有幽闭恐惧症，对于检测异常的胎盘内血管流量还未建立稳定的成像序列，MRI 对胎儿的未知风险，以及成本的增加。

九、评估胎盘的 MRI 技术

当考虑在孕妇中使用 MRI 时，美国放射学院的蓝带委员会提出以下建议[33]。首先，如果超声检查无法获取所要求的信息，则应考虑 MR 成像。其次，从进行 MRI 研究获得的信息可能会影响妊娠期间的患者或胎儿。主治医师认为等到孕期结束再行检查不是一种谨慎的做法。通常在妊娠期 MRI 检查前，需签署书面知情同意书。

患者准备应包括部分充盈的膀胱，以便可以相对于胎盘和子宫肌层评估膀胱穹顶。胎盘的成像需要利用描绘正常解剖结构的脉冲序列，对病理信息敏感并且伪影最小。脉冲序列的选择需要限制胎儿对于脉冲能量沉积的暴露。

MR 成像策略包括以下脉冲序列。我们常使用大约 38cm 的视野，矢状位和冠状位的层厚为 5mm，轴向层面厚度为 5～7mm 以覆盖子宫，同时权衡信噪比、伪影和患者舒适度等。

使用 60～90ms 的回波时间（TE）和 3 个平面中的稳态自由进动（SSFP）序列的单次快速自旋回波（SSFSE）通常是最有用的。SSFSE 和 SSFP 序列对运动不敏感，并且对胎盘异常具有良好的显示。另外，SSFP 序列显示血管很好，表现为高信号。应该进行 SSFSE 和 SSFP 的矢状位、轴位和冠状位的成像，因为胎盘通常在弯曲的平面上附着在子宫上。在分析图像时，分别对矢状位、轴位和冠状位 SSFSE 和 SSFP 序列进行

成对分析是有用的，这样通过比较 SSFSE 上的 T₂ 暗区和 SSFP 上的 T₂ 高信号区，可以更容易地检测到异常的胎盘内脉管系统。T₂ 梯度回波序列可用于描绘可能出现的低信号出血区域。

T₁ 脂肪饱和的 3D 梯度回波序列可用于识别胎盘内的高信号出血区域。TE 为 100ms 的快速自旋回波（FSE）T₂ 序列有时用于观察附件区域但对胎儿和肠道的运动伪影敏感。弥散加权成像（DWI）已被用作评估胎盘增生、胎儿宫内发育迟缓和胎盘早剥的研究工具。DWI 可以很好地观察胎盘和子宫肌层之间的对比[34]。此外，DWI 对运动伪影相对不敏感。较新的非对比 MR 血管成像也可用于检测胎盘内血管分布。

十、正常妊娠胎盘的 MRI 表现

一项研究通过 MRI 评估胎盘在正常妊娠的一系列孕龄中的表现（图 6-3）[35]。妊娠期 19～23 周，85％ 的患者胎盘均匀，无分叶。在妊娠 24～31 周时，90％ 的患者胎盘有轻微的小叶状外观。在妊娠 32～35 周时，有一个甚至更多的小叶胎盘。36～41 周的妊娠有各种分叶状态。大约 25％ 的无并发症足月妊娠发现胎盘梗死，没有任何临床意义。

随着妊娠晚期的进展，胎盘内的钙化和子叶形成的信号越来越多。在 T₂ 加权成像中，在孕晚期的胎盘中，可以看到灰色的弧线对应于子叶结构。通常，含有母体血液的血管湖可以在胎盘中形成；这些在可以看到血流信号的多普勒超声检查中表现为无回声区。

胎盘中间固定的间隔在 T₂ 加权图像上表现为线样 T₂ 低信号。这些应与胎盘植入中看到的不规则增厚的 T₂ 低信号带区别。

随着胎盘的发育，可以在胎盘的胎儿侧看到纤维蛋白沉积物，或者看到不规则的蕾丝状图案；这种情况最常见于晚期妊娠后期的胎盘[36,37]。病理学家通常观察胎盘梗死占正常成熟胎盘中胎盘表面的不到 5％ [38]。分娩后，在检查胎盘时

0 级，多见于妊娠 19～23 周女性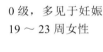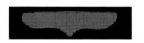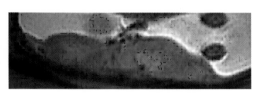

1 级，多见于妊娠 24～31 周女性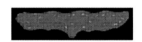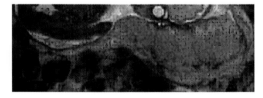

2 级，存在于妊娠 32～35 周女性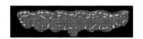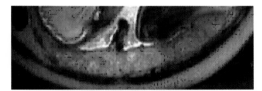

3 级，在妊娠 4/15 的妊娠 36 周女性中观察到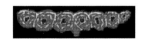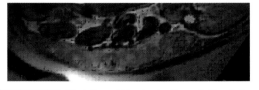

▲ 图 6-3　MRI 期间妊娠期胎盘外观的变化（经许可引自 Blaicher, W. et al., Eur. J. Radiol., 57,256－260,2006.)

可以在胎儿侧看到白色结节。这些白色结节表现为 T_2 低信号，应该与胎盘植入中出现的胎盘内的 T_2 低信号区分。

此外，胎盘边缘的胎盘梗死可能是正常的发现，并且会出现 T_2 黑暗区域。这些梗死的位置应该考虑区别于胎盘植入的 T_2 暗带。

十一、钆对比剂诊断胎盘植入和产后残留物

必须仔细考虑在孕妇中使用钆对比剂来衡量风险和益处[39]。钆对比剂可穿过胎盘进入胎儿循环。胎儿肾脏将对比剂排泄到羊水中的时间不确定。游离钆可能从其螯合物中解离出来，这可能对胎儿有毒。在胎儿中，钆的半衰期也是未知的。肾性系统性纤维化与慢性肾衰竭患者钆对比剂的长期滞留密切相关。使用大环钆对比剂如钆特酸葡胺、钆特醇或钆布醇具有更小的解离可能性，在理论上优于线性钆试剂，但在胎儿中是未知的[40]。

如果胎儿即将分娩，可使用钆对比剂，因为可最大限度地减少胎儿长期暴露于钆对比剂。然而，之前的一项研究也报道了妊娠 28 周时使用钆增强 MRI 来帮助确定对胎盘植入的诊断[21]。使用钆对比剂，可区分比肌层强化更早的胎盘，从而识别胎盘与子宫肌层的边界。在该研究中，使用增强 MRI 在诊断胎盘植入有 88% 的灵敏度和 100% 的特异度。

在怀疑有胎盘残留的情况下，应强烈推荐使用动态 MRI 检查。在最近的研究中发现，产后状态下保留的胎盘早于子宫肌层增强，这点可证实其存在（图 6-4）。

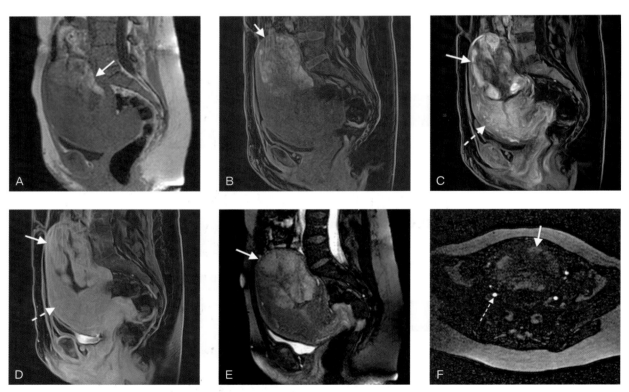

▲ 图 6-4 产后 2 周，胎盘增殖

A. 矢状 T_1 加权同相（矢状位 T_1W）；B. 矢状位 T_1W 含脂相；C. 早期动脉期矢状位 T_1W 含脂相；D. 延迟期矢状位 T_1W 含脂相；E.SSFSE T_2W；F. 二维飞行时间无强化 MR 血管造影。胎盘（箭）在 T_1W（A、B）和 T_2W（E）序列上是高信号并且增强超过动脉期（C）的子宫肌层（虚线箭）。由于对比度洗脱，胎盘（箭）在延迟期（D）上与子宫肌层（虚线箭）几乎等同。在非对比 MR 血管造影（F）中，与髂外动脉（虚线箭）相比，胎盘中没有血液流动的焦点（高信号，箭）

十二、胎盘植入的 MRI 征象

据报道，在胎盘植入时，MRI 可有如下征象（图 6-5 和图 6-6）[41-45]。

（一）前置胎盘

根据胎盘的位置，胎盘前置可分为：中心性，胎盘的中心超过宫颈内口；完全性，胎盘的边缘完全覆盖宫颈内口；部分性，胎盘的边

缘距离宫颈内口不足 2cm。在妊娠中期，胎盘前置的发病率为 5%，但超过 90% 可转化为非前置的胎盘，因为通过趋营养性的过程，胎盘的一边会萎缩，另外一边会生长[7]。胎盘植入会覆盖子宫颈和子宫下段，因为这里几乎没有正常子宫内膜，黏膜对激素蜕膜化的信号无反应，经常会造成蜕膜化不足。在正常妊娠中，由于细胞因子在子宫内膜基质底层中诱导黏附分子，胎盘着床发生在宫底[46]。

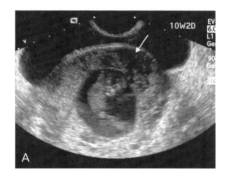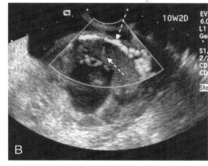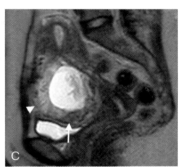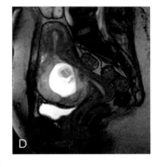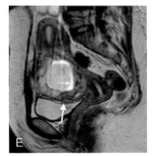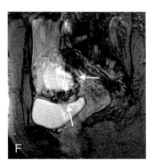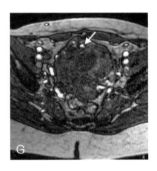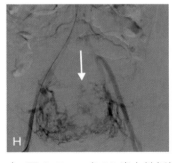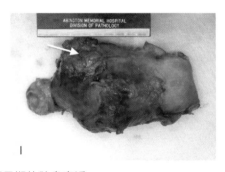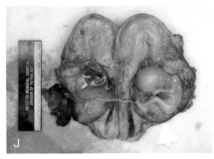

▲ 图 6-5 一名 38 岁女性妊娠早期的胎盘穿透

妊娠 10 周的灰度（A）和能量多普勒超声（B）显示在子宫肌 - 膀胱界面血管流量增加的陷窝（箭）和陷窝中的一些血流（虚线箭）（超声图像由 Stephen Smith 博士和 Frank Craparo 博士提供）。妊娠 11 周，用矢状位 SSFSE T₂（C），SSFP（D），FSE T₂（E）和梯度回波 T₂序列（F）进行 MRI 检查，T₂加权显示黑色的胎盘内暗带（箭）。子宫下段存在局灶性膨胀，伴有正常梨形子宫的扭曲。由于先前的剖宫产瘢痕和子宫腔的不完全扩张上，妊娠囊植入位置低。子宫肌层明显变薄，胎盘延伸至浆膜（箭）。羊膜囊与绒毛膜囊分开（E，小箭）。二维飞行时间 MR 血管造影显示胎盘胎儿侧的高信号血管（箭），其信号强度与髂外动脉相似（G）。子宫动脉栓塞前的常规骨盆血管造影显示胎盘中的不规则对比血流（H，箭）（血管造影图片由 Steven Tey，MD 提供）。进行栓塞以使子宫切除术中的出血最小化。大样本显示胎盘通过浆膜延伸（I）。双腔子宫显示原位胎儿，胎盘延伸至浆膜（J，箭）

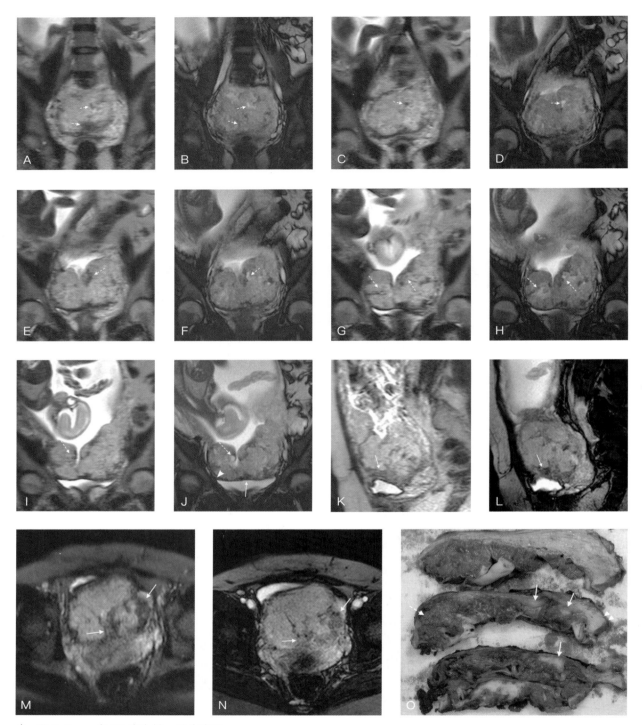

▲ 图 6-6　一名 29 岁女性，胎盘穿透

冠状位 SSFSE（A、C、E、G、I）和 SSFP（B、D、F、H、J）显示 SSFP 上的高信号胎盘内血管，其对应于 SSFSE 序列上的胎盘内暗带（虚线箭）。膀胱正上方有一个胎盘内黑带（J，实心箭），伴有子宫肌层局灶性损失；在右侧（箭头）可见薄的子宫肌层。总体而言，胎盘信号也是异质的，胎盘中有灰色和黑色信号区域。矢状面 SSFSE（K）和相应的 SSFP（L）显示在总体病理学中对应于胎盘梗死的胎盘内暗带（实线箭）。膀胱正上方的轴向 SSFSE（M）和 SSFP（N）显示两个暗带区域（实线箭）。连续切片大体标本的照片（O）显示延伸穿透全部子宫肌层厚度（箭头）的胎盘（虚线箭）和对应于（K）中的低信号强度带的梗死（实线箭）（经 Lim, P.S. 等的许可引自 AJR Am J Roentgenol，197, 1506-1513, 2011.）

（二）子宫膨胀

正常妊娠子宫呈梨形，上段较宽，下段较窄。胎盘进入子宫肌层的局灶性凸起使正常的梨形轮廓扭曲，这是另一个提示植入的征象。在胎盘植入时，子宫下段可能比上段更宽。胎盘可植入子宫的任何位置发生子宫下段增宽。

（三）胎盘中的混杂信号强度

整个胎盘缺乏均一的 T_2 信号是另一个提示胎盘植入的征象[42]。这可能难以与妊娠晚期正常胎盘退化的混杂信号区分[23,35]。因此有报道建议在妊娠 30 周之前采集影像，这可以减少胎盘衰老的混杂诊断。这种混杂信号，特别是当它的范围较广时，对应于胎盘中的出血和陷窝。这个征象有时有些主观，可能取决于 T_2 低信号的存在。

（四）T_2 加权成像的胎盘内暗带

胎盘内带的形状是不规则的或多边形的，这与胎盘中的规则薄隔膜或血管结构相关。它们通常从胎盘的母体侧延伸到胎盘的胎儿侧。这些条带代表出血，纤维蛋白或梗死区域。没有这个征象的胎盘植入不太可能出现[42]。更广泛的暗带可能表示更严重的植入，如胎盘穿透，小范围的暗带可能表明胎盘植入不太严重[23]。暗带很可能与超声检查发现的胎盘陷窝相似，在植入更严重的患者中常看到更广泛的陷窝[47]。在一些患者中，MRI 可能比超声检出胎盘植入更敏感，因为 MRI 对检测出血更敏感[23]。

（五）子宫肌层的局灶性中断

MRI 上正常子宫肌层的边界具有薄的 T_2 线性低信号，但中间层具有 T_2 高信号[41]，因为中间层有明显的血管。正常子宫肌层低信号的局灶性缺失是局灶性胎盘植入的征兆，但是当妊娠晚期正常子宫肌层变薄时，这种迹象较难观察。

（六）膀胱隆起

当胎盘植入伴有膀胱的局灶性边缘成角时，膀胱正常的光滑轮廓被破坏。据报道，这也是胎盘植入的一个特定征象[41]。

（七）胎盘组织侵入骨盆结构的直接征象

这种罕见特异性征象提示重度胎盘植入[41]。

（八）胎盘血管异常

研究中报道诊断胎盘植入的另一个敏感征象是存在 SSFSE 中低信号但 SSFP 高信号的胎盘内局灶血管[48]。这些血管粗大、紊乱、曲折，类似于多普勒超声检查结果[24]。动脉自旋标记的非对比 MR 血管成像是另一个研究领域，可能成为补充 MRI 序列，以帮助诊断胎盘植入。

（九）胎盘植入的 DWI 表现

DWI 已被用于帮助定义子宫肌层和胎盘之间的界面，因为在 b 值为 1000 s/mm² 时，胎盘相对于子宫肌层具有高信号强度；在 b 值为零时，子宫肌层相对于周围的脂肪呈高信号[34]。图像融合可用于帮助检测在胎盘植入和胎盘穿透中可看到的局灶性肌层变薄。然而，在妊娠晚期，子宫肌层通常较薄，并且可能难以区分正常较薄的子宫肌层和胎盘入侵后表现。此外，在胎盘粘连中，胎盘黏附于没有蜕膜的肌层而非侵入肌层，因此没有子宫肌层的局灶性变薄，DWI 较难检出。

十三、关于诊断胎盘的要点和误区

评估患者胎盘植入的风险始于患者的病史。如果胎盘覆盖了子宫瘢痕，根据之前的经验，则应将其视为侵入性胎盘的高危因素。前置胎盘的存在、剖宫产次数的增加和既往的胎盘植入病史也将增加胎盘植入的存在概率。吸烟、高血压或其他导致母体 - 胎盘功能不全的母体因素，可能影响成像结果的解读，因为这些情况可能导致 MR 出现假阳性（图 6-7）。

MR 成像最好在妊娠 30 周之前获得，因为随着妊娠的进展，胎盘会逐渐老化和成熟，并且随着胎儿的成长，子宫肌层会拉伸和变薄，从而混淆对胎盘植入的 MR 诊断。胎盘梗死，其表现为胎盘内 T_2 暗带，特别是在胎盘的周边或胎儿侧，存在于正常妊娠中高达 25％的胎盘中，更常见于妊娠晚期。在其他地方，特别是在母体侧，并且在早期胎龄时发现的胎盘内 T_2 暗带更可能是病理性的。随着胎儿生长，子宫在妊娠晚期扩大，子宫肌层变薄，也使得局灶性胎盘植入诊断变得更加困难。

最近的 MRI 文献报道了在稳态自由进动序列中观察到的胎盘内 T_2 暗带和异常血管的 MR 成像征象[23,48]。使用 SSFSE 和 SSFP 可在同一平面上对子宫进行层间的比较来解读MRI结果。由于出血和梗死会导致 SSFSE、SSFP 和梯度回波序列上的 T_2 暗带，异常，的胎盘内血管将在 SSFSE 上具有 T_2 交界 - 暗带，但在 SSFP 上具有高信号，并且在梯度序列上不可见。如在报道胎盘陷窝数量增加的超声文献中，较大的 T_2 暗带的存在提示异常胎盘和严重胎盘植入可能性的增加。

通常，妊娠囊在位置较高的宫底部位，并且完全被厚的子宫肌层包围。然而，如果在宫腔内较低的剖宫产瘢痕上着床，可以通过妊娠早期超声诊断。或者如果妊娠囊没有完全充满子宫腔，则子宫肌层变薄会是胎盘植入唯一的表现。低位的在瘢痕上植入的妊娠囊三面都有子宫肌层覆盖，不像瘢痕妊娠的妊娠囊是植入瘢痕而不是子宫腔。当妊娠囊充满子宫时，植入的位置将不易被确认。

十四、DWI 诊断宫内发育迟缓

DWI 还被用于检测胎儿宫内发育迟缓的风险[49]。在与胎儿宫内生长受限相关的功能障碍的胎盘中可观察到明显的弥散受限，表观弥散系数 ADC 值减低。它可以用作胎盘功能障碍的早期标志物。据报道，将胎盘弥散功能添加于超声诊断上，可将诊断胎盘功能不全的敏感度从 73％提高到 100％，准确率从 91％提高到 99％，同时保持 99％的特异性。

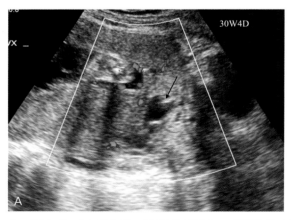
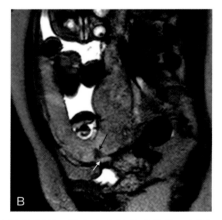

▲ 图 6-7　35 岁女性，孕期有吸烟史，成熟胎盘中的胎盘梗死，伴有完全性前置胎盘，以及假阳性超声和 MRI 结果

妊娠 30 周时获得的超声图像显示胎盘内大的低回声，被解释为陷窝（A，箭）。在 31 周获得的矢状 SSFSE T_2 加权 MR 图像显示与超声相同的低信号三角区域（黑箭），并且在其他序列和其他方向上获得的图像上得到验证，在病理学上对应于梗死（B）。高信号强度的出血区域从暗带延伸至宫颈口（白箭）（经 Lim，P.S. 等的许可引自 AJR Am J Roentgenol，197,1506-1513,2011.）

十五、胎盘早剥的 MRI 诊断

MRI 超声检查诊断胎盘早剥的优点包括更好的组织分辨率，更准确地评估出血时间，以及在区分液体流动类型上的进步。一项包括 19 例胎盘早剥的研究显示，超声检查仅能检测到 53％ 的病例，而 MRI 可以检测到所有（100％）病例[50]。存在具有超急性或急性期 MR 血肿信号（n=6）与胎儿或母亲的痛苦及危险程度相关，会导致（孕妇）在 10 天内分娩，而具有晚期亚急性出血的血肿（n=20）则没有。

超急性出血，T₁ 呈等至低信号、T₂ 呈高信号、弥散序列从高信号到低信号不等。急性出血，T₁ 上呈等信号，T₂ 呈低信号，弥散加权序列呈低信号。早期亚急性出血，T₁ 上的高信号，T₂ 上和扩散加权序列的低信号。晚期亚急性出血，在 T₁、T₂ 和扩散序列上都呈高信号。慢性出血，在 T₁ 和 T₂ 上信号较低，在扩散序列上呈等信号低信号。因此作者建议，在妊娠晚期出血的情况下，在超声检查后，应考虑 MR 成像，诊断将很可能改变患者的处理。

十六、妊娠期非妊娠相关疾病的 MRI 表现

影响孕妇妊娠的可能疾病范围很广，超出了本章的范围。鉴别诊断广泛，包括急性胆囊炎和肠梗阻等胃肠道病因，肾结石和输尿管梗阻等泌尿生殖系统病因，以及卵巢静脉血栓形成和卵巢扭转等妇科病因（图 6-8）[51-54]。右下腹疼痛，急诊科常怀疑急性阑尾炎，在进行超声检查不能明确诊断后，通常需要 MRI 检查。

右下腹疼痛的 MRI 方案如下：使用体部相控阵线圈。大约 35cm 的视野通常是足够的。T₁ 同相和反相梯度回波序列将有助于区分病变中的高信号的脂肪和出血。在三个正交平面上 TE 为 60 ～ 90ms，层厚为 4mm 的 SSFSE T₂ 序列，对运动不敏感，有助于评估右下腹疼痛患者的肠道情况。选频压脂的 SSFSE T₂ 对水肿和炎症敏感。STIR 序列也对水肿敏感，但是对运动敏感。有学者提倡应用 T₂ 加权 2D TOF 序列，从肾静脉水平到耻骨联合，以识别可能与阑尾混淆的静脉结构[52]。口服对比剂的使用也存在一些争议。不使用口服对比剂的成像的患者处于空腹成像时间较短。然而，有学者提倡在研究前 1 小时使用胶体硅聚合物和硫酸钡混合的阴性口服对比剂，可以在 T₁ 和 T₂ 图像上形成低信号区，以减少伪影的影响[51,54]。阑尾内充满阴性口服对比剂的晕染效应可排除阑尾炎诊断，并用作成像标志与盆腔静脉曲张鉴别。

孕妇急性阑尾炎的发病率与一般人群相似，但由于诊断延误，妊娠患者更容易出现肠穿孔（43％ vs.4％ ～ 19％）[51,52]。据报道，766 例孕妇中有 1 例罹患急性阑尾炎[53]。在阑尾炎破裂的病例中，胎儿死亡率在 6％～ 27％。评估腹痛的诊断挑战包括正常妊娠中的生理性白细胞增多，正常妊娠中存在的恶心和呕吐等胃肠道症状，以及腹部肌肉松弛的妊娠患者缺乏反跳

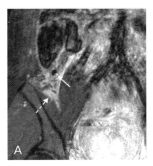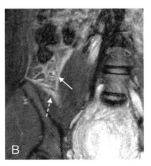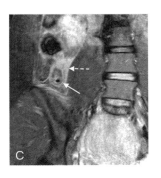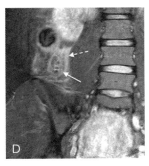

▲ 图 6-8　妊娠 24 周的急性阑尾炎（A ～ D）
冠状短 tau 反转恢复加权序列系列显示扩张的阑尾（箭）周围的脂肪浸润（虚线箭）

痛。MRI 的缺点包括幽闭恐惧症、仰卧位置不适、屏气能力有限、MRI 期间可能过高（＞ 90dB）的噪声、由于妊娠子宫而形成的器官移位。据报道，MR 具有高特异度（98％～ 100％）和高阴性预测值（94％～ 100％）。

对于右下腹痛的评估缺乏最佳实践共识。最近一项学术机构的调查报告称，在妊娠早期，超声诊断结果模棱两可时，MRI 是接下来首选的影像学检查[53]。然而，在妊娠中期和晚期，计算机断层扫描（CT）而非 MRI 是超声结果不确定后的首选检查。普遍接受的正常的阑尾的定义为大小为 6mm 或更小，没有周围脂肪的浸润。一些研究认为阑尾腔内空气或口服对比剂可成为正常阑尾的另一个征象[54,55]。急性阑尾炎的阳性 MR 征象通常包括阑尾宽度大于 6mm，存在或不存在炎症导致周围脂肪浸润。有学者认为，在超声不能给出明确结果时，MRI 应该是评估妊娠患者腹痛的首选方法。如果存在无法使用 MRI 的情况，例如使用受限和幽闭恐惧症，则应考虑 CT；如果需要 CT，应修改检查方案以减少辐射暴露。

十七、总结

MRI 在胎盘评估中用途广泛[56-58]。在我们医院，胎盘 MRI 常用于评估胎盘植入和复杂的产科手术病例，特别是超声诊断不明确或临床高度怀疑的情况下。通常使用三层面 SSFSE 和 SSFP 脉冲序列评估胎盘病变。梯度回波 T_1、T_2 序列和弥散加权序列有助于评估出血。无对比剂 MR 血管造影对于评估胎盘植入具有一定潜力。对比增强 MR 有助于鉴别胎盘和子宫肌层，前者早期强化，后者强化较晚。对于腹痛的产科患者，如果超声诊断模棱两可，应考虑进行 MR，而不是 CT 检查。

参考文献

[1] Burton BK. (1988) Outcome of pregnancy in patients with unexplained elevated or low levels of maternal serum alpha-fetoprotein. Obstet Gynecol 72:709–713.

[2] Kuperminc MJ, Tamura RK, Wigton TR, Glassenberg R, Socol ML. (1993) Placenta accreta is associated with elevated maternal serum alpha-fetoprotein. Obstet Gynecol 82:266–269.

[3] Zelop C, Nadel A, Frigoletto FD Jr, Pauker S, MacMillan M, Benacerraf BR. (1992) Placenta accreta/percreta/increta: A cause of elevated maternal serum alpha-fetoprotein.Obstet Gynecol80:693–694.

[4] Baergen RN (ed). (2011) Overview and microscopic survey of the placenta. In: Manual of Benirschke and Kaufmann's Pathology of the Human Placenta. (2nd ed) Springer-Verlag,New York.

[5] Kaplan CG. (2007) Basic placental anatomy and development.In: Color Atlas of Gross Placental Pathology. (2nd ed)Springer-Verlag, New York.

[6] Baergen RN (ed). (2011) Placental shape aberrations. In:Manual of Benirschke and Kaufmann's Pathology of the Human Placenta. (2nd ed) Springer-Verlag, New York.

[7] Middleton WD, Kurtz AB, Hertzberg BS. Placenta,umbilical cord, and cervix. In: Ultrasound: The Requisites.(2nd ed) Mosby, Philadelphia, PA.

[8] Spirt BA, Gordon LP. (1998) Placenta and cervix.In:McGahan JP and Goldberg BG (eds) Diagnostic Ultrasound:A Logical Approach. Lippincott, Philadelphia, PA.

[9] Jauniaux E, Jurkovic D. (2012) Placenta accreta: Pathogenesis of a 20th century iatrogenic uterine disease.Placenta 33:244–251.

[10] Committee on Obstetric Practice. (2012) Committee opinion no. 529: Placenta accreta. Obstet Gynecol120:207–211.

[11] Brosens JJ, Pijnenborg R, Brosens IA. (2002) The myometrial junctional zone spiral arteries in normal and abnormal pregnancies.Am J Obstet Gynecol187:1416–1423.

[12] Genbacev O, Zhou Y, Ludlow JW, Fisher SJ. (1997) Regulation of human placental development by oxygen tension.Science 277:1669–1672.

[13] Baergen RN (ed). (2011) Postpartum hemorrhage, subinvolution of the placental site, and placenta accreta. In: Manual of Benirschke and Kaufmann's Pathology of the Human Placenta. (2nd ed) Springer-Verlag, New York.

[14] Schaaps JP, Tsatsaris V, Goffin F, Brichant JF, Delbecque K, Tebache M, Collignon L, Retz MC, Foidart JM. (2005) Shunting the intervillous space: New concepts in human uteroplacental vascularization. Am J Obstet Gynecol192:323–332.

[15] Chantraine F, Blacher S, Berndt S et al. (2012) Abnormal vascular architecture at the placenta-maternal interface in placenta increta. Am J Obstet Gynecol207: 188e1–188e9.

[16] Wu S, Kocherginsky M, Hibbard JU. (2005) Abnormal placentation: Twenty-year analysis. Am J Obstet Gynecol192:1458–61.

[17] Read JA, Cotton DB, Miller FC. (1980) Placenta accreta:Changing clinical aspects and outcome. Obstet Gynecol56:31–34.

[18] Miller DA, Chollet JA, Goodwin TM. (1997) Clinical risk

factors for placenta previa-placenta accreta.Am J Obstet Gynecol177:210–214.

[19] Silver RM, Landon MB, Rouse DJ et al. National Institute of Child Health and Human Development Maternal-Fetal Medicine Units Network. (2006) Maternal morbidity associated with multiple repeat cesarean deliveries.Obstet Gynecol107:1226–1232.

[20] Hudon L, Belfort MA, Broome DR. (1998) Diagnosis and management of placenta percreta: A review. Obstet Gynecol Surv53:509–517.

[21] Warshak CR, Eskander R, Hull AD et al. (2006) Accuracy of ultrasonography and magnetic resonance imaging in the diagnosis of placenta accreta. Obstet Gynecol108:573–581.

[22] Dwyer BK, Belogolovkin V, Tran L et al. (2008) Prenatal diagnosis of placenta accreta: Sonography or magnetic resonance imaging? J Ultrasound Med 27:1275–1281.

[23] Lim PS, Greenberg M, Edelson MI, Bell KA, Edmonds PR, Mackey AM. (2011) Utility of ultrasound and MRI in prenatal diagnosis of placenta accreta: A pilot study. AJR Am J Roentgenol197:1506–1513.

[24] Shih JC, Palacios-Jaraquemada JM, Su YN et al. (2009) Role of three-dimensional power Doppler in the antenatal diagnosis of placenta accreta: Comparison with grayscale and color Doppler techniques. Ultrasound Obstet Gynecol33:193–203.

[25] Calì G, Giambanco L, Puccio G, Forlani F. (2013) Morbidly adherent placenta: Evaluation of ultrasound diagnostic criteria and differentiation of placenta accreta from percreta. Ultrasound Obstet Gynecol41:406–412. doi:10.1002/uog.12385.

[26] Stirnemann JJ, Mousty E, Chalouhi G, Salomon LJ, Bernard JP, Ville Y. (2011) Screening for placenta accreta at 11–14 weeks of gestation. Am J Obstet Gynecol 205:547.e1–547.e6.

[27] Comstock CH. (2005) Antenatal diagnosis of placenta accreta: A review. Ultrasound Obstet Gynecol26:89–96.

[28] Comstock CH. (2013) Re: Morbidly adherent placenta:Evaluation of ultrasound diagnostic criteria and differentiation of placenta accreta from percreta. G. Calì, L.Giambanco, G. Puccio and F. Forlani. Ultrasound Obstet Gynecol41:406–412. doi:10.1002/uog.12453.

[29] D'Antonio F, Iacovella C, Bhide A. (2013) Prenatal identification of invasive placentation using ultrasound:Systematic review and meta-analysis. Ultrasound Obstet Gynecol doi:10.1002/uog.13194.

[30] Alamo L, Anaye A, Rey J, Denys A, Bongartz G, Terraz S,Artemisia S, Meuli R, Schmidt S. (2012) Detection of suspected placental invasion by MRI: Do the results depend on observer' experience?Eur J Radiol doi:org/10.1016/j.ejrad.2012.08.022.

[31] Palacios Jaraquemada JM, Bruno CH. (2005) Magnetic resonance imaging in 300 cases of placenta accreta: Surgical correlation of new findings. Acta Obstet Gynecol Scand84:716–724.

[32] Palacios Jaraquemada JM, Bruno CH, Martín E. (2013) MRI in the diagnosis and surgical management of abnormal placentation.Acta Obstet Gynecol Scand 92:392–397.

[33] Kanal E, Barkovich AJ, Bell C et al., ACR Blue Ribbon Panel on MR Safety. (2007) ACR guidance document for safe MR practices:2007. AJR Am J Roentgenol188:1447–1474.

[34] Morita S, Ueno E, Fujimura M, Muraoka M, Takagi K,Fujibayashi M. (2009) Feasibility of diffusion-weighted MRI for defining placental invasion. J Magn Reson Imaging 30:666–671.

[35] Blaicher W, Brugger PC, Mittermayer C et al. (2006) Magnetic resonance imaging of the normal placenta. Eur J Radiol57:256–260.

[36] Baergen RN (ed). (2011) Miscellaneous placental lesions. In: Manual of Benirschke and Kaufmann's Pathology of the Human Placenta. (2nd ed) Springer-Verlag, New York.

[37] Kaplan CG. (2007) Lesions of the villous tree. In: Color Atlas of Gross Placental Pathology. (2nd ed) Springer-Verlag, New York.

[38] Kaplan CG. (1996) Postpartum examination of the placenta.Clin Obstet Gynecol39:535–548.

[39] Webb JA, Thomsen HS, Morcos SK. (2005) The use of iodinated and gadolinium contrast media during pregnancy and lactation. Members of the contrast media safety committee of European Society of Urogenital Radiology (ESUR).Eur Radiol15:1234–1240.

[40] Kidney Disease: Improving Global Outcomes (KDIGO) CKD Work Group. (2013) KDIGO 2012 clinical practice guideline for the evaluation and management of chronic kidney disease.Kidney Int Suppl3:1–150.

[41] Baugman WC, Corteville JE, Shah RR. (2008) Placenta accreta: Spectrum of US and MR imaging findings.Radio Graphics28:1905–1916.

[42] Lax A, Prince MR, Mennitt KW, Schwebach JR, Budorick NE. (2007) The value of specific MRI features in the evaluation of suspected placental invasion. Magn Reson Imaging 25:87–93.

[43] Kim JA, Narra VR. (2004) Magnetic resonance imaging with true fast imaging with steady-state precession and half-Fourier acquisition single-shot turbo spin echo sequences in cases of suspected placenta accreta. Acta Radiol45:692–698.

[44] Levine D, Hulka CA, Ludmir J, Li W, Edelman RR. (1997)Placenta accreta: Evaluation with color Doppler US, power Doppler US, and MR imaging. Radiology 205:773–776.

[45] Teo TH, Law YM, Tay KH, Tan BS, Cheah FK. (2009) Use of magnetic resonance imaging in evaluation of placental invasion.Clin Radiol64:511–516.

[46] Kraus FT, Redline RW, Gersell DJ, Nelson DM, Dicke JM.(2004) Atlas of Nontumor Pathology: Placental Pathology.American Registry of Pathology, Washington, DC,49–53.

[47] Finberg HJ, Williams JW. (1992) Placenta accreta:Prospective

sonographic diagnosis in patients with placenta previa and prior cesarean section. J Ultrasound Med. 11:333–343.

[48] Derman AY, Nikac V, Haberman S, Zelenko N, Opsha O, Flyer M. (2011) MRI of placenta accreta: A new imaging perspective. AJR Am J Roentgenol197:1514–1521.

[49] Bonel HM, Stolz B, Diedrichsen L et al. (2010) Diffusionweighted MR imaging of the placenta in fetuses with placental insufficiency. Radiology 257:810–819. Errata.Diffusion-weighted MR imaging of the placenta in fetuses with placental insufficiency.Radiology 2010;257(3):810–819.

[50] Masselli G, Brunelli R, Di Tola M, Anceschi M, Gualdi G.(2011) MR imaging in the evaluation of placental abruption:Correlation with sonographic findings. Radiology259(1):222–230.

[51] Eyvazzadeh AD, Pedrosa I, Rofsky NM, Siewert B, Farrar N, Abbott J, Levine D. (2004) MRI of right-sided abdominal pain in pregnancy. AJR Am J Roentgenol183:907–914.

[52] Pedrosa I, Levine D, Eyvazzadeh AD, Siewert B, Ngo L,Rofsky NM. (2006) MR imaging evaluation of acute appendicitis in pregnancy.Radiology 238:891–899.

[53] Long SS, Long C, Lai H, Macura KJ. (2011) Imaging strategies for right lower quadrant pain in pregnancy. AJR Am J Roentgenol196:4–12.

[54] Pedrosa I, Zeikus EA, Levine D, Rofsky NM. (2007) MR imaging of acute right lower quadrant pain in pregnant and nonpregnant patients.Radio Graphics 27:721–753.

[55] Pedrosa I, Lafornara M, Pandharipande PV, Goldsmith JD, Rofsky NM. (2009) Pregnant patients suspected of having acute appendicitis: Effect of MR imaging on negative laparotomy rate and appendiceal perforation rate. Radiology 250:749–757.

[56] Masselli G, Gualdi G. (2013) MR imaging of the placenta:What a radiologist should know. Abdom Imaging38:573–587.

[57] Nguyen D, Nguyen C, Yacobozzi M, Bsat F, Rakita D.(2012) Imaging of the placenta with pathologic correlation.Semin Ultrasound CT MRI 33:65–77.

[58] Dekan S, Linduska N, Kasprian G, Prayer D. (2012) MRI of the placenta—A short review. Wien Med Wochenschr162:225–228.

Chapter 7
盆底功能障碍的 MRI

MRI of Pelvic Floor Disorders

Francesca Maccioni，Valeria Buonocore，著

邓婉玲，译　薛华丹，校

目录　CONTENTS

盆底功能障碍（pelvic floor dysfunctions, PFDs）是可发生于盆底筋膜、肌肉或神经成分的任何破坏。PFDs 以盆腔脏器脱垂（pelvic organ prolapse，POP）和功能紊乱的一系列可变组合为特征，包括膀胱［尿失禁（urinary incontince，UI）和排尿障碍］、阴道和（或）子宫（性功能障碍和脱垂）和直肠［梗阻性排便障碍综合征（obstructed defecation syndrome，ODS）］。因此，盆底三部分（前部即尿路，中部即生殖道，后部即肛门直肠）中任何部分可不定地、并行地受累，导致盆腔脏器脱垂和功能紊乱的一系列可变组合。

ODS 代表了盆底后部主要的功能障碍中的一种，由一系列直肠排泄物排空不足导致的便秘组成[1-3]，形成的原因包括直肠膨出、直肠套叠、直肠脱垂。ODS、POP、UI 是最常见的PFDs，超过 50 岁的多产妇中有将近 50% 会发生 PFDs，严重影响其生活质量。由于该病发病率高且常需手术修复，PFDs 已成为西方国家的一大卫生保健问题[4,5]。

为了设计一个有效的手术和保守治疗方案，避免常见的术后复发，对 PFDs 全面、准确的评估必不可少。由于该病的症状和相关疾病谱很宽，只通过临床评估通常不足以得到完整的诊断。全面的诊断方法通常需要联合几项生理检查和诊断性检查[5]。最近，MRI 在评价 PFDs 中的作用已被广泛研究，因为它具有可以同时以相似准确度评估盆腔三部分的特定能力，且 MRI 无创、舒适。本章的目标是回顾 MRI 在PFDs 评价中的诊断价值，尤其是涉及肛门直肠部分，即通常定义的后盆底功能障碍（posterior pelvic floordys functions，PPFDs）。我们将详细说明 PFDs 的主要 MRI 特征、盆底的功能解剖、临床和诊断困难、技术性问题、MRI 参考参数和分级系统。

一、盆底的功能解剖

想要理解 PFDs 下特定损伤、解释盆腔不同部分功能障碍之间的复杂关联，对于盆底解剖的全面知识是必要的。

盆底是一个复杂的整体，由骨骼和横纹肌、悬吊韧带、筋膜覆盖物和复杂精细的神经网络组成。它不仅为盆腔脏器（膀胱、肠管、子宫）提供支持，还维持着这些器官的功能，这得益于两个主要结构：盆腔内筋膜（endopelvic fascia，EPF）和提肛肌（levator ani muscle，LAM）[1,2,5-8]。

提肛肌有两个主要组成部分：髂尾肌和耻尾肌。耻尾肌内侧部分的肌肉进一步细分为耻骨尿道肌、耻骨阴道肌、耻骨肛门肌、耻骨直肠肌，体现了耻尾肌分别附着于尿道、阴道、肛门和直肠，也可总称为耻骨内脏肌[1,2]。提肛肌由慢缩肌纤维组成，这些肌纤维持续收缩，提供了盆底对抗重力的张力和腹内压。同时，提肛肌的收缩关闭了尿生殖裂孔并沿耻骨的方向压迫尿道、阴道和肛门直肠连接部（AJR），从而对这些盆腔脏器的功能发挥积极作用。尤其是耻尾肌的耻骨直肠部分，又叫耻骨直肠肌，是肛门括约肌复合体的内在组成部分，在后盆底的功能中发挥了主要作用。耻骨直肠肌附着于耻骨并形成一层环绕直肠的吊带，与肛门外括约肌对齐。耻骨直肠吊带放松即打开肛门直肠角（anorectal angulation，ARA），而其收缩关闭此角，由此控制排便（图 7-1）。

盆腔内筋膜（EPF）是一层将子宫和阴道锚定在骨盆侧壁的结缔组织[1-2]。EPF 的一系列筋膜增厚（即韧带）和弹性组织增厚支持子宫和阴道以防止生殖器官脱垂，包括盆底中部的子宫骶骨韧带、子宫旁组织和阴道旁组织[1,2,9]。在盆底前部，即 EPF 的前面部分，称为耻骨宫颈筋膜，通过向下附着耻骨、向两侧附着闭孔内肌、向上附着宫颈和子宫支持膀胱[1,2,9]，其破坏可导致尿道活动度过大和尿失禁。EPF 的后面部分形成直肠阴道筋膜，又叫德农维利埃斯筋膜（denonvilliers aponeurosis），由铺于直肠阴道隔内的一层薄结缔组织构成，与主韧带和子宫骶骨韧带一起从宫颈后方和阴道后壁延伸至骶

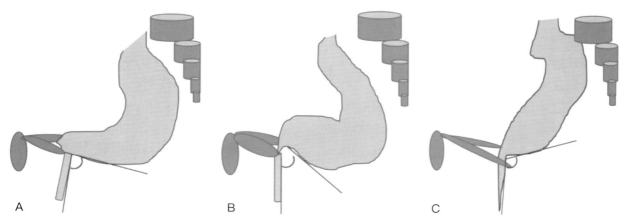

▲ 图 7-1　肛门直肠角（ARA）与耻骨直肠肌（puboretalis muscle，PRM）活动相对应的正常变化
图中分别为休息时（A）、收缩时（B）、拉开时（C）的 ARA。休息时，PRM 形成一层环绕直肠的吊带（A），与肛门外括约肌对齐。休息时，张力帮助维持排便节制。PRM 的收缩会关闭 ARA，阻止排便（B）。耻骨直肠肌吊带放松打开 ARA，允许排便（C）

骨[7-9]。这一筋膜的破坏或薄弱是直肠膨出的一个主要发病原因。

最后，会阴的中心腱，又叫会阴体，是会阴膜、提肛肌、肛门外括约肌以及盆腔内筋膜直肠阴道部分的纤维附着区。在男性中，它位于海绵体后面；在女性中，它铺于肛门阴道隔内，在阴道口和肛管之间[7-9]。

二、盆底功能障碍（PFDs）的发病机制

尽管盆底功能障碍的病因是多因素的，产伤仍被认为是盆底损伤的首要原因，由于阴道生产损伤（如第二产程延长、产钳助产、多胎生产）或手术阴道生产[9-11]。髂尾肌多于第一产程中损伤，而耻尾肌可于第二产程中损伤；中线会阴切开或产钳助产与肛门括约肌破裂有关[10,11]。

在生产中，对盆腔内筋膜前部（耻骨宫颈筋膜）的损伤可导致尿道活动度过大和（或）膀胱膨出，而对盆腔内筋膜后部（直肠阴道筋膜）的损伤可导致直肠膨出或小肠膨出[9-11]。

此外，神经肌肉损伤，尤其是主要发生于阴道产时缺血和机械因素导致的阴部神经的损伤，会减少提肛肌对盆腔的足够支持。

年龄增长、由于肥胖导致腹内压增加、慢性疾病，以及子宫切除、盆腔根治术和患者的遗传易感性，均可导致盆底薄弱和盆底功能障碍[3,5,11]。

产伤也可造成永久性的肛门括约肌损伤而导致便失禁，这常常与盆底功能障碍相关[10]。

三、盆底功能障碍的分类和临床特点

女性盆底可分为 3 个主要的功能和解剖部分：前部，支持膀胱和尿道；中部，支持阴道和子宫；后部，肛门直肠部分[5-9]。因此盆底功能障碍谱很复杂，以不同受累部分导致的不同症状的组合为特点。

当前部主要损伤时，主要的症状包括排尿困难、尿频、膀胱膨出、和（或）尿失禁[9]。中部薄弱导致阴道穹窿或子宫脱垂[9]。后部的功能障碍或损伤可引起肛门或盆腔疼痛、便秘、直肠脱垂或便失禁，这些症状均有不同程度的相关性[5,6-8]。梗阻性排便障碍综合征或出口梗阻一词通常用于描述后盆底主要功能障碍之一，主要在于直肠排泄物排空不足导致的严重便秘，通常由直肠膨出、直肠套叠、直肠脱垂共同引起。

将盆底分为前部或泌尿部、中部或生殖部、

后部或肛门直肠部的分区造成临床上根据主要症状将患者分到泌尿科、结直肠科或妇科。这样的临床分科可能导致对某些临床问题的低估，这些问题应由多学科途径解决。

事实上，在大多数病例中，盆底的三个部分都有不同程度的损伤和相关的症状。盆底肌肉和筋膜作为一个特殊的功能整体发挥作用，因此其功能障碍导致超过一个器官系统的功能障碍，尽管某一器官系统可占主要地位。

Maglinte 等[12] 报道了在动态阴道膀胱直肠造影术中，71% 的后盆底功能障碍（PPFDs）的患者显示有相关的膀胱膨出，65% 有膀胱颈活动度过大，35% 有严重的阴道穹窿脱垂。因此，对于有排便或其他盆底功能障碍的患者，全面的盆底功能检查很有必要。

四、前盆底功能障碍的诊断和分类

尿失禁是女性泌尿部主要的功能障碍，患病率在 20% ～ 50%[13,14]。根据国际尿控学会，所有种类的尿失禁定义为非自主排尿[13,14]。尿失禁的常见亚型包括压力性尿失禁（stress urinary incontinence，SUI）、急迫性尿失禁（urge urinary incontinence，UUI）和混合性尿失禁（mixed urinary incontinence，MUI）。SUI 的特点是用力时不自主尿漏，而 UUI 的特点是伴随或继发于尿急的尿漏。MUI 是指 SUI 和 UUI 的混合[15]。SUI 是女性中最常见的尿失禁类型，占尿失禁女性的 86%，包括 50% 纯压力性和 36% 混合性[13]。

SUI 的确切解剖原因仍不清楚，目前归因于尿道活动度过大、尿道壁不均匀运动、尿道支持结构缺陷或由尿道括约肌功能不良导致的内括约肌不足[9,16]。

尿动力学研究（尤其介质填充膀胱测压）在 SUI 和 UUI 的诊断和鉴别中发挥主要作用。然而，尿动力学的发现和尿失禁症状的相关性总体较弱，尤其在 MUI 的患者中。MRI 可提供解剖和结构异常的客观记录。

五、后盆底功能障碍（PPFDs）的诊断和分类：梗阻性排便障碍综合征（ODS）

排便是一个复杂的过程，成功排空需要正常的结肠传输、肛门直肠感觉、排出力及盆底的协调功能[17]。这一过程中任何水平的紊乱都可导致便秘。

慢性便秘在西方世界很常见，影响人口近 15% ～ 20%[3,4,17,18]。这些患者中的少数，主要是女性，症状严重并且常规治疗存在困难。在这些患者中，严重的便秘可以是由于延长的失败的用力伴随的排便困难，即所谓的梗阻性排便，或是由于缓慢的结肠传输，即所谓的特发性慢传输型便秘，或是两者的结合。

ODS 发生于大约一半的严重便秘患者，其定义是"直肠排泄物排空不足，与多种肛门直肠功能障碍有关，需要延长的重复的用力和手指帮助排便"[12,15,17,18]。ODS 在西方国家的患病率大约是 7%，主要发生于女性。ODS 也是需要影像动态评价盆底的最常见原因，而盆腔痛、直肠脱垂、肛门失禁是其他的适应证。

所谓的特发性慢传输型便秘是另一种慢性便秘的公认原因，特点是结肠传输缓慢，这应与 ODS 区分开，虽然两者可能互相关联[19]。

ODS 背后的主要盆底功能障碍包括直肠膨出、直肠下降、直肠套叠和外脱垂、小肠膨出、腹膜膨出、盆底失弛缓综合征或痉挛性动力障碍性耻骨直肠肌综合征。

一旦临床上怀疑 ODS，应给患者全面检查以诊断潜在的盆腔功能障碍和相关功能失调。辨识出导致 ODS 的特定肛门直肠功能障碍是计划有效治疗方案的基础，决定患者接受手术或保守治疗。ODS 可由于机械原因（例如直肠脱垂、直肠下降、直肠套叠、直肠膨出、小肠膨出）或功能性紊乱（耻骨直肠肌综合征）

持续 [5-8]。区分机械或功能性原因很重要，因为机械性梗阻通常需要手术治疗（例如直肠固定术或经肛门直肠切除术），而功能性梗阻则选择保守治疗（生物反馈）。此外，外科手术的选择不仅由直肠功能障碍的类型和严重程度决定，还由并存的盆底功能障碍决定，这时常需更广泛的合并的术式 [5-8]。PPFD 的外科技术在持续进步，以求对盆底更有效、全面地修复并提升长期结果。

因此，尽管主要是功能性胃肠病专家和结直肠外科医生在管理 ODS，我们还是推荐由一支多学科团队随诊这些患者，包括泌尿妇科医师、内科医师、放射科医师、理疗医师和专科护士，现在被称为盆底单元。

PPFD 的诊断很困难，需要相关的临床病史、体格检查、生理学检查和诊断性影像学。单独的临床检查可使 50% ～ 90% 的患者被低估或误诊脱垂部位，在评估排便异常时不够可靠。广泛使用的生理学检查包括肛门直肠测压、肌电图和直肠气囊排出试验。测压在鉴别功能性紊乱时尤其有用，特别是发现耻骨直肠肌和肛门括约肌的松弛障碍 [18-20]。直肠内超声广泛用于便失禁的患者以发现肛门括约肌的撕裂，这常

常与产伤导致的 PFD 相关 [18-20]。

诊断 PPFD 的两个主要的影像学工具包括传统的排便成像（即动态直肠造影）和盆底动态 MRI（DPF-MRI）或 MR 排便成像（图 7-2）。

传统的排便成像在 ODS 评估中一直起着核心作用。它能实时记录排便过程，可同时评估功能性和解剖性肛门直肠功能障碍且准确性高 [12,21-24]。但在过去，这项技术常常不能发现并存的前部和中部的异常。

最近，由于膀胱、阴道和小肠同时造影（阴道膀胱排便造影），这项技术的诊断价值有了显著提升 [22-25]。但是如此一来这项检查更费时、不舒服，且更贵。排便造影的局限性包括投影面有限、固有的辐射风险和不能显示直肠周围的软组织 [25,26]。

MRI 作为评估 PFDs 和分期 POP 的一项有价值的替代技术出现。得益于其多平面的能力和软组织高对比度，MRI 可同时提供盆底三部分全面的形态和功能评估，且没有辐射 [6-8,27-29, 39]（图 7-2）。

如今，与传统的排便成像类似，MRI 也可通过动态采集进行功能性疾病的实时评估 [6-9,27-31]。MRI 的主要局限性在于斜仰卧位，如果用封闭

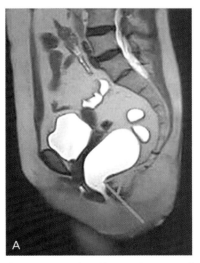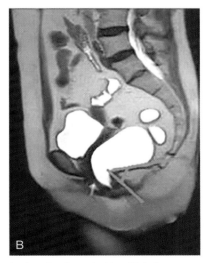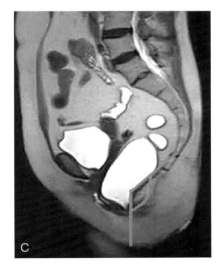

▲ 图 7-2　直肠填入凝胶后 MRI 上肛门直肠角（ARA）的正常变化
A. 休息时矢状平衡图像；B. 收缩时矢状平衡图像；C. 用力排便时矢状平衡图像。ARA 休息时约 90°（A）；收缩时减小（85°），用力排便时打开（＞ 120°）以允许排便（C）。请注意，在所有功能阶段中盆底后部相较于前部和中部的轻微下降

的 1.5T 磁场，这一体位是必需的。MR 排便成像的仰卧位被广泛诟病，因为不是在生理体位下评估排便[27]。MR 排便成像也可在开放的磁场中进行，这时允许生理性的坐位[27,32]。但是发表的开放和封闭 MR 排便成像的比较性研究显示，坐位和仰卧位的结果一致性良好，于是证实了在排便评估中使用封闭 MRI 的合理性[27]。到目前为止，开放的 MRI 很少，而传统的封闭 MRI 单元十分普及且在人体成像中被越来越多地使用。

六、功能性 MRI 对 PFDs 评估的技术和诊断问题

目前还没有 MRI 评估后部 PFDs 的标准技术，因为 MRI 设备不一、不同设备上可用序列不一、直肠对比剂不一[6-9,27-34]。

一些学者主张行此检查时用对比剂（超声凝胶、掺钆土豆泥等）填充直肠，另一些学者则主张不填充直肠[35]。

有学者认为应将完整的直肠评估作为检查的主体（MR 排便成像），而有些人认为此检查主要在于功能性评估（DPF-MRI）。其次，一些人认为左侧卧位检查患者相比仰卧位更好[36]。

事实上，在选择评估 PFDs 的技术上仍有争议，任何一种技术都有利有弊。

目前没有一种直肠对比剂能够重现正常或坚硬粪便的密实度，凝胶或土豆泥都不行，它们更像腹泻时的粪便。无疑，在一个封闭的 MRI 机架里进行完整的排便过程评估不是生理过程，对患者来说也不舒适。但一些学者认为如果没有排便过程，动态盆底 MRI 就是不完整的，而其他人则更倾向于不加直肠填充和排便相的动态 MRI 检查，认为所有主要的盆底功能障碍都可以在最大用力时诊断而不需真正的排便。另外，选择空气扩张直肠或根本不用对比剂时可以重复几次最大用力以获取病理过程的最佳证据，而排空凝胶或其他对比剂是一次性的。再者，

用凝胶填充直肠在高估直肠套叠的同时会由于标记填充后部直肠阻碍膀胱膨出或阴道脱出的证据。目前，尽管有很多文献发表，仍没有证据表明某一技术优于别的技术。

最重要的是，ARA 值和仰卧位 -MRI 采用的主要参考参数与传统排便造影和坐位 MRI 有略微不同。实际上，仰卧位时的重力对排便过程的作用与生理性坐位时不同，因此需要参考针对直肠膨出和其他结果的特定 MRI 分级系统，既往的研究也报道了这一点[6-8,18,20,27,28,32,34,37]。

独立于检查技术的选择，要在仰卧位时进行有效的盆底动态 MRI 检查，以下几个技术方面的要点至关重要：①检查前，应对患者进行充分告知和训练，以便最好地执行不同的功能操作。患者的配合是获取满意结果的前提；②无论是否使用直肠对比剂，都需要在静息和行使功能（收缩和用力）时进行静态和动态采集，这样才是一个完整的检查[6-8,27-37]（图 7-2）；③膀胱不应过度充盈也不应排空（存 50～100cc 尿液），以便较好地评估盆底前部的功能失调；④尽管有不同方法、不同对比剂填充直肠，对比剂的选择决定了动态快速序列的选择。例如，掺钆土豆泥需要快速 T_1 加权序列，直肠凝胶用快速 T_2 加权和平衡稳态序列显示更好，而气灌肠最好用快速 T_2 加权序列；⑤排便相是必须进行的，至少可以用重复最大用力相替代[6-8,27-37]。

七、MR 成像方案

根据经验[6]，依据患者的依从性和排定的检查时间，我们可在两种不同的功能性 MRI 技术中二选其一，两者都是在封闭的 1.5T 标准 MRI 单元以仰卧位进行的（图 7-3）。在所有的病例中，出于卫生考虑，我们要求患者检查前 12h 和 2h 提前使用微灌肠剂清洁肠道。

一种盆底动态成像的 MRI 技术称为气囊技术（图 7-4），使用 Foley 导管来扩张直肠。首先，将一根 16 或 18 号法国软 Foley 导管置入直肠，

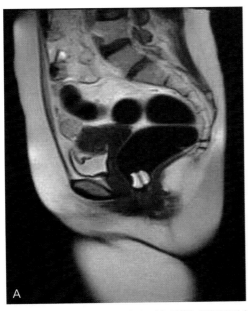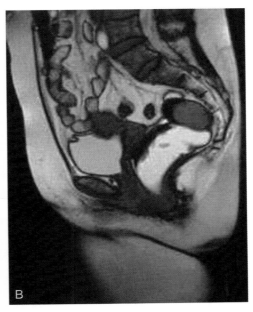

▲ 图 7-3　同一患者静息时气囊技术和填胶技术的比较
A. 放置 Foley 导管后气灌肠，最后用盐水填充气囊（HASTE T₂加权矢状图）；B. 凝胶灌肠
（TrueFISP 矢状图）

最后用 15～20ml 盐水填充气囊，大约 300ml 的空气被充入直肠。在功能性成像时，气囊模拟固体粪便，而空气扩张直肠。有时空气对直肠的扩张可能不够理想，但空气不会阻碍对前部和中部功能紊乱或脱垂的同步评估，而凝胶灌肠可削弱泌尿生殖道脱垂的证据。用静态和动态成像检查静息时、收缩时和用力时的盆底。静态的形态和功能相持续约 10min，包括三个连续的 T_2 加权 HASTE 序列（半傅里叶采集单次激发快速自旋回波序列：矩阵 160×256，层厚 6mm，距离因子 0.15mm，平行切面数 25，采集时间 25s），分别在轴位、矢状位、冠状位采集。

在功能成像时，通过相邻的矢状面获取两个附加的序列，嘱患者保持盆底最大收缩 25s（静态收缩相），然后再用力 25s（静态用力相）（图 7-4a）。

在第二个检查期相（动态功能相），用改良的 T_2 加权 HASTE 动态电影序列在正中矢状面上每秒获得 6～8mm 厚度的薄片，从静息位开始，重复大约 50s，然后嘱患者从最小力到最大力逐渐收缩盆底肌肉，继而在最后的 30～40s

逐渐用力，最终放松（图 7-4b）。最大用力动态相重复几次（通常 2～3 次）来获得更好的结果。极少情况下，最终的排便相可以通过让患者排出气囊来获取，这与一种评估直肠排便能力的生理试验球囊排出试验相似。总体的检查时间为 15～20min，包括患者定位的时间。

另一种被广泛使用 MRI 技术称为 MR 排便造影或填胶技术（图 7-3，图 7-5 至图 7-9）。首先在直肠中填充凝胶（150～180ml），然后采集静态形态 - 功能相和动态期相，类似之前的技术，另加最终的排便相。静态形态和功能相持续约 10min，包括静息时在轴位、矢状位、冠状位采集的平衡或 T_2 加权 HASTE 序列（矩阵 160×256，层厚 4 或 5mm，层间隔 0.15mm，层数 25，采集时间 25s）以进行盆腔形态学评估，以及在相邻切面上通过嘱患者保持 25s 最大收缩然后再用力 25s 采集的两个功能相矢状位序列。

在第二期相（动态功能相），于正中矢状面上每秒获得 6～8mm 厚度的图像，重复 50～60s，从静息位开始，然后嘱患者逐渐收缩盆底肌肉到最大程度，继而在最后 40s 逐渐用

175

考线可能取决于放射科医师的经验和涉及的内科医师的偏好[40]。

如果高于 MPL 1cm 以上被归为 1 级，如果等高于 MPL 或低于 MPL 小于 1cm 被归为 2 级，如

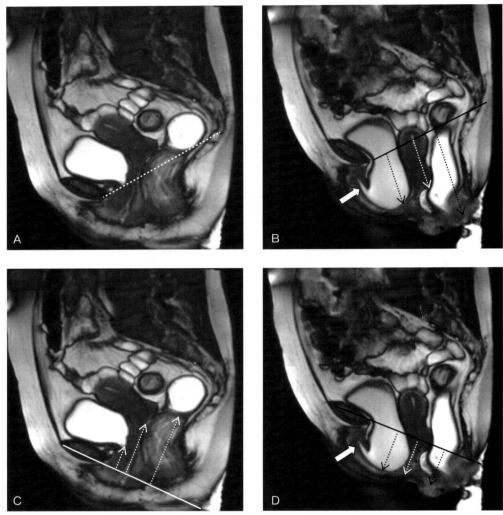

▲ 图 7-5 盆底动态 MRI / MR 排便造影中常用的两条参考线

耻尾线（A）和耻骨中线（B）A、B. 耻尾线从耻骨下缘到最后的尾骨关节，休息时和最大用力期间被画出；C、D. 耻骨中线沿着耻骨联合的中轴向尾部延伸。在这两个系统中，POP 的分期是通过测量从每个部分（膀胱基底部、子宫颈和肛门直肠交界）的解剖标志到参考线的垂直距离来获得的。在这个受 ODS 和尿失禁困扰的患者中，直肠已提前填充凝胶。在动态相用力期间获得的图像显示直肠下降、与尿道活动度过大（大箭）相关的严重膀胱膨出和阴道脱出。本图清楚描绘了盆底三个部分的下降

果低于 MPL 大于 1cm 被归为 3 级，4 级代表器官完全外翻[6,40]。

最大用力时矢状面的其他测量包括 H 线，从耻骨联合的下缘延伸到 AJR，代表骨盆变宽；以及 M 线，从 PCL 到 H 线后缘的垂直线，代表下降。为了对 PFD 进行分级，HMO（H 线，M 线，器官脱垂）系统被应用于患者用最大力时获得的中矢状位图像[31,37,38,40]。

独立于采用的参考系统，在评估 PPFD 患者时总是建议进行完整的三部分评估。

对于放射科医师来说，以 PCL 作为主要解剖标志通常较容易。

在健康女性中，PCL 代表盆底的位置，在静息时平行于提肌平面。静息时正常受试者的膀胱底、阴道上 1/3 和腹腔应该突出在 PCL 之上（图 7-1 和图 7-2）。在患者静息和最大用力或排便时获得的图像上测量的 PCL 到膀胱底、子宫颈和 AJR 的距离表示脱垂的严重程度。

选择 PCL 参考线对 PFD 进行量化，DPF-MRI 可以采用与传统排便造影相同的参考参数。

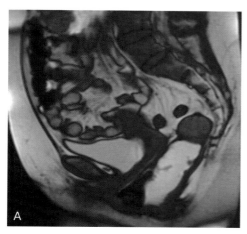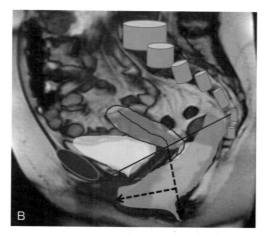

▲ 图 7-6　一名直肠膨出的 ODS 患者

A. 在用力期间用重复的中矢位 TrueFISP 扫描获得的动态相图像。本图清楚地描绘了直肠膨出。前部和中部无异常；B. 重叠了绘图的同一图像。直肠膨出的深度（蓝）为肛中轴线和直肠前壁之间的距离，本例中大约 4cm（虚线箭）。同样，后部下降的程度为最大用力时 PCL 和 AJR 之间的距离（虚线箭）。膀胱底部（黄）和阴道穹窿（粉红）在正确的位置上

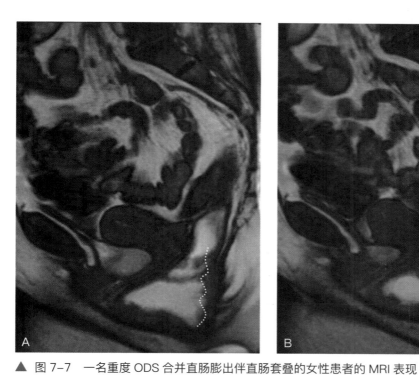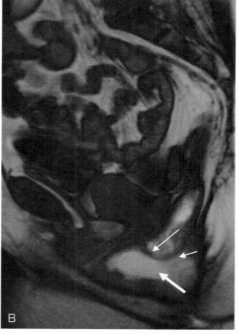

▲ 图 7-7　一名重度 ODS 合并直肠膨出伴直肠套叠的女性患者的 MRI 表现

A、B. 填充凝胶后用 TrueFISP 动态序列扫描的动态相显示了明显的直肠内套叠和直肠内黏膜套叠的清晰征象（B，箭）以及直肠后壁的黏膜皱折（A，曲线），直肠膨出囊中有凝胶滞留（B，大箭）

解剖标志物在 MRI 上甚至比在放射线图像中更容易识别，因此任何测量都更容易、更可重复。

　　ARA 是直肠后缘线和肛管中心轴线形成的角度。其变化体现耻骨直肠肌的功能；当盆底和耻骨直肠肌收缩时，此角闭合（挤压），而在用力和排便时此角打开。

　　根据其他作者的观点，在我们的经验中，健康受试者仰卧位上静息时 ARA 为 85°～95°[6]。

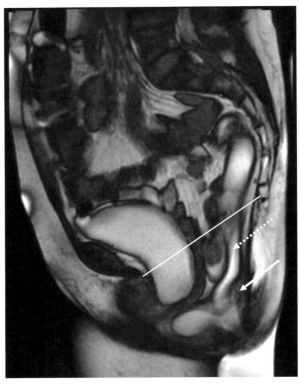

▲ 图 7-8　直肠膨出的 ODS 女性患者
凝胶扩张后动态 MRI 清楚地显示出小肠膨出。在最大用力下，小肠襻在腹膜囊中深度脱垂（白虚箭）。请注意并发的膀胱膨出和直肠膨出，以及明显的直肠肛管套叠（白实箭）

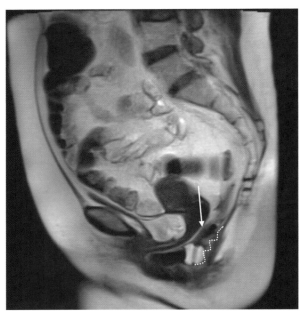

▲ 图 7-9　空气填充后用 T₂ 加权 HASTE 动态序列扫描的动态相图像
显示了明显的直肠内套叠、直肠内黏膜套叠和直肠后壁的黏膜皱折（曲线），以及直肠膨出囊内的气囊滞留

在挤压（盆底最大收缩）时，器官相对于 PCL 升高，从而使 ARA 锐化 10°～15°（由于耻骨直肠肌的收缩）；ARA 小于等于 5°的变化可能是不正常的。在用力和排便时，盆底肌放松，ARA 变钝，通常比静息测量时宽 15°～25°[28,36,41]。Otto 等发现静息时直肠肛门角为 100°，收缩时为 87°，排便时为 130°[36]。

在健康受试者中，当耻骨直肠肌和外括约肌松弛时，肛管开放，使得 30s 内排出至少 2/3 的对比剂，这在常规排便造影和坐姿排便 MRI 都能观察到[8,18,27]。然而，在坐姿的动态 MRI 中，排空时间可能不一致，这主要是由于重力减小和排便位置不舒适。

九、PFDs 的病理、临床和 MRI 特点

（一）直肠膨出

被定义为排便时直肠前壁的隆起或突出。在 78%～99% 的经产妇中可观察到轻至中度的直肠膨出[42-44]，而在男性中很少见。其根本病因是 EPF 的支持结构减弱，尤其是直肠阴道筋膜的变薄或撕裂（Kenton, felt）。可能增加直肠膨出风险的因素包括阴道分娩创伤（多产、难产或产程延长、产钳分娩、会阴撕裂）、便秘伴随慢性腹内压升高、子宫切除术、年龄增长，以及先天性或遗传性盆底支持系统薄弱（图 7-6 至图 7-8）[44]。

在大多数情况下，由于维持直肠前壁的结构薄弱，直肠膨出向前。骨和纤维性结构的存在（骶尾椎）可能降低直肠壁向后膨出的能力。直肠膨出很少向后外侧，而且在这种情况下，膨出通过耻骨直肠肌的缺损向外侧发生，而不是在中线处发生。后外侧直肠膨出被正式称为会阴后疝[15,23]。

无论是直肠内还是直肠肛管套叠，经常与直肠膨出有关[23,42,44]；尤其是直肠前突常常与直肠壁套叠和直肠后壁皱折有关。与前壁不同，

直肠后壁和黏膜不能完全扩张，可能是这种现象的一个合理解释。随着直肠内压力的增加，直肠后壁趋向于皱折和套叠（图7-7）。直肠膨出常与小肠膨出和肛门痉挛有关。有趣的是，小肠膨出或腹膜膨出常作为补偿机制，因为它们可以通过减少粪便在直肠膨出中的受阻来改善排泄（图7-8）。

直肠膨出的症状可能主要在阴道或直肠。阴道症状包括阴道膨出、性交困难和阴道有肿块的感觉。直肠症状包括排便功能障碍、便秘和便不尽的感觉。直肠膨出中的粪便受阻导致许多患者通过指压阴道或会阴的后壁来排空粪便。

临床检查在直肠膨出诊断中的敏感性为31%～80%[2,4,7,17,45]。单纯的体格检查通常不能区分小肠膨出和高位直肠膨出。由于这些原因，最大用力和（或）排便时的动态MRI在直肠膨出的诊断和分级中很有价值。

在MRI中，直肠膨出在最大用力和排便相测量，为肛门中线和直肠前壁之间的距离，或肠壁超过预期直肠前壁突出的深度（图7-6至图7-8）。在仰卧位MRI中，直肠前突小于2cm分级为轻度，在2～4cm为中度，大于4cm为重度[27]。这种分级系统与传统的排便造影稍有不同，以纠正仰卧位的偏倚。利用该分期系统，MRI检出3.5cm以上直肠膨出的敏感性为87%～100%[27]。重度症状性直肠膨出（大于3cm）在用气囊技术或填胶技术的仰卧位MRI中很容易被检出。

相反，在大多数经产妇中被视为正常的轻度直肠膨出（小于2cm）在仰卧位MRI中几乎无法检出，而常在传统的排便造影中被检出[42]。

MR排便造影不仅提供直肠膨出大小的客观信息，而且显示其排空动态，并检出同时发生的直肠套叠或小肠膨出，这些相关发现在查体中常常被排除[20,30,33,36,41]（图7-6至图7-8）。

在动态MRI中经常观察到直肠凝胶或气囊在直肠膨出囊内的滞留（图7-7）。

直肠膨出的外科修复可以用不同的技术和方法进行，因此需要精确的准备计划[46]。直肠膨出可以通过经肛门或经阴道途径治疗，使用或不使用吻合器直肠切除术，同时或不同时行开放或腹腔镜下其他盆底疾病的修复。此外，这些外科技术（如吻合器经肛门直肠切除术即stapled trans-anal rectal resection，STARR）大多在不断进步，并且关于其合适性和长期有效性仍存在很大争议[46]。

（二）直肠套叠

直肠套叠，也称为不完全直肠脱垂，是直肠壁的内陷[20]，位于前、后或周围，可能涉及整个直肠壁或黏膜层[7,17,44]（图7-7和图7-8）。

因此，直肠套叠被分类为直肠内（保留在直肠内）、肛门内（在肛管内延伸）或肛门外（通过肛门括约肌）；后者也被称为完全直肠脱垂[44]。

在近80%的健康受试者中观察到直肠壁的小内陷，被认为是期间的正常萎缩[42]。直肠内肠套叠（或不完全直肠脱垂）不太可能阻碍排便，因为它发生在直肠塌陷时，而不是产生不完全排空的感觉。相反，当内陷进展成肛门内型时，患者最有可能因出口阻塞而感觉不完全或排便阻塞[42,44,47]。高级别直肠套叠常与直肠前突有关，偶尔也与孤立性直肠溃疡综合征有关[47,48]。每当内陷与直肠前突相关时，它可能导致直肠内容物的隔离，并且在放松期间粪便返回直肠，从而导致不完全排泄和ODS[17]。

根据Bertschinger等的说法[27]，如果在仰卧位进行检查，检测直肠内陷的MRI敏感性较低；在这项研究中，相对于坐位，100%的直肠肠套叠在仰卧位成像时被遗漏，尽管该系列研究仅包括较少数量的患者。最近，Dvorkin等[48]研究发现，对于排泄性直肠造影，肠套叠的整体MRI敏感性接近70%。其他作者认为，由于钡剂的低稠度，传统的排泄性造影可能会过高诊断直肠内陷。根据我们的经验，具有凝胶填充的MR排粪造影，相对于气球技术，由于更好地描绘了直肠黏膜，显示出对于低级别和轻度直肠内陷的较高敏感性,特别是在排空期。然而,使用这两种技术很容易检测到高级别的内陷（图 7-8 和图 7-9）。

（三）直肠脱垂

当直肠的黏膜层或全层延伸穿过肛门时,直肠脱垂即为直肠外或完整的直肠肠套叠[44]。通常,直肠脱垂开始于直肠内肠套叠并向完全脱垂进展。据估计,直肠脱垂的发生率约为每 1000 人中有 4 例；在成年人群中,女性与男性的比例为 6:1[44]。常见症状包括便秘、不完全排泄的感觉、大便失禁和直肠溃疡伴出血[44]。虽然很少,未经治疗的直肠脱垂会导致嵌顿和绞窄坏死。

（四）肠疝

盆腔腹膜囊向直肠生殖器或道格拉斯窝突出的疝块可能包含脂肪（即所谓的腹膜疝）、小肠襻（肠疝）或乙状结肠（乙状结肠疝）。偶尔也可能含有盲肠（图 7-8）。在 PFD 患者中,肠疝的发生率介于 17% 和 37% 之间；它们在女性中更常见,常与直肠前突相关[7,17,20,21]。子宫切除会增加肠疝的风险,导致前（宫颈）与后（直肠阴道）壁筋膜分离[7]。

肠疝可能伴有症状,导致饱胀感和不完全排泄的感觉,偶尔感到下腹痛。然而通常情况下,肠疝不会影响排便,但它可能会通过压缩直肠前突袋来改善与大直肠疝相关的阻塞性症状,从而减少粪便夹带（图 7-8）。根据几位作者的说法,MRI 似乎优于动态排粪造影,后者未能识别高达 20% 的肠疝[20,49]。然而,其他作者通过证明传统直肠造影的准确性更高,已经报道了不一致的结果[50]。肠疝的手术修复通常包括穹窿闭塞[46]。

十、直肠和会阴下降

直肠下降是 PCL 下方的 AJR 下降（超过 3cm）,通常与不同程度的中间和前部盆腔的异常下降相结合[6-8,51,52]。这种广泛的盆腔病变也被定义为会阴下降综合征（图 7-5）。通常情况下,该综合征被描述为在紧张状态中 PCL 下方几厘米处的会阴部膨胀,尽管在严重情况下,休息时也能观察到其下降[17]。

会阴下降综合征的主要致病机制是过度和重复的紧张。慢性应变决定了前直肠进入肛管的进行性突出,形成了不完全排便的感觉和骨盆肌肉组织的虚弱,因此导致更多的紧张,从而形成恶性循环[51,52]。其他原因包括由于分娩创伤或神经病变引起的阴部神经损伤而导致的盆腔肌肉无力[52]。

在 MR 排泄造影中,异常直肠下降定义为到达位于 PCL 下方的 AJR,在 3～5cm 是轻微的,在大于 5cm 时是严重的。事实上,后房的标志是 AJR 与 PCL 的位置。

PCL 下方的膀胱异常突出,称为膀胱膨出,代表异常的前房下降。子宫脱垂或阴道穿窿的下降,这是中房的标志,代表着中房的下降[6,7,28,37]。

因此,盆底下降或下垂可以定义为当盆底完全受累时的三室下降,或者当涉及三个盆室中的两个时双室的下降。

十一、耻骨直肠综合征或盆底失弛缓症：病理和临床特征

盆底失弛缓症或痉挛性盆底综合征（或运动障碍性耻骨直肠综合征或盆腔肌萎缩症）是一种 PFD,其特征是排便时耻骨直肠肌和肛门外括约肌缺乏或不充分松弛,导致 ODS[8,17,18,45]。

在正常受试者中,静息的耻骨直肠肌支持直肠的下缘以保持张力（图 7-1 和图 7-2）。盆底失弛缓症分为便秘和不完全排便（ODS）,因为在紧张和排便期间耻骨直肠肌收缩,而 ARA 在不同功能阶段（休息、挤压和紧张）没有显著变化。相关特征可能是在紧张过程中缺乏盆底的正常下降、耻骨直肠肌的肥大,偶尔还有相关的前直肠前突（图 7-10）。

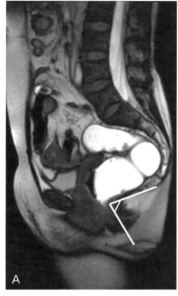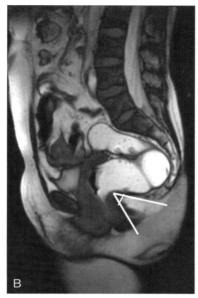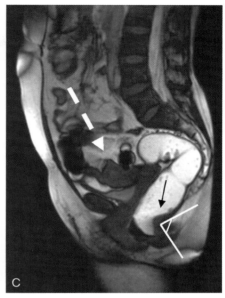

▲ 图 7-10　盆底失弛缓症或痉挛性盆底综合征（或运动障碍性耻骨直肠综合征或盆腔肌萎缩症）

动态 MRI，直肠凝胶扩张静息（A）、挤压期间（B）和最大应变（C）。由于耻骨直肠肌的缺乏或不充分的放松，ARA 在最大应变期间不会打开。在紧张时（C）尽管腹内压力增加（白虚箭），ARA 的大小不会改变而不是增加，从而阻碍了排泄。在 C 图中，对直肠后壁（黑实箭）的耻骨直肠肌的明显成像也很清晰

在排粪直肠造影中，延迟排空时间（超过 30s 排泄直肠内容物的 2/3）对于盆底失弛缓症具有 90％ 的阳性预测值（PPV）[18,45]。然而，这一发现尚未在仰卧位的 MR 排粪造影中得到充分研究。在 MRI 中，紧张和排便期间耻骨直肠肌的反常收缩导致 ARA 在所有功能阶段（静息时、收缩紧张和排便期间）的变化很小或没有。在最大紧张情况下，尽管腹腔内压力增加，ARA 也不会打开，因此排便和排空无法进行（图 7-10）。

与其他 PFD 不同，盆底失弛缓症一般选择保守治疗，通常是生物反馈治疗。然而，它可能与直肠前突或其他机械性疾病有关，这并非罕见。在这些情况下，识别这两种疾病非常重要；保守治疗总是先于手术治疗。

十二、前部或尿路 PFDs

膀胱膨出定义为膀胱突出或膨出到阴道前壁[6-9,13,34,35]（图 7-11）。绝经后妇女更容易发生膀胱膨出，因为雌激素有助于保持阴道和膀胱的支撑肌肉及韧带间的良好协调。一旦雌激素水平下降，这些肌肉 / 韧带就会变得更薄、更弱，从而使膀胱膨胀到阴道内。膀胱膨出可单独发生，也可能与其他盆底异常（会阴下降综合征）有关。膀胱膨出可根据膀胱下降程度或解剖缺陷（中央、侧面或组合）按等级分类。

大多数 1 级和 2 级膀胱膨出是无症状的，但也可能与 SUI 有关[14,16]。明显的膀胱膨出通常是有症状的，可能与阴道膨出、性交困难、复发性尿路感染、阻塞性排尿症状和尿潴留有关[6-9,13]。经常与膀胱膨出相关的尿道过度活动被定义为排尿期间尿道轴的过度变化，经常在 UI 患者中观察到其超过 45°（图 7-5）。

在 MRI，最大应变阶段和排泄阶段很容易检测到膀胱膨出和尿道过度活动。

十三、子宫阴道脱垂

子宫脱垂是指子宫进入阴道并经常超出阴道口，这主要是由于子宫骶骨韧带受损，该韧带支撑阴道上部 20％（尖端）和子宫[6-9,34,35,37]。

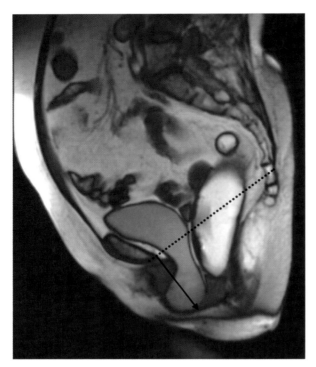

▲ 图 7-11　子宫切除术后的女性患者有严重的前房脱垂，伴有复发性尿路感染和尿失禁

PCL 已经在最大应变下获得图像成像。清晰显示超过 5cm 的严重膀胱膨出，而后房轻度下降

当子宫骶骨韧带断裂时，子宫开始下降到阴道内；子宫的进一步下降将阴道的其余部分向下拉，导致耻骨宫颈筋膜和直肠阴道筋膜从侧面附着点向下撕裂。子宫和阴道继续脱垂可导致完整的子宫和阴道脱垂，使子宫落在阴道口（图 7-5）。

　　阴道穹窿脱垂，指的是子宫切除术后的阴道松弛，包括之前进行了全子宫切除术之后阴道的顶端通过或超出阴道口[7,9,34]。

　　阴道穹窿脱垂几乎总是与其他盆腔器官脱垂有关，其中最常见的是肠疝。由于子宫骶骨 - 复合体的损伤，反映了顶端水平支持的丧失[9]。轻度子宫脱垂通常无症状，但较严重者可表现为阴道肿块，伴有性交困难，由于子宫骶骨韧带拉伸引起的腰痛，偶尔尿潴留和输尿管阻塞导致的梗阻性尿路病和（或）排便困难[9]。

十四、结论

　　动态盆底 MRI 通过提供盆底结构的形态学

和功能信息，能够准确地诊断并对大多数泌尿生殖系统和肛门直肠 PFD 进行分级，无须辐射暴露，并且独立于其他技术。PPFD 和 ODS 包括许多不同的肛门直肠功能障碍，无论是机械的还是功能性的，有相似的阻塞症状，但需要特定的诊断和不同的手术或保守治疗[6,46]。由于动态盆底 MRI 提供全面的诊断方法，所有 PFD 特别是 ODS 的管理正在迅速发展和改进。毫无疑问，放射科医师和临床医师之间的紧密合作对于 PPFD 的有效治疗至关重要。通过 MRI 提供的 PFD 的相关信息说明放射科医师位于现代盆底 MDT 的中心，可作为许多不同领域之间 PFD 管理的交叉点。

参考文献

［1］DeLancey JOL (1993) Anatomy and biomechanics of genital prolapse. Clin Obstet Gynecol 36:897–909.

［2］DeLancey JO (1994) The anatomy of pelvic floor. Curr Opin Obstet Gynecol 6:313–316.

［3］Olsen AL, Smith VJ, bergstrom JO et al. (1997) Epidemiology of surgically managed pelvic organ prolapsed and urinary incontinence. Obstet Gynecol 89:501–506.

［4］Subak LL, Waetjen LE, van den Eeden S et al. (2001) Cost of pelvic organ prolapse surgery in the United States. Obstet Gynecol 98:646–651.

［5］Elneil S (2009) Complex pelvic floor failure and associated problems. Best Pract Res Clin Gastroenterol 23:555–573.

［6］Maccioni F (2013) Functional disorders of the ano-rectal compartment of the pelvic floor: Clinical and diagnostic value of dynamic MRI. Abdom Imaging 38:930–951.

［7］Mortele KJ, Fairhurst J (2007) Dynamic MR defecography of the posterior compartment: Indications, technique and MRI features. Eur J Radiol 61(3):462–472.

［8］Fielding JR (2002) Practical MR imaging of female pelvic floor weakness. Radio Graphics 22:295–304.

［9］Farouk El Sayed R (2013) The urogynecological side of pelvic floor MRI: The clinician's needs and the radiologist's role. Abdom Imaging 38:912–929.

［10］Fitzgerald MP, Weber AM, Howden N et al. (2007) Risk factors for anal sphincter tear during vaginal delivery. Obstet Gynecol 109:29–34.

［11］Karasik S, Spettel CM (1997) The role of parity and hysterectomy on the development of pelvic floor abnormalities revealed by defecography. AJR Am J Roentgenol 169:1555–1558.

［12］Maglinte DDT, Kelvin FM, Fitzgerald K et al. (1999)

Association of compartment defects in pelvic floor dysfunction. AJR Am J Roentgenol 172:439–444.

[13] Abrams P, Cardozo L, Fall M et al. (2002) The standardization of terminology of lower urinary tract function: Report from the standardization subcommittee of the international continence society. Neurourol Urodyn 21:1067–1178.

[14] Fultz NH, Burgio K, Diokno AC et al. (2003) Burden of stress urinary incontinence for community-dwelling women. Am J Obstet Gynecol 189:1275–1282.

[15] Kelvin FM, Maglinte DD (2003) Dynamic evaluation of female pelvic organ prolapse by extended proctography. Radiol Clin N Am 41(2):395–340.

[16] Koelbl H, Mowstin J, Boiteux JP (2002) Pathophysiology. In: Abrams P, Cardozo L, Koury S, Wein A (eds), Incontinence, 2nd Edn. Plymouth: Health Publications, pp. 165–201.

[17] Ganeshan A, Anderson EM, Upponi S et al. (2008) Imaging of obstructed defecation. Clin Radiol 63:18–26.

[18] Stoker J, Halligan S, Bartram C (2001) Pelvic floor imaging. Radiology 218:621–641.

[19] Bharucha AE. (2006) Update of tests of colon and rectal structure function. J Clin Gastroenterol 40:96–103.

[20] Elshazly WG, ElNekady Hassan H (2010) Role of dynamic magnetic resonance imaging in management of obstructed defecation case series. Intern J Surg 8:274–282.

[21] Kelvin FM, Maglinte DD, Hornback JA et al. (1992) Pelvic prolapse: Assessment with evacuation proctography (defecography). Radiology 184:547–551.

[22] Kelvin FM, Maglinte DDT, Hale DS, Benson JT (2000) Female pelvic organ prolapse: A comparison of triphasic dynamic MR imaging and triphasic fluoroscopic cystocoloproctography. AJR Am J Roentgenol 174:81–88.

[23] Maglinte DDT, Bartram C (2007) Dynamic imaging of posterior compartment pelvic floor dysfunction by evacuation proctography: Techniques, indications, results and limitations. Eur J Radiol 61:454–461.

[24] Maglinte DDT, Bartram CI et al. (2011) Functional imaging of the pelvic floor. Radiology 258:23–29.

[25] Maglinte DDT, Hale DS, Sandrasegaran K (2013) Comparison between dynamic cystocolpoproctography and dynamic pelvic floor MRI: Pros and cons: Which the functional examination for anorectal and pelvic floor dysfunction? Abdom Imaging 38:952–973.

[26] Goei R, Kemerink G (1990) Radiation dose in defecography. Radiology 176:137.

[27] Bertschinger KM, Hetzer FH, Roos JE et al. (2001) Dynamic MR imaging of the pelvic floor performed with patient sitting in an open-magnet unit versus with patient supine in a closed-magnet unit. Radiology 223(2):501–508.

[28] Roos JE, Weishaupt D, Wildermuth S et al. (2002) Experience of 4 years with open MR defecography: Pictorial review of anorectal anatomy and disease. Radio Graphics 22:817–832.

[29] Pannu HK, Kaufman HS, Cundiff GW et al. (2000) Dynamic MR imaging of pelvic organ prolapse: Spectrum of abnormalities. Radio Graphics 20(6):1567–1582.

[30] Flusberg M, Sahni VA, Erturk SM et al. (2011) Dynamic MR defecography: Assessment of the usefulness of the defecation phase. AJR Am J Roentgenol 196(4):W394–W399.

[31] Law JM, Fielding JR (2008) MRI of pelvic floor dysfunctions: Review. AJR Am J Roentgenol 191:S45–S53.

[32] Lamb GM, de Jode MG, Gould SW et al. (2000) Upright dynamic MR defaecating proctography in an open configuration MR system. Br J Radiol 73(866):152–155.

[33] Solopova AE, Hetzer FH, Marincek B et al. (2008) MR defecography: Prospective comparison of two rectal enema compositions. AJR Am J Roentgenol 190:118–124.

[34] El Sayed RF, El Mashed S, Farag A (2008) Pelvic floor dysfunction: Assessment with combined analysis of static and dynamic MR imaging findings. Radiology 248:518–539.

[35] Vanbeckevoort D, Van Hoe L, Oyen R et al. (1999) Pelvic floor descent in females: Comparative study of colpocystodefecography and dynamic fast MR imaging. J Magn Reson Imaging 9:373–377.

[36] Otto SD, Oesterheld A, Ritz JP et al. (2011) Rectal anatomy after rectopexy: Cinedefecography versus MR-defecography. J Surg Res 165:52–58.

[37] Reiner CS, Weishaupt D (2013) Dynamic pelvic floor imaging: MRI techniques and imaging parameters. Abdom Imaging 38:903–911.

[38] Betschart C, Chen L, Ashton-Miller JA et al. (2013) On pelvic reference lines and the MR evaluation of genital prolapse: A proposal for standardization using the pelvic inclination correction system. Int Urogynecol J 24:1421–1428.

[39] Colaiacomo MC, Masselli G, Polettini E et al. (2009) Dynamic MR imaging of the pelvic floor: A pictorial review. Radio Graphics 29(3):e35 (Review).

[40] Woodfield CA, Krishnamoorthy S, Hampton BS (2010) Imaging pelvic floor disorders: Trend toward comprehensive MRI. AJR Am J Roentgenol 194:1640–1649.

[41] Lienemann A, Anthuber C, Baron A et al. (1997) Dynamic MR colpo- cystorectography assessing pelvicfloor descent. Eur Radiol 7:1309.

[42] Shorvon PJ, Marshall MM (2005) Evacuation proctography. In: Wexner SD, Zbar AP, Pescatori M (eds) Complex Anorectal Disorder: Investigation and Management. New York: Springer.

[43] Kenton K, Shott S, Brubaker L (1999) The anatomic and functional variability of rectoceles in women. Int Urogynecol J Pelvic Floor Dysfunct 10(2):96–99.

[44] Felt-Bersma RJ, Cuesta MA (2001) Rectal prolapse, rectal intus-susception, rectocele, and solitary rectal ulcer syndrome. Gastroenterol Clin N Am 30:199–222.

[45] Halligan S, Bartram CI, Park HJ et al. (1995) Proctographic features of anismus. Radiology 197:679–668.

[46] Zbar AP. (2013) Imaging and surgical decision-making in obstructed defecation. Abdom Imging 38:894–902.

[47] Dvorkin LS, Gladman MA, Scott MS et al. (2005) Rectal

intussusception: A study of rectal biomechanics and visceroperception. Am J Gastroenterol 2005(100): 1578–1585.

[48] Dvorkin LS, Hetzer F, Scott SM et al. (2004) Openmagnet MR defaecography compared with evacuation proctography in the diagnosis and management of patients with rectal intussusception. Colorectal Dis 6(1):45–53.

[49] Boyadzhyan L, Raman SS, Raz S (2008) Role of static and dynamicMR imaging in surgical pelvic floor dysfunction. Radio Graphics 28:949–967.

[50] Cappabianca S, Reginelli A, Iacobellis F et al. (2011)

Dynamic MRI defecography vs. entero-colpo-cystodefecography in the evaluation of midline pelvic floor hernias in female pelvic floor disorders. Int J Colorectal Dis 26:1191–1196.

[51] Parks AG, Porter NH, Hardcastle J (1966) The syndrome of the descending perineum. Proc R Soc Med 59:477–482.

[52] Broekhuis SR, Hendrik JCM, Jurgen JF (2010) Perineal descent and patients'symptoms of anorectal dysfunction, pelvic organ prolapse, and urinary incontinence. Int Urogynecol J 21:721–729.

Chapter 8
脊柱退行性病变及其他脊柱关节病

Degenerative Disease of the Spine and Other Spondyloarthropathies

M. Cody O' Dell, Nathan J. Kohler, Brian K. Harshman, Steven A. Messina, Christopher W. Wasyliw, Gary Felsberg, Laura W. Bancroft, 著

陈慧莹, 译 袁慧书、郎 宁, 校

目录 CONTENTS

一、技术问题

从技术层面来讲，脊柱成像十分复杂。椎管是深在的长圆柱状结构，充分显示细节才能满足诊断及评估的需要。获取高信噪比的图像需要特制线圈扫描，扫描视野要比较小，为 16～24cm，以获得足够的分辨率。

其他问题，包括患者相关因素，如体型大小、脊柱曲度和运动是成像的关键。有下腰痛的患者通常会处于较重的焦虑状态，往往需要镇静。另外，有背痛或颈痛的患者在检查过程中很难保持平躺不动，需要药物镇痛。体型较大的患者由于检查床的承重限制或无法进入磁共振机的检查孔洞，很难或根本无法完成检查。

生理性运动，如心脏搏动、横隔移动、吞咽都可以产生伪影，降低图像质量。脑脊液在硬膜囊内的流动也可产生搏动伪影。这些伪影在 T_2 加权像及梯度回波序列上更为明显。搏动伪影可导致脑脊液局部信号减低，而对应的脊髓实质局部信号增高。这些伪影在 T_1 加权像上相对不明显。一些厂家提供的后处理软件可以消除此类伪影[1]。

脊柱金属植入物及术后改变引发了另一系列问题。首先需要明确的是，当存在手术金属植入物时，必须要与术前的图像进行对比。传统意义上，由于伪影的存在，磁共振并不作为评估脊柱术后并发症的主要影像学检查手段。MRI 脊柱成像有多种伪影，最常见的就是金属植入物导致的磁敏感伪影。降低此种伪影的技术包括采用钛金属植入物、增加频率编码的梯度、使植入物顺应磁场的方向、采用快速自旋回波序列提高植入物周围的信号等。其他降低此类伪影的方法还包括减小体素、增大带宽、降低场强等[2]。

二、检查技术

大多情况下，扫描选用的成像技术与阅片同等重要。患者检查时采用仰卧位，分别获得轴位和矢状位图像。冠状位有助于脊柱侧凸的评估。一项研究显示，成人腰椎侧凸在 MRI 上的检出率为 19.9%。因此在评估脊柱侧凸时，包含冠状位定位图像或专门的冠状位序列很重要[3]。适当的 MRI 扫描方案包括从 L_3 中段到 S_1 中段的薄层轴位图像。获取无跳跃区域的连续"堆叠"图像是必要的。在椎间盘水平上获得有间隔的图像可能会漏掉游离碎片，这是导致手术失败的常见原因。通常不必将机架与终板的方向保持平行。使用表面线圈可以增加信噪比和分辨率。采用专门的颈线圈有助于颈椎的研究，而对于胸椎和腰骶椎，体线圈就足够了。脊柱成像最常选用 1.5T 场强，3T 系统由于伪影增加，更多地被用于脑成像[1]。

扫描序列至少应该包括矢状位和轴位的 T_1WI 和 T_2WI。还有一些其他序列具有不同的临床用途，例如，短时反转恢复（short tau inversion recovery，STIR）序列有助于创伤的评估，还可增加对脊髓病变的敏感性[4]。静脉对比剂的使用较为有限[1]，将在下一节讨论。

三、MR 对比剂

脊柱 MRI 使用的对比剂种类有限，都是顺磁性金属钆的衍生物[1]。钆可以缩短 T_1 弛豫时间，并在一定程度上缩短 T_2 弛豫时间，这导致有血脑屏障破坏或血管增生的区域出现强化[5]。脊柱成像需要使用对比剂的情况比较少，例如，术后脊柱成像、脊髓成像或疑似感染的病例应采用增强扫描。同样，当硬膜外隙发现异常时，也应使用钆对比剂。研究表明，椎间盘高度塌陷、Modic 改变和严重的退行性改变可导致椎间盘的强化[6]。一项独立的研究表明，与非碘化对比剂相比，离子对比剂扩散速度慢，使得椎间盘碎片和瘢痕组织间的对比增加[7]。但是这一发现的临床实用性并不大，目前很少在椎间盘退行性疾病的诊断中使用对比剂。

钆随尿液排泄，其中大部分在注射 6h 后排出。建议在给予静脉注射钆之前计算患者肾小球滤过率（glomeruar filtration rate，GFR），以预防肾源性系统性纤维化[5]。

四、正常解剖

了解正常的脊柱解剖对于理解各种椎间盘退行性病变和命名至关重要。骨性脊柱一般分为五个节段，颈椎由 7 块椎骨组成，胸椎由 12 块椎骨组成，腰椎通常由 5 块椎骨组成，骶尾椎的脊椎数目有很大的变异，通常有 5 块骶椎和 3～5 块尾骨。椎骨由椎体和后部附件组成。椎体近似圆柱状，由内部的骨松质、骨髓、脂肪以及表面的骨密质组成。后部附件由椎体后方的所有骨结构组成，包括椎弓根。了解每个椎体之间形成的关节也十分重要，这是理解退行性疾病的关键。与其他椎体不同，颈椎有横突孔，椎动脉由此穿行（图 8-1A）。寰椎，即第 1 颈椎，与枕骨构成关节。枢椎，即第 2 颈椎，有一个独特的向上延伸到椎管的部分，即齿突（图 8-1B）。寰枢关节的解剖在类风湿关节炎（rheumatoid arthritis，RA）或创伤中最为重要。C₃～C₇椎体由 5 个关节相连，分别为椎间盘、2 个钩椎关节和 2 个关节突关节。钩椎关节是颈椎特有的，也是骨质增生的好发部位。

胸椎的独特之处是横突与肋骨组成关节（图 8-2）。通常有 12 个胸椎连接到 12 对肋骨上。腰椎有关节突关节和椎间盘关节。腰骶椎是上下躯体之间的支点。因此，大多数椎间盘退行性疾病发生在下腰椎。

脊柱各椎体间有椎间盘复合体（图 8-3），该复合体由软骨终板、纤维环和髓核组成。髓核位于椎间盘复合体中心偏后部。纤维环包绕在髓核周围，是一种含有较少黏性核的环状纤维结构。纤维环附着于椎体的上、下终板，终板为扁平骨盘样结构，其边缘隆起称为环突。

随着年龄的增长，椎间盘比其他组织变化大，它是机体内缺乏血液供应的最大组织。软骨终板是纤维环与椎体终板之间的透明结构，MRI解剖学文献中很少讨论。使用超短回波时间和快速低角度拍摄（fast-low-angle-shot，FLASH）MRI 序列的尸体标本研究有望更好地了解软骨终板在脊柱退行性改变中的作用[8,9]。

在一定程度的变化范围内，成人脊柱的正常 T_1 加权像通常显示骨髓呈稍高信号，椎间盘呈中等信号，脑脊液呈低信号[10]。T_2 加权像表

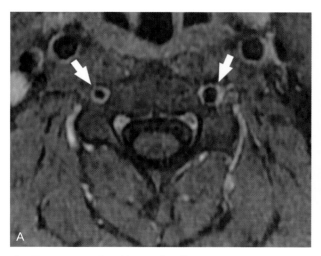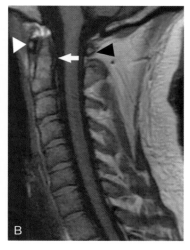

▲ 图 8-1 32 岁男性，正常颈椎 MRI
A. 轴位脂肪抑制 T_1 加权增强图像，显示双侧椎动脉穿过颈椎特有的横突孔结构（箭），左侧椎动脉较粗；B. 矢状位 T_1 加权像，显示 C_1 特有的环状结构（箭头）和 C_2 向上突起的齿状突（箭）

现为骨髓呈低信号，椎间盘呈中等 - 高信号，脑脊液呈高信号。成人在 T_1WI 上偶尔会有局限性骨髓信号增高区，通常代表局部的脂肪替代。正常椎体骨髓在无脂肪抑制的 T_2 加权快速自旋回波图像上呈高信号，病灶检测困难。在该种情形下，STIR 序列可使椎体病变更加明显。在儿童中，骨髓由于造血作用在 T_1 图像上信号并不高，并且常可强化。

正常脊柱 MRI 成像可以显示椎体后部的 T_1 低信号椎静脉丛。椎静脉丛通常在 T_2 加权像上表现为高信号，并在注射对比剂后强化。有时硬膜囊背侧可见 T_1 高信号的硬膜外脂肪[5]。

脊柱中有五组重要的韧带，它们都与退行性病变相关（图 8-3）。位于脊柱前方的前纵韧带贯穿头尾，在前方支持脊柱。后纵韧带位于椎体后方、硬膜囊前方。棘间韧带连接棘突。各个椎板间由黄韧带相连。此外，在神经孔内有小的韧带，通常不显影[5]。

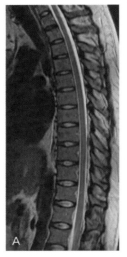
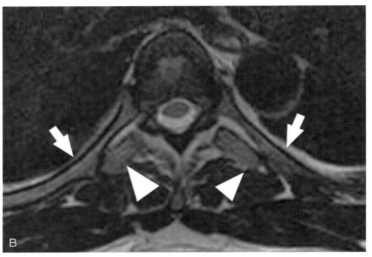

▲ 图 8-2　33 岁男性，正常胸椎 MRI
通过椎体的矢状位（A）和轴位（B）快速自旋回波（ast spin echo，FSE）T_2 加权像，显示胸椎特有的横突（箭头）与肋骨（箭）关节

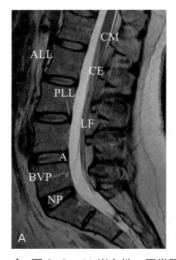
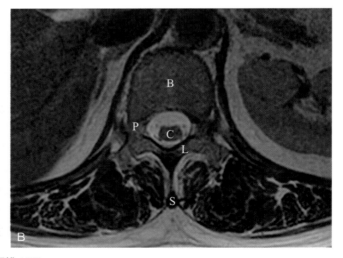

▲ 图 8-3　41 岁女性，正常腰椎 MRI
矢状位（A）和轴位（B）FSE T_2 加权像（ALL. 前纵韧带；PLL. 后纵韧带；CM. 脊髓圆锥；CE. 马尾神经；LF. 黄韧带；A. 纤维环；BVP. 椎静脉丛；NP. 髓核；B. 椎体；P. 椎弓根；C. 脊髓；L. 椎板；S. 棘突）

五、移行解剖

如前所述，人体通常有 37 ～ 39 个椎体。椎体数目可随尾部变异的情况发生显著变化。最常见的移行异常包括 S_1 腰化、L_5 骶化、L_1 肋骨发育不全、T_{12} 肋骨发育不良[4]。脊椎移行异常被认为是正常的变异，人群中的出现率为 4% ～ 30%。移行解剖与脊柱的加速退行性变有一定联系。

在临床上，移行解剖与手术密切相关，有可能导致手术部位错误。事实上，一项调查显示，高达 50% 的脊柱外科医师在他们的职业生涯中进行过错误部位的手术。最近的一项回顾性研究表明，在一组青少年特发性脊柱侧凸患者中有 10% 合并移行解剖，但放射学报告仅反映了 0.5%，表明放射科医师可能没有关注到这一问题[11]。腰骶部移行椎最好用计算机断层扫描（CT）或向头部打 30° 角的前后位（anteroposterior pelvi，AP）X 线片（即弗格森 X 线片）[12]。如果放射科医师发现并在报告中详细描述出解剖变异，可以避免相关的医疗差错[4]。

六、先天性附件异常

关节突关节方向是指关节突关节在水平面与矢状面的夹角。当两侧关节突关节角度不对称时，称为小关节不对称。更确切地说，是一个小关节的后方关节突位于前方关节突的偏内侧。当存在这种情况时，椎体被认为可能发生旋转和半脱位，但这尚未确立实际的临床意义。目前仍不清楚小关节不对称是否是关节退行性改变的病因或影响因素。有研究显示，退行性腰椎滑脱与之有一定的联系[5,13]。

七、脊柱退行性改变

（一）椎间盘退行性病变

椎间盘退行性病变可能无症状，也可与腰痛或神经根病有关。成人椎间盘退行性病变的患病率高达 30%，是 45 岁以下患者最常见的致残原因。其病因学是多因素的，包括职业损伤、肥胖、遗传学和心理社会因素[4]。区分椎间盘退行性病变和椎间盘突出很重要，因为二者是相对独立的病变，有不同的处理方式[4]。此外，一些研究表明，在控制椎间盘突出和终板改变这两个因素后，椎间盘退行性病变与腰痛之间的相关性减低[14]。

同样重要的是，并非所有影像上有椎间盘退变表现的患者都有症状。大多数人（大约 2/3）一生中都会经历背部疼痛，且其中大部分找不到明确病因[15]。一项研究显示，当控制终板改变和椎间盘形态后，腰背痛与严重退行性椎间盘病变之间并无相关性。多个对年轻健康无症状成年人的 MRI 研究表明，至少有一半的研究对象有一个或一个以上椎间盘退行性改变[16,17]。考虑到腰痛的经济成本以及椎间盘退行性病变是导致功能性残疾的主要原因之一，我们必须了解影像检查的重要性。影像报告不必推测病因，也不应低估或高估它所带来的负担[18]。当出现症状时，患者通常会进行影像学检查，典型表现有椎间隙狭窄、终板退行性改变以及椎间盘信号减低和真空现象，椎间盘也可显示线状强化。

（二）椎间盘退行性病变的命名

在过去，用于描述脊柱退行性改变的术语宽泛而模糊，并且经常使神经放射学家和临床医师感到迷惑。2001 年，北美脊柱学会开始着手规范用于描述椎间盘病变的术语。为此成立了一个联合工作组，力求简洁、通用的命名[19]。在这一节中，我们将讨论联合工作组获得的结果。但是脊柱放射学领域仍有争议的话题还有待于进一步研究。此外，本书中所描述的定义是指影像学发现，而非临床症状。

一般情况下，椎间盘病变的诊断及分类可以参考 Fardon 等的分类标准[19]。我们将主要

关注退变性 / 外伤性病变和用于描述它们的特定术语。

纤维环裂隙指环状纤维间的分离。这可能是纤维自椎体嵌入部分撕脱，或者纤维横向、纵向或呈同心圆状的断裂，可能累及多个层面的环状纤维。纤维环裂隙与"纤维环撕裂"经常互换使用，但一些临床医师倾向于使用"撕裂"。根据最近的共识，考虑到二者经常作为同义词使用，撕裂或裂隙都是恰当的。退变描述了多种表现，包括椎间隙狭窄、椎间盘脱水和纤维化等。退行性改变可分为两类：变形性脊椎病和椎间骨软骨病。变形性脊椎病特指与正常老化有关的椎间盘的改变，而椎间骨软骨病通常提示更清晰的病理过程。也就是说，变形性脊椎病可能是指衰老性改变，而椎间骨软骨病是特殊的病理性改变，例如褐黄病或强直性脊柱炎。

（三）纤维环撕裂

纤维环撕裂的本质很简单，之所以复杂是因为有众多同义词——纤维环裂隙、高信号区（high-intensity zone，HIZ）及纤维环缺损等。它是指由于外伤或退行性改变引起的纤维环内的缺损。其结果是在 T_2 加权像上出现一个高信号区，或一个线状的局部强化灶，通常位于纤维环后部（图 8-4）。椎间盘边缘的轮廓改变也被证明与椎间盘内部纤维排列紊乱有关[20]。

大多数纤维环撕裂是无症状的，偶然被发现的。如果临床怀疑椎间盘撕裂是患者疼痛的来源，有创性椎间盘造影检查可能有助于诊断。有症状的撕裂很少建议手术治疗[4]。虽然大多数人认同在椎间盘源性腰背痛患者的纤维环后部出现 HIZ 是症状性纤维环撕裂的可靠征象，目前仍在进行相关的实验确定该问题的临床相关性[21]。

（四）椎间盘膨出

椎间盘膨出指的是至少 50% 周长的椎间盘超过椎体环状突，不属于椎间盘疝出的一种形式[19]（图 8-5）。最常见于颈椎的 $C_5 \sim C_6$ 和 $C_6 \sim C_7$，或腰椎的 $L_4 \sim L_5$ 和 $L_5 \sim S_1$。虽然椎间盘膨出可能会导致硬膜囊前缘受压，但椎管和侧隐窝狭窄并不常见。高达 39% 的无症状成年人发现有椎间盘膨出。在绝大多数有症状的病例中，病变很少进展，且对保守治疗反应良好[4]。

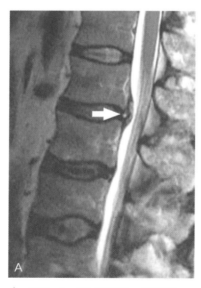
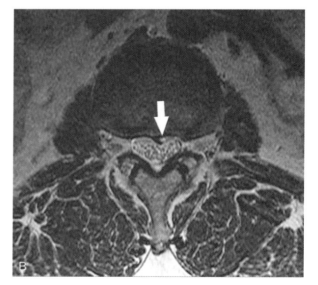

▲ 图 8-4　68 岁男性，腰腿痛

图像显示纤维环撕裂。矢状位（A）和轴位（B）FSE T_2 加权像显示 $L_2 \sim L_3$ 椎间盘中央性突出和高信号的纤维环撕裂（箭）

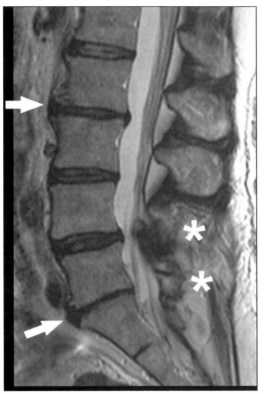

▲ 图 8-5　不同程度的椎间盘退行性病变
矢状位 FSE T_2 加权像显示 $L_2 \sim L_3$ 和 $L_5 \sim S_1$ 椎间盘三层信号结构消失及正常高度减低（箭），以及 $L_2 \sim L_3$ 椎间盘膨出和 $L_4 \sim L_5$ 椎板切除（*）

（五）椎间盘疝出

疝出是指任何椎间盘组织局限性移位并超出椎体环状突的外缘，不包括增生骨赘。疝出的椎间盘组织也可超过终板向头侧或尾侧移位（如 Schmorl 结节），更普遍的叫法是椎体内疝出。由于被归类为疝出，它必须是一个局部化的过程，累及小于 50% 的椎间盘周长。一般疝出涉及小于 25% 的椎间盘周长。广泛的椎间盘疝出累及椎间盘周长的 25%～50%。超过 50% 周长的椎间盘组织的移位称为膨出。椎间盘膨出不是椎间盘疝出的亚型。

椎间盘疝出可进一步分类为突出与脱出，包裹性与非包裹性。突出和脱出是专门描述移位组织形状的术语（图 8-6 和图 8-7）。基本上，如果疝出物的基底在所有维度上均大于本身的其余部分，则是突出。如果疝出物的基底在任何维度上都较小（即有一个蒂状结构），则是脱出。如果脱出组织不再与母盘相连，即为游离。脱出组织如果离开母盘，则发生了移位。这些特征往往仅在矢状位成像上更明显。如果移位

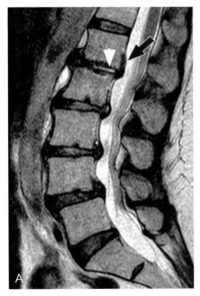
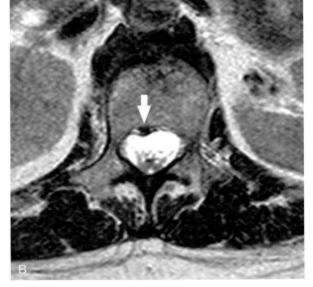

▲ 图 8-6　69 岁女性，下腰痛
图像显示椎间盘膨出、突出、旁中央脱出及纤维环撕裂。矢状位（A）和轴位（B）FSE T_2 加权像显示多发椎间盘退行性病变，$L_1 \sim L_2$ 椎间盘脱出并向后上方 L_1 椎体水平移位（箭）。注意 $L_1 \sim L_2$ 椎间盘后半部分的空虚（箭头）。另外，可见 $L_2 \sim L_3$、$L_3 \sim L_4$ 椎间盘突出及纤维环撕裂，$L_4 \sim L_5$ 椎间盘膨出和 L_4 椎体Ⅰ度前滑脱

的组织被纤维环包绕，称为包裹性疝出，如果纤维环被破坏则为非包裹性疝出。

椎管和神经孔的狭窄程度分为轻度、中度及重度，取决于轴位图像上椎间盘疝出的横截面积。如果疝出的椎间盘面积小于椎管或神经孔的 1/3，则认为是轻微疝出。如果疝出物占据了 1/3 ~ 2/3 的面积，则认为是中度的。如果占据面积大于 2/3，则认为是重度的。

疝出椎间盘组织的位置用"区域"和"水平"来定义。在轴位图像上，根据它们与椎弓根的关系，区域被划分为中央、关节下、椎间孔或椎间孔外（图 8-8）。椎管中央比较好理解。关节下区域位于中央区域及椎弓根之间。椎间孔区包括紧邻椎弓根上方或下方的区域。椎弓根外侧的任何部位被认为是椎间孔外区域。这些区域可能有一些重叠，特别是在中央和关节下区域之间。在矢状位上，"水平"根据相对椎弓根的位置被分为椎弓根上、椎弓根、椎弓根下或椎间盘水平。

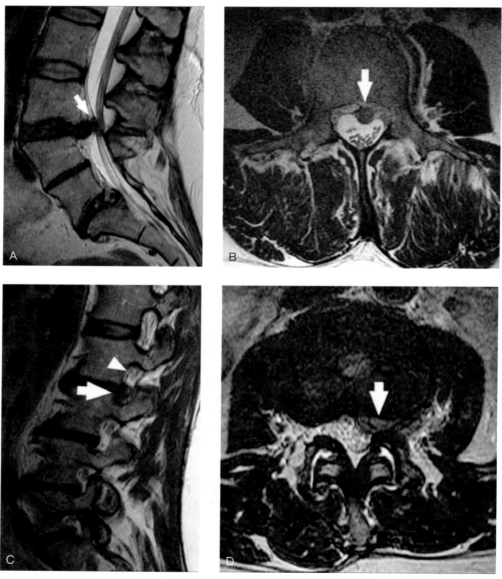

▲ 图 8-7　椎间盘疝出

矢状位（A）和轴位（B）FSE T$_2$ 加权像显示一位 43 岁女性的 L$_3$ ～ L$_4$ 椎间盘中央性脱出（箭），紧邻神经根。同时存在多灶性椎间盘退行性病变；C、D.49 岁女性，左侧 L$_2$ ～ L$_3$ 椎间孔区椎间盘突出（箭），向下延伸并挤压 L$_3$ 神经根（箭头）

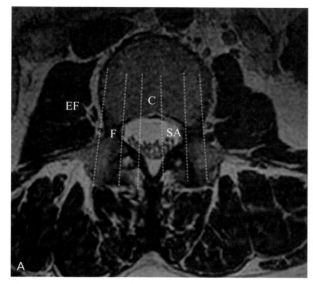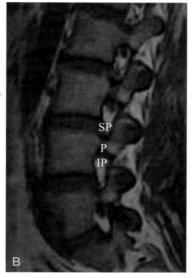

▲ 图 8-8 描述椎间盘疝出位置的命名法

轴位（A）和矢状位（B）图像分别描述了对应平面上的椎间盘疝出位置（EF. 椎间孔外；F. 椎间孔；SA. 关节下；C. 中央；SP. 椎弓根上；P. 椎弓根；IP. 椎弓根下）

（六）远外侧型椎间盘疝出与远端综合征

读片时很容易只将注意力集中在椎管区域。然而，在远外侧区域存在一些临床相关区域，可以用椎间孔外、远外侧和极外侧来描述这个小关节外侧的区域。突出的椎间盘和脱出的游离碎片在这个区域并不少见，其发生率从 0.7% 到 11.7% 不等。最常见的部位是下颈椎和下腰椎。仔细评估矢状位图像是非常有帮助的。其信号特征包括：T_1 加权像上相对母盘呈等信号，T_2WI 信号多变，增强后可有边缘强化。由于几乎所有的病例都需要手术干预，评估远外侧区域十分重要[22]。1984 年远端综合征（Far-out syndrome）由 Waltse 等首次描述，是指 L_5 神经根在 L_5 横突与骶骨翼之间发生撞击而导致的临床综合征[23]。虽然许多相关研究还在进行中，但目前已经有一些关于这种综合征的诊断和手术方法的报道[24,25]。

最好使用恰当的术语表明诊断的可信度。诊断没有疑问时用"明确"一词；如果大于 50% 的可能性但仍有些怀疑，用"可能"一词；如果可能性小于 50%，用"可疑"来表述。这个建议主要是为了标准化描述发生于腰椎的椎间盘病变，也可以用于颈椎和胸椎。到目前为止还没有关于颈椎或胸椎的共识[19]。

（七）Schmorl 结节

Schmorl 结节，也称椎间盘椎体内疝出，是由椎间盘组织疝入椎体终板所致。其病因学尚不明确，有人提出可能与轴向负荷损伤、感染或恶性肿瘤有关。一项大宗的研究通过观测水肿性 Schmorl 结节随时间的变化来监测其演变情况。结果表明，当 Schmorl 结节表现出快速进展时，一般会与骨折、感染或恶性肿瘤有关。然而，大多数水肿性 Schmorl 结节在 6 年内几乎没有变化[26]。在一项针对高加索成年人的大型回顾性研究中，Schmorl 结节在一般人群中的患病率为 3.8%，且与患者性别、年龄、体重指数（BMI）、身高或重负荷职业无关[27]。有文献报道，Schmorl 结节在男性中的发生率较高，接近 75%[4]。

MRI 表现包括 T_1 加权像上椎体终板的局限性缺损，填充以疝出的椎间盘组织（图 8-9）。T_2 加权像和增强图像可显示急性或亚急性期病灶边缘的高信号及强化（图 8-9B）。STIR 序列显示急性期水肿会更明显。Schmorl 结节总是与疝出的母盘相连。不明原因椎体水肿伴局部疼痛可能需要 MRI 随访。Schmorl 结节最常见于 $T_8 \sim L_1$，大小从几毫米到几厘米不等。治疗几乎完全采用保守方法[4]，但在一些慢性腰痛患者中，已经有几项研究报道了有症状的 Schmorl 结节在治疗后症状得到了显著改善。这种干预通常包括融合或椎体成形术[28]。

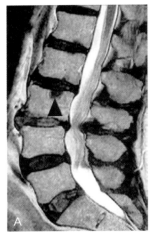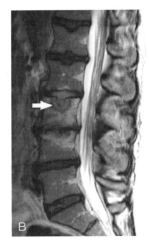

▲ 图 8-9　Schmorl 结节

A.75 岁男性矢状位 FSE T_2 加权像，显示 $L_1 \sim L_3$ 节段 Schmorl 结节，最显著者位于 L_3 上终板（箭头）。多节段退行性病变以 $L_3 \sim L_4$ 最明显，有椎间盘突出、黄韧带肥厚及椎管狭窄；B.47 岁女性，腰背痛及坐骨神经痛。矢状位 FSE T_2 加权像显示多个终板 Schmorl 结节，L_3 上终板结节周围显著水肿（箭）。可见多个椎间盘退行性病变和 $L_3 \sim L_4$ 节段 I 型 Modic 改变

八、骨质退行性改变

（一）椎管狭窄

先天性椎管狭窄是一种以椎弓根短小为特征的解剖异常（图 8-10）。颈椎管 AP 直径小于 14mm，腰椎 AP 直径小于 15mm 可以诊断为椎管狭窄。同样，Torg 比（AP 椎管直径 / AP 椎体直径）通常小于 0.8。在一项大型尸体研究中，Bajwa 等认为当 AP 直径小于 13 mm 且椎弓根间距小于 23 mm 时，存在先天性颈椎管狭窄。在胸椎，当 AP 直径小于 15 mm 且椎弓根间距小于 18.5 mm 时，则认为存在椎管狭窄[29,30]。

椎管狭窄可能遗传自某些临床疾病，例如软骨发育不全和黏多糖贮积症。先天性患者的临床表现通常类似于获得性椎管狭窄。在年轻运动员中一个典型的临床表现是创伤后出现短暂的神经抑制症状，随后缓解。手术治疗方法是后路减压[4]（图 8-10C）。

获得性腰椎管狭窄是指继发于多种退行性改变的椎管狭窄（图 8-11）。患者通常有椎间盘膨出、小关节肥大和黄韧带肥厚，导致椎管在轴位图像上呈三叶状外观。先天性椎弓根短小是常见的促进因素。通常，椎管 AP 直径小于 1.2 cm 即可提示诊断。在矢状位 T_2 加权像上，硬膜囊

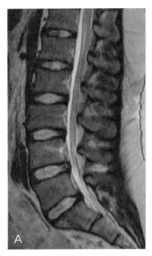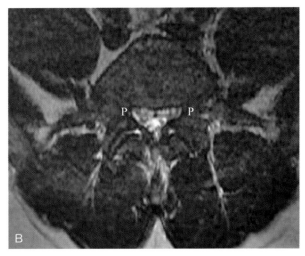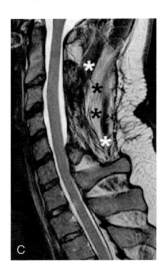

▲ 图 8-10　先天性椎管狭窄

26 岁慢性腰痛患者，A. 矢状位；B. 轴位 FSE T_2 加权像，显示椎管广泛狭窄，椎弓根缩短（P）；C.17 岁男性，先天性椎管狭窄患者，$C_2 \sim C_6$ 椎板切除术后，矢状位 FSE T_2 加权像显示相应附件缺如（*）和正常直径的椎管

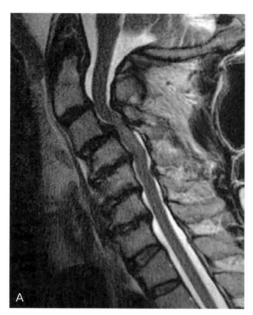 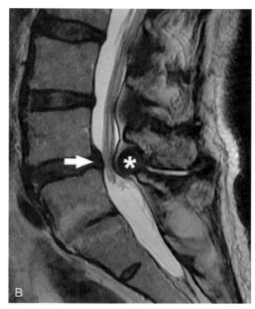

▲ 图 8-11　获得性椎管狭窄

A.52 岁男性，手臂麻木，无法行走，全身无力，矢状位 FSE T₂ 加权像显示严重的椎管狭窄伴脊髓受压，C_3 椎体 II 度前滑脱，以及广泛椎间盘退行性病变；B.68 岁女性，背部疼痛并放射至左腿，$L_4 \sim L_5$ 节段椎管狭窄。矢状位 FSE T₂ 加权像显示 $L_4 \sim L_5$ 椎间盘膨出（箭），L_4 椎体 I 度前移及黄韧带肥厚（*）等多种原因导致的严重椎管狭窄。同时可见 $L_5 \sim S_1$ 椎体部分融合及附件退行性改变。患者随后行后路减压融合术

呈沙漏样外观，并可见低信号的神经根。临床上，患者可能会出现慢性腰痛、神经性跛行，但很少有膀胱或性功能障碍。手术治疗可以采用后路减压，通常 70% 以上的患者术前症状可完全缓解[4]。

（二）脊椎病

脊椎病一般指继发于退行性变的神经孔及椎管狭窄。影像学表现包括多节段椎间盘脱水、钩突及椎小关节增生肥厚、椎间盘膨出、突出以及纤维环撕裂（图 8-12）。蛛网膜下腔的消失可在矢状位上呈现搓衣板样外观。临床上可出现慢性颈痛和神经根病，并可逐渐进展导致残疾。患者也可能出现更严重的脊髓病变症状，包括内侧纵束综合征（Lhermitte syndrome）、脊髓半切综合征（Brown-Séquardsyndrome）或臂痛和脊髓综合征（brachialgia cord syndrome）[4]。

颈椎病也可出现椎基底动脉供血不足和颈髓受压等严重并发症。如果怀疑椎基底动脉供

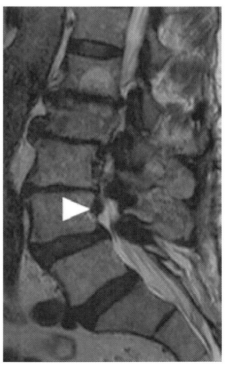

▲ 图 8-12　90 岁男性，背部疼痛，脊椎病患者

矢状位 FSE T₂ 加权像表现为弥漫性腰椎退行性变，有明显的椎管及椎间孔狭窄。可见 $L_3 \sim L_4$ 椎间盘脱出至关节下区（箭头）

血不足，可选用计算机断层血管造影和磁共振血管造影观察血管受压程度[31]。STIR 和快速自旋回波 T_1WI 有助于对脊髓损伤的诊断。最近的研究表明，在颈椎病中，磁共振波谱和弥散加权成像可以更好地确定 MRI 图像上脊髓异常改变的临床意义[32,33]。

（三）脊椎峡部裂及滑脱

脊椎滑脱是指椎体相对下方椎体向前或向后的移位。通常继发于支持结构及椎间盘自身的退变[34,35]。很多脊椎滑脱患者可能是无症状的。脊椎不稳少见，大部分正常个体在过屈及过伸位图像上椎体会有 1 ～ 3mm 的相对移动。有人主张用加载轴向负荷的动态图像来确定不稳定程度[36]。脊椎滑脱根据椎体相对下方椎体的移位程度分为 Ⅰ ～ Ⅳ度（图 8-13）。如果椎体相对于下方椎体前移 < 25%，则为 Ⅰ 度滑脱；25% ～ 50%，为 Ⅱ 度滑脱；50% ～ 75%，为 Ⅲ 度滑脱；如果大于 75%，则是 Ⅳ 度滑脱。上位椎体相对于下方椎体发生向下、向前的完全性移位，称为椎骨脱离。

峡部裂指椎弓上下关节突之间的峡部骨质缺损，多见于 L_5。其病因颇有争议，最为被接受的理论是重复性微创伤。椎弓峡部裂比较常见，6 岁时患病率达 4.4%。尽管峡部裂可能不是退变造成的，但由于其与脊椎滑脱的关联，故也在本节中讨论。峡部裂在 MRI 图像上较难发现。矢状位及轴位 T_1WI、T_2WI 可见椎弓峡部的局部低信号。急性峡部裂可能在 T_2WI 上看到椎弓峡部的高信号。MRI 对峡部裂的敏感性明显低于 CT，

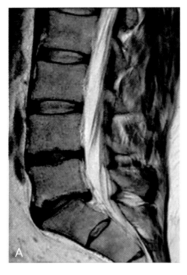
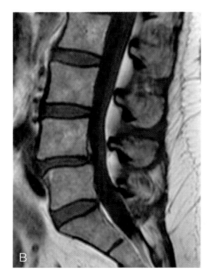
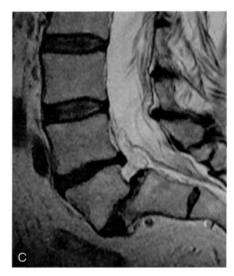
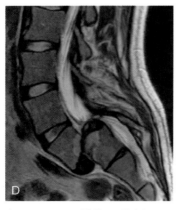
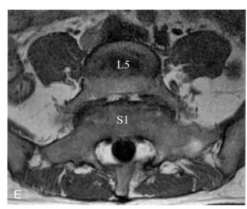
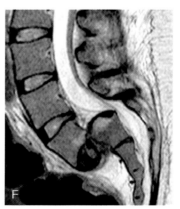

▲ 图 8-13　椎体滑脱分级
A. L_5 椎体 Ⅰ 度后滑脱；B. L_4 椎体 Ⅰ 度前滑脱；C. L_5 椎体 Ⅱ 度前滑脱；D、E. L_5 椎体 Ⅲ 度前滑脱；F. L_5 椎体 Ⅳ 度前滑脱

仅有助于发现神经根压迫或急性水肿[7]。

（四）终板 Modic 改变

终板退变性改变最初被 Modic 在 1987 年分为Ⅰ～Ⅲ型，分型是基于组织学 / MRI 相关改变，具体指继发于椎间盘退变，椎体骨性终板被纤维血管组织、脂肪组织或硬化骨质所替代[18,37]。Modic 分型基于急慢性改变，Ⅰ型改变（图 8-14）反映急性椎间盘退变，Ⅲ型改变反映慢性的骨质硬化，后者在 X 线片或 CT 图像上更为显著。正常终板被归入 Modic 0 型改变。一些研究已经证实，与Ⅱ型和Ⅲ型相比，Modic Ⅰ型改变更加不稳定（图 8-15 和图 8-16）[37,38]。然而，Modic 类型与手术结果之间没有显著的相关性[39]。Modic 改变是动态的，通常随着时间的推移而进展，并且相对可预测[40]。值得注意的是，有几种类似终板 Modic 改变的病变，包括椎间盘感染、血液透析性脊柱关节病、血清阴性脊柱关节病、转移性病变和痛风，也可能为混合性病变[4]。

（五）小关节病变

小关节肥大是指关节突关节骨质增生、

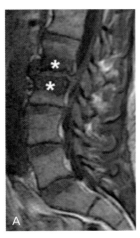
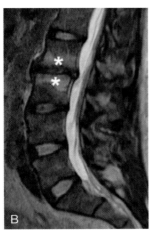

▲ 图 8-14　35 岁男性，背部疼痛，白细胞计数正常，图示为终板 Modic Ⅰ型改变

矢状位 T_1WI（A）和 FSE T_2WI（B）脂肪抑制图像显示 $L_2 \sim L_3$ 终板 T_1WI 为低信号、T_2WI 为高信号改变（*），终板轻度不规则，椎间盘退变及膨出。值得注意的是，$L_2 \sim L_3$ 椎间盘 T_2WI 呈低信号，并且没有间盘炎的临床表现

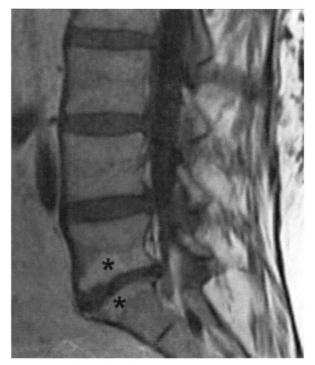

▲ 图 8-15　70 岁女性，背部疼痛，图示为 Modic Ⅱ型改变

T_1WI 高信号（*）对应终板脂肪化

硬化和关节间隙狭窄。常可出现关节真空现象和关节周围有强化的软组织炎性改变。小关节肥大可导致椎间孔狭窄。小关节肥大通常在 20 岁前开始出现，60 岁以后几乎普遍存在。观察此类病变最好采用薄层 CT 扫描。增强 MRI 可以显示关节周围软组织的强化，关节积液在 T_2WI 上呈线状高信号。应注意 T_2WI 图像在良好显示骨改变的同时，可能会放大椎间孔狭窄程度。鉴于小关节肥大程度的分级缺乏共识，可根据关节间隙狭窄和骨赘突出的程度将小关节肥大分为轻度、中度和重度[4]。

小关节滑膜囊肿指关节突关节的滑膜受压脱出。这可以发生在小关节的前表面，产生一个滑膜囊肿并可紧靠或压迫硬膜囊。其症状可从轻微的神经根病到急性坐骨神经痛，甚至马尾综合征[41-43]。如果滑膜囊肿发生于小关节的后侧面，则通常无症状。影像学研究显示小关节滑膜囊肿的发病率为 0.8% ～ 2.0%。90% 的小关

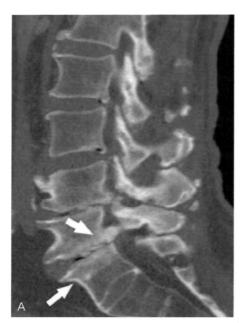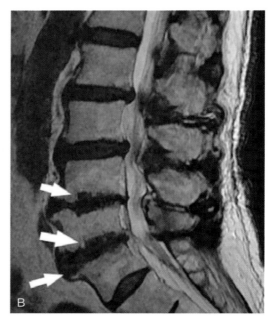

▲ 图 8-16　79 岁男性，重度腰背痛，图示为 Modic Ⅲ 型改变

A. 矢状位二维重建 CT 图像显示退变、硬化的 $L_4 \sim L_5$ 终板（箭），椎间隙狭窄和真空现象。同时可见椎管狭窄和棘突退行性变；B. 矢状位 FSE T_2WI 证实了 CT 所见，表现为 $L_3 \sim L_5$ 终板 T_2WI 为低信号。T_1WI 也呈低信号（未显示）

节囊肿发生在腰椎，最常见的是 $L_4 \sim L_5$[44]。需要重点观察囊肿与小关节滑囊是否相通，因为脱出的椎间盘碎片、脊膜膨出和 Tarlov 囊肿可能有相似的外观。

MRI 是观察小关节滑膜囊肿的首选方法，其典型的表现为 T_1WI 低信号、T_2WI 高信号的囊肿，直接与小关节滑膜腔相通（图 8-17）。增强扫描可以显示强化的囊壁（图 8-17B）。偶尔，当滑膜囊肿内有出血或内容物蛋白质含量较高时，在 T_1WI 上呈高信号。其病因包括应力负荷、关节积液积聚和滑膜增生。本病与类风湿关节炎（rheumatoid arthritis，RA）和焦磷酸钙沉积病（calcium pyrophosphate deposition disease，CPPD）的相关性较高，且在女性中更为常见。鉴于许多使用口服消炎药和局部类固醇注射的患者症状可得到缓解，炎症可能也为病因之一[45]。大多数囊肿需要引流，可以通过经皮穿刺或手术来完成。当囊肿呈 T_2WI 高信号时，其内液体含量较多，经皮穿刺成功的可能性更高[44]。微创切除术成功率很高[46,47]。

（六）Baastrup 病

Baastrup 病也称为棘突对吻病或棘突撞击综合征，是一种以相邻棘突间的接触和撞击为特征的临床综合征。相邻棘突表面有骨质硬化、肥大和变平，也可能有假关节和滑囊形成。患者表现为腰背痛，伸展时加重，屈曲时缓解。Baastrup 病在老年人、椎管狭窄及脊椎滑脱患者中更常见。治疗方法包括注射类固醇、放置棘突间隔装置或棘突切除术。MRI 可显示棘间韧带缩短和黄韧带肥厚。T_2WI 序列可显示棘间韧带的高信号，也称为 Baastrup 征，或小关节内积液（图 8-18）。棘间韧带可有非特异性强化。虽然在年轻运动员中有过报道，但 Baastrup 病在老年人中发生率较高，许多人认为这是年龄增大后的正常表现[48]。许多病例报告显示皮质类固醇局部注射疗效良好[49]。

（七）Bertolotti 综合征

Bertolotti 综合征以腰骶椎单侧或双侧横突肥大相关的腰痛为特征。肥大的横突可与或不

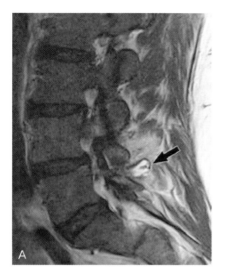
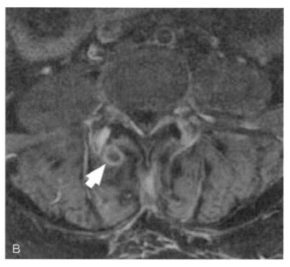

▲ 图 8-17　小关节滑膜囊肿

A.59 岁男性背痛患者，矢状位 FSE T₂WI 显示右侧 L₄ ～ L₅ 小关节向后生长的复杂囊肿（箭）；
B.57 岁女性背痛患者，L₄ ～ L₅ 节段的轴位 T₁WI 脂肪抑制增强图像显示边缘强化的囊肿（箭），
延伸至右侧小关节后方

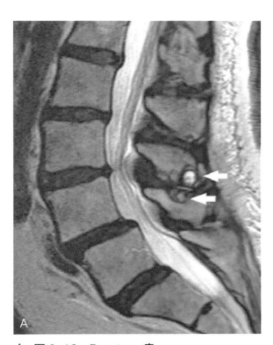
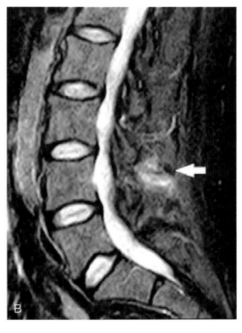

▲ 图 8-18　Baastrup 病

A.73 岁女性，矢状位 FSE T₂WI 示棘突间关节间隙狭窄和骨皮质下囊性改变（箭）；B.55 岁女性，
矢状位 FSE T₂WI 脂肪抑制图像显示 L₃ ～ L₄ 棘突间水肿（箭）

与骶骨或髂骨融合。有这种异常的 L₅ 椎骨同时具有其上方和下方椎骨的特征，被认为是移行椎体[50]。腰背痛可能是腰骶关节处的运动减弱和不对称造成的。因为在有腰骶移行结构的患者中，7% 有腰背痛，而 4% ～ 6% 无症状，所以本病的因果关系存在争议[4]。

MRI 可见腰骶部移行解剖结构。有报道显示移行节段上方的椎间盘突出率增高。核素骨扫描经常可见异常关节附近的摄取增加。治疗通常采取非甾体抗炎药（non-steroidal anti-inflammatory drugs，NSAIDs）和物理治疗等保守疗法，微创切除异常的横突及关节等有创手段也开始应用于临床[4,51-53]。鉴于引起本病的病因复杂，一些疼痛科医师主张采取综合性的干预措施[54]。

九、其他脊柱关节病

（一）弥漫性特发性骨肥厚

弥漫性特发性骨肥厚（diffuse idiopathic skeletal hyperostosis，DISH），也被称作 Forestier 病，是以椎体前方肌腱、韧带及关节囊附着点的连续性骨化为特征的病变。诊断标准包括至少四个相邻椎体前方的连续性骨化，无小关节及骶髂关节强直或退行性改变（图 8-19）。X 线或 CT 即可诊断，MRI 仅用于评估少数情况下脊椎病或外伤所致的脊髓压迫。DISH 几乎都有胸椎受累，可能是由于左侧有主动脉搏动，通常右侧更明显。DISH 通常无症状，在影像学上偶然被发现。DISH 患者很少有骨折，但一旦发生会非常严重。应该注意的是，肥大的椎前骨赘可能压迫食管导致吞咽困难，但很少压迫气管导致喘鸣[55-58]。

（二）后纵韧带骨化

后纵韧带骨化（ossification of the posterior longitudinal ligament，OPLL），顾名思义，是以后纵韧带的多节段骨化为特征的病变。其病因尚不明确，但与 DISH、强直性脊柱炎、黄韧带骨化有很高的相关性。OPLL 在亚裔人群中更为常见，且男性发病率更高，是女性发病率的 2 倍。患者通常在 40 － 50 岁时出现脊髓型颈椎病症状[59,60]。

诊断标准包括无椎小关节强直和椎间盘退行性病变（图 8-20）。OPLL 最重要的并发症是脊髓压迫，多见于颈椎。在 MRI 上，骨化的韧带通常在所有序列上都呈低信号且不强化。轴位图像可以显示特征的领结样结构。T_2WI 序列可显示受压最严重部位的脊髓高信号，提示脊髓软化或水肿。MRI 可显示受压部位，有助于制订手术减压方案。脊髓 T_2WI 信号增高也提示术后预后不良风险增加[59-62]。

黄韧带骨化是一种类似的病变，其特征是 T_2WI 序列上多节段黄韧带低信号，或 CT 上黄韧带骨化。CT 是最敏感的成像方式，病变显示更为清楚[59]。

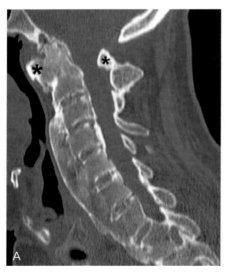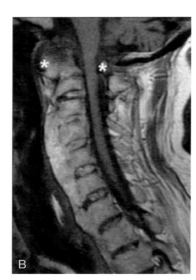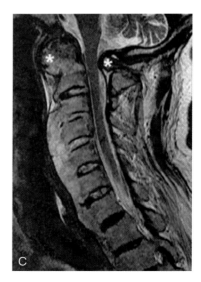

▲ 图 8-19　80 岁男性，弥漫性特发性骨肥厚

A. 矢状位二维重建 CT 显示广泛的颈椎前方骨化，伴椎体强直。注意强直、前移的 C_1 椎体（*）导致椎管狭窄。矢状位 T_1WI（B）和 FSE T_2WI（C）图像显示肥厚骨化部分的骨髓与椎体相连续，并见 C_1 移位（*）导致的椎管狭窄

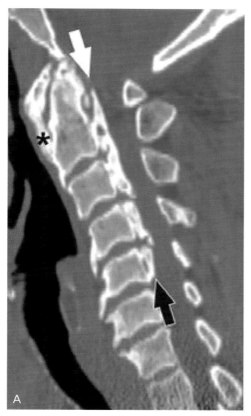
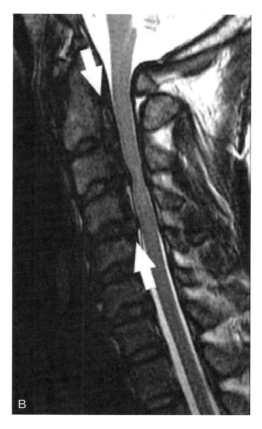

▲ 图 8-20　后纵韧带骨化

A. 矢状位二维重建 CT 显示后纵韧带广泛肥厚骨化（箭），椎管狭窄。前纵韧带（*）部分骨化；
B. 矢状位 FSE T$_2$WI 脂肪抑制图像显示对应的低信号骨化，以及中上段颈椎广泛的椎管狭窄（箭）

（三）Scheuermann 病

Scheuermann 病（休门病）也称为幼年性脊柱后凸，是一种以多发胸椎楔形变、椎间盘前部狭窄及多发 Schmorl 结节为特征的椎骨软骨炎性病变（图 8-21）。75% 的受累骨为胸椎，其余为胸腰段椎体。青春期好发，多表现为胸椎疼痛，活动后加重。举重运动员和体操运动员的发病率较高，且有家族倾向。发病年龄在 13 — 17 岁，患病率为 0.4% ~ 0.8%[4]。

MRI 表现包括椎间盘退变、椎间盘突出和 T$_2$WI 呈低或高信号的 Schmorl 结节。诊断标准为至少连续 3 个椎体出现大于 5° 的楔形变。Schmorl 结节不是诊断的必要条件[63]。当骨骼未成熟的患者出现大于 75° 的脊柱后凸时，需要进行手术治疗[4]。手术方式包括后路和前路融合术，以及更简单的胸腔镜前路松解术[64]。

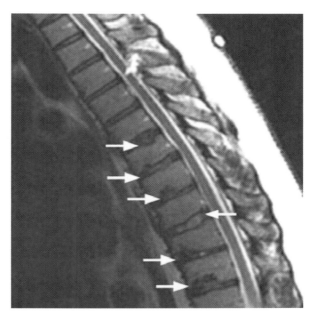

▲ 图 8-21　32 岁男性，Scheuermann 病患者，慢性腰背痛

矢状位 FSE T$_2$WI 示多个 Schmorl 结节（箭），椎体轻度楔形变和轻度驼背

（四）成年类风湿关节炎（RA）

成年 RA 是一种炎性关节病变，病因不明，约 60% 的 RA 患者有脊柱受累。MRI 相对 X 线检查能更早发现 RA 患者可治疗的、可逆性的改变，也有助于监测治疗效果。颈椎改变包括齿突、钩椎关节和椎小关节的骨质侵蚀。此外，滑膜增生可以导致血管翳形成，侵蚀横韧带。MRI 图像上，血管翳在 T_1WI 和 T_2WI 上为低信号，增强扫描可有广泛的不均匀强化（图 8-22）。如果存在钙化，或血管翳不强化，则应考虑其他诊断，例如 CPPD。横韧带的侵蚀可导致寰枢椎半脱位，见于 5% 的颈椎 RA 患者。C_1 下缘与齿突间距大于 9 mm 时大多会引发相关的神经症状。

（五）幼年特发性关节炎

幼年特发性关节炎是儿科患者发生的一类炎性关节病。患者通常表现为关节疼痛、颈部运动受限和（或）外周腱鞘炎。除幼年发病的强直性脊柱炎外，通常女孩更易患本病。幼年特发性关节炎分为五类：①少关节幼年 RA（约占总数的 40%，累及一个或多个大关节）；②斯蒂尔病（约占 20%，5 岁以下，可有发热、贫血、肝脾大）；③血清阴性多关节幼年 RA（约占 25%，类风湿因子阴性）；④幼年发病的成人 RA（约占 5%，类风湿因子阳性）；⑤幼年发病的强直性脊柱炎（约占 10%，HLA-B27 阳性，主要累及腰椎和下肢关节，附着点病变是其特征）。

MRI 是早期诊断最敏感的诊断方法。在颈椎，血管翳形成与类风湿关节炎时相似。在 C_1 前弓后缘和齿突前缘之间会有大于 5 mm 的动态增宽。也可压缩性骨折，通常见于长期使用类固醇药物的患者，以胸腰段椎体多见。另外，还可见小关节和骶髂关节积液、小关节强直和骨膜炎（图 8-23），也可见腱鞘积液，滑膜增厚，还可有关节周围骨髓水肿，关节腔及周围骨质强化[4,65]。

（六）中轴性脊柱关节炎

中轴性脊柱关节炎是一种关节和附着点的炎性病变，累及类风湿因子阴性患者的脊柱和

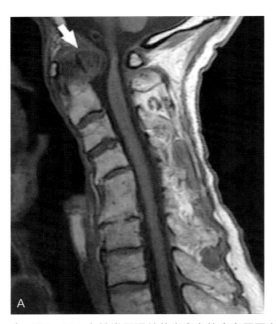
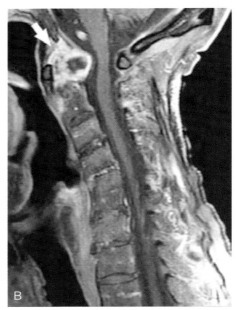

▲ 图 8-22　女性类风湿关节炎患者的齿突周围血管翳

矢状位 T_1WI（A）和增强 T_1WI（B）图像显示齿突周围较大的、强化的血管翳（箭），导致椎管狭窄。
同时可见 $C_5 \sim C_6$ 和部分 $C_6 \sim C_7$ 椎体融合及轻度脊柱后凸

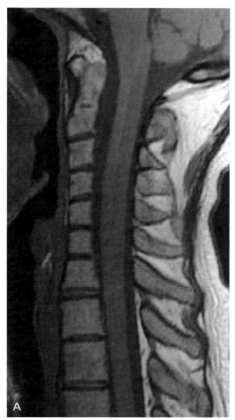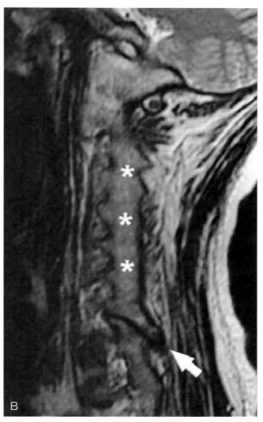

▲ 图 8-23　儿童期发病的幼年特发性关节炎

矢状位 T_1WI（A）和旁矢状位 FSE T_2WI（B）图像显示由于早期椎小关节融合（*）、椎体生长缓慢导致的颈椎矮小。注意在未融合的颈胸交界处（箭）的关节突关节病变

骶髂关节。它分为五种类型，包括肠病相关性脊柱关节病、银屑病性脊柱关节病、反应性脊柱关节病、强直性脊柱炎和未分化脊柱关节病。每种类型都发生在青年或中年，男性更为常见。病变与 HLA-B27 具有较强的相关性[66,67]。

影像学表现包括椎旁韧带和纤维环骨化、椎体角骨质侵蚀和骶髂关节侵蚀性关节炎（图 8-24 至图 8-27）。MRI 图像上，早期椎体角和骶髂关节骨质侵蚀表现为 T_2WI 高信号、T_1WI 低信号。活动性病灶周围骨髓可见 T_2WI 信号增高和强化。MRI 也被用来评估创伤时脊髓的状态。治疗包括非甾体抗炎药、柳氮磺胺吡啶和甲氨蝶呤，治疗方案很大程度上取决于疾病类型和症状[66,67]。

强直性脊柱炎是中轴性脊柱关节炎的典型病变。约 90% 的患者 HLA-B27 阳性。这种疾病的最早表现是骶髂关节炎，随后脊柱受累，最终导致连续性的韧带骨赘形成。通常表现为关节疼痛和脊柱活动受限。最严重的并发症是脊柱骨折，因骨折多累及三柱，所以十分不稳定。由于大多数骨折最初是隐匿性的，MRI 检查有助于骨折的早期发现。

（七）晶体沉积病及齿突周围假瘤

晶体沉积病包括羟基磷灰石沉积病（hydroxyapatite deposition disease，HADD）、CPPD 和尿酸盐沉积病（痛风）。颈长肌钙化性肌腱炎是指羟基磷灰石晶体沉积于颈长肌所致的局部钙化和软组织炎症（图 8-28）。患者表现为颈部疼痛和僵硬，轻度白细胞增高及发热少见。颈长肌肌腱紧邻前纵韧带前方。钙化灶在 MRI 所有序列均显示为低信号[4]。T_2WI 显示颅

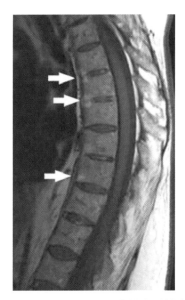

▲ 图 8-24　伴有 Romanus 损伤的中轴性脊柱炎

矢状位 T_1WI 显示多个胸椎（箭）前角多发性高信号灶。这些病灶由附着点炎所致，在 X 线上呈高密度

底至 C_5 水平周围的软组织信号增高，增强后可有不同程度的强化。这是一种自限性疾病，使用非甾体抗炎药后通常在 1～2 周缓解。鉴别诊断包括咽后脓肿和颈椎骨髓炎[68]。

CPPD 在 50 岁以上的患者中常见，也称为假性痛风。本病可能导致慢性无症状的椎间盘退行性病变，也可导致剧烈疼痛发作，类似于痛风的表现。MRI 表现为软组织内钙化，在所有序列上均呈低信号。脊柱病变表现为椎间盘变扁、信号减低，与椎间盘退行性病变无法区分。本病在脊柱中比既往认为的更常见，且通常只累及脊柱，可伴有后纵韧带或黄韧带肥厚。椎体周围可见钙化的软组织肿块，在所有序列上均呈低信号，强化不明显。还可伴有椎小关节积液[69]。

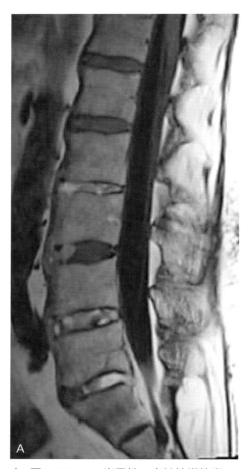
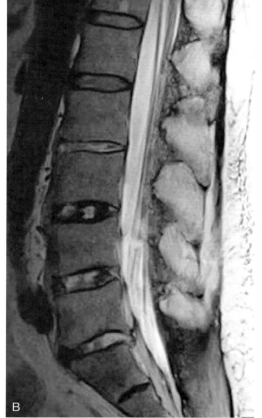

▲ 图 8-25　64 岁男性，中轴性脊柱炎

矢状位 T_1WI（A）和 FSE T_2WI（B）图像显示韧带骨桥、棘突融合、多发椎小关节部分融合及椎间隙内骨髓信号

齿突周围假瘤，也称齿状突加冠综合征，是指横韧带的钙化。患者可能出现发热、C-反应蛋白升高、白细胞增多和颈枕交界区疼痛。典型的颈椎 MRI 表现为齿突后方低信号肿块，代表横韧带的炎症及无定形钙化（图 8-29）。病变周围可有不均匀强化。如果强化均匀，则应考虑其他诊断。粗大的软组织钙化和增厚的后纵韧带或黄韧带可导致脊髓病变。可通过 CT 或

X 线片显示钙化来与 RA 鉴别。

痛风是由尿酸盐结晶沉积引起的关节炎性病变。尿酸盐晶体沉积可继发于先天性代谢异常，如 Lask-Nyhann 综合征，或更常见的继发于慢性疾病如肾衰竭或骨髓增生性疾病。这种炎性改变通常累及外周关节，很少涉及脊柱。脊柱病变一般见于慢性痛风，仅累及一到两个椎体节段，且在腰椎中较为常见。MRI 表现为椎体及椎小关节穿凿样骨质侵蚀，在所有序列均呈低信号，且可有不同程度的强化[4,70,71]。脊柱痛风石可导致背痛，很容易被误诊为感染或转移性病变。痛风的一个显著特点是在邻近的椎间盘和椎体中通常无炎性改变[71]。

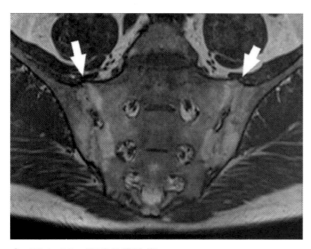

▲ 图 8-26 强直性脊柱炎
经骶骨和骶髂关节平面的斜冠状位 T$_1$WI 显示两侧骶髂关节强直（箭），并周围骨髓慢性脂肪化改变

（八）神经病性脊柱关节病

神经病性脊柱病变是一种罕见的破坏性关节病，发生于疼痛和本体感觉受损时。最常见的原因是糖尿病，其次是外伤性截瘫。Charcot 首先在神经梅毒中描述了本病。脊柱病变几乎总是发生在腰椎区域，并可在短时间内导致显著的破坏性改变。影像表现有终板及椎小关节

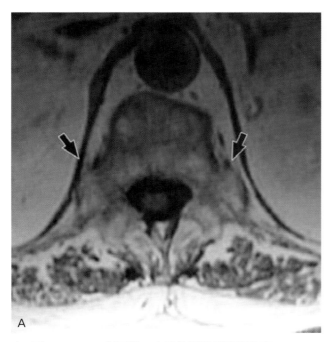

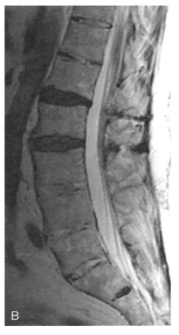

▲ 图 8-27 72 岁男性，中轴性脊柱炎晚期改变
轴位 T$_1$WI（A）和矢状位 FSE T$_2$WI（B）图像显示肋椎关节（箭）和多个椎间盘关节强直

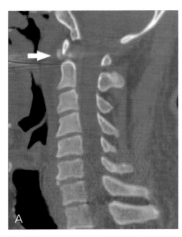
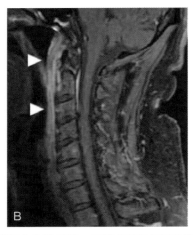
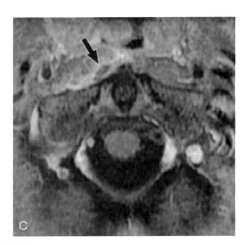

▲ 图 8-28　45 岁男性，颈长肌腱钙化性肌腱炎，颈部疼痛及吞咽时异物感

A. 矢状位二维重建 CT 显示颈长肌内部及后方的局灶性钙化（箭）；矢状位（B）和轴位（C）T₁WI 增强图像示弥漫性颈椎前部软组织肿胀（箭头）和低信号钙化灶（箭）。镇痛和保守治疗后症状缓解

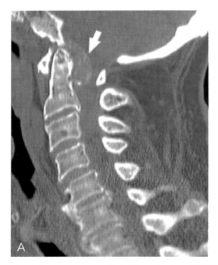
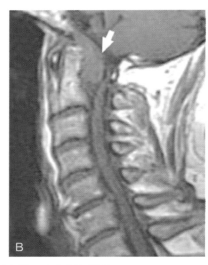
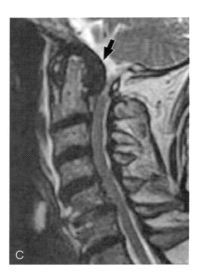

▲ 图 8-29　87 岁女性，痛风、慢性肾衰竭，齿突周围假瘤

A. 矢状位二维重建 CT 图像显示齿突旁部分钙化的病灶（箭）及齿突皮质下囊变；矢状位 T₁WI（B）和 FSE T₂WI（C）图像显示了肿块（箭）所致的明显的椎管狭窄

破坏，可伴有多个椎体半脱位，且通常伴有不均匀强化的软组织肿块。只有少数病变能在短时间内引起如此显著的破坏，其中包括感染和转移性病变。经典的 "6D" 有助于描述神经病性脊柱关节病，包括膨胀（distention）、密度（density）、碎片（debris）、紊乱（disorganization）、错位（dislocation）和破坏（destruction）。这些可以帮助区分神经病性脊柱关节病和椎间盘感染。Wagner 等提出了 Charcot 脊柱病变的具体影像学表现，包括椎间盘真空变性、椎小关节受累、椎体滑脱、关节紊乱和碎片，以及椎间盘周围乃至整个椎体的强化[72]（图 8-30）。

（九）血液透析性脊柱关节病

慢性肾衰竭患者长期血液透析可导致破坏性脊柱关节病。其病因尚未明确，可能与淀粉样变、炎症和羟基磷灰石沉积有关。下颈椎最常受累。MRI 表现与椎间盘炎类似，但 T₂WI 信号通常低于感染。典型表现包括终板不规则破坏、椎前软组织肿块和椎管狭窄。在肾衰竭病史较长的患者中有上述发现可确定诊断[4,73]。

总之，MRI 是一种先进的成像方法，可用于评估椎间盘退行性病变和其他脊柱关节病的软组织和骨改变。椎间盘病变包括纤维环撕裂、椎间盘膨出、椎间盘疝出和 Schmorl 结节。对于

有症状的先天性和获得性椎管狭窄、弥漫性特发性骨肥厚和后纵韧带骨化患者，MRI 也有助于其术前评估。此外，MRI 相对 X 线检查能更早发现 RA 患者的可逆性改变，有助于监测对治疗的反应。

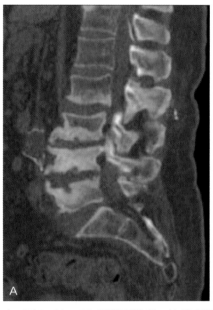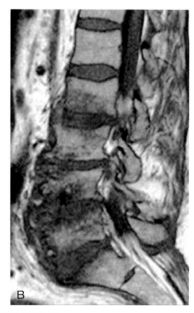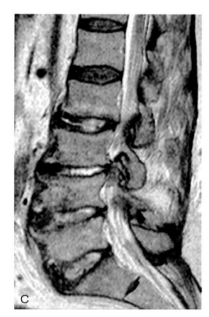

▲ 图 8-30　58 岁截瘫患者，神经病性脊柱关节病

A. 矢状位二维重建 CT 显示下腰椎广泛的硬化和终板不规则；矢状位 T_1WI（B）和 FSE T_2WI（C）图像显示对应终板及多个椎间盘的 T_1WI 低信号、T_2WI 高信号改变

参考文献

[1] Berquist TH. MRI of the Musculoskeletal System. 6th ed.Philadelphia, PA: Lippincott Williams & Wilkins; 2013.

[2] Berquist TH. Imaging of the postoperative spine. Radiologic Clin N Am. 2006; 44:407–418.

[3] Anwar Z, Zan E, Gujar SK et al. Adult lumbar scoliosis: Underreported on lumbar MR scans. Am J Neuroradiol. 2010; 31:832–837.

[4] Ross JS, Moore KR, Shah LM, Borg B, Crim J, eds. Diagnostic Imaging: Spine. 2nd ed. Manitoba, Canada: Amirsys; 2010.

[5] Yousem DM, Grossman RI. Neuroradiology: The Requisites. 3rd ed. Philadelphia, PA: Mosby Elsevier; 2010.

[6] Tibiletti M, Galbusera F, Ciavarro C, Brayda-Bruno M. Is the transport of a gadolinium-based contrast agent decreased in a degenerated or aged disc? A post contrast MRI study. PLoS One. 2013; 8:1–9.

[7] Haughton V, Schreibman K, De Smet A. Contrast between scar and recurrent herniated disk on contrast-enhanced MR images. Am J Neuroradiol. 2002; 23:1652–1656.

[8] Moon SM, Yoder JH, Wright AC et al. Evaluation of intervertebral

disc cartilaginous endplate structure using magnetic resonance imaging. Eur Spine J. 2013; 22:1820–1828.

[9] Bae WC, Statum S, Zhang Z et al. Morphology of the cartilaginous endplates in human intervertebral disks with ultrashort echo time MR imaging. Radiology. 2013; 266:564–574.

[10] Helms CA, Major NM, Anderson MW et al. Musculoskeletal MRI. 2nd ed. Philadelphia, PA: Saunders Elsevier; 2009.

[11] Ibrahim DA, Myung KS, Skaggs DL. Ten percent of patients with adolescent idiopathic scoliosis have variations in number of thoracic or lumbar vertebrae. J Bone Joint Surg Am. 2013; 95:828–833.

[12] Konin GP, Walz DM. Lumbosacral transitional vertebrae: Classification, imaging findings, and clinical relevance. Am J Neuroradiol. 2010; 31:1778–1786.

[13] Kalichman L, Suri P, Guermazi A et al. Facet orientation and tropism: Associations with facet joint osteoarthritis and degenerative spondylolisthesis. Spine. 2009; 34:579–585.

[14] Kovacs FM, Arana E, Royuela A et al. Disc degeneration and chronic low back pain: An association which becomes nonsignificant when endplate changes and disc contour are taken into account. Neuroradiology. 2014; 56:25–33.

［15］ Emch TM, Modic MT. Imaging of lumbar degenerative disk disease: History and current state. Skeletal Radiol. 2011; 40:1175–1189.

［16］ Takatalo J, Karppinen J, Niinimaki J et al. Prevalence of degenerative imaging findings in lumbar magnetic resonance imaging among young adults. Spine. 2009; 34: 1716–1721.

［17］ Kanayama M, Togawa D, Takahashi C et al. Crosssectional magnetic resonance imaging study of lumbar disc degeneration in 200 health individuals. J Neurosurg Spine. 2009; 11:501–507.

［18］ Modic MT, Ross JS. Lumbar degenerative disk disease. Radiology. 2007; 245:43–60.

［19］ Fardon DF, Milette PC. Nomenclature and classification of lumbar disc pathology. Recommendations of the Combined Task Forces of the North America Spine Society, American Society of Spine Radiology, and American Society of Neuroradiology. Spine. 2001; 26:93–113.

［20］ Bartynski WS, Rothfus WE. Peripheral disc margin shape and internal disc derangement: Imaging correlation in significantly painful discs identified at provocation lumbar discography. Interventional Neuroradiol. 2012; 18:227–241.

［21］ Peng B, Hou S, Wu W et al. The pathogenesis and clinical significance of a high-intensity zone (HIZ of lumbar intervertebral disc on MR imaging in the patient with discogenic low back pain. Eur Spine J. 2006; 15:583–587.

［22］ Kim DG, Eun JP, Park JS. New diagnostic tool for far lateral lumbar disc herniation: The clinical usefulness of 3-Tesla magnetic resonance myelography comparing with the discography CT. J Korean Neurosurg Soc. 2012; 52:103–106.

［23］ Wiltse LL, Guyer RD, Spencer CW, Glenn WV, Porter IS. Alar transverse process impingement of the L5 spinal nerve: the far-out syndrome. Spine (Philadelphia, PA 1976). 1984; 9(1):31–41.

［24］ Kikuchi K, Abe E, Miyakoshi N et al. Anterior decompression for far-out syndrome below a transitional vertebra: A report of two cases. Spine. 2013; 13:21–25.

［25］ Kitamura M, Eguchi Y, Inoue G et al. A case of symptomatic extra-foraminal lumbosacral stenosis（"far-out syndrome"）diagnosed by diffusion tensor imaging. Spine. 2012; 37:854–857.

［26］ Wu HH, Morrison WB, Schweitzer ME. Edematous Schmorl's nodes on thoracolumbar MR imaging: Characteristic patterns and changes over time. Skeletal Radiol. 2006; 35:212–219.

［27］ Sonne-Holm S, Jacobsen S, Rovsing H, Monrad H. The epidemiology of Schmorl's nodes and their correlation to radiographic degeneration in 4,151 subjects. Eur Spine J. 2013; 22:1906–1902.

［28］ Mattei TA, Rehman AA. Schmorl's nodes: Current pathophysiological, diagnostic, and therapeutic paradigms. Neurosurg Rev. 2014; 37:39–46.

［29］ Bajwa NS, Toy JO, Young EY, Ahn, NU. Establishment of parameters for congenital stenosis of the cervical spine: An anatomic descriptive analysis of 1066 cadaveric specimens. Eur Spine J. 2012; 21:2467–2474.

［30］ Bajwa NS, Toy JO, Ahn, NU. Establishment of parameters for congenital thoracic stenosis. A study of 700 postmortem specimens. Clin Orthop Relat Res. 2012; 470:3195–3201.

［31］ Denis DJ, Shedid D, Shehadeh M et al. Cervical spondylosis: A rare and curable cause of vertebrobasilar insufficiency. Eur Spine J. 2013; 23:206–213.

［32］ Salamon N, Ellingson BM, Nagarajan R et al. Proton magnetic resonance spectroscopy of human cervical spondylosis at 3T. Spinal Cord. 2013; 51:558–563.

［33］ Ellingson BM, Salamon N, Holly LT. Advances in MR imaging for cervical spondylotic myelopathy. Eur Spine J. 2013; 24:197–208.

［34］ Perie D, Curnier D. Effect of pathology type and severity on the distribution of MRI signal intensities within the degenerated nucleus pulposus: Application to idiopathic scoliosis and spondylolisthesis. BMC Musculoskel Disord. 2010; 11:1–7.

［35］ Gervais J, Perie D, Parent S et al. MRI signal distribution within the intervertebral disc as a biomarker of adolescent idiopathic scoliosis and spondylolisthesis. BMC Musculoskelet Disorder. 2012; 13:1–10.

［36］ Ozawa H, Kanno, H, Koizumi Y et al. Dynamic changes in the dural sac cross-sectional area on axial loaded MR imaging: Is there a difference between degenerative spondylolisthesis and spinal stenosis? Am J Neuroradiol. 2012; 33:1191–97.

［37］ Leone A, Cianfoni A, Cerase A et al. Lumbar spondylolysis: A review. Skeletal Radiol. 2011; 40:683–700.

［38］ Lee JM, Nam KH, Lee IS. Modic degenerative marrow changes in the thoracic spine: A single center experience. J Korean Neurosurg Soc. 2013; 54:34–37.

［39］ Yu LP, Qian WW, Yin GY, Ren YX, Hu ZY. MRI assessment of lumbar intervertebral disc degeneration with lumbar degenerative disease using the Pfirrmann grading systems. PLoS One. 2012; 7:1–7.

［40］ Mann E, Peterson CK, Hodler J et al. The evolution of degenerative marrow (Modic) changes in the cervical spine in neck pain patients. Eur Spine J. 2014; 23:584–589.

［41］ Arthur B, Lewkonia P, Quon JA et al. Acute sciatica and progressive neurological deficit secondary to faet synovial cysts: A report of two cases. J Can Chiropr Assoc. 2012; 56:173–178.

［42］ Muir JJ, Pingree MJ, Moeschler SM. Acute cauda equine syndrome secondary to lumbar synovial cyst. Pain Physician. 2012; 15:435–440.

［43］ Mun JH, Lee RS, Lim BC et al. Intraspinal ganglion cyst. Chonnam Med J. 2012; 48:183–184.

［44］ Cambron SC, McIntyre JJ, Guerin SJ, Pastel DA. Lumbar facet joint synovial cysts: Does T_2 signal intensity predict outcomes after percutaneous rupture? Am J Neuroradiol. 2013; 34:1661–1664.

［45］ Mattei TA, Goulart CR, McCall TD. Pathophysiology of regression of synovial cysts of the lumbar spine: The 'anti-inflammatory hypothesis.' Med Hypothesis. 2012; 79:813–818.

［46］Rhee J, Anaizi AN, Sandhu FA et al. Minimally invasive resection of lumbar synovial cysts from a contralateral approach. J Neurosurg Spine. 2012; 17:453–458.

［47］Ganau M, Ennas F, Ambu R et al. Excision of synovial cysts: Pathology matters. J Neurosurg Spine. 2013; 19:266–267.

［48］Kwong Y, Rao N, Latief K. MDCT findings in Baastrup disease: Disease or normal feature of the aging spine? AJR Am J Roentgenol. 2011; 196:1156–1159.

［49］Lamer TJ, Tiede JM, Fenton DS. Fluoroscopically-guided injections to treat "kissing spine" disease. Pain Physician. 2008; 11:549–554.

［50］Almeida DB, Mattei TA, Soria MG et al. Transitional lumbosacral vertebrae and low back pain. Arq Neuropsiquiatr. 2009; 67:268–272.

［51］Quinlan JF, Duke D, Eustace S. Bertolotti's syndrome. A cause of back pain in young people. J Bone Joint Surg. 2006; 88:1183–1186.

［52］Paraskevas G, Tsaveas A, Koutras G, Natsis K. Lumbosacral transitional vertebra causing Bertolotti's syndrome a case report and review of the literature. Cases J. 2009; doi:10.4076/1757-1626-2-8320.

［53］Ugokwe KT, Chen TL, Klineberg E et al. Minimally invasive surgical treatment of Bertolotti's syndrome: Case report. Neurosurgery. 2008; 62:454–455.

［54］Jain A, Agarwal A, Jain S, Shamshery C. Bertolotti syndrome: A diagnostic and management dilemma for pain physicians. Korean J Pain. 2013; 26:368–373.

［55］Mazieres B. Diffuse idiopathic skeletal hyperostosis (Forestier-Rotes-Querol disease): What's new? Joint Bone Spine. 2013; 80: 466–470.

［56］Olivieri I, D'Angelo S, Palazzi C, Padula A. Spondyloarthritis and diffuse idiopathic skeletal hyperostosis: Two different diseases that continue to intersect. J Rheumatol. 2013; 40:8:1251–1253.

［57］Guo Q, Ni B, Yang J et al. Simultaneous ossification of the posterior longitudinal ligament and ossification of the ligamentum flavum caising upper thoracic myelopathy in DISH: Case report and literature review. Eur Spine J. 2011; 20:195–201.

［58］Taljanovic MS, Hunter TB, Wisneski RJ et al. Imaging characteristics of diffuse idiopathic skeletal hyperostosis with an emphasis on acute spinal fractures: Review. AJR Am J Roentgenol. 2009; 193:S10–S19.

［59］Smith ZA, Colin CB, Raphael D et al. Ossification of the posterior longitudinal ligament: Pathogenesis, management, and current surgical approaches. Neurosurg Focus. 2011; 30:1–10.

［60］Saetia K, Cho D, Lee S et al. Ossification of the posterior longitudinal ligament: a review. Neurosurg Focus. 2011; 30:1–16.

［61］He S, Hussain N, Li S, Hou T. Clinical and prognostic analysis of ossified ligamentum flavum in a Chinese population. J Neurosurg Spine. 2005; 3:348–354.

［62］Wang LF, Liu FZ, Zhang YZ et al. Clinical results and intramedullary signal changes of posterior decompression with transforaminal interbody fusion for thoracic myelopathy caused by combined ossification of the posterior longitudinal ligament and ligamentum flavum. Chin Med J. 2013; 126:3822–3827.

［63］Makurthou AA, Oei L, Saddy SE et al. Scheuermann disease. Spine. 2013; 38:1690–1694.

［64］Pompeo E. Minimalistic thoracoscopic anterior spinal release in Scheuermann kyphosis. J Thorac Cardiovasc Surg. 2013; 146:490–491.

［65］Johnson K. Imaging of juvenile idiopathic arthritis. Pediatr Radiol. 2006; 36:743–758.

［66］Canella C, Schau B, Ribeiro E et al. MRI in seronegative spondyloarthritis: Imaging features and differential diagnosis in spine and sacroiliac joints. AJR Am J Roentgenol. 2013; 200:149–157.

［67］Carmona R, Harish S, Linda D et al. MR imaging of the spine and sacroiliac joints for spondyloarthritis. Radiology. 2013; 269:208–215.

［68］Maeseneer MD, Vreugde S, Laureys S et al. Calcific tendinitis of the longus colli muscle: Case report. Head and Neck. 1997; 19:545–548.

［69］Feydy A, Liote F, Carlier R et al. Cervical spine and crystal-associated diseases: Imaging findings. Eur Radiol. 2006; 16:459–468.

［70］Beier CP, Hartmann A, Woertgen C et al. A large, erosive intraspinal and paravertebral gout tophus. J Neurosurg Spine. 2005; 3:485–487.

［71］Khoo JN, Tan SC. MR imaging of tophaceous gout revisited. Singapore Med J. 2011; 52:840–847.

［72］Wagner SC, Schweitzer ME, Morrison WB et al. Can imaging findings help differentiate spinal neuropathic arthropathy from disk space infection? Initial experience. Radiology. 2000; 214:693–699.

［73］Theodorou DJ, Theodorou SJ, Resnick D. Imaging in the dialysis patient: Imaging in dialysis spondyloarthropathy. Semin Dial. 2002; 15:290–296.

Chapter 9
脊柱感染

Spine Infections

Mariangela Marras, Luca Saba, Stefano Marcia, 著

陈 民，译 袁慧书、郎 宁，校

目录 CONTENTS

骨感染的部位与年龄及病原学类型有关[1,2]。四肢骨感染常见于儿童及青少年，而中轴骨感染更常见于成人[3,4]。

MRI 为脊柱感染的常用影像学检查方法。感染性脊柱炎可累及脊柱的各个部位，占化脓性骨感染的 5%。脊柱感染的影像表现取决于两个相互联系的因素：感染的播散途径和感染类型[5,6]。

一、脊柱感染的类型

脊柱感染的分类如下。

- 椎间隙感染及椎体骨髓炎伴硬膜外间隙、椎旁及腰大肌受累。
- 原发性椎间盘炎（儿童及青少年）。
- 孤立性硬膜外脓肿（非椎间隙感染血行播散或直接蔓延所致）。
- 硬膜下积脓。
- 脊膜炎。
- 脊髓脓肿。
- 化脓性椎小关节炎。

二、病因病理学

（一）化脓性感染

脊柱感染最常见的病原菌为革兰阳性菌（包括金黄色葡萄球菌、化脓性链球菌、肺炎链球菌），主要由呼吸道、皮肤或消化道感染经血行播散所致[7,8]。革兰阴性菌造成的脊柱感染相对少见，主要为革兰阴性球菌和肠杆菌属（埃希菌、大肠埃希菌、铜绿假单胞菌、沙门菌），常见于免疫缺陷者[9,10]。

脊柱感染的诱因包括脊柱外伤、脊柱及腹部手术、糖尿病免疫抑制及糖皮质激素治疗等[11,12]。

成人及儿童脊柱化脓性感染的病理过程不同：成人感染起自椎体终板，随后累及邻近椎间隙，进而弥漫性累及邻近椎体、椎旁组织及硬膜外间隙；因发育中的椎体终板有血管通过，儿童脊柱感染起自椎间盘，随后累及椎体。

（二）非化脓性脊柱感染（肉芽肿性）

非化脓性脊柱感染为结核杆菌、新型隐球菌、布鲁菌及烟曲霉菌等造成的脊柱肉芽肿性炎。其他少见病原为梅毒螺旋体及真菌[13,14]。

（三）播散途径

脊柱感染的播散途径包括血行播散及邻近组织感染播散[15,16]。

- 经动脉或静脉血行播散。
- 邻近感染播散（伴或不伴供血障碍）。
- 直接感染（穿透性外伤、脊柱手术、导管置入）。

三、化脓性脊柱炎

化脓性脊柱炎为累及椎间盘、椎体及邻近软组织并伴终板破坏的化脓性感染。诱因主要包括静脉药物滥用、免疫抑制状态、慢性病、肝硬化、癌症及糖尿病。常见病原为金黄色葡萄球菌、大肠埃希菌及沙门菌。其中，沙门菌脊柱炎常见于镰状细胞病患者。

脊柱化脓性感染最常见的感染途径为血行播散，常继发于消化道、肺、心脏、黏膜或皮肤感染。邻近椎间盘或邻近椎体的感染蔓延也很常见。

原发性椎间盘感染少见，主要见于儿童，其病理机制为 20 岁以前的儿童及青少年椎间盘有血管分布。

由穿透性外伤、外科手术、硬膜外注射或置管所致的脊柱直接感染较少见。脊柱各段均可受累，发生率依次为腰椎 48%，胸椎 35%，颈椎 6.5%（图 9-1）。可伴发脊膜炎及脊髓炎。化脓性脊柱炎出现临床症状 2～8 周 X 线检查可呈阴性。随后 X 线片可见终板炎、椎体炎、骨质密度增高，晚期可见椎体融合。

CT 可直接显示终板溶骨性及成骨性骨质破坏、死骨、脊柱畸形或低密度的椎旁软组织肿胀，有时可见软组织内积气。CT 增强扫描椎间盘、骨髓及椎旁软组织强化。

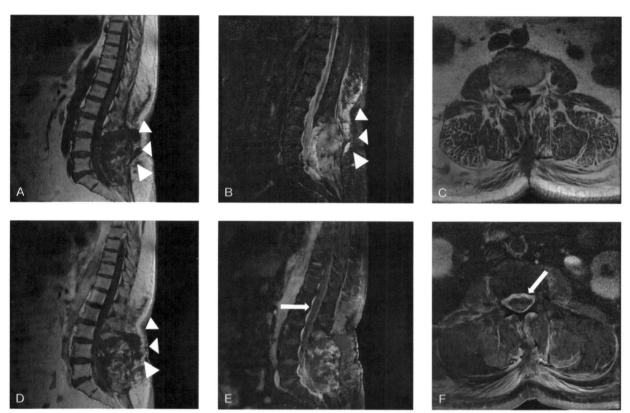

▲ 图 9-1　$L_3 \sim S_1$ 椎板切除术后继发感染性腰椎蛛网膜炎
MRI 平扫 T_1WI 矢状位（A）、T_2WI 矢状位（B）及平扫 T_1WI 轴位图像（C）可见术后改变（箭头）。T_1WI 增强图像（D）、增强 T_1WI 压脂矢状位（E）及增强 T_1WI 压脂轴位图像（F）可见马尾区硬膜外间隙明显异常强化（箭头或箭）

MRI 诊断化脓性脊柱感染具有高度敏感度（96%）及特异度（92%）。常见 MRI 表现为椎间隙狭窄，T_1WI 呈低信号，T_2WI 信号多样（典型者呈高信号），T_2WI 压脂或 STIR 呈高信号[17-19]。

MRI 增强扫描（钆对比剂）病变呈弥漫性强化，椎体骨髓及椎间盘可见异常信号。椎旁软组织明显强化，硬膜外蜂窝织炎或脓肿呈环形强化。MRI 也有助于显示脊髓受累及受压[20-24]。

化脓性脊柱炎的鉴别诊断包括结核性脊柱炎、脊柱退行性变及慢性透析相关性脊柱关节病。

四、结核性脊柱炎

结核性脊柱炎为结核杆菌造成的脊柱及邻近软组织肉芽肿性感染，好发于中胸段或胸腰段脊柱。

脊柱结核常见椎体压缩骨折、脊柱后凸畸形及广泛的椎旁脓肿，椎间盘相对正常。儿童脊柱结核侵袭性更强，后凸畸形及脊髓受压更常见，但髓内脓肿及蛛网膜炎少见。

感染后数周内 X 线片可无阳性表现，随后平片可见终板不规则、终板硬化伴弥漫性椎体硬化。CT 可直接显示慢性椎旁脓肿中的钙化、骨质破坏及死骨。

CT 及 MRI 增强扫描可见硬膜外及椎旁软组织的弥漫性强化或环形强化。MRI 可见病变邻近椎体呈低信号[25-28]。骨内、硬膜外及椎旁脓肿在 T_1WI 上呈低信号；骨髓、椎间盘、软组织感染在 T_2WI 上呈高信号[29-31]；脊髓、椎间盘、蜂窝织炎及脓肿在 STIR 相上呈高信号。增强扫描可见骨髓、韧带下软组织、椎间盘、硬膜及受累软组织弥漫性强化[32-34]。此外，硬膜外脓肿可致脊髓移位或受压。

结核性脊柱炎需与化脓性脊柱炎、真菌性脊柱炎及脊柱转移瘤相鉴别。

五、化脓性椎小关节炎

化脓性椎小关节炎为化脓性细菌造成的椎小关节及邻近软组织感染，最常见的致病菌为金黄色葡萄球菌。97% 见于腰椎，多为单个、单侧关节受累。临床症状与椎间盘炎类似。

X 线片难以显示早期病变，感染 2～6 周均可无阳性表现。病变晚期 X 线片最常见的表现为椎小关节溶骨性骨质破坏、骨质硬化，伴周围软组织密度增高。CT 检查可良好地显示溶骨及硬化性骨质改变、继发性椎体滑脱，并可评估邻近关节、硬膜外及椎旁受累的范围。增强扫描有助于对关节旁组织受累范围、椎旁软组织蜂窝织炎或脓肿及硬膜外受累做出更准确的评估。

化脓性椎小关节炎在 MRI T_2WI 上表现为小关节内部高信号伴周围软组织水肿，T_1WI 表现为小关节内部低信号且结构不清，STIR 相小关节骨髓水肿及硬膜外受累呈高信号，钆对比剂增强扫描压脂 T_1WI 上可见关节内明显弥漫强化或环形强化，小关节邻近软组织强化，硬膜外、椎旁软组织及脓肿壁强化。增强扫描还可评估椎管及椎间孔受累情况。

化脓性椎小关节炎应与类风湿关节炎鉴别。脊柱类风湿关节炎常见于颈椎，表现为齿突骨质破坏、滑膜增生伴环齿关节半脱位。还应与椎小关节骨关节炎及脊柱转移瘤相鉴别。前者表现为双侧对称性的椎小关节病变，伴骨赘形成、真空现象，不伴周围软组织水肿或脓肿；后者通常为多发、边界不清的病变[35-37]。

六、硬膜外及硬膜下脓肿

脊柱硬膜外脓肿为硬膜外感染伴脓肿形成，又称脊柱硬膜下积脓。本病常由化脓性椎间盘炎蔓延至硬膜所致，病变位于硬膜外间隙（80%），在骶椎水平病变也可呈环形分布。

X 线片仅可见非特异性表现及间接征象，如椎体终板侵蚀、椎体变扁、椎体后壁扇贝样改变。CT 增强扫描可见强化的硬膜外肿物伴椎管狭窄、椎体变扁及骨皮质破坏。病变在 MRI 平扫上呈等至长 T_1、长 T_2 信号（与脊髓相比），STIR 呈高信号；增强扫描可见蜂窝织炎组织明显均匀强化及坏死性脓肿环形强化；部分脊髓受压、缺血或直接感染者可见脊髓异常信号[38-41]。

脊柱硬膜下脓肿是硬脊膜与蛛网膜之间（硬膜下腔）的脓液积聚，好发于胸腰段且多节段受累。X 线检查敏感性及特异性均较低。CT 检查可见硬膜下腔密度增高，增强扫描可见硬膜下均匀强化或硬膜下积液环形强化。硬膜下脓肿在 MRI T_1WI 上呈等信号，T_2WI 及 STIR 呈高信号，并可见脊髓移位。增强扫描可见硬膜下弥漫性不均匀强化、硬膜下积液环形强化及硬膜外脂肪强化。

七、椎旁脓肿

椎旁脓肿为脊柱周围软组织的感染，常为脊柱化脓性感染直接蔓延或其他部位感染血行播散所致。椎旁感染包括椎旁间隙和椎旁软组织（腰大肌、髂肌、棘旁肌）感染，伴韧带下或沿肌肉蔓延。X 线片常可见椎旁软组织密度增高，腰大肌影增宽，椎体终板骨质破坏及椎体变扁。

CT 可明确显示椎旁软组织内的低密度脓肿，脓肿内可见气体，结核性椎旁脓肿还可见钙化。CT 还可显示脊柱畸形、终板破坏，增强扫描可见椎旁软组织弥漫性或边缘强化、椎间隙强化。MRI 检查可见局灶性长 T_1、长 T_2 信号，STIR 呈高信号，增强扫描与 CT 强化类似。MRI 还可评估椎管内病变及脊髓受压情况。

本病的鉴别诊断主要为腹膜后血肿。腹膜后血肿 CT 表现为腹膜后高密度影伴液-液平面，MRI 呈出血信号，增强扫描呈中等程度强化[42-45]。

八、脊髓炎

脊髓血供相对较少，因此血行播散的感染较少累及脊髓。脊髓炎通常由病毒所致，常见病原为单纯疱疹病毒、带状疱疹病毒、HIV。

脑脊液分离出病毒可诊断脊髓炎。不同病原所致的脊髓炎具有不同的分布特点：带状疱疹病毒脊髓炎常表现为脊髓后角灰质、邻近中央管的后索及侧索白质病变；单纯疱疹病毒脊髓炎常表现为脊髓弥漫性出血坏死伴骨髓受累。

（一）病毒性脊髓炎

病毒性脊髓炎是脊髓病毒感染或病毒感染后免疫反应造成的急性脊髓炎症，其特点为脊髓增粗水肿，累及多个节段。颈髓及胸髓最常受累。

CT 检查敏感度及特异度低。MRI T_1WI 可见脊髓增粗，可充满椎管，T_2WI 受累节段呈弥漫性高信号，增强扫描可见形态多样的非局灶性强化。

病毒性脊髓炎应与特发性横贯性脊髓炎、急性播散性脑脊髓炎、多发性硬化及视神经脊髓炎进行鉴别。

（二）HIV 脊髓病

获得性免疫缺陷综合征（acquired immuno deficiency syndrome，AIDS）患者脊髓病的发生率为 20% ～ 50%，常见于疾病晚期，与艾滋病其他并发症相关，也可能继发于代谢性疾病（维生素 B_{12} 缺乏）及机会性感染。

HIV 也可以直接导致脊髓侧索脱髓鞘伴轴突变性。相对于颈髓而言，HIV 直接感染所致的脊髓病更常见于胸髓。

MRI T_1WI 可见脊髓局限性萎缩，也可信号正常，T_2WI 呈弥漫性高信号，或侧索白质对称性高信号，STIR 可见局灶性高信号。病变严重者脊髓后索及侧索可见空泡性脊髓病表现。

HIV 脊髓病应与带状疱疹病毒脊髓炎、巨细胞病毒脊髓炎、横贯性脊髓炎及淋巴瘤鉴别。

九、脊髓脓肿

脊髓脓肿罕见，其特征为脊髓感染伴坏死及髓内脓肿形成，为细菌栓塞致静脉梗死、继而局部细菌增殖所致。成人脊髓脓肿大部分为特发性、隐源性，但儿童脊髓脓肿可继发于脊柱裂。脓肿大小不一，通常小于 2cm，呈卵圆形，伴周围水肿。脊髓脓肿在 MRI T_1WI 上表现为增粗的脊髓内边界不清的低信号，T_2WI 上脓肿中心呈高信号，伴局部脊髓增粗水肿，DWI 可呈高信号（ADC 减低）。增强扫描可见病变呈环形强化[46-49]。

脊髓脓肿的鉴别诊断包括急性横贯性脊髓炎、急性病毒性脊髓炎及多发性硬化。

十、脊膜炎

软脊膜及蛛网膜下腔的急性感染通常为细菌性感染，慢性感染主要见于结核及真菌感染。

CT 检查可见脑脊液信号增高及脊膜强化[50-53]。MRI 敏感度及特异度更高，T_1WI 可见脑脊液信号增高，T_2WI 可见脊髓高信号、蛛网膜下腔内结节状低信号及局灶性或弥漫性脊髓水肿。增强扫描蛛网膜下腔内脊膜结节可见强化，神经根、脑脊液均匀强化，并可见节段性或局灶性髓内强化。

脊膜炎可伴椎间盘炎（图 9-2 和图 9-3）、硬膜外脓肿、脊髓炎及脊髓空洞症。

感染性脊膜炎应与癌性脊膜炎、结节病、腰椎蛛网膜炎、吉兰 - 巴雷综合征（Guillain-Barre）相鉴别。

十一、脊柱寄生虫病

脊柱寄生虫感染常见于绦虫属的棘球绦虫、猪肉绦虫，以及吸虫属的血吸虫。

（一）棘球绦虫病

骨的寄生虫感染罕见，椎体是骨寄生虫感

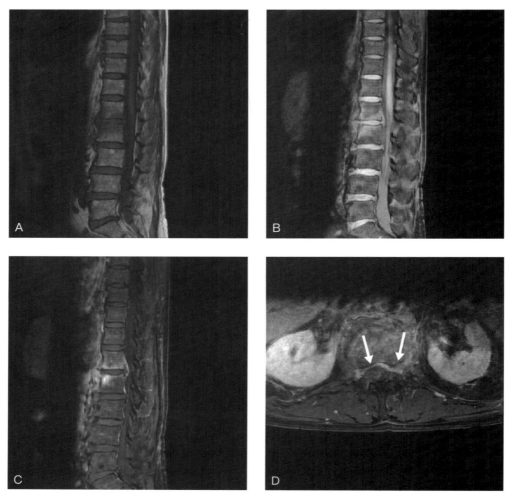

▲ 图 9-2　感染性椎间盘炎伴硬膜外间隙受累及 L_1 ～ L_2 水平椎体骨髓炎
T_1WI 平扫矢状位（A）L_1 椎体下部及 L_2 椎体上部呈低信号，T_2WI 矢状位（B）、增强扫描 T_1WI 压脂图像（C）呈高信号。增强扫描 T_1WI 压脂轴位图像（D，箭）可见前部硬膜外间隙受累

染最好发的部位，尤其是胸椎。脊柱寄生虫感染可累及肋骨及椎旁组织，偶可导致脊髓受压。

X 线所见缺乏特异性，表现为"葡萄串样"多房溶骨性骨质破坏。CT 可更好地观察椎体病变及椎旁软组织改变，增强扫描椎体多房囊性病变及椎旁软组织轻度强化。MRI T_1WI 及 T_2WI、STIR 病变均呈多房囊状高信号，增强扫描轻度强化。

脊柱寄生虫病需与原发骨肿瘤、骨转移瘤及结核进行鉴别。

（二）血吸虫病

血吸虫病累及中枢神经系统罕见，可见于疾病的各个阶段。脊柱寄生虫病变表现为脊髓破坏，伴胸段脊髓坏死。

MRI 是诊断脊柱血吸虫病最敏感的检查手段，但 MRI 表现并不特异。T_1WI 主要表现为脊髓及脊髓圆锥增粗，T_2WI 可见多个节段髓内信号弥漫明显增高，增强扫描 T_1WI 可见脊髓单发或多发、不均匀强化。

鉴别诊断包括多发性硬化、髓内肿瘤、脊髓脓肿、病毒或特发性横贯性脊髓炎、急性播散性脑脊髓炎及结核。

（三）囊虫病

囊虫病为猪肉绦虫所致，累及脊柱并不常

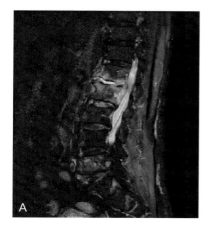
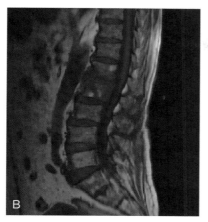
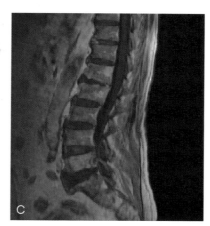
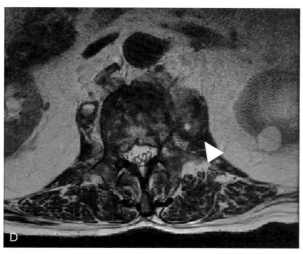
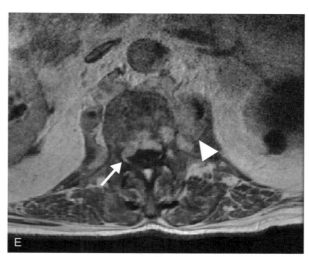

▲ 图 9-3　感染性椎间盘炎伴硬膜外受累、骨髓炎及腰大肌脓肿

T_2WI 压脂相矢状位（A）可见 $L_1 \sim L_2$ 椎间盘及 L_1、L_2 椎体呈明显高信号；与平扫 T_1WI（B）相比，增强扫描 T_1WI（C）相应椎体明显强化，增强扫描 T_1WI 轴位（E）可见前部硬膜外间隙受累（箭），同时，左侧腰大肌可见异常强化的类圆形区域（腰大肌脓肿，箭头），T_2WI 轴位（D）呈不均匀信号

见。脊柱囊虫病包括椎管外（椎体受累）病变和椎管内（硬膜外、蛛网膜下腔、髓内）病变。其中蛛网膜下腔囊肿、蛛网膜炎最为常见，髓内囊肿相对少见。

　　脊柱囊虫病的 MRI 表现缺乏特异性。MRI 可见蛛网膜下腔囊性病变伴邻近脊髓不同程度受压、局灶性髓内囊性病变及脊髓空洞；T_1WI 及 T_2WI 均呈高信号，蛛网膜下腔可见强化。囊虫感染造成的蛛网膜炎在 MRI 上无法与其他病因导致的蛛网膜炎相鉴别。

　　脊柱囊虫病应与髓内脓肿、肉芽肿性疾病、蛛网膜囊肿、神经鞘瘤及脊髓空洞症进行鉴别。

十二、脊柱炎性及自身免疫性疾病

（一）多发性硬化

　　多发性硬化是以中枢神经系统髓鞘脱失为主要表现的自身免疫性疾病，为细胞免疫介导。脊髓多发性硬化属于中枢神经系统原发性脱髓鞘疾病，具有时间多发、空间多发的特点。脊髓病变可伴颅内脑室周围、胼胝体、脑干或小脑白质病变。

　　脊髓多发性硬化最好发于颈段。10% ～ 20% 多发性硬化病患者仅有脊髓病变。脱髓鞘病灶常累及脊髓后角，轴位 MRI 可见病变呈楔形，局部灰白质分界不清，病变大小通常小于脊髓横截面积的一半，纵向累及范围小于两个椎体节段。病灶的分布与脊髓血管供血区不一致。

MRI T$_1$WI 病变呈等至低信号（图 9-4）。脊髓病变与颅内病变不同，在 T$_1$WI 上较少呈低信号。T$_2$WI 病变呈边界清楚（髓鞘完全脱失）或不清楚（髓鞘部分脱失）的高信号区。慢性病变可见胶质增生及软化灶。STIR 序列能更敏感地显示病变。DWI 上病变平均弥散系数增高。急性期或亚急性期病变血 - 脊髓屏障破坏，增强扫描呈均匀、结节状或环状强化，可持续 1 ～ 2 个月，慢性期病变无明显强化。假瘤型多发性硬化可见脊髓水肿增粗，病变晚期脊髓萎缩。

脊髓多发性硬化需与髓内肿瘤、特发性横贯性脊髓炎、脊髓空洞积水症相鉴别。当髓内病变为单发时，与上述疾病可能鉴别困难，需结合颅内情况进行判断。

（二）急性播散性脑脊髓炎

急性播散性脑脊髓炎为感染后免疫介导的白质病变，脊髓任何部位均可发生，并同时累及脑。其特点为白质内多发病变，占位效应及病变周围水肿相对较轻，病变大小不一，从点状至节段性分布均可出现。

MRI T$_1$WI 可见灶状低信号病变，伴轻度脊髓水肿，T$_2$WI 可更好地显示白质内多发火焰状病变伴轻度脊髓水肿，并可累及灰质。增强扫描强化方式取决于病变的发展阶段，可呈点状、环状，并可见脊神经强化。影像表现可类似于髓内肿瘤[54-61]。

鉴别诊断包括多发性硬化、免疫介导性血管炎、病毒性或特发性脊髓炎、脊髓梗死。

（三）特发性急性横贯性脊髓炎

特发性横贯性脊髓炎属于炎性病变，其病理特点为血管周围炎症反应及脱髓鞘。部分可能与自身免疫疾病、先期病毒感染或疫苗注射有关。

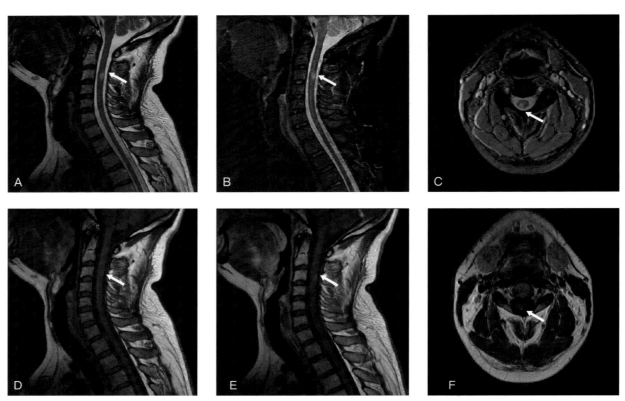

▲ 图 9-4　C$_3$ 椎体水平髓内单发多发性硬化病变

T$_2$WI 矢状位（A）示髓内病变呈卵圆形高信号，边缘模糊。T$_2$WI 压脂矢状位（B）及 T$_2$WI 压脂轴位（C）图像病变更明显，T$_1$WI 矢状位（D）病变显示不清。增强扫描矢状位（E）及增强扫描轴位图像（F）示病变轻度强化

本病横贯性累及脊髓，其特征为髓内中央性病变，累及超过两个椎体节段，可致双侧运动、感觉及自主神经功能障碍。轴位图像上病灶的大小一般超过脊髓横截面积的 2/3，纵向范围超过两个椎体节段，通常为三到四个椎体节段。脊髓胸段为好发部位。

MRI T_1WI 可见脊髓均匀增粗，髓内可见单发或多发等至低密度病变。T_2WI 病变呈脊髓中央区高信号伴周围水肿，异常信号范围比 T_1WI 更广泛。增强扫描强化多样，亚急性期比急性期和慢性期更易强化。病变的强化与预后无关。

本病应与髓内肿瘤、多发性硬化、脊髓空洞脊髓症、脊髓梗死鉴别。

十三、结节病

脊柱结节病是系统性病变的一部分，病理特点为脊柱及脊髓非干酪样肉芽肿。

CT 可见脊柱多发溶骨性病变，边缘硬化，也可同时出现成骨性病变或溶骨及成骨混合性病变。MRI T_1WI 可见脊髓梭形增粗，髓内病变呈等低信号，晚期脊髓萎缩。T_2WI 及 STIR 可见脊髓局限或弥漫性高信号。增强扫描可见软脊膜均匀或结节状强化，髓内病变可呈瘤样强化（单发或多发）。

影像上应与髓内肿瘤、多发性硬化、脊髓缺血及梗死、特发性横贯性脊髓炎进行鉴别。

十四、慢性炎性脱髓鞘性多发性神经病脱髓鞘病变

慢性炎性脱髓鞘性多发性神经病为慢性获得性免疫介导（包括细胞免疫及体液免疫）的脱髓鞘病变，主要累及脊神经及近端神经干，临床表现为反复发作或进行性的肌力下降及感觉减退。外周神经及脊神经根也可同时受累。脊柱腰段为好发部位，常见神经根增粗。

MRI T_2WI 表现为马尾及近端外周神经增粗、

信号异常增高，T_1WI 呈等信号，增强扫描病变神经呈轻中度强化。

本病应与 Guillain-Barre 综合征、神经纤维瘤病 I 型及遗传性脱髓鞘神经病相鉴别。

多神经根神经病

1.Dejerine-Sottas 综合征　本病属于遗传性神经根神经病，患者在儿童或青少年期即出现腘神经、尺神经、正中神经及桡神经肥大，伴可触及的颈后部软组织增厚。本病的影像诊断需进行 MRI 增强扫描。T_1WI 可见硬膜内神经根及背根神经节不同程度增粗肿胀。

2.Guillain-Barre 综合征　本病为急性炎性脱髓鞘性多神经根神经病，累及脑神经、外周神经及神经根，常由感染或疫苗注射后免疫激活、自身免疫或病毒所致。其免疫机制包括细胞免疫及体液免疫。

MRI 增强扫描 T_1WI 可见马尾神经明显强化，神经根轻度增粗，神经梭形增粗及软脊膜强化。T_2WI 脊髓圆锥正常，神经根轻度增粗。

本病在影像上应与生理性神经根强化、血管炎性神经根病、急性横贯性脊髓炎及慢性多神经病进行鉴别。

十五、慢性粘连性蛛网膜炎

慢性粘连性蛛网膜炎少见，病理特点为炎症后出现的神经根粘连、聚集，见于腰神经及马尾神经。其发病机制为弥漫性脊膜炎或腰椎手术后纤维渗出、纤维间隔形成致神经根与硬膜囊粘连。

硬膜内可有钙化，常见于外伤性蛛网膜下腔出血所致的粘连性蛛网膜炎。神经根与脊膜囊粘连，伴蛛网膜下腔多发纤维分隔。

CT 可显示聚集的神经根内部的钙化。钙化可包绕圆锥及马尾神经。T_2WI 可见神经根聚集成束，I 型神经根聚集呈中心性，II 型为外周性，伴脊膜囊增厚。神经根与脊膜囊粘连可见"空

脊膜囊征"，即脑脊液内无神经根显示。

脊膜囊增厚可致脊膜囊变窄、神经根聚集及蛛网膜下腔闭塞。增强扫描可见神经根及硬膜轻度强化，可呈线状、结节状或硬膜内肿块样强化。因神经根较短、数量较少，颈胸段蛛网膜炎较难诊断。

本病应与椎管狭窄、马尾神经肿瘤、癌性脊膜炎、硬膜内转移及放射性脊髓炎鉴别。

（一）脊髓综合征

白塞综合征的中枢神经系统病变见于10%～50%的患者，病理过程包括脱髓鞘、胶质增生及华勒变性。MRI 表现无特异性。T$_2$WI 可见单发或多发高信号病灶，与血管分布区不一致，T$_1$WI 病变显示不清[62-64]。增强扫描强化多样，与本病糖皮质激素治疗的阶段有关。

（二）脊髓系统性红斑狼疮

20%～50% 的系统性红斑狼疮累及神经系统。狼疮性脊髓炎罕见，常见于发病后数年。系统性红斑狼疮还可见脊髓梗死、硬膜下血肿（继发于狼疮性凝血障碍）所致压迫性脊髓病。MRI 表现缺乏特异性。T$_2$WI 可见单发或多发高信号病灶，与血管供血区不一致，T$_1$WI 病变显示不清。增强扫描强化多样，与本病糖皮质激素治疗的阶段有关。

（三）Devic 综合征或 Devic 病

Devic 综合征是一种少见的进行性累及脊髓、脑及视神经的脱髓鞘疾病。通常见于多发性硬化或系统性红斑狼疮。Devic 病病因不明，表现为进行性坏死性脱髓鞘伴视神经炎，不伴脑内病变。

MRI 可见长节段的脊髓增粗，好发于颈髓及上段胸髓。空洞性病变在 T$_1$WI 及 T$_2$WI 上与脑脊液信号相同，增强扫描后病变强化多样，可无强化或环形强化。脑及视神经检查有助于诊断。

参考文献

［1］Coqueugniot H, Dutailly B, Desbarats P, Boulestin B, Pap I, Szikossy I, Baker O et al. Three-dimensional imaging of past skeletal TB: From lesion to process. Tuberculosis (Edinb). 2015 Jun;95 Suppl 1:S73–9.

［2］Hamilton SM, Bayer CR, Stevens DL, Lieber RL, Bryant AE. Muscle injury, vimentin expression, and nonsteroidal anti-inflammatory drugs predispose to cryptic group A streptococcal necrotizing infection. J Infect Dis. 2008 Dec;198(11):1692–8.

［3］Xie S, Sun T, Tian R, Xu T, Jia Y, Shen Q. Analysis of risk factors of axial symptoms after single door laminoplasty for cervical myelopathy. Zhongguo Xiu Fu Chong Jian Wai Ke Za Zhi. 2014 May;28(5):620–4.

［4］Nardone R, Tezzon F, Lochner P, Trinka E, Brigo F. Atlanto-axial erosion as the presenting manifestation of systemic tuberculosis: A tricky diagnosis in western countries. Acta Neurol Belg. 2014 Dec;114(4):321–3.

［5］Jeong SJ, Choi SW, Youm JY, Kim HW, Ha HG, Yi JS. Microbiology and epidemiology of infectious spinal disease. J Korean Neurosurg Soc. 2014 Jul;56(1):21–7.

［6］Fantoni M, Trecarichi EM, Rossi B, Mazzotta V, Di Giacomo G, Nasto LA, Di Meco E, Pola E. Epidemiological and clinical features of pyogenic spondylodiscitis. Eur Rev Med Pharmacol Sci. 2012 Apr;16 Suppl 2:2–7.

［7］Andrews JA, Rizzato Lede D, Senderovsky M, Finn BC, Emery N, Bottaro F, Bruetman JE, Young P. Septic arthritis of the pubic symphysis in two athletes. Medicina (B Aires). 2012;72(3):247–50.

［8］Hagen R. Osteomyelitis after operative fracture treatment. A report of 62 cases treated with radical surgery and lincomycin (Lincocin). Acta Orthop Scand. 1978 Dec;49(6):542–8.

［9］Kang SJ, Jang HC, Jung SI, Choe PG, Park WB, Kim CJ, Song KH. Clinical characteristics and risk factors of pyogenic spondylitis caused by gram-negative bacteria. PLoS ONE. 2015 May;10(5):e0127126.

［10］Yang SC, Fu TS, Chen HS, Kao YH, Yu SW, Tu YK. Minimally invasive endoscopic treatment for lumbar infectious spondylitis: A retrospective study in a tertiary referral center. BMC Musculoskelet Disord. 2014 Mar;15:105. doi: 10.1186/1471-2474-15-105.

［11］Sugrue PA, O'Shaughnessy BA, Nasr F, Koski TR, Ondra SL. Abdominal complications following kyphosis correction in ankylosing spondylitis. J Neurosurg Spine. 2009 Feb;10(2):154–9.

［12］Mückley T, Schütz T, Kirschner M, Potulski M, Hofmann G, Bühren V. Psoas abscess: The spine as a primary source of infection. Spine (Phila Pa 1976). 2003 Mar;28(6):E106–13.

［13］Mavrogenis AF, Igoumenou V, Tsiavos K, Megaloikonomos P, Panagopoulos GN, Vottis C, Giannitsioti E, Papadopoulos A, Soultanis KC. When and how to operate on spondylodiscitis:

A report of 13 patients. Eur J Orthop Surg Traumatol. 2015 Jul 20. [Epub ahead of print].

[14] Esendagli-Yilmaz G, Uluoglu O. Pathologic basis of pyogenic, nonpyogenic, and other spondylitis and discitis. Neuroimaging Clin N Am. 2015 May;25(2):159–61.

[15] Skoura E, Zumla A, Bomanji J. Imaging in tuberculosis. Int J Infect Dis. 2015 Mar;32:87–93.

[16] Wu SY, Wei TS, Chen YC, Huang SW. Vertebral osteomyelitis complicated by iliopsoas muscle abscess in an immunocompetent adolescent: Successful conservative treatment. Orthopedics. 2012 Oct;35(10):e1576–80.

[17] Lee KS, Kong S, Kim J, Kim T, Choi CB, Kim YS, Lee KH. Osteomyelitis of bilateral femoral heads after childbirth: A case report. Ann Rehabil Med. 2015 Jun;39(3):498–503. doi:10.5535/arm.2015.39.3.498.

[18] Alexiou E, Georgoulias P, Valotassiou V, Georgiou E, Fezoulidis I, Vlychou M. Multifocal septic osteomyelitis mimicking skeletal metastatic disease in a patient with prostate cancer. Hell J Nucl Med. 2015 Jan–Apr;18(1):77–8. doi:10.1967/s002449910168.

[19] Leone A, Dell'Atti C, Magarelli N, Colelli P, Balanika A, Casale R, Bonomo L. Imaging of spondylodiscitis. Eur Rev Med Pharmacol Sci. 2012 Apr;16 Suppl 2:8–19.

[20] Kowalski TJ, Layton KF, Berbari EF, Steckelberg JM, Huddleston PM, Wald JT, Osmon DR. Follow-up MR imaging in patients with pyogenic spine infections: lack of correlation with clinical features. AJNR Am J Neuroradiol. 2007 Apr;28(4):693–9.

[21] Abe E, Yan K, Okada K. Pyogenic vertebral osteomyelitis presenting as single spinal compression fracture: A case report and review of the literature. Spinal Cord. 2000 Oct;38(10):639–44.

[22] Shih TT, Huang KM, Hou SM. Early diagnosis of single segment vertebral osteomyelitis—MR pattern and its characteristics. Clin Imaging. 1999 May–Jun;23(3):159–67.

[23] Friedmand DP, Hills JR. Cervical epidural spinal infection: MR imaging characteristics. AJR Am J Roentgenol. 1994 Sep;163(3):699–704.

[24] Smith AS, Weinstein MA, Mizushima A, Coughlin B, Hayden SP, Lakin MM, Lanzieri CF. MR imaging characteristics of tuberculous spondylitis vs vertebral osteomyelitis. AJR Am J Roentgenol. 1989 Aug;153(2):399–405.

[25] Kilborn T, Janse van Rensburg P, Candy S. Pediatric and adult spinal tuberculosis: Imaging and pathophysiology. Neuroimaging Clin N Am. 2015 May;25(2):209–31. doi:10.1016/j.nic.2015.01.002.

[26] Tali ET, Oner AY, Koc AM. Pyogenic spinal infections. Neuroimaging Clin N Am. 2015 May;25(2):193–208. doi:10.1016/j.nic.2015.01.003.

[27] Lang N, Su MY, Yu HJ, Yuan H. Differentiation of tuberculosis and metastatic cancer in the spine using dynamic contrast-enhanced MRI. Eur Spine J. 2015 Aug;24(8):1729–37. doi:10.1007/s00586-015-3851-z.

[28] Thammaroj J, Kitkhuandee A, Sawanyawisuth K, Chowchuan P, Promon K. MR findings in spinal tuberculosis in an endemic country. J Med Imaging Radiat Oncol. 2014;58(3):267–76.

[29] Park JH, Shin HS, Park JT, Kim TY, Eom KS. Differentiation between tuberculous spondylitis and pyogenic spondylitis on MR imaging. Korean J Spine. 2011 Dec;8(4):283–7. doi:10.14245/kjs.2011.8.4.283.

[30] Jain AK, Sreenivasan R, Saini NS, Kumar S, Jain S, Dhammi IK. Magnetic resonance evaluation of tubercular lesion in spine. Int Orthop. 2012 Feb;36(2):261–9. doi:10.1007/s00264-011-1380-x.

[31] Zaidi H, Akram MH, Wala MS. Frequency and magnetic resonance imaging patterns of tuberculous spondylitis lesions in adults. J Coll Physicians Surg Pak. 2010 May;20(5):303–6. doi:05.2010/JCPSP.303306.

[32] Pieri S, Agresti P, Altieri AM, Ialongo P, Cortese A, Alma MG, de' Medici L. Percutaneous management of complications of tuberculous spondylodiscitis: Short- to medium-term results. Radiol Med. 2009 Sep;114(6):984–95. doi:10.1007/s11547-009-0425-3.

[33] Kumar R, Das RK, Mahapatra AK. Role of interferon gamma release assay in the diagnosis of Pott disease. J Neurosurg Spine. 2010 May;12(5):462–6. doi:10.3171/2009.10.SPINE093.

[34] Anik Y, Ciftçi E, Sarisoy HT, Akansel G, Demirci A, Anik I, Buluç L, Ilgazli A. MR spectroscopy findings in tuberculous spondylitis; comparison with Modic type-I end-plate changes and metastatic vertebral disease. Eur J Radiol. 2009 Aug;71(2):324–32. doi:10.1016/j.ejrad.2008.05.002.

[35] Mas-Atance J, Gil-García MI, Jover-Sáenz A, Curià-Jové E, Jové-Talavera R, Charlez-Marco A, Ibars-Valverde Z, Fernández-Martínez JJ. Septic arthritis of a posterior lumbar facet joint in an infant: A case report. Spine (Phila Pa 1976). 2009 Jun 1;34(13):E465–8. doi:10.1097/BRS.0b013e3181a4e64b.

[36] Ram S, Osman A, Cassar-Pullicino VN, Short DJ, Masry WE. Spinal cord infarction secondary to intervertebral foraminal disease. Spinal Cord. 2004 Aug;42(8):481–4.

[37] Fujiwara A, Tamai K, Yamato M, Yoshida H, Saotome K. Septic arthritis of a lumbar facet joint: Report of a case with early MRI findings. J Spinal Disord. 1998 Oct;11(5):452–3.

[38] Shen WC, Lee SK. Chronic osteomyelitis with epidural abscess: CT and MR findings. J Comput Assist Tomogr. 1991 Sep–Oct;15(5):839–41.

[39] Numaguchi Y, Rigamonti D, Rothman MI, Sato S, Mihara F, Sadato N. Spinal epidural abscess: Evaluation with gadolinium-enhanced MR imaging. Radio Graphics. 1993 May;13(3):545–59; discussion 559-60.

[40] Jacques C, Boukobza M, Polivka M, Ferrario A, George B, Merland JJ. Cranial epidural tuberculoma. A case report. Acta Radiol. 2000 Jul;41(4):367–70.

[41] Gabelmann A, Klein S, Kern W, Krüger S, Brambs HJ, Rieber-Brambs A, Pauls S. Relevant imaging findings of cerebral aspergillosis on MRI: A retrospective casebased

study in immunocompromised patients. Eur J Neurol. 2007 May;14(5):548–55.

［42］Holloway A, Dennis R, McConnell F, Herrtage M. Magnetic resonance imaging features of paraspinal infection in the dog and cat. Vet Radiol Ultrasound. 2009 May–Jun;50(3):285–91.

［43］Harada Y, Tokuda O, Matsunaga N. Magnetic resonance imaging characteristics of tuberculous spondylitis vs. pyogenic spondylitis. Clin Imaging. 2008 Jul–Aug;32(4):303–9. doi:10.1016/j.clinimag.2007.03.015.

［44］Ng AW, Chu WC, Ng BK, Li AM. Extensive paraspinal abscess complicating tuberculous spondylitis in an adolescent with Pott kyphosis. Clin Imaging. 2005 Sep–Oct;29(5):359–61.

［45］Kowalski TJ, Layton KF, Berbari EF, Steckelberg JM, Huddleston PM, Wald JT, Osmon DR. Follow-up MR imaging in patients with pyogenic spine infections: Lack of correlation with clinical features. AJNR Am J Neuroradiol. 2007 Apr;28(4):693–9.

［46］DeSanto J, Ross JS. Spine infection/inflammation. Radiol Clin N Am. 2011 Jan;49(1):105–27. doi:10.1016/j.rcl.2010.07.018.

［47］Murphy KJ, Brunberg JA, Quint DJ, Kazanjian PH. Spinal cord infection: Myelitis and abscess formation. AJNR Am J Neuroradiol. 1998 Feb;19(2):341–8.

［48］Friess HM, Wasenko JJ. MR of staphylococcal myelitis of the cervical spinal cord. AJNR Am J Neuroradiol. 1997 Mar;18(3):455–8.

［49］Smith AS, Blaser SI. MR of infectious and inflammatory diseases of the spine. Crit Rev Diagn Imaging. 1991;32(3):165–89.

［50］Tali ET, Oner AY, Koc AM. Pyogenic spinal infections. Neuroimaging Clin N Am. 2015 May;25(2):193–208. doi:10.1016/j.nic.2015.01.003.

［51］Lummel N, Koch M, Klein M, Pfister HW, Brückmann H, Linn J. Spectrum and prevalence of pathological intracranial magnetic resonance imaging findings in acute bacterial meningitis. Clin Neuroradiol. 2014 Sep.

［52］Ishizaka S, Hayashi K, Otsuka M, Fukuda S, Tsunoda K, Ushijima R, Kitagawa N, Suyama K, Nagata I. Syringomyelia and arachnoid cysts associated with spinal arachnoiditis following subarachnoid hemorrhage. Neurol Med Chir (Tokyo). 2012;52(9):686–90.

［53］Ranasinghe MG, Zalatimo O, Rizk E, Specht CS, Reiter GT, Harbaugh RE, Sheehan J. Idiopathic hypertrophic spinal pachymeningitis. J Neurosurg Spine. 2011 Aug;15(2):195–201. doi:10.3171/2011.4.SPINE1037.

［54］Lim CC. Neuroimaging in postinfectious demyelination and nutritional disorders of the central nervous system. Neuroimaging Clin N Am. 2011 Nov;21(4):843–58, viii. doi:10.1016/j.nic.2011.08.001.

［55］Cañellas AR, Gols AR, Izquierdo JR, Subirana MT, Gairin XM. Idiopathic inflammatory-demyelinating diseases of the central nervous system. Neuroradiology. 2007 May;49(5):393–409.

［56］Singh S, Prabhakar S, Korah IP, Warade SS, Alexander M. Acute disseminated encephalomyelitis and multiple sclerosis: Magnetic resonance imaging differentiation. Australas Radiol. 2000 Nov;44(4):404–11.

［57］Singh S, Alexander M, Korah IP. Acute disseminated encephalomyelitis: MR imaging features. AJR Am J Roentgenol. 1999 Oct;173(4):1101–7.

［58］Feydy A, Carlier R, Mompoint D, Clair B, Chillet P, Vallee C. Brain and spinal cord MR imaging in a case of acute disseminated encephalomyelitis. Eur Radiol. 1997;7(3):415–17.

［59］Tanaka Y, Matsuo M. Serial magnetic resonance imaging of acute disseminated encephalomyelitis, including evaluation of the contrast-enhancing effect of lesions by Gd-DTPA. Nihon Igaku Hoshasen Gakkai Zasshi. 1996 Jan;56(1):25–31.

［60］Hasegawa H, Bitoh S, Koshino K, Obashi J, Iwaisako K, Fukushima Y. Acute relapsing disseminated encephalomyelitis (ARDEM) mimicking a temporal lobe tumor. No Shinkei Geka. 1994 Feb;22(2):185–8.

［61］Araki Y, Kohmura E, Nakamura H, Tsukaguchi I. MR imaging of acute disseminating encephalomyelitis. Radiat Med. 1993 Nov–Dec;11(6):263–6.

［62］Horger M, Maksimovic O, Kötter I, Ernemann U. Neuro-Behçet's disease: MR-imaging findings. Rofo. 2008 Aug;180(8):691–7. doi:10.1055/s-0028-1082142.

［63］Cakirer S. Isolated spinal neurobehçet disease. MR imaging findings. Acta Radiol. 2003 Sep;44(5):558–60.

［64］Vuolo L, Bonzano L, Roccatagliata C, Parodi RC, Roccatagliata L. Reversibility of brain lesions in a case of Neuro-Behçet's disease studied by MR diffusion. Neurol Sci. 2010 Apr;31(2):213–15. doi:10.1007/s10072-009-0205-9.

Chapter 10
脊柱创伤性疾病

Traumatic Disease of the Spine

Nathan J. Kohler, M. Cody O' Dell, Steven A. Messina, Brian K. Harshman, Christopher W. Wasyliw, Gary Felsberg, Laura W. Bancroft, 著

赵宇晴，译　袁慧书、郎　宁，校

目录　CONTENTS

10

脊柱是由椎骨构成的连续节段性结构，依靠椎间盘、关节、韧带和肌肉组织等一系列软组织维持顺列。椎体主要负责在轴向负荷的作用下保持脊柱高度，而颈、胸、腹、盆部的软组织则主要负责维持脊柱冠状面和矢状面的顺列，同时防止脊柱发生病理性旋转。脊柱能在生理稳定的前提下进行一系列运动，就得益于脊柱呈节段性结构的解剖特点及其周围的支撑结构。

Panjabi 和 White 将脊柱不稳定义为"在生理负荷下，脊柱无法维持正常顺列而产生原发或继发的神经损伤、畸形或明显疼痛"[1]。在磁共振成像（MRI）和多排计算机断层扫描（CT）用于评估脊柱创伤之前，主要使用 X 线片评估创伤后脊柱的稳定性。他们写道："X 线片是怀疑脊柱不稳定时显示椎骨相对位置的最常用的客观检查手段。因此，准确定义 X 线片中的线性测量方法十分重要。"

20 世纪 70 年代首次采用一系列尸体脊柱的体外实验评估引起脊柱不稳定的损伤。实验者在尸体的颈椎上制作了一系列特定的软组织缺陷，并在不同负荷条件下进行测试，评价其功能缺失情况[2,3]。前部成分定义为后纵韧带及其前方的所有结构，后部成分定义为后纵韧带后方的所有结构。这项研究有许多突破性的发现：①许多节段性的微小损伤会引起瞬时脊柱功能完全丧失；②移除椎小关节减少了脊柱的成角移位风险，但增加了水平移位风险；③前部成分和后部成分均破坏或失去功能时会发生脊柱不稳定，在 X 线侧位片中表现为相邻椎体间存在 3.5mm 以上的水平位移，或在中立位或屈伸位中两个相邻椎体夹角超过 11°。

对创伤患者进行 CT 检查使得我们对患者软组织和骨结构异常的快速评估能力产生了革命性的进步。CT 能显示骨的异常，并能快速评估明显的软组织损伤，包括相关的出血。在急性脊柱创伤中，CT 是检测颈椎、胸椎和腰椎骨结构异常的最佳方式。此外，对头部、胸部、腹部和骨盆创伤的患者，CT 还可以对继发损伤进行评估。一般情况下，CT 是一种静态成像方式，但已有学者对动态 CT 在脊柱稳定性评估中的应用进行研究[4]。然而，一些因素限制了动态 CT 成像的使用，如患者情况和损伤的位置。因此，使用动态 CT 评价脊柱创伤后的稳定性尚未得到广泛的认可。

MRI 是唯一能可靠的直接显示创伤后脊髓、韧带和软组织损伤的方法。脊髓、韧带和骨损伤的 MRI 信号特征与组织病理学改变相关，使 MRI 在脊柱创伤的评估得以广泛应用[5-9]。在一项对 174 名具有临床疑似脊柱损伤患者的研究中，MRI 在发现隐匿性颈椎损伤的有效性得到了验证，这些患者在 X 线检查中仅发现了微小的异常或未发现异常[10]。在本研究评估的 174 例患者中，MRI 共发现 62 例软组织异常，其中 27 例伴有椎间隙异常（4 例为腹侧及背侧韧带损伤，3 例为腹侧韧带损伤，18 例为单侧韧带损伤，2 例为无背侧或腹侧损伤）。此外，在 35 例患者中发现了单发的韧带损伤（8 例为腹侧和背侧韧带损伤，5 例为腹侧韧带损伤，22 例为背侧韧带损伤）。这些发现使全部 62 例患者的治疗决策发生了变化。在急性软组织损伤时，T_2 加权矢状位图像是最有效的。当患者存在隐匿性韧带或软组织损伤时，建议在 48h 内进行 MRI 检查[11]。

一、脊髓损伤

通过 MRI 评估脊柱创伤中的神经轴索情况需要相对较长的检查时间，这可能会阻碍重伤患者的诊疗。因此，了解创伤患者评估和治疗至关重要。基于体格检查，可以诊断并定位脊髓损伤，并进行目标节段更明确的神经轴索成像。脊髓损伤是否存在要根据体格检查的表现决定，这些体格检查的表现是根据美国脊髓损伤协会（American Spinal Cord Injury Association，ASIA）和脊髓损伤神经病学分类的国际标准制定的[12]。医师通过运动和感觉情况进行评估，并用于确定神经损伤分级和脊髓功能部分保留区。ASIA 损伤量表将损伤分为A（完全）至 E（正常）。符合 A 级的患者存在完全性脊髓损伤，在 $S_4 \sim S_5$ 水平没有运动或感觉功能保留。B 级评分提示脊髓不完全损伤，损伤层面（包括 $S_4 \sim S_5$）的感觉功能存在，运动功能消失。C 和 D 的评分则根据患者的损伤平面以下的肌力水平来评价。这两类患者的损伤平面以下肌力均存在，但 C 级的患者损伤平面以下的肌力低于 3。ASIA E 级表明所有的运动和感觉功能都是正常的，主要用于随访，表明神经功能已恢复正常。

脊髓损伤患者的症状各不相同。对症状有基本的了解有助于对可疑创伤位置进行定位。有几个脊髓综合征具有非常典型的体格检查表现[13]。掌握常见的脊髓综合征相关知识有助于与临床医师进行交流。延颈髓分离综合征发生于 C_3 或以上的神经轴索损伤。这会导致立即的呼吸骤停，常伴有心脏骤停。患者通常表现为四肢瘫痪，以及继发于膈神经 / 膈肌功能障碍的呼吸机依赖。脊髓中央管综合征的表现类似于脊髓空洞症。这些患者表现为上肢的运动无力，较下肢明显，在损伤的水平以下有不同程度的感觉障碍。脊髓病，包括肛门括约肌功能障碍也可能与脊髓中央管综合征有关。老年患者通常有与中央管狭窄相关的症状，而年轻患者可能有椎间盘突出、半脱位、骨折。

前索综合征通常由脊髓前动脉梗塞导致。前索综合征的患者在保持良好的触觉和本体感觉的同时，会出现痛温觉的丧失。这可能继发于脊髓前方压迫、移位骨碎片或椎间盘突出。Brown-Sequard 综合征发生于脊髓半侧损伤的情况下。一般来说，这些患者表现为同侧运动麻痹、分离性的对侧感觉丧失。这通常是由于穿透性创伤导致，如刀伤或枪伤。后索综合征的患者则会有颈部、上臂和躯干的疼痛和感觉异常。

二、适应证

在对创伤患者进行评估后（通常借助CT），为了进一步评估接下来需要进行的治疗，通常选择 MRI 作为辅助手段。现在已经有针对临床医师和放射科医师的 MRI 检查指南。理解这两个指南对伤员分级、支持性护理和治疗均有帮助。北美的"急性颈椎和脊髓损伤处理指南"是由美国神经外科医师协会和神经外科医师大会（负责脊髓和周围神经紊乱部分）制定的颈椎创伤影像学的标准[14]。

脊柱创伤的影像学评估适用于有症状的创伤患者，医师习惯通过颈椎 X 线片对这些患者进行评估。然而现在 CT 已成为高危患者首选的诊断方法。当影像学结果提示阴性时，无颈痛的患者可以不需要继续颈椎固定。

对于存在骨折 / 脱位损伤的患者，在尝试闭合复位时或开放性后路复位之前，可以进行MRI 检查。伴有骨折 / 脱位出现的椎间盘突出等软组织异常仅通过 X 线检查无法发现。如果这些损伤没有被及时发现，患者可能会在治疗过程中受到进一步的损伤。此外，MRI 也适用于那些多次尝试闭合复位失败的患者。

应特别注意枕颈或寰枢脱位损伤的 MRI 评估[15-18]。当怀疑高位颈椎损伤时，X 线片和 CT可能不足以提供诊断。发现上颈椎椎前软组织肿胀提示需要进一步评估。MRI 在评价是否存在软组织损伤中可以发挥重要作用[19]。

X 线片或 CT 均正常的患者出现脊髓损伤的情况并不少见[20-22]。软组织损伤在 X 线片和CT 中可能无法发现，因此这两种检查方法不能排除软组织损伤。这类患者在文献中被归为无骨折脱位型脊髓损伤。对疑似神经损伤区域进行有针对性的 MRI 检查可提供有用的诊断信息，并显示如水肿、出血等软组织损伤。

美国放射学院也为疑似脊柱创伤的患者制定了相应的评估标准[23-25]。这个标准是基于国家急诊 X 线检查应用研究和加拿大颈椎规则制定的[26,27]。对于有脊髓病表现的急性颈椎创伤的患者，该标准推荐使用 MRI 进行评估，并认为 MRI 是 CT 检查的有效补充。与基于临床的指南相似，对疑似急性脊柱创伤的患者进行 MRI 检查，明确相关的软组织损伤，并结合 CT 结果进行评估，制定针对脊柱不稳的治疗计划。疑似急性颈椎创伤的患者如果需要心肺支持并伴有瘫痪，可以延迟进行 MRI 检查的时间。MRI 可用于韧带损伤、脊髓病变和水肿的评估。除了骨和韧带损伤外，颈动脉和椎动脉的剥离或横断损伤可能会导致动脉栓塞，在发生颈椎骨折时风险更高。这些血管的血栓可能导致脑缺血，可能需要抗凝和（或）介入治疗。颈椎创伤后疑似动脉损伤的患者可以通过 MR 血管成像或 CT 血管成像来评估[28-33]。

三、创伤患者的 MRI 序列选择

随着 MRI 技术的进步，出现了许多新序列用于诊断脊柱创伤。针对创伤患者，MRI 可以用于明确神经损伤的原因和程度、损伤机制以及是否存在脊柱不稳[34]。然而，由于许多创伤患者病情不稳定，需要心肺支持，无法承受持续时间较长的检查。因此，对创伤患者而言，设定一套用于评价软组织损伤的、标准的、基础的检查序列至关重要。

Bozzo 等进行了文献综述，明确急性脊柱损伤的 MRI 检查的推荐方案，以评估在初期诊疗中是否有必要进行 MRI 检查，并明确 MRI 是否有助于预测患者的长期神经系统预后[35]。在他们的综述中提到，标准的矢状位 T_2 序列在软组织损伤诊断中具有重要作用，其 TR 值为 2000ms，TE 值为 80ms。在创伤患者的检查中使用的标准 T_1 序列的 TR 值为 600ms，TE 值为 15～20ms。仅有少数文章使用了梯度回波序列，并发现该序列对呼吸很敏感。在对脊柱创伤患者的检查中，对液体敏感的短时反转恢复序列（STIR）或稳态梯度回波序列用于评估软组织的

完整性。Lee 等[36]研究发现 STIR 的信号增高和术中发现的后部韧带损伤高度相关。这篇综述建议使用矢状位 T_2WI 的图像评估脊髓压迫、水肿和出血；建议使用矢状位梯度回波序列的图像评估脊髓出血；建议使用轴位 T_2WI 的图像评估椎间盘突出和脊髓受压。正处于研究中的新的 MRI 序列，包括白质纤维束的弥散张量成像和磁敏感加权成像，也有广阔前景。

四、创伤患者的 MRI 检查安全性

创伤患者需要高度重视检查安全。除了传统的 MRI 禁忌，如起搏器或动脉瘤夹，创伤患者还必须考虑其他因素[13]。如上所述，出现脊髓损伤的患者往往有脊髓休克的症状，这需要在影像学评估过程中使用心肺监测和心肺支持。其症状包括低血压[收缩压（SBP）< 80mmHg]、由于血管张力和肌张力的丧失导致的血容量减低、副交感神经功能的丧失导致的心动过缓，以及因膈神经功能障碍导致的缺氧。必须重视检查过程中生命体征的评估，因此在检查期间需要专门人员来监测患者的情况。

检查过程必须特别注意保持患者的脊柱顺列，应由专门的、有经验的人员进行创伤患者的移动。在这个过程中，应尽量减少因脊柱不稳导致脊髓继发损伤的可能性。在移动患者时应采取一定的保护措施，如使用滚动搬运技术等。在发生创伤之前，某些患者可能已经存在较高的脊髓损伤风险，如强直性脊柱炎（ankylosing spondylitis，AS）。由于前纵韧带和椎间盘钙化导致脊柱部分节段性结构缺失，融合节段的脊柱惯性力矩增加，导致创伤性脊髓损伤的风险增加[37]。在进行气管插管后，AS 患者因颈椎屈伸运动发生脊髓损伤的风险增加。此外，有发病诱因的患者（包括 AS）可能发生脊柱假稳定的情况，他们除了疼痛外几乎没有其他症状，疼痛和肌肉痉挛可以增加脊柱旁肌肉的张力，以保持脊柱的顺列。如果这样的患者失去肌肉

张力，如在麻醉或肌肉阻滞的情况下，脊柱会失去顺列，导致严重的脊髓损伤。

对创伤患者，很多时候我们很难立刻获得详细的病史。MRI 前的详细体格检查和 X 线影像学分析可以发现与 MRI 设备不相容的金属物体。除了常规的 MRI 禁忌证之外，子弹碎片和体内残留的金属物体对临床医师和放射科医师来说是一个难题。Finitsis 等[38] 对 19 例脊柱区域出现子弹碎片的患者进行回顾性分析。有学者发现这些患者并没有因体内的碎片出现继发损伤，同时他们的影像学信息在诊疗中十分必要。

颅颈交界区损伤

颅颈交界区损伤通常是致命的，其机制为外伤性过屈或过伸并伴有旋转，导致局部韧带损伤[18]。通常非常不稳定，容易引起神经系统和（或）血管的并发症。这种损伤在儿科患者中更常见，这可能与儿童枕髁曲率的差异、韧带较松弛以及颅骨占体重比例较高有关。枕 - 寰损伤的患者表现出不同的症状，包括延颈髓分离损伤、后组脑神经麻痹，也有可能没有神经系统损伤。

颅颈交界区损伤的 MRI 检查应主要关注在颅颈交界区的软组织的情况，包括韧带撕裂或撕脱、枕髁移位骨折（图 10-1）和（或）覆膜撕裂。MRI 评估可以显示椎前软组织肿胀或关节囊内、颈韧带和棘间韧带的积液。寰枢椎牵拉性损伤可能导致关节囊、翼状韧带、横韧带和覆膜的损伤。MRI 可显示椎前积液、棘间韧带或颈韧带水肿以及小关节的增宽。

五、颈椎损伤

寰枢椎半脱位 / 脱位

寰枢椎半脱位有三种类型（图 10-2 至图 10-4）——旋转半脱位、前方半脱位、后方半脱位。旋转半脱位常见于儿童，与创伤、类风湿关节炎和呼吸道感染有关。寰枢关节处的旋转畸形通常持续时间较短，容易矫正。这种畸形可发生在枕寰或寰枢关节。在 MRI 图像中，评价寰椎横韧带的情况尤为重要。寰椎横韧带完整时，寰枢椎可以进行无移位的旋转。如果横韧带和外侧韧带松弛，则可能出现前移位或后移位。寰枢椎前向半脱位可能表现为下列两种表现形式，包括寰椎横韧带断裂、寰齿间隙增加（图 10-4），以及齿突异常（常见于齿突骨折或先天性发育不全）。MR 造影检查可以直接显示寰椎横韧带。在轴位上可以发现寰椎横韧带的撕裂，在梯度回波序列上表现为高信号，韧带连续性中断，有时可以在韧带中出现血液信号。

六、轴向负荷损伤

轴向负荷损伤是由头顶部受到的直接外力

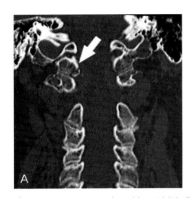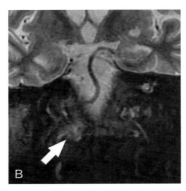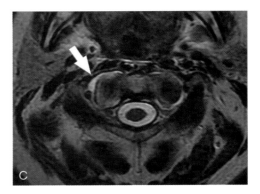

▲ 图 10-1 61 岁男性，跌倒后右枕髁骨折
A. 冠状位 2D CT 重建图像显示右枕髁（箭）骨折，无明显分离移位；B. 冠状 FSE T_2WI 显示右枕髁（箭）的骨髓水肿；C. 轴位 FSE T_2WI 显示骨折处的少量的液体（箭）

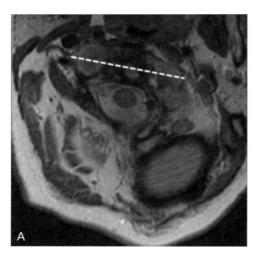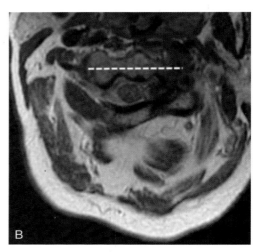

▲ 图 10-2　65 岁女性，颈部疼痛 2 个月，寰枢椎旋转半脱位

C_1（A）和 C_2（B）的相邻层面的 PdWI 图像显示 C_1 相对 C_2 及其他颈椎旋转 20°　（虚线分别为 C_1 和 C_2 轴线）

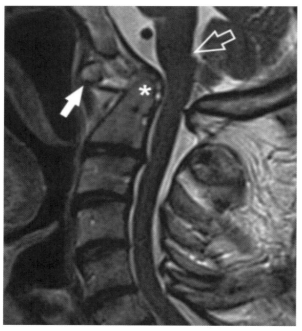

▲ 图 10-3　67 岁男性，寰齿间间隙增宽、横韧带断裂、颅底凹陷

矢状位 FSE T_2WI 显示齿突（*）相对于 C_1 前弓（实心箭）后移，邻近的椎管变窄、颅底凹陷，以及齿突顶端与小脑扁桃体之间的延髓（空心箭）轻度挤压变形

引起的，这种外力来自上方掉落的物体或头部撞击到固定物体。其结果是典型的爆裂性骨折，最多见的是杰斐逊（Jefferson）骨折，枕骨后部及 C_2 侧块压缩，C_1 的环形结构断裂（图 10-5）。虽然局部会出现骨折片移位，但杰斐逊骨折属于稳定性损伤。MRI 可能有助于评估由出血导致的占位效应。

七、过伸性损伤

过伸性损伤在 X 线检查中可能是阴性的[39]。这些患者可能会出现颈部疼痛及颈椎不稳，但没有骨折。在外力消失后，颈椎可能会自行恢复顺列。软组织增厚是最可靠的征象（图 10-6）。由于受伤后，颈椎会自行恢复顺列，CT 可能会低估过伸性损伤的程度。MRI 检查可以发现前纵韧带和（或）椎间盘内的 T_2W 高信号、前纵韧带断裂、骨膜撕脱、后纵韧带断裂以及后部韧带复合体损伤（图 10-7）。椎前软组织中 T_1 高信号可能是创伤导致的急性出血。

Hangman 骨折是发生于 C_2 的撕脱性骨折，累及双侧椎板和（或）椎弓根，偶尔延伸至椎体后部和横突孔（图 10-8）。椎管直径较大的患者发生神经损伤的概率较低。过伸性泪滴骨折是前纵韧带在椎体前下缘附着点处的严重撕脱骨折。MRI 有助于评估相关软组织损伤。

齿突骨折可能由多种受伤机制引起，其中最常见的是过伸性损伤。其中 1 型骨折罕见，为齿突尖翼状韧带附着处的撕脱骨折。2 型骨

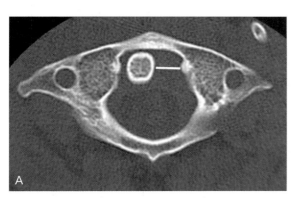
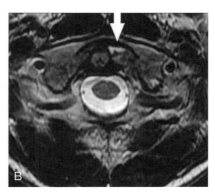

▲ 图 10-4　17 岁男孩，抓住行驶中的汽车滑滑板时摔倒，C_1 ~ C_2 不稳，左侧翼状韧带撕裂
A. 轴位 CT 表现为齿突右移，C_1 左侧侧块与齿突的间隙不对称增宽；B. 轴位 T_2WI 显示撕裂的
左翼状韧带内的液体信号（箭），齿突右移

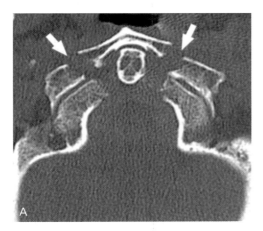
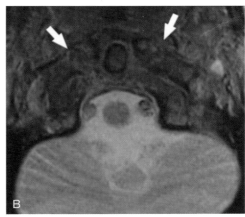

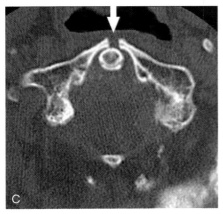
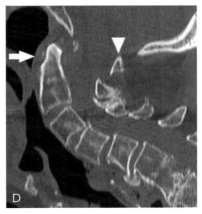
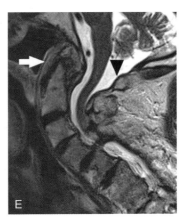

▲ 图 10-5　Tefferson 骨折
90 岁女性，意外地从轮椅上头朝下撞至地面，轴位 CT（A）和 FSE T_2WI 的 MRI（B）显示横贯 C_1 的粉碎性骨折（箭）。
94 岁男性，滑倒，轴位 CT（C）发现轻微移位的 Tefferson 骨折（箭）。相应的矢状位 2D CT 重建（D）和矢状位
FSE T_2WI 的 MRI（E）图像显示骨折断端间的空隙（箭），C_1 后弓相对棘突椎板连线后移（箭头）

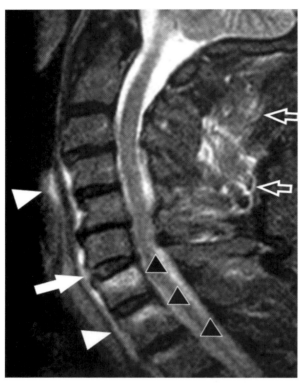

▲ 图 10-6　69 岁男性，摔倒后发生过屈、过伸损伤

矢状位 FSE T$_2$WI 显示在 C$_6$ ～ C$_7$ 水平前纵韧带撕裂（实心箭）、椎前软组织水肿（白箭头）、C$_7$ ～ T$_2$ 轻度压缩骨折（黑箭头）、棘间韧带损伤（空心箭）

折最常见，为齿突基底部的横行骨折（图 10-9）。移位超过 50% 会导致骨折不愈合的可能性升高（图 10-10）。3 型骨折的骨折线横穿 C$_2$ 椎体上部。

八、过屈性损伤

与过伸性损伤相似，当顺列异常完全恢复后，过屈性损伤在 X 线片和 CT 上也可能没有异常的表现。在 X 线片和 CT 上，过屈性损伤的典型表现为棘突间距增宽（呈扇形），伴或不伴小关节骨折或脱位，椎间隙后部增宽，以及单个椎间隙夹角超过 11°。MRI 可以显示外伤性椎间盘突出 / 脱出（图 10-11），以及由于韧带损伤引起的后方附件信号增高、小关节间隙增宽，由水肿引起的关节间隙 T$_2$ 信号增高或脊柱屈曲变形（图 10-12）。过屈性楔形骨折会出现上终板的骨质断裂。如果不伴有后方韧带断裂，这些骨折被认为是稳定骨折。在后方韧带损伤的情况下，则被认为是不稳定骨折。

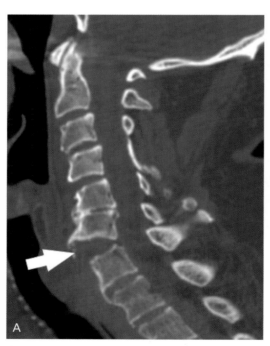
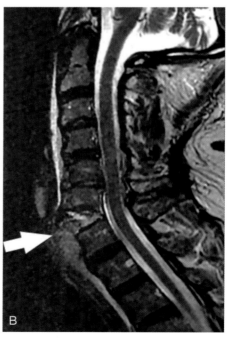

▲ 图 10-7　81 岁男性，车祸中被追尾发生过伸损伤

A. 矢状面 2D CT 重建图像显示 C$_6$ ～ C$_7$ 椎间盘间隙前部增宽、椎体夹角增大。右侧 C$_6$ 椎弓根及峡部和左侧 C$_6$ 下关节突骨折（未显示）；B. 矢状位 FSE T$_2$WI 显示 C$_6$ ～ C$_7$ 水平前纵韧带断裂（箭），伴有 C$_6$ ～ C$_7$ 椎间盘出血和椎前软组织肿胀

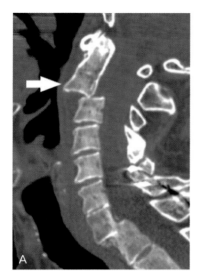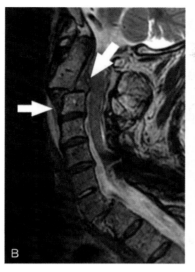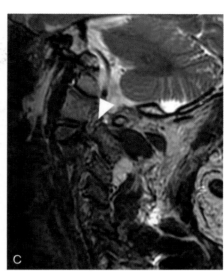

▲ 图 10-8　71 岁男性，坐于车后座时发生车祸，Hangman 骨折（ⅡA 型）

A. 矢状位 2D CT 重建显示 C_2 椎体相对 C_3 椎体前向滑脱（3 级）并旋转（箭）。由于 C_2 后部结构移位导致棘突椎板连线中断。图像显示了 5 年前车祸导致的陈旧的 $C_6 \sim C_7$ 椎体融合和 C_7 滑脱，前移的 C_7 椎体与 T_1 融合；B. 矢状位 FSE T_2WI 脂肪抑制图像显示在 $C_2 \sim C_3$ 水平前纵韧带、后纵韧带撕脱（箭）及其下方的椎前出血；C. 矢状位旁正中层面图像显示通过左椎弓根的分离性骨折（箭头）。右侧亦发生骨折（未显示）。患者行 $C_2 \sim C_3$ 半脱位的复位和枕骨至 C_5 的后方固定手术

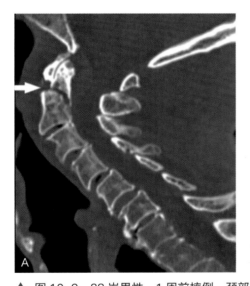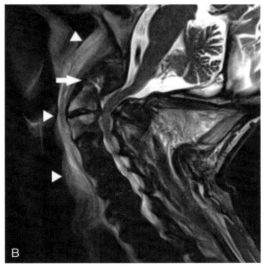

▲ 图 10-9　88 岁男性，1 周前摔倒，颈部疼痛，2 型齿突骨折

A. 矢状位 2D CT 重建显示穿过齿突基底部的斜行骨折线（箭），齿突及 C_1 后移约 3mm；B. 矢状位 FSE FS T_2WI 显示齿突骨折处的液体信号（箭）和椎前出血（箭头）。患者有多发的椎间盘退行性改变和椎管狭窄

　　双侧小关节脱位（跳跃）是一种不稳定的过屈损伤，这种损伤会导致所有韧带结构破坏，上方椎体的前移超过其宽度的 50%，必然导致脊髓压迫和（或）脊髓信号异常。合并有旋转力的过屈力可能导致单侧小关节脱位、上方椎前移小于 50% 以及韧带不对称损伤（图 10-13）。小关节半脱位可以发生于单侧或双侧，被认为是不稳定的，但可能不存在神经损伤。

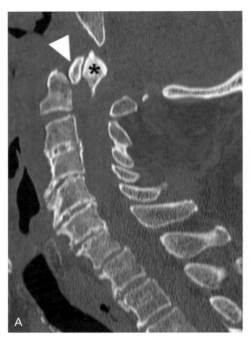
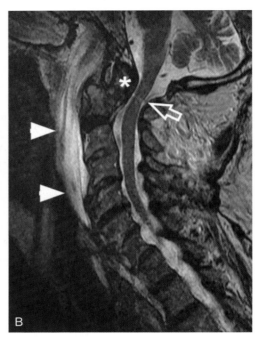

▲ 图 10-10　91 岁男性，2d 前跌倒后进行性颈部疼痛，2 型齿突骨折伴脱位及脊髓挫伤

A. 矢状位 2D CT 重建显示 2 型齿突骨折，齿突（*）和 C_1（箭头）后移 1.2cm；B. 矢状位 FSE T_2WI 显示 2 型齿突骨折，齿突（*）后移，椎前出血（箭头），脊髓内的高信号提示脊髓挫伤（空心箭）。患者随后进行了 $C_1 \sim C_2$ 侧块关节融合及椎弓根螺钉固定

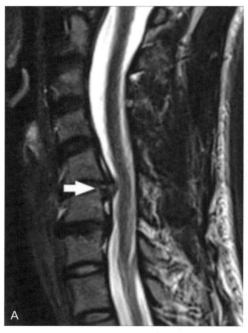
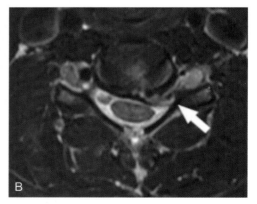

▲ 图 10-11　38 岁女性，特技演员，进行性左手臂麻木疼痛，外伤性椎间盘突出

矢状面（A）和轴位（B）的 FSE T_2WI 显示左侧间盘脱出伴左侧 $C_5 \sim C_6$ 神经孔消失（箭）

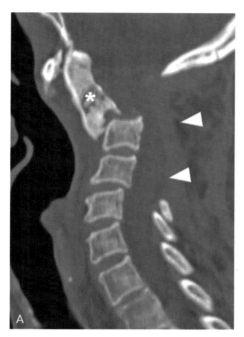
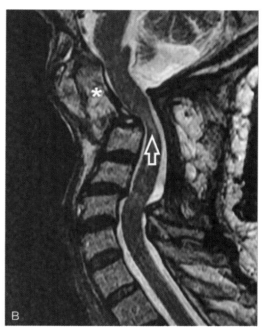

▲ 图 10-12　50 岁女性，跌倒后双侧手臂和腿麻木无力，外伤性 $C_2 \sim C_3$ 前脱位

A. 矢状位 2D CT 重建显示 C_2（*）相对于 C_3 的 3 级前滑脱和屈曲畸形，$C_1 \sim C_4$ 后方椎板呈现切除减压术后表现；B. 矢状位 FSE T_2WI 显示 C_3 水平脊髓中央的高信号（空心箭），符合脊髓挫伤，伴有 C_2（*）的稳定性前脱位

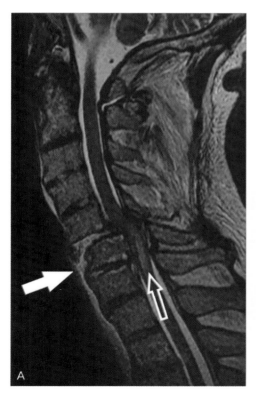
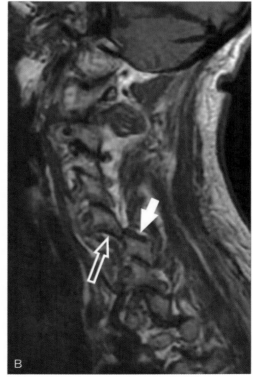

▲ 图 10-13　82 岁男性，摔伤后侧背部疼痛，单侧椎小关节脱位

A. 矢状位 FSE T_2WI 显示 C_5 椎体相对于 C_6 椎体前移（程度小于 50%）、前纵韧带断裂（实心箭）、外伤性椎间盘突出和脊髓挫伤（空心箭）；B. 通过左侧椎小关节的矢状位旁正中层面图像显示 C_5 下关节突（空心箭）相对于 C_6 上关节突（实心箭）脱位

九、胸腰椎创伤

传统的胸腰椎创伤评估是基于 Dennis 三柱模型[40]。该模型试图确定引起胸腰椎不稳定的因素。三柱模型将胸腰椎脊柱定义为前柱（椎间盘和椎体的前半部分、纤维环前部和前纵韧带）、中柱（椎间盘和椎体的后半部分、椎体后缘、纤维环后部、后纵韧带和椎弓根）和后柱（后部骨性复合体、后部韧带复合体、棘上和棘间韧带、小关节、小关节囊、黄韧带）。Dennis 三柱模型中，不稳定性分为一级（机械性不稳定）、二级（神经性不稳定）和三级（机械性和神经性不稳定）。

最近，有人试图将胸腰椎的损伤分为主要损伤和次要损伤。次要损伤包括：①横突骨折（图 10-14）；②关节突或椎弓峡部关节内骨折（图 10-15）；③单发棘突骨折；④单发椎板骨折。主要损伤包括：①前柱压缩骨折（中柱完整）（图 10-16 至图 10-18）；②爆裂骨折，由单纯的轴向负荷引起，表现为前、中柱均受累（图 10-19）；③座椅安全带骨折（前柱压缩，中柱和后柱牵拉骨折）（图 10-20）；④骨折 - 脱位，指由于压缩、牵拉、旋转或剪切力导致三柱均发生损伤，并导致脱位或半脱位（图 10-21）。

胸腰椎损伤分类和严重程度评分同时考虑到了影像学及神经学表现[41,42]。影像学检查结果包括骨折类型和（或）脱位以及后部附件的完整性。与主要损伤和次要损伤的分级标准相似，前柱损伤通常是稳定的，爆裂骨折被认为是前柱和中柱的损伤，安全带骨折属于三柱损伤，骨折 - 脱位是三柱损伤伴相关脱位。

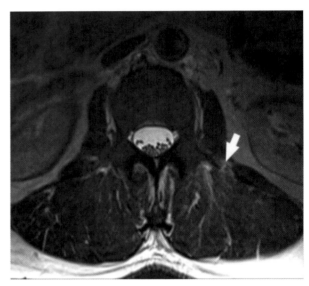

▲ 图 10-14　49 岁女性，自 5 英尺高的梯子跌落，左侧 L₃ 横突骨折

轴位 FSE T₂WI 显示 L₃ 左侧横突骨折（箭），无明显分离移位。该骨折是稳定骨折，患者通过外部支撑治疗

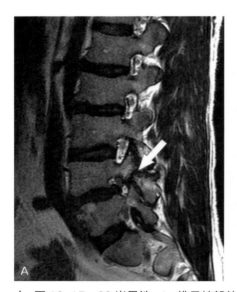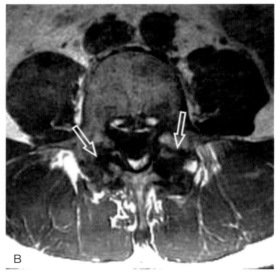

▲ 图 10-15　38 岁男性，L₄ 椎弓峡部关节内不连

矢状位（A）和轴位（B）T₁WI 显示双侧 L₄ 椎弓峡部关节内不连（箭），无明显分离移位，相邻骨髓内的脂肪高信号提示慢性病程

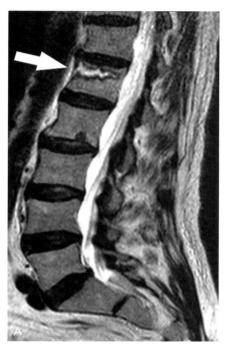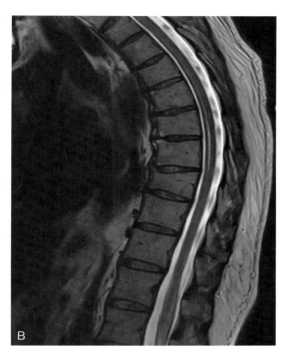

▲ 图 10-16　压缩骨折

A.86 岁男性，婚礼前一天摔倒，急性轻度 L_1 压缩骨折。矢状 FSE T_2WI 显示穿过 L_1 椎体上部的横行骨折内的液体信号（箭）；B.56 岁男性，背痛，服用阿仑膦酸钠，慢性中下段胸椎压缩骨折。矢状位 FSE T_2WI 显示胸椎多发轻度压缩骨折，骨髓信号正常，符合骨质疏松骨折。相应层面椎间盘退行性改变可能是引起患者出现症状的原因

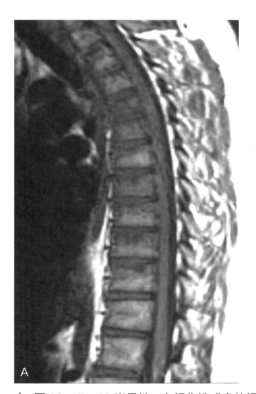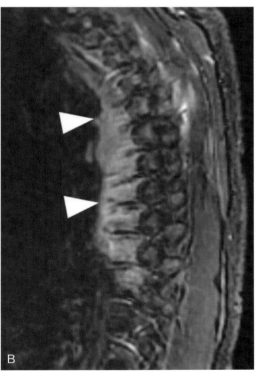

▲ 图 10-17　19 岁男性，车祸伤造成多处轻微压缩骨折

A. 矢状位 T_1WI 显示多个胸椎前上缘的线形低信号，为过屈性损伤造成的非移位性骨折；B. 矢状位旁正中层面 FSE FS T_2WI 显示广泛的椎旁血肿（箭头）

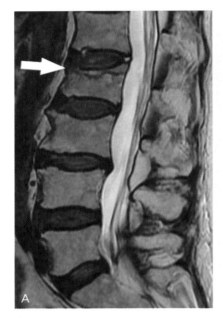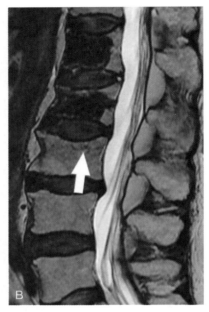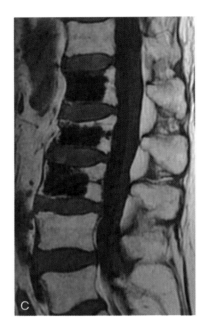

▲ 图 10-18　71 岁女性，骨质疏松性引起的压缩骨折椎体成形术后

A. 矢状位 FSE T_2WI 显示 L_2 轻度压缩骨折（箭），骨折线平行于上终板；B.L_1、L_2 椎体成形术后因背痛复发再次进行 MRI，L_3 新发轻度压缩骨折（箭）；C.L_3 椎体成形术后复查 MRI 显示，所有经过治疗的骨折均愈合

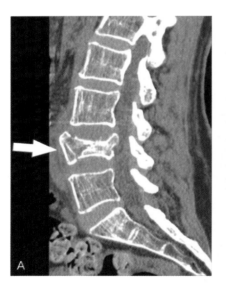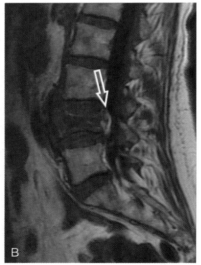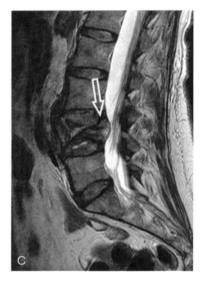

▲ 图 10-19　73 岁女性，摔倒后严重腰背痛，L_4 椎体爆裂骨折

矢状位 CT 重建（A）、矢状面 T_1WI（B）和 FSE T_2WI（C）显示严重的 L_4 椎体爆裂骨折（箭），骨折碎片突入椎管内（空心箭）造成椎管中度狭窄

　　MRI 在评估胸腰椎骨折方面的主要优势在于其能显示后部韧带损伤。近年的文献使用新的胸腰椎损伤分类和严重程度评分，比较了 MRI 和 CT 对创伤性椎体骨折的评估价值[36,43]。依据 AO（Arbeitsgemeinschaft für Osteosy nthesefragen）分类，MRI 对椎体骨折的评估的可重复性中等，略优于 CT。

　　有研究者针对 MRI FSE T_2 STIR 序列诊断后部韧带损伤的准确性进行了前瞻性队列研究[44]。研究了 58 例椎体骨折患者后发现，MRI 对后部韧带复合体损伤诊断的敏感性介于 92.3%（棘间韧带）到 100%（黄韧带）之间。

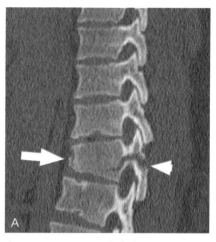
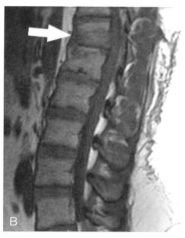
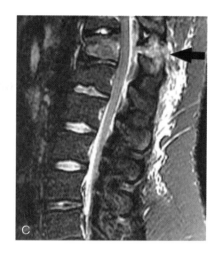

▲ 图 10-20 21 岁患者，车祸后发生 T_{12} Chance 骨折

A. 矢状位 CT 重建旁正中层面显示 T_{12} 轻度压缩骨折，横穿右侧椎弓根的分离性骨折，轻度后凸畸形。矢状位 T_1WI（B）和 FSE T_2WI（C）显示椎体压缩性损伤（白箭）和由牵拉性损伤造成的棘间韧带断裂（黑箭）。该患者进行了 T_{11} ~ L_1 椎弓根螺钉内固定治疗

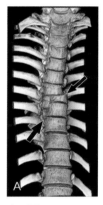
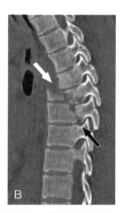
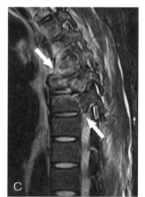
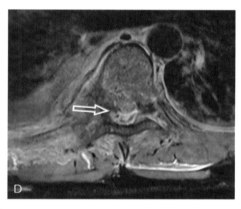

▲ 图 10-21 25 岁男性，梯子砸伤背部后剧烈疼痛，胸椎骨折 – 脱位

3D 表面重建（A）和矢状位 2D 重建（B）图像显示 T_7、T_8 斜行的移位性骨折（箭），T_7 相对 T_8 向后滑脱。矢状位（C）和轴位（D）FSE T_2WI 显示不稳定的骨折 - 脱位（白箭）、骨折碎片后移（空心箭）和椎管狭窄。右侧肋骨骨折、右侧少量血胸也明确显示。患者行 T_4 ~ T_{11} 脊柱内固定、T_5 ~ T_9 后路减压、修复撕脱的 T_8 右侧神经根，未遗留神经功能异常

MRI 通常用于压缩骨折的评估。其中一个常见的适应证是区分良恶性骨折。最近对 31 项研究的荟萃分析明确了恶性压缩骨折的几个影像学特征，包括反相位成像的信号强度比不低于 0.8，在 b 值为 500s/mm² 的平面回波 DWI 图像中动脉质子密度（ADP）不高于 1.5×10^{-3}mm²/s，存在非特征性椎体病变或椎旁肿块、后方附件受累、骨髓替代、硬膜外肿块以及椎体后缘膨隆[45]。此外，MRI 还被用于评估愈合程度[46]。在椎体内 T_2 信号增高与水肿和未愈合的损伤有关。这些发现为通过椎体成形术和椎体后凸成形术治疗压缩性骨折提供了依据。

骶骨骨折

除了 CT 和骨扫描成像外，MRI 也可用于骶骨骨折的诊断（图 10-22）[47]。一项关于 MRI 评价骶部骨折的回顾性综述显示，骶骨骨折表现为沿骨折线分布的 T_1WI 低信号、T_2WI 高信号的水肿带。在 MRI 中偶尔会发现为典型的骶骨 H 型骨折，在骨扫描中描述为"本田征"。

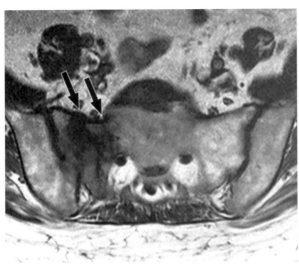

▲ 图 10-22　81 岁女性，右骶骨骨折
MRI 轴位 T$_1$WI 显示延伸至右骶骨翼的无移位性骨折（箭）

十、评价脊髓损伤中的硬膜下间隙

　　MRI 在急性脊髓损伤评估中的地位至关重要，它能够清晰地描述损伤的位置、范围和严重程度[39]。对创伤患者而言，矢状位梯度回波成像检出硬膜下或髓内出血十分有效。在 CT 上脊髓水肿和挫伤表现不明显，在 T$_2$WI 中表现为脊髓内高信号。急性出血表现为 T$_2$WI 低信号。随着病程进展，出血可能会变为 T$_2$WI 高信号，这可能与局部水肿带形成、白质脱髓鞘变性、周围出血坏死及炎性反应有关。MRI 已被用于预测慢性脊髓损伤的治疗结果。白质纤维束损伤预后较差，弥散张量成像虽然没有被广泛应用，但它可以显示白质束的损伤范围。急性损伤伴出血患者预后较差。

　　综上所述，脊柱的节段性解剖特点及其支撑结构使脊柱在生理脊柱稳定的范围内运动。虽然 X 线片和 CT 是在急性创伤时最合适的首选影像学检查，但对因受到轴向负荷、过屈力、过伸力损伤而导致的稳定或不稳定脊柱损伤患者而言，MRI 是评估脊柱韧带、神经根、脊髓和椎间盘的有效方法。

参考文献

[1] White AA, Panjabi MM. Clinical biomechanics of the spine. 2nd ed. Philadelphia, PA: Lippincott, 1990.

[2] Panjabi MM, White AA, 3rd, Johnson RM. Cervical spine mechanics as a function of transection of components. Journal of Biomechanics. 1975;8(5):327–36.

[3] Schlicke LH, White AA, 3rd, Panjabi MM, Pratt A, Kier L. A quantitative study of vertebral displacement and angulation in the normal cervical spine under axial load. Clinical Orthopaedics and Related Research. 1979;34(140):47–9.

[4] Spiteri V, Kotnis R, Singh P et al. Cervical dynamic screening in spinal clearance: Now redundant. The Journal of Trauma. 2006;61(5):1171–7; discussion 7.

[5] Dekutoski MB, Hayes ML, Utter AP et al. Pathologic correlation of posterior ligamentous injury with MRI. Orthopedics. 2010;33(1):53.

[6] Dlouhy BJ, Dahdaleh NS, Howard MA, 3rd. Radiographic and intraoperative imaging of a hemisection of the spinal cord resulting in a pure Brown-Sequard syndrome: Case report and review of the literature. Journal of Neurosurgical Sciences. 2013;57(1):81–6.

[7] Martin D, Schoenen J, Lenelle J, Reznik M, Moonen G. MRI-pathological correlations in acute traumatic central cord syndrome: case report. Neuroradiology. 1992;34(4):262–6.

[8] Rauschning W, McAfee PC, Jonsson H, Jr. Pathoanatomical and surgical findings in cervical spinal injuries. Journal of Spinal Disorders. 1989;2(4):213–22.

[9] Weirich SD, Cotler HB, Narayana PA et al. Histopathologic correlation of magnetic resonance imaging signal patterns in a spinal cord injury model. Spine. 1990;15(7):630–8.

[10] Benzel EC, Hart BL, Ball PA, Baldwin NG, Orrison WW, Espinosa MC. Magnetic resonance imaging for the evaluation of patients with occult cervical spine injury. Journal of Neurosurgery. 1996;85(5):824–9.

[11] Lorenz F, Kespert FW. Radiographic assessment of the cervical spine in symptomatic trauma patients. Neurosurgery. 2002;50 (3 Suppl):S36–43.

[12] Krassioukov A, Biering-Sorensen F, Donovan W et al. International standards to document remaining autonomic function after spinal cord injury. The Journal of Spinal Cord Medicine. 2012;35(4):201–10.

[13] Greenberg MS, Greenberg MS. MRI of the bones. Handbook of Neurosurgery. Greenberg MS, ed. 7th ed. Tampa, FL: Greenberg Graphics, 2010.

[14] Apuzzo MLJ. Guidelines for management of acute cervical spinal injuries. Introduction. Neurosurgery. 2002;50(3 Suppl):S1.

[15] Dullerud R, Gjertsen O, Server A. Magnetic resonance imaging of ligaments and membranes in the craniocervical junction in whiplash-associated injury and in healthy control subjects. Acta Radiologica. 2010;51(2):207–12.

［16］Dundamadappa SK, Cauley KA. MR imaging of acute cervical spinal ligamentous and soft tissue trauma. Emergency Radiology. 2012;19(4):277–86.

［17］Dvorak J, Schneider E, Saldinger P, Rahn B. Biomechanics of the craniocervical region: The alar and transverse ligaments. Journal of Orthopaedic Research: Official Publication of the Orthopaedic Research Society. 1988;6(3):452–61.

［18］Deliganis AV, Baxter AB, Hanson JA et al. Radiologic spectrum of craniocervical distraction injuries. Radio Graphics, A review publication of the Radiological Society of North America, Inc. 2000;20 Spec No:S237–50.

［19］Anagnostara A, Athanassopoulou A, Kailidou E, Markatos A, Eystathidis A, Papageorgiou S. Traumatic retropharyngeal hematoma and prevertebral edema induced by whiplash injury. Emergency Radiology. 2005;11(3):145–9.

［20］Spinal cord injury without radiographic abnormality. Neurosurgery. 2002;50(3 Suppl):S100–4.

［21］Lamothe G, Muller F, Vital JM, Goossens D, Barat M. Evolution of spinal cord injuries due to cervical canal stenosis without radiographic evidence of trauma (SCIWORET): A prospective study. Annals of Physical and Rehabilitation Medicine. 2011;54(4):213–24.

［22］Kasimatis GB, Panagiotopoulos E, Megas P et al. The adult spinal cord injury without radiographic abnormalities syndrome: Magnetic resonance imaging and clinical findings in adults with spinal cord injuries having normal radiographs and computed tomography studies. The Journal of Trauma. 2008;65(1):86–93.

［23］Anderson RE, Drayer BP, Braffman B et al. Spine trauma. American College of Radiology. ACR Appropriateness Criteria. Radiology. 2000;215 Suppl:589–95.

［24］Daffner RH, Hackney DB. ACR appropriateness criteria on suspected spine trauma. Journal of the American College of Radiology. 2007;4(11):762–75.

［25］Keats TE, Dalinka MK, Alazraki N et al. Cervical spine trauma. American College of Radiology. ACR Appropriateness Criteria. Radiology. 2000;215 Suppl:243–6.

［26］Stiell IG, Wells GA, Vandemheen KL et al. The Canadian C-spine rule for radiography in alert and stable trauma patients. JAMA. 2001;286(15):1841–8.

［27］Hendey GW, Wolfson AB, Mower WR, Hoffman JR, National Emergency XRUSG. Spinal cord injury without radiographic abnormality: Results of the National Emergency X-Radiography Utilization Study in blunt cervical trauma. The Journal of Trauma. 2002;53(1):1–4.

［28］Friedman D, Flanders A, Thomas C, Millar W. Vertebral artery injury after acute cervical spine trauma: Rate of occurrence as detected by MR angiography and assessment of clinical consequences. American Journal of Roentgenology. 1995;164(2):443–7; discussion 8–9.

［29］Giacobetti FB, Vaccaro AR, Bos-Giacobetti MA et al. Vertebral artery occlusion associated with cervical spine trauma. A prospective analysis. Spine. 1997;22(2):188–92.

［30］Parbhoo AH, Govender S, Corr P. Vertebral artery injury in cervical spine trauma. Injury. 2001;32(7):565–8.

［31］Torina PJ, Flanders AE, Carrino JA et al. Incidence of vertebral artery thrombosis in cervical spine trauma: Correlation with severity of spinal cord injury. American Journal of Neuroradiology. 2005;26(10):2645–51.

［32］Veras LM, Pedraza-Gutierrez S, Castellanos J, Capellades J, Casamitjana J, Rovira-Canellas A. Vertebral artery occlusion after acute cervical spine trauma. Spine. 2000;25(9):1171–7.

［33］Weller SJ, Rossitch E, Jr., Malek AM. Detection of vertebral artery injury after cervical spine trauma using magnetic resonance angiography. The Journal of Trauma. 1999;46(4):660–6.

［34］Provenzale J. MR imaging of spinal trauma. Emergency Radiology. 2007;13(6):289–97.

［35］Bozzo A, Marcoux J, Radhakrishna M, Pelletier J, Goulet B. The role of magnetic resonance imaging in the management of acute spinal cord injury. Journal of Neurotrauma. 2011;28(8):1401–11.

［36］Lee HM, Kim HS, Kim DJ, Suk KS, Park JO, Kim NH. Reliability of magnetic resonance imaging in detecting posterior ligament complex injury in thoracolumbar spinal fractures. Spine. 2000;25(16):2079–84.

［37］Chaudhary SB, Hullinger H, Vives MJ. Management of acute spinal fractures in ankylosing spondylitis. ISRN Rheumatology. 2011;2011:150484.

［38］Finitsis SN, Falcone S, Green BA. MR of the spine in the presence of metallic bullet fragments: Is the benefit worth the risk? American Journal of Neuroradiology. 1999;20(2):354–6.

［39］Rao SK, Wasyliw C, Nunez DB, Jr. Spectrum of imaging findings in hyperextension injuries of the neck. Radio Graphics, A review publication of the Radiological Society of North America, Inc. 2005;25(5):1239–54.

［40］Denis F. The three column spine and its significance in the classification of acute thoracolumbar spinal injuries. Spine. 1983;8(8):817–31.

［41］Rihn JA, Anderson DT, Sasso RC et al. Emergency evaluation, imaging, and classification of thoracolumbar injuries. Instructional Course Lectures. 2009;58:619–28.

［42］Vaccaro AR, Oner C, Kepler CK et al. AOSpine thoracolumbar spine injury classification system: Fracture description, neurological status, and key modifiers. Spine. 2013;38(23):2028–37.

［43］Pizones J, Izquierdo E, Alvarez P et al. Impact of magnetic resonance imaging on decision making for thoracolumbar traumatic fracture diagnosis and treatment. European Spine Journal, Official publication of the European Spine Society, the European Spinal Deformity Society, and the European Section of the Cervical Spine Research Society. 2011;20(Suppl 3):390–6.

［44］Pizones J, Sanchez-Mariscal F, Zuniga L, Alvarez P, Izquierdo E. Prospective analysis of magnetic resonance imaging accuracy in diagnosing traumatic injuries of the posterior ligamentous complex of the thoracolumbar spine. Spine. 2013;38(9):745–51.

［45］Thawait SK, Marcus MA, Morrison WB, Klufas RA, Eng J, Carrino JA. Research synthesis: What is the diagnostic performance of magnetic resonance imaging to discriminate benign from malignant vertebral compression fractures? Systematic review and meta-analysis. Spine. 2012;37(12):E736–44.

［46］Brown DB, Glaiberman CB, Gilula LA, Shimony JS.

Correlation between preprocedural MRI findings and clinical outcomes in the treatment of chronic symptomatic vertebral compression fractures with percutaneous vertebroplasty. American Journal of Roentgenology. 2005;184(6):1951–5.

［47］Lyders EM, Whitlow CT, Baker MD, Morris PP. Imaging and treatment of sacral insufficiency fractures. American Journal of Neuroradiology. 2010;31(2):201–10.

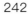

Chapter 11
脊柱肿瘤性病变

Neoplastic Disease of the Spine

Michele Porcu, 著

袁 源，译 袁慧书、郎 宁，校

目录 CONTENTS

11

与身体的其他部位一样，肿瘤也可累及脊柱、脊髓和组成脊柱的所有结构，可以是良性或恶性，可以是原发或继发。

某些肿瘤患者可一生无任何临床症状，仅仅在尸检时偶然发现；有些患者会出现与肿瘤累及部位、结构相关的不同临床症状。这些临床症状和体征往往是肿瘤非特异性的表现。为了做出准确的诊断，除了体格检查和仪器评估之外，我们往往需要对患者进行影像学检查。

例如，传统的 X 线检查对评估骨质结构非常重要；它可以评估骨质结构异常（脊柱生理曲度的变化，椎骨形态、密度变化）。

CT 是整体、多平面评估脊柱骨质结构的最佳影像学方法。应用碘对比剂增强扫描有助于鉴别正常、异常软组织结构（尤其是其血供情况），还可以明确与相邻组织结构的关系。

MRI 是评估脊髓、椎管内组织的最佳选择，还可作为研究脊椎骨肿瘤的一种补充检查手段。

本章将综合分析 MRI 检查中需重点观察的脊柱结构；分析脊柱和脊髓的大部分肿瘤性病变的主要 MRI 表现，阐述有助于鉴别肿瘤和非肿瘤病变、不同肿瘤之间的主要特征。

一、正常解剖

脊柱是由脊髓和脊椎骨这两个主要结构组成。

脊髓负责将外周的神经冲动传递到中枢神经系统，反之亦然。脊髓呈圆柱状，向上与颅内的脑干相连，向下终止于第 12 胸椎或第 1 腰椎水平。脊髓终末部分逐渐变细、呈圆锥状，称之为脊髓圆锥；马尾神经与脊髓圆锥相连并向下延伸至骶椎管内。终丝是由三层膜结构组成的纤维韧带，脊髓圆锥通过它与尾骨内表面紧密相连。脊髓发出脊神经前根（运动）和后根（感觉），并在椎间孔水平合成脊神经。

在脊髓的中央，有一个细长的窄窄的管道称为中央管，向上直接与第四脑室尾端相通。它主要负责产生和运送脑脊液，这个管道完全被室管膜细胞覆盖。

在脊髓横断面上，从中心向外观察，中央管位于脊髓中间；周围围绕着呈蝴蝶状或 H 形的灰质；灰质由神经元及神经胶质细胞构成。灰质外侧为白质，白质由神经纤维和神经胶质细胞组成。脊髓的后半部对传递触觉、本体感觉、痛觉和温觉非常重要；而脊髓的前半部分（尤其是旁正中区域）传递外周反射的运动指令，或来自于运动区域的运动指令。

脊髓外完全由脊髓被膜覆盖。脊髓被膜由致密结缔组织组成，与颅内脑膜延续，对椎管内部起到重要的支持作用。脊髓被膜由三层薄膜组成，自内向外分别是软脊膜、蛛网膜和硬脊膜。

软脊膜与脊髓、神经根紧密贴合。软脊膜与蛛网膜之间的空隙填满脑脊液，在机体运动时对脊髓起到重要的支撑和缓冲作用。

硬脊膜与蛛网膜紧密相贴，在外侧呈囊状包裹脊髓。在它们之间有一个潜在的间隙称为硬膜下间隙。硬脊膜向上附于枕骨大孔，C_2、C_3 水平与骨膜紧密相贴，末端附着于腰椎、尾骨区域。硬脊膜与骨性椎管之间的间隙为硬膜外间隙，内含脂肪、静脉和淋巴管；向外终止于脊神经起始部水平。事实上，这三层脊髓被膜均在椎间孔脊神经起始部移行为神经鞘膜。

脊髓发出 8 对颈神经、12 对胸神经、5 对腰神经、5 对骶神经以及 3 对尾神经，它们分节分布（例如，每一椎骨都有相应的神经对）。第一对颈神经（C_1N）自枕骨与寰椎（C_1）之间的切迹出颅，颈神经 $C_2N \sim C_7N$ 从相应椎骨与上位椎骨之间的椎间孔发出（例如，C_3N 在 C_2 与 C_3 之间的椎间孔发出），C_8N 自 C_7 与 T_1 之间椎间孔发出。其他神经通过相应椎骨与下位椎骨之间的椎间孔发出（例如：L_4N 自 L_4、L_5 之间椎间孔发出）。

脊髓由以下三根脊髓动脉供血。

- 一根脊髓前动脉：在脑干水平由椎动脉发出，走行于脊髓前正中沟。这支动脉在胸椎水平与肋间动脉背侧支的脊髓分支吻合，其中最大的为位于 T_7 水平的 Adamkiewicz 动脉。

- 两根脊髓后动脉：直接起源于椎动脉，较脊髓前动脉细小。脊髓后动脉在脊髓后表面平行下行至脊髓圆锥，与脊髓前动脉相连。

脊髓有两根脊髓静脉（1 根脊髓前静脉，1 根脊髓后静脉），引流至相应的硬膜外静脉丛。

脊椎骨是脊柱最坚硬的部分，它由 7 块颈椎、12 块胸椎、5 块腰椎、1 块骶骨和尾骨构成。

每一块椎骨均由位于前方的椎体、位于后方的附件组成，它们围成可容纳脊髓的椎管。附件由 2 个椎弓根、2 个椎板、移行处的 2 个横突、成对且具有对称性的关节突（2 个上关节突和 2 个下关节突）和 1 个棘突（位于后方）组成。在椎弓根的下表面，有一切迹称为横向切迹，它与下位椎骨的切迹围成椎间孔。脊神经自椎管内发出后自椎间孔穿出。

第 1 颈椎称为寰椎，头侧与枕骨相关节，尾侧与第 2 颈椎枢椎体相关节。每一椎骨与下位椎骨（第 5 椎骨与骶骨）在前方借椎间盘（1 个纤维软骨结构）相连、后方借椎小关节相连。

稳定脊柱的主要结构如下。

- 前纵韧带、后纵韧带紧贴椎体前方、后方（椎管内）走行。
- 黄韧带位于椎管内椎弓前方。
- 棘间韧带、棘上韧带分别位于棘突之间以及棘突后方。
- 脊柱的肌肉。

脊柱是由肋间动脉、腰动脉后支的分支直接供血；前部的静脉血通过椎基静脉引流至椎外前静脉丛和硬膜外前静脉丛，后部静脉血引流至硬膜外后静脉丛和椎外后静脉丛。

二、脊柱肿瘤分类和 MRI 扫描方案

通常情况下，中枢神经系统占位性病变可以根据部位分成两组[1]：脑脊髓内病变和脑脊髓外病变。

有些情况下，尤其是病变较小时，很难区分是脑脊髓内病变还是脑脊髓外病变。当放射科医师遇到脊柱肿瘤时，可以根据下述分类方案对其进行分类[2,3]。

- 硬膜下肿瘤。
- 髓内肿瘤。
- 髓外肿瘤。
- 硬膜外肿瘤。

硬膜下肿瘤占所有脊柱肿瘤的 30%[2]，而硬膜外肿瘤占全部的 60%[2]；剩余的脊柱肿瘤可以同时累及髓内和髓外间隙（约占 10%）[2,4,5]。

发生于脊柱椎体的转移瘤是最常见的硬膜外肿瘤（> 90%）[3]。硬膜下髓内肿瘤的特点为脊髓对称性或非对称性增粗。在 MRI 图像上表现为脊髓增粗，同时脊髓正常灰、白质分布被破坏。在硬膜下髓外肿瘤中，即使脊髓受压变形，仍可区分脊髓灰白质结构、可识别出硬脊膜。在硬膜外肿瘤中，硬脊膜通常会发生移位。

在临床实践中，最常用的是 WHO 2007 年中枢神经肿瘤分类[6]；本章也是参考此分类。记住这一分类方法的评分（Ⅰ～Ⅳ级）尤其重要，对准确评估疾病的预后也是必不可少的（表 11-1）[6]。

脊柱首选的评估方法是 X 线片、CT 平扫，它们可以评估脊柱畸形、可能会累及椎管的膨胀性或溶骨性骨质破坏。CT 检查可以是平扫，可以是碘对比剂增强扫描。少数不能行 MRI 检查的病例可以向蛛网膜下腔注射碘对比剂，行 CT 脊髓造影，能够大致诊断硬膜下病变。因为 MRI 软组织分辨率高，所以被认为是此类疾病的最佳评估方法[7]。

MRI 检查应该包括 T_1 加权像（T_1WI）矢状位扫描、T_2 加权像（T_1WI）矢状位扫描，轴位、矢状位 T_1WI 增强扫描（经静脉注射钆对比剂），层厚 3～4mm，层间距 0.5～1mm[5,7]。弥散加权成像（DWI）可作为检查的有效补充。短时

表 11-1　WHO 2007 年中枢神经系统肿瘤分类

分级	特　　点
Ⅰ	病变增殖潜能低，完全外科切除后罕见复发
Ⅱ	具有较低水平增殖能力的浸润性病变。即使外科手术完全切除后也会经常复发；部分病变易间变
Ⅲ	病变在病理学上表现为恶性，包括核异型性和活跃的核分裂，大多数情况下应接受放疗和化疗，复发率相当高
Ⅳ	病变广泛浸润，具有病理学恶性表现，核分裂活跃，核异型性显著，具有坏死倾向。手术前后进展迅速，某些还可有远处播散

引自 Louis,D.N. et al., Acta Neuropathol.,114,97-109,2007.

反转恢复（STIR）序列可以评估骨髓、脊髓和软组织水肿[7]。梯度回波序列可以评估含铁血黄素的沉积。注射钆对比剂对诊断实性、较多血供的肿瘤（即使很多类型不会有很明显的强化）、诊断病变内外的肿瘤及非肿瘤性囊肿或囊变、诊断是否有脊柱其他部位的蔓延或播散是必不可少的。如果发现脊柱肿瘤，还应该完善颅脑 MRI 检查。

三、硬膜下肿瘤

硬膜下肿瘤可分为两组。

- 髓内肿瘤：占成人所有硬膜下肿瘤的 20%（占儿童的 30%～35%）[7]。90% 的髓内肿瘤是神经胶质瘤[7]。
- 髓外肿瘤：占成人所有硬膜下肿瘤的 80%（占儿童的 60%～75%）[7]。
- 从临床的角度来说，这些病变没有特异的症状和体征。此外，临床症状可能在病变进展期才出现[7]。

病变的部位、生长速度、相关的病理学改变不同，症状也有所不同。最常见的临床症状是进行性加重的背痛、无力、远端肢体麻木（单侧或双侧）、麻痹、步态不稳、膀胱和肠道功能障碍、阳痿和尿失禁[7]。

最具有代表性的体征为温觉、痛觉、触觉或本体感觉灵敏度的减退，反射亢进、阵挛或 Babinski 征阳性[7]。

儿童髓内肿瘤患者可出现比如背痛、运动减退和频繁摔倒这样的症状[8]；髓外肿瘤则可表现为进行性加重的脊髓损害症状、无力和弥漫性背痛[9]。不管是髓内肿瘤还是髓外肿瘤，均可出现脊柱畸形[7,8]。

本章我们将详细阐述大多数常见的髓内、髓外肿瘤的主要特征。

（一）髓内肿瘤

1. 一般特点及与非肿瘤性病变的鉴别诊断　髓内肿瘤可根据其组织是否来源于胶质细胞进行分类。当在 MRI 图像上发现的脊髓内病变具有以下三个特点时，应该高度怀疑髓内肿瘤[5,7,8,10]。

（1）表现为脊髓增粗。

（2）通常情况下，肿瘤性病变多与囊性区域伴随存在。这些囊性区域可以是肿瘤内囊变，也可以是非肿瘤性的；可以位于肿瘤内部，也可以在脊髓内与病变相邻。典型的肿瘤内囊变壁可明显强化，而非肿瘤性囊变尤其是位于病变的两端的囊变，多是中央管反应性扩张。肿瘤内囊变可能是坏死或含有黏液成分的区域，壁可强化[10]。

（3）在注射钆对比剂之后大多数肿瘤表现为部分区域强化。

尽管有些髓内肿瘤不会有上述 MRI 表现，但是通常脊髓内病变无上述 MRI 表现时，放射科医师往往会作出脊髓非肿瘤病变的诊断。只有将患者影像学表现与临床资料、实验室检查结合起来综合分析，才有可能做出准确诊断。

无囊壁强化的孤立性囊性病变可能为脊髓空洞；但如果发生在脊髓圆锥的话，可能诊断为终室[10]。

如果患者有脊柱外伤史，在 T_2WI 图像上脊髓肿胀、髓内见单发或多发高信号，局灶出血（急性期 T_1WI、T_2WI 图像上均为高信号），尤其是合并硬膜外血肿和（或）椎骨骨折和（或）椎旁肌肉异常信号时，我们必须要考虑脊髓挫伤的可能[10,11]。

当患者突然出现下肢轻瘫（有动脉瘤、主动脉或椎动脉夹层病史），或无既往外伤史的其他神经系统症状，脊髓横断面（通常是下胸椎）灰质呈 T_2 高信号，可伴脊髓轻度肿胀，DWI 序列弥散受限，这些表现往往提示脊髓动脉梗死的可能[10,12]。"猫头鹰眼征"是脊髓前半部分栓塞的典型征象，表现为脊髓灰质前角在 T_2WI 序列呈高信号，在轴位上观察更清晰[12]。脊髓静脉梗死有时可作为硬脊膜动静脉瘘的一种并发症。在 T_2WI 序列上表现为脊髓内不均匀高信号，脊髓表面不规则，T_1WI 增强扫描表现为血管强化，而其余节段脊髓延迟强化[12]。

横贯性脊髓炎与脊髓梗死表现非常相似。横贯性脊髓炎 MRI 表现为局部 T_1WI 低信号、T_2WI 高信号，增强扫描强化方式多样，通常表现为脊髓中央的斑片状强化，病变累及 3 个椎体节段以上，累及 50% 以上的脊髓横断面，伴有脊髓轻度肿胀[10,12,13]。此外，神经症状（包括运动和感觉，表现为弥漫性横贯性节段性）的发病方式不同，因为它是渐进的而不是突然的，且类固醇治疗有效[10]。

脊髓细菌性脓肿好发于免疫功能低下、脓毒症、吸毒者以及患有脑膜炎或其他相关疾病的人群中，多表现为发热、白细胞增多、C 反应蛋白（CRP）值升高以及神经功能损害症状[10]。主要的 MRI 表现为髓内占位性病变（一般小于 2cm），T_1WI 序列呈不均匀低信号，T_2WI 序列表现为伴有水肿的高信号；如果内容物为脓液，则 DWI 序列弥散受限。最重要的是 T_1WI 增强扫描后出现边界清晰的环形强化[10,12]。

多发性硬化是一种好发于青中年的白质脱髓鞘病变；其神经系统症状可突然出现，甚至可以在不同时间段内部分或完全自发缓解；病程表现为复发、缓解或进展[10]。74%～85% 的病例脊髓内存在多发性硬化斑块病灶[14]。它们在 T_1WI 序列上很难发现，在 T_2WI 序列上表现为沿着脊髓纵轴方向的卵圆形高信号病灶，多位于颈髓的后索及侧索，病变不受脊髓灰、白质分界的限制。增强扫描可显示活动性病灶、脊髓肿胀及病变周围水肿[10,12]。脑内发现病灶、实验室检查资料均有助于此病的诊断[12]。

急性播散性脑脊髓炎是一种发生于儿童和青年的罕见、凶险的脑脊髓病变。脊髓内病变常多发，在 T_2WI 序列上表现为形似火焰的高信号，T_1 增强扫描为斑片状周边强化。本病多伴有脑内病灶，其形态不规则，在 T_2WI 序列呈高信号，位于灰、白质交界区，可累及丘脑和基底节[12]。

维生素 B_{12} 缺乏症可表现为脊髓后索、侧索白质区纵行分布的 T_2 高信号脱髓鞘病变，有时表现为倒 V 征，T_1 增强扫描无强化[12,15]。

脊髓结节病是一种罕见的不明原因肉芽肿性疾病。当髓内肿瘤患者有结节病病史、在胸部 X 线或 CT 上有异常表现、血液或脑脊液中血管紧张素转换酶（angiotensin converting enzyme，ACE）及 CD4 和 CD8 比值升高时[12,16]，必须要与脊髓结节病鉴别。MRI 表现为脊髓梭形增粗，T_2WI 序列上呈弥漫性或局灶性高信号，增强扫描病灶呈弥漫性或斑片状强化、伴有软脑膜的强化[10,12,16]。脊髓结节病的 MRI 表现（尤其是软脑膜的强化）与莱姆（Lyme）病的表现类似。

最后，有些地方病虽然罕见，但也可累及脊髓。脊柱包虫病可以发生在脊柱的任何部位。这些囊性病变若发生在脊髓，则表现为腊肠样外观，T_2WI 序列呈高信号、因病变周围纤维反应包裹形成的薄壁呈低信号，T_1WI 序列病变内部及囊壁均呈低信号，但囊壁信号比囊内液体成分更低。增强扫描壁可强化[17]。脊髓血吸虫病也会表现为脊髓增粗，T_1WI 低信号、T_2WI 斑片状高信号[18]。

有关这些疾病的更详细阐述，见本书的其他章节。

2. 常见组织学类型肿瘤的一般特点 硬膜下髓内肿瘤有不同组织学细胞来源。其中，原发肿瘤占绝大多数，而转移瘤仅占 1% ～ 3%[2]。在这些组织学类型中，80% 的肿瘤起源于胶质细胞（例如室管膜瘤和星形细胞瘤）[2]。星形细胞瘤在儿童中更常见（占所有儿童患者胶质细胞来源的硬膜下髓内肿瘤的 80% ～ 90%，占成人的 60%）。室管膜瘤在成人中更典型。

当然，尽管 MRI 能提示这些病变可能是哪种类型的髓内肿瘤，但只有病理科医师在结合临床、实验室检查的基础上才能够做出准确诊断。

（1）星形细胞瘤：星形细胞瘤是一种胶质细胞瘤，男性略多于女性[5]。根据 WHO 2007 年中枢神经系统肿瘤分类标准[6]，肿瘤可分为 4 级。

①低级别组最具代表性的是毛细胞型星形细胞瘤（Ⅰ）和纤维型星形细胞瘤（Ⅱ）。

②间变性星形细胞瘤（Ⅲ）和多形性胶质母细胞瘤（Ⅳ）是高级别组。这一组仅占脊髓全部星形细胞瘤的 10%[2]。

通常情况下，星形细胞瘤好发于胸髓（占所有病变的 65% ～ 70%），其次为颈髓，脊髓圆锥少见。病变一般累及少于 4 个脊髓节段，毛细胞型星形细胞瘤有时可累及多个脊髓节段、甚至脊髓全长[7]，罕见外生性生长[5,7]。在 MRI 上，星形细胞瘤多表现为脊髓偏心梭形增粗，在 T_1WI 呈等或低信号，在 T_2WI 序列上呈高信号，增强扫描强化方式多样[2,5,7]。肿瘤两端的囊性病变与肿瘤相关但非肿瘤成分，通常是良性富含蛋白质或出血成分的病变[10]。

低级别星形细胞瘤周围无或仅有少许水肿或出血[2]；在 T_1WI 增强扫描序列表现为不均匀强化，

但有些病例无强化[2,5,7]。毛细胞型星形细胞瘤边界清晰，病变周围脊髓受压而非浸润[19]；而纤维型边界不清，增强扫描可无强化[2]（图 11-1）。

高级别星形细胞瘤周围多有水肿，肿瘤内可见坏死囊变[2]。需要特别指出的是，60% 多形性胶质母细胞瘤沿软脊膜蔓延[5]（图 11-2）。

总之，星形细胞瘤和室管膜瘤（详见下文）影像学表现不同。星形细胞瘤往往是偏心性的，好发于胸髓，边界不清，很少出血，增强扫描

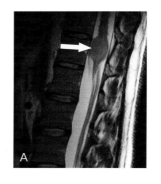
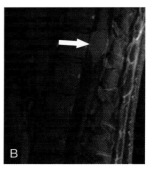
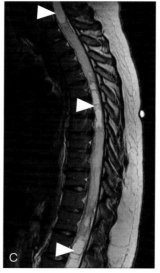
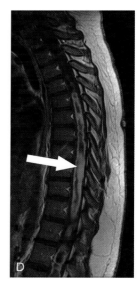

▲ 图 11-1　2 例毛细胞型星形细胞瘤

第一例为 39 岁男性，左足下垂。矢状位 FSE T_2WI 序列 (A) 和脂肪抑制 T_1 增强扫描序列 (B) 示脊髓圆锥实性肿块，增强扫描周边轻度强化。外科术后证实此肿块为脊髓圆锥Ⅰ级毛细胞型星形细胞瘤。第二例为 17 岁女孩，背痛、右足麻木、右上肢无力及本体感觉减退前来就诊，最终诊断为毛细胞型星形细胞瘤和脊髓空洞。矢状位 FSE T_2WI(C) 和抑脂 T_1 增强扫描 (D) 示脊髓空洞贯穿整个脊髓（箭头），增强扫描不均匀强化，在下胸髓最为显著（箭）。本例活检后证实为Ⅰ级毛细胞型星形细胞瘤，患者随后进行了化疗和放疗

可见片状和不规则强化[2,4,5,19]。

（2）室管膜瘤：室管膜瘤是一种胶质细胞肿瘤，发病高峰为 30 － 50 岁，占成人髓内肿瘤的 60%[2]。在儿童患者中，它们往往与Ⅱ型神经纤维瘤病相关[19]。

根据 WHO 2007 年中枢神经系统肿瘤分类[6]，大部分室管膜瘤是低级别肿瘤（Ⅰ～Ⅱ级）[5]。从组织学角度来说，最常见的类型是细胞型和黏液乳头型[2,5]。细胞型更易发生于脊髓上部，而黏液乳头型多发生于终丝[5,7]。通常情况下，它们会累及 3 ～ 4 个脊髓节段；但文献曾报道过累及高达 15 个脊髓节段的病例[5]。

室管膜瘤在 MRI T_1WI 序列上呈等 - 低信号，在 T_2WI 序列上呈不均匀高信号，黏液乳头状室管膜瘤因为富含黏液或出血成分，有时可在 T_1WI 及 T_2WI 上均表现为高信号[5]。因室管膜瘤往往压迫周围组织而非浸润[5,19]，所以肿瘤周边会被假包膜包绕，增强扫描呈明显均匀或不均匀强化[19]。

室管膜瘤更易出血[5]。典型的征象为"帽征"[5,19]，它的出现（仅占所有病例的 20%）高度提示室管膜瘤的诊断。"帽征"是指肿瘤

内陈旧性出血含铁血黄素沉积所导致的肿瘤边缘 T_2WI 上呈低信号[5]。这个征象也会在一些其他富血供肿瘤比如血管网状细胞瘤中出现（图 11-3）[5]。

约 60% 病例会出现脊髓水肿；肿瘤上下极的囊性病变及脊髓空洞也会常常出现[5]；但肿瘤内囊变不常见[19]。

低级别室管膜瘤 5 年生存率在 83%～100% 之间[2]，50% 儿童患者肿瘤可以完全切除，5 年生存率为 85%，而在肿瘤次全切的病例中，5 年生存率降至 57%[19]。

总之，室管膜瘤与星形细胞瘤影像表现不同。室管膜瘤位于脊髓中央、分布对称，尤其在脊髓圆锥和终丝更明显，肿瘤边界清晰，更易出血（占 20% 病例，称为"帽征"），常合并脊髓空洞[20]增强扫描明显强化[2,4,5,19]。

（3）其他胶质细胞瘤：节细胞胶质瘤约占所有脊髓肿瘤的 1%[2,5]，但在儿童患者中高达 15%[19]。通常情况下，它们都是低级别肿瘤；在组织学上，它们包含两种不同细胞：神经元和神经胶质细胞。节细胞胶质瘤与星形细胞瘤非常相似，两者很难鉴别。但 Patel 等[21]认为 T_1WI 序列混杂信号是

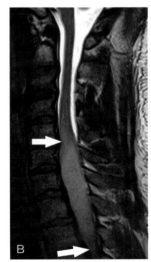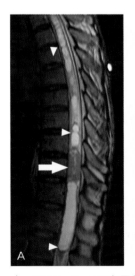

▲ 图 11-2 31 岁男性，星形细胞瘤，进行性加重的四肢轻瘫

矢状位 T_1WI（A）和 FSE T_2WI（B）示下颈髓和上胸髓髓内浸润型膨胀性肿块，术后病理为Ⅱ级弥漫性浸润型星形细胞瘤

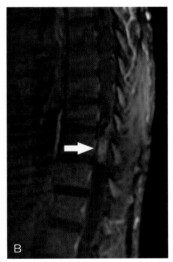

▲ 图 11-3 39 岁男性，室管膜瘤，进行性加重的下腰部疼痛、双腿麻木无力及鞍区感觉异常

矢状位 FSE T_2WI（A）和抑脂 T_1 增强扫描（B）示下胸髓髓内占位（箭）不均匀强化，导致脊髓增粗、邻近脊髓空洞（箭头）。外科术后证实为Ⅱ级室管膜瘤

其特有的征象，其他类型肿瘤少见此征象。节细胞胶质瘤可有其他特征，如病变内部钙化、病变周围无水肿；增强扫描病变大部分呈斑片状强化、伴或不伴软脊膜强化[5,19,21]。

室管膜下瘤是一种非常罕见的肿瘤（至 2007 年文献报道不超过 50 例[2]）。它与室管膜瘤在 MRI 上表现相似，报道称它是偏心生长的，这点与室管膜瘤不同[5]。

（4）血管网状细胞瘤：血管网状细胞瘤是一种非胶质细胞来源的低度恶性富含毛细血管的肿瘤（WHO Ⅰ级）。它仅占所有脊髓肿瘤的 10%。患者通常小于 40 岁，儿童罕见。约 1/3 患者合并 von Hippel-Lindau（VHL）综合征[19]，尤其是多发血管网状细胞瘤患者[5]。如果儿童患有血管网状细胞瘤，需要检查位于 3 号染色体的 VHL 基因有无突变[19]。75% 的血管网状细胞瘤仅在脊髓内生长蔓延[5]。

血管网状细胞瘤好发于胸髓（占所有病例的 50%），其次是颈髓，脊髓圆锥少见[4,22]。在 MRI 上表现为脊髓增粗肿胀，范围超过强化肿瘤的范围[22]。血管网状细胞瘤在 T_1WI 序列上信号多样，在 T_2WI 序列上呈高信号；因病变内部血供丰富，可见特征性的局灶流空信号；T_1WI 增强扫描呈均匀一致强化[4,5,19]。这些肿瘤与滋养动脉、引流静脉、邻近囊肿形成及脊髓空洞（占 40% 的病例合并脊髓空洞，类似囊肿样结构或外观规则[22]）密切相关，有时病变周围见水肿[2,4,5,19,22]。脊髓实质内或蛛网膜下腔出血罕见[22]。有些病例可呈外生性生长或位于髓外[22]。有些病例的影像表现与典型的脑血管母细胞瘤相同，即所谓的"大囊小强化结节"（图 11-4）[4]。

血管网状细胞瘤通常需要手术切除，如果不能切除可选择放疗和 γ 刀治疗[19]。此病需要与动静脉畸形、海绵状血管瘤和富血供脊髓肿瘤鉴别[19]。

（5）血管瘤：血管瘤，通常被认为是一种血管畸形而非是一种真性肿瘤；不管是在儿童还是在成人中，脊髓血管瘤都相当罕见[2]。在病理学上，它们是由杂乱的血管组织组成、无脑或脊髓组织嵌入。根据病变内部主要血管的

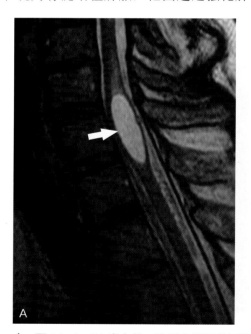
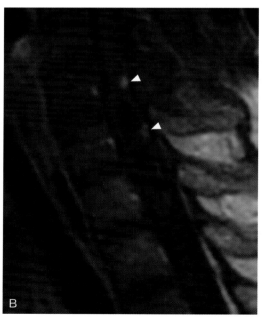

▲ 图 11-4 54 岁女性，胸髓血管网状细胞瘤，曾被诊断 VHL 综合征并行脑血管网状细胞瘤切除术

矢状位 FSE T_2WI（A）和 T_1WI 增强扫描（B）示 T_9 脊髓中央囊性病变（箭），内部见结节状强化灶（箭头）。患者行肿瘤切除术、$T_8 \sim T_{10}$ 椎板切除术及神经根显微切割术，术后病理证实为 Ⅰ级血管网状细胞瘤

口径可分为毛细血管瘤和海绵状血管瘤[2]。

偶然发现的血管瘤，在 MRI 上多表现为局灶性病变、不伴脊髓肿胀或水肿[2]。如果出现并发症（例如静脉淤血或病变血管内血栓形成），会导致患者症状的出现、脊髓肿胀及病变周围水肿[2]。

海绵状血管瘤在 MRI 上表现为典型的"爆米花"样外观，即局灶性肿块在 T_1WI、T_2WI 序列上呈不均匀高信号（由病变内微血栓和微出血导致），周围由含铁血黄素低信号环围绕，此征象在梯度回波序列更易显示[23]，增强扫描病变多不强化[2]。如果我们在脊髓内发现了一个海绵状血管瘤，就需要在中枢神经系统内寻找是否有其他海绵状血管瘤；因为海绵状血管瘤往往多发，且可能与家族性海绵状血管瘤病相关[23]。通常，海绵状血管瘤可以完全手术切除，且预后良好。但如果不做手术，自发出血率在 1%～4%[2]。

（6）其他非胶质细胞肿瘤：脂肪瘤占所有脊柱肿瘤的 1%～11%，好发于颈髓和胸髓[2]。病变在 MRI T_1WI 序列、T_2WI 序列上均呈高信号，在 STIR 序列上呈低信号。

节细胞瘤仅占髓内肿瘤的 1%[2]，在儿童患者中，发病率上升至 15%[19]。它们由神经元和神经胶质细胞组成[2,19]。虽然在切除术后容易复发，它们仍然是典型的 WHO 低级别肿瘤（Ⅰ级）[19]。节细胞瘤在脊髓内偏心生长，在 MRI T_1WI 序列上呈混杂信号，增强扫描呈斑片状强化，病变周围无水肿，可伴有肿瘤内囊变及脊髓空洞[2,19]。

畸胎瘤是一种脊髓内不常见的良性肿瘤，好发于脊髓腰段[2,4]。它由两部分组成，一部分为脂肪成分，一部分为不同比例的高密度成分或液体成分[4]。在 MRI T_1WI 序列上，病变脂肪成分呈高信号，T_1 压脂序列上呈低信号；在 T_2WI 序列上畸胎瘤的信号与病变内部液体、脂肪成分的比例相关，可以是高信号或低信号[4]。有时，畸胎瘤可表现为髓外硬膜下病变（图 11-5）。

原始神经外胚层肿瘤是一组分化程度不同的肿瘤，从未分化神经母细胞瘤、混合型节细胞神经母细胞瘤到分化更成熟的神经节细胞瘤[4]。它们是罕见的具有侵袭性的肿瘤，好发于颈椎[2]，极少起源于脊髓[19]。因为此类肿瘤极其罕见，所以还没有文献报道其典型一致的 MRI 表现。增强扫描后病变表现为不均匀明显强化，若肿瘤经脑脊液播散至软脑膜，软脑膜也可发生强化[4,19]。

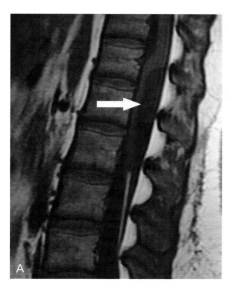
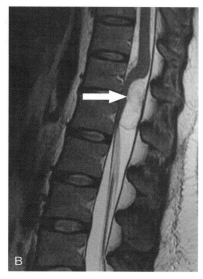
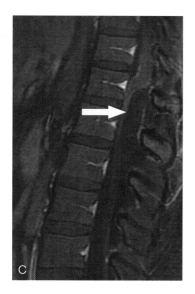

▲ 图 11-5　33 岁女性，胸腰段硬膜下表皮样囊肿伴后背疼痛

T_1WI（A）、FSE T_2WI（B）和 T_1WI 增强抑脂序列（C）示以囊性成分为主的肿块，含有线状脂肪成分（箭）。脊髓圆锥受压向前方移位

脊髓原发型淋巴瘤极其罕见（占所有中枢神经系统淋巴瘤的 1%）[4]；最具代表性的类型是非霍奇金淋巴瘤，主要是由 B 淋巴细胞组成[4,7]。通常，淋巴瘤好发于颈髓，甚至可以累及硬膜外腔和椎体[4,7]。在 MRI T_1WI 序列上淋巴瘤呈特征性等信号，在 T_2WI 序列上呈高信号（在脑内亦呈高信号），T_1WI 增强扫描病变明显强化，但强化方式多样[4]。有时，病变可能表现为囊性[24]。

脊髓髓内转移瘤少见，在所有脊柱转移瘤中不足 5%[25]。它通常不是孤立的，可合并身体其他部位的转移[2]，比软脑膜转移还少见[7]。一般情况下，原发肿瘤多为肺癌（小细胞型肺癌是最常见的类型），其次为乳腺癌、黑色素瘤和肾癌[2]。它们好发于颈髓[2]，在 MRI 上信号不均匀、表现不特异，很难与其他髓内病变鉴别[4]。不管怎样，当一个转移瘤患者突发神经系统症状，脊髓增粗、水肿，髓内病变增强扫描有强化时，我们应该首先考虑此诊断。

（二）髓外肿瘤

髓外硬膜下肿瘤位于蛛网膜下腔和硬膜下腔，占所有硬膜下肿瘤的 70%[2]。由于肿瘤的位置关系，它们往往压迫脊髓，但不引起脊髓肿胀。即使肿瘤足够大可引起流体动力学的改变，也不会引起脊髓水肿。

神经鞘瘤和脊膜瘤是最常见的髓外硬膜下肿瘤，约占 90%[26]。一些肿瘤也可以转移播散至脊膜。本章主要介绍这几种肿瘤。

1. 脊膜瘤 脊膜瘤起源于沿硬脊膜分布的蛛网膜细胞而非硬脊膜细胞[26]。脊膜瘤大多位于硬膜下，少数可向硬膜外生长[2]。

脊膜瘤是良性、边界清晰、生长缓慢的肿瘤，好发于 40 — 60 岁（70% 病例为女性），80% 发生于椎管内胸髓的后外侧，与硬脊膜关系密切[26]。绝大多数脊膜瘤单发，多发脊膜瘤可能合并 2 型神经纤维瘤病[2]。上皮型和砂粒型（WHO Ⅰ 级）是最常见的病理类型，而不典型

脊膜瘤（WHO Ⅱ 级）、间变型脊膜瘤（WHO Ⅲ型）和血管外皮瘤（WHO Ⅱ 级），均非常少见[2,6]。

在 CT 上，脊膜瘤瘤体内可见钙化[26]，邻近骨质可见增生性改变，但其发生概率低于颅内脑膜瘤[9]。在 MRI 上，脊膜瘤在 T_1WI 序列上呈等 - 低信号，在 T_2WI 序列上呈高信号，钙化区域在 T_1WI 和 T_2WI 序列上均呈低信号；增强扫描除钙化区域外均匀强化[2,9,26]。肿瘤往往压迫周围组织，而非浸润。在 MRI 上，T_2WI 序列脊髓高信号表示脊髓受压（图 11-6）。

90% 的肿瘤可以完全外科切除，复发率在 3% ～ 7%[2]。对于次全切除或术后复发的病例，可以考虑放疗[2]。

2. 神经源性肿瘤 神经源性肿瘤占所有椎管内占位的 30%，发病高峰为 30 — 40 岁[2,26]，很

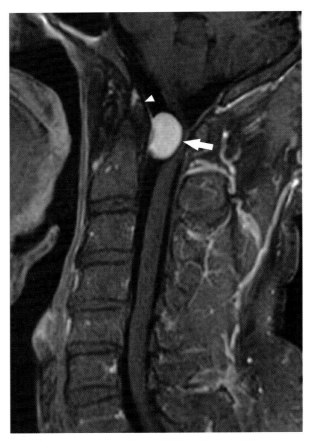

▲ 图 11-6 54 岁男性，脊膜瘤，伴左上臂麻木
矢状位 T_1WI 增强抑脂序列示在枢椎齿突水平与硬脊膜宽基底相连的均匀强化结节（箭），颅颈交界区可见硬膜尾征（箭头），脊髓明显受压。切除的标本病理证实为 Ⅱ 级脊膜瘤

少发生于儿童。绝大部分神经源性肿瘤是良性肿瘤，包括神经纤维瘤和神经鞘瘤（均为 WHO Ⅰ级）[6,9]；神经鞘瘤比神经纤维瘤更常见[2]。少数为恶性肿瘤，即恶性外周神经鞘瘤（malignant peripheral nerve sheath tumors，MPNSTs，WHO Ⅱ~Ⅲ级），可合并Ⅰ型神经纤维瘤病[2,6]。

这两种类型肿瘤最大的不同是神经纤维瘤比神经鞘瘤更易侵犯神经，所以在手术中很难将神经与肿瘤剥离，神经易术中受损[9]。多发神经纤维瘤可能合并Ⅰ型神经纤维瘤病[9]。神经鞘瘤有包膜包裹，多压迫而非浸润神经，所以术中易与神经根分离[9]。多发神经鞘瘤可合并Ⅱ型神经纤维瘤病[9]。

一般情况下，肿瘤好发于腰脊神经背侧支[2]。超过 50% 的病例位于髓外硬膜下；25% 的病例完全位于硬膜外；因为肿瘤可沿神经蔓延生长，15% 可同时累及硬膜内外；完全位于髓内的肿瘤罕见[2,26]。

在 CT 上，肿瘤可导致脊柱骨质结构吸收破坏，椎间孔扩大[9]。在 MRI 上，神经鞘瘤和神经纤维瘤在 T_1WI 序列上均呈等信号，在 T_2WI 上均呈高信号；神经鞘瘤在 T_2WI 序列呈混杂信号，而神经纤维瘤在中心可呈低信号即"靶征"[9]，但这两种肿瘤很难靠此征象鉴别。当肿瘤位于髓内时，表现为脊髓局限性增粗，病变边界清晰，在 T_1WI 呈等至低信号，在 T_2WI 序列呈高信号，增强扫描强化方式多样；病变周围水肿少见，多不合并脊髓空洞[27]。MPNSTs 形态多不规则，与周围组织分界不清，常位于椎间孔区且浸润性生长破坏邻近骨质，在 T_2WI 序列上因病变中央囊变可呈高信号（图 11-7 至图 11-9）[28]。

手术是最好的治疗方案，复发率为 5%。而化疗和放疗适用于恶性外周神经鞘瘤患者。

3. 黏液乳头状室管膜瘤　黏液乳头状室管膜瘤是低级别肿瘤（WHO Ⅰ级），起源于终丝或脊髓圆锥，有时可通过脑脊液播散至蛛网膜下腔[2,9]。

黏液乳头状室管膜瘤是典型的良性、边界清晰的肿瘤，与室管膜瘤很容易鉴别，因为它是由易黏液变性的肿瘤细胞组成[2]。虽然黏液成分在 T_1WI 上呈高信号，但是黏液乳头状室管膜瘤在 T_1WI 序列呈等信号[9]；在 T_2WI 序列病变呈高信号，周边可因出血呈低信号（详见室管膜瘤"帽征"），增强扫描均匀强化[9]。肿瘤较大时，其邻近椎管骨质压迫吸收呈扇形改变，

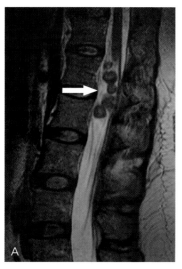 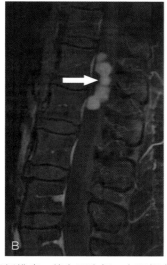 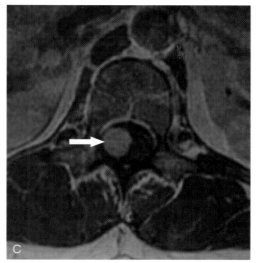

▲ 图 11-7　38 岁女性，终丝神经纤维瘤，伴有下胸部、上腰部疼痛，夜间加重

A.FSE T_2WI 序列示沿脊髓圆锥形尖端和马尾近端生长的多分叶状肿块，病变中央信号较高；T_1 矢状位增强序列（B）和 T_1 轴位增强序列（C）示多分叶状肿块强化相对均匀。手术病理证实为神经纤维瘤，且经进一步检查证实为单发肿瘤

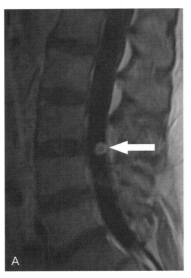
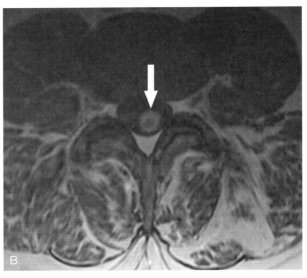

▲ 图 11-8　66 岁男性，$L_3 \sim L_4$ 水平神经鞘瘤

T_1 矢状位增强（A）和 T_1 轴位增强序列（B）示 $L_3 \sim L_4$ 水平起自腰神经根的亚厘米级周边强化结节。切除结节后病理证实为神经鞘瘤。值得注意的是，在此患者脑部 MRI 上发现了两个颅内脑膜瘤，出现了是否应诊断为神经纤维瘤病的问题

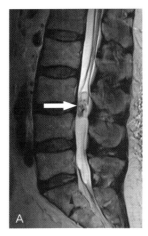
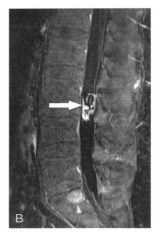

▲ 图 11-9　68 岁男性，不典型神经鞘瘤，伴顽固性背痛，有黑色素瘤和前列腺癌病史

矢状位 FSE T_2WI 序列（A）和 T_1 增强抑脂序列（B）示位于 $L_3 \sim L_4$ 水平神经根之间硬膜下结节（箭），增强扫描不均匀强化。由于结节无神经鞘瘤或神经纤维瘤的典型 MRI 表现，并且患者有黑色素瘤和前列腺癌病史，所以结节被手术切除。最终病理为 Ⅰ 级神经鞘瘤

甚至可以穿出椎间孔向外蔓延生长[9]。

黏液乳头状室管膜瘤多采用手术切除，复发罕见[2,9]。

4. 副神经节瘤　副神经节瘤是神经内分泌肿瘤，绝大多数是良性，好发于肾上腺、颈静脉孔、颈动脉旁或靠近迷走神经的部位[2,5]。发生于脊髓的副神经节瘤在 MRI 上表现为边界清晰的肿块影，在 T_1WI 序列呈等信号（有时增强扫描表现为典型椒盐征），T_2WI 序列呈等或高信号[2,5]；有时可见"帽征"[5]（见室管膜瘤）。肿瘤内部见迂曲流空信号[5]。患者注射间碘苯甲胍（mIBG）之后能够清晰显示病变[2]。

5. 其他髓外硬膜下肿瘤　脂肪瘤是一种不常见的髓外硬膜下肿瘤，1/3 病例合并脊柱神经管闭合不全[2]。脂肪瘤多位于下胸段和腰段，在 MRI 图像上，脂肪瘤表现为 T_1 高信号、T_2 脂肪抑制序列低信号（图 11-10）[2]。

死于癌症的患者尸检中 5% 发现硬膜内、外转移。它们来源于肿瘤的血液播散，尤其是肺癌、乳腺癌或前列腺癌；但黑色素瘤、淋巴瘤也可累及硬膜下腔（图 11-11）[2,7]。

儿童髓母细胞瘤或高级别神经胶质瘤等中枢神经系统肿瘤可通过蛛网膜下腔脑脊液播散转移[2,7,9]。

转移瘤好发于胸段，常为多发病变[2,9,29]。在 MRI 图像上，虽然病变在 T_2WI 和 T_1WI 序列上信号多种多样，但均表现为脊膜不规则局灶

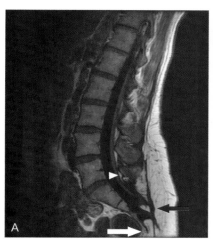
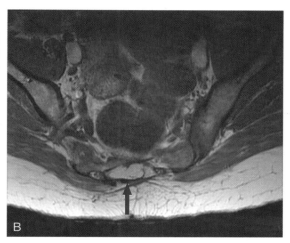

▲ 图 11-10 42 岁女性，脂肪瘤和脊髓栓系综合征

腰骶椎 T_1WI 矢状位扫描（A）和 T_1WI 轴位（B）示硬膜下脂肪瘤（箭）和脊柱裂，同时合并硬膜囊扩张、脊髓拴系（箭头）

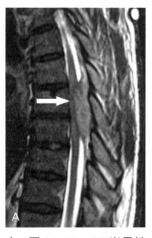
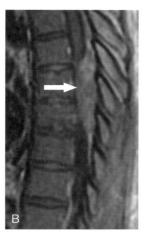

▲ 图 11-11 55 岁男性，累及硬膜外的系统性 B 细胞淋巴瘤压迫脊髓，并导致下肢瘫痪

矢状位 FSE T_2WI 抑脂序列（A）和 T_1WI 增强扫描（B）示广泛硬膜外占位（箭）压迫 2 个节段胸髓，增强扫描可见强化，减压手术证实为 B 细胞淋巴瘤

性增厚、累及范围及病变大小不同，增强扫描病变可强化（图 11-12）[29]。

如果病变是在行脊柱 MRI 检查时偶然发现的，患者必须行颅脑 MRI 检查以发现是否有其他病灶。

四、硬膜外肿瘤

在脊柱肿瘤中，硬膜外肿瘤是最常见的肿瘤[3,26,30]。正如名称所述，这种病变发生在硬膜外腔，好发部位是椎体[26]。在文献中，这些病变有多种分类方法；但本章采用最实用的分类方法，将其分为良性和恶性两种类型。

在临床上良性肿瘤无症状，绝大部分病变都是在临床怀疑其他病变行影像学检查时偶然发现[26]。恶性肿瘤最常见的症状是局部或弥漫性疼痛（尤其是静息痛或夜间痛），合并或不合并神经症状（特别是儿童患者）[3,26]。

当然，患者的年龄在诊断中起着举足轻重的作用：在 30 岁以下的患者中，除了骨肉瘤和尤因肉瘤，硬膜外恶性肿瘤极为罕见；而在 30 岁以上的患者中，除了血管瘤和骨岛，大多数肿瘤是恶性的[30]。

CT 和 MRI 是评估硬膜外肿瘤的最佳影像学方法，而平片仅仅作为筛选手段。

CT 通常是大视野（如果可疑病灶位置未知）扫描，不需要静脉内注射碘对比剂行增强扫描[30]。CT 检查可以评估肿瘤内基质（是否存在骨化或钙化）、骨质结构受累范围；尤其是对于有骨质破坏、骨质硬化和（或）骨质修复的病例，CT 具有巨大的优势[26,30]。

MRI 检查为了更好地评估脊柱结构，一般行轴位和矢状位扫描，而评估椎旁组织时需要行冠状位扫描[30]。以下是最常用的、也是对观

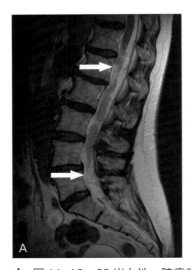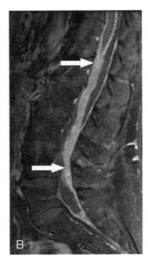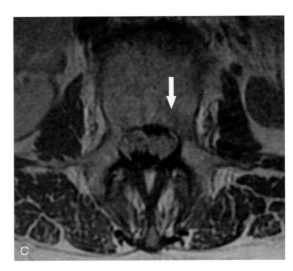

▲ 图 11-12　69 岁女性，肺癌病史

A ～ C. 图示沿着马尾、脊髓圆锥弥漫分布的有强化的软组织肿块，推测为软脊膜转移

察病变特征最有用的序列[26,30,31,32]。

- T$_1$ 自旋回波序列是评估骨髓、亚急性期出血、甚至是否存在脂肪的最佳选择；通常情况下，T$_1$WI 序列骨髓高信号病灶是良性的[32]。

- T$_2$ 快速自旋回波序列可用于评估骨髓、急性椎骨骨折、椎管内及脊髓病变。

- T$_1$WI 增强扫描非常重要，因为钆对比剂有一部分可直接进入软组织血管内导致软组织强化，有助于鉴别囊性和非囊性病变或详细评估硬膜外侵犯[30]。

- 脂肪饱和序列（STIR、T$_2$WI 脂肪抑制序列或 T$_1$WI 增强扫描脂肪抑制序列）：由于脂肪组织信号被抑制之后图像对比良好，能够更好地显示病变。

放射科医师阅片时，描述硬膜外病变应与描述人体所有的病变一样，必须描述它的数量、位置、大小、边界、周围情况和肿瘤内基质，包括其他特征比如是否有囊变或坏死区[30]。

本章将讨论主要良性和恶性硬膜外肿瘤，但有些良性病变具有局部侵袭性。

（一）良性肿瘤

1. 血管瘤　血管瘤是由被覆内皮细胞的血管结构和脂肪组织构成[33]。它是最常见的脊柱硬膜外良性肿瘤[26,33]，常常在行脊柱 MRI 检查时发现（占所有行 MRI 检查患者的 27%），女性略多于男性[33]。

血管瘤好发于胸椎（超过 50%），1/3 的病例为多发病变[26]。一般情况下，病变多位于椎体，但是 10% 的病例可向后蔓延至附件[26]。血管瘤可分为无症状血管瘤和侵袭性血管瘤；侵袭性血管瘤可压迫脊髓[26]。

血管瘤的影像诊断对于放射科医师不具挑战性。在 CT 矢状位、冠状位上，典型的血管瘤表现为栅栏状外观，在轴位上呈现圆点花布征；这种征象是由于血管成分替代了正常骨，表现为低密度，而残余骨小梁增粗表现为高密度"圆点或栅栏"[26,33]。在 MRI 图像上，血管瘤在 T$_1$WI 和 T$_2$WI 序列均呈高信号，但是有些侵袭性血管瘤在 T$_1$WI 序列呈低信号[26,33]；增强扫描血管瘤往往强化，尤其是那些侵袭性血管瘤（图 11-13）[26]。

2. 骨样骨瘤　骨样骨瘤是一种良性肿瘤，以骨样组织或不成熟矿化骨组织构成的中央瘤巢为特征[26,30,33]。

骨样骨瘤临床表现为局部疼痛、夜间加重，口服非甾体抗炎药（nonsteroidal antiinflammatory drugs，NSAD）后疼痛缓解[26,30,33]。好发年龄为 10 - 30 岁，男性患者多于女性（男女比例为

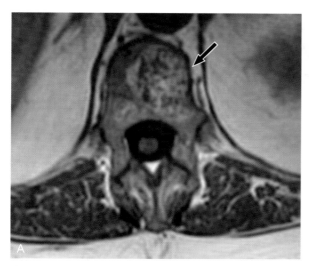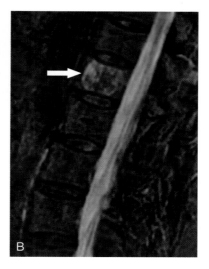

▲ 图 11-13　73 岁女性，T_{12} 椎体血管瘤
T_1WI 轴位（A）示椎体内病变（箭）信号不均匀，由脂肪高信号及局灶圆形、卵圆形低信号组成，
与轴位血管瘤的外观相对应。矢状位 FSE T_2WI（B）示病变（箭）内散在脂肪信号被抑制之后
呈现不均匀的高信号和等信号。病变具有血管瘤特征性的影像学表现，随访 1 年病变稳定无变化，
未进行穿刺

$2 \sim 3 : 1)$ [26,30]。

大部分病变位于腰椎，好发于椎骨附件 [26,30,33]。瘤巢必须小于 2cm，大于 2cm 的为骨母细胞瘤（详见下文）[30,33]。

评估骨样骨瘤最好的影像学方法是 CT。它们多呈圆形或椭圆形，瘤巢表现为溶骨性病变，中心为高密度，周围被反应性硬化骨包绕 [26,30,33]。

对于大多数病例来说，MRI 检查不仅用处不大，还可能导致病变的误诊，因为在 MRI 图像上并不能准确发现瘤巢 [33]。在 MRI 图像上，瘤巢的钙化在 T_1WI 和 T_2WI 序列均呈局灶低信号，而在 T_2WI 序列上，瘤巢内纤维基质和病变周围骨髓均呈高信号 [26,30]。T_1WI 增强扫描瘤巢可见明显强化 [26,30]。

骨样骨瘤治疗方案多样：骨样骨瘤可自发消退，也可口服非甾体抗炎药进行保守治疗 [30,33]。如果患者症状较重、影响生活质量，可选择手术切除或图像引导下经皮射频消融治疗 [33]。

3. 骨母细胞瘤　骨母细胞瘤在组织学上与骨样骨瘤非常相似，但两者的大小、部位和临床病程均不同 [26,30,33]。

骨母细胞瘤的瘤巢大于 2cm [30,33]。它们在颈椎、胸椎和腰椎分布概率大致相同，好发于附件，可侵犯椎管 [26,30,33]。它比骨样骨瘤更有侵袭性，并且常需手术切除 [26,30]。骨母细胞瘤 CT 和 MRI 表现与骨样骨瘤大致相同（详见上述）（图 11-14）[26,30,33]。

4. 动脉瘤样骨囊肿　动脉瘤样骨囊肿是多分叶状、多发血性囊腔构成的良性肿瘤样病变 [3,26,30,33]。它的好发年龄是 0 — 20 岁，女性略多于男性 [33]。通常情况下，动脉瘤样骨囊肿好发于胸腰椎附件 [3,30,33]。这些病变可以生长蔓延至邻近结构，导致不同的神经受损症状 [3,26,30,33]。

CT 和 MRI 是诊断动脉瘤样骨囊肿的最佳选择。在 CT 上，动脉瘤样骨囊肿表现为膨胀性、边界清晰的溶骨性病变，骨皮质膨胀变薄呈蛋壳状包绕囊性病变。有时病变内可见骨性间隔及液 - 液平面 [3,26,30,33]。在 MRI T_1WI 和 T_2WI 序列上，病变信号不均匀，且更易发现病变内部小囊腔内的液 - 液平面 [3,26,30,33]。T_1WI 增强扫描病变内部间隔强化（图 11-15）[30]。首选的治疗方案仍然是完全外科切除 [3,26,30]。

5. 骨软骨瘤　骨软骨瘤被认为是一种发育性病变而非真性骨肿瘤，因为它来源于软骨生

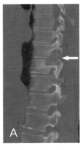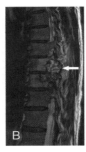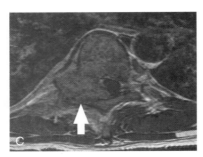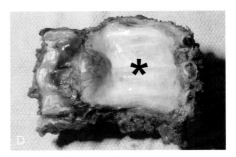

▲ 图 11-14　51 岁男性，T_9 ～ T_{10} 骨母细胞瘤，伴右侧胸背部疼痛进行性加重

A.CT 矢状位重建示 T_9 ～ T_{10} 附件、椎体后部见一个较大溶骨性病变（箭）内可见少许骨样基质；矢状位 FSE T_2WI 序列（B）和 T_1WI 轴位增强扫描（C）示不均匀强化肿块（箭）导致中央椎管狭窄，脊髓受压移位至左侧。患者随后行 T_8 ～ T_{11} 椎板切除术，T_9 ～ T_{10} 半椎体切除及椎间融合，经瘤切除术后证实为骨母细胞瘤；D. 术中完全被切除的骨母细胞瘤（＊）

长板的分离碎片[30]；由于软骨帽的生物学行为与生长板相同，均是从软骨内骨化直至骨骼成熟[30]，所以病变往往会向外生长。

　　骨软骨瘤可以发生于脊柱任一部位，但棘突或横突好发，尤其是颈椎[2,30]。

　　在 CT 图像上，可以证实病变与椎骨相连续。而 MRI 图像上，瘤体骨皮质均呈低信号，其中心由于黄骨髓的存在呈脂肪信号[30]。儿童及青少年患者软骨帽较薄，成人患者如果软骨帽厚度超过 1.5cm 则为异常，应该考虑到软骨肉瘤的可能[30]。如果确诊为软骨肉瘤，必须行手术切除[2,30]。

6. 软骨母细胞瘤　软骨母细胞瘤是一种起源于软骨细胞的良性肿瘤，典型病变好发于长骨[3,30,33]。软骨母细胞瘤很少累及脊柱（约占所有软骨母细胞瘤的 1.8％），好发于 20 － 30 岁，男性患者多于女性（男女比例为 2 ～ 3 ∶ 1）[30,33]。在临床上，局部疼痛是最常见的症状，是否有其他神经系统症状跟病变的大小和部位相关[3,30,33]。

　　软骨母细胞瘤可同时累及椎体及附件，且椎管受累并不少见[3,30,33]。

　　它在 CT 上表现为溶骨性骨质破坏，呈地图状，有硬化边；病变内可有典型的软骨样基质，由于病变有形成小叶状结构的趋势，所以表现为环状、弧状或絮状钙化[3,30,33]。

　　大部分软骨母细胞瘤在 MRI T_1WI 序列上显

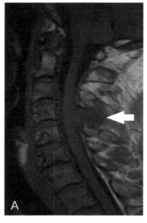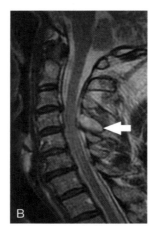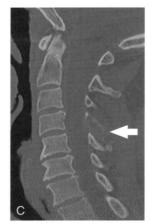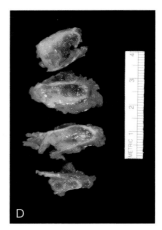

▲ 图 11-15　51 岁男性，动脉瘤样骨囊肿，数月之前在冰上摔伤后颈部剧烈疼痛

T_1WI 矢状位（A）和 T_2WI FSE 序列（B）示 C_4 棘突膨胀性骨质破坏（箭），相对于骨骼肌信号，病变在 T_1WI 序列呈等信号、在 T_2WI 序列呈不均匀高信号。CT 平扫矢状位重建（C）示膨胀性溶骨性骨质破坏（箭），骨皮质明显变薄。经瘤切除的大体标本（D）示棘突内充满出血性囊性病灶

示低至等信号；在 T_2WI 序列，因为透明软骨内存在重要的氢质子，所以表现为均匀高信号，而在 T_2WI 上病灶内钙化和含铁血黄素沉积表现为低信号[30,33]。

因为软骨母细胞瘤具有局部侵袭性，所以它与软骨肉瘤鉴别诊断困难[33]。手术切除是治疗的金标准[3,30,33]。

7. 骨巨细胞瘤　骨巨细胞瘤尽管局部有侵袭性，但被认为是良性肿瘤[3,26,30,33]。在组织学上，骨巨细胞瘤是由卵圆形间质细胞和破骨样多核巨细胞组成。

骨巨细胞瘤发病高峰为 10 — 20 岁、30 — 40 岁，女性多于男性[3,26,30,33]，在患者妊娠时病变会明显变大[33]。与其他良性但局部具有侵袭性的肿瘤相同，骨巨细胞瘤通常引起局部疼痛，有时伴有相关神经系统症状[3,30]。

骨巨细胞瘤最好发的部位是骶骨（占90%）[30]，当它发生于脊柱其他节段时，多发生于椎体，可向后累及附件，常侵犯椎管[3,30,33]。

骨巨细胞瘤在 CT 上表现为膨胀性、溶骨性骨质破坏，无硬化边，无肿瘤基质骨化或钙化[26,30,33]。

在 MRI 图像上，骨巨细胞瘤表现为多发分叶状病变，在 T_1WI 和 T_2WI 序列上均呈低至等信号；通常情况下，病变内可见囊变、液 - 液平面及与近期出血相关的 T_1WI 高信号[30]。如果可行的话，手术是首选治疗方案[3,26,30,33]，常可辅以放疗[3]。

8. 嗜酸性肉芽肿　嗜酸性肉芽肿是朗格汉斯细胞组织细胞增多症的一种类型，以前被称为组织细胞增生症 X[26,30,33]。它是一种未知起源的良性非肿瘤性病变，由嗜酸性粒细胞和淋巴细胞构成[26,33]。

嗜酸性肉芽肿多在 10 岁以下发病，男性多于女性[26]。它的临床表现多种多样，但常会出现当患者躺下休息时局部疼痛，患者站立时缓解的情况；神经系统并发症罕见，口服非甾体类抗炎药可缓解症状[26,33]。

本病可单发或多发，但单发病变通常好发于腰椎上段，尤其是第 2 腰椎[26]。

在 CT 上，本病表现为边界清晰的溶骨性病变，多发生于椎体并可导致椎体压缩，称为扁平椎，附件通常不受累[26,30]；椎间隙及椎旁组织不受累[30]。

MRI 评估嗜酸性肉芽肿作用有限[33]。在 MRI T_1WI 序列上本病可表现为多种信号，在 T_2WI 序列上呈高信号，增强扫描明显强化[26]。

（二）恶性肿瘤

1. 转移瘤　转移瘤是脊柱最常见的肿瘤[3,26,30,33]。它们可以分为成骨型（在 CT 上表现为高密度）和溶骨型转移（在 CT 上表现为低密度）[3,26,30,33]。成骨型骨转移常见的原发肿瘤在男性是前列腺癌、在女性为乳腺癌（有些可能会产生溶骨性病变），少数为肝癌、胃肠道肿瘤和膀胱癌[30,33]。溶骨型转移瘤多与肺腺癌、甲状腺癌和肾癌有关[30,33]。

从临床角度来看，原发恶性肿瘤患者在行常规影像学检查确定分期时可常常发现转移瘤。在局部下腰痛或其他神经系统症状而无原发肿瘤病史的患者中，很少在影像学检查中发现转移瘤。

典型的转移瘤表现为脊柱多发病灶，在胸椎中更常见（占 70%），其次是腰椎（20%）和颈椎（10%）[26]。它们在 CT 上的表现多种多样，但是成骨型和溶骨型的区别是最实用的。

转移瘤的 MRI 表现也是多种多样的，通常它们在 T_1WI 序列上呈低信号，在 T_2W 上呈高信号（如果硬化则通常为低信号）。T_1WI 增强扫描表现为明显强化[26]。有时，它们在 DWI 序列表现为弥散受限[26]。MRI 特别有助于评估转移瘤硬膜外侵犯（可能累及脊髓）及存在的相关压缩性骨折[26,30,34]。MRI 有助于鉴别骨质疏松压缩性骨折和转移瘤引起的压缩骨折：事实上，后者黄骨髓完全被软组织替代（可能会超过椎骨的边界），而骨质疏松型压缩骨折通常在 T_2WI 和脂肪抑制序列中显示椎体内的水肿带（图 11-16 至图 11-18）[33]。

诊断和定位脊柱转移瘤最敏感的影像学方法仍然是核医学 ^{99m}T 骨扫描。

2. 浆细胞瘤和多发性骨髓瘤 浆细胞瘤和多发性骨髓瘤通常被认为是同一疾病的两个不同阶段[3,26,30,33]，在实验室检查确诊多发性骨髓瘤之前，浆细胞瘤可以存在很多年[26]。浆细胞瘤是来源于骨髓的肿瘤，被认为是多发性骨髓瘤的孤立型表现；多发性骨髓瘤是一种来源于 B 淋巴细胞的恶性肿瘤[3,26,30,33]。

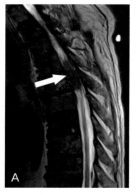
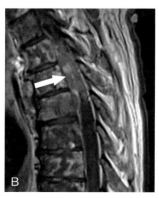

▲ 图 11-16 78 岁男性，前列腺癌病史
矢状位 FSE T$_2$WI（A）和 T$_1$WI 增强扫描（B）示多发局灶性骨转移，伴有多节段硬膜外侵犯及单一节段的硬膜下（箭）侵犯

孤立性浆细胞瘤是一种罕见肿瘤，70% 病例超过 60 岁[3,30,33]。它通常表现为局限性后背疼痛和（或）其他神经症状，神经症状是否出现与病变是否侵犯椎管或椎间孔、受累椎体有无压缩骨折密切相关。完全无症状、偶然间发现病灶的患者少见[3,26,30,33]。本病好发于椎体，但常累及附件[26,30]。孤立性浆细胞瘤常表现为椎骨骨折[30]。因为肿瘤更易累及骨松质而非骨皮质，所以它在 CT 上多表现为膨胀性溶骨性病变、骨皮质增厚伴残留骨嵴，在轴位上呈现所谓的"微脑征"[26,30]。30% 的病例可表现为肥皂泡样多发囊性外观，常不累及椎间隙，此征象往往不特异[30]。与其他肿瘤一样，孤立性浆细胞瘤在 T$_1$WI 序列上呈低信号，在 T$_2$WI 序列上呈高信号，T$_1$WI 增强扫描明显均匀强化[30]。

如前所述，浆细胞瘤可进展为多发性骨髓瘤，特征性表现为脊柱多发溶骨性病灶，常伴有多发椎骨骨折[3,26,30,33]。20% 经实验室检查诊断为多发骨髓瘤的病例 MRI 上并无骨髓异常表现（图 11-19）[30]。

3. 淋巴瘤 骨原发性淋巴瘤非常罕见，仅占所有原发淋巴瘤的 1% ～ 3%[30,33]。病理上最常见的是 B 细胞非霍奇金淋巴瘤[30]。

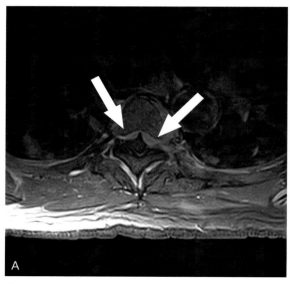
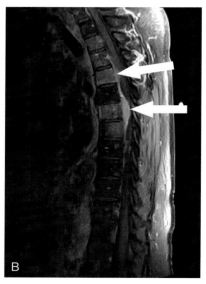

▲ 图 11-17 61 岁男性，前列腺癌病史，胸椎多发转移伴硬膜外侵犯
矢状位 FSE T$_2$WI（A）和 T$_1$WI 增强扫描（B）示多发骨转移合并两处肿瘤的硬膜外侵犯（箭），中央椎管狭窄

本病好发于男性（男女比例为8：1），好发年龄为40－70岁[30,33]。尽管在CT上骨质硬化和混合型骨质破坏对诊断霍奇金淋巴瘤更特异一些（图11-20）[30]，但淋巴瘤在CT和MRI上表现并不特异[30,33]。

4. 脊索瘤 脊索瘤是脊柱最常见的原发性肿瘤（虽然本病非常罕见），起源于脊索的残余组织[3,26,30,33]。它是一种低度恶性的局部侵袭性肿瘤，生长缓慢；大体上表现为纤维薄膜包裹的较大的分叶状软组织肿块[3,30]。本病好发于40－60岁，以男性为主（男女比例为2：1）[3,26,30,33]。

与其他硬膜外肿瘤相同，脊索瘤可表现为局部疼痛，根据病变是否侵犯椎管、其他脊柱或脊柱旁结构，本病可伴或不伴其他神经系统症状[3,26,30,33]。

脊索瘤好发于骶骨（占50%），其次为枕骨斜坡（35%）和椎体（15%）[30]。

在CT上，它通常表现为蘑菇样和哑铃状的软组织肿块，可累及数个椎间盘；35%骶骨病变和90%发生于脊柱其他部位的病变内可见钙化灶[30]。

在MRI上，绝大部分脊索瘤在T_1WI序列呈低到等信号，少数病变由于黏液和黏液样物质呈高信号[30]；在T_2WI序列上，肿瘤呈明显高信号，内部的纤维分隔和（或）含铁血黄素沉积呈低信号[30]。T_1WI增强扫描病变呈明显不均匀强化，可有弧形、环状或周边强化（图11-21）[30]。

这种病变必须与巨大残余脊索组织鉴别，

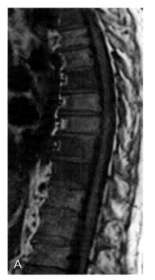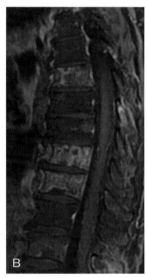

▲ 图11-18 70岁男性，非小细胞肺腺癌脊柱转移
矢状位T_1WI（A）和T_1WI增强扫描（B）示多发病变被骨髓替代

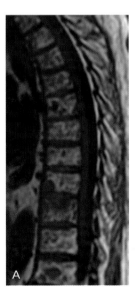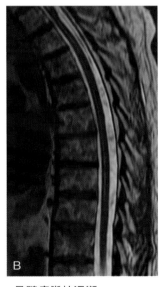

▲ 图11-19 75岁男性，骨髓瘤脊柱浸润
矢状位T_1WI（A）和FSE T_2WI（B）示脊柱多发骨髓浸润病灶。外周血化验分析和压缩性骨折椎体成形术前1年进行的T_{10}椎体活检均证实为骨髓瘤

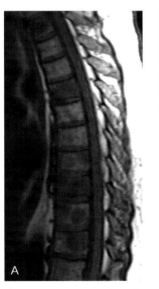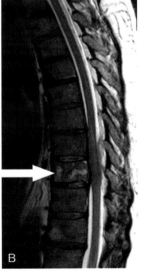

▲ 图11-20 57岁男性，腰椎B细胞淋巴瘤
A. 矢状位T_1WI示多发圆形病灶和全椎体受累的病变；
B. 在FSE T_2WI中除了下胸椎椎体（箭）轻度病理性压缩骨折、椎体后缘骨皮质轻度后突之外，病变显示不清

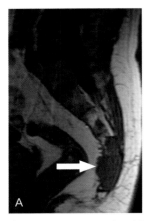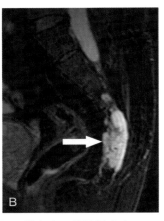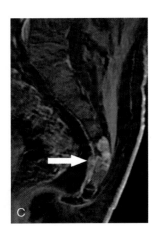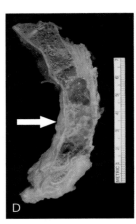

▲ 图 11-21　64 岁男性，骶骨脊索瘤，伴尾骨疼痛

矢状位 T_1WI（A）、FSE T_2WI（B）、T_1WI 增强抑脂序列（C）示 $S_3 \sim S_5$ 椎体中见不均匀强化的肿块，合并骨外骶前间隙软组织侵犯。切除的骶骨标本（D）可显示脊索瘤侵及的范围（箭）

CT 表现为病变被正常或硬化骨包绕，而在 MRI T_1WI 序列上呈低信号，在 T_2WI 序列上呈高信号、无软组织肿块形成[30]。当发现具有此病特征的病变时，必须进行影像学检查以除外脊索瘤骨质破坏的可能[30]。

5. 骨肉瘤　骨肉瘤是一种高度恶性的成骨性肿瘤，以产生多种骨样组织、软骨和纤维组织为特征[30]。原发性骨肉瘤好发于 30—40 岁；继发性骨肉瘤好发于有 Paget 病史或行放疗的 60 岁以上老年人[3,30,33]。与其他良性、恶性肿瘤一样，骨肉瘤临床表现为局部疼痛，以及与病变部位、侵犯范围相关的不同神经系统症状[3,30,33]。

脊柱骨肉瘤最好发的部位为胸腰椎，80%发生于附件，常侵犯椎管及邻近的软组织，17%的患者累及两块椎骨[30,33]。

本病在 CT 上边界不清，80% 病例有骨样基质；而整个椎体被肿瘤占据表现为象牙椎外观较少见，但却是硬化型骨肉瘤的典型表现[30,33]。MRI 表现不特异，但 MRI 有助于评估肿瘤侵犯脊柱的范围[3,30,33]。首选的治疗方案是手术切除，一些病例还要进行术后放疗[30]。

6. 软骨肉瘤　软骨肉瘤是来源于软骨细胞的恶性肿瘤，是继脊索瘤之后的第二常见原发性肿瘤[30,33]。好发于男性，发病高峰为 40—50 岁[30,33]。

软骨肉瘤发生部位不同，产生的临床症状也不同；但常见的症状为局部疼痛和多种多样

的相关神经症状[33]。

本病好发于胸椎和腰椎，同时累及椎体和附件的占 45%，仅累及附件的占 40%，仅累及椎体的占 15%[30]。据报道，35% 的病例可累及椎间盘[30]。

软骨肉瘤 CT 表现为具有软骨基质和多发钙化的较大肿块[30]。MRI T_1WI 上为低至等信号、T_2WI 上为明显高信号，T_1WI 增强扫描肿瘤表现为弧状、环形强化[30]。首选的治疗方案是在可行的情况下完整切除肿瘤[30]。

7. 尤因肉瘤　尤因肉瘤是高度恶性的未分化肿瘤，由未知起源的小圆细胞构成[3,30,33]，它与其他神经外胚层肿瘤类似[3]。尤因肉瘤好发于 10—20 岁的青少年男性，但很少发生于脊柱[3,30,33]。患者常表现为长时间的局部疼痛和多种神经损害症状[3]。

脊柱尤因肉瘤好发于腰骶椎，尤其是骶骨翼（占 69%）；肿瘤发生于椎体时，60% 的病例会累及附件[30,33]。

尤因肉瘤在 CT 上可表现为溶骨性、成骨性或混合型骨质破坏，绝大部分（93%）病例呈侵袭性外观[30]；肿瘤内部多可见骨样基质[33]。有时，尤因肉瘤可呈象牙椎样改变[30,33]。MRI 表现不特异，但在评估椎管及椎旁组织有无受侵方面必不可少[3,30,33]。在治疗上通常选择放疗与化疗相结合的方案[30]。

参考文献

［1］Brant, William E. et al. Fundamentals of Diagnostic Radiology, 4th Edition. Lippincott Williams & Wilkins, Philadelphia, PA, 2012.

［2］Traul, David E. et al. Part I: Spinal-cord neoplasms—Intradural neoplasms. Lancet Oncol 2007; 8: 35–45.

［3］Sansur, Charles A. et al. Part II: Spinal-cord neoplasms—Primary tumours of the bony spine and adjacent soft tissues. Lancet Oncol 2007; 8: 137–147.

［4］Do-Dai, Manuel D. et al. Magnetic resonance imaging of intramedullary spinal cord lesions: A pictorial review. Curr Probl Diagn Radiol 2010; 39: 160–185.

［5］Koeller, Kelly K. et al. Neoplasms of the spinal cord and filum terminale: Radiologic-pathologic correlation. Radio Graphics 2000; 20: 1721–1749.

［6］Louis, David N. et al. The 2007 WHO classification of tumours of the central nervous system. Acta Neuropathol 2007; 114: 97–109.

［7］Abul-Kasim, K. et al. Intradural spinal tumors: Current classification and MRI features. Neuroradiology 2008; 50: 301–314.

［8］Smith, Alice B. et al. Radiologic-pathologic correlation of pediatric and adolescent spinal neoplasms: Part 1, Intramedullary spinal neoplasms. AJR Am J Roentgenol 2012; 198: 34–43.

［9］Soderlund, Karl A. et al. Radiologic-pathologic correlation of pediatric and adolescent spinal neoplasms: Part 2, Intradural extramedullary spinal neoplasms. AJR Am J Roentgenol 2012; 198: 44–51.

［10］Do-Dai, Daniel D. et al. Magnetic resonance imaging of intramedullary spinal cord lesions: A pictorial review. Curr Probl Diagn Radiol 2010; 39: 160–185.

［11］Demaerel, P. et al. Magnetic resonance imaging of spinal cord trauma: A pictorial essay. Neuroradiology 2006; 48: 223–232.

［12］Sheerin, F. et al. Magnetic resonance imaging of acute intramedullary myelopathy: Radiological differential diagnosis for the on-call radiologist. Clin Radiol 2009; 64: 84–94.

［13］Borchers, Andrea T. et al. Transverse myelitis. Autoimmunity Rev 2012; 11: 231–248.

［14］Lycklama, G. et al. Spinal-cord MRI in multiple sclerosis. Lancet Neurol 2003; 2: 555–562.

［15］Jain, Krishan K. et al. Prevalence of MR imaging abnormalities in vitamin B12 deficiency patients presenting with clinical features of subacute combined degeneration of the spinal cord. J Neurol Sci 2014; 342: 162–166.

［16］Koyama, T. et al. Radiologic manifestations of sarcoidosis in various organs. Radio Graphics 2004; 24: 87–104.

［17］Pamir, MN. et al. Spinal hydatid disease. Spinal Cord 2002; 40: 153–160.

［18］Saleem, S. et al. Spinal cord schistosomiasis: MR imaging appearance with surgical and pathologic correlation. Am J Neuroradiol 2005; 26: 1646–1654.

［19］Smith, Alice B. et al. Radiologic-pathologic correlation of pediatric and adolescent spinal neoplasms: Part 1, Intramedullary spinal neoplasms. AJR Am J Roentgenol 2012; 198: 34–43.

［20］Kim, DH. et al. Differentiation between intramedullary spinal ependymoma and astrocytoma: Comparative MRI analysis. Clin Radiol 2014; 69: 29–35.

［21］Patel, U. et al. MR of spinal cord ganglioglioma. Am J Neuroradiol 1998; 19: 879–887.

［22］Baker, Kim B. et al. MR imaging of spinal hemangioblastoma. AJR Am J Roentgenol 2000; 174: 377–382.

［23］Hegde AN. CNS cavernous haemangioma: "Popcorn" in the brain and spinal cord. Clin Radiol 2012; 67: 380–388.

［24］Thomas, Adam G. et al. Extranodal lymphoma from head to toe: Part 1, The head and spine. AJR Am J Roentgenol 2011; 197: 350–356.

［25］Sung, Wen-Shan et al. Intramedullary spinal cord metastases: A 20-year institutional experience with a comprehensive literature review. World Neurosurg 2013; 79(3/4): 576–584.

［26］Van Goethem, JWM. et al. Spinal tumors. Eur J Radiol 2004; 50: 159–176.

［27］Ho, T. et al. Intramedullary spinal schwannoma: Case report and review of preoperative magnetic resonance imaging features. Asian J Surg 2006; 29(4): 306–308.

［28］Lang, N. et al. Malignant peripheral nerve sheath tumor in spine: Imaging manifestations. Clin Imaging 2012; 36: 209–215.

［29］Mut, M. et al. Metastasis to nervous system: Spinal epidural and intramedullary metastases. J Neuro Oncol 2005; 75: 43–56.

［30］Rodallec, MH. et al. Diagnostic imaging of solitary tumors of the spine: What to do and say. Radio Graphics 2008; 28:1019–1041.

［31］Shah, LM. et al. MRI of spinal bone marrow: Part 1, Techniques and normal age-related appearances. AJR Am J Roentgenol 2011; 197: 1298–1308.

［32］Hanrahan, CJ. et al. MRI of spinal bone marrow: Part 2, T_1-weighted imaging-based differential diagnosis. AJR Am J Roentgenol 2011; 197: 1309–1321.

［33］Motamedi, K. et al. Imaging of the lumbar spine neoplasms. Semin Ultrasound CT MRI 2004; 25: 474–489, Elsevier.

［34］Prasad, D. et al. Malignant spinal-cord compression. Lancet Oncol 2005; 6: 15–24.

Chapter 12
骶骨和髂骨疾病的磁共振影像学

MR Pathology of Sacrum and Ilium

Daphne J. Theodorou, Stavroula J. Theodorou, Yousuke Kakitsubata，著

陈　雯，译　袁慧书、郎　宁，校

目录　CONTENTS

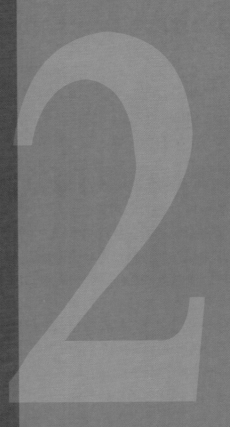

在忙碌的放射科工作中，骨盆和腰骶椎的影像学检查常被用于寻找导致腰痛和（或）髋痛的原因。最先进行的是 X 线检查。骨盆骨骼复杂的解剖以及若干结构的重叠，导致对很多异常表现的影像评估和分析变得困难和易于出错。由于患者体位不佳或严重疼痛，骨盆 X 线图像质量常不理想。由于相关临床症状并不特异，加之在 X 线图像上骶骨向后弯曲、肠内容物影遮挡导致解剖细节观察不清，骶骨病变经常被遗漏。如果 X 线图像未发现异常，可采用计算机体层成像（CT）观察骶骨、骶前区和髂骨。当怀疑创伤或肿瘤时，采用磁共振成像可以多方位成像和提高软组织对比度。

骨盆区的占位性病变包括肿瘤性和非肿瘤性的多种疾病。肿瘤性病变可以是良性的或恶性的，可以依据其组织来源（如骨源性、软骨源性）分为不同类型。对于疑似肿瘤的病变，基于影像征象的分析可以为精确评估提供基本的诊断信息[1]。骨质破坏的类型，肿瘤的大小、形状和边缘，肿瘤基质的存在和性质，内部或外部的骨小梁结构，有无骨皮质侵蚀、渗透或膨胀改变，骨膜反应的类型，有无软组织肿块等形态学特征可以为判断病变的侵袭性或非侵袭性生物学行为提供重要的诊断信息[2-4]。正常变异、代谢性疾病、创伤后改变和炎症性病变可能与肿瘤有相似表现。因此，患者的年龄等临床信息、与之前影像学检查资料的比较、其他影像学资料、临床实验室检查及在一些病例中的组织病理学资料也对分析肿瘤和肿瘤样病变至关重要。

骨盆的急性损伤包括多种多样的病变，它们有不同的生物力学机制、解剖学特点、影像学表现和治疗方法。骨盆骨折常发生于暴力外伤时，可伴随严重的内脏损伤（如胃肠道和泌尿生殖系统损伤）和并发症，并可危及生命。骨盆的应力骨折非常常见，但临床和影像学检查可能会漏诊[5]。病变的检出依赖于损伤的程度、异常表现的部位和影像学特征。

骨盆病变的影像学表现多种多样，这对诊断提出了挑战，因此需要一个系统性、多学科协作的诊断方法。显然，全面了解骨盆骨质常见和不常见异常表现的临床病理和磁共振成像特征对有效诊断是至关重要的。

一、肿瘤性病变

骨盆可以发生许多良性或恶性的肿瘤和肿瘤样病变。影像学是肿瘤评估的基础，尤其是在确定组织学起源和范围、对治疗的反应和复发方面。因为肿瘤的影像学表现多样，而且存在非特异性甚至重叠的影像学表现，原发性骨盆肿瘤的影像学诊断往往具有挑战性。对病变位置和临床病史的分析可提供更多的诊断信息。尽管存在固有的局限性（如肠气遮挡病变、图像质量不佳），X 线片仍是骨盆肿瘤影像检查的重要初筛手段。CT 能更准确地评估肿瘤的位置、范围、边缘，显示骨或软骨样钙化、骨皮质受累和相关的骨膜反应。MRI 更有助于评估肿瘤的形态、成分、范围、与邻近结构的关系（如软组织受累和关节内蔓延）及检测出血和瘤内坏死。静脉注射对比剂后，CT 和 MRI 检查都可以显示肿瘤的血供情况。然而，良性或恶性肿瘤的这些影像学特征并不具有特异性，活检仍是最终决定性的诊断方法。

（一）良性骨病变和肿瘤

骨盆的良性骨病变和肿瘤包括多种疾病，具有多种多样的组织学起源。影像学评估通常包括使用 X 线检查发现和定位病变，使用 CT 或 MRI 进行断层成像进一步显示病变特征和病变范围。在某些病例中，综合临床和影像学表现可提示诊断。

1. 骨巨细胞瘤 骨巨细胞瘤是最常见的良性骶骨肿瘤[6,7]，约占良性骶骨肿瘤的 70%，是仅次于脊索瘤的第二常见的原发性骶骨肿瘤。本病好发年龄为 15 — 40 岁，女性发病率约是男性的 2 倍，主要症状为疼痛（常沿神经根分布）、无力和感觉神经功能缺陷。骶骨骨巨细胞瘤通常为巨大的偏心性病变，可导致骶孔的破坏，还可蔓延至骶髂关节或跨越关节累及髂骨[1,8]。骨巨细胞瘤为溶骨性、膨胀性骨质破坏，无硬化边，由破骨细胞样的多核巨细胞和梭形细胞基质组成[9]。虽然通常为良性，但在 5%～10% 的病例中骨巨细胞瘤为恶性并可发生转移[6,10]。

骨巨细胞瘤边界清晰，在 CT 上呈软组织密度，在 T₁WI 和 T₂WI 上呈低至中等信号[3,9]（图 12-1）。T₂WI 上的低信号可能是因为胶原纤维或含铁血黄素的沉积所致，此征象有助于缩小鉴别诊断的范围，因为大多数其他肿瘤通常在 T₂WI 上呈高信号[8]。因为存在囊变区、瘤内出血以及由此产生的液 - 液平面[8]，骨巨细胞瘤常常是非均质性的。骨巨细胞瘤一般无硬化边、肿瘤基质钙化和分隔，增强扫描病变呈明显强化。

2. 骨内囊肿（含气囊肿） 虽然相对少见，但骨盆骨中可出现良性的关节的骨囊肿，而且通常发生在髂骨。识别出这种病变是很重要的，需要鉴别感染或肿瘤等其他异常病变。

在 X 线和 CT 图像上，软骨下骨囊肿表现为骨内透亮的气体密度影，周围有硬化边[11]（图 12-2）。在 CT 上测量密度可以容易地确认气体的存在。

3. 动脉瘤样骨囊肿 约 50% 的扁骨的动脉瘤样骨囊肿发生于骨盆[12]。骶骨动脉瘤样骨囊肿占所有脊柱动脉瘤样骨囊肿的比例不足

20%，好发年龄为 30 岁以下，女性略多于男性，临床表现为局部疼痛和神经症状[13]。

X 线图像上，病灶呈边界清晰的膨胀性透亮区，可有骨小梁状分隔或骨嵴，周围有薄层硬化边，病变可凸入软组织或出现压缩骨折。CT 上可见溶骨性、膨胀性骨质破坏并能界定是否凸入软组织。在 MRI 图像上，肿块呈分叶状或有分隔，在 T₁WI 和 T₂WI 上周围有一圈薄的边界清楚的低信号环（图 12-3）。在 T₂WI 上病变多呈高信号，瘤内可有多发液 - 液平面，提示瘤内出血伴沉淀分层[13]。增强扫描病变边缘及分隔常可见强化。

4. 内生骨疣（骨岛） 内生骨疣又称骨岛，是主要累及扁骨和不规则骨的常见病变，可能为发育性疾病[7]。本病可见于任何年龄，男女均可发病，通常是在因其他原因进行 X 线检查时偶然发现。

在 X 线图像上，内生骨疣表现为单发或多发的、卵圆形或圆形的骨内硬化区，边缘呈毛刺状或放射针状。内生骨疣可能会与骨转移瘤混淆，核素骨显像有助于两者的鉴别，内生骨疣在核素骨显像上几乎均为阴性，而成骨性转移则表现为放射性浓聚。

骨盆和股骨可以出现巨大的骨岛，在 X 线检查时可与骨母细胞瘤或低级别骨肉瘤有类似表现，CT 和 MRI 能够显示内生骨疣的影像学特征。在 MRI 图像上，病变在所有脉冲序列上均呈低信号。病变可位于骨髓腔内或紧邻骨皮质

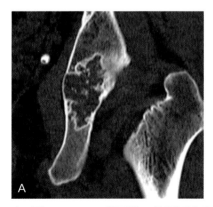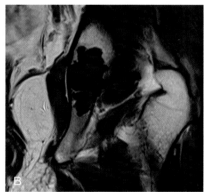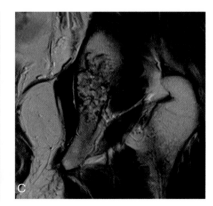

▲ 图 12-1 40 岁男性，骨巨细胞瘤伴左臀部疼痛，触诊未及肿块
A. 冠状位重建 CT 示左侧髂骨巨大的边界清楚的溶骨性病变，骨皮质变薄，软组织未受累；冠状位 T₁WI（B）和 T₂WI（C）示肿瘤在 T₁WI 呈低信号，在 T₂WI 呈不均质中等至高信号

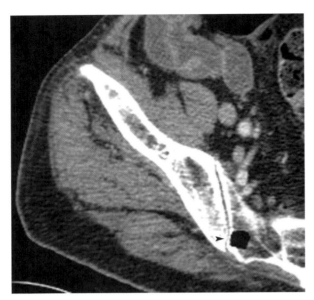

▲ 图 12-2　84 岁男性，右侧骶髂关节疼痛
轴位 CT 示骶骨软骨下骨内见局限性、透亮、邻关节的气体密度影（箭头），CT 值为 –900HU

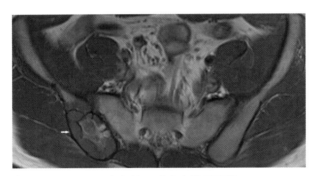

▲ 图 12-3　18 岁女性，动脉瘤样骨囊肿
轴位 T_1WI 示右侧髂骨膨胀性、分叶状的低信号病变（箭），无骨外蔓延

内表面，后者又被称为内生骨瘤。

5. 骨样骨瘤　骶骨骨样骨瘤占所有脊柱骨样骨瘤的 2%[14]，多见于 20 岁以下，男女比例为 2 ～ 3 ：1。典型的骨样骨瘤起源于 S_1 的关节突。临床症状为疼痛，可为根性疼痛，夜间和脊柱活动时常加重，服用水杨酸类药物后疼痛可缓解。

在 X 线图像上，骨样骨瘤表现为直径小于 2cm 的溶骨性病变（瘤巢），周围有骨硬化，瘤巢中心可有钙化影。然而，周围骨硬化、软组织水肿或骨髓水肿可能会使瘤巢显示不清。CT 有助于发现瘤巢，表现为低密度，周围有骨硬化。

MRI 在发现瘤巢方面不及 CT 敏感。骨样骨瘤在 T_1WI 上呈低至中等信号，在 T_2WI 上呈中等至高信号。增强扫描瘤巢可见强化。肿瘤周围的骨髓和软组织水肿在 T_2WI 上呈高信号，增强扫描可见强化。

6. 骨软骨瘤　骨软骨瘤是一种常见的良性骨病变，表现为表面覆盖软骨的骨性赘生物（外生骨疣），常背离关节生长。本病常在 20 岁前发病，5% 的病例发生于髋骨[12,15]。典型的骨软骨瘤为缓慢生长、无触痛、无疼痛的肿块。骨盆骨软骨瘤体积增大后可导致邻近软组织受压移位。当邻近神经或血管等结构受压、外生骨疣骨折、软骨帽外滑囊发炎时可产生临床症状。若以前无症状的病变新出现疼痛时提示恶变可能。

在 X 线和 CT 图像上，外生肿物可以是有蒂的（有窄的蒂和球根状的顶端）或无蒂的（呈宽基底）。骨软骨瘤的特征为骨性赘生物的骨皮质和骨松质与母体骨相延续。组织学上，骨软骨瘤的特点为有良性的透明软骨帽以及含有脂肪或造血成分的骨性基底。与传统 X 线片相比，CT 可以更好地显示骨内钙化，这些钙化可以提示软骨源性肿瘤。CT 还用于显示软骨帽的厚度，这有重要的临床意义，因为软骨帽增厚提示可能为软骨肉瘤。大多数良性的骨软骨瘤有小的、边界清晰的、伴有规则点状钙化的软骨帽，相反，大的、边界不清的、有不规则钙化的软骨帽提示可能为恶性。青春期后软骨帽厚度增加或软骨帽厚度超过 2cm 提示恶变可能[12]。髂骨骨软骨瘤常表现为较大的软组织肿块伴不规则钙化，周围结构受压移位。此时，鉴别良性的和发生恶变的骨软骨瘤可能存在困难。

在 MRI 图像上，若外生肿物的骨皮质和骨松质与母体骨相延续即可诊断骨软骨瘤（图 12-4）。骨软骨瘤的软骨帽在 T_2WI 上呈高信号，其表面覆盖的软骨膜呈低信号。增强扫描软骨帽无强化，其表面覆盖的纤维血管组织包膜常见强化。

7. 软骨黏液样纤维瘤　软骨黏液样纤维瘤是一种非常罕见的良性软骨源性肿瘤，占所有原发

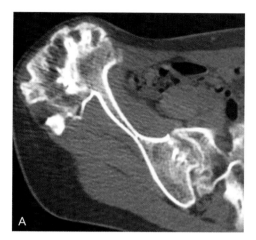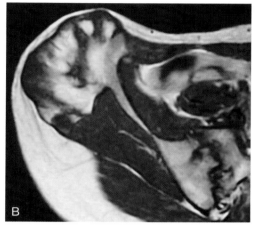

▲ 图 12-4　15 岁女孩，右侧髂骨骨软骨瘤，查体可及触痛肿物
A. 轴位 CT 示髂前上棘骨软骨瘤，肿物与母体骨的骨皮质和骨松质相延续；B. 轴位 T_1WI 示骨软骨瘤内呈黄骨髓信号

性骨肿瘤的比例不足 1%。肿瘤通常侵犯长管状骨，仅有 5 例报道发生在骶骨。好发年龄为 10 － 30 岁，男女比例为 1.5 ： 1。本病可无临床症状，当肿瘤较大时可伴有疼痛、肿胀或骨骼变形[16]。

软骨黏液样纤维瘤的 X 线和 CT 表现为膨胀性、溶骨性、分叶状病灶，周围有硬化边，病灶内偶尔可见骨间隔。肿瘤在 T_1WI 上呈低信号，在 T_2WI 上呈高信号。增强扫描呈不均匀强化。

8. 骨母细胞瘤　骶骨骨母细胞瘤占脊柱骨母细胞瘤的 17%。本病男性多于女性，男女比例约为 2 ： 1，好发年龄为 20 － 30 岁[7]。常见症状为局部钝痛、脊柱侧弯和神经症状[17]。由于骨母细胞瘤和骨样骨瘤具有相似的临床和病理学特征，它们被认为是同一疾病过程的不同变异型。

骨母细胞瘤呈膨胀性、溶骨性骨质破坏，直径大于 1.5cm，周围可见骨硬化，瘤内可有多发钙化。X 线和 CT 表现为溶骨性、混合性或硬化性病灶，内部可有钙化。在一些患者中，肿瘤偶尔可呈侵袭性生长，出现骨皮质破坏并长入邻近软组织。MRI 能更好地显示骨和软组织内肿瘤的范围。骨母细胞瘤在 T_1WI 上呈混杂低至中等信号，在 T_2WI 上呈中等至高信号[14]（图 12-5）。肿瘤周围骨髓和软组织因炎症反应出现水肿（闪烁现象）是本病的特征。增强扫描肿瘤可见强化[18]。

9. 纤维结构不良　纤维结构不良是一种原因不明的骨骼发育异常。成骨细胞不能向正常的

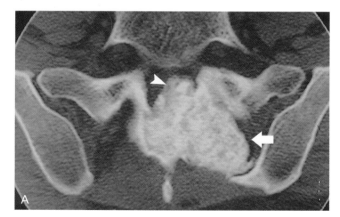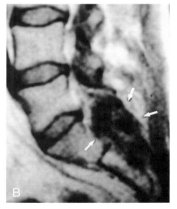

▲ 图 12-5　37 岁男性，骶骨骨母细胞瘤伴腰痛和坐骨神经痛
A. 轴位 CT 示明显的膨胀性、硬化性病变（箭）突入椎管（箭）；B. 矢状位 T_2WI 示骶骨分叶状肿物（箭）。由于肿瘤存在骨硬化，其在 T_2WI 上主要呈低信号

形态学结构分化和成熟，导致异常的结构不良的骨和纤维组织堆积，骨骼强度下降。骨骼可出现畸形，包括弓状、成角和弧形骨骼变形、梭形膨胀、生长不对称[19]。本病可以为单骨性的（占75% ～ 80%）或多骨性的[19]。单骨性病变患者年龄从 10 岁至 70 岁不等，好发年龄为 10 － 30 岁。多骨性病变患者年龄较轻，2/3 的患者在 10 岁前出现症状。多骨性病变患者常伴有疼痛和病理性骨折等临床症状，而单骨性者可以无临床症状。纤维结构不良可能伴有皮肤、骨骼、中枢神经系统和内分泌腺的异常。例如，多骨性纤维结构不良可伴有内分泌功能紊乱，典型表现为女性性早熟和皮肤色素沉着，即 McCune-Albright 综合征。多骨性纤维结构不良可以累及骨盆和脊柱。在病变的骨骼分布上，髋骨最常受累，而骶骨偶可累及。然而，髂骨单独受累罕见，在大多数情况下髂骨与股骨同时受累[19]。骨盆的严重变形伴随髋臼畸形，可能导致髋关节缩短。

CT 能很好地显示骨盆纤维结构不良骨骼受累的范围。CT 表现为边界清楚的膨胀性骨病变，其内可见模糊的、无定形的矿物质沉积。在 MRI 图像上，纤维结构不良的信号混杂，病变区在 T_1WI 上呈低信号，在 T_2WI 上呈低、中等或高信号（图 12-6）。增强扫描病变的强化程度和形式也是多样的。

10. 血管瘤 骶骨血管瘤罕见。本病多见于 40 － 60 岁，女性发病率比男性高出 2 倍。大多数患者通常是无症状的，但当出现骶管出血、神经根压迫或病理性骨折时，患者可出现疼痛症状。病变可向外生长凸入周围软组织。在 X 线上，病变内可见增粗的纵向骨小梁。在 CT 上，增粗的骨小梁表现为点状高密度影。血管瘤在 T_1WI 上呈中等至高信号，在 T_2WI 上呈高信号，信号强度取决于瘤内脂肪和血管成分[20,21]（图 12-7）。血管瘤在 MRI 增强扫描时呈均匀明显强化。上皮样血管瘤和上皮样血管内皮瘤等不典型血管瘤可以呈不均匀信号[22]。

血管瘤病是指骨或软组织被血管瘤或淋巴

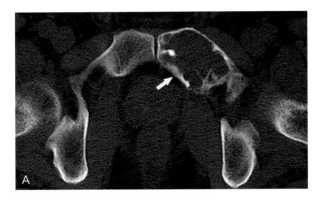

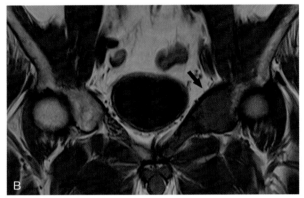

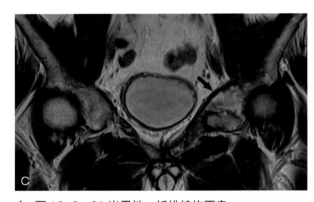

▲ 图 12-6　61 岁男性，纤维结构不良

A. 轴位 CT 示左侧耻骨膨胀性、溶骨性病变（箭）；冠状位 T_1WI（B）和 T_2WI（C）示膨胀性病变（箭）在 T_1WI 上呈低信号，在 T_2WI 上呈高信号

管瘤的病灶弥漫性浸润[23]，发病年龄通常在 30 岁以下。在弥漫性骨血管瘤病患者中，骨盆可出现多发的大小不等的溶骨性病灶[20]（图 12-8）。然而，这些病灶的 CT 和 MRI 特征与单发骨血管瘤相同。

11. 神经源性肿瘤 良性外周神经源性肿瘤可分为神经鞘瘤（施万细胞瘤）和神经纤维瘤[24]。外周神经源性肿瘤可以起自骶神经根。神经源

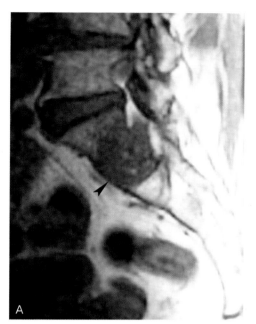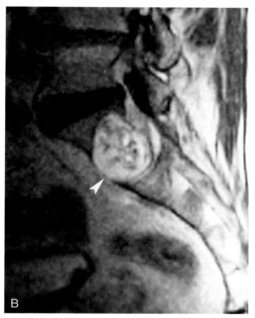

▲ 图 12-7　76 岁男性，骶骨血管瘤伴背痛
矢状位 T_1WI（A）和 T_2WI（B）示病灶（箭头）在 T_1WI 上呈中等信号，在 T_2WI 上呈高信号，病灶在 T_2WI 上显示更清楚

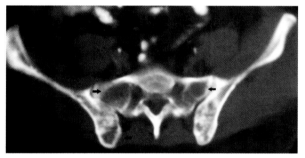

▲ 图 12-8　30 岁男性，囊性血管瘤病
轴位 CT 示骶骨和髂骨多发的、大小不等的、对称性分布的溶骨性病灶（箭）。髂骨翼可见骨硬化

性肿瘤通常见于 20 － 30 岁，无明显性别差异。主要症状为疼痛和神经功能缺损。

在 X 线上，病灶呈小的、边界清楚的软组织肿块，可导致骶孔扩大，伴或不伴骶骨骨质破坏[25]。CT 常表现为受累骶神经根走行区的低密度肿块。神经源性肿瘤通常在 T_1WI 上呈低信号，在 T_2WI 上呈高信号（图 12-9）。增强扫描呈均匀明显强化。

（二）恶性骨肿瘤

骨盆恶性肿瘤可以是原发的或继发的。骶骨的原发恶性肿瘤并不常见，但转移瘤则非常常见。当骶骨出现孤立的肿瘤，与身体其他部位的已知的恶性肿瘤无关时，诊断存在困难。恶性肿瘤通常表现为疼痛性的、快速生长的、浸润性的肿块。X 线检查最常用于疾病的初步评估，有助于发现骨皮质的破坏。与 X 线相比，CT 可以更敏感地检出骨皮质受累和肿瘤基质钙化。MRI 能够更精确地对肿瘤进行定位，有助于判断肿瘤浸润的范围和显示其组织学特征。虽然有时影像表现并不特异，但影像学检查对于肿瘤分期、治疗规划和患者的随访都是很重要的。

1. 脊索瘤　虽然脊索瘤是一种少见的肿瘤，占所有原发性恶性骨肿瘤的比例为 2% ～ 4%，但它是最常见的原发性恶性骶骨肿瘤[1,26]。约 50% 的脊索瘤发生于骶尾部，特别是第四和第五骶椎节段[26]。脊索瘤起源于残存的脊索组织，脊索是最早期的胎儿中轴骨。本病多见于中年人（30 － 60 岁），男性发病率比女性高 2 ～ 3 倍。脊索瘤是缓慢生长的肿瘤，发生在骶骨时，肿瘤可向前生长进入宽敞的盆腔，因此临床症状

271

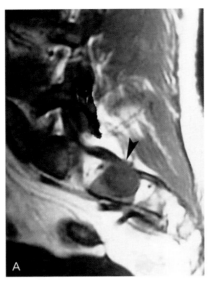
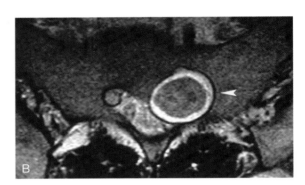

▲ 图 12-9　34 岁女性，神经纤维瘤伴难治性腰痛和跛行

A. 矢状位 T_1WI 示骶骨中等信号病变（箭头）；B. 轴位 T_2WI 示大的肿块（箭头）导致左侧骶孔扩大，肿块呈中等信号，周围有环状高信号

通常出现晚，发现时肿瘤体积已经很大[27]。骶骨肿瘤的主要症状包括疼痛、麻木、无力、失禁或便秘[7]。脊索瘤可以局部复发，与颅底脊索瘤相比，骶骨脊索瘤更容易出现转移[28]。病理上，典型的脊索瘤含有透明细胞（空泡细胞），其胞质内有空泡，还可见丰富的细胞内和细胞外黏蛋白。在去分化脊索瘤中，黏液基质被肉瘤样的纤维、软骨或骨样成分取代。脊索瘤常有纤维性的假包膜。

在 X 线上，脊索瘤表现为中线区巨大的溶骨性、膨胀性的骨质破坏病灶，伴软组织肿块[29]。肿瘤可向骨外生长进入骶前区或骶管。骶尾部的脊索瘤可以蔓延跨越骶髂关节。X 线检查还可见瘤内无定形钙化（见于 50%～70% 的患者）和骨硬化。CT 可见骨质破坏和周围软组织受累。骶尾部病变的斜冠状位 CT 图像可以更好地显示骶神经孔和骶髂关节受累[7]。脊索瘤在 T_1WI 上呈低至中等信号，在 T_2WI 上呈明显高信号，这与瘤内富含黏蛋白有关（图 12-10）。在 T_2WI 上，肿瘤凝胶状成分内可见低信号分隔。瘤内反复出血导致含铁血黄素沉积，可出现低信号区。增强扫描可见中等至明显强化。

2. 软骨肉瘤　软骨肉瘤是仅次于脊索瘤的

成人第二常见的非淋巴细胞增生性原发恶性脊柱肿瘤，占 7%～12%，骶骨受累罕见[7]。软骨肉瘤患者的平均年龄为 45 岁，男性发病率比女性高 2～4 倍[28]。病理上，普通型脊柱软骨肉瘤是一种相对低级别的肿瘤，由透明软骨小叶组成，其间由纤维血管间隔分隔。软骨肉瘤分为原发性和继发性，继发性是由内生软骨瘤（中心型）或骨软骨瘤（周围型）恶变而来。大多数软骨肉瘤是原发性和中心型的。由骨软骨瘤恶变而来的软骨肉瘤表现为相应部位的软骨帽增厚伴巨大肿块[7]。

X 线和 CT 图像可见范围较大的骨质破坏病灶，伴有环形和弧形的典型软骨样基质钙化。肿瘤边缘呈分叶状，可导致骨内膜扇贝形压迹。本病几乎都有骨皮质破坏及向周围软组织延伸。在 CT 图像上，由于含有非矿化的透明软骨，软骨肉瘤相对于骨骼肌呈低密度。肿瘤在 T_1WI 上呈低至中等信号，在 T_2WI 上呈高信号（图 12-11）。矿化/钙化区在 MRI 上呈低信号。MRI 增强扫描可见轻度结节状、周围性、弥漫性或间隔样强化，后者表现为环形和弧形强化，对应于软骨小叶间的血管间隔[28,30]。

3. 尤因肉瘤和原始神经外胚层肿瘤　3%～

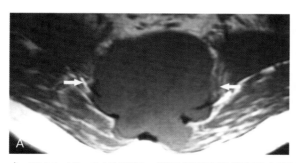

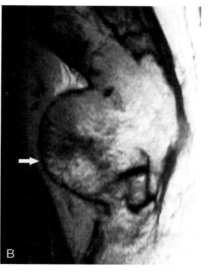

▲ 图 12-10　54 岁男性，骶骨脊索瘤伴疼痛和直肠不适

A. 轴位 T_1WI 示骶骨巨大的膨胀性病变（箭），呈中等信号。肿瘤延伸至臀肌；B. 矢状位 T_2WI 示远端骶骨和尾骨骨质破坏及软组织肿块（箭）。肿块向骶前区延伸，并且侵犯后方软组织和肌肉

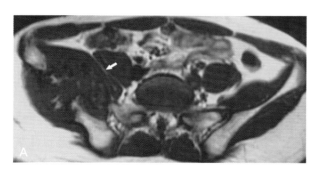

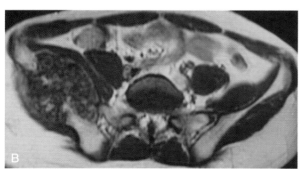

▲ 图 12-11　17 岁男孩，右侧髂骨翼软骨肉瘤伴严重骨痛

A. 轴位 T_1WI 示髂骨翼明显骨质破坏伴巨大软组织肿块（箭）；B. 轴位 T_1WI 增强扫描示溶骨性病变呈不均匀强化，其内含有基质钙化区

10% 的原发性尤因肉瘤和原始神经外胚层肿瘤（primitive neuroectodermal tumour，PNET）发生在脊柱，特别是在腰骶区和骶骨翼[28,31]。尤因

肉瘤是儿童脊柱和骨盆最常见的非淋巴细胞增生性原发恶性肿瘤[32]。尤因肉瘤中有未分化的小圆形细胞增殖，发病年龄为 5 — 14 岁，男性多于女性[32,33]。PNET 和尤因肉瘤有很多相似之处，有证据表明尤因肉瘤可能是骨的一种更加未分化形式的 PNET[31]。临床症状为疼痛和神经症状，可伴有发热和白细胞增多。

X 线和 CT 图像可见受累骨内的膨胀性、溶骨性、混合性或硬化性病灶。肿瘤常向骨外蔓延。CT 和 MRI 图像有助于显示骨受累的范围、相关的椎旁软组织肿块、椎管和神经孔受累情况。脊柱尤因肉瘤的 MRI 特征并不特异，通常在 T_1WI 上呈中等信号，在 T_2WI 上呈中等至高信号（图 12-12）。由于出血、钙化或坏死，肿瘤信号可以不均匀。增强扫描病变呈明显强化。

4. 骨肉瘤　脊柱骨肉瘤占所有原发恶性脊柱肿瘤的 5%，占所有骨肉瘤的比例不足 3%[7,30]。脊柱骨肉瘤可能与畸形性骨炎或以前受放射线照射有关[17]。与四肢骨肉瘤相比，脊柱骨肉瘤发病年龄更大，高峰发病年龄为 30 — 40 岁，男性多于女性。60%～70% 病例发生于腰骶椎，典型病变起自椎体。常可见椎体高度减低但邻

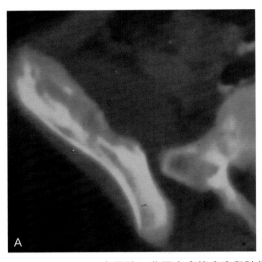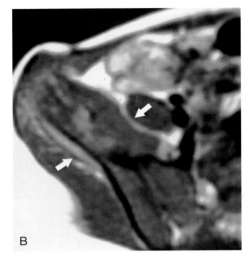

▲ 图 12-12　7 岁男孩，尤因肉瘤伴疼痛和跛行
A. 轴位 CT 示右侧髂骨翼巨大的溶骨性病灶；B. 轴位 T_1WI 示巨大的病灶（箭）呈中等信号，伴软组织肿块

近椎间盘保留。临床症状为疼痛、神经症状和逐渐增大的肿块。

X 线和 CT 图像可见硬化为主性、混合性或纯溶骨性病灶[34]。CT 可见肿瘤基质矿化和硬膜外及椎旁软组织肿块。脊柱骨肉瘤的 MRI 表现并不特异，在 T_1WI 上呈低至中等信号，在 T_2WI 上呈高信号。致密的肿瘤基质矿化在所有序列上呈低信号。增强扫描呈不均匀强化。

5.Paget 肉瘤　肉瘤样变是 Paget 病的一种罕见的并发症，据报道，约 1% 的患者会发生这种转变。在多骨受累患者中，多达 5% ～ 10% 的患者可发生肉瘤样变[2]。Paget 病中发生肉瘤样变的患者年龄通常在 55 － 80 岁，男性略多于女性且发病年龄更轻。Paget 病发生肉瘤样变后产生的最常见的肿瘤为骨肉瘤（50% ～ 60%）、纤维肉瘤（20% ～ 25%）和软骨肉瘤（10%），骨盆经常受累。Paget 肉瘤可以发生在以前愈合的骨折附近。当出现疼痛加重和软组织肿块时，诊断 Paget 病并发肿瘤形成通常并不困难。Paget 肉瘤的主要影像学特征为溶骨性破坏而非骨硬化，尽管骨硬化偶尔可见。其他提示并发肿瘤形成的征象包括骨皮质破坏、骨针、软组织肿块和病理性骨折不愈合[2]。CT 和 MRI 有助于判断 Paget 肉瘤的范围和神经血管受侵情况。

MRI 可见 Paget 骨的混杂信号以及软组织肿块，肿块在 T_1WI 上呈中等信号，在 T_2WI 上可见信号增高区。

6.室管膜瘤（黏液乳头型室管膜瘤）　虽然相当罕见，但室管膜瘤是成人最常见的髓内肿瘤。室管膜瘤起源于室管膜胶质细胞，可进一步分为细胞型和黏液乳头型。细胞型室管膜瘤通常发生在颈髓，而黏液乳头型室管膜瘤几乎均发生于脊髓圆锥和终丝[35]。硬膜内室管膜瘤通常是良性的，但在报道的病例中，多达 27% 的硬膜外室管膜瘤可以发生转移[25,35]。小的肿瘤可以推移腰骶神经根，而大的肿瘤则会扩张椎管造成骨破坏。黏液乳头型室管膜瘤患者的平均年龄为 35 岁，男性略多于女性。主要症状为腰痛、坐骨神经痛、神经功能缺损、胃肠道或泌尿生殖系统功能紊乱。

黏液乳头型室管膜瘤的 X 线和 CT 图像可见椎管扩张、神经孔扩大、骨破坏和软组织肿块。肿瘤在 T_1WI 上相对于脊髓呈等信号，在 T_2WI 上呈高信号。由于瘤内存在出血或黏蛋白，黏液乳头型室管膜瘤在 T_1WI 上相对于脊髓偶尔可呈高信号[36]。增强扫描时，黏液乳头型室管膜瘤呈均匀明显强化。

7. 转移癌　骨盆是骨转移的常见部位之

一[37]。肺、乳腺、胃肠道、前列腺、肾和皮肤的恶性肿瘤的骶骨转移很常见[17]。肿瘤向骨盆的扩散途径包括血行播散、直接蔓延或淋巴转移[38]。骨骼受累表现为溶骨性、硬化性或混合性骨质破坏病灶。虽然单发骨转移偶尔可与原发骨肿瘤有相似表现，但多发的、大小不等的病灶高度提示转移性病变。

由于骨和软组织结构的重叠，X 线检查常常不能很好地显示病变。转移瘤在 T_1WI 上通常呈低信号，在 T_2WI 上信号多变（通常呈高信号）（图 12-13）。在 T_2WI 和短反转时间反转恢复（STIR）序列图像上，病灶周围水肿可呈靶样表现[1]。

（三）骨髓增殖性疾病

骨髓增殖性疾病包括一组由造血骨髓成分异常增殖引起的疾病，异常增殖的造血骨髓成分包括多发性骨髓瘤中的浆细胞、白血病中的白细胞、真性红细胞增多症中的红细胞和骨髓纤维化中的纤维组织等。

1. 多发性骨髓瘤和浆细胞瘤　多发性骨髓瘤是一种恶性疾病，在骨髓和其他组织中出现异常浆细胞的过度单克隆增殖[39]。本病是一种常见的疾病，占椎体肿瘤的 45%，患者的平均年龄为 60 — 70 岁，男性略多于女性。孤立性

浆细胞瘤常可转变为多发性骨髓瘤，这两种疾病间存在确定的关系。浆细胞瘤患者年龄更轻，平均年龄为 50 岁，最常见于脊柱（50% 的浆细胞瘤位于脊柱）和骨盆。

脊柱浆细胞瘤或多发性骨髓瘤患者可无临床症状，也可表现为因神经根受压导致的疼痛（坐骨神经痛）和截瘫症状。

孤立性浆细胞瘤或多发性骨髓瘤的 X 线和 CT 表现为溶骨性病变，可引起骨膨胀改变，也可出现骨硬化病灶。骨髓瘤的特征包括椎体骨折、肿瘤向椎旁和硬膜外蔓延。骨髓瘤病灶可有多种 MRI 表现，包括局灶性、弥漫均匀性、点状或多灶性骨髓浸润[1]。浆细胞瘤和多发性骨髓瘤病灶在 T_1WI 上信号减低（相对于正常骨髓），在 T_2WI 上信号增高（图 12-14）。增强扫描病灶呈明显强化。

2. 白血病　白血病表现为骨髓中白血病细胞的异常弥漫性浸润，具有明确的骨骼表现。白血病的侵袭性越高，骨改变越显著，患者的年龄越小。骨髓腔内白细胞过度增殖导致骨痛和骨折。在骨性骨盆中，骨髓的白血病浸润表现为弥漫性骨量减少，多发的（或单发的）散在溶骨性病灶，可伴有骨膜新生骨形成。广泛的或多灶性的骨硬化罕见，可能与弥漫性骨髓纤维化有关。

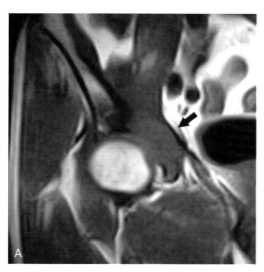
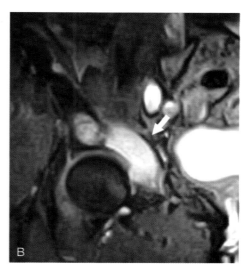

▲ 图 12-13　65 岁男性，肺癌伴右侧髋臼转移
冠状位 T_1WI（A）和 STIR 序列（B）示转移病灶（箭）在 T_1WI 上呈低信号，在 STIR 序列上呈高信号

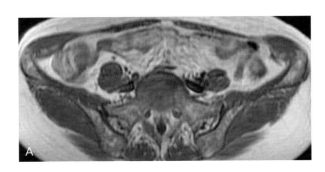

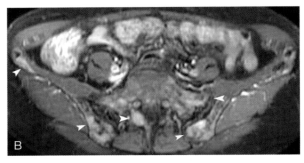

▲ 图 12-14　66 岁女性，多发性骨髓瘤伴弥漫性骨痛
A. 冠状位 T_1WI 示骨盆骨弥漫性信号减低；B. 脂肪抑制 T_1WI 增强扫描示病变强化（箭头）

尽管白血病和其他骨髓疾病一样，MRI 表现并不特异，但 MRI 可以在治疗开始前评估骨髓受累的范围、评价疾病对治疗的反应、发现疾病或治疗方案的骨骼并发症[39]。白血病骨髓浸润在 T_1WI 上呈异常的信号减低，在 T_2WI 和 STIR 图像上呈不同程度的信号增高。SE T_1WI 增强扫描时，骨髓病变信号增高。

3. 淋巴瘤　淋巴网状细胞肿瘤（淋巴瘤）可以发生在淋巴细胞、网状细胞或原始前体细胞。肿瘤可以发生于骨外，最终进入骨髓并在整个骨骼系统中播散，也可原发于骨[39]。全身症状包括发热、盗汗、体重减轻，骨骼表现包括疼痛、肿块或肿胀。

在非霍奇金淋巴瘤中，10% ～ 20% 的成人和 20% ～ 30% 的儿童出现骨骼改变，病变主要发生在脊柱、骨盆和颅骨。X 线和 CT 图像可见多发性溶骨性病灶，呈虫蚀状或渗透性骨质破坏，骨内膜呈扇贝状压迹，骨皮质破坏，肿物向邻近软组织蔓延。在霍奇金病中，最常见的受累部位为脊柱、骨盆、肋骨和股骨，X 线和 CT 表现为硬化性、溶骨性或混合性骨质破坏。

在 MRI 图像上，淋巴瘤的骨髓浸润在 T_1WI 上表现为局灶性或弥漫性的低信号区，在 T_2WI 上呈不均匀的中等至高信号。部分淋巴瘤中存在纤维组织，导致信号强度发生变化。

4. 原发性骨淋巴瘤　原发性骨淋巴瘤是一种相对少见的肿瘤，占所有恶性骨肿瘤的比例不足 5%，约占所有结外淋巴瘤的 7%[40]。原发性骨非霍奇金淋巴瘤是一种恶性血液系统肿瘤，发生在单骨的髓腔，同时无区域淋巴结或内脏受累。原发性非霍奇金淋巴瘤可以发生于任何骨骼，主要累及下肢骨[41]。骶骨原发性淋巴瘤主要发生于 10 — 30 岁男性，男性发病率比女性高 2 倍[28]。据报道，0.1% ～ 5.8% 的非霍奇金淋巴瘤患者出现脊髓或神经根受累症状[42]。在组织病理学检查中，肿瘤病变最显著的特征为正常骨髓成分被肿瘤的淋巴成分取代。

骨原发性非霍奇金淋巴瘤的 X 线表现多样，虫蚀状渗透性溶骨性骨质破坏最常见，硬化性或混合性骨质破坏也可出现[41,43]。常常可见骨皮质破坏，肿瘤向软组织延伸[40,44]。在 MRI 图像上，骨淋巴瘤在 SE T_1WI 上呈异常的低至中等信号，在 SE T_2WI 上呈不同程度的中等至高信号[45,46]（图 12-15）。而在 STIR 图像上，骨髓内可有局灶性异常的中等至高信号区[47,48]，增强扫描可见强化。

5. 真性红细胞增多症　原发性红细胞增多症（真性红细胞增多症）表现为骨髓中所有细胞成分增生，以红细胞增生为主。本病通常发生于中老年人，男性居多。本病的肌肉骨骼表现少见，可以表现为骨坏死（尤其是股骨头坏死），受累骨内散在的斑片状透光性病变，以及骨骼的广泛性密度增高。

6. 骨髓纤维化　骨髓纤维化是一种罕见的疾病，与骨髓的纤维化或硬化及髓外造血有关[39]。无论是原发性（特发性）还是继发性骨髓纤维化都出现骨髓组织的纤维化，在某些情况下其可取代几乎整个骨髓组织，继而导致潜在的骨髓成分在脾脏、肝脏、淋巴结和骨骼中

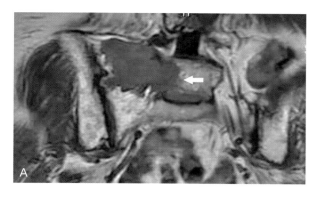

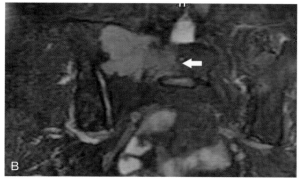

▲ 图 12-15　77 岁女性，骶骨淋巴瘤
冠状位 T_1WI（A）和脂肪抑制 T_2WI（B）示骶骨右上部病变（箭），在 T_1WI 上呈中等信号，在 T_2WI 上呈高信号。骶髂关节未受累

增殖。骨髓纤维化通常发生于中老年男性和女性。骨骼改变最初发生于成人造血活跃的部位（脊柱、骨盆和肋骨），导致明显的骨痛和压痛。

在 X 线和 CT 图像上可见骨质硬化。在一些患者中也可见骨质正常或骨质疏松及溶骨性病灶，骨膜炎通常较轻。在 MRI 图像上，骨髓被纤维化取代，呈局灶性或弥漫性，在 T_1WI 和 T_2WI 上均表现为信号减低。

二、创伤性损伤

骨盆创伤包括多种多样的病变，主要因解剖位置和严重程度而异。骨盆环和髋臼骨折是高速碰撞的常见后果，通常与机动车事故有关（如车祸：汽车与行人、骑摩托车或骑自行车者发生碰撞）。职业事故（如高处坠落和挤压伤）和跌倒也是损伤的原因。一般而言，骨盆骨折意味着遭受暴力外伤，其相关损伤（如胃肠道、

泌尿生殖系统、呼吸系统和血管）和并发症的发生率和死亡率很高[49,50]。骨盆骨折的晚期并发症弱，包括骨折不愈合、畸形愈合、双腿不等长和腰痛[50]。

由于骨盆区解剖复杂，多种结构重叠，加之患者遭受严重创伤后通常情况不佳，采用 X 线片评估骨盆损伤存在困难[51]。骨盆 CT 可对骨质解剖结构和界定骨盆损伤的类型提供详细的信息，有助于骨科医师做出正确的治疗决策。

（一）骨盆环骨折

骨盆环骨折占所有关节骨折的 1.5%[52,53]。无明显移位的单纯性骨折通常发生在遭受低能外伤的老年女性。严重移位的骨折发生于遭受高能外伤的年轻患者，在 75% 的病例中导致多发创伤（多发伤）[54,55]。根据骨折情况、不稳定程度、损伤机制和治疗效果，近年来多种分类系统被应用于骨盆环骨折。Tile/AO 分类法将其分为以下三个主要类型[56,57]。

1. A 型骨折指不破坏骨盆环或后弓的不完全性骨折。

2. B 型骨折伴有耻骨联合和单侧或双侧骶髂关节前部破坏（骨折）。

3. C 型骨折伴有后部骶髂关节复合体的完全破坏（图 12-16）。

A 型骨折占所有病例的 52%，B 型占27%，C 型占 21%[58]。

（二）髋臼骨折

髋臼骨折的分类是基于 Judet 和 Letournel 对解剖和髋臼创伤的研究而建立的[59,60]。这个重要的分类系统将髋臼骨折分为 10 种类型，包括 5 种简单类型和 5 种复杂类型。简单型骨折可进一步分为前壁骨折、前柱骨折、后壁骨折、后柱骨折、横行骨折。复杂型骨折由简单型组合而成，可分为 T 形骨折、完全双柱骨折、横行和后壁骨折、后柱和后壁骨折、前柱和后半横行骨折。

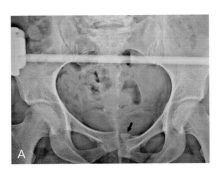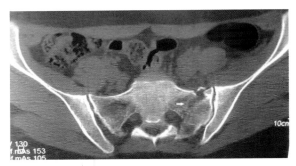

▲ 图 12-16　29 岁女性，高速车祸导致骨盆环骨折
A. 骨盆正位 X 线片示左侧耻骨上支骨折（箭）和耻骨联合分离；B. 轴位 CT 示左上骶骨翼骨折（箭）

在这 10 种骨折类型中，有 5 种骨折类型非常常见，包括完全双柱骨折、横行骨折、T 形骨折、横行和后壁骨折、后壁骨折，约占髋臼骨折的 90%[61,62]。

（三）应力骨折

骨盆的应力骨折在老年人中很常见，是正常或异常的骨受到长期反复的应力所致，这种应力小于引起急性骨折的外力。应力骨折可分为两种不同类型，即疲劳骨折和不全骨折。疲劳骨折是正常弹性抗力的骨受到异常应力所致，而不全骨折是缺乏弹性抗力的骨受到正常应力所致[5]。

1. 疲劳骨折　骨盆的疲劳性应力骨折非常罕见，可见于军队新兵或长跑运动员（图 12-17）。有报道称，患有继发性闭经的女性运动员可发生骶骨的疲劳骨折，这表明卵巢功能丧失、骨量减少 / 骨质疏松和骨折之间存在明确的关联。临床表现并不特异，可有腰部或臀部疼痛，休息后可缓解。X 线检查通常无法发现骨质异常。MRI 在异常骨髓信号的检出上有高度的敏感性和特异性，可用于诊断。在 MRI 图像上，应力骨折表现为在 T_1WI 上信号减低、T_2WI 上信号增高区，伴或不伴骨折线。

2. 不全骨折　骨盆不全骨折可发生于骶骨、髂骨、耻骨和髋臼旁区域[5,63,64]。据报道，多种潜在的疾病或状态与骨骼强度减低和骨盆不全骨折相关，包括绝经后或老年性骨质疏松、类

风湿关节炎、放射治疗和应用皮质类固醇药物[5,65,66]。临床表现为腰部、臀部或腹股沟疼痛，通常与创伤无关，或发生于轻微创伤后，其非特异性的临床表现对诊断是个挑战[67-69]。对于曾经因盆腔恶性肿瘤接受过放射治疗的老年女性，难治性骨痛的临床表现可能被误认为骨转移或肿瘤局部复发[5,70]。骨盆不全骨折在 X 线上常常是隐匿的或仅有微小的改变，如果没有怀疑，骨盆不全骨折很难诊断。

在 X 线或 CT 图像上偶尔可以发现骶骨应力骨折，表现为单侧或双侧的、平行于骶髂关节的垂直硬化带或骨折线，在骨扫描时呈典型的 H 形摄取增高区。约 1/3 的骶骨不全骨折患者同时伴有耻骨骨折[67]。耻骨支骨折可累及髂骨和坐骨耻骨支，可以是双侧的，尤其是在累及耻骨

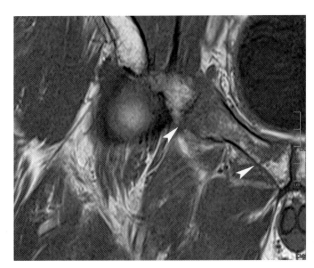

▲ 图 12-17　56 岁马拉松运动员，疲劳骨折
冠状位 T_1WI 示右侧耻骨上支骨折（箭头）

联合附近时[71]。髋臼旁不全骨折与上方髋臼平行，呈曲线状或斜行骨折[5]。MRI 是诊断骨盆隐匿性不全骨折的一种重要的影像学检查方法，因为它可以区分异常和正常的骨髓。在 MRI 上，骨应力性损伤表现为骨髓水肿，即在 T_1WI 上信号减低，在 T_2WI 上信号增高，伴或不伴有骨折线（图 12-18）。这种骨髓异常信号在 STIR 和脂肪抑制快速自旋回波 T_2WI 序列上最明显，这些序列也可以提高对骨折线的检出率。典型的骨折线在 T_1WI 和 T_2WI 上均表现为条带状低信号影。增强扫描时，骨折周围骨质明显强化，表明血供增多或炎症反应，或两者皆有。

（四）撕脱伤

骨盆和髋关节骨突的撕脱伤发生于喜欢锻炼的人群。可分为骨突撕脱骨折和骨突炎。骨盆骨突的撕脱骨折是少见的损伤，见于参加竞技性或娱乐性体育运动的人群。短跑运动员、体操运动员、足球运动员、棒球运动员和田径运动员容易发生骨突撕脱骨折[72]。在 2/3 的病例中，撕脱骨折发生于男性青少年运动员[73]。在骨骼尚未发育成熟的患者中，撕脱骨折包括骨化中心的分离，而在成人中，骨盆撕脱骨折表现为骨突的破碎。运动员的撕脱伤是由受累肌肉发生偏心剧烈收缩或被动延长所致。骨盆撕脱伤最常见的部位是髂嵴（腹肌起点）、髂前上棘（缝匠肌和阔筋膜张肌起点）、髂前下棘（股直肌起点）、坐骨结节（腘绳肌起点）、耻骨体和耻骨

下支（股薄肌和内收肌群起点）。患者有在某一活动中发生急性损伤的病史。X 线图像可见受累骨突骨折，伴有靠近母骨的或与母骨分离的骨碎片（图 12-19）。急性撕脱骨折可有周围软组织血肿形成，慢性撕脱骨折可有骨痂形成。然而，对于没有明确创伤病史的情况下发生的撕脱骨折，必须提高警惕有无潜在的恶性肿瘤或感染[74]。

骨突炎是由于肌肉反复牵拉导致的骨突的炎症。这是一种能引起疼痛的慢性应力性损伤。在 MRI 图像上，骨突炎表现为受累肌肉附着点的骨髓水肿，伴有肌腱止点增粗、水肿。

三、感染性疾病

（一）骨髓炎

骨盆（骨髓炎）和关节（化脓性关节炎）的感染通常是由邻近部位的感染灶蔓延所致。例如，盆腔脓肿和褥疮相关的软组织感染可以蔓延至邻近的骨和关节，随后累及髂骨、骶骨或骶髂关节。其他的感染途径还包括血行播散，即胃肠道或泌尿生殖道感染通过 Baston 静脉丛播散。穿透性外伤（如车祸伤和战伤）或医源性损伤（如臀部和骶髂关节注射、骶骨活检、术后感染）可能发生感染直接植入。然而，在任一特定情况下，感染可以通过多种潜在机制到达骨和关节。感染病原体通常包括金黄色葡萄球菌、奇异变形杆菌、大肠埃希菌、拟杆菌属、A 群和其他链球菌。老年人和免疫功能低下的

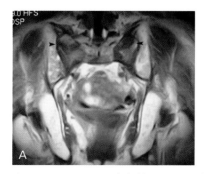
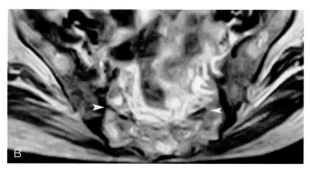

▲ 图 12-18 85 岁女性，骶骨不全骨折

A. 冠状位 T_1WI 示骶骨骨髓中异常的低信号。骨折线表现为不连续的条带状低信号（箭头）；B. 轴位 T_2WI 示骶骨内弥漫的高信号，骨折线呈低信号（箭头）

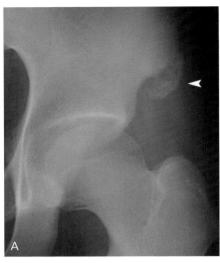
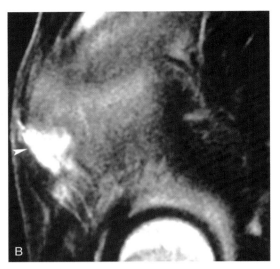

▲ 图 12-19　14 岁男性跑步者，左侧髂前上棘撕脱伤

A. 正位 X 线片显示阔筋膜张肌和缝匠肌起点处由于应力所致的骨质不规整（箭头）；B. 矢状位 T_2WI 示撕脱伤处呈高信号（箭头）

患者应注意非典型分枝杆菌感染[75]。

在 X 线和 CT 图像上，骨髓炎表现为边界不清的溶骨性骨质破坏病灶，伴有弥漫性软组织炎症或骨和软组织脓肿形成。在慢性感染中，可能出现骨硬化或死骨。在 MRI 图像上，骨盆骨的急性骨髓炎的典型表现在 T_1WI 上呈低信号，在 T_2WI 和 STIR 上呈高信号，亚急性和慢性骨髓炎的 MRI 表现更加多变（图 12-20）。急性或慢性骨髓炎其他的 MRI 改变包括骨皮质侵蚀或穿透、骨膜新生骨形成和软组织受累，在慢性骨髓炎中可有脓肿、死骨和窦道。增强扫描时，有血供的炎症组织区域可见强化，脓肿呈无强化或边缘强化。Brodie 脓肿表现为骨内边界清晰的 T_1WI 低信号、T_2WI 高信号区。

（二）骶髂关节感染

骨盆骨髓炎患者可发生骶髂关节的化脓性感染。骶髂关节感染的途径包括血行感染、邻近部位感染病变蔓延、受污染的材料直接植入关节或术后感染。此部位感染的确切途径常常并不清楚。由于髂骨软骨下循环缓慢，类似于儿童长骨干骺端，该部位发生感染血行植入并不困难。髂骨是全身最常发生感染的扁骨[76]，

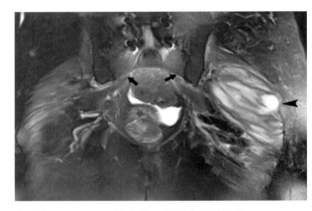

▲ 图 12-20　78 岁女性，臀肌化脓性肌炎

冠状位 STIR 示骶骨呈异常高信号（箭），符合感染蔓延至骨表现，还可见软组织脓肿形成（箭头）

感染可以从髂骨蔓延至骶髂关节。远隔部位感染或静脉注射吸毒可血行播散至骶髂关节，除此之外，多种盆腔化脓性病变或盆腔手术治疗（如脓毒性流产）也可能通过 Batson 椎旁静脉系统血行播散至骶髂关节。若感染早期同时在关节的髂骨和骶骨侧发生骨质破坏提示为直接血行关节内感染。

邻近部位感染可以扩散至骶髂关节和周围骨骼。与局部肌肉创伤或胃肠道和泌尿生殖系统的各种感染过程有关的盆腔脓肿可破坏骶骨或髂骨前方的关节囊或骨膜和骨皮质，继而引

起骨髓炎和脓毒性骶髂关节炎[76,77]。卧床患者的骶区经常发生压疮，可以导致骨和骶髂关节感染。被污染的臀肌内药物注射也可以引起骨髓炎和骶髂关节化脓性关节炎[78]。化脓性脊柱感染可在脊柱韧带下蔓延至骨盆和骶髂关节。骶髂关节感染的另一种途径是在诊断性操作或手术治疗时发生病原体的直接植入。感染的医源性传播途径包括骶髂关节针吸活检、邻近骨的闭合或开放性活检等。在骶髂关节化脓性关节炎病例中可检出多种致病微生物，包括葡萄球菌、链球菌、肺炎球菌、变形杆菌、克雷伯菌、假单胞菌、布鲁菌、分枝杆菌和真菌。在静脉注射吸毒者的骶髂关节感染性关节炎中，革兰阴性病原体很常见[76]。

骶髂关节感染的影像学特征通常见于关节的前下部。典型的骶髂关节感染为单侧分布，这一特征有助于与其他关节病变相区别。在脓毒性骶髂关节炎中，MRI 可见骶骨和髂骨的骨髓水肿、关节间隙旁软骨下骨侵蚀性改变、关节间隙狭窄或增宽、关节积液、肌肉水肿，伴或不伴脓肿、窦道和瘘管形成（图 12-21）。增强扫描可以更好地显示化脓性关节炎异常信号和邻近软组织感染的范围。

四、非感染性炎症性疾病

在骨盆中，与其他解剖部位类似，骨盆的类风湿关节炎和血清阴性脊柱关节病（强直性脊柱炎、银屑病和 Reiter 综合征）可以累及滑膜和软骨关节、滑囊、腱鞘、腱端、肌腱、韧带、软组织和骨。

骨盆类风湿关节炎的典型表现是双侧对称性髋关节受累，偶尔可见骶髂关节受累。软骨关节例如耻骨联合也可受累，肌腱和韧带骨端附着处亦可受累，这些部位病变的严重程度在类风湿关节炎中明显轻于血清阴性脊柱关节病[64]。髋关节类风湿关节炎时可出现关节间隙早期或渐进性狭窄和消失、股骨头轴向移位、边缘和中心骨缺损、轻度骨赘增生和股骨颈骨质增厚。骶髂关节受累可以是双侧的或单侧的。类风湿关节炎的骶髂关节间隙狭窄程度可从轻度到完全消失，软骨下骨侵蚀更易发生于关节的髂骨侧。类风湿关节炎患者耻骨联合的改变包括软骨下侵蚀、轻度骨质硬化和骨间间隙狭窄，坐骨结节和髂嵴表面可有侵蚀性改变，还可有耻骨联合旁不全骨折。

强直性脊柱炎是一种有多种肌肉骨骼表现的疾病。这种疾病的特征是骶髂关节炎，典型者为双侧对称性分布（图 12-22）。事实上，正是强直性脊柱炎的这种对称性受累的特点，有助于本病与其他血清阴性脊柱关节受累（如银屑病和 Reiter 综合征）相区别，后者累及骶髂关节时通常是不对称的，少数是单侧受累。然而，炎症性肠病（溃疡性结肠炎、克罗恩病和 Whipple 病）的骶髂关节炎是双侧对称性分布，与经典的强直性脊柱炎的骶髂关节炎类似。强直性脊柱炎和炎症性肠病的骶髂关节炎表现为边界不清的骨侵蚀伴周围硬化（尤其是在髂骨

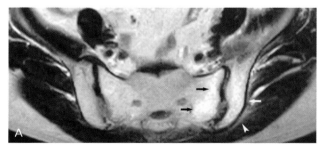
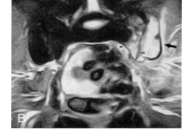

▲ 图 12-21　50 岁女性，骶髂关节感染
A. 轴位 T_2WI 示左侧骶髂关节感染，关节两侧均可见高信号区（箭）。邻近软组织可见高信号（箭头）；B. 冠状位 STIR 图像更好地显示了骨和软组织的异常高信号（箭）

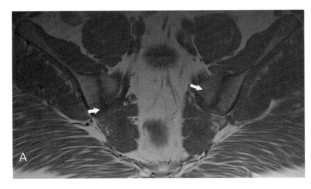

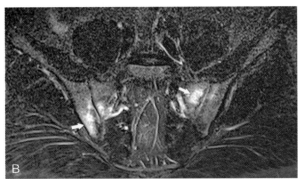

▲ 图 12-22　27 岁男性，强直性脊柱炎

A. 轴位 T_1WI 示双侧骶髂关节低信号区（箭）；B. 轴位 STIR 图像示关节周围骨髓信号增高（箭）

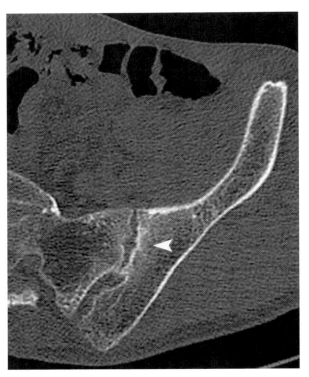

▲ 图 12-23　65 岁男性，腰痛

骶髂关节退行性变表现为骨侵蚀和硬化，髂骨侧为著（箭头），局部关节间隙狭窄

侧）、关节间隙狭窄、关节逐渐融合（关节强直）和韧带骨化[79]。在银屑病和 Reiter 综合征中可见广泛的骨质硬化，通常不伴关节内骨质融合。

　　髂骨致密性骨炎、痛风性关节炎和退行性骨关节病可以有双侧对称性骶髂关节受累，在后两者中也可有不对称性或单侧受累（图 12-23）。髂骨致密性骨炎最常见于多产妇，被认为是由耻骨联合不稳定所致。该病骶髂关节受累表现为关节髂骨侧软骨下三角形硬化区，不伴骨侵蚀或关节间隙狭窄。痛风性关节炎侵犯骶

髂关节时可见大片状骨缺损伴周围硬化。骶髂关节退行性关节炎表现为关节间隙狭窄、软骨下硬化和骨赘形成。

　　耻骨骨炎表现为耻骨联合疼痛，可能在分娩或盆腔手术后出现。临床表现包括局部疼痛和压痛、走路不稳。影像学上，耻骨骨炎表现为耻骨联合软骨下骨不规则，伴骨吸收或硬化（图 12-24），通常对称性累及双侧耻骨。

　　Paget 病在最初的溶骨期具有炎症成分，表现类似于非感染性关节病[80]。Paget 病可以累及

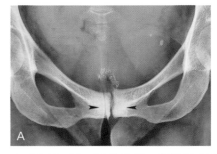

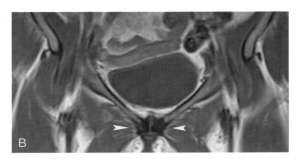

▲ 图 12-24　28 岁女性，妇科手术后 3 个月出现耻骨联合局部疼痛和压痛

A. 正位 X 线检查示耻骨联合两侧出现显著骨硬化（箭头）；B. 冠状位 T_1WI 示病变呈低信号（箭头）

髂骨和骶骨，其影像学表现可反映疾病活动的不同阶段（溶骨、混合性溶骨 - 硬化、硬化）。因此，该病的 MRI 表现非常多样：溶骨期病骨在 T_1WI 上呈低信号，在 T_2WI 上呈高信号；硬化期病骨在 T_1WI 和 T_2WI 上均呈低信号（图 12-25）。X 线和 CT 图像可以进一步补充疾病的影像学资料。

五、发育异常

脊柱闭合不全是一种发育异常，包括脊柱裂、脊膜膨出、脊髓脊膜膨出、脂肪脊髓脊膜膨出、硬膜内脂肪瘤、硬膜内皮样囊肿和脊髓拴系[81]。CT 和 MRI 在描述这些异常方面很有价值[25]。MRI 还有助于详细描述先天性病变并界定其与骨盆结构的确切关系。脊膜膨出是由脊膜经神经孔的骨缺损向外疝出所致。骶前脊膜膨出是由尾部脊膜经骶前缺损疝出所致。这些病变偶尔可以压迫盆腔脏器（膀胱和直肠）产生症状。后方脊膜膨出比前方膨出更常见，根据疝出组织内容物的不同，可分为脊膜膨出、脊髓脊膜膨出或脂肪脊髓脊膜膨出。后方脊膜膨出经常与脊髓拴系有关。MRI 在描述病变与硬膜囊的关系方面具有重要价值。

骶部脊膜囊肿很常见，常常是在腰椎 MRI 检查时偶然发现[17]。这种发育性病变也被称为神经束囊肿、Tarlov 囊肿或骶部蛛网膜囊肿。骶部脊膜囊肿表现为骶管或神经孔内脊膜的异常扩张[82]。囊肿长大后可能引起骶骨骨结构的受压改变，大的囊肿可能会引起神经系统症状和体征。本病的 MRI 表现具有特征性，表现为含有脑脊液的囊性病变（图 12-26）。

六、结论

在列举了众多的累及骨性骨盆的疾病之后，本章的作者可以肯定地说，骨盆可以发生多种多样的疾病。因此，在任何给定的临床病例中，临床医师和放射科医师都应该认识到，需要考

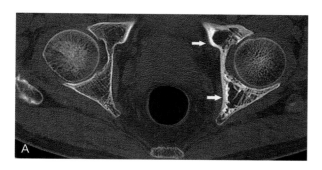
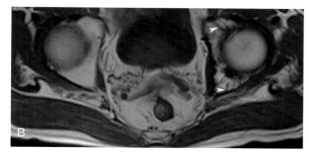

▲ 图 12-25　80 岁男性，Paget 病（混合期）
A. 经髋关节层面的骨盆轴位 CT 图像示耻骨上支和坐骨内见溶骨区、骨小梁增粗和骨皮质增厚（箭）；B. 轴位 T_1WI 示黄骨髓内增粗的骨小梁（箭头）

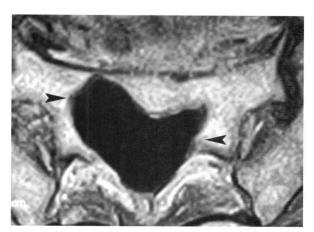

▲ 图 12-26　88 岁女性，腰痛
轴位 T_1WI 示骶管内囊性肿物（箭头），与骶部脊膜囊肿（Tarlov 囊肿）一致

虑多种疾病，涉及的异常可能不仅侵犯骨骼，还累及其他结构（如软骨、脊膜和神经）和骨盆周围软组织。仔细考虑本文列举的众多疾病及其表现，将有助于临床医师和放射科医师得到一个肯定性诊断，或者至少是得出几个需要鉴别诊断的疾病。最终正确诊断的确立将用于指导这些疾病的合理治疗。

参考文献

［1］ Long S, Yablon C, Eisenberg R (2010) Bone marrow signal alteration in the spine and sacrum. AJR Am J Roentgenol 195:W178–W200.

［2］ Resnick D (1995) Tumors and tumor-like lesions of bone: Radiographic principles. In: Resnick D (ed) Diagnosis of Bone and Joint Disorders, 3rd edn. WB Saunders, Philadelphia, PA.

［3］ Theodorou DJ, Theodorou SJ, Sartoris D (2008) An imaging overview of primary tumors of the spine. Part 1. Benign tumors. Clin Imaging 32:196–203.

［4］ Theodorou DJ, Theodorou SJ, Sartoris D (2008) An imaging overview of primary tumors of the spine. Part 2. Malignant tumors. Clin Imaging 32:204–211.

［5］ Theodorou SJ, Theodorou DJ, Schweitzer M, Kakitsubata Y, Resnick D (2006) Magnetic resonance imaging of para-acetabular insufficiency fractures in patients with malignancy. Clin Radiol 61:181–190.

［6］ Nguyen T, Burk L (1995) Musculoskeletal case of the day. Giant cell tumor of the sacrum. AJR Am J Roentgenol 165:201–202.

［7］ Murphey M, Andrews C, Flemming D et al. (1996) Primary tumors of the spine: Radiologic-pathologic correlation. Radio Graphics 16:1131–1158.

［8］ Kwon J, Chung H, Cho E et al. (2007) MRI findings of giant cell tumors of the spine. AJR Am J Roentgenol 189:246–250.

［9］ Theodorou DJ, Theodorou SJ, Sartoris D (2009) Primary benign tumors of the spine: An imaging synopsis of disease findings. Contemp Diagn Radiol 32:1–6.

［10］ Murphey M, Nomikos G, Flemming D et al. (2001) Imaging of giant cell tumor and giant cell reparative granuloma of bone: Radiologic-pathologic correlation. Radio Graphics 21:1283–1309.

［11］ Ramirez H, Blatt E, Cable H et al. (1984) Intraosseous pneumatocysts of the ilium. Radiology 150:503–505.

［12］ Girish G, Finlay K, Morag Y (2012) Imaging review of skeletal tumors of the pelvis—Part I: Benign tumors of the pelvis. Sci World J doi:10.1100 / 2012 / 290930 /1 - 10.

［13］ Capanna R, Van Horn J, Biagini R et al. (1989) Aneurysmal bone cyst of the sacrum. Skeletal Radiol 18:109–113.

［14］ Greenspan A (1993) Benign bone-forming lesions. Skeletal Radiol 22:485–500.

［15］ Resnick D, Kyriakos M, Greenway G (1995) Tumors and tumor-like lesions of bone: Imaging and pathology of specific lesions. In: Resnick D (ed) Diagnosis of Bone and Joint Disorders, 3rd edn. WB Saunders, Philadelphia, PA.

［16］ Mehta S, Szklaruk J, Faria S et al. (2006) Chondromyxoid fibroma of the sacrum and left iliac bone. AJR Am J Roentgenol 186:467–469.

［17］ Motamedi K, Ilashan H, Seeger L (2004) Imaging of the lumbar spine neoplasms. Semin Ultrasound CT MRI 25:474–489.

［18］ Shaikh M, Saiffudin A, Pringle J et al. (1999) Spinal osteoblastoma: CT and MR imaging with pathological correlation. Skeletal Radiol 28:33–40.

［19］ Feldman F (1995) Tuberous sclerosis, neurofibromatosis, and fibrous dysplasia. In: Resnick D (ed) Diagnosis of Bone and Joint Disorders, 3rd edn. WB Saunders, Philadelphia, PA.

［20］ Wenger D, Wold L (2000) Benign vascular lesions of bone: Radiologic and pathologic features. Skeletal Radiol 29:63–74.

［21］ Baudrez V, Galant C, Vande Berg B (2001) Benign vertebral hemangioma: MR-histological correlation. Skeletal Radiol 30:442–446.

［22］ Vilanova J, Barcelo J, Smirniotopoulos J et al. (2004) Hemangioma from head to toe: MR imaging with pathologic correlation. Radio Graphics 24:367–385.

［23］ Murphey M, Fairbairn J, Parman L et al. (1995) Musculoskeletal angiomatous lesions. Radiologicpathologic correlation. Radio Graphics 15:893–917.

［24］ Murphey M, Smith S, Smith SE et al. (1999) Imaging of musculoskeletal neurogenic tumors: Radiologicpathologic correlation. Radio Graphics 19:1253–1280.

［25］ Batnizky S, Soye I, Levine E et al. (1982) Computed tomography in the evaluation of lesions arising in and around the sacrum. Radio Graphics 2:500–528.

［26］ Farsad K, Kattapuram S, Sacknoff S et al. (2009) Best cases of the AFIP. Sacral chordoma. Radio Graphics 29:1525–1530.

［27］ Smith J, Ludwig R, Marcove R (1987) Sacrococcygeal chordoma. A clinicoradiological study of 60 patients. Skeletal Radiol 16:37–44.

［28］ Thornton E, Krajewski K, O'regan K et al. (2012) Imaging features of primary and secondary malignant tumours of the sacrum. Br J Radiol 85:279–286.

［29］ Venkatanarasimha N, Brown S, Suresh P (2010) Coccydynia with midline sacral mass. AJR Am J Roentgenol 195:S29–S31.

［30］ Lauger J, Palmer J, Amores S et al. (2000) Primary tumors of the sacrum: Diagnostic imaging. AJR Am J Roentgenol 174:417–424.

［31］ Ilashan H, Sundaram M, Unni K et al. (2004) Priamary Ewing's sarcoma of the vertebral column. Skeletal Radiol 33:506–513.

［32］ O'Connor J, Martin L, Chen H et al. (1991) Pediatric case of the day. Ewing sarcoma of pubic bone. AJR Am J Roentgenol 156:1314–1320.

［33］ Edeiken J, Dalinka M, Karasick D (1990) Bone tumors and tumorlike conditions. In: Edeiken J (ed) Roentgen Diagnosis of Diseases of Bone, 4th edn. Williams and Wilkins, Baltimore, MD.

［34］ Patel D, Hammer R, Levin B et al. (1984) Primary osteogenic sarcoma of the spine. Skeletal Radiol 12:276–279.

［35］ Shors S, Jones T, Jhaveri M et al. (2006) Myxopapillary ependymoma of the sacrum. Radio Graphics 26: S111–S116.

［36］ Faingold R, Saigal G, Azouz E et al. (2004) Imaging

of low back pain in children and adolescents. Semin Ultrasound CT MR 25:490–505.

[37] Disler D, Miklic D (1999) Imaging findings in tumors of the sacrum. AJR Am J Roentgenol 173:1699–1706.

[38] Szklaruk J, Tamm E, Choi H et al. (2003) MR imaging of common and uncommon large pelvic masses. Radio Graphics 23:403–424.

[39] Resnick D, Haghighi P (1995) Myeloproliferative disorders. In: Resnick D (ed) Diagnosis of Bone and Joint Disorders, 3rd edn. WB Saunders, Philadelphia, PA.

[40] Krishnan A, Shirkhoda A, Tehranzadeh J et al. (2003) Primary bone lymphoma: Radiographic-MR imaging correlation. Radio Graphics 23:1371–1387.

[41] Resnick D (1995) Lymphomas. In: Resnick D (ed) Diagnosis of Bone and Joint Disorders, 3rd edn. WB Saunders, Philadelphia, PA.

[42] Epelbaum R, Haim N, Ben-Shahar M et al. (1986) Non-Hodgkin's lymphoma presenting with spinal epidural involvement. Cancer 58:2120–2124.

[43] Edeiken-Monroe B, Edeiken J, Kim E (1990) Radiologic concepts of lymphoma of bone. Radiol Clin N Am 28:841–864.

[44] Dorfman H, Czerniak B (1998) Non-Hodgkin's lymphoma. In: Dorfman H, Czerniak B, (eds) Bone Tumors, 1st edn. Mosby, St. Louis, MO.

[45] Theodorou DJ, Theodorou SJ, Sartoris DJ et al. (2000) Delayed diagnosis of primary non-Hodgkin's lymphoma of the sacrum. J Clin Imaging 24: 169–173.

[46] Hermann G, Klein M, Fikry-Abdelwahab I et al. (1997) MRI apperance of primary non-Hodgkin's lymphoma of bone. Skeletal Radiol 26:629–632.

[47] Daffner R, Lupetin A, Dash N et al. (1986) MRI in the detection of malignant infiltration of bone marrow. AJR Am J Roentgenol 146:353–358.

[48] Ostrowski M, Unni K, Banks P et al. (1986) Malignant lymphoma of bone. Cancer 58:2646–2655.

[49] Llopis E, Higueras V, Aparisi P et al. (2008) Acute osseous injury to the pelvis and acetabulum. In: Pope T (ed) Imaging of the Musculoskeletal System, 1st edn. WB Saunders, Philadelphia, PA.

[50] Leone A, Cerase A, Priolo F et al. (1997) Lumbosacral junction injury associated with unstable pelvic fracture: Classification and diagnosis. Radiology 205:253–259.

[51] Kirby M, Spritzer C (2010) Radiographic detection of hip and pelvic fractures in the emergency department. AJR Am J Roentgenol 194:1054–1060.

[52] Melton L, Sampson J, Morrey F et al. (1981) Epidemio logic features of pelvic fractures. Clin Orthop 155:43–47.

[53] Mucha P, Farnell M (1984) Analysis of pelvic fracture management. J Trauma 24:379–385.

[54] Eastridge B, Burgess A (1997) Pedestrian pelvic fractures: 5-year experience of a major urban trauma center. J Trauma 42:695–700.

[55] Gansslen A, Pohlemann T, Paul C et al. (1996) Epidemiology of pelvic ring injuries. Injury 27Suppl:13–20.

[56] Tile M (1995) Fractures of the Pelvis and Acetabulum. Williams and Wilkins, Baltimore, MD.

[57] Muller M, Allgower M, Schneider R et al. (1990) Manual of Internal Fixation, 3rd edn. Springer, New York.

[58] Pohlemann T, Richter M, Otte D et al. (2000) Mechanism of pelvic girdle injuries in street traffic. Medicaltechnical accident analysis. Unfallchirurg 103:267–274.

[59] Letournel E, Judet R (1993) Fractures of the Acetabulum, 2nd edn. Springer, New York.

[60] Judet R, Judet J, Letournel E (1964) Fractures of the acetabulum: Classification and surgical approaches for open reduction. J Bone Joint Surg 46:1615–1646.

[61] Brandser E, El-Khoury G, Marsh J (1995) Acetabular fractures: A systematic approach to reclassification. Emerg Radiol 2:18–28.

[62] Young J, Resnik C (1990) Fracture of the pelvis: Current concepts of classification. AJR Am J Roentgenol 155:1169–1175.

[63] Cabarrus M, Ambekar A, Lu Y et al. (2008) MRI and CT of insufficiency fractures of the pelvis and the proximal femur. AJR Am J Roentgenol 191:995–1001.

[64] Gibbon W, Hession P (1997) Diseases of the pubis and pubic symphysis: MR imaging appearances. AJR Am J Roentgenol 169:849–853.

[65] Cooper K, Beabout J, Swee R (1985) Insufficiency fractures of the sacrum. Radiology 156:15–20.

[66] Kwon J, Huh S, Yoon Y et al. (2008) Pelvic bone complications after radiation therapy of uterine cervical cancer: Evaluation with MRI. AJR Am J Roentgenol 191:987–994.

[67] De Smet A, Neff J (1985) Pubic and sacral insufficiency fractures: Clinical course and radiologic findings. AJR Am J Roentgenol 145:601–606.

[68] Peh W, Khong PL, Yin Y et al. (1996) Imaging of pelvic insufficiency fractures. Radio Graphics 16:335–348.

[69] Lyders E, Whitlow C, Baker M et al. (2010) Imaging and treatment of sacral insufficiency fractures. Am J Neuroradiol 31:201–210.

[70] Blomlie V, Lien H, Iversen T et al. (1993) Radiationinduced insufficiency fractures of the sacrum: Evaluation with MR imaging. Radiology 188:241–244.

[71] Casey D, Mirra J, Staple T (1984) Parasymphyseal insufficiency fractures of the os pubis. AJR Am J Roentgenol 142:581–586.

[72] Hebert K, Laor T, Divine J et al. (2008) MRI appearance of chronic stress injury of the iliac crest apophysis in adolescent athletes. AJR Am J Roentgenol 190:1487–1491.

[73] Fernbach S, Wilkinson R (1981) Avulsion injuries of the pelvis and proximal femur. AJR Am J Roentgenol 137:581–584.

[74] Bui-Mansfield L, Chew F, Lenchik L et al. (2002) Nontraumatic avulsions of the pelvis. AJR Am J Roentgenol 178:423–427.

[75] Theodorou DJ, Theodorou SJ, Kakitsubata Y et al. (2001) Imaging characteristics and epidemiologic features of atypical

mycobacterial infections involving the musculoskeletal system. AJR Am J Roentgenol 176:341–349.

［76］Resnick D, Niwayama G (1995) Osteomyelitis, septic arthritis, and soft tissue infection: Axial skeleton. In: Resnick D (ed) Diagnosis of bone and joint disorders, 3rd edn. WB Saunders, Philadelphia, PA.

［77］Theodorou SJ, Theodorou DJ, Resnick D (2007) MR imaging findings of pyogenic bacterial myositis (pyomyositis) in patients with local muscle trauma: Illustrative cases. Emerg Radiol 14:89–96.

［78］Theodorou SJ, Theodorou DJ, Resnick D (2008) Imaging findings of complications affecting the upper extremity in intravenous drug users: Featured cases. Emerg Radiol 15:227–239.

［79］Resnick D, Niwayama G, Goergen T (1977) Comparison of radiographic abnormalities of the sacroiliac joint in degenerative disease and ankylosing spondylitis. AJR Am J Roentgenol 128:189–196.

［80］Theodorou DJ, Theodorou SJ, Kakitsubata Y (2011) Imaging of Paget disease of bone and its musculoskeletal complications: Review. AJR Am J Roentgenol 196:S64–S75.

［81］Wetzel L, Levine E (1990) MR imaging of sacral and presacral lesions. AJR Am J Roentgenol 154:771–775.

［82］Diel J, Ortiz O, Losada R et al. (2001) The sacrum: Pathologic spectrum, multimodality imaging, and subspecialty approach. Radio Graphics 21:83–104.

Chapter 13
软组织肿瘤的核磁共振成像

Magnetic Resonance Imaging of Soft Tissues

Alireza Eajazi, Mohamed Jarraya, Ali Guermazi, Frank W. Roemer，著

邢晓颖，译　袁慧书、郎　宁，校

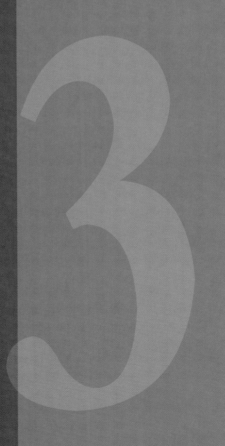

放射科医师经常在临床工作中遇到软组织病变。病变有可能被偶然发现；也有可能是病变已知，但是需要在治疗前特别是手术前明确诊断。软组织病变缺乏特异性表现，而常见影像学检查方法如 X 线或 CT 对于软组织的分辨力有限，在软组织病变特征性诊断效能方面存在一定的争议。MRI 在评估软组织病变方面的应用极大地改善了这一现象[1,2]。与传统的 X 线与 CT 相比，MRI 采取三维断层显像且能分辨不同组织，在软组织分辨力上明显优于其他断层现象，比如 CT。增强检查可以提供病变的血供信息，而动态增强检查可以提供病变内部的微循环信息，有助于评估非手术治疗的软组织肿瘤的疗效[3]。MR 凭借其对病变周围神经及血管结构的清晰显示能力成为术前评估的重要检查方法。因软组织病变表现多样，对其定性诊断有时存在一定难度，但 MRI 可以清晰地显示病变的边界、周围软组织及血供情况[4]。MRI 的诊断结果应该建立在结合了临床病史、体格检查、实验室检查以及其他检查的基础上，以避免误诊[5,6]。

在本章中，我们首先回顾主要用于评估软组织病变的技术进展。本章的重点在于讨论常见软组织肿瘤及非肿瘤性病变，包括囊肿、外伤、感染及炎性病变的 MRI 表现。先天性异常将不会在本章中做介绍。

一、技术进展

MRI 凭借着较高的软组织分辨力及多平面成像能力成为软组织肿瘤成像的重要选择。快速 MRI、脂肪抑制技术及对比增强技术的应用使得 MRI 的多序列成像成为可能。在检查之前应仔细评估临床关注的病变区域，以确保选择合适的线圈、避免在第一个检查序列之后发现范围不够再重新定位而浪费时间。

软组织（在 MRI 上）的特征基于几种成像参数[7]。其中一些表现为信号的不同：信号可均匀、也可因出血坏死或瘤周水肿导致信号不均匀。通过不同软组织在 T_1WI 成像及 T_2WI 上的弛豫时间不同，我们可以获得这些信息。此外，可以通过脂肪抑制序列获得更多的信息。脂肪抑制 T_1WI 对于区分同样在常规 T_1WI 上表现为高信号的脂肪组织和黑色素或高铁血红蛋白方面的能力是有目共睹的。在基于化学位移的脂肪抑制 T_1WI 中，脂肪组织的信号会减低，而黑色素和高铁血红蛋白在此序列中仍表现为高信号[8,9]。脂肪抑制 T_2WI 不仅可以增加病变和其周围水肿及反应带的对比度，还可以显示脂肪肿瘤中的非脂肪成分，后者有助于区分脂肪瘤和分化较好的脂肪肉瘤[10]。

静脉对比剂的引入可以帮助对已知病变的血供情况做一个更好的评估[11,12]。强化方式的不同有助于区分良性及恶性的软组织病变[11,13,14]。良性病变通常表现为轻度强化或延迟强化[3]，而恶性病变多表现为快速强化，特别在病变的实性成分处是这样的[15]。

（一）静态增强核磁共振成像

相对于平扫 T_1WI，对比增强 T_1WI 更清晰地显示了肿瘤与肌肉的边界，但不优于 T_2WI[14,16]。另一方面，平扫 T_1WI 会降低甚至模糊肿瘤与脂肪的对比，可以使用脂肪抑制技术来减小这一影响。在注入钆对比剂后，脂肪抑制 T_1WI 相对于无脂肪抑制的 T_1WI 序列而言，增强区域更明显，对病变的显示更清晰，所以这个序列的使用非常广泛[14,16]。然而，脂肪抑制的 T_1WI 增强图像上可能存在误判，病变的信号增高可能是真正的强化，也可能由脂肪抑制技术所致的灰阶再分配效应所致[17]。抑制脂肪高信号使灰阶重新分配，放大了在非脂肪抑制 T_1WI 图像上组织信号强度的细微差异。脂肪抑制的 T_1WI 增强图像比非脂肪抑制的增强图像上强化更明显，也是由灰阶再分配效应所致[17,18]。因此，T_1WI 增强扫描不常规使用脂肪抑制技术[17]。

（二）动态增强核磁共振成像

动态增强核磁共振成像可提供静态增强核磁共振成像所不能提供的许多组织学信息，如组织灌注和血供情况、毛细血管通透性、细胞外间隙容积等[19,20]。对于强化区域的分析提高了高度血管化、血供不丰富和肿瘤坏死区之间差异。这一技术较突出的优点为检测化疗效果及评估治疗后肿瘤是否复发[21,22]，进一步缩小了鉴别诊断的范围，有助于提高未强化或静态增强后性质不明确的恶性病变的检出率[3]。当常规 MRI 不能确定病变性质时，应考虑应用动态增强核磁共振成像[21]。

时间 - 信号强度曲线（TIC）的斜率用来作为鉴别诊断的参考依据，来区分良性（缓慢上升）和恶性（迅速上升）病变[16,19]。虽然良恶性病变的斜率值有明显统计学差异，但是一些高度血管化或灌注良性病变的值与恶性肿瘤有一定的重叠，由于良恶性病变中存在这种重叠，所以 TIC 和斜率值需要结合传统的自旋回波图像和其他影像学、解剖学及临床资料来使用，从而缩小诊断的范围，而不仅是预测病变的良恶性。TIC 的斜率、增强开始时间（相对于局部动脉开始增强）和曲线类型对于区分良恶性病变是有帮助的[23,24]。

一些研究中心已经研究了弥散加权成像在肿瘤特征描述中的作用。良性软组织肿瘤和肉瘤的表观扩散系数有重叠，因此该值不能用来区分大部分良性和恶性肿瘤[25,26]。据报道，恶性软组织肿瘤的真扩散系数明显低于良性软组织肿瘤，但是两者仍有很大一部分重叠[26]。

梯度回波序列因对磁化率很敏感而对诊断出血非常有帮助，从而成为含铁血黄素检测的重要工具[27]，STIR 在描述水肿和液体方面的灵敏度较高。

大多数软组织 MR 成像使用二维（2D）快速自旋回波序列，但是，三维（3D）序列已开始应用，具有较薄的层厚，减少了部分容积效应的影响。随着 MR 技术的发展，各向同性分辨力 3D 序列发展起来，这些序列可一次性获得高质量的多平面重建，从而消除了在不同平面上，同一组织进行重复序列的扫描。三维各向同性序列的应用可显著减少 MR 的检查时间，提高患者的舒适度，减少动作程序，提高磁振扫描的临床效率[28]。

二、软组织病变

虽然软组织特别是骨骼肌肉占据了人体重量的 40%，但是软组织很少发生原发性肿瘤，甚至很少发生转移瘤。

（一）脂肪源性肿瘤

1. 脂肪瘤　脂肪瘤是一种由成熟脂肪组织构成的最常见良性肿瘤，占所有软组织肿瘤的 50%。其发生率约为 2.1%[29,30]，无明显性别差异[31,33]。病变多较小，80% 小于 5cm[31]。表浅脂肪瘤多位于躯干、肩膀、上臂和颈部，手足部少见[31]。深部脂肪瘤（肌肉内和肌肉间）通常累及下肢较大肌肉（45%）、躯干（17%）、肩部（12%）和上肢（10%）[34]。通过 CT 和 MR 诊断的脂肪瘤高达 71%[34]。在 MRI 图像上，脂肪瘤表现为信号均匀、边界清晰、由脂肪构成的软组织肿块，增强扫描未见强化。表浅脂肪瘤和周围脂肪组织由于信号相似可能很难区别。通常脂肪瘤内可以见到纤细的分隔[35,36]。分隔在 T_1WI 上呈低信号，在 T_2WI 上可能呈高信号。分隔的宽度可能难以测量，增强后可轻度强化，在 T_1WI 脂肪抑制序列上，分隔显示的更为清晰[37]（图 13-1）。

2. 脂肪肉瘤　脂肪肉瘤[32,38]可含有成熟的脂肪组织，但是相对于良性的脂肪瘤而言，其信号更不均匀。脂肪肉瘤是成人软组织肉瘤中较常见的一种，和良性脂肪瘤的好发年龄相同（50 － 60 岁）。一般而言，脂肪肉瘤的恶性程度与其分化程度（即病变内成熟脂肪的含量）相关，包括黏液样型、高分化型、多形型、圆形细胞

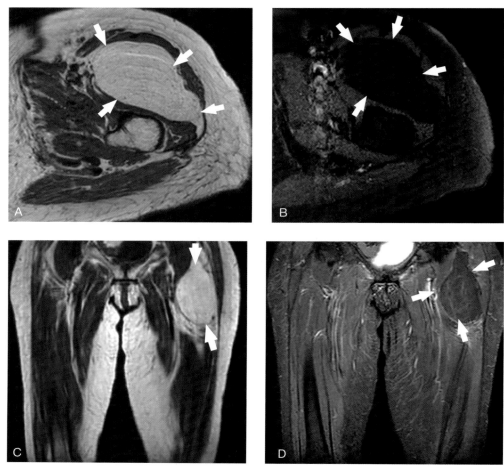

▲ 图 13–1　45 岁女性，左大腿肿胀，肌间脂肪瘤，左大腿 MRI

A. 轴位 T₁WI 压脂显示病变为均匀高信号，呈分叶状，位于左侧前组肌群间（箭）；B. 轴位图像显示脂肪信号减低（箭）；C. 冠状位 T₁WI，显示病变向近端及远端延伸的范围（箭）；D. 冠状位 T₁ 加权脂肪抑制增强图像，显示病变内（箭）无对比剂摄取。病理证实为脂肪瘤，无恶性迹象

型（图 13-2）。

黏液样脂肪肉瘤最常见（约占 50%），好发于下肢。在 MRI 上，该型脂肪含量非常少，信号略不均匀，在 T₁WI 上呈现旋涡样改变。在 T₂WI 上黏液基质表现为极高的信号，与囊肿相似。钆对比增强 T₁WI 显示病变明显不均匀强化，增强扫描不仅可以明确病变的边界，还可评估肿瘤的内部结构，有助于区分灌注良好有活性的肿瘤组织与肿瘤坏死，囊肿或肿瘤中的囊性成分与黏液，肿瘤内出血和血肿[39]。

另一方面，高分化型脂肪肉瘤以脂肪成分为主，在极少数情况下与良性脂肪瘤相似，被称为不典型脂肪瘤，主要位于四肢，倾向于局部复发但是不会转移（表 13-1）。这一类型的脂肪肉瘤如果发生在腹膜后，同样被称为高分化型脂肪肉瘤。T₁WI 显示病变的形态及其内分隔，T₂WI 上肿瘤因富含脂肪组织呈明显高信号[40]。黏液样和高分化型脂肪肉瘤预后明显好于多形型及去分化型脂肪肉瘤[41]。

去分化型脂肪肉瘤：尽管该型没有做具体介绍，但是去分化型脂肪肉瘤与高分化型脂肪肉瘤不难区别，对于一个已知的却无脂肪成分的病变，需要考虑其是否为去分化型脂肪肉瘤这一亚型[42]。

高分化型脂肪肉瘤多见于腹膜后，而黏液样脂肪肉瘤多见于四肢。

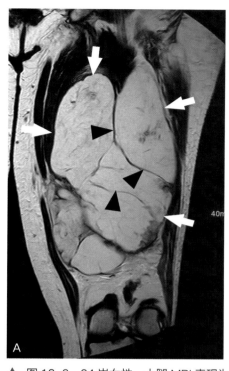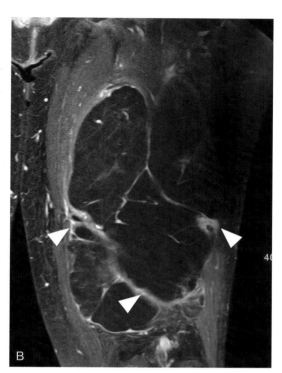

▲ 图 13-2 34 岁女性，大腿 MRI 表现为大腿后方软组织肿块，诊断为低级别脂肪肉瘤

A. 冠状位 T_1WI，显示大腿后部一个较大的、边界清晰、分叶状病变（箭），其内可见分隔（黑箭头）；B. 冠状位 T_1WI 脂肪抑制增强图像，显示病变大部分为脂肪信号，壁结节及分隔可见强化（白箭头）。病理证实为低级别脂肪肉瘤

表 13-1 脂肪瘤与脂肪肉瘤的鉴别诊断

特点	脂肪瘤	肌内脂肪瘤	肌间脂肪瘤	高分化脂肪肉瘤
部位	皮下脂肪层（背部，肩膀、颈部、手臂、大腿、腹部）	肌肉（大腿，肩膀、手臂）	肌肉筋膜之间（大腿、肩部、手臂）	在肌肉或筋膜（大腿，腹膜后腔）
大小	＜5cm（80%）＜10cm（95%）	通常＞5cm	—	很少＜5cm
边界	边界清晰	渗透样 / 边界清晰	边界清晰	通常边界清晰
形状	单房	单房（＞85%）	多小叶状	多结节
分隔或结节	无或＜2mm	分隔粗细不均	纤细、规则的连续分隔	厚（＞2mm）、线状或结节分隔
强化	无	无 / 轻度	无 / 轻度	明显

引自 Cotten, A.,JBR-BTR, 85（1），14-19, 2002; Nishida, J. et al.,J.Orthopaedic Sci.,12（6），533–541,2007.

（二）纤维源性肿瘤

成纤维细胞 / 肌纤维母细胞肿瘤占间叶源性肿瘤的很大一部分。这类肿瘤中很多病变同时包含成纤维细胞和肌纤维母细胞的特征，一般是由单一细胞类型转换而来。不仅不同个体之间两种细胞比例不同，同一个病变随着时间不同两种细胞比例也会有所不同（通常与细胞数成正比）。

1. 良性增生性病变

（1）结节性筋膜炎：结节性筋膜炎是一种

良性成纤维细胞增生性病变，因其生长迅速、细胞丰富、核分裂象多见，极易与侵袭性病变如肉瘤相混淆，是最常见的纤维源性的肿瘤或肿瘤样病[45]。结节性筋膜炎常见于 20 － 40 岁患者，没有明显性别差异[45-47]。50% 的患者表现为快速增长的软组织肿块，可以没有疼痛或仅有轻度疼痛[45]。46% 的病变见于上肢，其他常见的部位包括头 / 颈（20%）、躯干（18%）和下肢（16%）[36]。病变的大小可以从 0.5cm 到 10cm 不等，但大多数（71%）为 2cm 左右或更小[48]。结节性筋膜炎有三种常见部位：皮下、筋膜和肌肉。皮下病变更常见，是其他部分的 3 ～ 10 倍，其次是筋膜和肌肉[49]。通常位于深层肌肉的病变往往较大，并且最可能被误诊为是肉瘤[49-51]。结节性筋膜炎在局部切除后很少复发[48]。

　　在 X 线图像上，病变很少见到钙化或骨化[52]。在 T_1WI 上，结节性筋膜炎接近或略高于骨骼肌的信号强度[49,53]。在 T_2WI 上，病变多呈高信号（高于皮下脂肪的信号），但也可呈中等强度信号[51]。病变在 T_1 加权图像上信号多较均匀，长重复时间（repetition time，TR）序列信号不均匀[53]，在注入钆对比剂后增强扫描多表现为均匀强化[49,51]。沿着筋膜线状延伸（筋膜尾征）可提示结节性筋膜炎的诊断，病变周围可见轻度水肿[36]。该疾病在 MRI 中需要与良性纤维组织细胞瘤、腹壁外硬纤维瘤、神经纤维瘤、恶性纤维组织细胞瘤或纤维肉瘤相鉴别[27]。多采取保守治疗，病变在几周内会消退，复发罕见[49]。

　　（2）腱鞘纤维瘤：腱鞘纤维瘤是一种罕见的良性肿瘤，肿瘤生长缓慢，多见于四肢，关于其是一种反应性的增生还是真性肿瘤，目前尚存在争议[54]。病变多累及或附着于肌腱、腱鞘，有时还可累及病变周围的神经血管[55]。80% 的病变见于手，特别是拇指、示指及中指、腕[55]。男性略多于女性，高峰发病年龄在 40 岁左右[55]，儿童少见，但 15% ～ 20% 的患者年龄在 19 岁以下，可小至 5 个月[54,55]。

　　在 MR 图像中，如果病变表现为腱鞘附近的边界清晰、分叶状、信号均匀的低信号肿块、无或轻度强化，提示肌腱鞘纤维瘤的诊断[56]。但是，在 T_2 加权图像上，肿块的信号可不均匀。由于肿瘤有不同的细胞和基质成分，导致肿瘤的信号及强化不均匀[56]。该肿瘤有时难以与发生在四肢的其他软组织肿瘤相鉴别，如腱鞘巨细胞瘤、色素沉着绒毛结节性滑膜炎[54-57]。

　　（3）弹力纤维瘤：弹力纤维瘤被认为是由于慢性机械刺激导致的纤维性假瘤[45]。遗传倾向及克隆染色体变化都提示该疾病可能为成纤维细胞性肿瘤[58]。弹力纤维瘤生长缓慢，最常见于后胸壁及肩胛骨下内侧的结缔组织间，多发生于年龄大于 55 岁的患者（平均年龄为 70 岁）[59]。胸部 CT 显示 2% 的弹力纤维瘤患者年龄大于 60 岁[60]。双侧肩胛下弹力纤维瘤约占 25%[32,61]。肩胛区外的部位比较少见，如髋部的大转子、肘部的鹰嘴[59]。有症状的病变直径多大于 5cm。最常见的临床症状是局部僵硬（约见于 25% 的患者）和疼痛（约见于 10% 的患者）[59]。弹力纤维瘤由胶原蛋白和异常的弹性纤维组成，其内散在脂肪细胞和纺锤形状成纤维细胞及肌成纤维细胞[45,62]。该疾病需要与富含胶原纤维但细胞数较少的腹壁外硬纤维瘤、神经纤维瘤及恶性纤维组织细胞瘤相鉴别。

　　在 MR 图像中（图 13-3），弹力纤维瘤多边界清晰、信号不均匀，信号接近骨骼肌，其内混有线状或曲线状的脂肪信号，代表着病变的组织学成分[63,64]。增强扫描往往见不均匀强化。结合病变的特殊位置、患者的年龄和病变的信号特征，特别是发现双侧均有病变时，不难做出肯定性诊断[65,66]。病变的局部复发很少，如果复发，可能是由于切除不彻底[59]。目前，在已有文献中未发现恶性转移的可能[45]。

2. 纤维瘤病

　　（1）掌部纤维瘤病（Dupuytren 病）：掌部纤维瘤病（Dupuytren 病）是最常见的浅表纤维瘤病，发生率为 1% ～ 2%[36]。男性的发病率为女性的 3 ～ 4 倍，高峰发病年龄在 65 岁以上（高

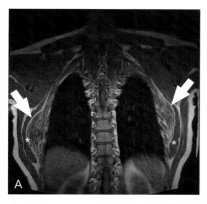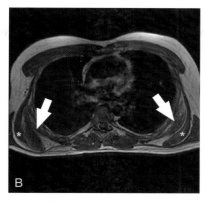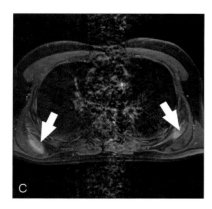

▲ 图 13-3　58 岁女性，双侧弹力纤维，肩胛骨 MRI

A. 冠状位 T_1WI 平扫，显示双侧肩胛下软组织肿块（箭），深入前锯肌（*）；B. 轴位 T_1WI 平扫显示病变（箭）位于背阔肌深层（*），邻近胸壁肌肉；C. 轴位对比增强脂肪抑制 T_1WI，显示中等程度强化（箭）。肿块在 T_1WI 上呈低（纤维组织）和高（脂肪组织）交错分布的信号特点，增强扫描显示轻度均匀强化。发生于肩胛下是弹力纤维瘤的典型特征

达 20%)[45,67]。双侧发病占 40% ～ 60%[36]。多表现为手掌处生长缓慢的无痛性结节，可导致手指屈曲挛缩，最常累及第 4 指屈肌腱[68]。掌部纤维瘤病患者常同时伴发其他类型的纤维瘤病，包括跖部纤维瘤病（5% ～ 20%），尼氏病——一种阴茎的获得性炎性疾病，指关节纤维瘤病[36,45]。

　　MR 成像表现为多个结节状或线状的浅表软组织肿块，累及手掌腱膜，沿着屈肌腱发展。结节多缓慢生长（数月或数年），逐渐变成纤维索状，黏附于屈肌腱上并导致屈肌腱挛缩（Dupuytren 挛缩）[69]。由于病变内细胞成分较少且含有致密的胶原蛋白，在 T_1 及 T_2 加权图像上，病变呈低信号（接近肌腱信号）。MR 成像可对手术计划有所帮助，因为早期病变由于细胞成分较多，在 T_1 和 T_2 加权图像上呈中到轻度的高信号，局部切除后复发率较高。成熟病变在 T_1 和 T_2 加权图像上表现为低信号，局部复发率较低[68,70,71]。增强扫描可见病变弥漫强化，在多细胞成分病变中更为显著。

　　（2）跖部纤维瘤病（Ledderhose 病）：跖部纤维瘤病通常较 Dupuytren 病少见，发病率未知[72]。类似于掌部纤维瘤病，其发病率随年龄增长而增加，据某军方病理学研究中心报道（共纳入 501 名患者），44% 的患者年龄在 30 岁以下[45,73]。男性发病率是女性的 2 倍。双侧发病率

占 20% ～ 50%[74,75]。多表现为一个或多个皮下结节，最好发的部位是足弓内侧（78%），可长至皮肤或足部深方[76]。33% 的患者可见多发结节[76]。病变通常是无痛的，但患者长时间站立或行走时可能有疼痛。在 MR 图像上，病变表现为边界清晰或不清晰的表浅结节，沿着深部足底腱膜与邻近部位的足底肌肉组织融合。通常信号不均匀（92%），在 T_1WI 和 T_2WI 上与骨骼肌信号强度相似（78%）。增强后 60% 的病变明显强化，33% 的病变轻度强化[76]。在注入对比剂后沿着腱膜的线状强化（筋膜尾征）较常见[45,69]。

　　（3）韧带样纤维瘤：这种罕见的纤维组织异常增生性疾病具有良性组织学特点，但是具有局部侵袭性、切除后易复发[77]。高峰发病年龄在 20 － 30 岁，但有 1/3 的患者年龄在 20 岁以下，平均发病年龄为 13 岁[78]。病变可发生于头、颈、躯干或四肢的筋膜和肌腱内。显微镜下，肿瘤分化良好，细胞间质中可见均一的成熟纤维细胞[79]。韧带样纤维瘤病因不明，推测可能与外伤导致的纤维组织异常增生有关[77,80]。如果与 Gardner 综合征伴发，多为常染色体显性遗传性疾病，在儿童或青少年早期发病。虽然有些病变会自行消失，但大多数都因进展而需要治疗。病变可多中心发生，但目前尚未有通过血液或淋巴系统转移的报道。治疗的目的包括

局部切除，可接受范围内的整形和功能恢复[77]。MR 图像上，大龄儿童表现出不同的特征，多数病变在 T_1WI 上表现为中或低信号，信号不均匀，在 T_2WI 上可呈低信号或高信号[81]。边界可以清晰或不清晰。一般病变与脂肪的边界比病变与肌肉的边界要更清楚一些[77]。静脉注入对比剂后可见强化。在 T_2WI 上呈高信号的病变增强后弥漫强化。信号特征的不同反映了相关的胶原和细胞成分的不同[82]。MR 用来评估病变的边界和检测术后是否复发。大范围的切除手术仍然是首选的治疗方式。化疗和放疗的作用仍在研究中[77]。

3. 纤维肉瘤：（婴儿型和成人型） 婴儿型和成人型纤维肉瘤的组织学相似，但是在预后方面有着很大的不同。婴儿型，又称为先天性纤维肉瘤，是成纤维细胞恶性增殖性病变，患儿的发病年龄多小于 5 岁，约 1/3 的患儿出生时即被发现[83]。常见于四肢（74%），其次是头部和颈部（15%）[84]。最初，肿瘤有可能按照婴儿的生长比例迅速增长。5% ～ 10% 的病例可发生转移，主要转移到肺，据报道，局部复发率在 17% ～ 43%[84]。总体而言，婴儿型纤维肉瘤的预后好于成年人。5 年生存率超过 80%。

婴儿型纤维肉瘤的 MRI 表现是非特异的，仅表现为边界清晰的软组织病变，在 T_1WI 上呈与肌肉接近的等信号，在 T_2WI 上呈不均匀的高信号[85,86]。在注入钆对比剂后，可以看到病变内及病变周围不均匀强化[87]。MRI 可用于随访或早期发现肿瘤的局部复发。使用钆对比剂有助于区分纤维化和肿瘤复发[88]。

成人型纤维肉瘤在组织学上与婴儿型相似，但是在细胞遗传学上有所不同，更常见于四肢和躯干的近端，5 年生存率低于 60%[89]。

在文献中可散在查到有关成人型纤维肉瘤的影像学表现，病变信号可均匀或不均匀，在 T_1WI 上，病变信号一般接近肌肉信号，在 T_2WI 上，病变表现为在中到等信号背景下的低信号[57]（图 13-4 和图 13-5）。隆突性皮肤纤维肉瘤是一种罕见的惰性肿瘤，一般发生于成年人躯干近端、头部和颈部的真皮层。隆突性皮肤纤维肉瘤可多次局部复发，但很少通过血液或者淋巴系统发生转移。肿瘤内的纤维肉瘤样区域导致病变呈侵袭性生长（图 13-6）[90,91]。

在注入钆对比剂后观察，病变呈明显的周边强化，有时会出现轮辐状外观[92]。尽管手术可以治愈，但有潜在复发的危险，建议术前化疗[93,94]。

（三）血管源性肿瘤

血管病变可以累及全身所有部位，是儿童

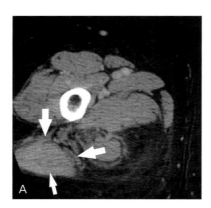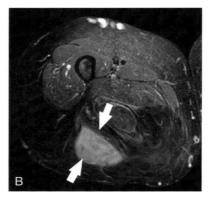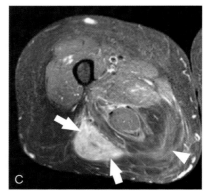

▲ 图 13-4　63 岁女性，右臀部纤维肉瘤，右臀部 MRI
A. 轴位对比增强 CT 图像，显示右侧臀大肌（箭）内卵圆形病变强化；B. 轴位 STIR 平扫即 T_2 抑脂序列图像，显示病变呈不均匀高信号（箭）；C. 轴位对比增强 T_1WI 抑脂图像，显示出病变明显强化（箭）。同时可见后部皮下脂肪强化，提示弥漫性浸润（箭头）。组织学显示为细胞和血管浸润性肿瘤，细胞核呈异型性，细胞异型性和核分裂象多见，符合高级别纤维肉瘤

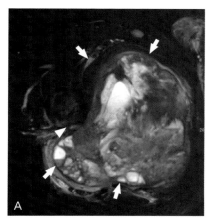
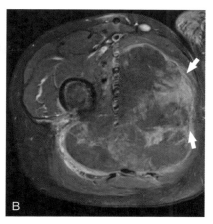
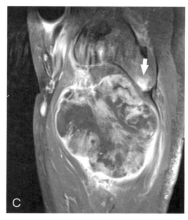

▲ 图 13-5 32 岁男性，右大腿内侧肿胀数月余，近 3 周疼痛加重，右大腿 MRI

A. 轴位 T_2WI 抑脂图像，显示右大腿内较大信号不均匀软组织肿块，累及内收肌（箭）和股骨皮质（箭头）。病变包含实性成分和由于出血坏死导致的囊变；B. 轴位对比增强 T_1WI 抑脂图像，显示病变大面积坏死，坏死区未见强化，病变周围结节状实性成分可见明显强化（箭）；C. 矢状位对比增强 T_1WI 抑脂图像，显示坐骨明显强化（箭）。MRI 不能区分肿瘤浸润和反应性水肿。组织学诊断为高度纤维化的纤维肉瘤

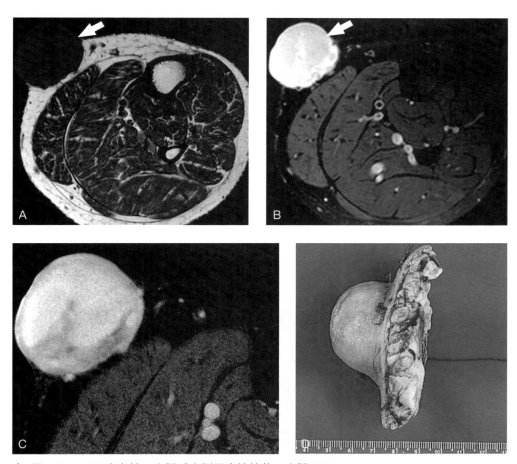

▲ 图 13-6 55 岁女性，小腿后内侧无痛性结节，小腿 MRI

A. 轴位 T_1WI 图像，显示皮肤及皮下可见均匀低信号肿块，未累及周围肌肉（箭）；B. T_2 加权抑脂图像，显示病变呈接近液体的均匀高信号，提示可能为皮样囊肿或黏液样病变（箭）；C. 矢状位 T_1WI 抑脂增强图像，显示病变均匀强化；D. 大体病理，宽边缘切除病变，组织学诊断为隆突性皮肤纤维肉瘤

软组织肿瘤中最常见的一种[95]。在过去几年，血管源性肿瘤的分类和影像学评估发生了很大的变化，而最佳治疗方法的选择需要结合合适的病变分类。MRI 已成为评估血管畸形和血管源性肿瘤的重要成像方法。MR 血管造影，即动态时间对比增强血管造影与传统数字减影血管造影相比，提供了更多关于血液供应和血流动力学方面的信息。

软组织血管病变的诊断主要基于临床检查。影像学主要用于辅助治疗计划的评估及确定未知肿瘤的诊断或评估是否累及深部软组织。目前，超声和 MRI 是可供选择的两种无创检查方法。彩色多普勒联合灰度多普勒超声是一种很好的成像方式，可用于初步评估病变的特点[96]，可区分开高血流和低血流的病变[97]，它的主要不足之处在于没有足够大的观察视野、组织穿透力不足及对于操作者水平的依赖较大[98]。MRI 可显示软组织病变的典型特点。展现足够大的病变范围及显示邻近的组织和关节，从而弥补这方面的不足[96]。病变的解剖在液体敏感序列显示较清晰，如脂肪抑制快速自旋回波序列（FSE）T$_2$WI 或短时间反转恢复序列。许多血管畸形以浸润的方式生长可累及多发软组织。

1. 血管瘤 血管瘤可以发生在皮肤、皮下肌肉或是滑膜等部位[32,99]。浅表血管瘤多表现为皮肤表面的可触及或可见的蓝色病变，往往不难诊断。但是深部血管瘤，如肌肉中的血管瘤，在临床中往往不好诊断。肌肉血管瘤（约占血管瘤的 0.8%）相对罕见，多见于儿童或青春期少年。肌肉血管瘤通常也含有脂肪，有时与脂肪瘤几乎没有区别。海绵状血管瘤（粗大血管组成）比毛细血管瘤（小血管组成）含有更多的非血管成分。肌肉内的血管瘤通常表现为边界不清的肌内肿块，由增生的毛细血管、扩张的血窦及散在其内的脂肪细胞组成。病变内的血管通常含有流动缓慢的血液，在 T$_2$WI 上表现为高信号，并在注入钆喷酸葡胺后明显强化。有时，病变内的血管粗大且迂曲。在 X 线或 CT 图像上，静脉石常见（图 13-7）。血管瘤一般经历三次生长及退化期：在增生期，血管瘤生长很快，这一过程可持续 12 个月；在稳定期，血管瘤的外观几乎不变，这一过程持续到婴儿 1—2 岁；在退化期，血管瘤终于开始缩小，50% 的病变将在 5 年后消失，大部分病变在 10 年后消失。

2. 血管球瘤 血管球瘤，起源于血管球[36,100]。发生率约为软组织肿瘤的 1.6%，男女发病率无明显差异，但是位于指端的病变，女性与男性的发病率为 3：1[101]。多发血管球瘤（约占 10%）可见于神经纤维瘤病 I 型[102,103]。好发年龄为 20—40 岁。最常见的发病部位为末节指骨甲下，其他位置包括手掌、手腕、前臂和足[45]。最近的报道显示病变在上肢平均大小约为 7mm，在下肢约为 13mm[104]。最常见的临床表现为指端或甲下较小的蓝 - 红色结节，寒冷和压力可引

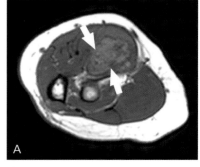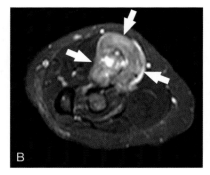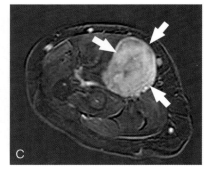

▲ 图 13-7　51 岁女性，右前臂疼痛肿胀 1 年，右前臂 MRI

A. 轴位 T$_1$WI 图像，显示右前臂前部肌内肿块，呈由脂肪及血红蛋白导致的不均匀高信号；B. 轴位 STIR 即 T$_2$ 加权抑脂图像，显示病变呈明显高信号（箭）；C. 轴位 T$_1$WI 抑脂增强图像，显示病变明显强化（箭）。病变被切除后病理诊断为上皮样血管瘤

起其放射性疼痛。影像学表现为甲床软组织肿块，22%～82% 有邻近骨质侵蚀[36]。MRI 显示病变在 T_2WI 上呈均匀高信号，在 T_1WI 上呈中等至低信号（图 13-8）。血管球瘤很少出现囊变[105]。增强扫描呈明显均匀强化。高分辨率表面线圈可清晰显示骨质侵蚀情况[106]。治疗的目的在于彻底切除病灶，但是仍有 10% 的复发率。

3. 血管肉瘤 血管肉瘤通常发生在肝脏、脾脏、心脏、甲状腺、乳房、骨骼、口腔及皮肤等软组织中。发生在皮肤包括头皮和面部的血管肉瘤在 60 岁以上的男性中更常见，有时可见多发血管肉瘤[107-110]。病变呈蓝紫色，易出血。很容易穿过表面皮肤向深处生长，可出现颈部淋巴结肿大及肺转移。诊断后的平均生存时间为 30 个月[109]。关于血管肉瘤的 MRI 表现只有稀疏报道，且表现不具有特异性，MRI 表现为 T_2 加权图像上呈高信号，伴有明显血管流空，增强扫描明显强化[111]。增强扫描前后的 T_1WI

SE 序列根据肿瘤分级的不同显示不同的增强特征：肿瘤分化程度越高，强化程度越高。一些作者提到当看到明显迂曲血管时可提示该疾病的诊断[112]。

4. 血管外皮细胞瘤 肌肉骨骼血管外皮细胞瘤是血管外皮细胞瘤的一个亚型。这些肿瘤最常见于中年人（约 40 岁）。它们与血管内皮瘤和血管肉瘤一样，都是血管源性肿瘤。病变起源于被血管包绕的 Zimmerman 细胞，良性和恶性病变均可见。通常病变内可见粗大血管，多累及下肢（35% 的病例），尤其是大腿、骨盆和腹膜后（25%）。原发性骨损伤是罕见的。在放射学图像中，血管外皮细胞瘤与血管肉瘤、血管内皮瘤表现相似。MRI 显示病变在 T_2WI 上呈高信号，伴有血管流空，增强扫描可见明显强化[113]。

（四）肌源性肿瘤

1. 肌肉内黏液瘤 肌内黏液瘤是一种良性

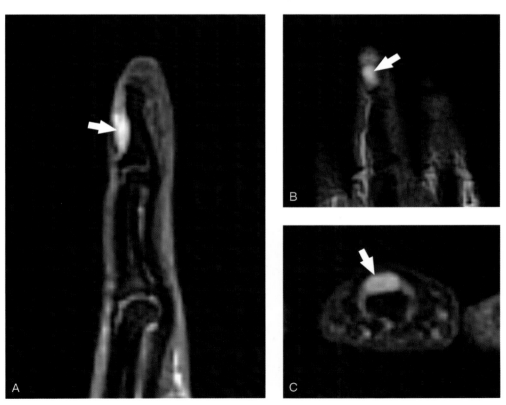

▲ 图 13-8　30 岁女性，右示指尖阵发性疼痛，血管球瘤，右示指 MRI
矢状位（A）、冠状位（B）、轴位（C）T_2WI 抑脂图像，显示示指远节指骨旁均匀高信号肿块，与典型的血管球瘤（箭）外观一致

肿瘤，多发生于 50 - 70 岁的老年人[114,115]。在对液体敏感的序列中，肌肉内黏液瘤表现为与液体相似的明显均匀高信号。增强扫描轻度强化，呈斑片状或花边状。肌肉内黏液瘤位于肌肉内，可以在病变的上下两极见线样脂肪信号，在 T_2WI 上呈刷状高信号。这些特征组合起来几乎呈现出病理学的特点，但是有时仍需要谨慎的对病变进行活检（图 13-9）。肌内黏液瘤术后复发很少见。

2. 平滑肌瘤 平滑肌瘤是来源于平滑肌的良性肿瘤。深部软组织平滑肌瘤极为罕见，可分为两种，一种发生于女性盆腔腹膜后方，另一种见于体部软组织深方，男女均可发生。后一种平滑肌瘤常见于骨骼肌或者皮下软组织深方，最常见于下肢。平滑肌瘤好发于中年人或青年人，儿童患者极为罕见[116]。关于体部深方软组织平滑肌瘤的 MRI 信息很少[116,117]。在文献描述的少数病例中，平滑肌瘤在 T_1WI 上呈略高于肌肉的信号，在 T_2WI 上呈不均匀高信号，在静脉注入对比剂后可见强化。在放射成像中肿瘤内可能见到营养不良性钙化，在 MRI 上表现为低信号灶。

（五）肌肉淋巴瘤

淋巴瘤是一种异质性疾病。在美国，淋巴瘤患者约为新发癌症患者的 4%，几乎可累及所有的结外组织[118]，然而发生在骨骼肌的淋巴瘤却很少见。与其他恶性软组织肿瘤不同，骨骼肌肉淋巴瘤对化疗或化疗联合放疗比较敏感[119,120]。仅仅依靠临床和影像学资料来鉴别骨骼肌淋巴瘤与其他肿瘤及炎性病变往往是困难的[121,122]。因此，骨骼肌淋巴瘤的特异性 MRI 表现对于诊断该疾病是非常有帮助的。在 T_1WI 上，肿瘤与正常肌肉信号相当或略有增加，在 T_2WI 上，病变呈中等信号强度。在 T_2 加权脂肪抑制图像上，病灶（62%）多表现为中等信号强度，一些较少的病灶表现为低信号。在增强扫描 MRI 中，多数病变表现为均匀强化（图 13-10）。在 MR 图像上，当受累肌肉局部或弥漫增大，肾筋膜受累及病变中可见血管、皮下脂肪呈条索样、皮肤增厚时，可怀疑肌肉淋巴瘤。除了众所周知的弥漫均匀强化外，肌肉淋巴瘤还可表现为边缘或间隔强化[123]。

（六）滑膜源性肿瘤

1. 巨细胞瘤 腱鞘巨细胞瘤（giant cell tumor of tendon sheath，GCTTS）是一种生长缓慢的软组织肿瘤，可存在数月至数年[124,125]。临床上表现为局部肿胀、伴或不伴有疼痛。一般肿块生长缓慢，好发于 30 - 50 岁，女性略多发。除了纤维基质外，肿瘤由含有含铁血黄素的组织细胞和巨细胞增殖而来。该病与色素沉着绒毛结节性滑膜炎相似，却很少累及膝关节等大关节滑膜，通常累及肌腱的腱鞘，最常见

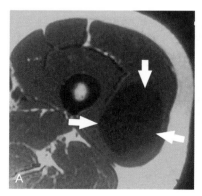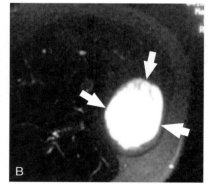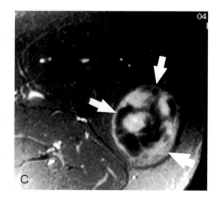

▲ 图 13-9 50 岁女性，下肢肿胀，肌肉内黏液瘤，大腿 MRI
A. 轴位 T_1WI，显示股外侧肌内一边界清晰、信号均匀肿块；B. 轴位 STIR，显示病变呈均匀高信号；C. 轴位 T_1WI 抑脂增强图像，显示病变内明显不均匀强化（箭）。病理诊断为肌肉内黏液瘤

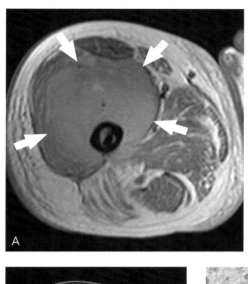
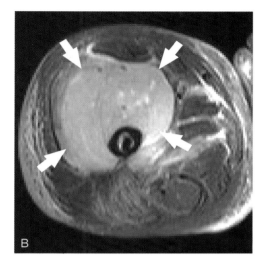
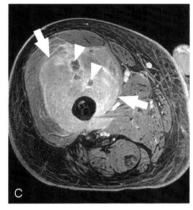
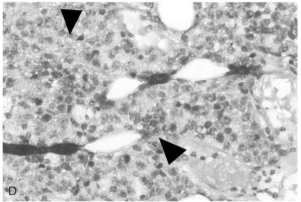

▲ 图 13-10 58 岁男性，右髋关节置换术后 12 个月，右大腿肿胀，CT 显示右大腿前部软组织肿块，最初被诊断为血肿（CT 图像未展示），右大腿 MRI

轴位 T_1WI（A）、轴位 STIR（B）显示股中间肌内一较大软组织肿块，在 T_1WI 上呈散在高信号，在 T_2WI 脂肪抑制序列上呈高信号；C. 轴位 T_1WI 抑脂增强图像显示病变内明显不均匀强化（箭）与中央坏死区（箭）；D. 组织学检查显示细胞异型性、不典型细胞核（箭头），免疫组化证实为大 B 细胞淋巴瘤

的部位是手指和脚趾。临床上，腱鞘巨细胞瘤表现为发生于成人的生长缓慢的无钙化肿块。在 MRI 中，由于肿瘤含有较多的胶原及含铁血黄素，在 T_1WI 及 T_2WI 上表现为边界清晰、信号均匀的低信号肿块。在梯度回波序列中，含铁血黄素的顺磁作用被进一步放大，导致病变区域由于晕状伪影而信号非常低[126]。邻近的韧带清晰可见，病变容易侵蚀邻近的骨质。与硬纤维瘤相比，腱鞘巨细胞瘤的外观不具有侵犯性。局部手术切除即可，局部复发（10%～20%）后需要扩大切除，可伴有或不伴放疗。巨细胞瘤患者的预后和结局存在显著差异，如果能够

通过手术完全切除，预后多较好。如果不能完全切除，可能会复发，并在局部治疗后相对较短的时间内出现转移[127]（图 13-11）。

2. 滑膜肉瘤 滑膜肉瘤是除了横纹肌肉瘤外儿童最常见的软组织肿瘤[128]。它可以长在身体的任何部位，但以下肢最常见[129]。通常表现为无痛性增大的肿块。滑膜肉瘤有两种组织学亚型，双向型由上皮细胞和梭形细胞构成，单向型仅由梭形细胞组成[130]。约 30% 的滑膜肉瘤患者年龄在 20 岁以下[128]。可转移至肺且生存率较低[131]。X 线图像显示约 1/3 的滑膜肉瘤中有钙化[130]。MRI 是肿瘤分期的首选方法。肿

瘤往往很大且边界清晰（小的病变更易画出边界）。在 T_1WI 上，呈等或略高于肌肉的信号，可不均匀。在 T_2WI 上，主要表现为不均匀高信号，有坏死区和纤维化，10％～25％ 的病变内可见液 - 液平面[132]。在注入钆对比剂后，呈明显均匀（40％）、不均匀（40％）或边缘强化（20％）。MR 成像中在皮下组织深部边界不清的软组织肿块，在 T_1WI 和 T_2WI 上均呈中等信号。病变信号多不均匀，偶尔可出现液 - 液平面，并可能被误诊为良性囊性病变[130]。可以通过动态增强检查来评估肿瘤的血供情况。动脉强化后7s肿瘤强化是诊断滑膜肉瘤的一个可靠的指标[133]。其他提示可能为恶性的动态增强 MRI 特征如早期达到平衡或快速廓清、周围强化等特征在滑膜肉瘤肿不是很常见[133]。有些滑膜肉瘤边界清晰或边界相对清晰，这一征象多被用来形容良性病变，这可能是滑膜肉瘤易被误诊为良性的原因[134]。在诊断后应及时切除肿瘤，以切缘无肿瘤细胞为标准，对于局部残留的病灶可辅助放射疗法[129]。化疗不会影响患者的生存率，尽管有些研究表明化疗对肢体病变的治疗有效[131]。大于5cm的病变的术后复发率很高[128]。

（七）骨外软骨源性及骨源性肿瘤

1. 骨外软骨瘤　骨外软骨瘤是一种相对罕见的、良性的生长缓慢的软组织肿瘤，通常发生在手或足部关节周围的软组织[135]，直径多小于3cm。该肿瘤被认为起源于软组织的纤维间质，而不是成熟的软骨或骨组织。好发于成年人，通常在 30 — 60 岁[136]。MR 图像可描述病变的位置和边界，但是其表现是不典型的。骨外软骨瘤在 T_1WI 上呈低 - 等信号，在 T_2WI 上软骨呈等 - 高信号[135-137]。

在 MR 图像上，软组织软骨瘤在 T_1WI 上表现为边界清晰、与肌肉信号相似的等信号肿块。在 T_2WI 上，透明软骨通常表现为非常高的信号强度，略高于脂肪。骨化区在所有序列均表现为低信号。无钙化的软骨瘤诊断比较困难，需要与其他软组织肿瘤区分，尤其是滑膜来源的软组织肿瘤。在注入对比剂后，大多数软骨瘤明显边缘强化[138]。

2. 骨外间叶源性软骨肉瘤　软骨肉瘤是第三常见的恶性肿瘤。根据细胞核大小、染色方式、核分裂和细胞异型性将其分为 1 到 3 级。1 级软组织肉瘤被重新归类为非典型软骨肿瘤[139]。2 级软骨肉瘤与 1 级软骨肉瘤相比，细胞更多而软骨基质更少。3 级软骨肉瘤细胞成分更多，软骨基质更少，具有核分裂象和细胞异型性[140,141]。骨外软骨肉瘤非常罕见，只占所报道软骨瘤的1%[142]。骨外软骨肉瘤包括两个重要的亚型,间充

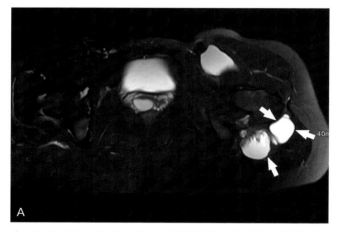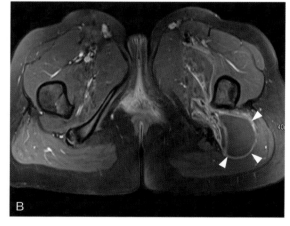

▲ 图 13-11　32 岁女性，左臀部疼痛 2 个月余，髋部 MRI

A. 轴位 T_2WI 脂肪抑制序列，显示左大腿后部腘绳肌起点处分叶状肿块（箭），病变信号强度接近液体；B. 轴位 T_1WI 抑脂增强图像，显示病变边缘强化（箭头）。病变似乎未浸润周围结构。组织学证实为腱鞘巨细胞瘤

质型软骨肉瘤和黏液样软骨肉瘤[143]。骨外间叶软骨肉瘤（extraskeletal mesenchymal chondrosarcoma，EMC）具有良性肿瘤的特征，同时又有恶性软组织肿瘤相似的影像学表现，因此，误诊率较高。间叶源性软骨肉瘤是一种来源于骨或软组织的高度恶性软骨源性肿瘤，占软组织病变的 30%～75%[143]。与其他类型软骨肉瘤好发于男性不同，EMC 更易累及女性。好发于下肢特别是大腿和头颈区域。周围型 EMC 发病年龄在 50 岁左右，中心型的发病年龄在 30 岁左右[142-144]。EMC 应该与骨外骨肉瘤、恶性纤维组织细胞瘤、滑膜肉瘤和骨化性肌炎鉴别。EMC 或周围型 EMC 可诊断如下：①高密度钙化，特别是环形或弧形钙化；② T_1WI 呈等低或低信号；③在 T_2WI 低信号周围为高信号，称为"黑胡椒征"；④弥漫不均匀强化或结节状强化，钙化区亦强化[142]。这些特征联合出现可大大提高诊断的准确性。

（八）原始神经外胚层肿瘤

骨外尤因肉瘤

尤因肉瘤是起源于骨骼无特异性间充质细胞的恶性肿瘤，发生在软组织的少见[145]。骨外尤因肉瘤（extraskeletal Ewin sarcoma，EES）即尤因肉瘤的骨外型，最早由 Tefft 等在 1969 年提出[146]。大多数患者的年龄在 10－30 岁，高峰发病年龄为 20 岁。常见的发病部位为胸壁、四肢、臀部和腹膜后。一些少见部位如小肠、阴道、肾、皮肤、喉、食管和脊柱旁也曾出现在病例报道中[45]。患者平均年龄为 19 岁（范围：4－38 岁），73% 的患者年龄在 10－20 岁。主要好发于男性患者（66%）。脊柱硬膜外 EES 的男女发病比例为 1.5：1，与发生于骨的尤因肉瘤男女发病率相似。MRI 是早期确定肿瘤诊断的最有效工具，但是其特征不具有特异性。MR 图像显示病变在 T_1WI 上呈不均匀等信号，在 T_2WI 呈中高信号[147]。在长恢复时间序列中主要呈高信号，可能与骨质破坏区细胞成分较多有关[147]。

出血区在所有序列中可能都表现为高信号，坏死区在 T_1WI 呈低信号，在 T_2WI 呈高信号[147]。液-液平面的出现可能与出血、坏死或者两者均有关。与其他软组织肿块一样，MRI 可用于肿瘤分期及对周围结构是否受侵犯进行评估[148]。骨外尤因肉瘤在 MRI 上一个典型的特征是迂曲流空血管影，在所有序列上呈低信号[147]。但是这个特征并不是骨外尤因肉瘤所特有的，高级别血管病变（血管内皮瘤、血管外皮细胞瘤、血管肉瘤）、横纹肌肉瘤、滑膜肉瘤、腺泡型软组织肉瘤中均可见到。但是，如果一个年轻患者肌内见一较大肿块并伴发这一征象，应考虑骨外尤因肉瘤的可能[147]。和其他良恶性软组织肿瘤相似，骨外尤因肉瘤在 MRI 中可见到边界相对清晰的假包膜[147]。在病程的晚期，骨骼受侵很常见[148,149]。在 CT 和 MR 增强检查中，病变明显强化[147]。

（九）外周神经鞘瘤

外周神经鞘瘤（peripheral neurogenic tumors，PNST）被 WHO 归类为神经源性肿瘤[36,150]。良性 PNST 包括神经鞘瘤和神经纤维瘤，其占良性软组织肿瘤的 10%[151]。PNST 可以表现为运动神经和感觉神经障碍[152]。神经纤维瘤和神经鞘瘤在影像学上很难区分[153]，均表现为沿着神经分布走行的边界清晰软组织肿块。在 MR 图像上（图 13-12），可以通过与神经纤维的相对位置将神经鞘瘤和神经纤维瘤区分开来：神经鞘瘤可以偏离神经并与神经分开，而神经纤维瘤与神经纤维紧密相连[154]。PNST 中可以看到脂肪劈裂征：随着肿瘤增大，肿瘤边缘的脂肪被推向外缘[153]。良性外周神经鞘瘤在 T_1WI 上呈与肌肉接近的等信号、在 T_2WI 上信号略高于脂肪，但是信号往往不均匀[153,155]。在轴位 MR 图像上，一些良性 PNST 在 T_2WI 中可见"靶征"，相对于神经鞘瘤而言，该征象在神经纤维瘤中更常见[154,156]。病变的中心常在 T_2WI 呈等信号，代表着纤维组织，而周围的高信号对应着黏液组织[155]。良性外周神经鞘瘤在增强扫描可见强化。恶性 PNST 占软组织肉瘤的 6%，50% 的恶性 PNST 并发 I 型神经纤维瘤病[154]。良、恶性外周神经鞘瘤可能难以区分，恶性者通常较大、生长迅速、中心可见坏死[153,154,157]。

（十）转组织转移

Liotta 和 Stetler-Stevenson 的研究发现，30% 的新发肿瘤患者（除黑色素以外的皮肤肿瘤外）被诊断为转移瘤，60% 的患者早在原发肿瘤治疗时即发现镜下或肉眼可见的转移灶[158]。尽管软组织特别是骨骼肌约占人体重量的 40%，却很少发生原发性肿瘤，软组织转移更罕见，据报道仅有 1%。仅有 6% 患者的年龄在 25 岁以下[159-161]。与原发恶性肿瘤相比，软组织转移的报道罕见。尸检报告中，软组织转移的比例变化很大，范围从 Willis 报道的 0.8%，Pearson 报道的 16%，到 Buerger 报道的 52% 不等[162,163]。总体来说，软组织转移最常见于肺癌、肾癌和结肠癌[164,165]。相当多的软组织转移原发肿瘤不明或者是来源于组织学上未分化的肿瘤。最常见的组织学诊断是来自于肺和胃肠道的腺癌[166]，其次是鳞状细胞癌和肾透明细胞癌[167]。软组织肉瘤转移较罕见。与其他成像技术相比，MRI 可以提供更好的软组织分辨率、多平面成像，有助于术前评估或诊疗计划的制订[168,169]。仅有

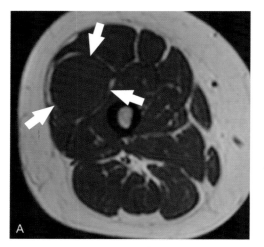
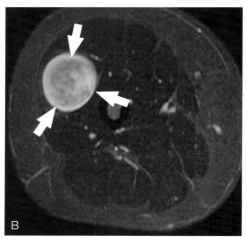
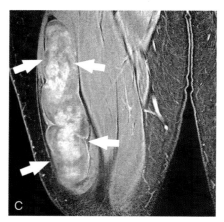
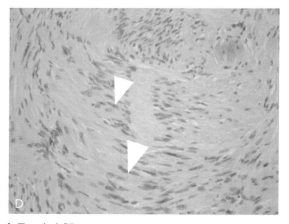

▲ 图 13-12　33 岁女性，右大腿肿胀 5 个月，右大腿 MRI

A. 轴位 T_1WI，显示病变呈卵圆形，沿右大腿前部筋膜生长，信号强度与肌肉相仿；B. 轴位 T_2WI 压脂图像，显示病变表现为边缘呈高信号，中心为低信号的"靶征"（箭）；C. 冠状位 T_1WI 抑脂增强图像显示病变呈分叶状，明显不均匀强化，以中心强化为主（箭）；D.HE 染色可见梭形瘤细胞呈旋涡状排列（箭头），符合神经鞘瘤的诊断

少数病例描述了软组织转移的 MRI 表现（图 13-13）。在这些病变中，病灶的信号强度低于脂肪，在 T_1WI 上呈与肌肉接近的等信号，在 T_2WI 上，信号强度高于肌肉，等或略高于脂肪[170-172]。这些信号表现是非特异性的。在某些情况下，如在结肠或胰腺黏液腺癌转移中，由于细胞核和细胞质的比例较高及细胞外间隙较小，病变在 T_2WI 上呈明显低信号[173,174]。黑色素瘤转移在 T_1WI 上呈明显高信号，在 T_2WI 上呈等信号，这一信号特征是由黑色素顺磁作用所致，也有些学者认为与出血或螯合金属离子中的铁有关[175]。MRI 的对比特征也用来描述多形性脂

肪肉瘤和肿瘤内出血[175]。转移性肿瘤可表现为规则或不规则、边界清晰或不清晰的软组织肿块[176]。在 T_1 和 T_2 加权图像上，信号可均匀或不均匀。小的病灶往往信号均匀，大的病灶信号多不均匀。Kransdorf 指出，肿瘤的恶性程度与肿瘤大小和不均匀性呈正相关，肿瘤的血供丰富，可引发梗死和坏死，导致信号不均匀。转移瘤内亦可见出血[177]。尽管很多研究者认为用 MRI 区分良性及恶性软组织肿瘤并不可靠，综合病变信号强度、均匀性、边界、神经血管侵犯、生长速度、肿瘤内分隔、骨质破坏和邻近软组织的信号改变以及临床表现可以更好地区分良恶性肿瘤[168,178]。

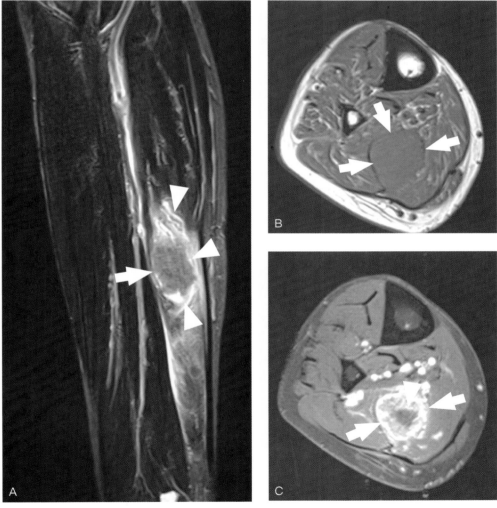

▲ 图 13-13　：73 岁男性，外伤后小腿疼痛 4 周，小腿 MRI
A. 矢状位 T_2WI 压脂图像，显示病变呈低信号（箭），周围呈高信号（箭头）；B. 轴位 T_1WI 图像，显示病变呈均匀低信号（箭）；C. 轴位 T_1WI 抑脂增强图像，显示病变明显不均匀强化（箭），中央为坏死（箭）。活检显示为前列腺癌转移

使用钆对比剂可以更好地区分肿瘤、肌肉和水肿，并提供肿瘤血供和坏死的信息[179]。多普勒成像，血池显像和动态增强 MRI 可以有助于评估化疗效果[12,180]。血管灌注的减低预示病情好转，反之亦然。骨外或骨膜骨肉瘤与很多软组织转移相似，需要被纳入鉴别诊断（图 13-14）。

三、软组织非肿瘤性病变

（一）囊性病变

在四肢软组织病变成像中经常可以见到囊性病变，然而这些病变中只有一部分是真正的囊性病变（如腱鞘或滑膜囊肿、滑囊），这类病变一般仅需进行保守治疗。在常规的膝关节 MR 成像中，软组织和骨骼可以出现多种囊性病变。这些病变因为含有大量的游离水而表现为液性信号，在 T_1WI 上信号较低，在 T_2WI 呈高信号。

1. 半月板囊肿 半月板囊肿多与半月板撕裂相关，通常由水平撕裂导致（大于 90% 的病例）[181]。滑液聚集在退变的组织或撕裂的半月板内（半月板内囊肿），更常见的是滑液穿过撕裂处至半月板边缘，推压关节囊进入邻近的组织（半

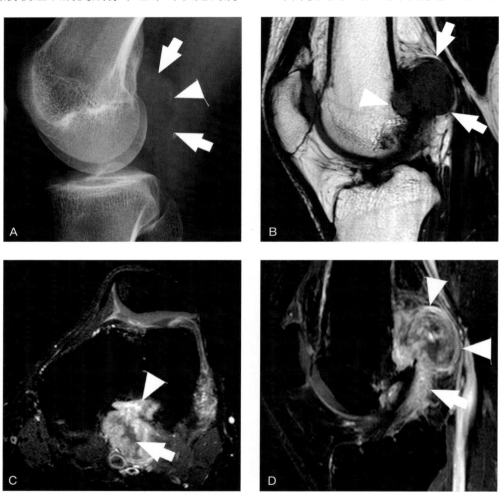

▲ 图 13-14 37 岁男性，偶然发现腘窝无痛性肿块，小腿 MRI
软组织转移的鉴别诊断：骨膜肉瘤。A.X 线侧位片，示股骨后方皮质旁软组肿胀，（箭），未见明显骨质受累。局部小的钙化似勾勒出病变的后缘（箭头）；B. 矢状位 T_1WI 图像，病变呈相对均匀的低信号肿块（箭），清晰的显示邻近骨质受累（箭头），病变邻近腘动脉表明关节外受累；C. 静脉注入对比剂后 T_1WI 显示病变强化，浸润至股骨后缘（箭头），中央的坏死区未见增强（箭）；D. 对应的矢状位 T_1WI 压脂增强图像，显示病变后缘的轮廓（箭头），以及前方前交叉韧带（箭）背侧部分受侵。肿瘤局部全切除

月板周围囊肿）[181]。在 MR 成像中，半月板囊肿多边界清晰，内部有纤细分隔，合并半月板水平裂或复杂撕裂。在 T_1WI 上，半月板囊肿由于出血或蛋白含量较高而呈与肌肉接近的等信号。

2. 腱鞘囊肿　累及手腕背侧或掌侧的腱鞘囊肿是为数不多的几种软组织病变之一，腱鞘囊肿的临床特征较典型，通过查体不难做出诊断。正如患者和医师所期望的那样，腱鞘囊肿不需要除了常规放射成像之外的任何成像。腱鞘囊肿也可发生在足和踝的肌腱、盂唇或滑囊。不同于腘窝囊肿，腱鞘囊肿通常不与关节腔相连通。当在手腕以外的部位发现这样的病变时，需要进行其他的影像学检查。在 MRI 上，病变呈圆形或卵圆形，内部可有分隔（图 13-15）。囊肿边界清晰，与邻近组织分界清晰。增强扫描可见分隔强化，但病变本身多不强化。病变的信号强度与水的信号强度相似，在 T_2WI 或 STIR [2,182,183] 上呈高信号，

在 T_1WI 上呈低信号（图 13-16）。

3. Baker 囊肿　腘窝囊肿最初由 Baker [184] 描述，该滑膜囊肿（现在被称为 Baker 囊肿）的形成是由于滑液从膝关节流入与之相连的滑囊或滑膜本身形成的疝。最常见的发生部位是腓肠肌内侧头。病变多发无症状，但可引起疼痛。此外，囊肿可能破裂渗漏，导致受累肢体肿胀或疼痛，可发生血管性静脉炎、筋膜室综合征及跛行 [185,186]。腘窝囊肿多为关节内病变所致，包括前交叉韧带损伤、骨关节炎，半月板撕裂是最常见的原因 [187]。超声成像可能对诊断有帮助，但是 MRI 凭借着对异常的准确显示，如半月板或前交叉韧带的撕裂，成为最佳选择。腘窝囊肿的 MRI 表现与腱鞘囊肿很像：多呈类圆形、边界清晰、位于膝关节后方的囊性病变。在 T_1WI 呈低信号，在 T_2WI 和 STIR 呈高信号，在所有序列图像中，病变的信号强化与关节液信号一致 [188]。

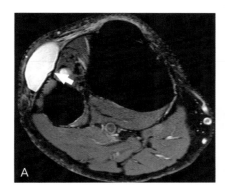
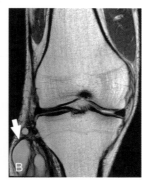
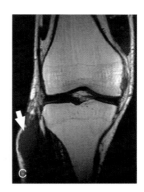
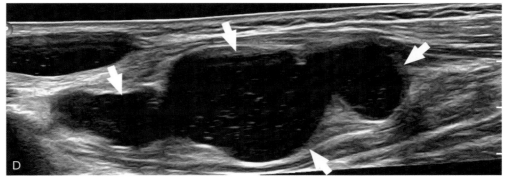

▲ 图 13-15　34 岁女性，膝关节外侧肿胀、局部张力增加，膝关节 MR
A. 轴位 T_2WI 脂肪抑制成像，显示小腿近端皮下边界清晰的高信号病变（箭）；B. 冠状位 T_2WI 图像显示病变呈分叶状，邻近胫腓关节（箭）；C. 冠状位 T_1WI 显示病变呈均匀低信号（箭）；D. 超声显示胫腓关节旁分叶状与液体回声相似的腱鞘囊肿（箭）

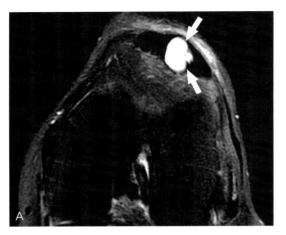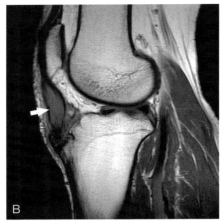

▲ 图 13-16　57 岁男性，慢性膝关节疼痛，膝关节 MRI

A. 轴位 T_2WI，显示病变呈液性，边界清晰，位于髌腱内，为肌腱内腱鞘囊肿；B. 矢状位 T_1WI 图像显示囊性病变呈等信号，表明含有蛋白。病变的范围在矢状位上清晰显示

（二）创伤性疾病

1. 血肿　将血肿和其他软组织病变鉴别开来是非常重要的。患者往往有外伤史，在查体时有时可看到瘀斑。当没有外伤史时，询问患者全身凝血功能是很重要的，慢性血肿可能与凝血功能不佳有关[189]。大多数血肿可自行消失，但也可能按照以下两个进程发展：血肿从外缘开始钙化（最终成为骨化性肌炎）或可能继续增大，这可能与含铁血黄素分解产物的不断刺激有关。在这种情况下，血肿不会吸收，由于毛细血管不断出血而导致血肿慢慢增大[190,191]。病变的不断增大可能导致周围神经血管结构的受压或导致周围骨质呈压迫性骨吸收[190]。在 T_1WI 上，血肿信号不均匀，高信号区代表持续的出血及肉芽组织。总的来说，病变边界清晰，没有侵犯邻近肌肉。T_2WI 上病变信号不均（图 13-18 和图 13-19），低信号区即信号减低区代表含铁血黄素沉积，低信号包膜常见。液 - 液平面

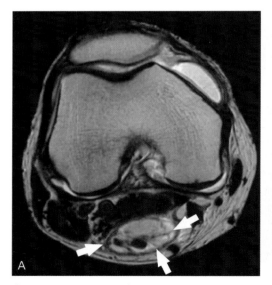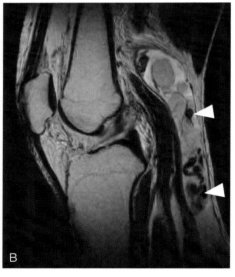

▲ 图 13-17　48 岁患者，膝关节后方疼痛，膝关节 MRI

A. 轴位 T_2WI，显示在腓肠肌和半膜肌肌腱后方这一典型位置可以见到一个腘窝囊肿（箭）；B. 矢状位 T_2WI 图像显示囊肿的纵向范围及其由滑膜碎片和低信号钙化 / 疏松组织构成的固体成分（箭头）

也可见[192]。梯度回波成像可以进一步研究含铁血黄素的沉积区域[189,191]，含有含铁血黄素或其他顺磁性物质如金属植入物的病变在梯度回波成像中呈明显低信号（暗区）。钆对比增强图像可用来确诊病变，当病变不强化时，可以确定血肿的诊断。

2. 肌肉损伤 肌肉损伤多是由于肌肉直接被撞击引起的，通常是由钝器造成，肌肉撞击到其下方的骨头上导致肌腹深方损伤[193]。在脂肪抑制 T_2 加权图像和反转恢复序列中病变呈模糊羽毛状高信号[194,195]。由于有足够大的力量，肌内血肿周围多有水肿，可有肌坏死和骨髓炎[193]。肌内血肿的 MR 表现取决于血肿所处的时间，急性期血肿在 T_1WI 和 T_2WI 上与肌肉信号强度

一致。亚急性期，细胞外高铁血红蛋白比例增加，导致 T_1WI 信号增高，T_2WI 信号逐渐增高。慢性期血肿的特点是含铁血黄素沉积，在 T_1WI 和 T_2WI 呈低信号，在梯度回波成像中呈晕状伪影[196]。被累及的肌肉通常肿胀，但是没有肌纤维不连续或松弛的证据[197]。

3. 肌肉撕裂 肌肉撕裂是临床治疗中最常见的疾病之一，也是大多数与运动有关的损伤的原因。肌肉损伤在运动员和男性患者中很常见[198,199]。根据肌肉功能未丧失、轻度丧失和完全丧失将肌肉撕裂分为 1 级（图 13-20 和图 13-21）、2 级（图 13-22）和 3 级（图 13-22）[200]。MRI 是诊断肌肉撕裂的最佳影像学手段。T_1WI 显示肌肉撕裂或瘢痕形成，或两者皆有。损伤

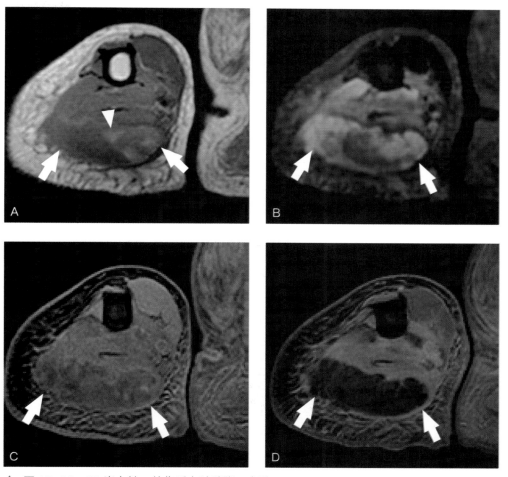

▲ 图 13-18 62 岁女性，外伤后上肢肿胀，上肢 MR
A. 轴位 T_1WI，显示肱三头肌（箭）内见边界不清、信号不均匀病变，表现为高信号（箭头）；B. 轴位 STIR，病变呈不均匀高信号（箭）；轴位 T_1WI 抑脂增强前（C）和增强后（D）显示病变未见强化。外伤史、影像学特征和随后的处理都与血肿的诊断相符

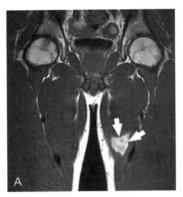
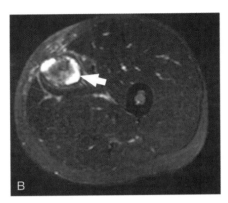
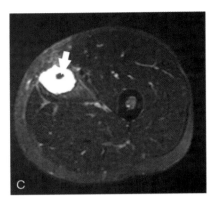

▲ 图 13-19　30 岁网球运动员，比赛中突然疼痛，大腿 MR
A. 冠状位 T_1WI 显示长收肌内边界清晰的高信号病变（箭）；B. 轴位 T_2WI，病变边界清晰，部分呈与液体相似的高信号，部分呈血肿的低信号，内侧肌束仍正常；C. 轴位 T_2WI，相对 B 图而言，C 图中病变的中心呈由于血栓形成导致的低信号

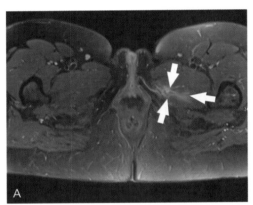
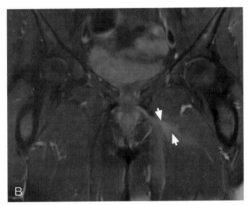

▲ 图 13-20　45 岁女性，爬楼梯失足间接受伤，大腿 MR
A. 轴位中间加权抑脂，显示短收肌内边界不清的高信号病变（箭）；B. 冠状位中间加权抑脂，显示病变的纵向范围（箭）。最终证实为短收肌 1 级损伤

时间的长短决定了其在 T_2WI 上信号的不同，急性损伤表现为高信号伴周围水肿，慢性损伤表现为低到中等信号强度。在 1 级损伤中，MRI 水敏感序列上表现为肌肉内斑片状高信号，没有肌纤维的断裂。2 级损伤 MRI 表现为肌内或肌腱与肌肉交界处高信号（水肿、出血），肌肉与肌腱交界处肌腱纤维不规则、轻度松弛，为病理形态。3 级损伤，肌纤维完全断裂，伴有广泛水肿和血肿，可能伴有肌腱挛缩[201]。

（三）炎性疾病

1. 骨化性肌炎　骨化性肌炎是一种局限性、自限性、修复性的肌肉损伤，在病理学上有三个组成部分：中心为增生活跃的纤维组织，中间带是类骨组织，外周为分化成熟的骨小梁[202]。引

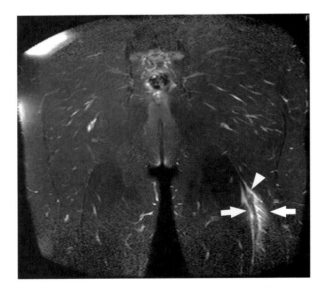

▲ 图 13-21　25 岁职业足球运动员，大腿呈典型 1 级肌肉拉伤（箭），大腿 MR
冠状位中间加权抑脂图像，累及的股二头肌长头腱增粗、信号增高（箭头）

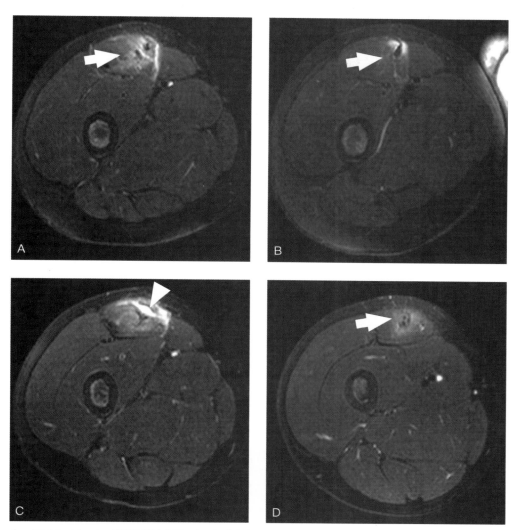

▲ 图 13-22　24 岁足球运动员，短跑时突发剧烈疼痛，查体功能未见受损，但膝关节伸直时疼痛加重，大腿 MR（轴位 T_2WI 抑脂）

A. 冠状位 T_2WI 抑脂，显示股直肌弥漫水肿（箭）；B. 病变 3cm 处，肌腱周围水肿；C. 再往远端 3～4cm 处股直肌呈接近液体的高信号，将此病变定义为肌肉二级损伤（箭头）；D. 在病变的远端可见轻度水肿（箭）

起骨化性肌炎的原因是软组织损伤，在大多数情况下继发于创伤，占 60%～75%[203]。在其他病例中，轻微重复性损伤、局部缺血和炎症被认为是致病因素。病变可累及身体的任何部位，但在易发生外伤的部位更常见，大腿和胳膊的前部发生率更高，常见于 10 岁以上的儿童[202]。骨化性肌炎存在几种亚型：创伤性骨化性肌炎、进行性骨化性肌炎和神经源性骨化性肌炎。

（1）创伤性骨化性肌炎：创伤性骨化性肌炎（图 13-23）也称局限性骨化性肌炎（myositis ossificans circumscripta，MOC），是骨化性肌炎

中最为常见的类型，占所有病例的 75%。这是一种发生骨骼肌的反应性异位骨化，是一种良性病变。在有创伤史的前提下，发生的概率高达 40% 以上[203]。该病发生的可能性随着之前创伤的严重程度而增加。创伤性骨化性肌炎可能发生在任何年龄，但通常见于 20－30 岁，极少累及 10 岁以下的儿童[204,205]。男性发病率略高于女性，但这很可能与男性和女性之间的身体活动水平差异有关。创伤性骨化性肌炎最常累及大腿（股外侧肌）和手臂（肱肌），前组肌群受影响的概率高于后组肌群[206]。肢体的近

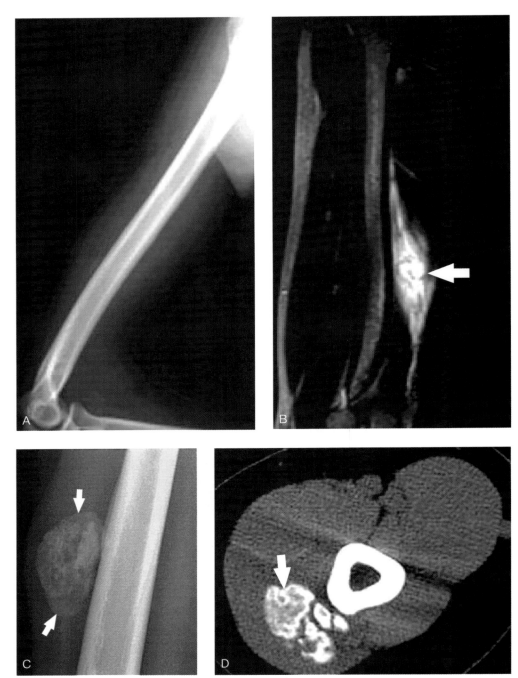

▲ 图 13-23　29 岁女性，近期右手臂伤

A.X 线侧位图像，显示软组织内未见异常；B. 冠状位 T_2WI 显示肱三头肌内一边界不清、信号不均匀的高信号病变（箭）；3 个月后正位 X 线（C）和轴位 CT（D）显示软组织内骨化（箭），与骨化性肌炎一致

端区域比远端区域更易受影响。其他常见的部位包括肋间隙、竖脊肌、胸大肌、腓肠肌和臀肌。已经确诊的患者可能伴有关节挛缩。患者可能无明显症状，但通常伴有疼痛，轻微的局限性肿胀，并且常伴有皮肤红斑。患者可能不伴发热，并且在骨化活跃期红细胞沉降率会上升。尽管创伤性骨化性肌炎是一种良性自限性疾病，但影像学检查是排除感染或恶性肿瘤的重要手段。影像表现通常随病变发展而有所不同。

MR 成像可以显示骨化出现前的急性病

变[207]。在 T_1WI 中，早期病变表现为与肌肉信号相似的结节状等信号或局部肿胀，伴有周围弥漫强化[204,208]。由于早期周围水肿明显，病变可能难以与邻近肌肉区分开来[203]。在 T_2WI 上可以观察到中高信号强度（信号接近脂肪），伴有或不伴有连续或不连续的低信号边缘[202]。T_2WI 上病变区内见较小低信号区，对应小的钙化。周围的肌肉通常在早期显著水肿，这个特点并不是恶性肿瘤常见的征象，是一个重要的诊断点。虽然邻近的骨骼通常不会受累，但在急性期可能存在骨膜炎，骨髓水肿和关节积液，皮质多无异常。在进展期，病变表现多样：在 T_1WI 上，与肌肉相比呈等信号或高信号。在 T_2WI/反转恢复序列中，病灶信号不均匀，呈明显高信号，病灶内不规则的骨化区呈低信号[208]，病灶周围水肿减少，强化方式不具有特异性。在所有脉冲序列上可以看到病变的边缘呈较厚的低信号环，这是病变周围钙化导致的，是局限性骨化性肌炎的典型征象。病变在 T_2WI 和反转恢复序列上显示较佳[207]。

（2）进行性骨化性肌炎：进行性骨化性肌炎（又名进行性骨化性纤维发育不良）是一种极为罕见且可致残的遗传性疾病，平均发病年龄为 3 岁。大多数患者仅存活到 50 — 60 岁。根据 700 多篇文献统计，其发病率为二百万分之一[209,210]。进行性骨化性肌炎的特征是软组织钙化和骨骼畸形。患者通常在儿童时期出现大的皮肤红斑和疼痛性肿胀，累及韧带、肌腱和骨骼肌。病变初始于颈部，由胸锁乳突肌内的肿块引起斜颈是最常见的症状。有些病变可以完全消退，但大多数病灶 2 ～ 8 个月内大小变小，疼痛缓解，变成一个硬结。反复发生的炎症刺激软组织钙化，钙化从颅骨发展到尾椎骨，多自枕部、颈部和背部，随后发展到四肢和头部。典型症状是不稳定的缓解和恶化，发展最快速的时期在第二个 10 年[211]。病情的发展速度虽然不尽相同，但大多数患者在第三个 10 年由于缺少关节活动而无法运动。MR 上可见边界清晰

的软组织肿胀，伴有周围水肿[211]，在 T_2WI 上呈高信号。随着钙化的成熟，病变在 T_2WI 上信号减低，低信号区代表软组织的钙化。进行性骨化性肌炎的特点是病灶沿着筋膜平面扩散，这一特性提供了很有用的诊断依据。

（3）神经源性骨化性肌炎：Dejereine 和 Ceillier 首次提出，神经源性骨化性肌炎通常发生在截瘫、卧床和昏迷患者中，并且伴有如脊髓损伤或颅脑损伤等各种潜在的神经系统疾病和其他中枢神经系统疾病[212]。可使大关节致残，其特征在于两个并发症：关节活动受限和神经血管损伤。其位置和发病率取决于潜在疾病。头部受伤患者的肩部和肘部后方更易发病，而脊髓损伤患者的髋部和膝部更易发病[213,214]。头部受伤后，症状通常会在 2 ～ 3 个月内进展[215]。尽管病理生理学尚不清楚，但是已经提出了许多假设。其中一项假设认为，软骨内骨化的形成可能是由于康复期间截瘫肢体的被动运动所导致的肌腱或韧带的反复微创伤所引起[216]。通常需要手术切除骨化组织来恢复功能，并解除神经血管的压迫。然而，手术治疗是有风险的，因为会有潜在的并发症，包括损伤脱矿骨或病变内包绕的神经血管结构[217-219]。磁共振成像可显示病变的早期水肿和早期及中期的强化，与局限性骨化性肌炎类似。

2. 自身免疫性肌炎　肌炎可分为特发性肌炎和继发性肌炎两种。特发性肌炎是一组临床表现为进展缓慢的骨骼肌无力和肌肉疲劳的疾病。多发性肌炎是一种罕见的自身免疫疾病，有时表现为副肿瘤性炎性肌炎。其诊断基于典型的临床表现，血清骨骼肌酶的升高，肌电图和肌肉活检中的异常。MR 成像可以显示受累肌肉的范围和程度。炎症通常是对称的，并且在多发性肌炎和皮肌炎中通常会累及近端肌群，但受累肌肉也可呈现斑片状、不对称分布（图 13-24）。在活动期反转恢复序列和 T_1WI 增强中呈高信号。有时炎症会只沿着某个肌肉或肌肉群发展（肌筋膜分布）[220]。在慢性期，T_1WI 上可见肌肉萎缩脂肪化。

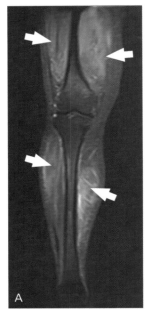
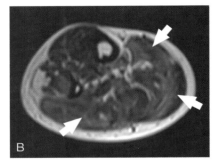
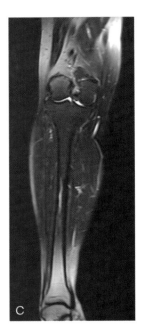

▲ 图 13-24　27 岁女性，急性双下肢疼痛，下肢 MR
A. 冠状位 T_2WI，显示大腿及小腿大片状高信号（箭）；B. 轴位 T_2WI，显示小腿局部明显水肿（箭），提示非特异性肌炎的诊断；C. 冠状位 T_2WI，3 周后痊愈，确诊为一种罕见的、通常发生于儿童的急性短暂性肌炎

在皮肌炎中还会累及皮下结缔组织甚至肌肉筋膜。青少年皮肌炎临床症状更明显，在 MR 成像中表现为皮肤、皮下和肌肉内异常信号（图 13-25）。包涵体肌炎呈现特定的 β- 淀粉样蛋白包涵体，并且难以治疗。在反转恢复序列和压脂 T_1WI 增强成像上可以看到高信号，主要分布在大腿前间室[221]。

3. 异物反应　异物肉芽肿在 MR 成像表现不典型。它们通常组成不一。在 T_1WI 中，异物

肉芽肿呈低信号。根据肉芽肿中瘢痕大小和纤维化的程度的不同，它们会在 T_2WI 中呈低至高信号。T_2WI 上高信号区域周围明显低信号区域可代表异物[222]。

4. 肌坏死　肌坏死可表现为软组织病变。这种病变主要是与糖尿病有关，但也可与其他易感因素比如饮酒相关。尽管大多数患者在疾病进展期会有严重的神经病变或其他更严重的

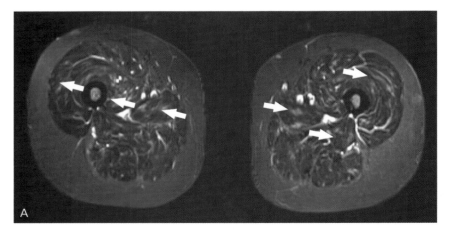
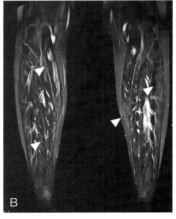

▲ 图 13-25　52 岁女性，弥漫性肌肉疼痛 3 周，无风湿性疾病史，下肢 MR
A. 轴位 T_1WI 抑脂成像，显示双侧大腿组成肌肉内多发斑片状高信号，提示弥漫性肌炎（箭）；B. 冠状位 T_1WI 抑脂成像，显示小腿肌肉内类似的弥漫高信号（箭头）。临床中典型的皮肤体征和肌肉活检有助于皮肌炎的诊断

后遗症，但糖尿病患者的组织坏死可以发生在病程的最初阶段[223,224]。无论是否有创伤史，这种疼痛性病变都会迅速发展。资料显示，病变继发于糖尿病微血管病变引发的内皮损伤，并伴有活化凝血因子和纤维蛋白的降解产物的异常[225]。MR 成像是首选诊断方式。如有肌肉肿胀发生，则可以在 T_1WI 上明显地表现出来，肌纤维和筋膜仍存在。T_2WI 显示病变则更加明显，呈弥漫高信号。整体情况不尽相同，有局部坏死和肌肉再生。与恶性肿瘤不同，很少发生周围结构的侵犯。增强后明显强化区域代表有活性组织，非增强区域对应着坏死组织[224,226]。

（四）感染性疾病

　　骨肌软组织感染时，及时选择适合的成像方法有助于早期诊断和治疗，并降低由于误诊或延误诊断引起并发症的风险。骨肌软组织感染的体征和症状可以是非特异性的，使得在临床上很难区分发病过程和进展程度。MRI 是评估软组织感染首选的成像方式[5,227,228]。CT、超声、X 线和核医学检查被认为是辅助手段[5]。

　　1. 蜂窝织炎　蜂窝织炎是一种累及皮肤表面和皮下组织的软组织感染。临床上以软组织肿胀、红斑、发热为特征，通常是由革兰阳性球菌感染引起的[229,230]。一般临床不难做出诊断，但可以通过 MRI 可排除并发症的存在，包括复杂或程度较深的感染[231]。蜂窝织炎在 MRI 表现为皮下软组织增厚，浅表软组织在液体敏感序列上表现为边界清晰或不清晰的弥漫高信号。静脉注射对比剂后表现为上述部位的弥漫强化，强化程度和方式是多样的[232-234]。在单纯蜂窝织炎中一般看不到积液，下方肌肉信号多正常[229]。

　　2. 脓肿　局部感染进一步发展，皮下或更深的软组织可形成脓肿[235]。脓肿表现为边界清晰的液体信号，与局部积液、筋膜炎或局灶性蜂窝织炎不同，但临床上它们的外观可相似。然而，脓肿除了适当的抗生素治疗外还需要引流。

软组织脓肿的特征为局部液体聚集，在 T_1WI 上呈现中到低信号强度，在液体敏感序列上呈现明显高信号。脓肿壁通常是厚且不规则的，并且在静脉内注射钆对比剂后环形强化，中央区不强化[236]。囊性病变内部含气几乎可以成为脓肿的特征性诊断（图 13-26）。

　　3. 坏死性筋膜炎　坏死性筋膜炎是可威胁生命的软组织感染，由局部细菌感染引起，主要累及深筋膜。该疾病的发病率较低，初始临床症状不典型，这可能会妨碍对这一疾病的早期诊断，使得影像学检查的作用变得很重要。MRI 是诊断坏死性筋膜炎的最佳成像方式。在脂肪抑制 T_2WI 或 STIR 图像中，深筋膜（特别是肌间筋膜）表现为增厚（>3mm）的高信号，这是坏死性筋膜炎的重要标志物。增厚的坏死筋膜强化方式多样，以混合性强化方式最为多见。多个肌肉筋膜室的受累将增加坏死性筋膜炎的发病率。重要的是，深筋膜中的 T_2 高信号不是坏死性筋膜炎所特有的，也可能在非感染性炎性筋膜炎或肌肉撕裂等病例中观察到[237]。

　　4. 感染性滑囊炎　滑囊炎通常为滑囊的无菌性炎症。当涉及感染因素时，通常指金黄色葡萄球菌感染[238,239]，亦可能会涉及其他有机

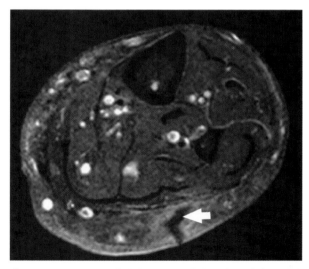

▲　图 13-26　74 岁女性，小腿肿胀、皮肤溃疡，下肢 MR
轴位 T_1WI 抑脂增强图像：显示皮下明显强化，中央坏死为低信号，病变延伸至皮肤表面，由小脓肿和窦道组成

体、真菌、结核病或非典型分枝杆菌。任何滑囊都可能受到感染，鹰嘴和髌前囊因位置表浅且是压力和创伤的直接作用部位最易受到影响。肩峰下 - 三角肌下、髂腰肌、髌下和腓肠肌 - 半膜肌滑囊也可能受影响。滑囊炎可能与邻近关节有关，导致脓毒性关节炎，也可由脓毒性关节炎引起[233]。MRI 对于滑囊液、周围水肿的显示非常敏感，在液体敏感序列中呈明显高信号，在 T_1WI 呈低信号。气体表现为点状无信号。表面的皮肤可能会增厚。静脉注射钆基对比剂后，通常囊壁和周围组织增强。滑囊内部的滑液通常不会增强[239,240]。

5. 化脓性肌炎 肌肉的化脓性感染称为肌萎缩炎。超过 3/4 的病例是由于金黄色葡萄球菌引起的[241]。目前，HIV 感染患病率的增加引起大量细菌性肌炎的发生[242]。其他风险因素包括横纹肌溶解、血肿作为初始感染源的肌肉创伤、糖尿病、结缔组织疾病和免疫缺陷性疾病。临床上，患有肌萎缩炎的患者可能为三个阶段[241]。最初，水肿导致局部疼痛，白细胞增多占主导地位，也可能同时有红斑。随着疾病的进一步发展，患者会发热，因为肌炎发展到化脓期并伴有脓肿形成。如果不治疗，败血症可导致死亡。病变通常仅累及一块肌肉，但多达 40 % 的患者出现多部位受累[241]。在 MR 图像上受累肌肉肿胀，失去正常形态，在 T_1WI 表现为不均匀低信号[243]。在没有脓肿的情况下，水肿可能是液体敏感序列上的唯一表现。在 T_2WI 上，形态不规则的蜂窝织炎聚集意味着脓肿的形成。肌肉内的异常信号边界不清、不均匀强化可被视为化脓发展。在 T_1WI 上，肌肉内脓肿依据蛋白质含量的变化可表现为不同的信号强度[244]。静脉注射钆对比剂后（图 13-27），特征性的环形强化，中央液化坏死区不强化。当其演变为慢性病变时，中央为等信号，周围为纤维组织构成低信号环。

四、总结

MR 凭借着较高的软组织分辨力、多平面成像能力和无辐射等特点成为评估软组织肿瘤和肿瘤样病变的首选成像手段。MRI 对于病变检测、诊断和分期是有价值的。信号特征的不同和软组织肿块的位置有助于病变的诊断。尽管如此，由于大多数软组织病变表现不具有特异性，MRI 仅提供了建议性诊断。MRI 有助于确定肿瘤边缘、位置和周围结构的受累程度，协助制订手术计划，辅助软组织肿块的切除或活体组织切片检查。钆增强检查可以提高 MRI 区分恶性病变和其他良性囊性病变的能力。

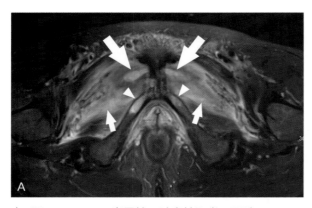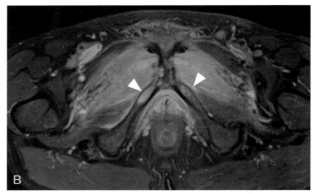

▲ 图 13-27　68 岁男性，脓毒性肌炎，下肢 MR
A. 轴位脂肪抑制 T_2WI，显示双侧内收肌弥漫高信号（小箭），此外，耻骨（箭头）也可见高信号。耻骨联合处肌肉内液体样高信号，与脓肿边界一致（大箭）；B. 轴向脂肪抑制 T_1WI 增强，显示了内收肌周围弥漫强化和邻近耻骨骨髓强化（箭头）

参考文献

[1] Hanna SL, Fletcher BD. MR imaging of malignant soft-tissue tumors. Magn Reson Imaging Clin N Am. 1995;3(4):629–50.

[2] Woertler K. Soft tissue masses in the foot and ankle: Characteristics on MR imaging. Semin Musculoskelet Radiol. 2005;9(3):227–42, Thieme.

[3] Van Rijswijk CS, Geirnaerdt MJ, Hogendoorn PC, Taminiau AH, van Coevorden F, Zwinderman AH et al. Soft-tissue tumors: Value of static and dynamic gadopentetate Dimeglumine-enhanced MR imaging in prediction of Malignancy. Radiology. 2004;233(2):493–502.

[4] Wu JS, Hochman MG. Soft-tissue tumors and tumorlike lesions: A systematic imaging approach. Radiology. 2009;253(2):297–316.

[5] Turecki MB, Taljanovic MS, Stubbs AY, Graham AR, Holden DA, Hunter TB et al. Imaging of musculoskeletal soft tissue infections. Skeletal Radiol. 2010;39(10):957–71.

[6] Chihara S, Segreti J. Osteomyelitis. Dis Month. 2010;56(1):6–31.

[7] De Schepper AM. Grading and characterization of soft tissue tumors. In: De Schepper AM, Parizel PM, De Beukeleer L, Vanhoenacker F (eds) Imaging of Soft Tissue Tumors, 2nd edn. Springer, New York; 2001: pp. 123–41.

[8] Mirowitz SA. Fast scanning and fat-suppression MR imaging of musculoskeletal disorders. AJR Am J Roentgenol. 1993;161(6):1147–57.

[9] Soulié D, Boyer B, Lescop J, Pujol A, Le Friant G, Cordoliani Y. Liposarcome myxoïde: Aspects en IRM. J Radiol. 1995;76(1):29–36.

[10] Galant J, Marti-Bonmati L, Saez F, Soler R, Alcala- Santaella R, Navarro M. The value of fat-suppressed T_2 or STIR sequences in distinguishing lipoma from well-differentiated liposarcoma. Eur Radiol. 2003;13(2):337–43.

[11] Beltran J, Chandnani V, McGhee R, Kursunoglu-Brahme S. Gadopentetate dimeglumine-enhanced MR imaging of the musculoskeletal system. AJR Am J Roentgenol. 1991;156(3):457–66.

[12] Verstraete KL, De Deene Y, Roels H, Dierick A, Uyttendaele D, Kunnen M. Benign and malignant musculoskeletal lesions: Dynamic contrast-enhanced MR imaging— Parametric first-pass images depict tissue vascularization and perfusion. Radiology. 1994;192(3):835–43.

[13] Benedikt RA, Jelinek JS, Kransdorf MJ, Moser RP, Berrey BH. MR imaging of soft-tissue masses: Role of gadopentetate dimeglumine. J Magn Reson Imaging. 1994;4(3):485–90.

[14] Erlemann R, Reiser M, Peters P, Vasallo P, Nommensen B, Kusnierz-Glaz C et al. Musculoskeletal neoplasms: Static and dynamic gd-DTPA—Enhanced MR imaging. Radiology. 1989;171(3):767–73.

[15] Mirowitz SA, Totty WG, Lee JK. Characterization of musculoskeletal masses using dynamic gd-DTPA enhanced spin-echo MRI. J Comput Assist Tomogr. 1992;16(1):120–5.

[16] Verstraete K, Vanzieleghem B, De Deene Y, Palmans H, De Greef D, Kristoffersen D et al. Static, dynamic and first-pass MR imaging of musculoskeletal lesions using gadodiamide injection. Acta Radiol. 1995;36(1):27–36.

[17] Gielen J, De Schepper A, Parizel P, Wang X, Vanhoenacker F. Additional value of magnetic resonance with spin echo T_1-weighted imaging with fat suppression in characterization of soft tissue tumors. J Comput Assist Tomogr. 2003;27(3):434–41.

[18] Helms CA. The use of fat suppression in gadoliniumenh anced MR imaging of the musculoskeletal system: A potential source of error. AJR Am J Roentgenol. 1999;173(1):234–6.

[19] Verstraete K, Dierick A, De Deene Y, Uyttendaele D, Vandamme F, Roels H et al. First-pass images of musculoskeletal lesions: A new and useful diagnostic application of dynamic contrast-enhanced MRI. Magn Reson Imaging. 1994;12(5):687–702.

[20] Verstraete KL, Woude HVd, Hogendoorn PC, De Deene Y, Kunnen M, Bloem JL. Dynamic contrast-enhanced MR imaging of musculoskeletal tumors: Basic principles and clinical applications. J Magn Reson Imaging. 1996;6(2):311–21.

[21] Shapeero LG, Vanel D, Verstraete KL, Bloem JL. Fast magnetic resonance imaging with contrast for soft tissue sarcoma viability. Clin Orthop. 2002;397:212–27.

[22] Verstraete K, Lang P. Bone and soft tissue tumors: The role of contrast agents for MR imaging. Eur J Radiol. 2000;34(3):229–46.

[23] Verstraete KL et al. Dynamic contrast enhanced MRI of musculoskeletal neoplasms: Different types and slopes of TICs (abstract). Proceedings of Society of Magnetic Resonance in Medicine. Berkeley, CA; 1992: p. 2609.

[24] Van Der Woude H, Verstraete K, Taminiau A, Hogendoorn P, Vanzieleghem B, Bloem J. Double slice dynamic contrast-enhanced subtraction MR imaging in 60 patients with musculoskeletal tumors or tumor-like lesions. Eur Radiol. 1995;5:181.

[25] Einarsdóttir H, Karlsson M, Wejde J, Bauer HC. Diffusion-weighted MRI of soft tissue tumours. Eur Radiol. 2004;14(6):959–63.

[26] Van Rijswijk CS, Kunz P, Hogendoorn PC, Taminiau AH, Doornbos J, Bloem JL. Diffusion-weighted MRI in the characterization of soft-tissue tumors. J Magn Reson Imaging. 2002;15(3):302–7.

[27] Walker EA, Fenton ME, Salesky JS, Murphey MD. Magnetic resonance imaging of benign soft tissue neoplasms in adults. Radiol Clin N Am. 2011;49(6):1197–217.

[28] Kijowski R, Gold GE. Routine 3D magnetic resonance imaging of joints. J Magn Reson Imaging. 2011;33(4): 758–71.

[29] Myhre-Jensen O. A consecutive 7-year series of 1331 benign soft tissue tumours: Clinicopathologic data. Comparison with sarcomas. Acta Orthopaedica. 1981;52(3):287–93.

［30］Ronan SJ, Broderick T. Minimally invasive approach to familial multiple lipomatosis. Plast Reconstr Surg. 2000;106(4):878–80.

［31］Rydholm A, Berg NO. Size, site and clinical incidence of lipoma: Factors in the differential diagnosis of lipoma and sarcoma. Acta Orthopaedica. 1983;54(6):929–34.

［32］Kransdorf M, Moser R, Meis J, Meyer C. Fat-containing soft-tissue masses of the extremities. RadioGraphics. 1991;11(1):81–106.

［33］Leffert RD. Lipomas of the upper extremity. J Bone & Joint Surg. 1972;54(6):1262–6.

［34］Murphey MD, Carroll JF, Flemming DJ, Pope TL, Gannon FH, Kransdorf MJ. From the archives of the AFIP benign musculoskeletal lipomatous Lesions1. RadioGraphics. 2004;24(5):1433–66.

［35］Gaskin CM, Helms CA. Lipomas, lipoma variants, and well-differentiated liposarcomas (atypical lipomas): Results of MRI evaluations of 126 consecutive fatty masses. AJR Am J Roentgenol. 2004;182(3):733–9.

［36］Kransdorf MJ, Murphey MD. Imaging of Soft Tissue Tumors. Saunders, Philadelphia, PA; 1997: pp. 3–36, 57–102.

［37］Hosono M, Kobayashi H, Fujimoto R, Kotoura Y, Tsuboyama T, Matsusue Y et al. Septum-like structures in lipoma and liposarcoma: MR imaging and pathologic correlation. Skeletal Radiol. 1997;26(3):150–4.

［38］London J, Kim EE, Wallace S, Shirkhoda A, Coan J, Evans H. MR imaging of liposarcomas: Correlation of MR features and histology. J Comput Assist Tomogr. 1989;13(5):832–5.

［39］Sung MS, Kang HS, Suh JS, Lee JH, Park JM, Kim JY et al. Myxoid liposarcoma: Appearance at MR imaging with histologic correlation. Radio Graphics. 2000;20(4):1007–19.

［40］Kransdorf MJ, Bancroft LW, Peterson JJ, Murphey MD, Foster WC, Temple HT. Imaging of fatty tumors: Distinction of lipoma and well-differentiated liposarcoma 1. Radiology. 2002;224(1):99–104.

［41］Tateishi U, Hasegawa T, Beppu Y, Kawai A, Moriyama N. Prognostic significance of grading (MIB-1 system) in patients with myxoid liposarcoma. J Clin Pathol. 2003;56(8):579–82.

［42］Vanhoenacker F, Marques M, Garcia H. Lipomatous tumors. In: De Schepper AM, Vanhoenacker FM, Gielen J, Parizel PM (eds) Imaging of Soft Tissue Tumors. Springer, New York; 2006: p. 227–61.

［43］Cotten A. Imaging of lipoma and liposarcoma. JBR-BTR. 2002;85(1):14–9.

［44］Nishida J, Morita T, Ogose A, Okada K, Kakizaki H, Tajino T et al. Imaging characteristics of deep-seated lipomatous tumors: Intramuscular lipoma, intermuscular lipoma, and lipoma-like liposarcoma. J Orthopaedic Sci. 2007;12(6):533–41.

［45］Weiss SW, Goldblum JR, Enzinger FM. Benign fibroblastic/ myofibroblastic proliferations. In: Weiss SW, Goldblum JR (eds) Enzinger and Weiss' Soft Tissue Tumors, 5th edn. Mosby Elsevier, Philadelphia, PA; 2008: p. 175–225.

［46］Meister P, Bückmann F, Konrad E. Nodular fasciitis (analysis of 100 cases and review of the literature). Pathol Res Pract. 1978;162(2):133–65.

［47］Dinauer PA, Brixey CJ, Moncur JT, Fanburg-Smith JC, Murphey MD. Pathologic and MR imaging features of benign fibrous soft-tissue tumors in Adults. Radio Graphics. 2007;27(1):173–87.

［48］Bernstein KE, Lattes R. Nodular (pseudosarcomatous) fasciitis, a nonrecurrent lesion: Clinicopathologic study of 134 cases. Cancer. 1982;49(8):1668–78.

［49］Leung L, Shu S, Chan A, Chan M, Chan C. Nodular fasciitis: MRI appearance and literature review. Skeletal Radiol. 2002;31(1):9–13.

［50］Shimizu S, Hashimoto H, Enjoji M. Nodular fasciitis: An analysis of 250 patients. Pathology. 1984;16(2):161–6.

［51］Wang X, De Schepper A, Vanhoenacker F, De Raeve H, Gielen J, Aparisi F et al. Nodular fasciitis: Correlation of MRI findings and histopathology. Skeletal Radiol. 2002;31(3):155–61.

［52］Broder MS, Leonidas JC, Mitty HA. Pseudosarcomatous fasciitis: An unusual cause of soft-tissue calcification. Radiology. 1973;107(1):173–4.

［53］Meyer CA, Kransdorf MJ, Jelinek JS, Moser Jr RP. MR and CT appearance of nodular fasciitis. J Comput Assist Tomogr. 1991;15(2):276–9.

［54］Pulitzer DR, Martin PC, Reed RJ. Fibroma of tendon sheath: A clinicopathologic study of 32 cases. Am J Surg Pathol. 1989;13(6):472–9.

［55］Chung E, Enzinger FM. Fibroma of tendon sheath. Cancer. 1979;44(5):1945–54.

［56］Fox MG, Kransdorf MJ, Bancroft LW, Peterson JJ, Flemming DJ. MR imaging of fibroma of the tendon sheath. AJR Am J Roentgenol. 2003;180(5):1449–53.

［57］Laffan EE, Ngan B, Navarro OM. Pediatric soft-tissue tumors and pseudotumors: MR imaging features with pathologic correlation part 2. Tumors of fibroblastic/ myofibroblastic, so-called fibrohistiocytic, muscular, lymphomatous, neurogenic, hair matrix, and uncertain origin. Radio Graphics. 2009;29(4):e36.

［58］Hisaoka M, Hashimoto H. Elastofibroma: Clonal fibrous proliferation with predominant CD34-positive cells. Virchows Archiv. 2006;448(2):195–9.

［59］Nagamine N, Nohara Y, Ito E. Elastofibroma in Okinawa. A clinicopathologic study of 170 cases. Cancer. 1982;50(9):1794–805.

［60］Brandser EA, Goree JC, El-Khoury GY. Elastofibroma dorsi: Prevalence in an elderly patient population as revealed by CT. AJR Am J Roentgenol. 1998;171 (4):977–80.

［61］Marin ML, Perzin KH, Markowitz AM. Elastofibroma dorsi: Benign chest wall tumor. J Thorac Cardiovasc Surg. 1989;98(2):234–8.

［62］Järvi OH, Länsimies PH. Subclinical elastofibromas in the scapular region in an autopsy series. Acta Pathol Microbiol Scandinavica Sec A Pathol. 1975;83(1):87–108.

［63］ Kransdorf MJ, Meis JM, Montgomery E. Elastofibroma: MR and CT appearance with radiologic-pathologic correlation. AJR Am J Roentgenol. 1992;159(3):575–9.

［64］ Massengill AD, Sundaram M, Kathol MH, El-Khoury GY, Buckwalter JH, Wade TP. Elastofibroma dorsi: A radiological diagnosis. Skeletal Radiol. 1993;22(2):121–3.

［65］ Naylor MF, Nascimento AG, Sherrick AD, McLeod RA. Elastofibroma dorsi: Radiologic findings in 12 patients. AJR Am J Roentgenol. 1996;167(3):683–7.

［66］ Joseph SY, Weis LD, Vaughan LM, Resnick D. MRI of elastofibroma dorsi. J Comput Assist Tomogr. 1995;19(4):601–3.

［67］ Mikkelsen OA. Dupuytren's disease—Initial symptoms, age of onset and spontaneous course. Hand. 1977;9(1):11–5.

［68］ Yacoe ME, Bergman AG, Ladd AL, Hellman BH. Dupuytren's contracture: MR imaging findings and correlation between MR signal intensity and cellularity of lesions. AJR Am J Roentgenol. 1993;160(4):813–7.

［69］ Murphey MD, Ruble CM, Tyszko SM, Zbojniewicz AM, Potter BK, Miettinen M. Musculoskeletal fibromatoses: Radiologic-pathologic Correlation. Radio Graphics. 2009;29(7):2143–83.

［70］ Robbin MR, Murphey MD, Temple HT, Kransdorf MJ, Choi JJ. Imaging of musculoskeletal Fibromatosis. Radio Graphics. 2001;21(3):585–600.

［71］ Rombouts J, Noël H, Legrain Y, Munting E. Prediction of recurrence in the treatment of Dupuytren's disease: Evaluation of a histologic classification. J Hand Surg. 1989;14(4):644–52.

［72］ De Bree E, Zoetmulder FA, Keus RB, Peterse HL, van Coevorden F. Incidence and treatment of recurrent plantar fibromatosis by surgery and postoperative radiotherapy. Am J Surg. 2004;187(1):33–8.

［73］ Fetsch JF, Laskin WB, Miettinen M. Palmar-plantar fibromatosis in children and preadolescents: A clinicopathologic study of 56 cases with newly recognized demographics and extended follow-up information. Am J Surg Pathol. 2005;29(8):1095–105.

［74］ Lee T, Wapner K, Hecht P. Current concepts review: Plantar fibromatosis. J Bone Joint Surg. American volume. 1993;75(7):1080–4.

［75］ Aviles E, Arlen M, Miller T. Plantar fibromatosis. Plast Reconstr Surg. 1971;48(3):295.

［76］ Morrison WB, Schweitzer ME, Wapner KL, Lackman RD. Plantar fibromatosis: A benign aggressive neoplasm with a characteristic appearance on MR images. Radiology. 1994;193(3):841–5.

［77］ Spiegel DA, Dormans JP, Meyer JS, Himelstein B, Mathur S, Asada N et al. Aggressive fibromatosis from infancy to adolescence. J Pediatr Orthopaedics. 1999;19(6):776.

［78］ Coffin CM, Dehner LP. Fibroblastic-myofibroblastic tumors in children and adolescents: A clinicopathologic study of 108 examples in 103 patients. Fetal & Pediatr Pathol. 1991;11(4):569–88.

［79］ Faulkner LB, Hajdu SI, Kher U, La Quaglia M, Exelby PR, Heller G et al. Pediatric desmoid tumor: Retrospective analysis of 63 cases. J Clin Oncol. 1995;13(11):2813–8.

［80］ Pignatti G, Barbanti-Brodano G, Ferrari D, Gherlinzoni F, Bertoni F, Bacchini P et al. Extraabdominal desmoid tumor: A study of 83 cases. Clin Orthop. 2000;375:207–13.

［81］ Liu Q, Chen J, Liang B, Li H, Gao M, Lin X. Imaging manifestations and pathologic features of soft tissue desmoid-type fibromatosis. Chin J Cancer. 2008;27:535–40.

［82］ Liu P, Thorner P. MRI of fibromatosis: With pathologic correlation. Pediatr Radiol. 1992;22(8):587–9.

［83］ Pousti TJ, Upton J, Loh M, Grier H. Congenital fibrosarcoma of the upper extremity. Plast Reconstr Surg. 1998;102(4):1158–62.

［84］ Muzaffar AR, Friedrich JB, Lu KK, Hanel DP. Infantile fibrosarcoma of the hand associated with coagulopathy. Plast Reconstr Surg. 2006;117(5):81e–6e.

［85］ Eich G, Hoeffel J, Tschäppeler H, Gassner I, Willi UV. Fibrous tumours in children: Imaging features of a heterogeneous group of disorders. Pediatr Radiol. 1998;28(7):500–9.

［86］ Lee MJ, Cairns RA, Munk PL, Poon PY. Congenitali nfantile fibrosarcoma: Magnetic resonance imaging findings. Can Assoc Radiol J (Journal l'Association canadienne des radiologistes). 1996;47(2):121–5.

［87］ Boon LM, Fishman SJ, Lund DP, Mulliken JB. Congenital fibrosarcoma masquerading as congenital hemangioma: Report of two cases. J Pediatr Surg. 1995;30(9):1378–81.

［88］ Vinnicombe S, Hall C. Infantile fibrosarcoma: Radiological and clinical features. Skeletal Radiol. 1994;23(5):337–41.

［89］ Cecchetto G, Carli M, Alaggio R, Dall'Igna P, Bisogno G, Scarzello G et al. Fibrosarcoma in pediatric patients: Results of the Italian cooperative group studies (1979– 1995). J Surg Oncol. 2001;78(4):225–31.

［90］ Mendenhall WM, Zlotecki RA, Scarborough MT. Dermatofibrosarcoma protuberans. Cancer. 2004;101(11): 2503–8.

［91］ Riggs K, McGUIGAN KL, Morrison WB, Samie FH, Humphreys T. Role of magnetic resonance imaging in perioperative assessment of dermatofibrosarcoma protuberans. Dermatol Surg. 2009;35(12):2036–41.

［92］ De Schepper A, De Beuckeleer L, Vandevenne J, Somville J. Magnetic resonance imaging of soft tissue tumors. Eur Radiol. 2000;10(2):213–23.

［93］ Bravo SM, Winalski CS, Weissman BN. Pigmented villonodular synovitis. Radiol Clin N Am. 1996;34 (2):311–26, x–xi.

［94］ Llauger J, Palmer J, Roson N, Cremades R, Bague S. Pigmented villonodular synovitis and giant cell tumors of the tendon sheath: Radiologic and pathologic features. AJR Am J Roentgenol. 1999;172(4):1087–91.

［95］ Navarro OM, Laffan EE, Ngan B. Pediatric soft-tissue tumors and pseudo-tumors: MR imaging features with pathologic correlation part 1. Imaging approach, pseudotumors, vascular lesions, and adipocytic tumors.

Radio Graphics. 2009;29(3):887–906.

[96] Dubois J, Alison M. Vascular anomalies: What a radiologist needs to know. Pediatr Radiol. 2010;40(6): 895–905.

[97] El-Merhi F, Garg D, Cura M, Ghaith O. Peripheral vascular tumors and vascular malformations: Imaging (magnetic resonance imaging and conventional angiography), pathologic correlation and treatment options. Int J Cardiovasc Imaging. 2013;29(2):379–93.

[98] Moukaddam H, Pollak J, Haims AH. MRI characteristics and classification of peripheral vascular malformations and tumors. Skeletal Radiol. 2009;38(6):535–47.

[99] Greenspan A, McGahan JP, Vogelsang P, Szabo RM. Imaging strategies in the evaluation of soft-tissue hemangiomas of the extremities: Correlation of the findings of plain radiography, angiography, CT, MRI, and ultrasonography in 12 histologically proven cases. Skeletal Radiol. 1992;21(1):11–8.

[100] Baek HJ, Lee SJ, Cho KH, Choo HJ, Lee SM, Lee YH et al. Subungual tumors: Clinicopathologic correlation with US and MR imaging Findings. Radio Graphics. 2010;30(6):1621–36.

[101] Shugart R, Soule E, Johnson Jr E. Glomus tumor. Surg Gynecol Obstet. 1963;117:334.

[102] Sawada S, Honda M, Kamide R, Niimura M. Three cases of subungual glomus tumors with von recklinghausen neurofibromatosis. J Am Acad Dermatol. 1995;32(2):277–8.

[103] Okada O, Demitsu T, Manabe M, Yoneda K. A case of multiple subungual glomus tumors associated with neurofibromatosis type 1. J Dermatol. 1999;26(8):535.

[104] Park E, Hong SH, Choi J, Lee MW, Kang H. Gloma-ngiomatosis: Magnetic resonance imaging findings in three cases. Skeletal Radiol. 2005;34(2):108–11.

[105] Tachibana R, Hatori M, Hosaka M, Yamada N, Watanabe M, Moriya T et al. Glomus tumors with cystic changes around the ankle. Arch Orthop Trauma Surg. 2001;121(9):540–3.

[106] Drape J, Idy-Peretti I, Goettmann S, Wolfram-Gabel R, Dion E, Grossin M et al. Subungual glomus tumors: Evaluation with MR imaging. Radiology. 1995;195(2):507–15.

[107] Park SI, Choi E, Lee HB, Rhee YK, Chung MJ, Lee YC. Spontaneous pneumomediastinum and hemopneumothoraces secondary to cystic lung metastasis. Respiration. 2003;70(2):211–3.

[108] Rosai J, Sumner HW, Kostianovsky M, Perez-Mesa C. Angiosarcoma of the skin: A clinicopathologic and fine structural study. Hum Pathol. 1976;7(1):83–109.

[109] Mark RJ, Tran LM, Sercarz J, Fu YS, Calcaterra TC, Juillard GF. Angiosarcoma of the head and neck: The UCLA experience 1955 through 1990. Arch Otolaryngol Head & Neck Surg. 1993;119(9):973.

[110] Holden CA, Spittle MF, Jones EW. Angiosarcoma of the face and scalp, prognosis and treatment. Cancer. 1987;59(5):1046–57.

[111] Choi JJ, Murphey MD. Angiomatous skeletal lesions.

Semin Musculoskeletal Radiol. 2000;4(1):103–12, Thieme.

[112] Jie X, Ruo-Fan M, Deng L, Liang-Ping L, Zhi-Qing C, Wen-Wu D et al. Epithelioid angiosarcoma of bone: A neoplasm with potential pitfalls in diagnosis. Open J Orthopedics. 2012;2:80–4.

[113] Murphey MD, Fairbairn KJ, Parman LM, Baxter KG, Parsa MB, Smith WS. From the archives of the AFIP. Musculoskeletal angiomatous lesions: Radiologicpathologic correlation. Radio Graphics. 1995;15(4):893–917.

[114] Brady P, Spence L. Chronic lower extremity deep vein thrombosis associated with femoral vein compression by a lipoma. AJR Am J Roentgenol. 1999;172(6):1697–8.

[115] Dei Tos AP, Mentzel T, Newman PL, Fletcher CD. Spindle cell liposarcoma, a hitherto unrecognized variant of liposarcoma analysis of six cases. Am J Surg Pathol. 1994;18(9):913–21.

[116] Yamato M, Nishimura G, Koguchi Y, Saotome K. Calcified leiomyoma of deep soft tissue in a child. Pediatr Radiol. 1999;29(2):135–7.

[117] Seynaeve PC, De Visschere PJL, Mortelmans LL, De Schepper AM. Tumors of muscular origin. In: De Schepper AM, Vanhoenacker F, Gielen J, Parizel PM (eds) Imaging of Soft Tissue Tumors, 3rd edn. Springer- Verlag, Berlin, Germany; 2006: pp. 293–310.

[118] Rademaker J. Hodgkin's and non-hodgkin's lympho mas. Radiol Clin N Am. 2007;45(1):69–83.

[119] Hampson F, Shaw A. Response assessment in lymphoma. Clin Radiol. 2008;63(2):125–35.

[120] Suresh S, Saifuddin A, O'Donnell P. Lymphoma presenting as a musculoskeletal soft tissue mass: MRI findings in 24 cases. Eur Radiol. 2008;18(11):2628–34.

[121] Beggs I. Primary muscle lymphoma. Clin Radiol. 1997;52(3):203–12.

[122] Hwang S. Imaging of lymphoma of the musculos keletal system. Radiol Clin N Am. 2008;46(2):379–96.

[123] Guermazi A, Ooi CG. Extranodal hodgkin disease. In: Radiological Imaging in Hematological Malignancies. Springer, New York; 2004: p. 48–71.

[124] Karasick D, Karasick S. Giant cell tumor of tendon sheath: Spectrum of radiologic findings. Skeletal Radiol. 1992;21(4):219–24.

[125] Sherry CS, Harms SE. MR evaluation of giant cell tumors of the tendon sheath. Magn Reson Imaging. 1989;7(2):195–201.

[126] Wan J, Magarelli N, Peh W, Guglielmi G, Shek T. Imaging of giant cell tumour of the tendon sheath. Radiol Med. 2010;115(1):141–51.

[127] Reilly KE, Stern PJ, Dale J. Recurrent giant cell tumors of the tendon sheath. J Hand Surg. 1999; 24(6):1298–302.

[128] Andrassy RJ, Okcu MF, Despa S, Raney RB. Synovial sarcoma in children: Surgical lessons from a single institution and review of the literature. J Am Coll Surg. 2001;192(3):305–13.

[129] Fisher C. Synovial sarcoma. Ann Diagn Pathol.

1998;2(6):401–21.

[130] McCarville MB, Spunt SL, Skapek SX, Pappo AS. Synovial sarcoma in pediatric patients. AJR Am J Roentgenol. 2002;179(3): 797–801.

[131] Mullen JR, Zagars GK. Synovial sarcoma outcome following conservation surgery and radiotherapy. Radiother Oncol. 1994;33(1):23–30.

[132] Valenzuela RF, Kim EE, Seo J, Patel S, Yasko AW. A revisit of MRI analysis for synovial sarcoma. Clin Imaging. 2000;24(4):231–5.

[133] Van Rijswijk C, Hogendoorn P, Taminiau A, Bloem J. Synovial sarcoma: Dynamic contrast-enhanced MR imaging features. Skeletal Radiol. 2001;30(1):25–30.

[134] Jones BC, Sundaram M, Kransdorf MJ. Synovial sarcoma: MR imaging findings in 34 patients. AJR Am J Roentgenol. 1993;161(4):827–30.

[135] Kudawara I, Ueda T, Araki N. Extraskeletal chondroma around the knee. Clin Radiol. 2001;56(9):779–82.

[136] Papagelopoulos PJ, Savvidou OD, Mavrogenis AF, Chloros GD, Papaparaskeva KT, Soucacos PN. Extraskeletal chondroma of the foot. Joint Bone Spine. 2007;74(3):285–8.

[137] De Riu G, Meloni SM, Gobbi R, Contini M, Tullio A. Softtissue chondroma of the masticatory space. Int J Oral Maxillofac Surg. 2007;36(2):174–6.

[138] Kransdorf MJ, Meis JM. From the archives of the AFIP. Extraskeletal osseous and cartilaginous tumors of the extremities. Radio Graphics. 1993;13(4):853–84.

[139] Hogendoorn P, Bovee J, Nielsen G. Chondrosarcoma (grades I-III), including primary and secondary variants and periosteal chondrosarcoma. In: Fletcher CD, Bridge JA, Hogendoorn PC (eds) World Health Organization Classification of Tumours of Soft Tissue and Bone. IARC Press, Lyon, France; 2013: pp. 264–8.

[140] Angelini A, Guerra G, Mavrogenis AF, Pala E, Picci P, Ruggieri P. Clinical outcome of central conventional chondrosarcoma. J Surg Oncol. 2012;106(8):929–37.

[141] Evans HL, Ayala AG, Romsdahl MM. Prognostic factors in chondrosarcoma of bone. A clinicopathologic analysis with emphasis on histologic grading. Cancer. 1977;40(2):818–31.

[142] Shapeero L, Vanel D, Couanet D, Contesso G, Ackerman L. Extraskeletal mesenchymal chondrosar coma. Radiology. 1993;186(3):819–26.

[143] Murphey MD, Walker EA, Wilson AJ, Kransdorf MJ, Temple HT, Gannon FH. From the archives of the AFIP imaging of primary chondrosarcoma: Radiologic-pathologic Correlation. Radio Graphics. 2003;23(5):1245–78.

[144] Okamoto Y, Minami M, Ueda T, Inadome Y, Tatsumura M, Sakane M. Extraskeletal mesenchymal chondrosarcoma of the cervical meninx. Radiat Med. 2007;25(7):355–8.

[145] Ushigome S, Machinami R, Sorensen P. Ewing sarcoma/ primitive neuroectodermal tumour (PNET). In: Fletcher CD, Unni KK, Mertens F (eds) World Health Organization Classification of Tumours: Pathology and Genetics, Tumours of Soft Tissue and Bone, IARC Press, Lyon, France; 2002: pp. 298–300.

[146] Tefft M, Vawter G, Mitus A. Paravertebral "round cell" tumors in children. Radiology. 1969;92(7):1501–9.

[147] Grier HE. The ewing family of tumors: Ewing's sarcoma and primitive neuroectodermal tumors. Pediatr Clin N Am. 1997;44(4):991–1004.

[148] Kennedy JG, Eustace S, Caulfield R, Fennelly DJ, Hurson B, O'Rourke KS. Extraskeletal Ewing's sarcoma: A case report and review of the literature. Spine. 2000;25(15):1996–9.

[149] Angervall L, Enzinger F. Extraskeletal neoplasm resembling ewing's sarcoma. Cancer. 1975;36(1):240–51.

[150] Kleihues P, Cavenee WK. Pathology and Genetics of Tumours of the Nervous System. International Agency for Research on Cancer, Lyon, France; 2000.

[151] Kransdorf MJ. Malignant soft-tissue tumors in a large referral population: Distribution of diagnoses by age, sex, and location. AJR Am J Roentgenol. 1995;164(1):129–34.

[152] Beggs I. Pictorial review: Imaging of peripheral nerve tumors. Clin Radiol. 1997;52(1):8–17.

[153] Vilanova JC, Woertler K, Narváez JA, Barceló J, Martínez SJ, Villalón M et al. Soft-tissue tumors update: MR imaging features according to the WHO classification. Eur Radiol. 2007;17(1):125–38.

[154] Banks KP. The target sign: Extremity. Radiology. 2005;234(3):899–900.

[155] Murphey MD, Smith WS, Smith SE, Kransdorf MJ, Temple HT. From the archives of the AFIP imaging of musculoskeletal neurogenic tumors: Radiologic-pathologic Correlation. Radio Graphics. 1999;19(5):1253–80.

[156] Suh J, Abenoza P, Galloway H, Everson L, Griffiths H. Peripheral (extracranial) nerve tumors: Correlation of MR imaging and histologic findings. Radiology. 1992;183(2):341–6.

[157] Frassica FJ, Khanna JA, McCarthy EF. The role of MR imaging in soft tissue tumor evaluation: Perspective of the orthopedic oncologist and musculoskeletal pathologist. Magn Reson Imaging Clin N Am. 2000;8(4):915–27.

[158] Liotta L, Stetler-Stevenson W. Principles of molecular cell biology of cancer: Cancer metastasis. In: Cancer: Principles and Practice of Oncology, vol 1. Lippincott, Philadelphia, PA; 1993: pp. 134–49.

[159] Bongartz G, Vestring T. Soft tissue tumours. MR State of the art ECR. 1991;91:193–8.

[160] Boothroyd A, Carty H. The painless soft tissue mass in childhood—Tumour or not? Postgrad Med J. 1995;71(831):10–6.

[161] Vezeridis MP, Moore R, Karakousis CP. Metastatic patterns in soft-tissue sarcomas. Arch Surg. 1983;118(8):915.

[162] Buerger LF, Monteleone PN. Leukemic–lymphom atous infiltration of skeletal muscle: Systematic study of 82 autopsy cases. Cancer. 1966;19(10):1416–22.

[163] Willis RA. The Spread of Tumours in the Human Body. Butterworths, London; 1952: pp. 284–285.

[164] Araki K, Kobayashi M, Ogata T, Takuma K.

Colorectal carcinoma metastatic to skeletal muscle. Hepatogastroenterology. 1994;41(5):405–8.

[165] Avery G. Case report: Metastatic adenocarcinoma masquerading as a psoas abscess. Clin Radiol. 1988;39(3):319–20.

[166] Tuoheti Y, Okada K, Osanai T, Nishida J, Ehara S, Hashimoto M et al. Skeletal muscle metastases of carcinoma: A clinicopathological study of 12 cases. Jpn J Clin Oncol. 2004;34(4):210–4.

[167] Cohen HJ, Laszlo J. Influence of trauma on the unusual distribution of metastases from carcinoma of the larynx. Cancer. 1972;29(2):466–71.

[168] Chang AE, Matory YL, Dwyer AJ, Hill SC, Girton ME, Steinberg SM et al. Magnetic resonance imaging versus computed tomography in the evaluation of soft tissue tumors of the extremities. Ann Surg. 1987;205(4):340.

[169] Demas BE, Heelan RT, Lane J, Marcove R, Hajdu S, Brennan MF. Soft-tissue sarcomas of the extremities: Comparison of MR and CT in determining the extent of disease. AJR Am J Roentgenol. 1988;150(3):615–20.

[170] Herring Jr CL, Harrelson JM, Scully SP. Metastatic carcinoma to skeletal muscle: A report of 15 patients. Clin Orthop. 1998;355:272–81.

[171] Perrin A, Goichot B, Greget M, Lioure B, Dufour P, Marcellin L et al. Métastases musculaires révélatrices d'un adénocarcinome. La Revue de médecine interne. 1997;18(4):328–31.

[172] Sudo A, Ogihara Y, Shiokawa Y, Fujinami S, Sekiguchi S. Intramuscular metastasis of carcinoma. Clin Orthop. 1993;296:213–7.

[173] Atlas S, Braffman B, LoBrutto R, Elder D, Herlyn D. Human malignant melanomas with varying degrees of melanin content in nude mice: MR imaging, histopathology, and electron paramagnetic resonance. J Comput Assist Tomogr. 1990;14(4):547–54.

[174] Woodruff W, Djang W, McLendon R, Heinz E, Voorhees D. Intracerebral malignant melanoma: High-fieldstrength MR imaging. Radiology. 1987;165(1):209–13.

[175] McGuire MH, Herbold DR, Beshany SE, Fletcher JW. High signal intensity soft tissue masses on T_1 weighted pulsing sequences. Skeletal Radiol. 1987;16(1):30–6.

[176] Patten RM, Shuman WP, Teefey S. Subcutaneous metastases from malignant melanoma: Prevalence and findings on CT. AJR Am J Roentgenol. 1989; 152(5):1009–12.

[177] Peh W, Shek TW, Wang S, Wong JW, Chien EP. Osteogenic sarcoma with skeletal muscle metastases. Skeletal Radiol. 1999;28(5):298–304.

[178] Moulton JS, Blebea JS, Dunco DM, Braley SE, Bisset GS,3rd, Emery KH. MR imaging of soft-tissue masses: Diagnostic efficacy and value of distinguishing between benign and malignant lesions. AJR Am J Roentgenol. 1995;164(5):1191–9.

[179] Schoenberg NY, Beltran J. Contrast enhancement in musculoskeletal imaging. Current status. Radiol Clin N Am. 1994;32(2):337–52.

[180] Verstraete KL. Categorical course: Introductory and advanced MRI: Techniques with clinical applications. Presented at the Joint Meeting of the Society of MR and the Society for MR in Medicine and Biology. Nice, France; August 1995.

[181] McCarthy CL, McNally EG. The MRI appearance of cystic lesions around the knee. Skeletal Radiol. 2004;33(4):187–209.

[182] Frassica FJ, Thompson Jr RC. Instructional course lectures, the american academy of orthopaedic surgeonsevaluation, diagnosis, and classification of benign soft-tissue tumors. J Bone & Joint Surg. 1996;78(1):126–40.

[183] Yilmaz E, Karakurt L, Özercan İ, Özdemir H. A ganglion cyst that developed from the infrapatellar fat pad of the knee. Arthroscopy J Arthroscopic Related Surg. 2004;20(7):e65–8.

[184] Baker WM. On the formation of synovial cysts in the leg in connection with disease of the knee-joint. Clin Orthop. 1994;299:2–10.

[185] Fritschy D, Fasel J, Imbert J, Bianchi S, Verdonk R, Wirth CJ. The popliteal cyst. Knee Surg Sports Traumatol Arthroscopy. 2006;14(7):623–8.

[186] Zhang WW, Lukan JK, Dryjski ML. Nonoperative management of lower extremity claudication caused by a baker's cyst: Case report and review of the literature. Vascular. 2005;13(4):244–7.

[187] Miller TT, Staron RB, Koenigsberg T, Levin TL, Feldman F. MR imaging of baker cysts: Association with internal derangement, effusion, and degenerative arthropathy. Radiology. 1996;201(1):247–50.

[188] Papp DF, Khanna AJ, McCarthy EF, Carrino JA, Farber AJ, Frassica FJ. Magnetic resonance imaging of softtissue tumors: Determinate and indeterminate lesions. J Bone Joint Surg. 2007;89(suppl_3):103–15.

[189] Liu PT, Leslie KO, Beauchamp CP, Cherian SF. Chronic expanding hematoma of the thigh simulating neoplasm on gadolinium-enhanced MRI. Skeletal Radiol. 2006;35(4):254–7.

[190] Aoki T, Nakata H, Watanabe H, Maeda H, Toyonaga T, Hashimoto H et al. The radiological findings in chronic expanding hematoma. Skeletal Radiol. 1999; 28(7):396–401.

[191] Reid JD, Kommareddi S, Lankerani M, Park MC. Chronic expanding hematomas. JAMA. 1980;244 (21):2441–2.

[192] Keenan S, Bui-Mansfield LT. Musculoskeletal lesions with fluid-fluid level: A pictorial essay. J Comput Assist Tomogr. 2006;30(3):517–24.

[193] Nelson EN, Kassarjian A, Palmer WE. MR imaging of sports-related groin pain. Magn Reson Imaging Clin N Am. 2005;13(4):727–42.

[194] Elsayes KM, Lammle M, Shariff A, Totty WG, Habib IF, Rubin DA. Value of magnetic resonance imaging in muscle trauma. Curr Probl Diagn Radiol. 2006;35(5):206–12.

［195］May DA, Disler DG, Jones EA, Balkissoon AA, Manaster B. Abnormal signal intensity in skeletal muscle at MR imaging: Patterns, pearls, and pitfalls. Radio Graphics. 2000;20(suppl 1):S295–315.

［196］Bencardino JT, Kassarjian A, Palmer WE. Magnetic resonance imaging of the hip: Sports-related injuries. Top Magn Reson Imaging. 2003;14(2):145–60.

［197］Napier N, Shortt C, Eustace S. Muscle edema: Classification, mechanisms, and interpretation. Semin Musculoskeletal Radiol. 2006;10(4):258.

［198］Peterson L, Stener B. Old total rupture of the adductor longus muscle: A report of seven cases. Acta Orthopaedica. 1976;47(6):653–7.

［199］Rubin SJ, Feldman F, Staron RB, Zwass A, Totterman S, Meyers SP. Magnetic resonance imaging of muscle injury. Clin Imaging. 1995;19(4):263–9.

［200］Bencardino JT, Rosenberg ZS, Brown RR, Hassankhani A, Lustrin ES, Beltran J. Traumatic musculotendinous injuries of the knee: Diagnosis with MR imaging. Radio Graphics. 2000;20 Spec No:S103–20.

［201］Hayashi D, Hamilton B, Guermazi A, de Villiers R, Crema MD, Roemer FW. Traumatic injuries of thigh and calf muscles in athletes: Role and clinical relevance of MR imaging and ultrasound. Insights Imaging. 2012;3(6):591–601.

［202］Kransdorf MJ, Meis JM, Jelinek JS. Myositis ossificans: MR appearance with radiologic-pathologic correlation. AJR Am J Roentgenol. 1991;157(6): 1243–8.

［203］Parikh J, Hyare H, Saifuddin A. The imaging features of post-traumatic myositis ossificans, with emphasis on MRI. Clin Radiol. 2002;57(12):1058–66.

［204］Hanquinet S, Ngo L, Anooshiravani M, Garcia J, Bugmann P. Magnetic resonance imaging helps in the early diagnosis of myositis ossificans in children. Pediatr Surg Int. 1999;15(3–4):287–9.

［205］Micheli A, Trapani S, Brizzi I, Campanacci D, Resti M, de Martino M. Myositis ossificans circumscripta: A paediatric case and review of the literature. Eur J Pediatr. 2009;168(5):523–9.

［206］Hait G, Boswick Jr JA, Stone NH. Heterotopic bone formation secondary to trauma (myositis ossificans traumatica): An unusual case and a review of current concepts. J Trauma Acute Care Surg. 1970;10(5):405–11.

［207］Lacout A, Jarraya M, Marcy PY, Thariat J, Carlier RY. Myositis ossificans imaging: Keys to successful diagnosis. Indian J Radiol Imaging. 2012;22(1):35–9.

［208］Wang X, Malghem J, Parizel PM, Gielen J, Vanhoenacker F, De Schepper A. Pictorial essay. myositis ossificans circumscripta. JBR-BTR: organe de la Societe royale belge de radiologie (SRBR)= orgaan van de Koninklijke Belgische Vereniging voor Radiologie (KBVR). 2002;86(5):278–85.

［209］Mahboubi S, Glaser DL, Shore EM, Kaplan FS. Fibrodysplasia ossificans progressiva. Pediatr Radiol. 2001;31(5):307–14.

［210］Reinig J, Hill S, Fang M, Marini J, Zasloff M. Fibrodysplasia ossificans progressiva: CT appearance. Radiology. 1986;159(1):153–7.

［211］Resnick D. Diagnosis of Bone and Joint Disorders, 4th edn. WB Saunders, Philadelphia, PA; 2002: pp. 4658–4665.

［212］Dejerine M, Ceillier A. Trois cas d'ostéomes: Ossifications périostées juxta-musculaires et interfasciculaires chez les: Paraplégiques par lésion traumatique de la moelle epinière. Rev Neurol. 1918;25:159–72.

［213］Bravo-Payno P, Esclarin A, Arzoz T, Arroyo O, Labarta C. Incidence and risk factors in the appearance of heterotopic ossification in spinal cord injury. Spinal Cord. 1992;30(10):740–5.

［214］Mielants H, Vanhove E, Neels Jd, Veys E. Clinical survey of and pathogenic approach to para-articular ossifications in long-term coma. Acta Orthopaedica. 1975; 46(2):190–8.

［215］Carlier R, Safa D, Parva P, Mompoint D, Judet T, Denormandie P et al. Ankylosing neurogenic myositis ossificans of the hip an enhanced volumetric CT study. J Bone Joint Surg, British Volume. 2005;87(3):301–5.

［216］Izumi K. Study of ectopic bone formation in experimental spinal cord injured rabbits. Spinal Cord. 1983;21(6):351–63.

［217］Della Santa DR, Reust P. Heterotopic ossification and ulnar nerve compression syndrome of the elbow. A report of two cases. Ann Chir Main Memb Super. 1990;9(1):38–41.

［218］Brooke M, Heard DL, De Lateur B, Moeller DA, Alquist AD. Heterotopic ossification and peripheral nerve entrapment: Early diagnosis and excision. Arch Phys Med Rehabil. 1991;72(6):425–9.

［219］Gallien P, Nicolas B, Le Bot MP, Robineau S, Rivier I, Sarkis S et al. Heterotopic ossification and vascular compression. Rev Rhum Ed Fr. 1994;61(11):823–8.

［220］Chen Y, Lin Y, Wang S, Lin S, Shung KK, Wu C. Monitoring tissue inflammation and responses to drug treatments in early stages of mice bone fracture using 50MHz ultrasound. Ultrasonics. 2014;54(1):177–86.

［221］Schulze M, Kötter I, Ernemann U, Fenchel M, Tzaribatchev N, Claussen CD et al. MRI findings in inflammatory muscle diseases and their noninflammatory mimics. AJR Am J Roentgenol. 2009; 192(6):1708–16.

［222］Monu JU, McManus CM, Ward WG, Haygood TM, Pope TL, Jr, Bohrer SP. Soft-tissue masses caused by longstanding foreign bodies in the extremities: MR imaging findings. AJR Am J Roentgenol. 1995;165(2):395–7.

［223］Bunch M, Jared T, Birskovich M, Lorraine M, Eiken M, Patrick W. Diabetic myonecrosis in a previously healthy woman and review of a 25-year mayo clinic experience. Endocrine Pract. 2002;8(5):343–6.

［224］Kattapuram TM, Suri R, Rosol MS, Rosenberg AE, Kattapuram SV. Idiopathic and diabetic skeletal muscle necrosis: Evaluation by magnetic resonance imaging.

Skeletal Radiol. 2005;34(4):203–9.

[225] Bjornskov EK, Carry MR, Katz FH, Lefkowitz J, Ringel SP. Diabetic muscle infarction: A new perspective on pathogenesis and management. Neuromuscular Disorders. 1995;5(1):39–45.

[226] Khoury NJ, El-Khoury GY, Kathol MH. MRI diagnosis of diabetic muscle infarction: Report of two cases. Skeletal Radiol. 1997;26(2):122–7.

[227] Beltran J. MR imaging of soft-tissue infection. Magn Reson Imaging Clin N Am. 1995;3(4):743–51.

[228] Beltran J, Noto AM, McGhee RB, Freedy RM, McCalla MS. Infections of the musculoskeletal system: High-field-strength MR imaging. Radiology. 1987; 164(2):449–54.

[229] Ma LD, Frassica FJ, Bluemke DA, Fishman EK. CT and MRI evaluation of musculoskeletal infection. Crit Rev Diagn Imaging. 1997;38(6):535–68.

[230] Kothari NA, Pelchovitz DJ, Meyer JS. Imaging of musculoskeletal infections. Radiol Clin N Am. 2001;39(4):653–71.

[231] Swartz MN. Cellulitis. N Engl J Med. 2004;350 (9):904–12.

[232] Struk DW, Munk PL, Lee MJ, Ho SG, Worsley DF. Imaging of soft tissue infections. Radiol Clin N Am. 2001;39(2):277–303.

[233] Gylys-Morin VM. MR imaging of pediatric musculos-keletal inflammatory and infectious disorders. Magn Reson Imaging Clin N Am. 1998;6(3):537–59.

[234] Towers JD. The use of intravenous contrast in MRI of extremity infection. Semin Ultrasound CT MR. 1997;18:269–75.

[235] Bureau NJ, Chhem RK, Cardinal É. Musculoskeletal infections: US Manifestations. Radio Graphics. 1999; 19(6):1585–92.

[236] Ma LD, McCarthy EF, Bluemke DA, Frassica FJ. Differentiation of benign from malignant musculoskeletal lesions using MR imaging: Pitfalls in MR evaluation of lesions with a cystic appearance. AJR Am J Roentgenol. 1998;170(5):1251–8.

[237] Ali SZ, Srinivasan S, Peh WC. MRI in necrotizing fasciitis of the extremities. Br J Radiol. 2014;87 (1033): 20130560.

[238] Chau C, Griffith J. Musculoskeletal infections: Ultrasound appearances. Clin Radiol. 2005;60(2): 149–59.

[239] Small LN, Ross JJ. Suppurative tenosynovitis and septic bursitis. Infect Dis Clin N Am. 2005; 19(4):991–1005.

[240] Zimmermann B 3rd, Mikolich DJ, Ho G Jr. Septic bursitis. Semin Arthritis Rheum. 1995;24:391–410.

[241] Bickels J, Ben-Sira L, Kessler A, Wientroub S. Primary pyomyositis. J Bone Joint Surg. 2002;84(12): 2277–86.

[242] Restrepo CS, Lemos DF, Gordillo H, Odero R, Varghese T, Tiemann W et al. Imaging findings in musculoskeletal complications of AIDS1. Radio Grap hics. 2004;24(4):1029–49.

[243] Soler R, Rodríguez E, Aguilera C, Fernández R. Magnetic resonance imaging of pyomyositis in 43 cases. Eur J Radiol. 2000;35(1):59–64.

[244] Gordon BA, Martinez S, Collins AJ. Pyomyositis: Characteristics at CT and MR imaging. Radiology. 1995;197(1):279–86.

Chapter 14
颞下颌关节病变

Temporomandibular Joints

Tsukasa Sano，著

陈　民，译　袁慧书、郎　宁，校

目录　CONTENTS

14

颞下颌关节影像学研究有助于理解颞下颌关节及关节周围结构的正常表现及病理解剖。

自 20 世纪 80 年代中期被应用于临床，MRI 始终是颞下颌关节内软组织结构疾病的首选检查方法。与关节镜相比，MRI 为无创检查，更易耐受，且准确性更高，对操作者技术要求较低。MRI 也可用于颞下颌关节其他疾病的诊断。

一、关节盘移位

关节盘移位包括前、前外侧、前内侧、外侧及后方移位[1]。前方移位伴外侧或内侧移位称为旋转性移位，单纯外侧移位或内侧移位称为侧方移位[2]。后者相对少见[2-4]。

具有颞下颌关节紊乱症状和体征的患者 MRI 检查最常见关节盘前方移位（图 14-1 和图 14-3）及前外侧移位（图 14-4）[1,5]。关节盘移位包括可复性及不可复性移位。可复性关节盘移位（图 14-2）在开口位上关节盘可恢复至正常位置，关节盘复位时可有弹响。不可复性关节盘移位（图 14-3）在关节运动过程中关节盘始终位于髁突前方，无法恢复至正常位置。不可复性关节盘移位早期表现为张口受限、下颌向患侧偏移，但仅限于疾病早期。随着疾病的进展，关节盘后韧带逐渐松弛，关节盘变形程度减轻，上述症状逐渐消失。不可复性关节移位早期通常无关节弹响。

关节盘移位包括完全性及部分性（图 14-5）[6]。完全性关节移位时，整个关节盘完全位于髁突前方。部分性关节盘移位时，仅关节盘的内侧部或外侧部位于髁突前方，外侧部向前移位、内侧部

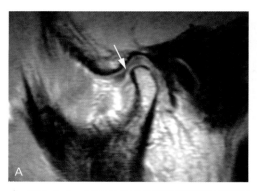
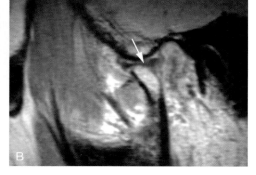

▲ 图 14-1 MRI PDWI 正常颞下颌关节表现
A. 闭口矢状位，箭示双凹的低信号关节盘位于下方的髁突前缘和上方的颞骨关节结节之间；
B. 开口矢状位，箭示关节盘形态呈双凹透镜样，正常位于下方的髁突上缘和上方的颞骨关节结节下缘之间（引自 Sano, T. et al., Neuroimag. Clin.N. Am., 13, 573–595, 2003.）

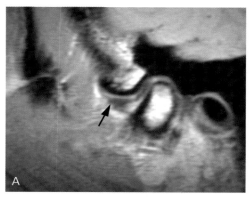
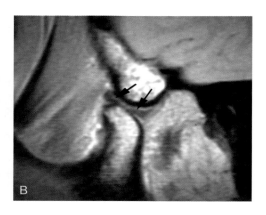

▲ 图 14-2 可复性关节盘移位
A. 闭口位 PDWI，箭示关节盘位于髁突前方；B. 开口位 PDWI，箭示关节盘位于正常位置，关节盘为正常双凹状形态（引自 Sano, T. et al., Neuroimag.Clin. N. Am., 13, 573–595, 2003.）

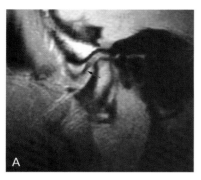
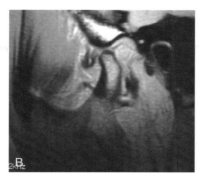
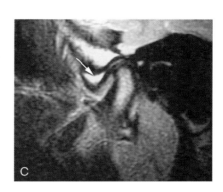

▲ 图 14-3 不可复性关节前移位伴关节积液

A. 闭口位，黑箭示关节盘位于髁突前方；B. 开口位，关节盘仍位于髁突前方，表明关节盘前移位未复位；C.T₂WI，可见关节上腔内大量积液（箭）（引自 Sano, T. et al., Neuroimag. Clin. N. Am., 13, 573–595, 2003.）

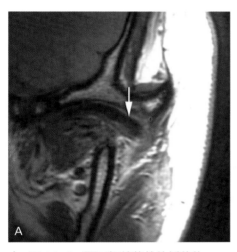
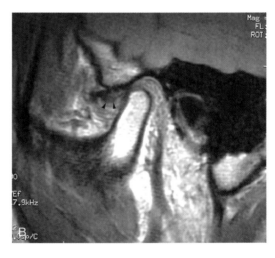

▲ 图 14-4 颞下颌关节前外侧移位

A. 冠状位，可见关节盘轻度向外侧移位（箭）；B. 矢状位 PDWI 示关节盘位于髁突（箭头）前方（引自 Sano, T. et al., Neuroimag.Clin. N. Am., 13, 573–595, 2003.）

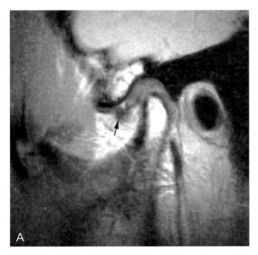
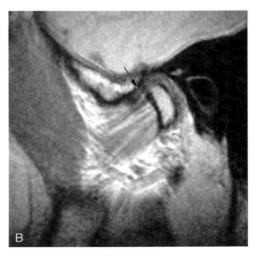

▲ 图 14-5 关节盘部分移位

A. 闭口矢状位 PDWI，箭示关节盘外侧部位向前移位；B. 关节盘内侧部位置正常，提示部分性关节盘前移位（引自 Sano, T. et al., Neuroimag. Clin. N. Am., 13, 573–595, 2003.）

位于正常位置较常见。关节盘部分移位常见于关节盘可复性移位（图 14-5）。

约 80% 的颞下颌关节紊乱患者 MRI 检查可见关节盘移位[1]。多至 1/3 的无症状者可见不同类型的关节盘移位[1,7,8]。在无症状者中更常见早期关节盘移位，如部分移位，而就诊患者多为晚期病变，如完全性关节盘移位[6]。

二、骨关节炎

骨关节炎的影像特征为关节表面不规则、骨赘形成及骨质侵蚀（图 14-6 和图 14-7）。在影像上，晚期关节重塑性疾病与退行性关节病常难以鉴别。有研究表明，发生不可复性关节盘移位的颞下颌关节常可见关节结节扁平、变形及髁突变小，即使颞下颌关节紊乱的症状减轻或消失后仍会出现[9]。在日本，通常将关节面骨侵蚀、骨赘形成及关节畸形作为骨关节炎的诊断标准（图 14-8 至图 14-10）。

髁突与颞骨的骨质改变常继发于关节盘移位[10-15]。骨关节炎常见于关节盘长期不可复性移位者（图 14-11）[13,14]。关节盘移位可能是颞下颌关节骨关节炎的病因，很少见于关节盘位置正常者。颞下颌关节骨关节炎也可见于可复性关节盘移位者，尤其是在病程中曾出现不可复性关节盘移位的关节。有关节盘不可复性移位的青少年在影像检查上也可见到颞下颌关节骨关节炎的相应表现。然而，颞下颌关节骨关节炎可由多种原发关节疾病所致，关节盘移位及内部结构紊乱只是其中之一。

骨关节炎是颞下颌关节疼痛的原因之一[16]，

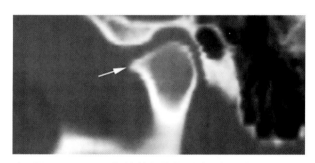

▲ 图 14-7　颞下颌关节矢状位重建 CT 图像
白箭示髁突前缘骨赘，提示骨关节炎（引自 Sano, T. et al., Neuroimag. Clin. N. Am., 13, 573–595, 2003.）

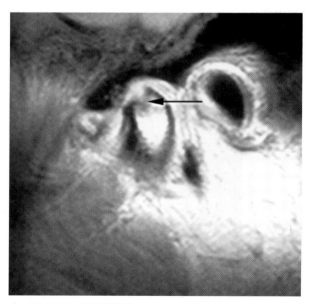

▲ 图 14-8　骨质侵蚀
闭口位 PDWI 矢状位图像示髁突表面骨皮质不连续（箭），即骨质侵蚀（引自 Otonari-Yamamoto, M.et al., Oral Radiol., 31, 41-48, 2014.）

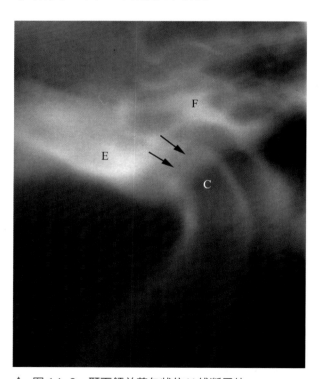

▲ 图 14-6　颞下颌关节矢状位 X 线断层片
C. 黑箭示髁突上表面骨质侵蚀，提示骨关节炎；E. 颞骨关节结节；F. 关节窝（引自 Sano, T. et al., Neuroimag. Clin. N. Am., 13, 573–595, 2003.）

但也有研究者应用回归分析后认为骨关节炎并非造成颞下颌关节疼痛的主要因素[17]。很多老年人均有颞下颌关节骨关节炎，但通常无症状。与颞下颌关节功能紊乱相关的症状随着年龄的增长逐渐减轻，通常是自限性的[18-21]。影像检查与临床症状的不一致表明仍需更有效的检查手段指导临床决策。

三、下颌骨髁突骨髓异常

MRI 研究发现，下颌骨髁突可发生与股骨头缺血坏死类似影像表现的病变[22-26]，因此有研究者认为骨坏死也可见于下颌骨髁突[22-26]。这一问题在 MRI 临床应用之前已有广泛讨论[27]，由于无组织学证实，因此该问题始终存在争议。

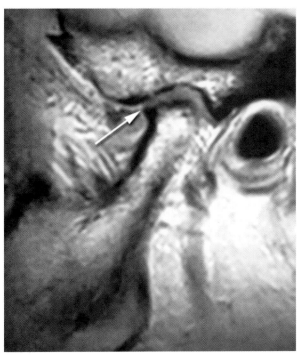

▲ 图 14-9　骨赘
闭口位 PDWI 矢状位图像示髁突前部骨皮质增厚（箭），即骨赘（引自 Otonari-Yamamoto, M.et al., Oral Radiol., 31, 41-48, 2014.）

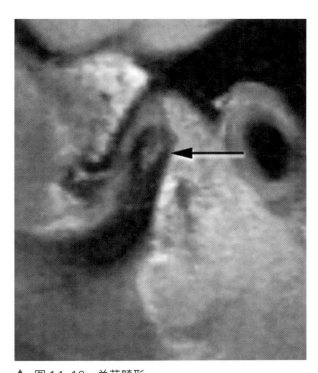

▲ 图 14-10　关节畸形
闭口位 PDWI 矢状位图像示髁突变小（箭），即畸形（引自 Otonari-Yamamoto, M.et al., Oral Radiol., 31, 41-48, 2014.）

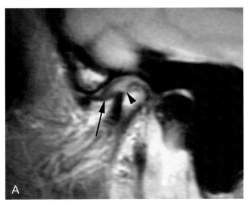
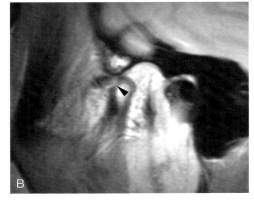

▲ 图 14-11　闭口位 PDWI 图像
A. 矢状位，示髁突骨质侵蚀（箭头），关节盘（箭）位于髁突前方；B. 开口位，关节盘仍位于髁突前方（引自 Sano, T. et al., Neuroimag. Clin. N. Am., 13, 573–595, 2003.）

Larheim等[28]对55例下颌骨髁突活检组织学结果与对应的MRI信号表现进行了对比分析，并将MRI表现分为正常、水肿、骨坏死（图14-12至图14-14）。该研究发现，髁突骨髓可出现水肿及骨坏死[28]。组织学标本可见骨髓水肿，但未见骨坏死，表明水肿可能是骨坏死的早期表现，这与其他关节发生骨坏死的过程类似[28,29]。该研究中，9例组织学诊断骨髓水肿的关节中有4例MRI示骨皮质正常，因此研究者认为颞下颌骨关节炎继发于骨坏死[28]，这与既往研究中骨髓异常继发于骨关节炎的观点相反[30,31]。然而，该研究与Sano等[32]的研究结果一致，后者研究发现出现骨髓异常的颞下颌关节中近一半关节的下颌骨髁突及颞骨关节结节的MRI表现正常，即无骨关节炎表现[28]。Sano等[32]还认为颞下颌关节病变与其他关节类似：即骨髓水肿或骨坏死早期与骨关节炎是不同的疾病。此外，大部分有骨髓水肿的颞下颌关节可见关节盘不可复性移位，且出现骨坏死的关节中更常见[32]。

关节盘移位可能是骨髓异常的原因之一[24,25,27,28,32,33]。但值得注意的是，仅少数内部结构紊乱的关节可见骨髓异常[32]。不到10%的

颞下颌关节紊乱者可见下颌骨髁突骨髓异常[30,32]。

笔者的早期研究中发现，有下颌骨髁突骨髓异常的颞下颌关节比无骨髓异常者疼痛更明显[34]。由滑膜炎、血友病等造成的关节腔内压力增高是骨坏死的病因之一[35]。也有研究发现骨坏死与关节积液增加有关[26,28]。在笔者的另一项研究中，下颌骨髁突有骨髓水肿的颞下颌关节比发生骨坏死者疼痛更明显[29]。然而，也有研究认为下颌骨髁突的骨髓水肿与颞下颌关节紊乱者的关节疼痛无关[36]。

笔者在研究中发现，有症状的颞下颌骨关节炎可有髁突上内部的骨髓改变，表现为PDWI高信号，病变与骨质病变相邻[37]，表明PDWI可能显示有症状的早期颞下颌关节骨关节炎中的骨髓水肿。

总之，颞下颌骨关节炎可能与临床症状相关，但影像与症状有时表现不一致[38]，表明仍需更有效的检查手段指导临床决策。

四、关节积液

有颞下颌关节疼痛者比无疼痛者积液更明

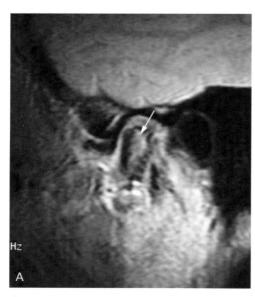
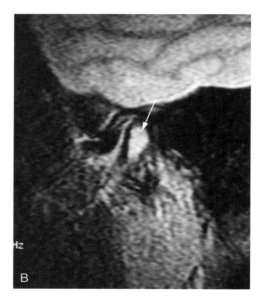

▲ 图14-12 骨髓信号异常
A.PDWI矢状位，示髁突骨髓呈中等信号（箭），关节盘向前移位、变形；B.T$_2$WI矢状位，示髁突骨髓信号增高（箭），提示骨髓水肿，关节上腔及关节下腔可见少量关节积液（引自Sano, T.and Westesson, P.L., Oral Surg. Oral. Med. Oral Pathol. Oral Radiol. Endod., 79, 511–516, 1995.）

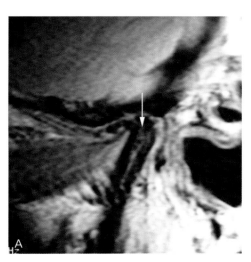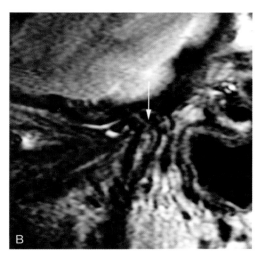

▲ 图 14-13 骨髓信号异常

A.PDWI 矢状位，示髁突骨髓信号增高（箭），同时，MRI 可见髁突及颞骨关节面表面不规则，提示骨关节炎，关节盘前移、变形；B.T₂WI 矢状位，示髁突骨髓信号减低（箭），提示骨坏死，关节上腔及关节下腔内可见中等量积液（引自 Sano, T. and Westesson, P.L., Oral Surg. Oral Med. Oral Pathol. Oral Radiol. Endod., 79, 511–516, 1995.）

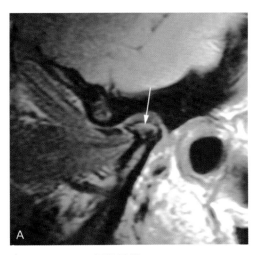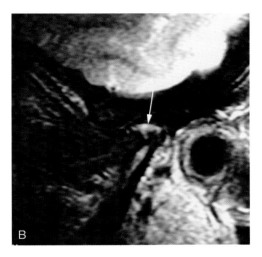

▲ 图 14-14 骨髓异常

A.PDWI 矢状位，示髁突下部低信号区及髁突上部高信号区（箭），关节盘无移位或变形，髁突前缘可见骨赘，提示骨关节炎；B.T₂WI 矢状位，髁突上部高信号区（箭）及下部低信号区，这与骨坏死中水肿与硬化并存的信号特点类似（引自 Sano, T. and Westesson, P.L., Oral Surg. Oral Med. Oral Pathol. Oral Radiol. Endod., 79,511–516, 1995.）

显[39]。关节积液是关节间隙内关节液的病理性积聚，与关节炎有关，通常大量关节液积聚称为关节积液。T₂WI 是显示关节积液的最佳序列（图 14-3）。大量关节液（图 14-3）仅见于有症状者，无症状者也可见少量关节积液。

关节疼痛者也可有关节积液，但大量关节积液常与关节疼痛及关节盘位置有关[17,40,41]。关节积液有助于勾勒出关节盘形态、显示关节盘穿孔及盘后组织，称为"造影现象"[37]。

尽管已有多项针对关节积液的影像研究，仅用 MRI T₂WI 显示关节积液仍有难度。有研究应用液体衰减反转恢复（FLAIR）序列诊断关节积液，发现关节积液并非仅含水，还含有蛋白等其他成分[42]。另一项针对正常关节中少量变

329

节积液的研究也得出了类似的结论，即积液可能包含蛋白，可缩短 T_1 弛豫时间[43]。

五、剥脱性骨软骨炎

颞下颌关节剥脱性骨软骨炎少见，表现为关节腔内游离体，常与髁突缺损大小相同（图 14-15）[25]。剥脱性骨软骨炎与骨坏死有关，但二者之间的联系仍未充分阐明[25]。

六、肿瘤及肿瘤样病变

颞下颌关节肿瘤及肿瘤样病变包括滑膜骨软骨瘤病（图 14-16）[44-47]、色素沉着绒毛结节性滑膜炎[48-54]、骨软骨瘤及焦磷酸钙双水化合物沉积病（假性痛风）[55-60]。

发生于下颌骨髁突及颞骨的肿瘤及肿瘤样病变罕见。MRI 及 CT 为诊断颞下颌关节肿瘤及肿瘤样病变的常规检查。最常见的肿瘤样病变是滑膜软骨瘤病（图 14-16）[46,47]，该病可呈局部侵袭性，并可累及颅内[46,47]。其次为软骨瘤。色素沉着绒毛结节性滑膜炎是良性增生性疾病，极少累及颞下颌关节[48-54]。假性痛风累及颞下颌关节罕见[55-60]，病变范围广泛者可见较大肿块伴髁突及邻近颅底骨质破坏[58-60]。

七、急性创伤

平片、全景 X 线检查、CT 可用于评价下颌骨急性外伤（图 14-17）。MRI 可用于显示其他检查未显示的骨折及关节积液。CT 及 MRI 均可用于评价关节囊内骨折（图 14-18）。

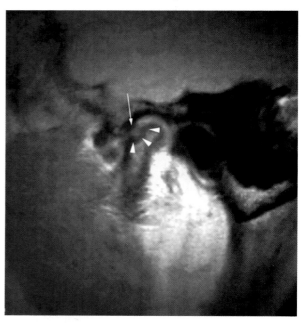

▲ 图 14-15　剥脱性骨软骨炎
闭口位 PDWI 可见髁突剥落的碎片（箭）位于关节腔内，伴髁突头部相应缺损（箭头）。关节盘前移、变形（引自 Sano, T. et al., Neuroimag. Clin. N. Am., 13, 573–595, 2003.）

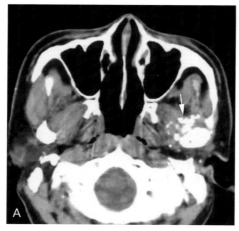

▲ 图 14-16　滑膜骨软骨瘤病
A. 轴位 CT 图像，可见髁突前方多发钙化（白箭）；B.MRI T_1WI 轴位图像，可见前外侧关节囊增宽（箭头），提示关节内占位性病变，扩张的关节囊内可见多发低信号（白箭），与 CT 图像中的钙化相对应（引自 Sano, T. et al., Neuroimag. Clin. N. Am., 13, 573–595, 2003.）

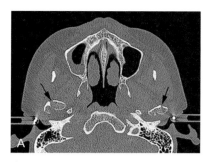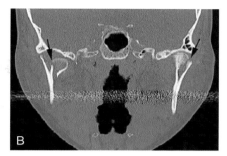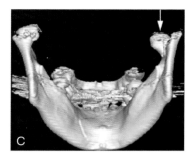

▲ 图 14-17　急性外伤

CT 骨窗轴位（A）及 CT 骨窗冠状位图像（B）示双侧髁突骨折线（箭），3D CT 图像（C）示右侧髁突小骨折片向内下方移位

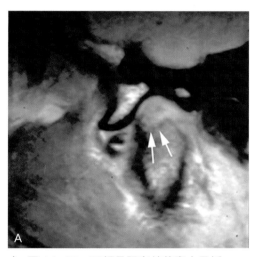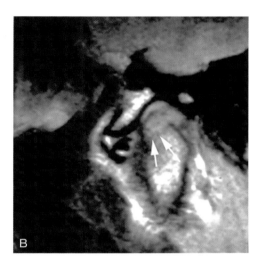

▲ 图 14-18　下颌骨髁突关节囊内骨折

矢状位 PDWI(A) 及矢状位 T$_2$WI 图像 (B) 示髁突顶端骨皮质线不连续（箭），提示骨折，骨折旁可见 T$_2$WI 中等信号、PDWI 轻度高信号病变，为急性血肿（引自 Yamamoto, M. and Sano, T. et al. Dental Radiol., 38, 42-43, 1998.）

八、炎性关节病

颞下颌炎性关节病包括类风湿关节炎、强直性脊柱炎、银屑病性关节炎[61,62]。约 50% 类风湿疾病患者可有颞下颌关节受累。然而，MRI 并非此类患者的常规检查。对于类风湿关节炎和其他炎性关节病的患者，颞下颌关节受累的临床表现可能与更常见的颞下颌关节紊乱相似。MRI 可显示滑膜增生，有助于二者的鉴别[63,64]。

参考文献

［1］Tasaki MM, Westesson PL, Isberg AM, Tallents RH. Classification and prevalence of temporomandibular joint disk displacement in patients and symptom-free volunteers. Am J Orthod Dentofacial Orthop. 1996; 109(3): 249–262.

［2］Katzberg RW, Westesson PL, Tallents RH, Anderson R, Kurita K, Manzione JV Jr et al. Temporomandibular joint: MR assessment of rotational and sideways disc displacements. Radiology. 1988; 169(3): 741–748.

［3］Liedberg J, Westesson PL. Sideways position of the temporomandibular joint disk: Coronal cryosectioning of fresh autopsy specimens. Oral Surg Oral Med Oral Pathol. 1988; 66(6): 644–649.

［4］Liedberg J, Westesson PL, Kurita K. Sideways and rotational displacement of the temporomandibular joint disk: Diagnosis by arthrography and correlation to cryosectional morphology. Oral Surg Oral Med Oral Pathol. 1990; 69(6): 757–763.

［5］Paesani D, Westesson PL, Hatala M, Tallents RH, Kurita K. Prevalence of temporomandibular joint internal derangement in patients with craniomandibular disorders. Am J Orthod Dentofacial Orthop. 1992; 101(1): 41–47.

［6］Larheim TA, Westesson P, Sano T. Temporomandibular

joint disk displacement: Comparison in asymptomatic volunteers and patients. Radiology. 2001; 218(2): 428–432.

［7］Katzberg RW, Westesson PL, Tallents RH, Drake CM. Orthodontics and temporomandibular joint internal derangement. Am J Orthod Dentofacial Orthop. 1996; 109(5): 515–520.

［8］Katzberg RW, Westesson PL, Tallents RH, Drake CM. Anatomic disorders of the temporomandibular joint disc in asymptomatic subjects. J Oral Maxillofac Surg. 1996; 54(2): 147–153.

［9］Kurita H, Uehara S, Yokochi M, Nakatsuka A, Kobayashi H, Kurashina K. A long-term follow-up study of radiographically evident degenerative changes in the temporomandibular joint with different conditions of disk displacement. Int J Oral Maxillofac Surg. 2006; 35(1): 49–54.

［10］Wilkes CH. Arthrography of the temporomandibular joint in patients with the TMJ pain-dysfunction syndrome. Minn Med. 1978; 61: 645–652.

［11］Wilkes CH. Structural and functional alterations of the temporomandibular joint. Northwest Dent. 1978; 57: 287–294.

［12］Wilkes CH. Internal derangements of the temporomandibular joint. Arch Otolaryngol. 1989; 115: 469–477.

［13］Westesson P-L, Rohlin M. Internal derangement related to osteoarthritis in temporomandibular joint autopsy specimens. Oral Surg Oral Med Oral Pathol. 1984; 57(1): 17–22.

［14］Westesson P-L. Structural hard-tissue changes in temporomandibular joints with internal derangement. Oral Surg Oral Med Oral Pathol. 1985; 59(2): 220–224.

［15］Dimitroulis G. The prevalence of osteoarthrosis in cases of advanced internal derangement of the temporomandibular joint: A clinical, surgical and histological study. Int J Oral Maxillofac Surg. 2005; 34(4): 345–349.

［16］Emshoff R, Brandimaier I, Bertram S, Rudisch A. Magnetic resonance imaging findings of osteoarthrosis and effusion in patients with unilateral temporomandibular joint pain. Int J Oral Maxillofac Surg. 2002; 31(6): 598–602.

［17］Larheim TA, Westesson PL, Sano T. MR grading of temporomandibular joint fluid: Association with disk displacement categories, condyle marrow abnormalities and pain. Int J Oral Maxillofac Surg. 2001; 30(2): 104–112.

［18］Pereira FJ Jr, Lundh H, Westesson PL, Carlsson LE. Clinical findings related to morphologic changes in TMJ autopsy specimens. Oral Surg Oral Med Oral Pathol. 1994; 78(3): 288–295.

［19］Lundh H, Westesson PL, Kopp S. A three-year followup of patients with reciprocal temporomandibular joint clicking. Oral Surg Oral Med Oral Pathol. 1987; 63(5): 530–533.

［20］Rasmussen OC. Description of population and progress of symptoms in a longitudinal study of temporomandibular arthropathy. Scand J Dent Res. 1981; 89(2): 196–203.

［21］Randolph CS, Greene CS, Moretti R, Forbes D, Perry HT. Conservative management of temporomandibular disorders: A posttreatment comparison between patients from a university clinic and from private practice. Am J Orthod Dentofacial Orthop. 1990; 98(1): 77–82.

［22］Schellhas KP, Wilkes CH, Omlie MR, Peterson CM, Johnson SD, Keck RJ, Block JC, Fritts HM, Heithoff KB. The diagnosis of temporomandibular joint disease: Two-compartment arthrography and MR. AJR Am J Roentgenol. 1988; 151: 341–350.

［23］Schellhas KP. Internal derangement of the temporomandibular joint: Radiologic staging with clinical, surgical, and pathologic correlation. Magn Reson Imaging. 1989; 7: 495–515.

［24］Schellhas KP, Wilkes CH. Temporomandibular joint inflammation: Comparison of MR fast scanning with T_1- and T_2-weighted imaging techniques. AJR Am J Roentgenol. 1989; 153: 93–98.

［25］Schellhas KP, Wilkes CH, Fritts HM, Omlie MR, Lagrotteria LB. MR of osteochondritis dissecans and avascular necrosis of the mandibular condyle. AJR Am J Roentgenol. 1989; 152: 551–560.

［26］Schellhas KP. Temporomandibular joint injuries. Radiology. 1989; 173: 211–216.

［27］Reiskin AB. Aseptic necrosis of the mandibular condyle: A common problem? Quintessence Int. 1979; 2: 85–89.

［28］Larheim TA, Westesson P-L, Hicks DG, Eriksson L, Brown D. Osteonecrosis of the temporomandibular joint: Correlation of magnetic resonance imaging and histology. J Oral Maxillofac Surg. 1999; 57: 888–898.

［29］Sano T, Westesson PL, Yamamoto M, Okano T. Differences in temporomandibular joint pain and age distribution between marrow edema and osteonecrosis in the mandibular condyle. Cranio. 2004; 22(4): 283–288.

［30］Lieberman JM, Gardner CL, Motta AO, Schwartz RD. Prevalence of bone marrow signal abnormalities observed in the temporomandibular joint using magnetic resonance imaging. J Oral Maxillofac Surg. 1996; 54: 434–439.

［31］Katzberg RW. Discussion. Prevalence of bone marrow signal abnormalities observed in the temporomandibular joint using magnetic resonance imaging. J Oral Maxillofac Surg. 1996; 54: 439–440.

［32］Sano T, Westesson P-L, Larheim TA, Rubin SJ, Tallents RH. Osteoarthritis and abnormal bone marrow of the mandibular condyle. Oral Surg Oral Med Oral Pathol Oral Radiol Endod. 1999; 87: 243–252.

［33］Emshoff R, Gerhard S, Ennemoser T, Rudisch A. Magnetic resonance imaging findings of internal derangement, osteoarthrosis, effusion, and bone marrow edema before and after performance of arthrocentesis and hydraulic distension of the temporomandibular joint. Oral Surg Oral Med Oral Pathol Oral Radiol Endod. 2006; 101(6): 784–790.

［34］Sano T, Westesson PL, Larheim TA, Takagi R. The association of temporomandibular joint pain with abnormal bone marrow of the mandibular condyle. J Oral Maxillofac Surg. 2000; 58(3): 254–257.

［35］Resnick D, Sweet DE, Madewell JE. Osteonecrosis and osteochondrosis. In Resnick D, ed. Bone and Joint Imaging. 2nd Ed. WB Saunders, Philadelphia, PA, 1996:

941–959.

[36] Chiba M, Kumagai M, Fukui N, Echigo S. The relationship of bone marrow edema pattern in the mandibular condyle with joint pain in patients with temporomandibular joint disorders: Longitudinal study with MR imaging. Int J Oral Maxillofac Surg. 2006; 35(1): 55–59.

[37] Yajima A, Sano T, Otonari-Yamamoto M, Otonari T, Ohkubo M, Harada T, Wakoh M.MR evidence of characteristics in symptomatic osteoarthritis of the temporomandibular joint: Increased signal intensity ratio on proton density-weighted images of bone marrow in the mandibular condyle. Cranio. 2007; 25(4): 250–256.

[38] Sano T, Otonari-Yamamoto M, Otonari T, Yajima A. Osseous abnormalities related to the temporomandibular joint. Semin Ultrasound CT MR. 2007; 28(3): 213–221.

[39] Westesson PL, Brooks SL. Temporomandibular joint: Relationship between MR evidence of effusion and the presence of pain and disk displacement. AJR Am J Roentgenol. 1992; 159(3): 559–563.

[40] Larheim TA, Katzberg RW, Westesson PL, Tallents RH, Moss ME. MR evidence of temporomandibular joint fluid and condyle marrow alterations: Occurrence in asymptomatic volunteers and symptomatic patients. Int J Oral Maxillofac Surg. 2001; 30(2): 113–117.

[41] Rudisch A, Innerhofer K, Bertram S, Emshoff R. Magnetic resonance imaging findings of internal derangement and effusion in patients with unilateral temporomandibular joint pain. Oral Surg Oral Med Oral Pathol Oral radiol Endod. 2001; 92(5): 566–571.

[42] Imoto K, Otonari-Yamamoto M, Nishikawa K et al. Potential of fluid-attenuated inversion recovery (FLAIR) in identification of temporomandibular joint effusion compared with T_2-weighted images. Oral Surg Oral Med Oral Pathol Oral Radiol Endod. 2011; 112: 243–248.

[43] Hanyuda H, Otonari-Yamamoto M, Imoto K et al. Analysis of elements in a minimal amount of temporomandibular joint fluid on fluid-attenuated inversion recovery magnetic resonance images. Oral Surg Oral Med Oral Pathol Oral Radiol. 2013; 115: 114–120.

[44] Heffez LB. Imaging of internal derangements and synovial chondromatosis of the temporomandibular joint. Radiol Clin N Am. 1993; 31(1): 149–162.

[45] Nomoto M, Nagao K, Numata T. Synovial osteochond romatosis of the temporo-mandibular joint. J Laryngol Otol. 1993; 107(8): 742–745.

[46] Quinn PD, Stanton DC, Foote JW. Synovial chondro matosis with cranial extension. Oral Surg Oral Med Oral Pathol. 1992; 73(4): 398–402.

[47] Sun S, Helmy E, Bays R. Synovial chondromatosis with intracranial extension. A case report. Oral Surg Oral Med Oral Pathol. 1990; 70(1): 5–9.

[48] Rickert RR, Shapiro MJ. Pigmented villonodular synovitis of the temporomandibular joint. Otolaryngol Head Neck Surg. 1982; 90(5): 668–670.

[49] Lapayowker MS, Miller WT, Levy WM, Harwick RD. Pigmented villonodular synovitis of the tempero mandibular joint. Radiology. 1973; 108(2): 313–316.

[50] Curtin HD, Williams R, Gallia L, Meyers EN. Pigmented villonodular synovitis of the temporomandibular joint. Comput Radiol. 1983; 7(4): 257–260.

[51] O'Sullivan TJ, Alport EC, Whiston HG. Pigmented villonodular synovitis of the temporomandibular joint. J Otolaryngol. 1984; 13(2): 123–126.

[52] Song MY, Heo MS, Lee SS, Choi SC, Park TW, Lim CY. Diagnostic imaging of pigmented villonodular synovitis of the temporomandibular joint associated with condylar expansion. Dentomaxillofac Radiol. 1999; 28(6): 386–390.

[53] Bemporad JA, Chaloupka JC, Putman CM, Roth TC, Tarro J, Mitra S. Pigmented villonodular synovitis of the temporomandibular joint: Diagnostic imaging and endovascular therapeutic embolization of a rare head and neck tumor. Am J Neuroradiol. 1999; 20(1): 159–162.

[54] Klenoff JR, Lowlicht RA, Lesnik T, Sasaki CT. Mandibular and temporomandibular joint arthropathy in the differential diagnosis of the parotid mass. Laryngoscope. 2001; 111(12): 2162–2165.

[55] Dijkgraaf LC, Liem RS, de Bont LG. Temporomandibular joint osteoarthritis and crystal deposition diseases: A study of crystals in synovial fluid lavages in osteoarthritic temporomandibular joints. Int J Oral Maxillofac Surg. 1998; 27(4): 268–273.

[56] Goudot P, Jaquinet A, Gilles R, Richter M. A destructive calcium pyrophosphate dihydrate deposition disease of the temporomandibular joint. J Craniofac Surg. 1999; 10(5): 385–388.

[57] Jibiki M, Shimoda S, Nakagawa Y, Kawasaki K, Asada K, Ishibashi K. Calcifications of the disc of the temporomandibular joint. J Oral Pathol Med. 1999; 28(9): 413–419.

[58] Olin HB, Pedersen K, Francis D, Hansen H, Poulsen FW. A very rare benign tumour in the parotid region: Calcium pyrophosphate dihydrate crystal deposition disease. J Laryngol Otol. 2001; 115(6): 504–506.

[59] Jordan JA, Roland P, Lindberg G, Mendelsohn D. Calcium pyrophosphate deposition disease of the temporal bone. Ann Otol Rhinol Laryngol. 1998; 107(11): 912–916.

[60] Vargas A, Teruel J, Trull J, Lopez E, Pont J, Velayos A. Calcium pyrophosphate dihydrate crystal deposition disease presenting as a pseudotumor of the temporom-andibular joint. Eur Radiol. 1997; 7(9): 1452–1453.

[61] Larheim TA. Imaging of the Temporomandibular Joint in Rheumatic Disease. Baltimore, MD, Williams and Wilkins, 1991; 1(1): 133–153.

[62] Smith HJ, Larheim TA, Aspestrand F. Rheumatic and nonrheumatic disease in the temporomandibular joint: Gadolinium-enhanced MR imaging. Radiology. 1992; 185(1): 229–234.

[63] Larheim TA. Role of magnetic resonance imaging in the

clinical diagnosis of the temporomandibular joint. Cells Tissues Organs. 2005; 180(1): 6–21.

［64］Otonari-Yamamoto M, Sano T, Okano T, Wakoh M. Association between osseous changes of the condyle and temporomandibular joint (TMJ) fluid in osteoarthritis. Oral Radiol. 2014; 31: 41–48.

Chapter 15
肌肉骨骼系统的 MR 引导介入放射学

MR–Guided Interventional Radiology of the Musculoskeletal System

John M. Morelli, Jan Fritz, 著

田　帅，译　袁慧书、郎　宁，校

目录　CONTENTS

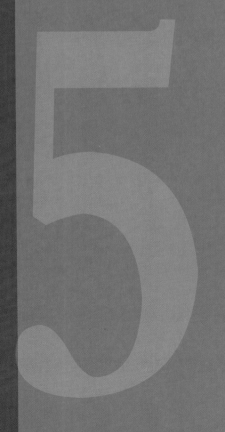

尽管目前磁共振成像主要用于影像诊断，但在影像引导的经皮介入手术中，MRI 相较于 CT、超声及 X 线透视具有独特的优势。MRI 无电离辐射，而在 CT 或 X 线透视引导下，患者和术者均会受到电离辐射，有潜在损伤可能，尤其是儿童患者。MRI 具有良好的软组织对比，能对其他成像方法无法显示的结构进行靶向定位，还可以通过多角度成像辅助观察穿刺针与靶组织的位置关系，进行精确定位。此外，借助 MR 功能成像技术，如血流、灌注和弥散加权成像，能够识别出肿瘤组织的最佳活检区域。本章将重点介绍介入磁共振成像在肌肉骨骼系统中的应用现状与前景。

一、介入磁共振成像的技术要点

（一）场强

借助 MRI，介入磁共振成像可清晰显示靶部位的解剖结构、精准进针、监测药物注射及注射剂在组织内的分布[1,2]，相比其他成像技术，具有超高的软组织对比度、多平面成像能力、实时图像采集、选择性组织加权成像（包括脂肪抑制成像）、无电离辐射等优势。与 MRI 在关节和脊柱影像诊断中的优势相似，介入 MRI 可在注药过程中良好地显示关节结构及神经走行。

长期以来，MR 引导下的介入手术一直在开放式的低场强磁共振机上进行[3,4]。然而，大孔径 1.5T 磁共振机在临床上的广泛应用为 MR 引导下的介入操作提供了新的机会[3]。在大孔径 1.5T 磁共振机上进行 MR 引导下的介入手术使介入磁共振成像技术从只能在少数专用介入磁共振成像机上进行，过渡到可以在临床中任何大孔径磁共振机上进行。在世界范围内，越来越多的医院采用大孔径磁共振机用于体型较大、肥胖患者的成像，理论上具有介入磁共振成像能力的医院数量大大增加。大孔径磁共振机的孔径为 70cm，为在患者和磁体之间进行介入操作提供了充足的空间，并可以在磁体孔内调整穿刺针[1,5]。这种磁共振机的空间设计类似于双源 CT 机。

与传统用于脊柱介入操作的低场强磁共振机（通常为 0.2～0.5T）相比，大孔径 1.5T 磁共振机具有更高的信噪比[2,6,7]。高信噪比图像可以更好地显示穿刺目标结构（如神经、关节和硬膜外间隙）。增加带宽可以提高信噪比，在 MR 图像上减少伪影，从而更可靠地显示穿刺针的位置[8]。水脂质子之间的化学位移随场强的升高而增加，因此高场强下采用频率选择脂肪抑制技术效果更佳。脂肪抑制图像可以更好地显示药物的分布。快速反转恢复（short tau inversion recovery，STIR）序列具有良好的信噪比，并能尽可能地降低由穿刺针周围 B_0 场不均所致的压脂不良，可用于药物注射过程的监测。信噪比的增加也使同步成像成为可能。由于固有信噪比更高，扫描中可采用相对较低的采集次数，从而减少扫描时间或在相同扫描时间内提高图像分辨率。

（二）安全性

MR 引导下的介入磁共振成像中需要考虑的安全因素与 MRI 用于诊断成像时类似。在患者、操作者等人员进入磁体间前，均应进行有效的检查，以确保患者安全、避免发生事故[9]。磁共振成像的禁忌证包括脑动脉瘤夹、神经刺激器植入后、心脏起搏器/除颤器植入后、人工耳蜗、金属义眼及胰岛素泵。此外，磁共振对胎儿生长发育没有已知的不良影响，但通常建议妊娠前 3 个月避免进行磁共振检查。尽管介入操作中患者反复进出磁体可能减轻部分幽闭恐惧症患者的焦虑症状，但这类患者通常难以应用 MR 进行诊断和治疗。磁体内必须有足够的空间来进行穿刺操作、维持无菌环境，因此难以对肥胖患者进行 MR 介入操作。如果需使用钆对比剂，患者必须知情同意，并需筛查患者是否妊娠、有无肾脏疾病及血红蛋白病。此外，应通过监控视频对患者进行全程监测，尤其是场强大于 2.5T 时。尽管 MR 内的噪声水平通常不超过 120dB，但超过 90dB 的噪声即可对人耳造成可逆性的听力损伤，因此在 MR 介入过程中应为患者和操作者提供听力保护。这可能会妨碍术者与技术人员之间、术者与患者之间的交流。除了静磁场效应外，梯度场还会产生正交电效应，可致神经刺激症状、闪光感、眩晕、恶心及口内金属味，这些更常见于高场强磁共振机（3T 及以上）。在影像引导的实时操作过程中，极少数情况下术者也会产生上述症状，尤其是神经刺激症状。

MR 成像中，射频场通过微波热效应使能量在人体中积聚、人体温度升高。比吸收率[specific absorption ratio，SAR（W/kg）]代表磁共振成像中射频场所致的人体能量积聚的程度，不应超过 1W/kg。比吸收率为 1W/kg 时，全身体温升高 0.5℃。大多数磁共振机具有防止射频能量过量积聚的安全措施。全身组织器官中比吸收率最高的为脑、肝和脑脊液。

（三）穿刺针的选择与伪影

不锈钢等铁磁材质的穿刺针可用于透视、CT 和超声引导下的介入操作，但无法用于 MR 介入，因为磁场作用于铁磁材料的强大吸力可致严重的并发症[10]。射频场作用于铁磁材料产生的热效应可致患者局部灼伤[11,12]。此外，铁磁性穿刺针、麻醉针所致的金属伪影也会使图像难以观察。目前，可从多家供应商购买 FDA 批准的与磁共振兼容的穿刺针（限用于 1.5T 及以下场强）。

除了安全性之外，用于 MR 引导下的穿刺针必须在图像上全程可见。X 线衰减的差异是在透视或 CT 介入过程中穿刺针始终可见的主要机制，相对于透视及 CT，在 MR 介入操作中准确显示穿刺针则更为复杂[8,12,13]。针的成分、几何形状以及磁场强度都会影响穿刺针相关伪影。磁共振兼容的穿刺针采用非铁磁性材料，与不锈钢相比磁化率更低，因此可最大限度地减少

伪影所致的图像匹配不准和图像失真。穿刺针周围适量的伪影使之在图像上得以显示，但伪影不应明显到无法评估邻近结构，或者过度估计针的长度。利用伪影间接显示针尖位置安全有效，无须经过换算或图像后处理[14]。针的磁化率造成局部磁场差异及梯度场扰动，产生局部自旋失相位，从而形成伪影[15]。在 1.5T 场强下采用适合显示穿刺针的磁共振序列，伪影可保持在实际针尖位置的 1mm 范围内[13]。在高场强下伪影更显著。

介入磁共振成像中穿刺针的成像还受到其他多种因素的影响，包括脉冲序列的类型和参数（体素大小、回波时间、读出和射频的带宽）以及针与静磁场方向的夹角[1,13]。就脉冲序列而言，由于缺乏重聚横向磁化矢量的 180° 脉冲，梯度回波序列磁场不均匀性增加，针相关伪影也更显著，在高场强下更为明显[1,13]。对于梯度回波序列，尽可能降低回波时间可缩短失相位时间，从而减轻伪影。尽管快速自旋回波序列中失相位时间较短，缩短回波时间和回波间隔也能减轻伪影。增大带宽、增加读出梯度场强度也可以通过降低频移而减轻穿刺针伪影。增加接收带宽也可缩短回波间隔，降低图像噪声。使频率编码的方向与针的长轴垂直，可以减少频移，从而减少针尖成像的误差[1,13]。通过降低体素大小来提高空间分辨率，可更好地显示针与组织间的界面。层厚越薄，空间分辨率越高，但会增加图像噪声。

当针的方向垂直于静磁场（B_0）方向时，针的伪影最为明显，平行于静磁场方向时最为轻微[1,13]。静磁场方向通常为沿着患者身体长轴的水平方向，无法调整，而多数 MR 引导下注射和其他介入操作在横断面上进行，所以针的方向常与静磁场垂直，因此伪影是最明显的。层面内针的倾斜角度不影响伪影。

（四）图像采集

大孔径、短磁体的 MRI 机使 MR 透视成为

可能。MR 透视是指在检查室内的 MR 兼容显示器上连续显示磁共振图像[16]，与 CT 透视类似，但因 MR 检查无电离辐射，操作者的手可以进入磁体内进行实时操作。磁共振机可以由检查室内与患者在一起的术者操作，或由检查室外技术人员与术者沟通后（术者佩戴通信装置如通话耳机）远程操作。MR 透视可用于确定体表进针点、监测进针及注药[5,17]。在更高场强磁共振机上进行 MR 介入操作获得的实时图像具有更高的空间分辨率[18]。扰相和平衡梯度回波序列的时间分辨率可达到帧速小于 1s，并具有足够的空间分辨率和良好的组织对比[1,5,19]。

在 MR 透视下进针至目标位置后，通常会采集分辨率更高的静态图像。如果透视下已经看到靶结构或病变，则选用具有较高的信噪比和空间分辨率的质子密度加权图像。如果靶结构仅在 T_1WI、T_2WI 或脂肪抑制图像上才能显示，则选择这些序列进行成像。如果无法进行 MR 透视或无法进行实时引导下穿刺（如长磁体磁共振机），则可以用更高分辨率的静态序列（通常在 20 ~ 40s）对患者进行多次扫描，并需反复进出磁体以调整进针。由于穿刺针会影响频率选择脂肪抑制序列的抑脂效果，所以 MR 引导下穿刺时常用 STIR（快速反转恢复）序列获得抑脂图像。对于 MR 引导下的穿刺活检，当穿刺针到达靶区后，需要反复确认穿刺针位置，直到获得足够数量的标本。对于神经阻滞，则先给予试验性注射，详见下文所述。全部注射完成后，采用 T_2WI 脂肪抑制图像可显示药物的分布。

（五）注射剂

在软组织活检或骨活检前通常不需注射药物，但在神经周围阻滞或 MR 引导下脊椎注射时，需要在图像上可靠地显示注射的药物，以评估注药是否充分，进而评估是否能够有效缓解疼痛[1,13]。调整注射剂的 T_1 及 T_2 性质可使之在图像上显影。将少量钆螯合对比剂加入生理盐水中进行注射，可通过缩短 T_1 时间使之显影。随后，可采集非脂肪抑制或频率选择脂肪抑制的 T_1WI 选择性显示注射剂。穿刺针导致的磁场不均匀使频率选择脂肪抑制技术在穿刺过程中应用受限。按 1 : （300 ~ 600）的比例在注射剂中添加钆螯合对比剂（即 Gd-DTPA）能够使注射剂与周围组织之间形成高对比噪声比[1,5,19]。水溶性注射剂本身的 T_2 时间长，也可以用非脂肪抑制或频率选择脂肪抑制的 T_2WI 序列进行观察[1,5,19-21]。以上两种方法在注射剂的显影中效果类似。在注射剂中添加钆螯合物特别适用于 MR 透视引导下的注射[22,23]。尽管现有文献认为在神经周围注射钆螯合物对比剂是安全的[24]，但仍首选 T_2WI 观察水溶性注射剂，从而避免注射钆螯合物对比剂。

（六）MR 引导下介入操作导航系统

徒手、实时、间歇性的 MR 影像引导通常可以为在磁体孔内进行的经皮穿刺操作提供可靠、准确的引导。但磁体内空间有限，限制了较长穿刺针的使用，同时，进针点到磁体中心的距离过长也会降低定位的准确性。另外，长磁体会给操作者进入磁体孔内进行穿刺操作带来困难。克服这些困难的替代方法之一是在磁体孔外进行穿刺操作，通过采用间接导航系统、利用室内监视器，以 MR 间断采集的图像为引导来实现[1,25]。进针可经一系列连续的步骤完成，在磁体孔外进行穿刺及进针，将患者移入磁体内进行图像采集、评价针尖位置及针尖与靶结构的距离。由于室内显示屏上的图像信息与患者体内针尖的实际位置存在非实时性，可能造成进针准确性降低，从而增加潜在的组织损伤风险并延长操作时间。导航系统试图弥补上述缺陷，为选择最适宜的进针点及进针路径提供指导[25]。导航系统的另一个优势为可以在目前更广泛使用的小孔径 MR 机上进行介入操作，并缩短操作时间。

目前已有虚拟现实（virtual reality，VR）和

增强现实（augmented reality，AR）导航系统[25,26]。AR 导航系统可以使操作者同步观察 MR 图像及患者情况[26]，而 VR 系统则由完全虚拟的环境组成，患者和靶结构的三维视图被完全数字化，并与 MR 数据融合[27]。VR 系统需要强大的数据处理能力来实现虚拟环境的实时更新。AR 系统则相对简单，通过图像配准技术实现患者和 MR 图像同步显示[26]。这可以通过在磁体孔外患者上方安装半透明镜来实现，操作者可以通过该镜看到安装在磁共振检查床上方的监视器所显示的 MR 图像[28]，利用相关软件可以显示 MR 成像数据并设计出理想的进针路径。图像叠加技术可同步观察 MR 图像及患者情况[28]，从而为操作者提供更直观的影像，而不需要在脑中将 MR 图像转化为患者身体结构。

基于图像叠加技术的 AR 导航系统相对于 VR 系统的优势在于不需要额外的可视化设备，如头戴式显示器[26]。构建一个基本 AR 导航系统的总成本为 4000 ～ 13 000 美元（取决于是否使用相对昂贵的磁屏蔽监视器）。如果磁共振机的配置允许导航系统安装在 5Gs（高斯）线外，则可以使用价格更低的常规监视器[28]。目前 AR 图像融合技术已应用于 MR 引导的脊柱、骨盆骨活检以及肩和髋关节注射[29]，后者使 MR 引导下关节注射与诊断性关节造影可以在同一台设备上完成[23]。

（七）3T 场强下的注意事项

从低场强到 1.5T 磁共振机的转变为磁共振影像诊断提供了诸多益处，MR 介入从 1.5T 到 3T 的转变也具有相似的优势。在 3T 场强下进行的微创神经外科手术已有报道[30,31]，在 3T 场强下开展其他重要的经皮介入操作也具有可行性。最新的 3T 临床磁共振机的大孔径设计（直径 70cm，类似于 1.5T 磁共振机）为未来 MR 引导下肌肉骨骼介入手术提供了新的可能。

3T 磁共振成像优于低场强磁共振的基础为静磁场强度与质子自旋极化之间存在线性关系。在体温环境下，3T 磁场中与静磁场方向平行的氢自旋核占百万分之十[32]，因此更多质子可以产生磁共振信号，且不会增加噪声，理论上 3T 场强信噪比是 1.5T 场强的 2 倍。

然而，理论上可翻倍的信噪比因组织弛豫的变化和 3T 场强中不同的射频条件而降低[33]，此外，还有其他因素使信噪比进一步降低。如化学位移伪影在 3T 下更明显，因此需要增加读出频率带宽，同时导致噪声增加。降低信噪比的其他因素包括磁化率效应、线圈设计、射频场的均匀性以及射频能量的限制。考虑到上述所有因素，3T 场强下的信噪比为 1.5T 的 1.7 ～ 1.8 倍[33]。

信噪比是评价 MR 图像的重要指标。3T 磁共振的高信噪比使相同的扫描时间可获得更高的空间分辨率，从而更好地观察较小的靶结构。也可以利用增加的信噪比增加 MR 透视的时间分辨率。3T 磁共振还可以提高肌肉骨骼系统成像的对比噪声比[34]，使病变区域更加明显，正常解剖结构更加清晰，并且能够更好地观察少量注射剂的分布。在 3T 场强下将扫描次数从 2 减少到 1，扫描时间缩短一半，相对于 1.5T 仍可增加近 40% 的信噪比。

MAGNETOM Verio 和 Skyra 3T 磁共振机（西门子医疗集团，埃尔朗根，德国）均为直径 70cm 的大孔径磁体，使容纳患者的空间增加 36%。这与广泛用于 1.5T 介入磁共振成像的 MAGNETOM Espree 磁共振机（西门子医疗集团，埃尔朗根，德国）相似。这些磁共振机之间的重要区别是 Verio 和 Skyra 磁体长度为 176cm 而 Espree 磁体长度为 125cm。笔者认为，这使得在使用 Verio 和 Skyra 磁共振机时，操作者无法进入磁体孔的中心，无法进行 MR 实时引导下的介入手术。间歇性磁共振扫描、磁体孔外操作有助于克服这一障碍，但比 MR 实时透视下操作更耗时，因此在 3T 场强下导航系统的作用更为重要。

在 3T 场强 MR 引导下安全、准确地进针仍面临若干问题。与顺磁和逆磁组织相关的磁场失真与场强成正比。因此 3T 场强中穿刺针相关伪影理论上是 1.5T 的 2 倍。1.5T 场强下的 MR 介入操作均利用伪影显示穿刺针，定位的误差率相对较低（1mm 范围内）。在 3T 场强下，针的磁敏感伪影和局部磁场畸变导致的伪影更重，不利于空间定位，尤其在针与主磁场方向成角接近 90°时（此时磁敏感伪影最明显）[1,13]。碳和陶瓷材料[35] 的非金属针在 3T 场强 MR 介入中可能更具价值。碳与人体组织的磁化率接近，几乎不产生磁敏感伪影，然而目前在 MR 图像中显示碳纤维针尖仍存在困难[35]。

在 3T 场强下，质子的进动频率高于 1.5T，因此激发脉冲波长更短、能量更高。在射频脉冲其他参数保持不变时，能量积聚的增加与拉莫尔频率的平方成正比[32]。考虑到 SAR 值，这种能量积聚的增加也带来一些限制。研究显示使用大发射线圈时，在正常模式下能量积聚最高为 2W/kg，在一级模式下，能量积聚在 2 ～ 4 W/kg。所以在使用一级模式之前，必须进行风险 - 获益评估。患者可能感到身体发热，需要密切监测其情况。能量积聚与翻转角的平方成正比，因此常规 FSE（快速自旋回波）序列和 SSFP（稳态自由进动）序列能量积聚较高。可能的解决方案包括利用不同类型的射频脉冲、缩短脉冲持续时间、减小翻转角度、减少层数和使用更小的发射线圈。GRE（梯度回波）序列由于缺乏 180°聚焦脉冲和 90°翻转角，从而在降低 SAR 值方面更有优势，但 GRE 序列容易产生磁敏感伪影，限制了其在 3T 场强下定位穿刺针中的应用[1]。

尽管我们在使用小针头进行神经周围阻滞时并未出现相关问题，金属针在磁场中的升温可能存在隐患。射频能量沉积或电磁共振效应可导致 MR 中金属元件的升温。3T 场强下，针更容易受到电磁共振效应的影响，而该效应导致穿刺针升温的程度取决于针的长度及射频脉冲的波长。当针的长度是射频脉冲波长的一半时，针将类似于脉冲电磁场的天线，从而产生电流[36]。长度为 13cm 的针置于含水组织中，就类似于 126MHz 射频脉冲的天线[32]。在更低场强下，针的临界长度也更长（在 1.5T 下，针的临界长度为 23cm）。因此，3T MR 引导下的介入操作在常规开展之前，仍需要全面的评估测试。

（八）成本因素

短磁体、大孔径磁共振机的广泛应用为开展 MR 介入操作提供了便利，但仍需考虑成本问题，包括使用磁共振机的成本，磁共振兼容的穿刺针、环钻、探针等设备的成本及人工成本。磁共振机的使用成本主要由操作时长决定，而且由于更高的购买及维护成本，MR 的单位时间成本一般比 CT 更高。高场强 MR 引导下脊柱介入的操作时间与 CT 引导下的操作时间接近[37]，CT 和 MR 介入操作人员的酬劳也近似。

磁共振兼容的硬件设施成本是目前 MR 与 CT 等其他成像模式竞争的主要限制因素。由于使用了更昂贵的材料如钛（而不是钢），且 MR 兼容的穿刺针、环钻、探针供应量较少，MR 介入的硬件成本往往更高。最近德国的一项研究比较了 MR 与 CT 在神经根型颈椎病介入治疗中的费用差别，发现 MR 介入手术的费用（177 欧元）约为 CT 介入手术费用（88 欧元）的 2 倍。MR 介入手术（93min）相对于 CT 介入（29min）的时间成本的增加是导致总成本差异的主要因素；此外，人工成本差异（MR 和 CT 分别为 43 欧元和 35 欧元）、穿刺针的成本差异（MR 和 CT 分别为 22.6 欧元和 2.85 欧元）也造成了总成本的差异。芬兰的一项低场强 MR 引导与 CT 引导的骨活检的对比研究与之结果类似[38]。在该研究中，MR 介入的费用为 1205 欧元，而 CT 介入的费用为 472 欧元，除了较高的人工成本（MR 为 CT 的 2.73 倍）之外，主要是由昂贵的 MR 兼容设备（介入操作设备，为 CT 的 5.57 倍）所致。其他 MR 引导下介入手术的成本数据如骨样骨瘤消融术也已包含在内。

二、腰背痛的治疗

肌肉骨骼疼痛是患者就医的主要原因之一[39,40]，准确的查体结合实验室检查和影像资料对于确定疼痛的病因至关重要[41]。老年人腰背痛常由退行性椎间盘疾病和腰椎退行性骨关节病引起，而年轻人腰背痛的病因可能是炎性脊柱关节病，如幼年特发性关节炎和血清阴性脊柱关节病等。

非急症腰背痛首选保守治疗[42,43]。7～10 周保守治疗无效者为慢性腰背痛。慢性腰背痛成人发病率为 15%，在 70 岁人群中上升至 44%[44,45]。明确疼痛的来源才能进行有效的治疗。由于可导致腰背痛的病因非常多，准确识别病因有一定的困难[46]，而且易受脊柱非特异性影像改变的误导[42]。有研究认为，仅约 15% 患者可以通过影像检查准确识别腰背痛的病因[47,48]。因此椎旁注射和脊椎注射为明确腰背痛的责任病变结构提供了重要帮助[48]。

导致慢性腰背痛的责任结构须符合以下几个病因学标准：病变结构应受神经支配，能够产生疼痛（在激发试验中可产生疼痛），易产生能引起疼痛的病理改变，并导致患者出现腰背痛。研究发现小关节、椎间盘、骶髂关节和脊神经符合上述标准，是慢性腰背痛的常见病因[48]。诊断性穿刺注射可用于存在多种结构异常者，或其他术前评估。其他适应证包括症状与影像表现不符，或者影像上未发现与症状相关的异常，以及脊柱手术后怀疑相邻节段病变[5]。除了辅助诊断之外，脊椎及椎旁注射也可以用于腰背痛的保守治疗、无法手术的患者缓解症状、术后疼痛的治疗，以及治疗药物不良反应所致疼痛、脊柱融合术后相邻节段疼痛等[5]。

研究证实，骶髂关节病变是导致下腰痛的另一个主要原因[49,50]。慢性骶髂关节疼痛的主要病因为运动过度、骨关节炎或炎性关节病。由于存在其他潜在的引起脊柱疼痛的原因，骶髂关节源性的疼痛在临床上不易诊断和评估[51]。

骶髂关节炎性关节病（骶髂关节炎）是血清阴性脊柱关节病的特征性表现，急性期在 T_2WI 和 STIR 序列图像上表现为相对特异的软骨下炎性骨髓水肿。骶髂关节源性腰痛的患者缺乏特异的影像学表现，需要进行一系列的关节内骶髂关节阻滞来明确骶髂关节是否为疼痛的来源。

（一）多模态的影像引导介入方法

通过影像引导可以提高关节内注射的准确性，潜在的应用部位包括小关节、脊神经、硬膜外间隙和骶髂关节等细微复杂的结构[52]。可用的影像方法包括 X 线透视、CT、超声和介入 MR 成像。X 线透视和 CT 为目前广泛应用且首选的影像引导手段[53]。超声引导在骨性结构、解剖复杂及深部结构的应用上具有一定的局限性[54,55]。

X 线透视便捷、经济，是目前最常应用的影像引导技术。X 线透视可用于实时影像引导，并可进行多方向投照，其局限性包括无法显示软组织层次结构、图像中多种解剖结构重叠，以及操作者依赖性高。对于诸如骶髂关节和小关节等复杂结构，X 线透视引导下的关节注射较为困难。

CT 引导为横断面图像引导，避免了解剖结构的重叠。CT 图像空间分辨率高，骨结构细节显示良好。CT 引导也具备实时或近实时透视模式，因此，推荐使用 CT 引导复杂关节的穿刺注射，如骶髂关节、椎小关节。然而，CT 引导也存在一些局限性，如软组织分辨率低、仅能采集横断面图像等。

X 线透视和 CT 最主要的局限性是患者和操作人员在检查期间均暴露在电离辐射下。电离辐射与患癌风险的增加相关[56]，因此需要考虑其他无电离辐射的替代方法和技术，这也是 ALARA（as low as reasonably achievable）原则的一部分。儿童或青少年时期接受的电离辐射暴露与终生患癌风险的增加之间有明确的关系[56]，且儿童和年轻人对电离辐射更敏感，因此对此类患者应该慎用有电离辐射的影像引导技术。

对电离辐射敏感的器官包括性腺、胃、结肠、肺、乳腺和甲状腺，在脊柱介入操作过程中，这些组织及红骨髓都位于辐射场内。目前的辐射暴露理论认为在确定性效应的阈值剂量以下，接受电离辐射将表现出随机的患癌风险，也就是说低剂量电离辐射的影响是随机的。辐射防护原则目前是基于有争议的线性无阈模型[57,58]。它假定随机性效应危害的产生无阈值，随机性效应可以且确实发生在任何剂量水平上，随机性效应发生的风险随剂量呈线性增加。值得注意的是，在阈值剂量以下，剂量与生物效应的严重程度没有相关性，即随机性效应和剂量共同决定接受辐射的个体终生是否会患致死性癌症（而不是患癌率）。

除随机性效应和剂量外，患者年龄是另一个主要的危险因素。青少年和年轻人对电离辐射更敏感，因此具有更高的终生患癌风险[56]。年轻患者辐射暴露与终生患癌风险的增高存在确切的相关性[56,59]。

CT 引导下脊椎注射的预期辐射剂量往往低于普通 CT 检查的剂量，CT 引导腰椎硬膜外注射的平均有效剂量为 1.34 mSv（CI 95%，1.30 ～ 1.38），而 CT 引导神经根注射为 1.38 mSv（CI 95%，1.32 ～ 1.44）[60]。可接受和不可接受辐射剂量的临界值对操作者和患者来说都是需要着重考虑的因素。

介入磁共振成像无电离辐射，符合 ALARA 原则。它是影像引导下复杂关节和脊柱介入操作的理想方法，尤其对于儿童、青少年、年轻人、孕妇以及需多次注射而不想接受过多辐射剂量的患者，MR 介入具有重要的临床价值[56,59]。

（二）技术要点

腰椎小关节（关节突关节）病变是下腰痛[61]的重要病因之一，通常无法通过无创性检查确诊。小关节注射包括脊神经后内侧支阻滞或对小关节本身直接注射，可用于判断小关节是否为疼痛来源[62]。小关节注射后疼痛缓解可辅助预测脊柱融合术和神经离断术的预后[63]。脊神经后内侧支的阻滞为向脊神经后内侧支周围注射 0.5 ～ 1.0ml 局部麻醉药，注射的区域为小关节水平及其以下水平同侧横突周围。L_5 神经后支阻滞在骶骨切迹周围进行注射。另一种方法是向病变小关节内直接注射局部麻醉药。由于后内侧支阻滞是将麻醉药直接注射到病变神经周围，效果可能更为可靠[64]。目前治疗性小关节注射的长期有效性尚不清楚。

采用低、中、高场强磁共振机进行的 MR 引导下小关节注射均有报道。小关节的关节内注射成功率为 75% ～ 89%[63,65,66]，骨赘可能会妨碍穿刺针到达小关节。与 CT 不同，骨性结构及小骨赘在低场强 MR 上显示不佳，应用 1.5T 或 3T 磁共振机可能有助于骨性结构的显示。经皮穿刺无法进行直接小关节注射者，可以尝试 MR 引导下脊神经内侧支阻滞。整个操作的时间为 30 ～ 40min。

神经根性疼痛常与轴突和背根神经节刺激有关。MRI 可敏感地显示累及脊神经的脊柱病变如椎间盘突出、椎管狭窄，但是 MR 上所见的异常表现及其程度与临床症状有时缺乏相关性[67]。此外，化学因素介导的根性疼痛在影像上无相关表现[68]。在脊神经根周围注射 0.5 ～ 1.0ml 局部麻醉药可用于明确脊神经根、背根神经节、神经与椎间盘交界区中哪个是导致患者症状的责任结构，这些信息对于预测介入手术的预后是十分重要的[69]。

硬膜外注射是用于缓解椎间盘突出所致的神经根性疼痛的微创技术，包括经椎板间穿过黄韧带直接进入硬膜外间隙和经椎间孔注射两种路径[5,70]。对于诊断性注射，应避免麻醉药分布于多个腰椎节段，以防出现假阳性结果。对于治疗性注射，则可使用更大量的麻醉药（即 3 ～ 5ml 类固醇和局部麻醉药的混合液），使其能分布在更多的脊柱节段[70]。

MRI 可直接显示脊神经，因此介入磁共振成像尤其适用于脊柱和神经周围的注射。MRI 能直接显示脊神经，从而确保精准定位和进针至脊神经周围，此外，MR 引导下可直接观察注射剂在脊神经周围的分布，包括扩散至硬膜外间隙前部、后部或者达到背根神经节。注射钆螯合物对比剂并进行 T_1WI 脂肪抑制图像采集，高信号的注射剂与低信号硬膜外脂肪和脑脊液可形成清晰的对比，可有效观察注射剂的分布。当注射不含对比剂的水溶注射剂时，也可以使用 T_2WI，其成功率和安全性与前者相似。

硬膜外注射及所有的脊柱注射中需要注意的重要问题是血管内摄取，在腰椎各部位注射中发生率为 2% ～ 22%[71-73]。单纯血管内摄取注射剂的意义尚不明确，然而少数学者认为经椎间孔及经椎板间注射后发生的脊髓梗死与之相关[74,75]。血管内摄取微粒型类固醇（即曲安奈德、醋酸倍他米松和甲泼尼龙）后血管栓塞可能是发生脊髓梗死的原因。在脊柱介入手术前进行非对比剂增强的 MR 血管成像，可以提前发现容易导致脊髓梗死的变异血管（即低位发出的根髓大动脉）。监测硬膜外注射的实时磁共振成像也可用于观察血管内有无对比剂摄取[66]。或者可以用 MR 血管成像来监测试验性注射含钆螯合物的注射剂后有无血管内摄取。已有研究证实，钆螯合对比剂与类固醇联用在腰椎注射中是安全的。

椎间盘造影是评估椎间盘源性下腰痛的一项功能性检查。椎间盘造影可在脊柱手术或椎间盘介入术前为临床医师提供重要信息。排除其他导致腰痛的明确病因后，原发性椎间盘源性疼痛的患者比例可达 1/4[76]。椎间盘造影将对比剂注入髓核内。该操作能够诱发疼痛的理论基础是：纤维环的外 1/3 由自主神经、窦椎神经、脊神经灰交通支支配[77]，而髓核无神经支配，因此，纤维环撕裂后髓核内容物可向外渗漏，从而产生椎间盘源性疼痛。MR 图像能够显示纤维环的撕裂，在 T_2WI 上表现为纤维环内的高信号区[78]。

除 MRI 外，也可用 X 线透视或 CT 进行椎间盘造影。MR 椎间盘造影用 MR 定位髓核，并向其内注射 1 ～ 2ml 水溶性对比剂使椎间盘内压力升高，从而诱发腰痛。诱发试验后，通常会注入少量的局部麻醉药以缓解疼痛。在椎间盘造影中可以进行多节段的椎间盘注射以观察患者的疼痛反应，从而可靠地定位真正导致疼痛的椎间盘节段。

椎间盘造影导致椎间盘炎的风险较低（0.17%），并且通过双针同轴技术或预防性应用抗生素可降低该风险[79]，采用双针技术同时静脉注射抗生素也可降低椎间盘炎的风险。MR 引导下椎间盘造影中更宜采用钆螯合物对比剂，一般不采用无对比剂的注射剂[6,17,80]。CT 引导下椎间盘造影评价纤维环撕裂较 MR 更为敏感。

骶髂关节疼痛是临床诊断的难点。诊断性骶髂关节阻滞通常是将 1.0 ～ 1.5ml 的局部麻醉药直接注射到骶髂关节滑膜腔内，以确保局部麻醉药完全分布在关节内，不会扩散到关节囊外的相邻结构。保守治疗无效者可注射更大剂量（3 ～ 5ml）的类固醇和局部麻醉药的混合液。治疗性骶髂关节注射对血清阴性脊柱关节病的骶髂关节炎有效，可能需要多次注射[81]。

1.5T 磁共振使骶髂关节的 MR 诊断成像与 MR 引导下骶髂关节注射能够在一次检查中完成，使之可能成为治疗骶髂关节疼痛的有效手段[82]。这种"一站式"技术有助于减少患者就医次数、减少误工时间。许多骶髂关节炎患者需要多次注射[81]，MR 引导下骶髂关节注射可以避免对盆腔的反复辐射，在这种情况下更凸显其价值。在幼年特发性关节炎和儿童骶髂关节炎的治疗中，MR 也存在类似优势。MR 引导下类固醇注射可缓解幼年特发性关节炎的炎症反应，且具有无电离辐射的优势[82]。

影像引导的选择性腰交感神经阻滞的适应证包括：复杂性局部疼痛、下肢幻肢综合征、循环功能障碍、下肢冻伤、多汗症等。麻醉药的注射可在 MR 引导下完成。神经阻滞的靶点为腰交感神经丛，位于 L_3 椎体前外侧和腰大肌内侧之间的腹膜后间隙内。由于神经支配可能存在变异，多水平注射可能效果更佳。在平扫 MR 图像上即可清晰地观察到注射过程需要注意的重要邻近结构，如主动脉、下腔静脉、输尿管，静脉注射呋塞米有助于显示输尿管。通常进针位置不会有误，但如果进针位置不准可导致输尿管坏死。术后下肢血流的改善证实了交感神经阻滞的有效性[83]。

在胰腺或其他腹部恶性肿瘤病例中，也可以行腹主动脉前神经丛和腹腔神经丛阻滞以缓解疼痛。除麻醉药外，也可注射无水酒精等神经毁损类药物[84]。因 MRI 软组织分辨率高，T_2WI 可直接显示腹腔神经丛及注射物的分布，常用 MR 引导此类注射。进行神经毁损注射时，采用 40 ～ 50ml 乙醇和利多卡因混合液，注射过程中应避免损伤腹腔干、肠系膜上动脉以及其他局部血管结构。

孤立的奇神经节为位置最低的交感神经节，由沿尾骨前方走行的交感链在骶尾关节水平中线区融合形成。奇神经节与尾骨痛或尾骨疼痛综合征有关，奇神经节阻滞可缓解此类疼痛。奇神经节阻滞的路径之一为需穿透骶尾部椎间盘的骶尾部入路。尽管只有 MR 引导时可直接显示奇神经节，X 线透视也可以用于奇神经节的阻滞，注射技术与其他神经周围和神经节阻滞技术相似。

三、颞下颌关节

颞下颌关节是滑膜关节，位于关节窝和髁状突之间的纤维软骨盘将其关节腔分为上下两部分。颞下颌关节解剖结构复杂，其关节内注射极具挑战性。尽管可以用 X 线透视和 CT 引导颞下颌关节注射，但邻近器官（如唾液腺、甲状腺、骨髓、眼睛）对电离辐射敏感，使之应用存在局限性。颞下颌关节为幼年特发性关节炎的常见受累部位，关节内注射可用于治疗儿童颞下颌关节病，还可用于成人颞下颌关节紊乱的辅助诊断。

诊断性颞下颌关节注射通过向关节内注射钆螯合对比剂显示有无关节盘穿孔、粘连。治疗性颞下颌关节注射可注射抗炎药、镇痛药、自体血制品和透明质酸等，可以选择两个滑膜间室中的任一个进行注射。进针错误可能造成严重的并发症（即神经血管损伤或误入颅中窝），因此，影像引导对于颞下颌关节注射是必不可少的。

MR 引导的颞下颌关节注射准确性高，并且无潜在的电离辐射损害。一项 MR 引导下颞下颌关节注射的研究发现，即使图像显示针位于关节内时，也未必能将对比剂注入关节腔，因此，需要实时监控注射过程[85]。

四、关节造影

与前文所述的 MR 引导下脊柱介入类似，用于关节造影的 MR 引导下关节注射相对于常规 X 线透视和 CT 引导也具有多重优势。除了避免电离辐射之外，MR 引导的关节造影还可进行"一站式"MR 关节造影。也就是说，同一台 MR 扫描仪可以用于注射针的引导定位及随后的关节造影成像，不需要额外的设备。而传统的关节造影需要先使用 X 线透视 /CT 引导穿刺及注射，然后再用 MR 进行关节造影成像。

徒手和应用 AR 导航进行髋关节和肩关节注射造影均有报道[23]，影像引导技术如前文所述。通常用 22G 磁共振兼容针进行注射，注射剂为 10ml 钆盐水溶液。MR 关节造影过程中，推荐采用 T_1WI 快速低翻转角的二维成像序列进行实时监测。MR 关节造影的时长（约 14min）与在其他成像方法引导下进行注射所需的时间是相近的。MR 关节对比剂注射完成后，可采用标准 MR 成像方案进行图像采集。

五、MR 引导的盆腔和周围神经注射

在一般人群尤其是女性人群中，盆腔痛的

发病率很高，具有深远的社会影响[86]。因其涉及泌尿科、妇科、胃肠、神经以及盆底功能障碍等多学科，临床中盆腔痛的病因常难以判断。周围神经病变和盆腔神经病变是由神经卡压、微损伤或直接损伤及术后改变所导致的一组疾病。神经阻滞可用于盆腔痛的诊断。此外，治疗性神经周围注射也可作为保守治疗、促进术后恢复的辅助手段，或用于治疗无法手术的神经病变。尽管首选超声引导进行浅表器官注射，但超声在体型较大的患者中应用受限，同时，由于声波穿透深度不足或缺乏声窗，超声无法观察深部盆腔神经。X 线透视引导可以利用骨性标志进行注射，但同样不能直接显示神经。由于软组织分辨率差，CT 引导下注射在坐骨神经之外的外周神经中应用受限。此外，透视和 CT 存在电离辐射。

MR 神经成像可直接显示神经、观察神经走行，为 MR 引导的盆腔及周围神经注射的术前规划提供了强有力的帮助[87]。在 MR 引导注射前通常会进行完整的高分辨 MR 神经成像。在注射时，应先进行局部 MR 神经成像以显示相关神经、肌肉组织走行，并设计进针路径；之后进行 MR 透视，用注射器尖端或操作者的手指确定皮肤进针点；接下来在透视下进针，并使用质子密度加权图像确认进针位置；然后进行试验性注射或者在 MR 透视下完成整个注射过程；注射完成后进行 MR 成像，以观察注射剂在靶组织及周围结构的分布情况。笔者使用的注射剂为 0.5% 罗哌卡因和 40mg/ml 曲安奈德的混合液。术后应在 0.5 ~ 1.0h 后进行疼痛评估，阻滞阳性的定义为成功实施神经阻滞后疼痛缓解超过 50%，并在麻醉药半衰期后疼痛再次出现。疼痛反应的可靠性可以通过使用相同麻醉药（重复试验确认有效性）、安慰剂（安慰剂对照）或更长效麻醉药（不同镇痛剂间的对比）进行第二次或第三次阻滞来确认。也可以对不同神经阻滞进行对照，即使用相同的麻醉药对三个不同的神经分别进行阻滞，以确定疼痛反应的

可靠性。

（一）闭孔神经

闭孔神经起自第 2 ～ 4 腰神经的后支，沿腰大肌内侧下行，至骶髂关节内侧，随后沿骨盆外侧壁走行至闭孔管内，并经闭孔从骨盆发出[88]。从闭孔发出后，闭孔神经分为前支、后支及皮支，前支支配髋关节和髋内收肌，后支支配深部髋内收肌和膝关节后部，皮支支配大腿内侧远端 2/3 的皮肤和浅表组织。

闭孔神经痛是一种以运动相关的腹股沟区、髋关节和内收肌疼痛为表现的临床综合征[89,90]。对于确定为闭孔神经所致的疼痛，手术进行神经松解疗效确切。闭孔神经阻滞阳性反应者神经松解术效果较好。闭孔神经位于闭孔管内上部，走行于闭孔内肌的上表面，准确定位闭孔神经通常需要影像引导[91]。

（二）阴部神经卡压

阴部神经在尾骨和梨状肌之间下行，从坐骨大孔的下部出骨盆[87]。从骨盆发出后，阴部神经在骶结节和骶棘韧带之间走行，靠近坐骨棘内侧并向前延伸至阴部管（Alcock 管），阴部神经终支为会阴神经和阴茎或阴蒂背神经。阴部神经的会阴支与股后侧皮神经会阴支的支配区存在重叠。

阴部神经痛的表现包括久坐后疼痛加重、无夜间加重及客观感觉障碍，诊断性阻滞在阴部神经痛的诊断中起重要作用[92]。阴部神经卡压可以发生在几个不同的位置[93]：坐骨大孔、坐骨棘及 Alcock 管，其中部分位置较易进行局部注射。坐骨大孔和坐骨棘水平的阴部神经阻滞相对较难，后者与股后侧皮神经的位置较近，如阻滞股后侧皮神经阴部分支可造成假阳性结果。阴部神经阻滞的最佳位置是在 Alcock 管内，该管为其他神经结构提供了天然屏障。如果注药过多，注射液会逆行流入坐骨大孔。

（三）股后侧皮神经

股后侧皮神经为单纯的感觉神经，其与坐骨神经和阴部神经一同经坐骨大孔下行[87]。股后侧皮神经走行在梨状肌前方，并在梨状肌下方出骨盆。股后侧皮神经沿坐骨神经外侧下行至臀大肌外侧，而阴部神经向内侧走行至阴部管内。在臀大肌的最下方，股后侧皮神经发出臀下支，在骶结节韧带止点下方发出会阴支。会阴支支配会阴的后外侧、大腿近端内侧、部分阴囊及阴唇，因此股后侧皮神经会阴支的病变产生的症状与阴部神经痛的症状相似。股后侧皮神经最终与坐骨神经分开，走行至股二头肌长头的后方。

股后侧皮神经病变可能与局部压迫、卡压、自行车车祸伤、直接创伤或腘绳肌腱损伤有关。股后侧皮神经病变的症状多样，除了会阴或臀部下外侧（即臀部神经分布区域）疼痛，通常还存在大腿后部疼痛或感觉异常[94]。选择性股后侧皮神经诊断性阻滞可用于确定其是否为疼痛的来源。大腿后部为进行该神经经皮穿刺阻滞的最佳部位，因为在更近端的位置注射可能会因阻滞坐骨神经而致判断不清。

（四）坐骨神经注射

坐骨神经是人体中最粗大的神经，在下肢后部既有皮支也有运动支。坐骨神经与阴部神经和股后侧皮神经一样，经坐骨大孔出盆腔后走行在大收肌的后方、臀大肌的前方[87]。导致坐骨神经病变的原因包括糖尿病、创伤/医源性损伤、放射治疗、子宫内膜异位症和梨状肌综合征。通过超声可以在梨状肌远端清楚地定位坐骨神经[95]，坐骨大孔水平的深部坐骨神经阻滞则需要在 MR 引导下进行。

梨状肌起自 $S_2 \sim S_4$ 椎体前面、坐骨大孔的上方及骶结节韧带，穿过坐骨大孔，止于股骨大转子。梨状肌将坐骨大孔分成上下两部分，上部有臀上神经和臀上血管走行，下部有臀下神经

及阴部内血管，以及臀下神经、阴部神经、坐骨神经和股后侧皮神经。

梨状肌综合征可累及穿经坐骨大孔下部的所有神经，是慢性盆腔疼痛综合征的重要病因[96]。可能的机制为梨状肌炎症、痉挛使局部神经受压。梨状肌形态不对称及梨状肌的解剖变异也可能与神经卡压综合征有关，然而梨状肌的形态异常也可见于无症状者。因此，坐骨神经形态、信号异常对梨状肌综合征的诊断更具有意义。

在坐骨神经周围注射麻醉药和类固醇可以缓解疼痛，常同时向梨状肌内注射类固醇、麻醉药和（或）肉毒素。对坐骨神经进行神经麻醉注射时，应注意避免引起下肢运动功能障碍。对接受坐骨神经注射的患者，应该提前告知其可能发生一过性下肢无力，在麻醉效果消退前，应该妥善安置患者。肉毒杆菌毒素 A 可抑制神经肌肉接头的乙酰胆碱释放，产生肌肉麻痹并最终导致肌肉萎缩。因此注射肉毒素能够减轻梨状肌对坐骨神经的压迫。通常肉毒素的注射量为 100 ～ 200 个单位。

（五）股外侧皮神经周围注射

股外侧皮神经是由 $L_2 \sim L_3$ 神经根发出的感觉神经，支配膝以上水平大腿前外侧的感觉[87]。股外侧皮神经穿过腰大肌并在髂肌前方斜行向下，其在髂前上棘内侧、腹股沟韧带下方出骨盆。少数患者股外侧皮神经走行于髂前上棘外侧，或者穿经腹股沟韧带[97]。

股部疼痛常见于股外侧皮神经因卡压或损伤导致的神经病变[98]，其临床表现以大腿近端前和（或）外侧疼痛为主要特征，可由微损伤、筋膜卡压或瘢痕包裹所致。股外侧皮神经全程均可能受压，最常见的卡压位置是腹股沟韧带旁，即神经出骨盆的区域。

诊断性或治疗性的股外侧皮神经阻滞可以在无影像引导的情况下进行，但由于目标区域靠近腹股沟韧带，而该区域神经走行变异较多，因此阻滞的成功率较低。超声有助于提高该区

域神经阻滞的成功率，但盆腔内阻滞最好在 MR 引导下进行。治疗性注射成功率高，可作为手术前的过渡治疗。

六、肌肉骨骼的针吸和穿刺活检

影像引导下的经皮穿刺活检，无论是借助超声、CT、X 线透视还是 MRI，都是肌肉骨骼病变诊断方法中的第一个有创步骤。CT 和 X 线透视受到电离辐射的限制，并且二者的软组织分辨率都较低，X 线透视还有组织叠加成像的问题。超声除了受软组织内气体的限制之外，其组织穿透性也较差。MR 影像引导的优势包括无电离辐射、软组织分辨率高，并且可以进行功能成像。因此，MR 引导在其他成像方法无法显示的病变或仅在 MR 图像上才能获得最佳显示的特定肿瘤区域的活检中具有重要作用[99]。许多恶性骨和软骨病变在没有对比增强的情况下显示较差，利用 MR 引导可以对有强化的病变区域进行活检。MR 空间分辨率低于 CT，因此颈椎或硬化性病变多选择 CT 引导下活检。磁共振兼容的骨活检针由相对较软的钛合金材料制成，而非不锈钢，这种细针在骨皮质穿刺时效果并不理想。MR 引导下的活检比 CT 引导下的同类操作更耗时，价格更贵，但与开放性手术相比，创伤更小，成本也更低。

前文所述的 MR 引导下神经周围和脊柱介入的操作过程同样适用于骨和软组织活检。与大多数神经周围注射不同，局部麻醉联合适度诱导镇静在可能有困难气道的儿童或成人中可以替代全麻。细针抽吸目前也常规应用于骨和软组织活检中，但有小部分病例报道针吸活检可能会造成恶性肿瘤的漏诊。

就活检技术本身而言，骨活检需要使用可高温高压灭菌的器械。利用注射器或操作者的手指来确定皮肤进针点；术野消毒后，给患者局部注射局麻药及给予适度的诱导镇静；用骨穿针逐层麻醉至骨膜；在皮肤做一个小切口，

在实时透视或间断性 MR 的引导下插入带针芯的套管针，穿透厚的骨皮质；进入髓腔后，即可以用细针吸取样本并用环钻取出骨活检样本。溶骨性病变或有明显软组织成分的病变也可使用自动或半自动软组织活检枪。

软组织活检也可以利用同轴技术完成。首先进行充分的局部麻醉和适度的诱导镇静，将同轴套管针进针至病灶外缘，然后使用自动或半自动活检枪获取病变样本。活检前或活检后可利用同轴针进行细针抽吸取样。

除了在 MR 引导下进行软组织和骨活检外，还可以在肌肉骨骼系统中进行多种经皮穿刺抽吸或引流。关节抽吸的主要指征为关节感染，由于关节感染为急症，通常在更方便的超声或 X 线透视引导下进行。X 线透视下进行关节旁结构的抽吸可能定位不准，可以尝试在 CT、超声或 MRI 引导下完成，可以在包括髋下、髂腰肌、股骨大转子、尺骨鹰嘴滑囊在内的深部及浅部滑囊炎时进行抽吸及类固醇注射。其他关节旁囊肿也可以进行抽吸治疗，如膝关节的半月板周围囊肿、肩及髋关节的唇旁囊肿，在抽吸之后，通常在影像引导下原位注射类固醇。淋巴囊肿和血肿也可以通过经皮引流的方式治疗，在抽吸后通常会注入适当的药物以加速残留组织溶解吸收并促进原位引流。神经节抽吸时需仔细操作，因为四肢内任何液体积聚都可能意味着恶性肉瘤或黏液瘤。

MRI 引导的软组织和骨活检相对于其他成像方式的重要优势是可以对活检部位进行功能成像。例如，在进行经直肠前列腺活检时，在表观弥散系数（apparent diffusion coefficient，ADC）低的区域取材，有助于活检前列腺癌恶性程度最高的区域[100]。弥散加权成像的理论基础是水分子在细胞密集、细胞膜完整、细胞外间隙（基质）少的组织中运动受限[101]。因此，在对不均质肉瘤或骨肿瘤进行活检时，阳性率最高的区域应为细胞最密集的区域而不是坏死区域，坏死区域或少细胞区域提供的组织学信

息对肿瘤的定性诊断帮助不大，还可能低估病变的恶性程度。细胞密集区弥散受限，ADC 值减低[102]，因此，在 MR 引导时用 ADC 图可能对不均质肉瘤或骨肿瘤的活检区域进行更精确的定位，但该方法的有效性目前尚未证实。MR 功能成像也可用于特定活检区域的定位，如强化最明显或动脉期强化最明显的区域，以提高活检的阳性率。未来 MR 波谱技术也可能用于引导穿刺活检，将活检区域定位于不均质肿瘤内细胞最密集的区域。

七、椎体成形术

X 线透视和 CT 是最常用于椎体成形术的影像引导技术，但二者均有电离辐射，且软组织分辨率低，对部分脊柱肿瘤性病变显示欠佳。MRI 的优势在于软组织分辨率高，且无电离辐射。借助 MR 引导，可以对透视或 CT 无法显示的肿瘤进行精确定位和治疗。尤其是在冷冻消融或射频消融等微创治疗后的椎体成形术中，MR 应用价值更高。MRI 引导可识别脊神经、脊髓和周围血管等重要的邻近结构，避免损伤。

常规的实时透视下引导及图像叠加引导技术均可以用于 MR 引导下椎体成形术，经椎弓根入路或椎旁入路均可。目前常用的骨水泥是聚甲基丙烯酸甲酯（polymethyl methacrylate，PMMA），因其缺乏自由质子，在引导椎体成形术的 MR 图像上表现为低信号。有研究者使用由生理盐水、PMMA 和钆螯合物对比剂组成的或由羟基磷灰石、PMMA 和钆螯合物组成的改良型骨水泥，使其能在 T_1WI 上呈高信号[103]。生理盐水或羟基磷灰石内有自由质子，且钆螯合物可以缩短 T_1 弛豫时间，因此在 PMMA 中添加这些成分可以显著增高骨水泥在 T_1WI 上的信号强度，但缺点是降低了骨水泥的机械强度。即使使用常规的 PMMA 骨水泥，也可以观察到骨水泥的椎体外渗漏及骨水泥椎旁静脉丛的血管内渗漏。

八、骨肿瘤的治疗应用

转移瘤是最常见的骨肿瘤。远处转移提示肿瘤晚期，总体预后不良，因此骨转移的患者很少行手术切除。全身弥漫转移的治疗首选系统性治疗，也可以采用姑息疗法，最常用的是放疗，多种经皮介入治疗也可用于弥漫骨转移，如激光、聚焦超声、射频和冷冻消融等热疗方法。由于 MRI 可以通过 MR 热成像直接评估组织温度，是热疗监测最合适的手段。由于乙醇消融肿瘤使用的是液体，目前应用较少。内含溶骨性病变或软组织成分的骨病变最易进行消融，而成骨性病变质地较硬，进行消融时需使用椎体成形术或骨活检的专用针。

尽管 MR 引导下骨介入治疗的入路与进行骨活检的入路相似，但 MR 引导的经皮骨介入治疗并未广泛开展。该方法可以缓解或治愈骨肿瘤。肿瘤消融方法包括利用化学、热效应或物理手段破坏肿瘤细胞。肿瘤的热疗手段包括冷冻技术，如冷冻消融，以及高温技术，如微波、射频、激光或聚焦超声[104]，其中聚焦超声、冷冻消融和激光消融最适合应用 MR 进行影像引导。

聚焦超声利用体外超声探头毁损组织，是一种真正的无创技术。骨组织声能吸收率高，在聚焦超声作用下骨和骨膜温度明显升高。聚焦超声可能在加热过程中破坏了骨膜神经，从而缓解患者疼痛。该技术在骨转移瘤疼痛治疗中取得了初步的成效。并发症包括皮肤烧伤和其他与升温有关的软组织损伤。

在进行介入操作之前，应详细规划介入治疗过程，包括评估周围神经、血管结构，以及邻近肠管和泌尿生殖结构。在热疗过程中，应在导管旁安装盐水或气体注入设备以提供热保护。骨转移姑息性消融的治疗区域通常为肿瘤 - 骨交界区。少数情况下需要通过消融控制局部病灶，此时消融范围不仅要涵盖肿瘤，还应超出肿瘤边界，应注意避免损伤邻近重要结构。

与转移瘤不同，多数原发骨肿瘤采取手术

治疗，然而一些局灶性良性骨肿瘤如骨样骨瘤和骨母细胞瘤常用消融治疗。单纯骨囊肿也可通过刮除、类固醇注射、骨髓注射等手段进行治疗，理论上均可以通过经皮介入实现。MR 引导下骨样骨瘤消融术的疗效与其他治疗方法类似[105,106]。

冷冻消融是一种在影像引导下将冷冻探头放入肿瘤内进行的微创治疗技术。根据焦耳 - 汤姆森原理，探针尖释放高压氩气使组织冷冻，再通过氦气快速解冻使组织融化，从而实现组织冷冻消融[107]，通常需要进行若干冻融循环（通常至少 2 次）。在 CT 引导下，冷冻消融形成的冰球与消融组织密度接近，但 MR 图像上，缺乏自由质子的冰球表现为低信号，与周围组织分界清晰。在冷冻消融过程中，可以使用多根冷冻消融探针来"构建"冰球，尤其是病灶较大时。用该方法治疗软组织和骨肿瘤，其疼痛缓解效果令人满意，相关并发症发生率也较低。

激光消融通过微创经皮穿刺将红外或近红外光纤置于靶组织内，使组织内升温、坏死。该技术使用的光纤具有 MR 兼容性，并能够插入 18G 套管针内。在骨消融时，光纤可以在引导针到达骨病变后进行消融，使用同轴的冷却系统可以进行更大范围的消融。MRI 可以实时监测激光消融产生的热效应。激光消融可用于骨样骨瘤和其他骨肿瘤的治疗。

在 MR 引导下同样可以治疗其他肌肉骨骼病变。单纯骨囊肿、动脉瘤样骨囊肿和创伤后骨囊肿等骨囊性病变虽然可以通过机械性刮除进行治疗，但也可以通过经皮介入进行微创治疗。使用液体硬化剂进行治疗者，应在 MR 透视下完成引导注射——MRI 可以靶向定位病灶，透视用于实时监测注射，避免注入血管。硬化剂也可以用于治疗动脉瘤样骨囊肿，常用试剂包括无水乙醇和聚多卡醇。

成人不稳定的骨软骨损伤多进行手术治疗。儿童患者常首选保守治疗，保守治疗无效者才选择手术治疗。如果病变部位表面软骨完整，

可以在 MRI 引导下进行经皮逆行钻孔治疗。类似的，骨缺血坏死也可以采用髓芯减压术治疗。在处理 Ficat 1 期或 2 期的小病灶时，MRI 可用于确定最佳治疗靶点（即骨髓水肿最明显的病灶），并可引导向坏死病灶钻孔减压。通常使用 3mm 钻头。

介入磁共振成像在肌肉骨骼系统中具有广泛的应用前景。术中 MRI 通常用于神经外科领域，但也可以在肌肉骨骼成像和介入中发挥重要作用。与乳腺 MR 引导下的穿刺类似，MRI 引导可以良好地显示肉眼观察不清的骨病变。在 MR 引导下，可在术前或术中规划手术路径。术中 MR 引导的小儿骺板骨桥切除术最近已有报道[108]。

九、总结

MR 引导的介入操作在骨肌领域的临床应用仍处于初始阶段。MR 引导介入手术的主要优点是无电离辐射相关危害，软组织分辨率高，并可在成像过程中获得温度等功能参数。未来 MR 引导介入在骨肌系统具有更大的发展空间。MRI 可以发现早期软骨病变，从而可用于早期软骨病变的治疗，如靶向注射再生因子等。目前，在关节镜下或开放性外科手术中进行的软骨修复和微骨折修复术，理论上均可以在 MR 引导下完成。骨肌专业的放射科医师、介入放射科医师、骨科医师和风湿科医师需保持多学科合作，共同引领这一令人兴奋领域的未来。

参考文献

［1］ Fritz J, Pereira PL. MR-Guided pain therapy: Principles and clinical applications. Rofo 2007;179:914–24.

［2］ Carrino JA, Blanco R. Magnetic resonance—Guided musculoskeletal interventional radiology. Semin Musculoskelet Radiol 2006;10:159–74.

［3］ Pereira PL, Gunaydin I, Trubenbach J et al. Interventional MR imaging for injection of sacroiliac joints in patients with sacroiliitis. AJR Am J Roentgenol 2000;175:265–6.

［4］Lewin JS, Petersilge CA, Hatem SF et al. Interactive MR imaging-guided biopsy and aspiration with a modified clinical C-arm system. AJR Am J Roentgenol 1998;170: 1593–601.

［5］Fritz J, Niemeyer T, Clasen S et al. Management of chronic low back pain: Rationales, principles, and targets of imaging-guided spinal injections. Radio Graphics 2007;27:1751–71.

［6］Sequeiros RB, Klemola R, Ojala R, Jyrkinen L, Vaara T, Tervonen O. Percutaneous MR-guided discography in a low-field system using optical instrument tracking: A feasibility study. J Magn Reson Imaging 2003;17:214–9.

［7］Smith KA, Carrino J. MRI-guided interventions of the musculoskeletal system. J Magn Reson Imaging 2008;27:339–46.

［8］Graf H, Lauer UA, Klemm T, Schnieder L, Schick F. Artifacts in MRT caused by instruments and implants. Z Med Phys 2003;13:165–70.

［9］Kanal E, Borgstede JP, Barkovich AJ et al. American College of Radiology White Paper on MR Safety: 2004 update and revisions. AJR Am J Roentgenol 2004;182:1111–4.

［10］Fritz J, Konig CW, Gunaydin I et al. Magnetic resonance imaging—Guided corticosteroid-infiltration of the sacroiliac joints: Pain therapy of sacroiliitis in patients with ankylosing spondylitis. Rofo 2005;177:555–63.

［11］Dempsey MF, Condon B, Hadley DM. Investigation of the factors responsible for burns during MRI. J Magn Reson Imaging 2001;13:627–31.

［12］Shellock FG, Crues JV. MR procedures: Biologic effects, safety, and patient care. Radiology 2004;232:635–52.

［13］Lewin JS, Duerk JL, Jain VR, Petersilge CA, Chao CP, Haaga JR. Needle localization in MR-guided biopsy and aspiration: Effects of field strength, sequence design, and magnetic field orientation. AJR Am J Roentgenol 1996;166:1337–45.

［14］Lufkin R, Teresi L, Chiu L, Hanafee W. A technique for MR-guided needle placement. AJR Am J Roentgenol 1988;151:193–6.

［15］Ludeke KM, Roschmann P, Tischler R. Susceptibility artefacts in NMR imaging. Magn Reson Imaging 1985;3:329–43.

［16］Artner J, Cakir B, Reichel H, Lattig F. Radiation dose reduction in CT-guided sacroiliac joint injections to levels of pulsed fluoroscopy: A comparative study with technical considerations. J Pain Res 2012;5:265–9.

［17］Streitparth F, Hartwig T, Schnackenburg B et al. MR-guided discography using an open 1 Tesla MRI system. Eur Radiol 2011;21:1043–9.

［18］Tsao J, Kozerke S. MRI temporal acceleration techniques. J Magn Reson Imaging 2012;36:543–60.

［19］Streitparth F, Walter T, Wonneberger U et al. Imageguided spinal injection procedures in open high-field MRI with vertical field orientation: Feasibility and technical features. Eur Radiol 2010;20:395–403.

［20］Ojala R, Vahala E, Karppinen J et al. Nerve root infiltration of the first sacral root with MRI guidance. J Magn Reson Imaging 2000;12:556–61.

［21］Sequeiros RB, Ojala RO, Klemola R, Vaara TJ, Jyrkinen L, Tervonen OA. MRI-guided periradicular nerve root infiltration therapy in low-field (0.23-T) MRI system using optical instrument tracking. Eur Radiol 2002;12:1331–7.

［22］Fritz J, Bizzell C, Kathuria S et al. High-resolution magnetic resonance-guided posterior femoral cutaneous nerve blocks. Skeletal Radiol 2013;42:579–86.

［23］Fritz J, U-Thainual P, Ungi T et al. Augmented reality visualization with use of image overlay technology for MR imaging-guided interventions: Assessment of performance in cadaveric shoulder and hip arthrography at 1.5 T. Radiology 2012;265:254–9.

［24］Shetty SK, Nelson EN, Lawrimore TM, Palmer WE. Use of gadolinium chelate to confirm epidural needle placement in patients with an iodinated contrast reaction. Skeletal Radiol 2007;36:301–7.

［25］Moche M, Trampel R, Kahn T, Busse H. Navigation concepts for MR image-guided interventions. J Magn Reson Imaging 2008;27:276–91.

［26］Fichtinger G, Deguet A, Fischer G et al. Image overlay for CT-guided needle insertions. Comput Aided Surg 2005;10:241–55.

［27］Jaramaz B, Eckman K. Virtual reality simulation of fluoroscopic navigation. Clin Orthop Relat Res 2006;442:30–4.

［28］Fritz J, U-Thainual, Ungi T et al. Augmented reality visualization with image overlay for MRI-guided intervention: Accuracy for lumbar spinal procedures with a 1.5-T MRI system. AJR Am J Roentgenol 2012;198:W266–73.

［29］Fritz J, U-Thainual, Ungi T et al. Augmented reality visualization using image overlay technology for MR-guided interventions: Cadaveric bone biopsy at 1.5 T. Invest Radiol 2013;48:464–70.

［30］Hall WA, Galicich W, Bergman T, Truwit CL. 3-Tesla intraoperative MR imaging for neurosurgery. J Neurooncol 2006;77:297–303.

［31］Truwit CL, Hall WA. Intraoperative magnetic resonance imaging-guided neurosurgery at 3-T. Neurosurgery 2006;58:ONS-338–45. discussion ONS-45–6.

［32］Springer F, Martirosian P, Boss A, Claussen CD, Schick F. Current problems and future opportunities of abdominal magnetic resonance imaging at higher field strengths. Top Magn Reson Imaging 2010;21:141–8.

［33］Machann J, Schlemmer HP, Schick F. Technical challenges and opportunities of whole-body magnetic resonance imaging at 3T. Phys Med 2008;24:63–70.

［34］Kornaat PR, Reeder SB, Koo S et al. MR imaging of articular cartilage at 1.5. and 3.0T: Comparison of SPGR and SSFP sequences. Osteoarthr Cartilage 2005;13:338–44.

［35］Thomas C, Wojtczyk H, Rempp H et al. Carbon fibre and nitinol needles for MRI-guided interventions: First in vitro and in vivo application. Eur J Radiol 2011; 79:353–8.

［36］Schaefers G, Melzer A. Testing methods for MR safety and compatibility of medical devices. Minim Invasive Ther Allied Technol 2006;15:71–5.

［37］Maurer MH, Schreiter N, de Bucourt M et al. Cost comparison of nerve root infiltration of the lumbar spine under MRI and CT guidance. Eur Radiol 2013;23:1487–94.

［38］Alanen J, Keski-Nisula L, Blanco-Sequeiros R, Tervonen O. Cost comparison analysis of low-field (0.2. T) MRI and CT-guided bone biopsies. Eur Radiol 2004;14:123–8.

［39］Frymoyer JW, Cats-Baril WL. An overview of the incidences and costs of low back pain. Orthop Clin N Am 1991;22:263–71.

［40］Guo HR, Tanaka S, Halperin WE, Cameron LL. Back pain prevalence in US industry and estimates of lost workdays. Am J Public Health 1999;89:1029–35.

［41］Brant-Zawadzki MN, Dennis SC, Gade GF, Weinstein MP. Low back pain. Radiology 2000;217:321–30.

［42］Van den Hoogen HM, Koes BW, van Eijk JT, Bouter LM. On the accuracy of history, physical examination, and erythrocyte sedimentation rate in diagnosing low back pain in general practice. A criteria-based review of the literature. Spine (Phila Pa 1976. 1995;20:318–27.

［43］Van den Hoogen HJ, Koes BW, Deville W, van Eijk JT, Bouter LM. The prognosis of low back pain in general practice. Spine (Phila Pa 1976) 1997;22:1515–21.

［44］Andersson GB. Epidemiological features of chronic lowback pain. Lancet 1999;354:581–5.

［45］Manchikanti L, Singh V, Pampati V, Beyer CD, Damron KS. Evaluation of the prevalence of facet joint pain in chronic thoracic pain. Pain Physician 2002;5:354–9.

［46］Jarvik JG, Deyo RA. Diagnostic evaluation of low back pain with emphasis on imaging. Ann Intern Med 2002;137:586–97.

［47］Frymoyer JW. Back pain and sciatica. N Engl J Med 1988;318:291–300.

［48］Bogduk N. International Spinal Injection Society guidelines for the performance of spinal injection procedures. Part 1. Zygapophysial joint blocks. Clin J Pain 1997;13:285–302.

［49］Fortin JD, Aprill CN, Ponthieux B, Pier J. Sacroiliac joint: Pain referral maps upon applying a new injection/ arthrography technique. Part II: Clinical evaluation. Spine (Phila Pa 1976)1994;19:1483–9.

［50］Fortin JD, Dwyer AP, West S, Pier J. Sacroiliac joint: Pain referral maps upon applying a new injection/ arthrography technique. Part I: Asymptomatic volunteers. Spine (Phila Pa 1976)1994;19:1475–82.

［51］Slipman CW, Sterenfeld EB, Chou LH, Herzog R, Vresilovic E. The value of radionuclide imaging in the diagnosis of sacroiliac joint syndrome. Spine (Phila Pa 1976)1996;21:2251–4.

［52］Gangi A, Dietemann JL, Mortazavi R, Pfleger D, Kauff C, Roy C. CT-guided interventional procedures for pain management in the lumbosacral spine. Radio Graphics 1998;18:621–33.

［53］Gilula LA, Lander P. Management of spinal pain with imaging-guided injection. Radio Graphics 2003;23:189–90; author reply 90–1.

［54］Parra DA, Chan M, Krishnamurthy G et al. Use and accuracy of US guidance for image-guided injections of the temporomandibular joints in children with arthritis. Pediatr Radiol 2010;40:1498–504.

［55］Pekkafahli MZ, Kiralp MZ, Basekim CC et al. Sacroiliac joint injections performed with sonographic guidance. J Ultrasound Med 2003;22:553–9.

［56］Pearce MS, Salotti JA, Little MP et al. Radiation exposure from CT scans in childhood and subsequent risk of leukaemia and brain tumours: A retrospective cohort study. Lancet 2012;380:499–505.

［57］Nussbaum RH. The linear no-threshold dose-effect relation: Is it relevant to radiation protection regulation? Med Phys 1998;25:291–9. discussion 300.

［58］Health Physics Society. The linear no-threshold model: Is it still valid for the prediction of dose-effects and risks from low level radiation exposure? Proceedings of a conference to honor Victor Bond in his 75th year. November 1994. Health Phys 1996;70:775–882.

［59］Brenner DJ, Hall EJ. Cancer risks from CT scans: Now we have data, what next? Radiology 2012;265:330–1.

［60］Artner J, Lattig F, Reichel H, Cakir B. Effective dose of CT-guided epidural and periradicular jnjections of the lumbar spine: A retrospective study. Open Orthop J 2012;6:357–61.

［61］Hirsch C, Ingelmark BE, Miller M. The anatomical basis for low back pain. Studies on the presence of sensory nerve endings in ligamentous, capsular and intervertebral disc structures in the human lumbar spine. Acta Orthop Scand 1963;33:1–17.

［62］Bogduk N. Evidence-informed management of chronic low back pain with facet injections and radiofrequency neurotomy. Spine J 2008;8:56–64.

［63］Cohen SP, Hurley RW. The ability of diagnostic spinal injections to predict surgical outcomes. Anesth Analg 2007;105:1756–75)table of contents.

［64］Marks RC, Houston T, Thulbourne T. Facet joint injection and facet nerve block: A randomised comparison in 86.patients with chronic low back pain. Pain 1992;49:325–8.

［65］Fritz J, Clasen S, Boss A et al. Real-time MR fluoroscopy-navigated lumbar facet joint injections: Feasibility and technical properties. Eur Radiol 2008;18:1513–8.

［66］Fritz J, Thomas C, Clasen S, Claussen CD, Lewin JS, Pereira PL. Freehand real-time MRI-guided lumbar spinal injection procedures at 1.5 T: Feasibility, accuracy, and safety. AJR Am J Roentgenol 2009;192:W161–7.

［67］Boos N, Rieder R, Schade V, Spratt KF, Semmer N, Aebi M. 1995 Volvo Award in clinical sciences. The diagnostic accuracy of magnetic resonance imaging, work perception, and psychosocial factors in identifying symptomatic disc herniations. Spine (Phila Pa 1976) 1995;20:2613–25.

［68］Mulleman D, Mammou S, Griffoul I, Watier H, Goupille P. Pathophysiology of disk-related low back pain and sciatica. II. Evidence supporting treatment with TNF-alpha antagonists. Joint Bone Spine 2006;73:270–7.

［69］North RB, Kidd DH, Zahurak M, Piantadosi S. Specificity of diagnostic nerve blocks: A prospective, randomized study of sciatica due to lumbosacral spine disease. Pain 1996;65:77–85.

［70］Vad VB, Bhat AL, Lutz GE, Cammisa F. Transforaminal epidural steroid injections in lumbosacral radiculopathy: A prospective randomized study. Spine (Phila Pa 1976) 2002;27:11–6.

［71］Furman MB, O'Brien EM, Zgleszewski TM. Incidence of intravascular penetration in transforaminal lumbosacral epidural steroid injections. Spine (Phila Pa 1976) 2000;25:2628–32.

［72］Lee CJ, Kim YC, Shin JH et al. Intravascular injection in lumbar medial branch block: A prospective evaluation of 1433 injections. Anesth Analg 2008;106:1274–8. table of contents.

［73］Goodman BS, Lincoln CE, Deshpande KK, Poczatek RB, Lander PH, Devivo MJ. Incidence of intravascular uptake during fluoroscopically guided lumbar disc injections: A prospective observational study. Pain Physician 2005;8:263–6.

［74］Jones RL, Landers MH. Has rare case of paraplegia complicating a lumbar epidural infiltration been reported? Ann Phys Rehabil Med 2011;54:270.

［75］Thefenne L, Dubecq C, Zing E et al. A rare case of paraplegia complicating a lumbar epidural infiltration. Ann Phys Rehabil Med 2010;53:575–83.

［76］Manchikanti L, Singh V, Pampati V et al. Evaluation of the relative contributions of various structures in chronic low back pain. Pain Physician 2001;4:308–16.

［77］Hurri H, Karppinen J. Discogenic pain. Pain 2004; 112:225–8.

［78］Aprill C, Bogduk N. High-intensity zone: A diagnostic sign of painful lumbar disc on magnetic resonance imaging. Br J Radiol 1992;65:361–9.

［79］Sharma SK, Jones JO, Zeballos PP, Irwin SA, Martin TW. The prevention of discitis during discography. Spine J 2009;9:936–43.

［80］Sequeiros RB, Niinimaki J, Ojala R et al. Magnetic resonance imaging-guided diskography and diagnostic lumbar 0.23T MRI: An assessment study. Acta Radiol 2006;47:272–80.

［81］Gunaydin I, Pereira PL, Fritz J, Konig C, Kotter I. Magnetic resonance imaging guided corticosteroid injection of sacroiliac joints in patients with spondylarthropathy. Are multiple injections more beneficial? Rheumatol Int 2006;26:396–400.

［82］Fritz J, Tzaribachev N, Thomas C et al. Evaluation of MR imaging guided steroid injection of the sacroiliac joints for the treatment of children with refractory enthesitisrelated arthritis. Eur Radiol 2011;21:1050–7.

［83］Sze DY, Mackey SC. MR guidance of sympathetic nerve blockade: Measurement of vasomotor response initial experience in seven patients. Radiology 2002;223:574–80.

［84］Eisenberg E, Carr DB, Chalmers TC. Neurolytic celiac plexus block for treatment of cancer pain: A meta-analysis. Anesth Analg 1995;80:290–5.

［85］Fritz J, Pereira PL, Lewin JS. Temporomandibular joint injections: Interventional MR imaging demonstrates anatomical landmark approach to be inaccurate when compared to direct visualization of the injectant. Pediatr Radiol 2010;40:1964–5. author reply 6–7.

［86］Fritz J, Chhabra A, Wang KC, Carrino JA. Magnetic resonance neurography-guided nerve blocks for the diagnosis and treatment of chronic pelvic pain syndrome. Neuroimaging Clin N Am 2014;24:211–34.

［87］Chhabra A, Lee PP, Bizzell C, Soldatos T. 3 Tesla MR neurography—Technique, interpretation, and pitfalls. Skeletal Radiol 2011;40:1249–60.

［88］Soldatos T, Andreisek G, Thawait GK et al. Highresolution 3-T MR neurography of the lumbosacral plexus. Radio Graphics 2013;33:967–87.

［89］Sorenson EJ, Chen JJ, Daube JR. Obturator neuropathy: Causes and outcome. Muscle Nerve 2002;25:605–7.

［90］Brukner P, Bradshaw C, McCrory P. Obturator neuropathy: A cause of exercise-related groin pain. Phys Sportsmed 1999;27:62–73.

［91］Wassef MR. Interadductor approach to obturator nerve blockade for spastic conditions of adductor thigh muscles. Reg Anesth 1993;18:13–7.

［92］Labat JJ, Riant T, Robert R, Amarenco G, Lefaucheur JP, Rigaud J. Diagnostic criteria for pudendal neuralgia by pudendal nerve entrapment (Nantes criteria). Neurourol Urodyn 2008;27:306–10.

［93］Stav K, Dwyer PL, Roberts L. Pudendal neuralgia. Fact or fiction? Obstet Gynecol Surv 2009;64:190–9.

［94］Darnis B, Robert R, Labat JJ et al. Perineal pain and inferior cluneal nerves: Anatomy and surgery. Surg Radiol Anat 2008;30:177–83.

［95］Gelfand HJ, Ouanes JP, Lesley MR et al. Analgesic efficacy of ultrasound-guided regional anesthesia: A metaanalysis. J Clin Anesth 2011;23:90–6.

［96］Douglas S. Sciatic pain and piriformis syndrome. Nurse Pract 1997;22:166–8. 70. 7. passim.

［97］Ray B, D'Souza AS, Kumar B et al. Variations in the course and microanatomical study of the lateral femoral cutaneous nerve and its clinical importance. Clin Anat 2010;23:978–84.

［98］Stevens H. Meralgia paresthetica. AMA Arch Neurol Psychiatry 1957;77:557–74.

［99］Kerimaa P, Marttila A, Hyvonen P et al. MRI-guided biopsy and fine needle aspiration biopsy (FNAB) in the diagnosis of musculoskeletal lesions. Eur J Radiol 2013; 82:2328–33.

［100］Chen YJ, Pu YS, Chueh SC, Shun CT, Chu WC, Tseng WY. Diffusion MRI predicts transrectal ultrasound biopsy results in prostate cancer detection. J Magn Reson Imaging 2011;33:356–63.

［101］Malayeri AA, El Khouli RH, Zaheer A et al. Principles and applications of diffusion-weighted imaging in cancer detection, staging, and treatment follow-up. Radio Graphics 2011;31:1773–91.

［102］ Subhawong TK, Durand DJ, Thawait GK, Jacobs MA, Fayad LM. Characterization of soft tissue masses: Can quantitative diffusion weighted imaging reliably distinguish cysts from solid masses? Skeletal Radiol 2013;42:1583–92.

［103］ Bail HJ, Sattig C, Tsitsilonis S, Papanikolaou I, Teichgraber UK, Wichlas F. Signal-inducing bone cements for MRIguided spinal cementoplasty: Evaluation of contrastagent- based polymethylmethacrylate cements. Skeletal Radiol 2012;41:651–7.

［104］ Goetz MP, Callstrom MR, Charboneau JW et al. Percutaneous image-guided radiofrequency ablation of painful metastases involving bone: A multicenter study. J Clin Oncol 2004;22:300–6.

［105］ Fuchs S, Gebauer B, Stelter L et al. Postinterventional MRI findings following MRI-guided laser ablation of osteoid osteoma. Eur J Radiol 2014;83:696–702.

［106］ Ronkainen J, Blanco Sequeiros R, Tervonen O. Cost comparison of low-field (0.23T) MRI-guided laser ablation and surgery in the treatment of osteoid osteoma. Eur Radiol 2006;16:2858–65.

［107］ Bickels J, Kollender Y, Merimsky O, Isaakov J, Petyan-Brand R, Meller I. Closed argon-based cryoablation of bone tumours. J Bone Joint Surg Br 2004;86:714–8.

［108］ Blanco Sequeiros R, Vahasarja V, Ojala R. Magnetic resonance-guided growth plate bone bridge resection at 0.23 Tesla: Report of a novel technique. Acta Radiol 2008; 49:668–72.

Chapter 16
磁共振淋巴成像

MR of the Lymphatics

Alberto Alonso-Burgos, Emilio García Tutor,
Teresa Pérez de la Fuente, Ángeles Franco
López，著

韩思圆，译　李春媚、陈敏，校

目录　CONTENTS

16

淋巴管系统是脉管系统非常特殊的组成部分，它在维持细胞间液平衡、吸收每餐摄入的脂肪和免疫反应等方面起着重要的作用。

淋巴水肿是一种不断进展的病理状态，此时淋巴系统内充满富含蛋白质的液体，随后炎症、脂肪组织肥大及纤维化接踵而来。淋巴水肿是一种难以治疗的疾病，发病率高，会引起患者生理上和心理上的极大不适。此外，淋巴水肿通常不能被正确的诊断和治疗，这加重了患者对自己长期虚弱状态的沮丧感。然而，在疾病诊断和管理领域，多项新突破正在大大改善患者的医疗现状。

保守治疗是该病的主要治疗方法，大部分患者不做手术就可以得到适当的病情管理。因此，手术治疗只在物理治疗被认定无效时使用。淋巴管显微外科技术的发展引发了对于一种简单、安全显像工具的需求，这种显像工具可以在术前评估淋巴管系统的状态，在术后可以评价治疗效果。磁共振淋巴管造影（magnetic resonance lymphangiography, MRL）是一种基于此目的的安全而准确的诊断成像方式。

一、淋巴管系统

一旦血液成分从微血管内游离出来，即成为细胞间液，细胞间液进入初级淋巴管即称为淋巴液（图 16-1）。淋巴管系统有着重要的生理功能。

- 通过从组织间隙吸收水和大分子物质来维持流体的动态平衡。
- 能从小肠中摄取饮食中的脂质和维生素，可以成为免疫细胞的非常规通道。

淋巴系统可以大致分为淋巴管系统和淋巴组织。

- 淋巴管系统内流动着淋巴液，包括毛细淋巴管、淋巴管和左、右胸导管等管状结构。本章的目的在于研究淋巴管系统。
- 淋巴组织由陷入结缔组织的淋巴细胞及白细胞组成，主要参与免疫应答，淋巴

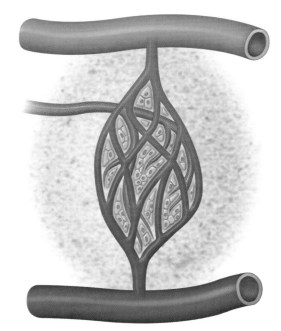

▲ 图 16-1　第 3 空间示意图
一旦血液成分从微血管（红和蓝）内游离出来，即称为细胞间液,细胞间液进入淋巴管系统的初级淋巴管（绿），即称为淋巴液

从淋巴组织中通过。

淋巴结和淋巴引流根据身体组织分布，分为体内和体外。因此，头部、四肢及体腔壁淋巴回流遵循体外路径，胸部、腹部和盆腔的淋巴回流遵循体内路线。最后，淋巴管注入淋巴导管，淋巴导管汇入一侧锁骨下静脉（在锁骨下静脉和颈内静脉连接处附近）（图 16-2）。

淋巴运输机制

深部淋巴管收集来自筋膜、肌肉、关节、韧带、骨膜及骨的淋巴液，深部淋巴管与深静脉于四肢伴行（图 16-3）。尽管单向连接存在于腘窝、腹股沟区、直肠前方及腋窝的淋巴结形成相互联系的链条，但是体表浅淋巴管与深淋巴管通常各自独立工作。这些联结可能在正常情况下不起作用，但是，在淋巴水肿情况下，作为浅表淋巴管系统减压手段，淋巴液将从浅表淋巴管通过孔洞反流至深淋巴管系统。

淋巴管的瓣膜包括两个半月形的瓣叶（图 16-3 和图 16-4）。瓣膜上游的淋巴高压促使瓣膜

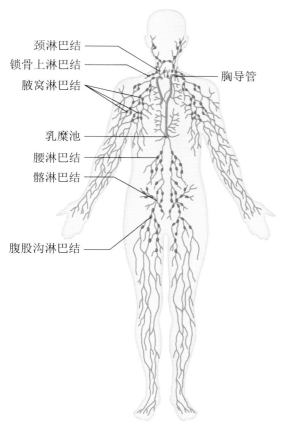

▲ 图 16-2 淋巴系统示意图
淋巴管系统是一个线样系统，外周末梢组织中的毛细淋巴管引流淋巴液并运输淋巴液在胸导管或右淋巴导管末端通过淋巴管 - 血液联合回流到血液循环系统的锁骨下静脉

开放使得淋巴液流动，淋巴液的反向流动使得两片瓣叶相互挤压从而关闭瓣膜。因此，瓣膜的打开和关闭取决于淋巴管内淋巴液压力周期性的变化。由周围组织挤压而形成的淋巴管的收缩和扩张以及平滑肌细胞自发相位收缩引起自发泵力调节淋巴液的推进。

所有的淋巴导管通过汇入锁骨下静脉将淋巴液汇入血液循环（图 16-2）。然而，淋巴水肿所引起的淋巴回流紊乱几乎全发生在浅淋巴管，不累及深淋巴管。因此，外科手术治疗淋巴水肿的重点在浅淋巴系统。

二、淋巴水肿

淋巴水肿由功能不全的淋巴系统造成，其

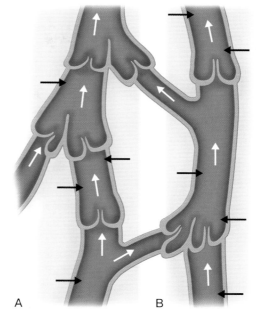

▲ 图 16-3 淋巴管系统基础结构示意图
体表浅淋巴管系统（A）和深淋巴管系统（B）之间可以看到单向阀门互相连接。组织间液进入淋巴管成为淋巴液（黑箭），淋巴液流动方向如图（白箭）所示

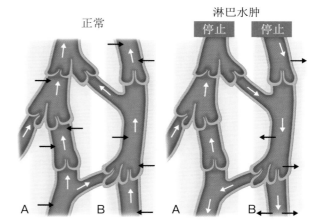

▲ 图 16-4 正常淋巴回流在深淋巴管（A）和浅淋巴管（B）相互连通
淋巴结的获得性梗阻或局部淋巴管的破坏中任一种情况会使组织中富含蛋白质的淋巴液无法顺利回流，导致细胞间质水肿，以及受影响的区域组织肿胀

阻碍或减少淋巴液的回流（图 16-4）。病因学将淋巴水肿分为原发性和继发性两种，但这种分类并不影响治疗的选择。

（一）分类

1. 原发性淋巴水肿 人类脉管发育过程中

产生的一些缺陷导致了淋巴水肿综合征和一些稀少但是严重的疾病（表 16-1 和表 16-2），在这些疾病中，淋巴管异常是主要原因，几乎全部累及下肢，都由先天性异常导致。

表 16-1　淋巴水肿作为原发表现的综合征

	遗　传	主要表现
遗传性淋巴水肿Ⅰ A 型（Milroy 病）	低外显率的 AD	先天性淋巴水肿，淋巴管发育不全引起的乳糜腹水
遗传性淋巴水肿Ⅰ B 型	低外显率的 AD	下肢淋巴水肿，淋巴管缺陷的性质未知
遗传性淋巴水肿Ⅰ C 型	AD	肢体淋巴水肿，发病年龄 1 — 15 岁，淋巴管缺陷的性质未知
遗传性淋巴水肿Ⅱ型（Meige 病）	未知	青春期发病，淋巴水肿，淋巴管缺陷的性质未知

AD. 常染色体显性遗传病

表 16-2　淋巴水肿作为持续特征的综合征

	遗　传	主要表现
无汗性外胚层发育缺陷伴随免疫缺陷、骨硬化症及淋巴水肿	X 染色体隐性遗传	严重感染，骨硬化症，淋巴管缺陷的性质未知
胆汁淤积 - 淋巴水肿综合征（Aagenaes 综合征）	AR	严重新生儿胆汁淤积，新生儿或儿童发病，由淋巴管发育不全引起的淋巴水肿
Hennekam 综合征（淋巴管扩张 - 淋巴水肿综合征）	AR	肢体淋巴水肿，小肠淋巴管扩张症，智力低下，面部异常
HLT（hypotri-ochosis-lymphedema-telangiectasia）综合征	AD	脱发，血管扩张，淋巴水肿，淋巴管缺陷的性质未知
淋巴水肿，小头畸形，脉络膜视网膜病变	AD	先天性小头畸形和淋巴水肿，淋巴管缺陷的性质未知
淋巴水肿 - 鼻后孔闭锁综合征	AR	鼻道闭锁（鼻后孔闭锁），发生于 4 — 5 岁儿童的小腿淋巴水肿，淋巴管缺陷的性质未知
淋巴水肿 - 双睫综合征，黄甲综合征	AD	迟发性下肢淋巴水肿和 Meibomian 腺体化生（双睫），功能欠佳的淋巴管致淋巴回流受损
Mullerian 衍生的持续状态合并淋巴水肿和轴后性多指畸形（Urioste 综合征）	AR?	肠道和肺脏的淋巴管扩张症，蛋白丢失性肠病，多指畸形，Mullerian 管残余
肺先天性淋巴管扩张症	未知	先天性淋巴管扩张症，皮下水肿，非免疫性水肿，乳糜胸

AD. 常染色体显性遗传病；AR. 常染色体隐性遗传病

在淋巴系统中，虽然这些缺陷有时直到晚期才能成为客观的证据，当触发事件发生或病情恶化导致淋巴运输总量超过间质液体的容量时，患者不能维持正常的淋巴回流。

2. 继发性淋巴水肿　继发性淋巴水肿是由淋巴系统获得性缺陷引起的，通常与肥胖、感染、肿瘤、创伤和治疗方式有关。

- 丝虫病：在世界范围内，继发性淋巴水肿最常见的原因是丝虫病。通常发生在世界各地的发展中国家，这种感染会导致肢体永久性的淋巴水肿。

- 恶性肿瘤和癌症的治疗：在工业界，继

发性淋巴水肿最常见的原因是恶性肿瘤及其治疗。这意味着该病可以由转移瘤、原发性淋巴瘤或继发于激进的淋巴结清扫和切除所致的淋巴管梗阻造成。尽管人们通常认为淋巴管可以在手术横断后再生，当该区域同时结合放疗时，由于该组织瘢痕和纤维化的形成，淋巴水肿的风险提高了。最常出现淋巴水肿的区域是乳腺切除术及乳腺癌根治术后的腋下，也可出现于盆腔、主动脉旁、颈淋巴结周围区域。也可出现于其他肿瘤性病变：霍奇金淋巴瘤、转移性前列腺癌、宫颈癌、乳腺癌和黑色素瘤等。

- 其他原因：淋巴水肿也与下列病因相关，如外伤、静脉曲张手术、充血性心力衰竭、门脉高压、外周血管手术、脂肪切除术、烧伤、烧伤瘢痕切除、昆虫咬伤和外在压力等。

（二）临床表现

淋巴水肿的临床表现继发于皮下水肿性液体和脂肪组织的堆积（图 16-5）。国际淋巴学会制订的淋巴水肿的临床分级如下。

- 0 级：潜在或亚临床状态，尽管淋巴回流已经受损，但水肿没有明显证据，在水肿出现（Ⅰ～Ⅲ级）之前这种状态可持续数月或数年。
- Ⅰ级：水肿出现的早期，蛋白质含量相对较高（与静脉性水肿比较），肢体抬高可消退，可能有凹陷性水肿。
- Ⅱ级：组织纤维化逐渐进展凹陷性水肿可出现或消失。单纯肢体抬高几乎不减轻肢体肿胀。
- Ⅲ级：淋巴滞留性象皮肿，凹陷性水肿消失，营养性皮肤改变 (如棘皮病、脂肪沉积和疣状赘肉) 通常会进展。

（三）治疗

1. 保守治疗 对于淋巴水肿的患者来说，保守治疗是主要的治疗方法，要记住大部分患者在没有手术干预的情况下病情控制得很好：

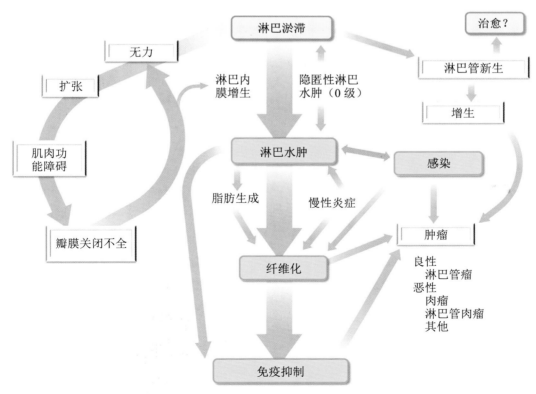

▲ 图 16-5 淋巴水肿病理生理学示意图

超过 80% 的原发性或继发性下肢淋巴水肿的患者使用复杂的物理治疗可成功治愈。

保守治疗主要来自于压迫，可以减轻凹陷性水肿，这通常由多层非弹性淋巴水肿绷带或受控压迫治疗来实现。这些治疗只能减轻他们的症状，并不能改善他们潜在的淋巴管功能障碍。

2. 手术治疗　尽管患者可以通过术后持续依从压缩服治疗方案缓解他们的症状和肢体水肿，但是目前没有一种手术技术可以完全解决患者潜在的淋巴管功能障碍。由于脂肪组织肥大而导致保守治疗无效的患者，应考虑手术治疗。

手术治疗大致分为 3 种方式：切除术，显微外科介入术和辅助性脂肪切除术（脂肪抽吸术）。

- 切除术或减量术：这种方法包括手术切除皮下组织，可包括或不包括切除覆盖皮肤。减量手术不是直接修复淋巴管功能障碍，而是通过去除多余的皮肤和皮下组织提高患者舒适度。因此，在目前所有的治疗方式中，潜在的病理依旧留存下来，肢体水肿可能复发。

- 显微外科技术：这种技术试图直接修正淋巴管病理上的异常。方法包括在淋巴管和静脉之间及末梢淋巴管和近端淋巴管之间的吻合术（图 16-6）。这些方法在肢体淋巴水肿已有良好的长期预后，同时水肿明显减轻，蜂窝织炎的发病率减低。

- 皮下脂肪组织去除：这是淋巴水肿外科治疗最新开发的技术，在病变肢体圆周吸取脂肪。已有报道中病例最多的结果表明外观和症状明显得到改善。然而，联合压缩服使用可能是最佳治疗方法。

三、淋巴管磁共振的成像方式及成像时间

淋巴管显微外科技术的发展，需要一种简

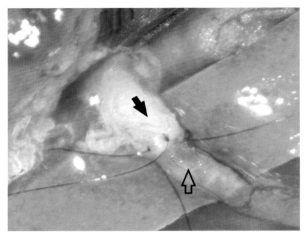

▲ 图 16-6　取自一次显微外科手术的术中影像

淋巴管（空心箭）与静脉（箭）之间制造吻合来治疗淋巴水肿

单且安全的成像工具来评估术前淋巴系统，并评估术后结果。

几十年来，淋巴管造影术是诊断标准。这种技术使用碘油使得淋巴管显影，现在已不再常规使用，因为它会导致危及生命的并发症而且操作困难（图 16-7A ～ C）。

^{99m}Tc 标志的胶体淋巴管闪烁成像是如今肢体淋巴水肿的基础成像技术。但是这种技术的空间分辨率和时间分辨率较低，不足以准确的勾勒出淋巴结和淋巴管的内在解剖结构（图 16-8）。注射点示踪剂清除率的测定，腹股沟淋巴结示踪剂的浓聚可以用于功能分析，同时电离辐射是难以避免的。

与淋巴管闪烁成像相比，磁共振成像有很多潜在的优点，包括更好的空间分辨率可以显示淋巴管，更高的时间分辨率，能够 3D 渲染成像和无电离辐射等。从先前描述的间质液和淋巴液的生理学基础可以得出，任何细胞间隙中的钆对比剂会被淋巴系统收集。因此，对比剂将在淋巴管系统中循环，在适当的 MR 采集下，能用 MR 技术观察这些淋巴管（图 16-9）。

磁共振淋巴管成像（MRL）是一种有着高分辨率的新型淋巴管诊断成像方式。对于有原发性和继发性淋巴水肿的患者来说，这种技术被证明是安全且技术可行。原发性或继发性淋

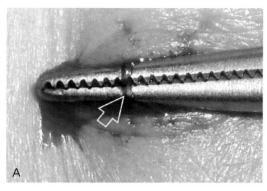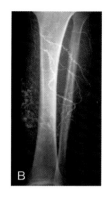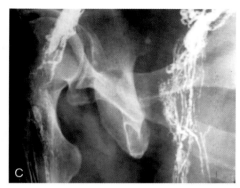

▲ 图 16-7　传统淋巴管造影术
A. 传统直接淋巴管造影术：皮内注射亚甲蓝后，外周皮下淋巴管（空箭）被切口并注入碘油剂；B. 传统直接淋巴管造影术：对比剂注射后下肢成像（转自西班牙马德里 Prof. Dr. B. Perez-Villacastín. U.H. Fundación Jiménez Díaz）；C. 传统直接淋巴管造影术：对比剂注射后盆部图像（斜位）（转载自西班牙马德里 B. Perez-Villacastín. U.H. Fundación Jiménez Díaz）

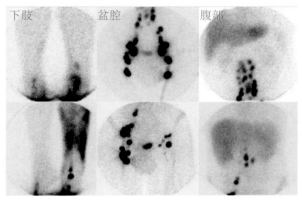

下肢　盆腔　腹部

▲ 图 16-8　一名淋巴瘤患者 ^{99m}Tc 标记胶体的淋巴管闪烁成像，可见病理性摄取

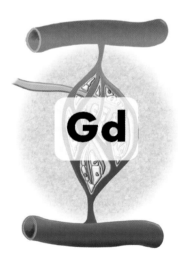

Gd

▲ 图 16-9　MR 研究淋巴管系统的理论基础
MR 研究淋巴管系统的理论基础在于细胞间隙中的任何钆对比剂会被淋巴系统收集，然后，对比剂将在淋巴管系统中循环

巴水肿诊断的下一步，MRL 的关键点和目的在于评估和计划淋巴管 - 静脉吻合术来手术治疗淋巴水肿。

（一）建立参考系统及定位淋巴管

MRL 实行的最关键的步骤就是建立一个外科医师和放射科医师共同认可的参考系统。基于这个系统，医师可以运用笛卡尔坐标系统（X、Y 和 Z），评估和定位任何级别的任何淋巴管。通常认为四肢的自然标记是不存在的，我们需要重建标记。

1. 下肢研究　首先，虚拟一条从髂前上棘到第一跖趾关节之间的线，这条线位于下肢的前面（图 16-10）。然后，从足侧每 10cm 安放一个 MR 兼容的皮肤标记，可以很容易在容积成像（volume rendering，VR）和最大强度投影（multiplane reconstructions，MIP）看出（图 16-11）。这些标记可以被编号以便于报告。

2. 上肢研究　在这些研究中，我们应用相同的理论，追踪位于上肢前面的一条线连接肩锁关节和第 3 掌指关节（图 16-12），然后，从足侧每 10cm 安放一个 MR 兼容的皮肤标记，这些标记可以被编号以便于报告。

3. 淋巴管定位　正如每一个笛卡尔系统，我们需要 X、Y、Z 值。一旦一条淋巴管被选定，我

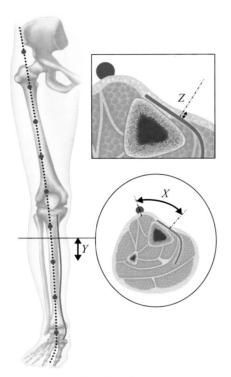

▲ 图 16-10　MRL 的下肢研究

实行 MRL 研究的第一步是建立参考体系，一个笛卡尔坐标系来定位淋巴管。对于下肢我们画一条线，外科定位为髂前上棘和第 1 距趾关节之间的连线。在尾侧，每 10cm 在皮肤上画一条 MR 兼容的标记，给这些标记编号，然后选择一条淋巴管和淋巴管 - 静脉吻合的位置，笛卡尔系统中的 X 取决于线在标记之间内或外的定位，Y 取决于在标记的头侧还是尾侧，Z 取决于淋巴管的深度

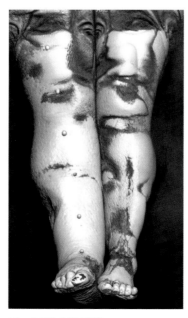

▲ 图 16-11　MRL VR 成像

可以很容易地观察到右下肢 MR 兼容的皮肤标记

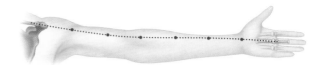

▲ 图 16-12　MRL 的上肢研究

上肢运用和下肢一样的理论，于肩锁关节和第 3 掌指关节之间连线

们确定其位置（在皮下组织中的定位）依据编号过的皮肤标记。我们选择距离最近的标记，X 值就确定了，单位毫米，根据在标记的内侧或外侧定位（X 的正值或负值），Y 值由其在标记的头侧或足侧确定（Y 的正值或负值）。最后，Z 值由淋巴管的深度确定（图 16-10、图 16-13 和图 16-14）。

（二）MRL 技术

MRL 的技术参数和 MR 血管造影相似，专用线圈设计和平行成像技术已被证明特别有利于增强成像质量、时间分辨率和空间分辨率。3.0T 相关伪影必须被预期。3.0T 更高场强的引入和多通道线圈提供更高信号增益，可达到高空间分辨率和均质性生成 3D 数据集来进行 3D 后处理。此外，平行成像技术可以用微小信号补偿来减少采集时间。这种淋巴管的高分辨成像可能帮助我们提高对解剖和形态学细节的理解。因此，MRL 必须用 3T 设备。

1. MRL 技术参数　使用脂肪饱和技术可以分几步检查整个肢体允许时间有效采集的图像减影。

在我们机构中，所有的检查都在 3.0T 的 MR 系统中运行（Magnetom VERIO, Siemens Medical Solutions），主要由巴塞罗纳（Alomar et al.）慕尼黑和弗莱登（Notohamiprodjo et al. and Lohrmann et al., respectively）工作组运行。对于信号接收，我们使用下肢专用的 36 元件线圈。MRL 用冠状 T_1 加权 3D GRE 序列（fast low angle shot magnetic，FLASH）用光谱饱和技术和序列参数，总结见表 16-3。平行成像采用广义自动校准的平行算法（generalized autocalibrating partially parallel acquisitions，GRAPPA），加速因子 R=3，32 参考线和自动矩阵线圈模式。

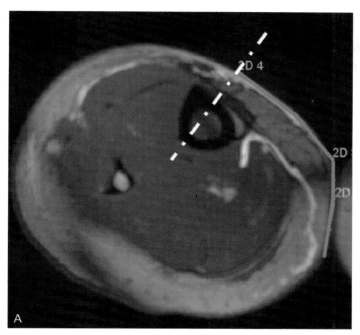
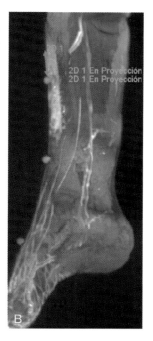

▲ 图 16-13　下肢 MRL 重建

轴位图像（A）和矢状位图像（B）5mm 最大信号投影。对于选定淋巴管在笛卡尔坐标系统中的定位，横断位图像主要用于获得 X 值和 Z 值，矢状位图像通常用来测定 Y 值

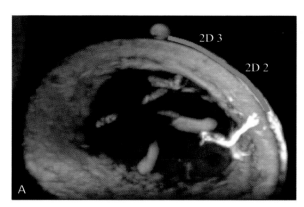
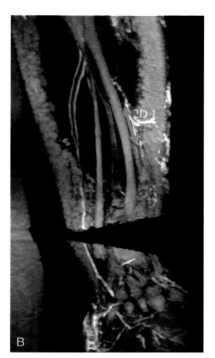

▲ 图 16-14　上肢 MRL 重建

轴位图像（A）和矢状位图像（B）5mm 最大信号投影。和下肢同样原理，在笛卡尔坐标系统中轴位图像主要用于活动 X 值和 Z 值，矢状位图像常规用于获得 Y 值

随后从小腿、膝盖、大腿三个层次由下往上检查，上肢与之类似，从手和前臂、肘、肩臂检查。一次运行后还要至少检查 2 次。通常，在对比剂注入后 15min、30min 和 45min 时做整个肢体的检查（图 16-15）。

2. 对比剂的应用 随后准备 10ml 钆基对比剂（钆酰胺 0.5mmol/ml）和局部麻醉药的混合物。先局部消毒，在每个指间隙、大腿内侧或外侧 1ml 混合物样本直接注入皮内（图 16-16），手和足都注入（图 16-17A ～ B），用 24 号插管插入约 5mm 以一个 10°～ 15°的角注入对比剂形成一个小包。在对比剂小包上按摩 2min。此后开始 MRL 成像。

脚趾和足背的淋巴管汇入和大隐静脉伴行的一系列淋巴管，终止于腹股沟浅表淋巴结的远端。为了显示这些淋巴管，我们认为可以在足外侧或大腿内侧追加注入额外的对比剂。

静脉遮挡可能会影响淋巴管的识别，因为小静脉可能类似淋巴管（图 16-18 和图 16-19）。在淋巴闪烁成像中，当示踪物是大分子胶体时静脉引流通常看不到，这是因为胶体不进入血管，直接被深淋巴管系统吞噬。在我们的方法

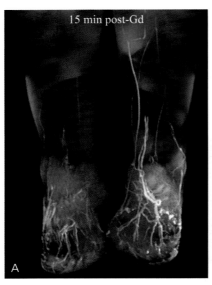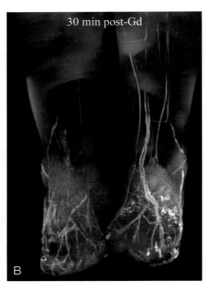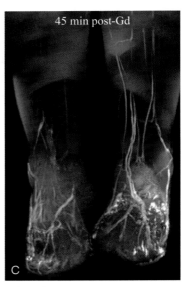

▲ 图 16-15　MRL 前冠状位最大信号投影成像，有左足迟发性淋巴水肿病史的 25 岁女性
对比剂注药后 15min（A）、30min（B）、45min（C）成像，左足典型皮肤淋巴管增多，足部中间和外侧可以看到淋巴回流和流动缓慢。正常淋巴管为典型的串珠外观，右足表现出更强的对比增强

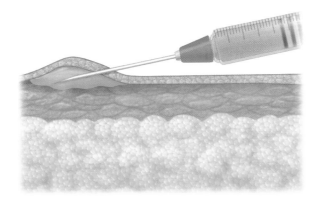

▲ 图 16-16　皮内注射对比剂
向皮肤的真皮层注入少量液体。针头斜面向上，以 5°～ 15°角插进皮肤，丘疹的出现提示注射正确

中，严格注射在皮内，而放射性示踪剂为典型皮下注射。如果是皮内注射钆二乙烯三胺五乙酸（GD-DTPA）会被皮下毛细淋巴管吸收并运输至更深的皮层，向内部运输至深淋巴管系统（图 16-3）。

（三）可视图像分析

MIPs 是淋巴管大致可视化重建，用合成软件将 4 个水平的图像生成一个长腿显示。5mm 和 15mm 厚的 MIPs 图像可以相当便利地评估易损淋巴管。正常的淋巴管有典型串珠样表现和更强

表 16-3 建议 MRI 参数

范围	3T MR
	盆腔 脚趾
采集参数	T₁ 加权 3D GRE 序列（FLASH）
采集时间	149s
像素大小	2.4 mm×1.9 mm×1.5mm
位置	冠状位
相位编码方向	前 >> 后
FoV*read	380mm
FoV* 相位	87.5
层厚	0.8mm
TR	4.13ms
TE	1.47ms
组数	3
每组层数	180
倾斜角	25°
层间距	0.16mm
平面内分辨率	（0.8×0.8）mm²
脂肪	
基础分辨率	256
相位分布率	80%
层分辨率	63%
带宽	340Hz/Px

FoV. 视野；*. 提示这些是 FoV 最小值

的对比增强，这是它们和血管的区别点，血管外形光滑，边缘平直，对比增强较低（图 16-15）。在任何虚拟方向实行自由 3D MPR 成像的选择和在角度中获得平面重点在于获得感兴趣区域的结构，提高对复杂解剖结构的分析和理解。

任何 MR 研究中的 VR 重建图像远没有 CT 研究中的图像那么美观。然而，在工作站中花费的时间不多，就可以达到良好的 VR 画廊效果（图 16-20）。VR 图像对于肢体的整个理解和淋巴管的显示非常有用，也可以显示用于定位的皮肤或骨骼标志（图 16-21）。

外科医师和放射科医师必须作为一个团队共同工作。误解，沟通不足或缺乏信心会导致不好的情况，如一个错误的选择标准或不良成像技术。3D 格式图像的部分解释是必要的。这种虚拟手术有可行性，也节省时间。

四、放射学表现

在原发性淋巴水肿的肢体中对比增强的淋巴管数目是多样的而且并不特定。能够看到的淋巴管直径 1.2 ～ 8.0mm。然而，必须考虑到在任何血管造影 MR 检查中，这种技术会放大血管的直径。

水肿肢体的淋巴管形状也不规则，直径不均匀或扭曲，易于与静脉区别（图 16-15 和图

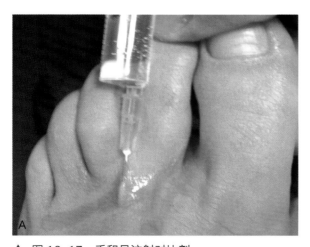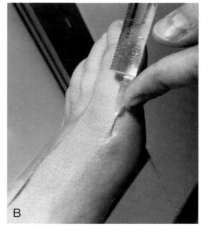

▲ 图 16-17 手和足注射对比剂
A. 每个趾间隙皮内注射对比剂；B. 足的内侧缘和外侧缘皮内均注入对比剂

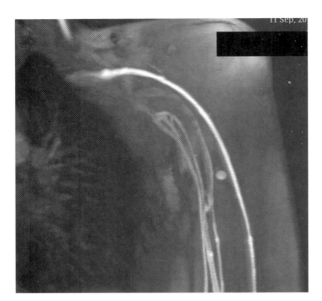

▲ 图 16-18　MRL 图像类似静脉系统

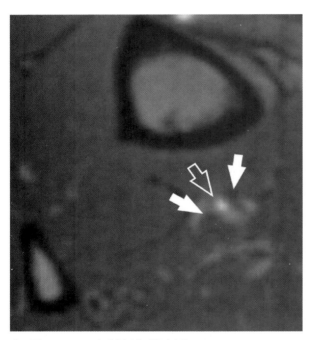

▲ 图 16-19　皮内注射对比剂后
胫后血管（箭）持续不显示而淋巴管可见（空心箭）

16-19）。原发性淋巴水肿患者的淋巴管通路的模式如下（上肢和下肢）。

- 肢体下部（图 16-20 和图 16-22）皮肤多处细小淋巴管和皮肤淋巴回流，上方连着一个或两个局部膨大的淋巴液聚集区。
- 大量极端扩张和明显增强的淋巴管主要位于近端肢体的中部和外侧部（图 16-23）。

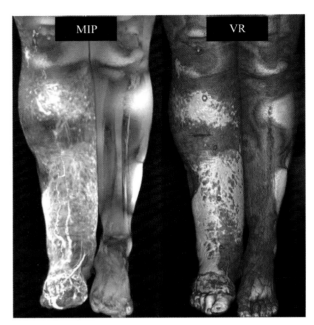

▲ 图 16-20　MIP 和 VR MRL 重建图像右，下肢继发性淋巴水肿患者
可见微小皮肤淋巴管和严重皮肤淋巴回流障碍

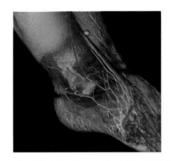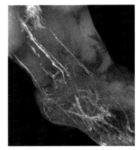

▲ 图 16-21　VR（A）和 MIP MRL（B）重建图像
可评估淋巴管情况，在这个病例，只有骨性标志能作为定位

- 肢体下部放射增强的淋巴管升到内侧最后向上（图 16-24 和图 16-25）。
- 肢体中部不连续轻度强化的扩张淋巴管。

最后，正常肢体对比增强的淋巴液流速为 0.3 ～ 1.48cm/min。淋巴水肿肢体的淋巴流速减低，迟缓的淋巴流动模式是淋巴水肿最明显的特征之一（图 16-15 和图 16-23）。

五、MRL 的局限

就 MR 研究共有的常见局限性而言，MRL 同样有其局限性。

- 对于 MRL 来说，脂肪抑制已证明在减少采集时间和保持淋巴管信号而无须信号相减上实际可行。然而不均匀的脂肪抑制可能类似对比剂引起的弥漫皮下增强。在 3.0T 场内水和脂肪有着更明显的共振频率的不同，这是有利的，因为水和脂肪峰能够更好地分离，更好和更快地进行脂肪抑制。先进的技术如 Dixon 脂肪抑制可以进一步改善脂肪抑制的均匀性。

- 钆衍生物的皮内注射仍然被认为是一种非标记的用途。然而，在以前的研究和实验动物模型中，血管周围的钆注射剂 MRL 被认为是相对安全的，与传统的对比剂相比，组织损伤更小，但并非没有，至少有一种暂时的不良反应。

- MRL 提供的详细解剖信息提示对淋巴管重建术前计划及术后随访有很大影响。

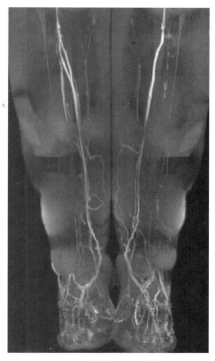

▲ 图 16-22　MRL 冠状位 MIP 成像，35 岁女性有原发性淋巴水肿病史
对比剂注入后 45min 成像。每个肢体上部有扩张的深淋巴管

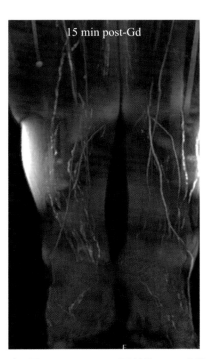
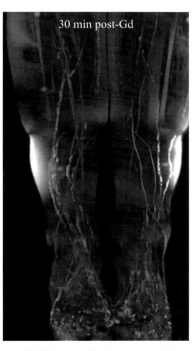
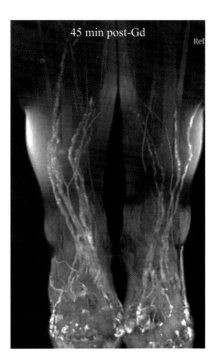

▲ 图 16-23　MRL 冠状位 MIP 成像，有原发性淋巴水肿病史的 31 岁女性
对比剂注入后 15min，30min，45min 成像。双下肢下部可见扩张和显著增强的淋巴管

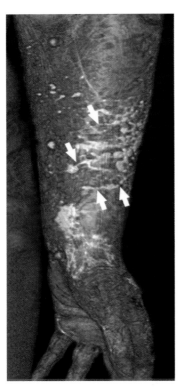

▲ 图 16-24　MRL VR 成像，有乳腺癌手术后左上肢继发性淋巴水肿病史的 48 岁女性

在对比剂注射 15min 后成像。皮下淋巴管可见横向流动（箭）

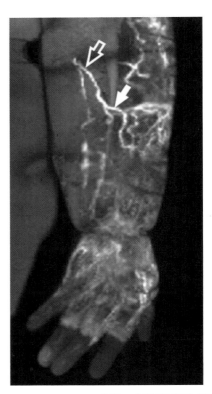

▲ 图 16-25　MRL MIP 成像，有乳腺癌手术后左上肢继发性淋巴水肿病史的 73 岁女性

对比剂注射 15min 后成像。可以看到皮下淋巴管横向流动（箭），然后从内侧上升（空心箭）

参考文献

［1］ Baumeister RG, Siuda S. Treatment of lymphedemas by microsurgicallymphatic grafting: What is proved? Plast Reconstr Surg. 1990; 85: 64.

［2］ Calderon G, Roberts B, Johnson LL. Experimental approach to the surgical creation of lymphatic-venous communications. Surgery. 1967; 61: 122–128.

［3］ Campisi C. Lymphatic microsurgery: A potent weapon in the war on lymphedema. Lymphology. 1995; 28: 110–112.

［4］ Campisi C, Boccardo F, Lymphedema and microsurgery. Microsurgery. 2002; 22: 74–80.

［5］ Campisi C, Boccardo F, Microsurgical techniques for lymphedema treatment: Derivative lymphatic-venous microsurgery. World J Surg. 2004; 28: 609–613.

［6］ Campisi C, Davini D, Bellini C, Taddei G, Villa G, Fulcheri E, Zilli A, Da Rin E, Eretta C, Boccardo F. Lymphaticmicrosurgery for the treatment of lymphedema. Microsurgery. 2006; 26: 65–69.

［7］ Charles H. Elephantiasis of the leg. In: Latham A, English T, eds. A System of Treatment. London: Churchill; 1912.

［8］ Connell F, Brice G, Jeffery S, Keeley V, Mortimer P, Mansour S. A new classification system for primary lymphatic dysplasias based on phenotype. Clin Genet.

2010; 77: 438–452.

［9］ Grotte G. The discovery of the lymphatic circulation. Acta Physiol Scand Suppl. 1979; 463: 9–10.

［10］ Guermazi A(1), Brice P, Hennequin C, Sarfati E. Lymphography: An old technique retains its usefulness. RadioGraphics. 2003; 23: 1541–1558.

［11］ Hoerauf A, Pfarr K, Mand S, Debrah AY, Specht S. Filariasis in Africa-treatment challenges and prospects. Clin Microbiol Infect. 2011; 7: 977–985.

［12］ International Society of Lymphology. The diagnosis and treatment of peripheral lymphedema: Consensus document of the International Society of Lymphology. Lymphology. 2003; 36: 84.

［13］ Liu NF, Lu Q, Jiang ZH, Wang CG, Zhou JG. Anatomic and functional evaluation of the lymphatics and lymph nodes in diagnosis of lymphatic circulation disorders with contrast magnetic resonance lymphangiography. J Vasc Surg. 2009; 49: 980–987.

［14］ Lohrmann C, Foeldi E, Langer M. MR imaging of the lymphatic system in patients with lipedema and lipo-lymphedema. Microvasc Res. 2009; 77: 335–339.

［15］ Lohrmann C(1), Felmerer G, Foeldi E, Bartholomä JP, Langer M. MR lymphangiography for the assessment of the lymphatic system in patients undergoing microsurgical reconstructions of lymphatic vessels. Microvasc Res. 2008;

76: 42–45.

[16] Lowry F. Study finds genetic link to lymphedema. April 22, 2013. Medscape Med News. http://www.medscape. com/ viewarticle/802874. Accessed April 29, 2013.

[17] Matsubara S, Sakuda H, Nakaema M, Kuniyoshi Y. Long-term results of microscopic lymphatic vessel-isolated vein anastomosis for secondary lymphedema of the lower extremities. Surg Today. 2006; 36: 859–864.

[18] Michaely HJ, Attenberger U, Kramer H, Reiser MF, Schoenberg SO. Gadofosveset-enhanced steady state MRA of the peripheral vessels with Dixon fat-saturation. Proc Intl Soc Mag Reson Med. 2008; 16: 112.

[19] Notohamiprodjo M, Baumeister RG, Jakobs TF, Bauner KU, Boehm HF, Horng A, Reiser MF, Glaser C, Herrmann KA. MR-lymphangiography at 3.0 T: A feasibility study. Eur Radiol. 2009; 19: 2771–2778.

[20] Notohamiprodjo M, Weiss M, Baumeister RG, Sommer WH, Helck A, Crispin A, Reiser MF, Herrmann KA. MR lymphangiography at 3.0 T: Correlation with lymphoscintigraphy. Radiology. 2012; 264: 78–87.

[21] O'brien BM, Mellow CG, Khazanchi RK et al. Long-term results after micro lymphaticovenous anastomoses for the treatment of obstructive lymphedema. Plast Reconstr Surg. 1990; 85: 562.

[22] Olszewski WL. The treatment of lymphedema of the extremities withmicrosurgical lympho-venous anastomoses. Int Angiol. 1988; 7: 312.

[23] Schulte-Merker S, Sabine A, Petrova TV. Lymphatic vascular morphogenesis in development, physiology, and disease. J Cell Biol. 2011; 193: 607–618.

[24] Warren AG, BA, Brorson H, Borud LJ et al. Lymphed ema: A comprehensive review. Ann Plastic Surg. 2007; 59: 464–472.

[25] Zuther JE. Lymphedema management: The compre hensive guide for practitioners. 2nd ed. New York: Thieme; 2009.

Chapter 17
儿科影像

Pediatric Applications

Marilyn J. Siegel, Ellen M. Chung，著

谢英杰、胡丽丽、袁理想、李辛子，译

李　欣，校

目录　CONTENTS

MRI 是一项重要的成像技术，几乎可应用于儿童身体的每一个部位。MRI 具有极好的软组织分辨率，且无电离辐射，这对于儿童人群是非常重要的。3.0T 磁体的引进、更快的序列、多通道线圈及并行采集技术使其图像分辨率更高、图像采集时间更短 [1,2]。MRI 越来越多地被用作为评估软组织肿块及关节异常的主要方法，此外其也被广泛应用于胸部、腹部及盆部肿块的评估 [3-14]。其在肿瘤的分期及监测肿瘤反应中也起着重要作用。本章节将突出强调 MRI 在儿童胸部、腹部、盆部及骨骼肌肉系统中各类疾病的诊断作用。

一、MRI 的技术问题

儿童 MR 成像存在一些成人患者所没有的固有问题。特别是在长时间成像过程中患儿的运动会降低图像质量，而且存在身体尺寸小的问题。这些因素就需要我们应用更快的扫描技术。下面是 MR 成像参数及序列的简要回顾，有助于获得质量稳定的诊断图像，缩短扫描时间。更多详细内容见本书中相关技术章节。

（一）成像参数

病变的可检测性主要取决于信噪比、空间分辨率及对比度分辨率。这些参数会随着接收线圈的尺寸、层厚、视野、矩阵及信号采集次数的变化而变化。为了得到最佳的信噪比及空间分辨率，MRI 检查应使用紧密贴于身体的最小线圈 [1,2]。头线圈或相控阵线圈通常用于婴儿及幼儿的 MRI 成像中，而相控阵线圈或全身线圈则用于大的年长儿及青少年。与单通道线圈相比，相控阵线圈包含了更多的线圈单元，且其解剖分辨率优于体线圈。表面线圈有助于评估表浅结构，如脊柱，但信号强度随着距离线圈中心距离的增大明显下降，限制了表面线圈在评估腹部深层结构中的价值。

层厚会随着患者的体型及感兴趣区的变化而变化。薄层（3～4mm）主要用于评估小病变，且其可以获得最大的感兴趣区，而厚层（6～8mm）则主要用于胸部及腹部的一般检查及评估更大的病变。绝大多数的 MR 检查都采用 128×128 或 192×192 的矩阵，以及 1 次或 2 次信号采集以缩短成像时间。对欲获得更多解剖细节的区域，则需要采用 286×286 的矩阵。

视野可以呈正方形或长方形。当受检部位填充整个视野时，则采用正方形的视野。受检部位在某一方向上较窄，比如消瘦患者的腹部，则采用非对称性矩形视野较为理想。大视野比小视野可获得更好的信噪比。缩小视野在提高空间分辨率的同时也降低了像素尺寸，从而增加了图像噪声。

并行成像技术已经成为提高成像速度的一种方法。此技术主要依赖于利用相控阵线圈固有的空间灵敏度来提取以往通过梯度编码而获得的空间编码信息。并行成像技术特别适用于儿童 MRI 成像，突出表现为：对比增强动态成像、屏气 T_1 加权成像及腹部、盆部的三维容积成像。

（二）脉冲序列

1. 自旋回波技术 T_1 加权（T_1-weighted，T_1W）及 T_2 加权（T_2-weighted，T_2W）序列在所有的患者中均需要采集。T_1W 序列（短 TR，短 TE）在软组织结构及脂肪间提供了很好的对比，从而有助于组织结构的识别（如水、脂肪或血液）。T_1 加权脂肪抑制像更有助于提高病变组织的显著性。

T_2W 序列（长 TR，长 TE）在病变与邻近软组织之间提供了很好的对比，从而有助于组织结构的识别。T_2W 序列可以通过传统或快速回波技术获得。快速回波技术因可缩短成像时间而更具优势。然而，自旋回波技术可能会导致脂肪与其他高信号组织或水之间的对比度降低，因此同时需要脂肪抑制技术的应用。目前，广泛应用的脂肪抑制技术的两种方法为：短时反转恢复序列及频率选择饱和脂肪抑制技术。

绝大多数的病变于 T_1WI 上呈低信号，于 T_2WI 上呈高信号。但当病变内含有脂肪、血液、蛋白液及软骨成分时，病变于 T_1WI 上信号会升高。钆对比剂增强后病变于 T_1WI 上也呈高信号。而当病变矿化（钙化）或含有含铁血黄素及其他血液产物、氧化铁及纤维成分时，病变于 T_2WI 上信号减低。于 STIR 或脂肪抑制图像上，脂肪的信号是被抑制的或呈很黑的信号，然而，由于自由水的增加及 T_1、T_2 的延长，绝大多数的病理损伤于脂肪抑制序列上常呈高信号。

2. 梯度回波技术　在该技术中，与射频脉冲不同，梯度主要用于使横向磁化失相位（负梯度）或相位重聚（正梯度）[15]。采用梯度回波（gradient echo，GE）或飞行时间技术所获得的图像会使流动的血液呈高信号，因此其可用于评估血管结构的血流情况。与之相比，流动的血液于自旋回波序列上信号减低或呈现为血管流空效应。翻转角决定图像对比度。翻转角大于 45° 的图像为 T_1WI，翻转角小于 30° 的图像为 T_2WI。梯度回波序列（gradient recalled echo sequences，GRE）成像时间相对较短，可在静脉注射钆对比剂后即刻获得连续动态增强影像。动脉期及静脉期图像可通过三维图像的模式获得并重建[15,16]。这项技术可以获得 2.5 ~ 3mm 的薄层图像，从而可以重建为三维图像或立体图像。

3. 同相位及反相位成像（化学位移成像）　同相位及反相位图像通常用于描述及区分怀疑含有脂肪成分的病变。通常采用 GE 或者是扰相 GRE 序列，水与脂肪的氢质子于同相位旋转（于 1.5T 下 TE = 4.2ms）及反相位（于 1.5T 下 TE = 2.1ms）旋转时成像。反相位成像应使用尽可能短的 TE 以减少 T_2 效应。在反相位图像上，如果存在微小的脂肪，则它的信号就会被抑制[15]。

4. 单次激发快速自旋回波成像　单次激发快速自旋回波技术，和半傅立叶采集单次激发自旋回波技术一样，均用于磁共振胰胆管成像（MR cholangiopancreatography，MRCP）[17,18] 及磁共振尿路成像（MR urography，MRU）[19,20]。该成像技术适用于非流动的液体填充的结构成像，从而获得 T_2 加权像。成像采用连续层面扫描技术。在采集下一层面之前，每一个层面的采集需要 1.2 ~ 1.5s。与传统的自旋回波序列相比，该序列对呼吸运动伪影相对不敏感。

薄层图像及厚层图像均可以获得。厚层的图像主要由 30 ~ 40mm 层厚的图像组成。厚层图像在同一图像中显示迂曲的结构，如输尿管和胆道等具有优势。薄层图像为 3 ~ 4mm 的层厚。薄层图像具有较高的图像分辨率且其可以通过最大强度投影重建为容积图像。

5. 弥散加权磁共振成像　弥散加权成像（diffusion-weighted imaging，DWI）已经应用于胸腹部肿瘤的评估[21-24]。其主要的应用包括根据组织的特征区分良恶性肿瘤以及监测病变治疗后的反应。DWI 在微观水平提供了水质子的弥散信息，从而将迅速弥散的质子（弥散不受限）和缓慢弥散的质子（弥散受限）区分开。本技术采用平面回波成像或快速 GRE 序列以及弥散梯度（也称为 b 值）来评估水的运动情况。一般情况下采用两个梯度：一个是 50 ~ 100s/ mm^2，另一个是 800 ~ 1000s/mm^2。低 b 值图像内血管呈低信号。高 b 值图像内液体呈低信号，且由于水分子运动受限，细胞密集的组织信号会增高。其定量测量的指标为表观弥散系数（apparent diffusion coefficient，ADC）。低 ADC 值主要见于细胞密集的组织及肿瘤内，而高 ADC 值主要见于水肿的组织及肿瘤治疗后的局部反应[21-24]。

（三）基于钆对比增强的 MR 血管成像技术

钆螯合物是细胞外的对比剂，其主要缩短血液的 T_1 值（例如加快纵向弛豫），从而进一步导致相关病变于 T_1WI 上呈高信号[15]。细胞外的特性允许在对比增强的动脉期及静脉期进行成像。钆对比剂常用剂量为 0.1mmol/kg。采用 3D 扰相梯度回波序列，通常于屏气状态下行容积扫描。静脉注入钆对比剂后的 T_1 脂肪抑制像有助于确定坏死及囊变的区域，并且可以提高肿瘤与正常组织之间的对比。尽管儿童人群肾衰竭发病率及肾源性系统性纤维化的危险较低，儿童增强检查与成人一样，也须遵循指南[25]。

（四）1.5T 及 3T 的磁体

磁共振成像可以通过 1.5T 和 3T 的磁体进行。尽管 3T 磁共振成像可提高信噪比与空间分辨率，但也可因介电效应、条带伪影及其他与脉冲序列相关的伪影受到限制。相对于 1.5T 磁体获得的图像，3T 磁体获得的图像的特定吸收速率水平明显提高。其速率可以通过减少扫描层面的数量、减小翻转角及回波链长度、在序列之间设置延迟或采用并行成像技术而降低。总体而言，两种场强均可用于儿童。

（五）图像质量的优化

由于儿童腹部的磁共振成像需要较长的时间，明显的自主运动或生理运动，例如呼吸及血流可以产生伪影，从而降低 MR 图像的质量。自主运动可以通过镇静减轻或消除，而生理运动及其产生的伪影（重影和图像模糊）可以通过使用更快的成像序列进行抑制。这些快速成像技术（梯度回波、快速自旋回波序列、单次激发快速自旋回波如半傅里叶采集单次激发自旋回波）在前文已经论述过。另外一个降低运动伪影的方法为采用腹壁脂肪的脂肪抑制以及血管结构信号强度的饱和。其他降低生理及自主运动伪影的新方法还包括平衡稳态技术、导航技术及 PROPELLER 成像[2]。

心电门控可以减少由于运动产生的图像不清晰，并且已经应用于心脏的 MRI 检查。本项技术需要增加扫描时间，但显著提高了图像质量。

（六）镇静

自主运动可以通过镇静减轻或消除。6 岁以上的儿童通过对检查程序的解释及安慰可以主动配合完成 MR 检查。镇静亦有助于确保患儿舒适无痛苦，排空膀胱。新生儿及小婴儿如果最近被喂养且襁褓舒适，也可以不需要镇静完成 MRI 检查。对于其他小于 6 岁的儿童，镇静通常是必需的。成像检查的镇静作用几乎都是清醒镇静。清醒镇静指保持患者对刺激和语言指令有适当反应，并能够保证呼吸道通畅的意识最低抑制程度。用于健康婴儿及儿童的镇静药主要包括静脉输注戊巴比妥、异丙酚及右旋美托咪啶[26-28]。口服氯醛是 18 个月以下的儿童常用的镇静药。此外，也可以使用咪达唑仑进行镇静，减少患者的焦虑情绪。当患儿于清醒及适度镇静时均存在禁忌证，则采用全身麻醉。镇静前，患儿依据其年龄于检查前应至少空腹 4～6h。

在 MR 检查过程中对生命体征的监测对于镇静的患者来说是必不可少的。当 MRI 检查完毕，患者应该被带到康复区并检测生命体征直到完全苏醒，患者才能离开康复区。患者恢复的时间会随着镇静药物的类型及用量而发生变化。在离开前，患者在完整的防护下应该恢复至最初的基线状态。此外，在离开康复区之前，应该给予看护人员口头及书面的指导说明，并留下联系电话以便于出现问题时及时联系。

二、胸部

儿童胸部 MRI 检查常见的临床适应证包括纵隔肿物的评估、血管畸形的特征性描述及先天性心脏病的评估。MRI 检查在评估纵隔肿物中的作用将在以下部分进行讨论。血管及心脏疾病在心血管系统、胸部及腹部成像中的 MRI 特征在第 1～14 章介绍。

（一）正常胸腺

在儿童人群中，几乎每个患儿中都可以见

到正常的胸腺。在 20 岁以下的人群中，正常胸腺的大小和形状在个体间存在差异[29-31]。在 5 岁以下的患儿中，胸腺通常呈四边形，侧缘呈凸面状或直线状（图 17-1）。10 岁左右，胸腺呈三角形或箭头状，边缘呈直线状或凹面状，至 15 岁时，胸腺在所有个体中几乎都呈三角形（图 17-2）。一般来说，20 岁前，胸腺毗邻胸骨，分隔开两肺。30 岁前，两肺间通常见不到明显的前界线。

在 MRI 上，儿童及青少年的正常胸腺呈特征性的均匀一致的信号，于 T_1WI 上信号稍高于肌肉组织，于 T_2WI 上稍低于脂肪信号或与脂肪信号类似，于 T_2WI 脂肪抑制像上信号高于脂肪。

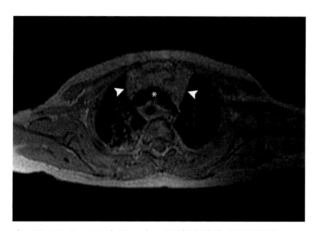

▲ 图 17-1　12 个月，女，正常胸腺的 MRI 表现
轴位 T_1WI 显示一四边形的胸腺（箭头），位于左侧无名静脉前方（*）。所示胸腺的信号强度接近于胸壁的肌肉组织，但是低于皮下脂肪的信号

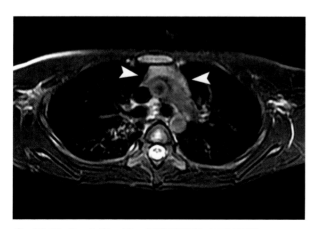

▲ 图 17-2　9 岁，男，正常胸腺的 MRI 表现
轴位 T_2WI 脂肪抑制像显示胸腺呈三角形（箭头）

青春期过后，胸腺变得不均质，逐渐消失被脂肪取代，且随年龄增长，胸腺 MRI 信号愈加不均匀，于 T_1WI 及 T_2WI 上信号逐渐增高。

（二）纵隔病变

婴儿及儿童纵隔增宽主要是由于纵隔的肿物所致，通常包括淋巴瘤、神经源性肿瘤、畸胎瘤或纵隔前肠源性囊肿。在儿童人群中，很少能见到纵隔腔内含有丰富的脂肪、纵隔的动脉瘤以及纵隔血管迂曲走行的情况。MRI 能够辨别出病变内的脂肪、水或软组织成分，因此通常可以提供比较明确的诊断。

纵隔内的病变可以呈现为水的信号强度，包括淋巴管瘤及前肠重复畸形。支气管囊肿或重复畸形可呈现出类似于软组织的信号强度，主要是因为囊肿内容物黏稠，而非单纯的浆液。在儿童中，含脂肪的纵隔肿物通常为畸胎瘤。很少情况下，它们会是胸腺脂肪瘤或通过 Morgagni 孔形成的网膜脂肪疝。常见的软组织肿物主要包括淋巴瘤、胸腺增生及神经母细胞瘤。

1. 前纵隔肿物

（1）淋巴瘤：在儿童中，淋巴瘤是纵隔内最常见的肿物，其中霍奇金淋巴瘤是非霍奇金淋巴瘤的 3 ～ 4 倍[32,33]。约 65% 的霍奇金淋巴瘤儿童患者有胸部受累的临床表现，并且在胸部受累的病例中，约 90% 的病例累及纵隔。相比较而言，约 40% 的非霍奇金淋巴瘤儿童患者同时伴有胸部受累，但是仅有 50% 的病例累及纵隔。

淋巴瘤浸润最常见于前纵隔，可以表现为淋巴结肿大及胸腺的浸润伴胸腺形态的增大。增大的胸腺呈四边形伴侧缘呈凸面状及分叶。于 T_1WI 上稍高于邻近肌肉的信号，于 T_2WI 上等或稍高于脂肪的信号[29-31,34-37]（图 17-3）。由于肿瘤的快速生长可以导致瘤内发生缺血性坏死，一般在肿瘤内可以见到囊变或钙化的区域。胸内淋巴结肿大可以表现为单一区域内轻度增大的淋巴结，也可以表现为多个区域融合成团的软组织肿块。霍奇金淋巴瘤通常会导致胸腺或前纵隔淋巴结的增大，而非霍奇金淋巴瘤则主要累及中纵隔淋巴结。此外，还可以发现肺门淋巴结的肿大、气道狭窄及邻近血管结构的受压改变。

淋巴瘤经过适当的治疗后，病变可减小，但也可有纵隔肿物残留，尤其是在纵隔肿物最初就很大的患者中更为常见。鉴别诊断应考虑到残余组织的纤维化或复发性淋巴瘤。一般而言，纤维化的组织于 T_1WI、T_2WI 及脂肪抑制序列上均呈低信号（与肌肉组织信号相似），但是活动性的肿瘤于 T_2WI 上呈高信号[38]。此外，在经过治疗完全缓解而非复发的患者中，钆对比剂增强后可见到纵隔内残余肿物的强化程度减低[39]。

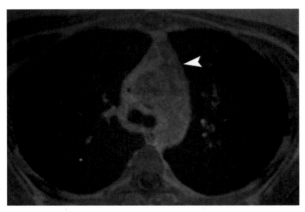

▲ 图 17-3　15 岁，女，胸腺霍奇金淋巴瘤，结节硬化型
轴位 T_1WI 显示胸腺浸润（箭头），且与邻近肌肉相比呈等信号

（2）胸腺增生：在儿童期，胸腺增生绝大多数都是与化疗有关的反跳性增生。反跳性增生可见于化疗过程中或治疗完成后。胸腺增生罕见的原因包括重症肌无力、红细胞再生障碍及甲状腺功能亢进症。在 MRI 上，胸腺增生表现为胸腺的弥漫性增大，但其保留着正常的三角形形状（图 17-4）。其信号强度类似于正常的胸腺组织[30,31]。化学位移 MRI 有助于胸腺增生的诊断[40]。与同相位图像相比，在患有胸腺增生的患者中其胸腺在反相位图像上信号减低，而在患有胸腺肿瘤的患者中其胸腺在反相位图像上不会出现信号减低的表现[40]。没有其他疾病活动期表现以及数次 MRI 检查胸腺逐渐减小同样支持反跳性增生导致胸腺增大。

（3）胸腺上皮肿瘤：胸腺上皮肿瘤罕见于儿童，包括胸腺瘤及胸腺癌。在 MRI 上，胸腺瘤主要表现为圆形、卵圆形或分叶状肿块，于 T_1WI 上呈低信号，等或稍高于邻近肌肉，于 T_2WI 上呈相对高信号[41]（图 17-5）。其最终的诊断依赖于组织病理取样。

（4）甲状腺肿物：在儿童中，甲状腺的异常是前纵隔肿物一个罕见的原因。在儿童期，胸内甲状腺更可能代表真正异位的甲状腺组织，而不是颈部甲状腺向胸骨下的延伸。胸内甲状腺在 MR 上主要表现为气管前方边界清楚、明显强化的软组织肿块。

（5）生殖细胞肿瘤：生殖细胞肿瘤是儿童前纵隔第二常见肿瘤，也是最常见的含脂肪病

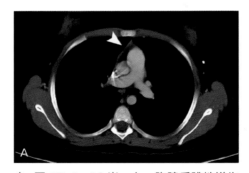

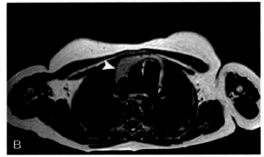

▲ 图 17-4　16 岁，女，胸腺反跳性增生，因霍奇金淋巴瘤接受治疗
A. 治疗不久后的轴位胸部 CT 图像显示，患儿胸腺组织被正常的脂肪取代（箭头）。上腔静脉位于中线区；B. 治疗后 3 个月，增强 MR 图像显示胸腺弥漫性增大，并且呈均质的等信号强度（箭头）

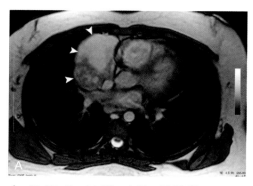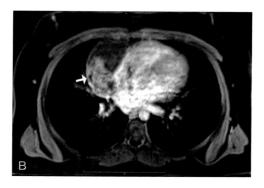

▲ 图 17-5　10 岁，女孩，胸腺瘤

A. 轴位 T_2WI 示前纵隔不均质肿块（箭头），病变前部呈液体信号；B. 增强轴位 T_1WI 脂肪抑制像显示肿块后部的实性部分呈现强化（箭），而其前部的囊性成分未见强化

变。其主要由一种或多种三胚层生殖细胞组成，且通常发生于胸腺内。生殖细胞肿瘤可以分为三类：①畸胎瘤（成熟畸胎瘤、未成熟畸胎瘤及畸胎瘤恶性转化）；②恶性非精原细胞生殖细胞瘤（胚胎性癌、内胚窦瘤、绒毛膜癌及混合型）；③精原细胞瘤。超过 80% 的生殖细胞肿瘤为良性，且绝大多数为成熟畸胎瘤。

在 MRI 上，生殖细胞瘤表现为不均质肿块，信号强度取决于液体与脂肪的相对含量。囊性成分于 T_1WI 上呈低信号，于 T_2WI 上呈高信号。脂肪组织于 T_1WI 上呈高信号，于脂肪抑制像及反相位化学位移图像上呈低信号。软组织成分与肌肉信号相似，呈等信号。钙化及骨质在所有序列上均呈低信号。

良性囊性畸胎瘤表现不均质，主要由囊肿、

脂肪及钙化组成（图 17-6）。恶性畸胎瘤通常表现为软组织肿块，偶尔可含有钙化及脂肪。此外，肿块常包绕或浸润纵隔内邻近血管或气道。恶性非精原细胞生殖细胞瘤通常呈不均质肿块，其于 T_1WI 上的高信号区代表出血成分，于 T_2WI 上的高信号区代表退行性囊变区。精原细胞瘤通常信号强度均匀。注入对比剂后，生殖细胞肿瘤可呈现轻度的强化[37]。

（6）胸腺脂肪瘤：胸腺脂肪瘤是一种罕见的良性肿瘤，其内含有成熟的脂肪组织及正常的胸腺组织。该病在儿童多发生于 10 — 20 岁。在 MRI 上，胸腺脂肪瘤主要呈不均匀肿块，其中脂肪成分于 T_1WI 上呈高信号，于脂肪抑制像上呈低信号，而软组织成分则呈等信号。胸腺脂肪瘤不会压迫或侵及邻近结构[42]。此外，胸

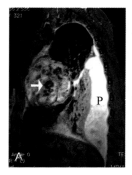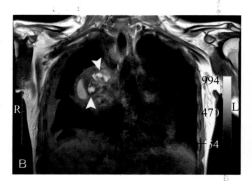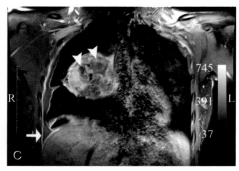

▲ 图 17-6　16 岁，女，成熟畸胎瘤

A. 矢状位 T_2WI 脂肪抑制像示前纵隔一不均质肿块，其内含有局灶性的低信号，于 CT 及病理检查被证实为钙化（箭），此外还可以看见后部胸腔积液（P）及右肺下叶不张；B. 冠状位 T_1WI 示肿块内多发高信号病灶（箭头），病理检查证实为脂肪成分；C. 增强冠状位 T_1WI 脂肪抑制像示肿块的实性成分明显强化，但是其内的脂肪成分未见明显强化而呈低信号（箭头）。此外，还可见到积液周围的胸膜呈明显强化（箭）

腺脂肪瘤可以向横膈延伸，并且很容易误诊为心脏肥大或心膈区肿物。

（7）胸腺囊肿：胸腺囊肿通常是一种因胸腺咽管持续存在导致的先天性病变。通常情况下，其表现为薄壁、均质的肿块，于 T_1WI 上呈低信号，于 T_2WI 及脂肪抑制像上呈高信号。

（8）淋巴管瘤：淋巴管瘤也称为囊性水瘤，是淋巴系统的发育性肿瘤，几乎总是发生于颈部，偶尔可见肿块延伸至前上纵隔。在 MRI 上，淋巴管瘤于 T_1WI 上呈现接近或稍低于邻近肌肉的信号，于 T_2WI 及脂肪抑制像上呈现高于脂肪的信号[43]（图 17-7）。如果肿瘤浸润邻近的软组织，其周围的筋膜就会被破坏。此外，出血可使肿块于 T_1WI 上的信号增高。

2. 中纵隔肿物 前肠囊肿通常发生于中纵隔内，且根据其组织学特性可以分为支气管源性和肠源性[44]。支气管囊肿内衬气道上皮，多发生于气管隆突下或右侧气管旁区域。肠源性囊肿内衬胃肠道黏膜，多发生于中、后纵隔脊柱旁区。前肠囊肿多因病变压迫气道或食管出现症状而被发现，或者是在胸片检查中偶然发现。

在 MRI 上，支气管肺源性前肠囊肿于 T_1WI 上呈低信号，于 T_2WI 及脂肪抑制像上呈高信号（图 17-8）。但当囊液内含有蛋白、钙化或血液成分时，其于 T_1WI 上的信号可以增高[45]。

（三）后纵隔肿物

约 95% 的后纵隔肿物为神经源性肿瘤，其可以起源于交感神经节细胞（神经母细胞瘤、节细胞神经母细胞瘤、神经节细胞瘤）或起源于神经鞘（神经纤维瘤或神经鞘瘤）。少见的儿童后纵隔肿物还包括神经肠源性囊肿、外侧脊膜膨出、血管瘤及髓外造血。

在 MR 上，神经节细胞肿瘤主要表现为梭形的脊柱旁肿物，一般可延伸几个椎体的长度。一般呈等信号软组织肿块，且高达 50% 的病例中肿块内可出现钙化（图 17-9）。神经根肿瘤往往比较小，呈球形，且多发生于椎体与相邻肋骨交界处附近。两种类型的肿瘤均可以造成邻近肋骨的压迫性侵蚀。神经源性肿瘤因其起源于神经组织而更易侵犯椎管。向椎管内延伸的肿瘤在位置上位于硬膜外，可造成邻近脊髓的

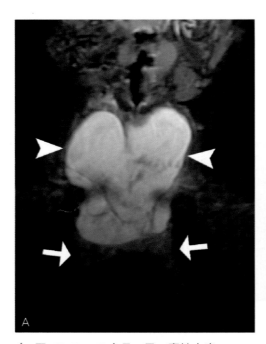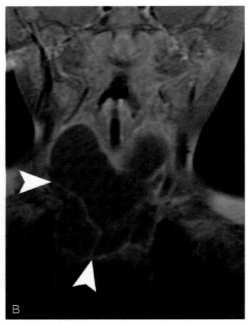

▲ 图 17-7 15 个月，男，囊性水瘤
A. 冠状位 T_2WI 示颈部一均质高信号肿块（箭头），并向前上纵隔延伸，压迫胸腺向下移位（箭）；
B. 增强冠状位 T_1WI 脂肪抑制像示肿块的囊壁及分隔呈明显强化（箭头）

压迫及移位。能够识别出肿瘤向椎管内延伸这一征象是至关重要的，因为其通常需要放疗或在肿瘤切除前行椎板切除术。

神经肠源性囊肿是由于内胚层与脊索之间

不完全分离所导致的，其通常与脊髓之间有一个纤维连接或含有椎管内的成分。该病可伴有脊柱中线发育异常，例如半椎、蝴蝶椎及脊柱裂。外侧脊膜膨出即脊膜及脑脊液的疝出。这些病变于 T_1WI 上均呈低信号，于 T_2WI 及脂肪抑制像上均呈非常高的信号。在神经肠源性囊肿，可伴有一个或多个椎体的发育缺陷。

在髓外造血中，具有明显红细胞生成优势的骨髓于 T_1WI 及 T_2WI 上均呈等信号，而那些含有更多黄骨髓的病变于 T_1WI 上呈高信号，于脂肪抑制像上呈低信号。两种类型的病变增强后均可呈现出轻度的强化。血管瘤于 T_1WI 上呈等或低信号，于 T_2WI 上呈高信号，且注入对比剂后可见强化。

三、肺部

（一）先天性肺发育畸形

先天性肺发育畸形主要包括累及肺实质、肺部血管系统及二者均受累的一系列的先天性发育畸形。胸部 CT 检查仍然是评估大多数先天性肺发育畸形的主要方法，但是与血管畸形相关的病变，例如肺隔离症及肺发育不良也可通过 MRI 进行评估。

肺隔离症的主要特征为病变肺组织与气管支

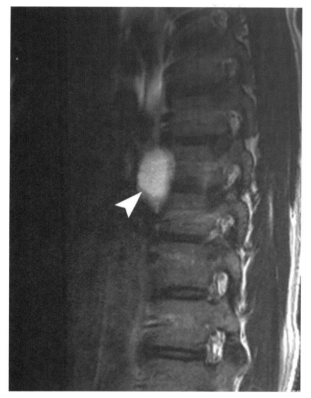

▲ 图 17-8 支气管囊肿
矢状位 T_2WI 示后纵隔内一边界清楚的、均质的囊性肿块（箭头）

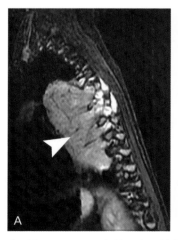
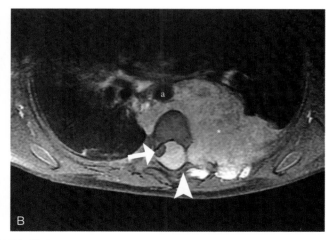

▲ 图 17-9 19 个月，女，神经母细胞瘤
A. 矢状位 T_2WI 示后纵隔内一巨大高信号肿块（箭头）经多个神经孔延伸至椎管内；B. 增强轴位 T_1WI 脂肪抑制像示肿块（*）延伸至胸壁，经左侧神经孔进入椎管，推挤脊髓向右偏斜。此外，要注意肿块经主动脉后方跨过中线区（a）

气管树无正常连接，而由异常的动脉供血，通常起源于主动脉。当隔离的肺组织位于正常的胸膜内，且有静脉向肺静脉引流时，其为叶内型。当隔离的肺组织有独立的胸膜，且有独立的静脉回流系统引流至体循环静脉时，其为叶外型。儿童慢性或复发性肺段或亚段型肺炎，特别是病变位于肺底时，对诊断肺隔离症有提示意义。在 MRI 上，供养血管于 T_1WI 上呈现为血管流空效应，于梯度回波序列及增强图像上呈高信号。隔离的肺组织呈等信号或高信号区域（图 17-10）。

肺发育不良或弯刀综合征的 MR 表现主要包括右肺容积减小、同侧性纵隔移位、相应肺动脉窄小、部分肺静脉异常回流，通常是自右肺至下腔静脉（图 17-11）。其他相关的异常还包括体动脉供养发育不良的肺组织、副膈及马蹄肺。马蹄肺是一种很罕见的先天发育畸形，主要表现为两肺的后基底段在心包囊的后方融合。

（二）肺转移瘤

MRI 可以检测到较大的肺结节，但由于 MRI 空间分辨率低，对小于 5mm 的肺结节检出不如 CT 敏感。因此，CT 仍然是检测和评估肺结节的首选影像学检查。

（三）肺实质弥漫性病变

胸部平片及 CT 是评估肺实质弥漫性病变的首选影像学检查。但是，MRI 在一定程度上已成功显示年长儿肺囊性纤维化[46-49] 及原发性纤毛运动不良症[50] 相关的支气管扩张及肺内空气潴留。

^3He 及 ^{129}Xe 等气体越来越多的应用于研究肺功能及病理[2,51-54]（图 17-12）。超极化 MRI 依赖于患者体外的极化分子探针、注入或吸入超极化探针，然后用 MRI 接收来自探针的信号，探针定位于靶区域或代谢区。然后传统的 T_1WI 及 T_2WI 可与功能信息结合。目前，超极化 MRI 已经用于评估部分疾病的局部肺通气功能如肺囊性纤维化、哮喘及小气道病变[51-54]。

四、腹部

成人和儿童腹部 MR 检查表现类似，但儿童各种结构更小，脏器周围脂肪更少。临床有

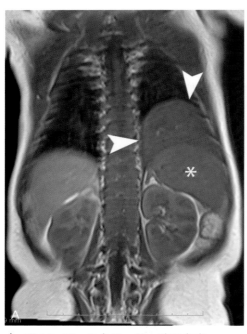
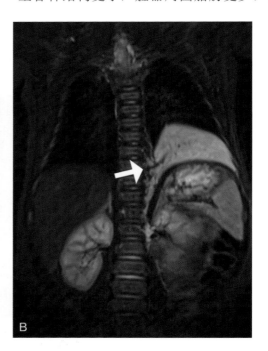

▲ 图 17-10　3 个月，男，肺隔离症
A. 冠状位 T_1WI 示在脾脏的上方（＊）左半胸的底部一边界清楚、信号均匀的肿块（箭头）；B. 冠状位 T_2WI 示一高信号肿块，且其内可以见到来源于体动脉的供养动脉，呈血管流空效应（箭）

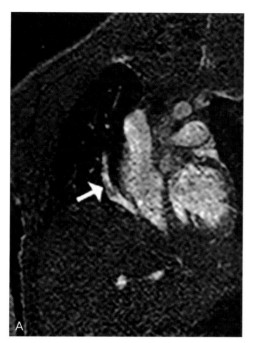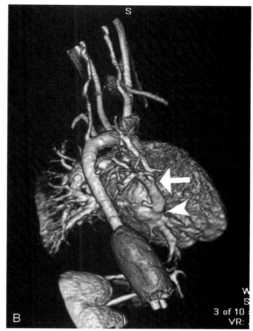

▲ 图 17–11　4 岁，女，弯刀综合征

A. 冠状位 MRI 亮血序列成像示中位心及右弯刀静脉（箭）于肝上膈肌水平引流至下腔静脉；B. 对比增强 MR 血管造影 3D 容积重现斜位像示右侧上肺静脉与下肺静脉共同构成弯刀静脉（箭），在肝静脉与下腔静脉汇合处的上方注入下腔静脉（箭头）

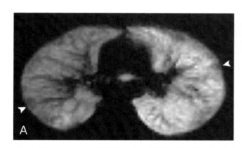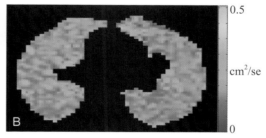

▲ 图 17–12　超极化氦成像，肺移植后患儿

A. 肺通气图像示两肺轻度异常，伴双肺信号不同及双肺边缘部分区域信号稍减低（箭头）；B.ADC 图示氦的正常弥散系数。影像表现与闭塞性细支气管炎一致

以下情况时通常行腹部 MR 检查：①治疗前判定腹部肿块的起源、范围和特点以及治疗后的评估；②胰胆管异常的表征；③尿路异常的评估，尤其是肾盂积水；④主要腹部血管异常的评估（MR angiography，MRA）[55,56]。

（一）肾肿物

评估肾肿物的基本 MR 序列包括轴位 T_1 加权、同相位和反相位、冠状位和矢状位 T_2W FSE/TSE（伴或不伴脂肪抑制）和轴位 DWI。

注入对比剂后，得到动脉期和静脉期的轴位 T_1 加权脂肪抑制图像。

1. 肾实性恶性肿瘤

（1）Wilms 肿瘤：Wilms 肿瘤是儿童期肾最常见的原发恶性肿瘤[13,57-59]。常发生于 5 岁以下儿童，平均发病年龄为 3 － 4 岁。最常见的临床表现是可触及的腹部肿块，镜下或肉眼血尿、腹痛和发热少见。约 10％的患者于发现时已有转移。转移最常发生于肺，其次为肝。部分先天性疾病易合并该肿瘤，包括偏侧肥大和散发性无虹膜，以及多种综合征，包括 Beckwith-Wiedemann 综合征（偏侧肥大、脐膨出、巨舌和内脏肥大）、WEGR（肾母细胞瘤、无虹膜、泌尿生殖系统畸形、智力低下）、Drash 综合征（男性假两性畸形和肾炎）、Perlman 综合征（内脏肥大、巨人症、隐睾、羊水过多、典型面容）[58-62]。

肾母细胞瘤表现为巨大（平均直径 11cm）的球形肿物，至少部分位于肾实质内，T_1WI 信号等于或低于正常肾皮质，T_2WI 和 DWI 信号高于正常肾实质[3,13,63-65]。静脉注射对比剂后可见强化，但强化程度低于邻近肾实质（图 17-13）。由于肿瘤有坏死或出血区，近 80% 的肿瘤信号不均匀。双侧同时发病率为 5%～10%。

肾母细胞瘤腹腔内播散方式为直接蔓延至肾周组织、淋巴结或邻近器官，或浸润血管累及肾静脉或下腔静脉（inferior vena cava，IVC）。肾周浸润可表现为肾包膜增厚或肾周脂肪呈结节状或条纹状。淋巴结于 T_1WI 呈中等信号，于 T_2WI 和钆增强检查呈高信号。任何可见的腹膜后淋巴结，不论体积大小，均应怀疑转移。尽管在 MRI 上，成人正常大小的淋巴结可以显示，这些淋巴结在婴幼儿却很少见到。

累及 IVC 是决定手术入路的重要因素。瘤栓延伸至肝静脉汇合处或以上位置时，需行胸腹联合入路除瘤栓，而当血栓位于肝静脉以下时，则行单独的腹部入路。SE 序列瘤栓相对于流动的血液呈高信号，而 GRE 和增强序列呈低信号（图 17-14）。

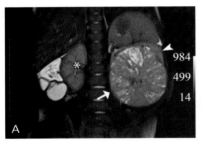
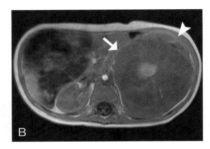
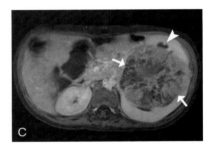

▲ 图 17-13 1 岁，女，Wilms 瘤
A. 冠状位 T_2WI 示不均匀高信号肿块（箭）周围可见左肾组织（箭头）。右肾正常（*）；B. 轴位 T_1WI 示肿块（箭）相对于肾皮质（箭头）呈低信号，中心可见高信号出血区；C. 注射 Gd-DTPA 后轴位 T_1WI 示，肿块呈不均匀强化（箭）。箭头指扩张的肾盏

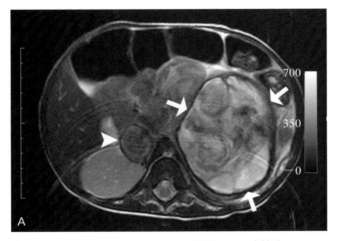
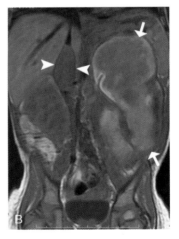

▲ 图 17-14 2 岁，女，肾母细胞瘤侵犯下腔静脉
A. 轴位 T_2WI 可见明显不均匀信号肿块占据左肾（箭），扩大的 IVC 内可见不均匀信号瘤栓（箭头）；
B. 冠状位 T_1WI 示左肾较大的不均匀信号肿块，可见高信号的亚急性出血（箭）。腔静脉内瘤栓呈等信号（箭头）

治疗后，MRI 可用于监测局部复发和肝转移。肾窝内软组织肿块和同侧腰大肌增大提示局部复发。

（2）肾母细胞瘤病：肾母细胞瘤是肾发生异常，为妊娠 36 周后胎儿残余肾胚基持续存在[66]。肾母细胞瘤病或肾胚源性残基本身不是恶性肿瘤，但可恶变为肾母细胞瘤。肾胚源性残基发生于皮质，可弥漫性取代肾实质或表现为局灶性或多灶性肿块。T₁WI 和增强检查，病变相对于正常肾实质呈低信号[3,13,63,64,67]。T₂WI 上，相对于肾皮质常呈等或稍高信号，但有时也呈低信号。强化程度低于邻近肾实质（图 17-15）。

（3）淋巴瘤：淋巴瘤中，非霍奇金淋巴瘤发生率高于霍奇金病，常发生于 5 岁以上儿童。最常见的影像表现为双肾多发结节[3,13,64,65,68]。少见表现有肾实质内单发肿块（图 17-16），肾脏弥漫增大，邻近淋巴结或腹膜后肿块直接浸润肾脏。继发性表现包括肾筋膜增厚、肿瘤包绕肾盂和近端输尿管导致梗阻性肾积水。淋巴瘤肿块与正常肾实质相比，于 T₁WI 通常呈均匀低信号，于 T₂WI、增强和高 b 值 DWI 呈高信号。

（4）少见肾恶性肿瘤：透明细胞肉瘤和杆状细胞瘤是儿童期少见的高度侵袭性的肾恶性肿瘤[3,13,65,69,70]。前者好发于 1 — 4 岁儿童，后者好发于 2 岁以下婴儿。临床表现类似于肾母细胞瘤。恶性杆状细胞瘤可伴原发性颅后窝、软组织和胸腺肿瘤。杆状细胞瘤可转移至淋巴结、肝、肺、骨和大脑。肾透明细胞肉瘤也可转移至骨，被称为儿童骨转移性肾肿瘤。

MRI 上肾杆状细胞瘤表现为信号不均匀、边界模糊的肿块，并累及肾门。杆状细胞瘤于 T₁WI 呈低或等信号，脂肪抑制 T₂WI、DWI 及增强后呈高信号（图 17-17）。常可见包膜下积液，表明坏死和（或）出血，可有助于与肾母细胞瘤鉴别。

肾透明细胞肉瘤（也称骨转移性肾肿瘤）也表现为信号不均匀、边界模糊的肿物。囊变区常见，代表坏死和出血。于 T₁WI 呈低信号，于 T₂WI、DWI 和注入钆对比剂后呈高信号。出现骨转移提示为透明细胞肉瘤，而肾母细胞瘤常转移至肺部（图 17-18）。

肾细胞癌好发于 9 — 15 岁儿童，平均发病年龄为 10 岁[3,13,65]。临床症状和体征无特异性，包括腹部肿物、疼痛和血尿。MRI 表现与肾母

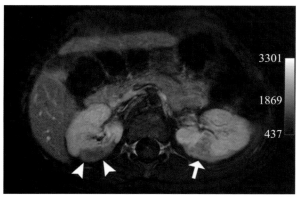

▲ 图 17-15 4 岁，女，肾母细胞瘤病
轴位增强脂肪抑制 T₁WI 示肾实质后唇病变呈边缘性强化（右侧箭头），左肾可见三角形肿物（箭），强化程度均低于相邻肾实质

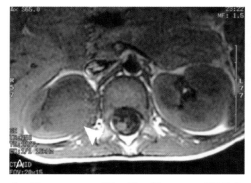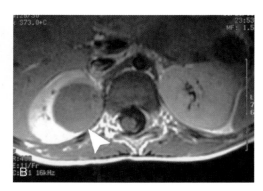

▲ 图 17-16 4 岁，男，肾 Burkitt 淋巴瘤
A. 轴位 T₁WI 示右肾边界清晰的肿物，与肾皮质呈相同低信号（箭头）；B. 轴位增强 T₁WI 示肿物（箭头）强化程度低于正常肾实质

细胞瘤相似，但体积更小（平均直径为 4cm）。肾细胞癌表现为非特异性肾内实性肿物，边界清晰或模糊（图 17-19）[71]。出血、坏死和钙化常见。于 T_1WI 呈低信号，T_2WI 和 DWI 呈高信号。可见增强，强化程度稍低于肾实质。与肾母细胞瘤相似，肾细胞癌可侵犯腹膜后淋巴结或肾静脉，也可转移至肺或肝。

肾髓质癌是伴镰状细胞特性的罕见肿瘤[70,72]。好发于 20 — 30 岁，临床表现为侧腹或腹部疼痛或肉眼血尿，少见表现有可触及的腹部肿物、体重下降和发热。远处转移部位为肺或肝。肿瘤多呈不均匀信号，可见出血和广泛坏死。位于肾实质深部中心，侵犯和包绕肾盂，并导致肾盏扩张、肾脏增大，于 T_1WI 呈低信号、T_2WI 呈高信号。增强检查由于有坏死区呈不均匀强化。

2. 肾实性良性肿物

中胚叶肾瘤：中胚叶肾瘤也称胎儿肾错构瘤，好发于新生儿或 3 个月以内小婴儿，表现为腹部肿物[3,13,65,73]。尽管有少数病例报道细胞异型性和恶性可能，但本病几乎均为良性。MRI 表现无特异性，多表现为均匀信号肿物，占据相当大一部分肾实质（图 17-20）。与周围组织相比，于 T_1WI 呈等或低信号，于 T_2WI 呈高信号。可见强化，强化程度低于正常肾实质。高度富于细胞性肿瘤可显示弥散受限[74]。尽管影像学不能鉴别本病与肾母细胞瘤，婴儿肾实性肿瘤时，应怀疑本病可能。

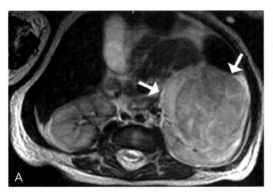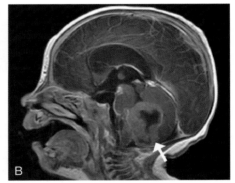

▲ 图 17-17　11 周，男，杆状细胞瘤

A. 轴位 T_2WI 示左肾实质内不均匀中等信号肿物，边界模糊（箭）；B. 静脉注射钆对比剂后矢状位 T_1WI 同时可见颅后窝非典型畸胎样横纹肌肉瘤（箭）

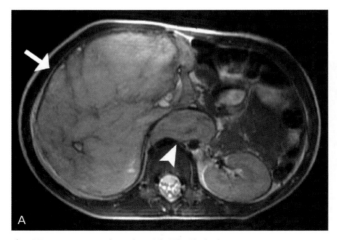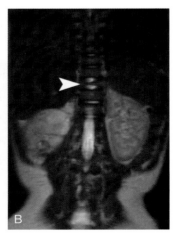

▲ 图 17-18　2 岁，女，透明细胞肉瘤

A. 轴位 T_2WI 示不均匀信号肿物占据右肾（箭）。主动脉弓旁可见相似信号的淋巴结转移（箭头）；
B. 冠状位 T_2WI 示骨转移导致 T_{10} 压缩性骨折（箭头）

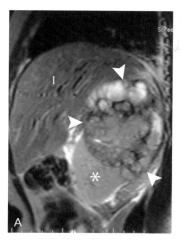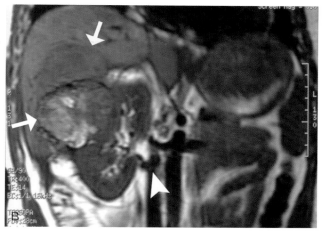

▲ 图 17-19　17 岁，男，肾细胞癌

A. 矢状位 T_2WI 示右肾上外侧不均匀信号肿块（箭头），紧邻肝脏（I）。 * 指相邻正常肾脏；B. 冠状位 T_1WI 示不均匀信号肿物（箭）伴高信号灶，病理结果为出血。可见右肾静脉（箭头）

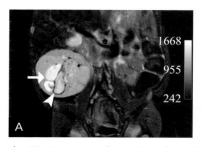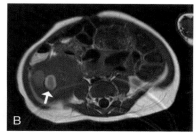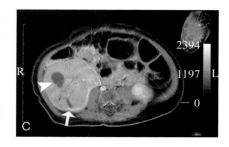

▲ 图 17-20　2 个月，男，中胚叶肾瘤

A. 冠状位短 T_1 反转恢复序列（short-tau-inversion-recovery, STIR）MRI 示不均匀信号肿物占据右肾，并可见高信号灶（箭），边缘为低信号的含铁血黄素（箭头）；B. 轴位 T_2WI 示，肿物与肌肉相比主要呈等信号，可见高信号灶（箭）伴边缘低信号，与大体检查结果出血一致；图 C 具有比图 B 更高的脂肪抑制水平，T_1WI 可见巨大不均匀强化的肿块。囊性部分（箭头）未见强化，实性部分强化程度低于边缘相邻的肾实质（箭）

3. 肾囊性肿物

多房囊性肾瘤：多房囊性肾瘤（也称囊性错构瘤、囊性淋巴管瘤和局灶性多囊肾）为单侧、非遗传性、伴纤维组织分隔的囊性肿块。分隔可能含有成熟成分或不成熟的胚基。好发于男性，男孩常于 4 岁以下发病。临床表现为无痛性腹部肿物和血尿。MRI 表现为肾内边界清晰的多房囊性肿物[3,13,65,75,76]。囊腔于 T_1WI 呈低信号，T_2WI 呈高信号，增强检查无强化（图 17-21）。分隔通常很薄，可有轻度强化。囊壁或分隔有时可见曲线样钙化。

4. 含脂肪成分的肾肿物

血管平滑肌脂肪瘤：血管平滑肌脂肪瘤是肾良性肿瘤，由血管、平滑肌和脂肪组织组成。儿童肾孤立性血管平滑肌脂肪瘤少见，80% 患儿伴发结节性硬化。常为偶然发现，也有部分患者表现为腹痛，或由于肾实质被肿瘤广泛取代出现肾衰竭。常表现为双肾多发较小肿物（图 17-22）。于 T_1WI 和 T_2WI 均呈高信号，脂肪抑制序列和反相位成像呈低信号。常与肾囊性病变同时存在。

（二）肾上腺肿物

MRI 检查方案与肾肿瘤相同。

1. 出血

出血是新生儿最常见的肾上腺肿物，由于产伤、败血症或缺氧导致。婴儿和儿童肾上腺出血相对少见，通常是外伤导致[77, 78]。新生儿肾上腺出血常表现为可触及的腹部肿物、

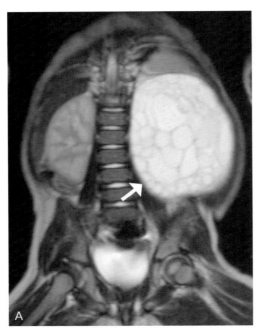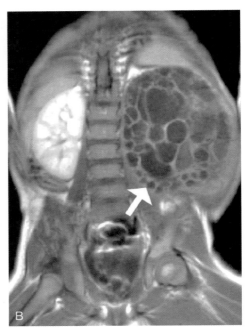

▲ 图 17-21　1 岁，女，多房囊性肾瘤

A. 冠状位 T_2W MRI 示左肾液体信号肿块，并可见多发薄分隔（箭）；B. 静脉注射 Gd-DTPA 后冠状位 T_1W MRI 示仅见囊壁和分隔强化（箭）

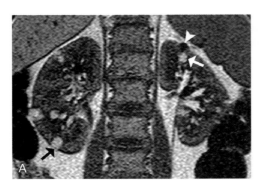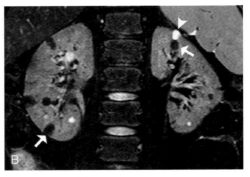

▲ 图 17-22　7 岁，女，结节性硬化症合并肾血管平滑肌脂肪瘤

A. 冠状位 T_1WI 示双肾多发较小的高信号肿物（箭）。此外可见低信号囊性病变（箭头）；B. 冠状位脂肪抑制 T_2WI 示 T_1 高信号肿物呈低信号，为脂肪（箭头）。囊性病变为液体信号（箭）（转自 Rajesh Krishnamurthy, MD, Texas Children's Hospital, Houston, TX.）

黄疸和贫血。肾上腺肿瘤常导致其形状扭曲，但肾上腺血肿时，肾上腺的正常三角形状得以保留。肾上腺出血的信号特征随着出血的年龄不同而不同。急性期出血于 T_1WI 呈低信号，T_2WI 呈高信号（图 17-23）。亚急性期出血于 T_1WI 和 T_2WI 均呈高信号。随着血液凝结和溶解，信号强度减低，慢性血肿于 T_1WI 和 T_2WI 均呈低信号。

　　主要鉴别诊断为新生儿先天性神经母细胞瘤。有肝脏转移或血清香草扁桃酸（serum vanillylmandelic acid, VMA）升高时，可鉴别这两种疾病。出血 1 ~ 2 周后复查体积变小，但是神经母细胞瘤体积不变或增大。

　　2. 神经母细胞瘤　神经母细胞瘤是儿童腹部最常见的恶性肿瘤，好发于 4 岁以下儿童。50% 以上神经母细胞瘤起源于腹部，其中 2/3 起自肾上腺[12,78-80]。肾上腺外肿瘤起源于交感神经节细胞或主动脉旁体，可发生于从颈部到盆腔的任何部位。多数患者表现为可触及的腹部肿

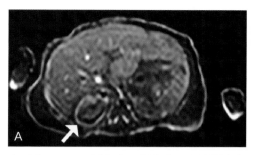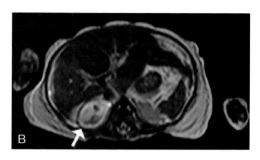

▲ 图 17-23 新生儿，肾上腺亚急性期出血

A. 上腹部轴位 T_1WI 示右侧肾上腺不均匀信号肿块（箭），中心呈低至等信号，周围呈高信号；B. 轴位 T_2WI 示不均匀高信号为主的肿块，伴低信号边缘（箭）。可见腹水和全身水肿（转自 Rajesh Krishnamurthy, MD, Texas Children's Hospital, Houston, TX.）

物。50% 以上患者初诊时有骨髓、骨骼、肝脏或皮肤转移。肺转移少见。

MRI 表现为肾外或椎旁肿物[12,78,80-82]。肾上腺肿瘤向下外侧压迫肾脏，椎旁肿瘤向上外侧压迫肾脏。神经母细胞瘤于 SE T_1WI 相对于周围软组织呈等或低信号，于 T_2WI 和 DWI 呈高信号。静脉注入钆螯合剂后可见部分强化（图 17-24）[83]。由于出血、坏死和钙化信号常不均匀，85% 的肿瘤可发生钙化。出血的信号强度随着出血期相不同而不同。坏死区于 T_1WI 呈低信号，T_2WI 呈高信号。钙化均呈低信号。

肿瘤局部蔓延可以跨越中线、包绕血管（图 17-25）、局部淋巴结转移和（或）向椎管内延伸

（图 17-26）。也可见肝转移[84]。

手术或化疗后，MRI 可用于监测治疗效果和肿瘤复发。残余肿物于 T_1WI 呈低信号，脂肪抑制 T_2WI 和 DWI 低信号提示纤维化，但 T_2WI 和 DWI 高信号提示为残余肿物。

3. 节细胞神经母细胞瘤和神经节细胞瘤
节细胞神经母细胞瘤好发于 5 — 10 岁，神经节细胞瘤好发于 10 — 20 岁。影像表现与节细胞神经母细胞瘤相似。确诊需根据细胞的成熟和分化程度做出组织病理学诊断。

4. 肾上腺皮质肿瘤 除了神经母细胞瘤之外的儿童肾上腺肿瘤较少见，占所有肾上腺肿瘤的 5% 或更少[85-87]。其中，最常见的是肾上

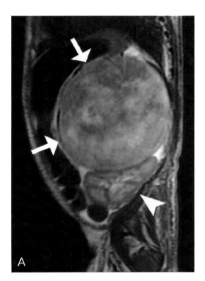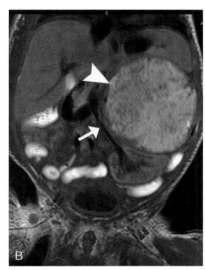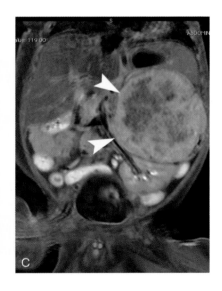

▲ 图 17-24 11 岁，男，肾上腺神经母细胞瘤

A. 矢状位 T_2WI 示左侧肾上腺区巨大混杂信号肿物（箭），与肾分界清晰（箭头）；B. 冠状位 T_1WI 示中心陈旧性出血呈高信号（箭头），箭显示左肾动脉；C. 脂肪抑制 T_1WI 增强检查示肿物边缘可见强化（箭头）

腺皮质癌，其次为腺瘤。肾上腺皮质癌和腺瘤的平均发病年龄分别为 9 岁和 3 岁。肾上腺皮质癌通常可分泌激素，出现女性男性化、男性女性化或库欣（Cushing）综合征。腺瘤可导致 Cushing 综合征或原发性醛固酮增多症，也可偶然发现。

肾上腺皮质癌典型表现为巨大肿物，直径大于 4cm（图 17-27）。于 T_1WI 呈低信号，于脂肪抑制 T_2WI 和 DWI 呈高信号。不均匀强化为典型表现[85,87,88]。可局部浸润邻近结构，如下腔静脉、肝或淋巴结；也可远处转移至肺、肝和淋巴结。腺瘤于 T_1WI 和 T_2WI 均呈高信号，由于含大量脂肪成分，反相位呈低信号。

5. 嗜铬细胞瘤 嗜铬细胞瘤是产生儿茶酚胺的肿瘤，可导致阵发性高血压[89]。大多为散发；也可伴多发性内分泌肿瘤（multiple endocrine neoplastic，MEN）综合征和神经皮肤综合征，包括神经纤维瘤病、结节性硬化、von Hippel–Lindau 病和 Sturge–Weber 病。近 75% 的儿童期嗜铬细胞瘤起自肾上腺髓质；其余起自下腔静脉或主动脉旁的交感神经节、Zuckerkandl 体旁或膀胱壁。70% 以上为双侧，5%～10% 为恶性[89]。

嗜铬细胞瘤于 T_1WI 呈低信号，T_2WI 呈高信号（图 17-28）[90]。常见中到明显强化。小的肿瘤通常信号均匀，但较大肿瘤信号不均匀，

含囊性和实性成分。钙化少见。恶变征象包括局部浸润、淋巴结肿大和远处转移。

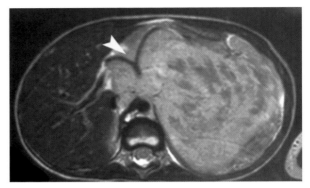

▲ 图 17-25　4 岁，女，神经母细胞瘤
轴位 T_2WI 示肿物跨越中线，包绕腹主动脉及其分支（箭头）

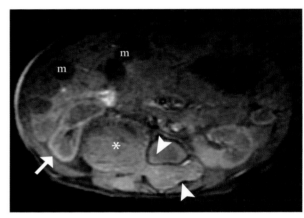

▲ 图 17-26　8 周，女，神经母细胞瘤，向椎管内延伸
轴位 T_1WI 示右侧腹膜后均匀中等信号肿物（*），压迫右肾向外侧移位（箭）。左侧腹膜后也可见一较小肿物，均经神经孔进入椎管（箭头）。m 指肝转移

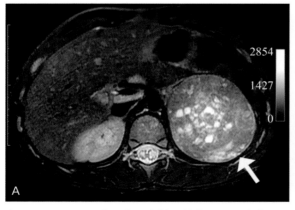
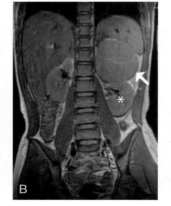
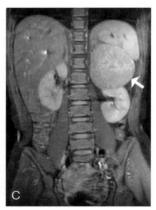

▲ 图 17-27　6 岁，女，女性男性化，肾上腺皮质肿瘤
A. 轴位脂肪抑制 T_2W MRI 示左侧肾上腺不均匀信号肿物（箭），并可见液体信号区；B. 冠状位 T_1WI 示左侧肾上腺均匀信号肿物（箭），与脾呈等信号，与左肾分界清晰（*）；C. 静脉注射钆对比剂后，轴位脂肪抑制 T_1W MRI 示肿物与肾分界清晰，呈均匀强化（箭）

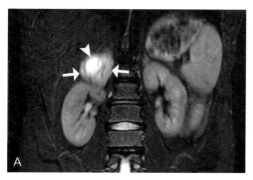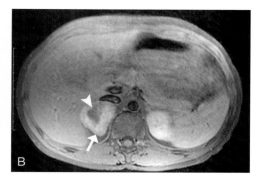

▲ 图 17-28　11岁，女，肾上腺嗜铬细胞瘤

A. 冠状位脂肪抑制 T_2WI 示，右侧肾上部小肿物（箭），与脾呈等信号，其内可见一液体信号灶（箭头），病理活检结果证实为囊性成分；B. 轴位增强脂肪抑制 GRE T_1WI 示右侧肾上腺肿物可见强化（箭），囊性部分无强化（箭头）

（三）腹膜后肿瘤

腹膜后软组织原发的良性及恶性肿瘤均少见。良性肿瘤包括畸胎瘤、淋巴管瘤、神经纤维瘤和脂肪过多症。畸胎瘤表现为边界清晰的囊性肿物，可见不同数量的脂肪或钙化（图 17-29）。淋巴管瘤为边界清晰的多房囊性肿物。神经纤维瘤常为边界清晰、圆柱形的软组织病变，位于神经血管束为其特征。脂肪过多症表现为弥漫、浸润性肿物，信号与脂肪相同；沿着筋膜面生长，可侵犯肌肉。

恶性腹膜后肿瘤包括横纹肌肉瘤（图 17-30）、神经纤维肉瘤、纤维肉瘤和性腺外生殖细胞肿瘤。这些肿瘤表现为巨大的软组织肿物。恶性肿瘤于 T_1WI 呈低信号，于 T_2WI、DWI 和增强检查呈高信号。有时可推移和包绕血管。

（四）肝肿物

常规肝脏 MRI 包括冠状位和轴位 T_1 加权、轴位脂肪抑制 T_2 加权和轴位同相位和反相位成像。注入常规钆对比剂后，得到轴位脂

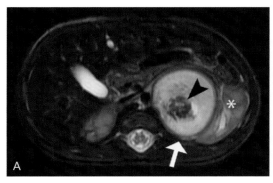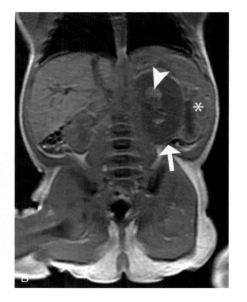

▲ 图 17-29　2周，男，腹膜后成熟畸胎瘤

A. 轴位脂肪抑制 T_2W MRI 示左侧腹膜后边界清晰的液体信号肿物（箭），病理结果证实为囊肿。囊肿内可见低信号灶（箭头），病理结果证实为钙化/骨化；B. 冠状位 T_1WI 示，肿物大部分为液体低信号（箭），中心高信号区为钙化（箭头）。*. 移位的左肾

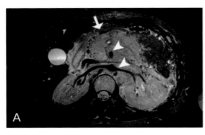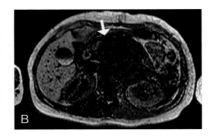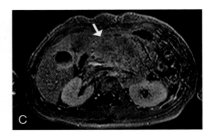

▲ 图 17-30　14 岁，女，腹膜后横纹肌肉瘤

A. 轴位 T_2WI 示，腹膜后可见高信号为主的巨大肿物（箭），包绕肠系膜上动脉、主动脉和肾动脉（箭头）；B. 轴位 T_1WI 示，肿物呈低信号（箭）；C. 轴位增强 T_1WI 可见弥漫强化（箭）（转自 Rajesh Krishnamurthy, MD, Texas Children's Hospital, Houston, TX.）

肪抑制 T_1 加权序列的动脉期、门静脉期和延迟期。钆塞酸二钠（Gd-EOB-DTPA, Eovist, Bayer HealthCare, Leverkusen, Germany）是一种器官特异性含钆对比剂，可以被肝细胞摄取，经胆道系统排泄，可特异性显示肝脏肿瘤[91]。

1. 恶性肿瘤

（1）肝母细胞瘤：肝母细胞瘤是儿童最常见的肝脏恶性肿瘤，占儿童腹部实性肿物的第三位，仅次于肾母细胞瘤和神经母细胞瘤[4,11,92-95]。好发于 5 岁以下儿童，高峰年龄为 18 — 24 个月。临床表现为无症状的上腹部肿物、偶尔伴厌食和体重下降。肝母细胞瘤可伴发 Beckwith-Widemann 综合征、加德纳（Gardner）综合征、糖原贮积症和 18- 三体综合征[91-95]。常侵犯门静

脉和肝静脉。

肝母细胞瘤常局限于一个肝叶，肝右叶发生率为肝左叶的 2 倍。也可累及双叶，可多发。MRI 常呈不均匀信号，与正常肝脏相比 T_1WI 以低信号为主，T_2WI 和 DWI 呈高信号（图 17-31）[4,11,91,96,97]。增强检查显示，动脉早期强化并迅速廓清，于门静脉期呈低信号。较小肿瘤可均匀强化，但较大肿瘤强化不均匀。钆增强肝细胞特异性成像检查中，与正常肝脏相比，肿瘤各期均呈低信号[91]。其他 MRI 表现有可见大的供血动脉、马赛克征、肿瘤包膜。马赛克征为小结节周围伴薄的低或高信号分隔。

由于出血、脂肪、坏死或钙化内部信号可不均匀[4,11,92,96,97]。由于出血时期不同，于 T_1WI

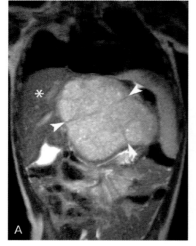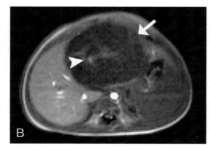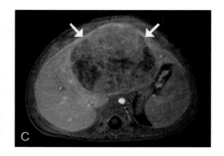

▲ 图 17-31　11 个月，女，肝母细胞瘤

A. 冠状位脂肪抑制 T_2W MRI 示肝左叶边界清晰的高信号肿物，可见低信号分隔呈分叶状（箭头）。*. 指邻近肝脏；B. 轴位脂肪抑制 T_1W MRI 示肿物（箭）与相邻肝实质相比呈低信号。中心可见高信号区（箭头），病理结果为出血；C. 延迟增强脂肪抑制 T_1WI 示，肿物（箭）呈不均匀强化，强化程度低于肝实质

呈低或高信号，于 T_2WI 常呈高信号。局部脂肪变性 T_1WI 呈高信号，脂肪抑制和反相位成像呈低信号。钙化在所有序列均呈低信号。

急性瘤栓于 T_1WI 和 T_2WI 均呈高信号，GRE 上信号缺失。慢性瘤栓表现为低信号。增强检查时瘤栓于动脉期可见强化。

（2）肝细胞癌：肝细胞癌好发于大龄儿童，65% 以上发生于 10 岁以上儿童。危险因素包括胆道闭锁、糖原贮积症、α_1- 抗胰蛋白酶缺乏症、Alagille 综合征、慢性乙型或丙型肝炎相关肝硬化[92-95]。

肝细胞癌的 MRI 表现和肝母细胞瘤相似。肿瘤与正常肝脏相比，于 T_1WI 呈低信号，T_2WI 呈高信号。动脉期可见强化，门静脉期廓清（图 17-32）。肝细胞特异性成像检查时，与相邻正常肝脏相比，肝细胞癌呈低信号[91]。也可见马赛克征、肿瘤包膜、侵犯肝静脉与门静脉[92,96,97]。

（3）纤维板层样肝细胞癌：纤维板层样肝细胞癌是发生于青少年和年轻人的常规肝细胞癌的一个变体。肿瘤与正常肝脏相比，于 T_1WI 呈低信号，T_2WI 和 DWI 呈高信号[98]。T_1WI 和 T_2WI 中央纤维瘢痕均呈低信号。增强检查时动脉期呈不均匀强化，门静脉期和延迟期呈低或等信号。中央瘢痕无强化。

（4）未分化胚胎性肉瘤：未分化胚胎性肉瘤也称间充质肉瘤、胚胎肉瘤和恶性间叶瘤，好发于 6 — 10 岁儿童[99]。常见临床表现为腹部肿物和腹痛。MRI 表现为不均匀混杂囊实性肿物，于 T_1WI 主要呈低信号，T_2WI 呈高信号（图 17-33）[92,100]。纤维环于 T_1WI 和 T_2WI 均呈低信号。DWI 可见弥散受限和 ADC 值减低。增强后实性部分可见强化，囊性部分无强化。可转移至肺和骨骼。

（5）肝转移瘤：儿童好发生肝转移的恶性

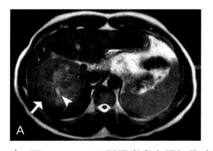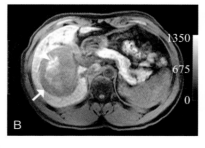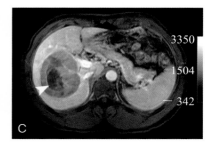

▲ 图 17-32　乙型肝炎患者肝细胞癌

A. 轴位脂肪抑制 T_2WI 示肝右叶边界清晰的不均匀高信号肿物（箭），局部可见高信号出血 / 坏死灶（箭头）；B. 轴位 T_1WI 示肝右叶巨大低信号肿物（箭），局部可见高信号，大体标本检查为出血；C. 轴位增强脂肪抑制 T_2WI 示，肿瘤强化程度低于周围肝实质。中心可见无强化区，为坏死 / 陈旧性出血（箭头）（转自 Rajesh Krishnamurthy, MD, Texas Children's Hospital, Houston, TX.）

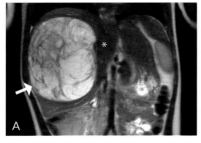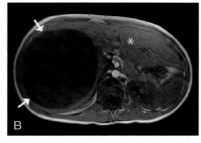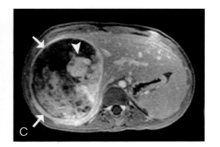

▲ 图 17-33　6 岁，男，肝胚胎性肉瘤

A. 冠状位 T_2WI 示肝右叶不均匀液体信号为主的肿物（箭），可见低信号分隔。星号指邻近肝脏；B. 轴位 T_1WI 示边界清晰均匀低信号肿物（箭）。*. 邻近正常肝脏；C. 延迟增强轴位 T_1WI 示边缘（箭）及实性部分强化（箭头），囊性部分无强化

肿瘤有肾母细胞瘤、神经母细胞瘤和淋巴瘤。肝转移瘤临床表现为肝大、黄疸、腹痛或腹部肿块，或肝功能检查异常。

肝转移瘤的典型表现为多发，于 T_1WI 呈低信号，T_2WI 呈高信号（图 17-34）。其他影像表现包括中心坏死和占位效应并推移血管。血供丰富的转移瘤在增强检查可表现为动脉期强化，并迅速廓清。DWI 可见弥散受限和 ADC 值降低。

2. 肝良性肿瘤

（1）婴儿血管瘤：婴儿血管瘤之前称血管内皮瘤，是儿童期最常见的肝脏良性肿瘤。起源于内皮细胞，起初生长迅速，随后经过数月或数年自行退化。根据葡萄糖转运蛋白 -1

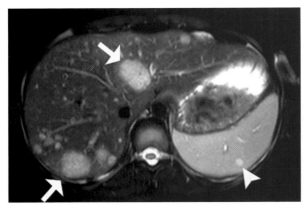

▲ 图 17-34 16 岁，女，肾细胞癌肝转移
轴位脂肪抑制 T_2WI 示，肝脏多发高信号肿物（箭）。脾也可见小的病变（箭头）（转自 Rajesh Krishnamurthy, MD, Texas Children's Hospital, Houston, TX.）

（glucosetransporter-1，GLUT1）免疫活性物质这种独特的病理标记物，血管内皮瘤分为两种不同的临床形式：GLUT-1- 阳性婴儿型血管内皮瘤和 GLUT-1- 阴性肝脏血管畸形 [101, 102]。婴儿型血管内皮瘤常诊断于出生后数周或数月。常无症状，由于肝大行超声检查，或由于伴随脏器病变的皮肤血管瘤发现。而先天性血管畸形常有症状，出生时或出生后短时间内症状更加明显。临床表现包括心衰、血小板减少伴消耗性凝血障碍（Kasabach-Merritt 综合征）、肿瘤自发破裂导致的腹腔积血 [103,104]。大体标本上，两种类型的血管内皮瘤均由血管组成，血管覆盖丰满的内皮细胞，以网状纤维为支架。

GLUT-1- 阳性婴儿型血管内皮瘤表现为多发小结节（图 17-35）。GLUT-1- 阴性先天性血管畸形常表现为巨大复杂肿物（图 17-36）。两种类型的肿瘤均边界清晰，呈圆形或边缘分叶。与正常肝实质相比，肿瘤 T_1WI 呈低信号，脂肪抑制 T_2WI 呈明显高信号。较小病变信号均匀，较大病变由于出血、钙化、坏死、纤维化或血栓表现更复杂 [4,11,92,105,106]。增强检查呈向心性强化，伴不同程度的延迟期中心强化（图 17-36）。较大病变（> 4.0 或 > 5.0cm）由于坏死或出血，延迟期中心可不填充。小的病变（< 1.5cm）可迅速填充，而不是典型的向心性强化。继发性表现为腹腔干动脉远端水平可见一条小的肝下

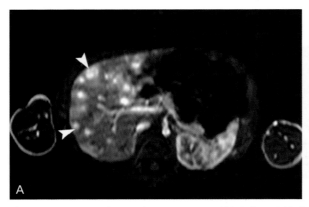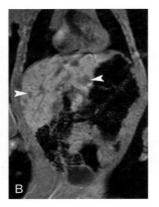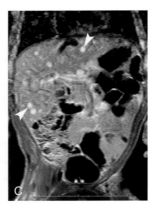

▲ 图 17-35 8 个月，女，GLUT-1 阳性多发肝血管内皮瘤
A. 轴位脂肪抑制 T_2WI 示肝实质内多发圆形高信号病变（箭头）；B. 冠状位 T_1WI 示肝实质多发小的低信号肿物（箭头）；C. 静脉注入 Gd-DTPA 后，冠状位脂肪抑制 T_1WI 示，肿物呈弥漫均匀强化（箭头）

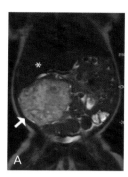
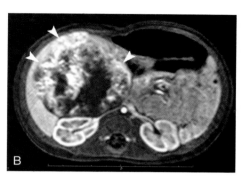
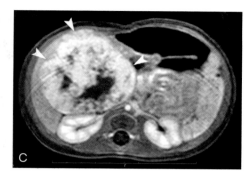

▲ 图 17-36　3 个月，女，GLUT-1 阴性局灶性血管内皮瘤

A. 冠状位脂肪抑制 T_2WI 示肝右叶不均匀高信号为主的带蒂肿物（箭）。*指相邻肝脏；B. 动脉期增强轴位脂肪抑制 T_1WI 可见边缘结节状明显强化（箭头）；C. 延迟期轴位像可见向心性填充（箭头）

主动脉，与血液经腹腔干动脉分流至肿瘤有关。

（2）海绵状血管瘤：肝海绵状血管瘤儿童不常见，常发生于年长儿童和青少年，新生儿和婴幼儿不常见。常为实性病变，10% ～ 20% 患者可多发[107]。血管瘤由巨大的充满血液的血窦组成，血管覆盖单层成熟的扁平上皮细胞，以网状纤维为支架。纤维、钙化、出血和囊变常见。多数病变体积小且无症状，为影像检查时偶然发现。血管瘤于 T_1WI 呈低信号，于 T_2WI 呈明显高信号。如存在纤维化，于 T_2WI 呈低信号。这些病变表现为动脉早期呈边缘结节样强化，静脉期向心性填充[107]。肝细胞期成像检查呈低信号。

（3）间叶性错构瘤：间叶性错构瘤是仅次于血管病变的同期常见的肝脏良性肿瘤。是未分化胚胎性肉瘤的良性形式。好发于 2 岁以下婴幼儿，表现为无症状的腹部肿物。少数情况下，错构瘤有较大的血管成分，并形成动静脉瘘，

导致充血性心衰[108]。恶变为未分化胚胎性肉瘤罕见。小囊变于 T_1WI 呈低信号，T_2WI 呈高信号（图 17-37）[4,11,92,109]。肿瘤含大量蛋白或碎屑成分时，T_1WI 信号强度增加。增强检查时实性部分可见强化，囊性部分无强化。

（4）上皮瘤：局灶性结节增生（Focal nodular hyperplasia，FNH）和肝腺瘤至少占儿童肝脏肿瘤的 5%。FNH 包括正常肝细胞、胆管、Kuffer 细胞和中心瘢痕。神经母细胞瘤、肾母细胞瘤、横纹肌肉瘤、淋巴瘤和白血病等恶性肿瘤治疗史的患者，FNH 的发病率增加[110,111]。肝腺瘤包含正常肝细胞，常有出血、脂肪或坏死。儿童期腺瘤通常与 I 型糖原贮积症（von Gierke 病），Fanconi 贫血和半乳糖血症相关。

无恶性肿瘤病史的患者，FNH 常单发，体积较大（平均直径为 5.3cm）。于 T_1WI 呈等或低信号，于 T_2WI 呈等或高信号。动脉期明显强化，门静脉期呈低信号。中心瘢痕于 T_1WI 呈低信号，

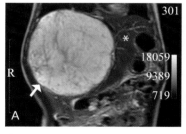
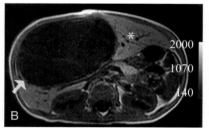
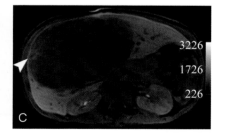

▲ 图 17-37　2 岁，男，间叶性错构瘤

A. 冠状位 T_2WI 示肝右叶边界清晰的高信号肿物（箭），可见低信号分隔。星号指邻近正常肝脏；B. 轴位 T_1WI 示肿瘤边界清晰（箭），与周围肝实质相比呈低信号。*指正常肝脏；C. 增强扫描延迟期（15min）轴位 T_1WI 示，肿瘤边缘和分隔可见轻度强化（箭头）

T_2WI 呈高信号，动脉期无强化，门静脉期可见延迟强化。而恶性肿瘤治疗后的患者，FNH 常较小（＜ 3cm）、多发，于 T_1WI 和 T_2WI 可呈高信号，也可与普通患者表现为相同信号特点。增强检查呈均匀强化，无中心瘢痕[110,111]。识别 FNH 的这些特点很重要，以避免被误诊为转移性疾病。

肝腺瘤 T_1WI 呈高信号（为脂肪或急性出血），于脂肪抑制、反相位和 T_2WI 呈等或高信号。由于出血、坏死、肝糖原或脂肪，多数肿瘤信号不均匀。增强检查动脉期强化，静脉期呈等或低信号。

（五）胆道肿物

1. MR 胆胰管成像　MRCP 为一种代替内镜逆行胆管造影的检查，可快速、安全、准确且无创的评估儿童胆道系统[1,17,18,112]。该技术采用重 T_2 加权序列，与周围低信号的实性器官相比，胆道因富含水、T_2 弛豫时间较长而表现为高信号[1,17,18,112]。MRCP 扫描方案包括冠状、斜冠和轴位的厚层（层厚 30 ～ 80mm）TSE T_2W 和薄层（层厚 3 ～ 4mm）HASTE 序列。薄层可重建为最大密度投影（maximum intensity projection，MIP）和最小密度投影。

患者需要在检查前 4h 禁食来减少肠蠕动。具有超顺磁性效应的阴性口服对比剂可以通过抑制胃和十二指肠内液体的高信号来提高胆管的显影率。也可用市售的药剂或富含锰的果汁，如蓝莓或菠萝汁。

常规平扫 T_1WI 和 T_2WI 也常用来评估胰胆管系统。T_1WI 和 T_2WI 用来评估胰腺、肝外原因造成的胆道梗阻和肝实质。如有必要，可用钆对比剂增强 MRI 来进一步评估肝实质。

2. 胆总管囊肿　胆总管囊肿为胆道系统最常见的占位性病变[1,17,18,112-115]。典型表现为黄疸、疼痛和腹部肿物，但仅 1/3 的患者有全部三联征的表现，通常可通过超声诊断。MR 胆管成像可代替内镜逆行胰管造影（endoscopic retrograde pancreatography，ERCP），无创地显示胆道系统解剖，帮助制订手术计划。

依据 Todani 分类法，胆总管囊肿分为 5 型，每种分型均已采用 MRCP 进行详细描述[112-116]。最常见的 1 型为胆总管（common bile duct，CBD）和肝总管弥漫扩张（图 17-38）。2 型为明显突出于 CBD 的孤立囊肿。3 型为 CBD 十二指肠壁内段的局限性扩张。4a 型为肝内、外胆管扩张，4b 型只累及肝外胆管，5 型（Caroli 病）仅累及肝内胆管。

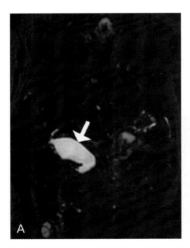
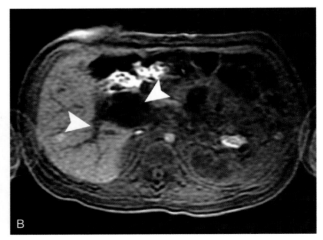

▲ 图 17-38　2 月龄，女性，胆总管囊肿，黄疸
A. 冠状位呼吸触发 MIP 3DFSE T_2WI 示，胆总管（箭）梭形扩张，远端变细，为 Ⅰ 型胆总管囊肿；
B. 静脉注射钆对比剂后扰相梯度回波（spoiled gradient-echo，SPGR）轴位图像示，肝门区低信号囊肿与右肝管相通（箭头）

3. 胚胎性横纹肌肉瘤　胆管横纹肌肉瘤罕见，但仍为儿童胆管最常见的恶性肿瘤，主要发生于 3—5 岁的儿童[117]。是肝门区起自 CBD 沿胆管缓慢生长的肿瘤，影像表现为肝内和肝外胆管扩张，肝门区 T_1 低信号和 T_2 高信号肿块（图 17-39）[117,118]。

（六）胰腺肿物

儿童胰腺肿瘤罕见，且大多为外分泌肿瘤[119,120]。胰母细胞瘤和实性假乳头状瘤为最常见的胰腺外分泌肿瘤。胰母细胞瘤为有包膜的、含有类似胎儿胰腺组织的上皮肿瘤，好发于胰头。为低级别恶性肿瘤，预后常较好。诊断的平均年龄为 4.5 岁，也可发生于胎儿、新生儿，甚至老年人。胰母细胞瘤信号常不均匀，T_1WI 呈低到中等信号，T_2WI 呈高信号[119,121,122]（图 17-40）。注射钆对比剂后常不均匀强化。

次要征象包括肝和淋巴结的转移及包绕血管。

胰腺实性假乳头状瘤（既往也称实性乳头状上皮瘤、囊实性乳头状瘤、乳头状囊性肿瘤和 Frantz 瘤），是发生于青少年女孩和年轻女性的低级别恶性肿瘤，平均发病年龄为 22 岁[119,120]。肿瘤常较大（平均直径为 9.0cm），边界清晰，好发于胰尾。信号常不均匀，含有实性和囊性成分。T_1WI 和 T_2WI 上边缘的低信号为纤维包膜。肿瘤于 T_1WI 呈全部或部分低信号，T_2WI 呈不均匀高信号，常为不均匀或边缘性强化（图 17-41）。罕见的外分泌肿瘤有淋巴瘤、腺癌和血管内皮瘤。影像学特点与胰母细胞瘤相似。

内分泌肿瘤包括胰岛细胞瘤、胃泌素瘤、舒血管肠肽瘤和胰高血糖素瘤。这些肿瘤通常于 T_1WI 呈低信号，T_2WI 呈高信号，增强检查可见强化。

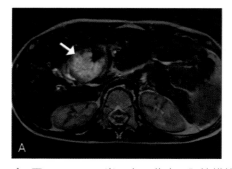
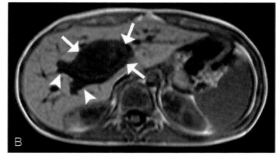

▲ 图 17-39　3 岁，女，黄疸，胆管横纹肌肉瘤
A. 轴位 T_2WI 示，肝门区不均匀高信号肿物（箭）；B. 轴位 T_1WI 示，肝门区低信号肿块（箭）导致右肝管轻度扩张（箭头）

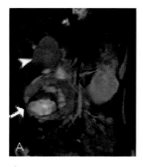
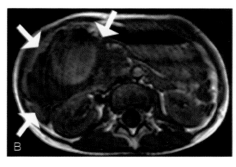
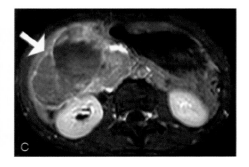

▲ 图 17-40　11 岁，女，营养不良，胰母细胞瘤
A. 冠状位 SSFP 图像示，胰头部明显不均匀信号肿物（箭），近肝门区可见大的肝内转移（箭头）；B. 轴位 T_1WI 示，肿块（箭）主要呈低信号，并可见高信号灶；C. 增强轴位 T_1WI 示，边缘强化（箭），提示中心为坏死或陈旧出血（转自 Rajesh Krishnamurthy, MD, Texas Children's Hospital, Houston, TX.）

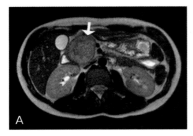
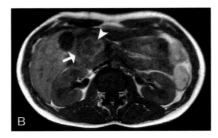
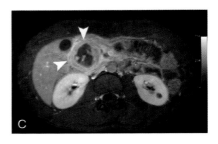

▲ 图 17-41　15 岁，女，胰腺实性假乳头状瘤

A. 胰高血糖素瘤轴位 T_2WI 示，胰头一边界清晰、中等信号肿块（箭）；B. 轴位 T_1WI 示，肿块呈低信号（箭），中心不规则的高信号与病理检查的亚急性出血一致（箭头）；C. 强化轴位 T_1WI 示，肿块呈边缘强化（箭头），中心坏死区不强化。注意左肾偶然发现的囊肿

（七）脾肿物

儿童局限性脾病变包括脓肿、囊肿、肿瘤（常见的淋巴瘤和罕见的错构瘤）及血管畸形（淋巴管瘤、血管瘤）[123-125]。脓肿、血管畸形和囊肿于 T_1W MRI 呈低信号，T_2WI 呈高于脂肪的高信号。细菌性脓肿常比真菌性脓肿大，增强检查的典型表现为边缘和病灶周边强化。脾囊肿于 T_1WI 呈低信号，T_2WI 呈高信号，注射对比剂后无强化。

血管瘤为脾最常见的良性肿瘤[123-125]。大多血管瘤较小（< 2cm），边界清、信号均匀，T_1WI 呈低至等信号，T_2WI 呈高信号[125]（图 17-42）。增强检查早期呈边缘性结节状强化，然后逐渐填充，延迟期信号趋于均匀。淋巴管瘤为另一种良性肿瘤，表现为薄壁多房病变，T_1WI 呈低信号，T_2WI 呈高信号，其内分隔可见强化，但液体部分不强化[125,126]。错构瘤为罕见的良性肿瘤，表现为边缘清晰的圆形病变[123,124]，T_1WI 呈低信号，脂肪抑制 T_2WI 呈不均匀稍高信号，增强检查表现为弥漫不均匀强化[124,125]。

淋巴瘤为最常见的脾恶性肿瘤，可表现为多发局灶性病变或弥漫性病变，或偶尔表现为孤立肿块。MRI 表现无特异性，与转移瘤相似。典型淋巴瘤于 T_1WI 上与脾实质相比呈稍低或等信号，T_2WI 脂肪抑制序列上呈等至稍高信号，注射对比剂后可强化。

由于胃肠系膜未与背侧腹膜融合，部分儿童的脾活动度大，表现为前腹部的肿块。MRI 表现为左上腹部脾缺失，下腹部或盆腔可见软组织肿块。移动的脾注射对比剂后可见强化，而发生扭转伴血管损伤时无强化[127]。

（八）胃肠道及腹膜肿物

胃肠道 / 肠系膜囊性肿物主要为淋巴管瘤畸形（也称为肠系膜囊肿）和肠重复畸形。肠系膜囊肿为边界清楚的多房囊性肿物（图 17-43）。

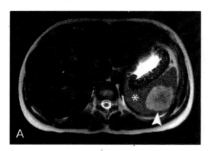
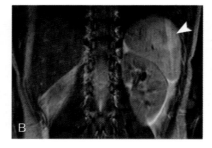
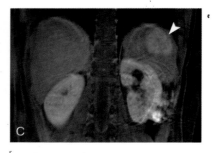

▲ 图 17-42　脾血管瘤

A. T_2WI 示，脾内巨大高信号为主的肿块（箭头），中心可见低信号。* 为邻近正常脾；B. 冠状位 T_1WI 脂肪抑制图像示，肿块边缘强化（箭头）；C. 延迟期对比剂完全填充（箭头）。可见左肾囊肿（转自 David M. Biko, MD, David Grant Medical Center, Travis AFB, CA.）

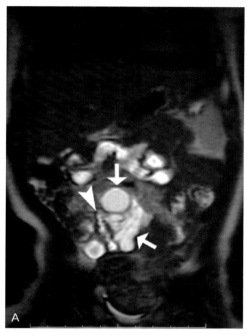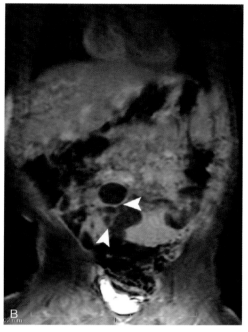

▲ 图 17-43　21 个月，女，肠系膜淋巴管瘤性畸形
A. 冠状位 T_2WI 示，邻近肠管（箭）可见一多房液体信号肿块（箭头）；B. 注射钆对比剂后冠状位 T_1W GRE 图像示，囊内可见液体低信号，仅壁及分隔强化（箭头）

典型肠重复囊肿为单房，且常与肠壁关系密切。肠重复囊肿可起自胃肠道的任何部位，最常见于回肠。与肌肉相比，两种病变于 T_1WI 均呈低或等信号，病变内有出血或蛋白成分时，其内信号增高，脂肪抑制 T_2WI 呈高信号，且高于脂肪。两种病变的壁可见强化，但其内液体不强化。

淋巴瘤为肠道和肠系膜最常见的恶性肿瘤。肠道淋巴瘤的 MR 特点包括肠壁增厚超过 1cm、腔外软组织肿块和侵犯肠系膜。肠道和肠系膜的淋巴瘤肿物于 T_1WI 与肌肉呈等信号，脂肪抑制 T_2WI 呈中到高信号，注射钆对比剂后有部分强化[128]。罕见的实性肿瘤包括炎性假瘤（可能为微创伤后的一种隐匿性感染）、硬纤维瘤（也称腹腔内纤维瘤病）和结缔组织增生性小圆细胞肿瘤。这些肿瘤与淋巴瘤表现相似。

脂肪性肿瘤包括脂肪瘤和脂肪母细胞瘤。脂肪母细胞瘤为良性肿瘤，几乎完全发生于婴儿和 5 岁以下的儿童[129]。病理学上，脂肪母细胞瘤包含脂肪、间充质细胞、黏液样基质和纤维小梁。脂肪瘤和脂肪母细胞瘤于 T_1WI 和 T_2WI 呈高信号，脂肪抑制和反相位图像呈低信号。根据其内的间充质细胞和纤维组织的比例，脂肪母细胞瘤的部分区域于 T_1WI 可呈低信号。含有软组织的脂肪母细胞瘤，低龄儿童极其罕见。脂肪母细胞瘤和脂肪肉瘤的确定性鉴别诊断需要组织活检。

（九）尿路：肾盂积水和先天性异常

婴幼儿和儿童 MR 尿路成像的最常见指征为肾盂积水[19,20,130-134]。MR 尿路成像可在无电离辐射的情况下，于单次检查中提供解剖和功能信息。

MR 尿路成像需要患者水化并使用利尿药。口服或者静脉注射水化（生理盐水）和利尿药（呋塞米）用于改善输尿管扩张，并确保对比剂均匀分布。呋塞米采用静脉给药，剂量为 1 mg/kg（最大剂量 20 mg），在检查前 10 min 给药。水化于检查前 30 ~ 40min 开始。膀胱置管有助于镇静的患者。在水化和呋喃苯胺酸的作用下，膀胱快速充盈，充盈的膀胱可引起不适而导致检查效果不佳。这种不适可采用膀胱置管消除或减轻。

从肾至盆腔的脂肪抑制 TSE T_2WI 或 HASTE 序列可提供详细的形态学信息。脂肪抑制和薄层 3D T_2 图像用来建成 MIP 和容积重建（volume-rendered, VR）[19,20,130-134]。以上从多角度显示了尿路解剖，改善了对复杂异常尿路的显示。最后，在皮髓质期、实质期和排泄期得到冠状位增强 T_1W 脂肪抑制序列图像。通常需要采集轴位和冠状位图像。后处理功能评价包括：肾通过时间（renal transit time, RTT）（可衡量肾排泄）、肾盏通过时间（calycealtransit time, CTT）和基于体积的分肾功能（differential renal function with both volumetric, vDRF）及基于 Patlak 数的分肾功能（pDRF），这些可测量肾的生理变化 [130-134]。

儿童最常见的尿路梗阻是肾盂输尿管连接部（ureteropelvic junction，UPJ）梗阻。MR 表现为肾盂和肾盏扩张、皮质变薄及输尿管不显影（图 17-44）。尿路梗阻的其他原因包括输尿管膀胱交界处梗阻、重复肾和后尿道瓣膜。重复肾分为部分性即输尿管在膀胱上方水平汇合，

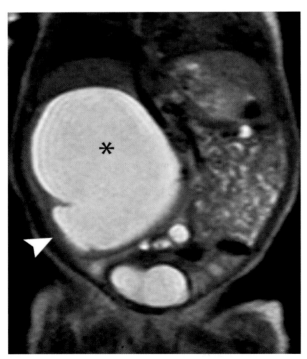

▲ 图 17-44 男婴，肾盂输尿管连接部梗阻
冠状位 T_2WI 示，肾盂明显扩张（*），肾实质受压变薄（箭头）（转自 David M. Biko, MD, David Grant Medical Center, Travis AFB, CA.）

和完全性即两根输尿管分别汇入膀胱。完全性重复肾时，上输尿管常于下输尿管的下内侧汇入膀胱，从而更易梗阻。上输尿管可异位开口伴输尿管囊肿，或开口于膀胱外的位置。重复肾的下输尿管有反流倾向。因此 MR 尿路成像上、下输尿管通常均扩张。后尿道瓣膜中，双侧上尿路和输尿管常扩张，且膀胱流出道梗阻。提示严重尿路疾病和永久性损伤的相关征象包括肾结构紊乱伴皮髓质分界不清、皮质下小囊肿和 T_2WI 上皮质低信号。

MR 尿路成像能确定膀胱输尿管反流和感染相关的获得性节段性瘢痕。这些瘢痕特点为 T_2WI 上肾体积减小和肾轮廓缺损，邻近肾盂扩张提示实质缺失，无明显强化。MR 尿路成像可以很好显示肾位置异常和旋转，尤其是马蹄肾、异位肾（图 17-45）和盆腔肾。

（十）慢性弥漫性肝疾病

慢性肝疾病有多种不同的原因，包括病毒感染、非酒精性脂肪肝、代谢性疾病、胆汁性肝硬化和血色素沉积症。慢性肝疾病能导致肝纤维化、肝硬化、终末期肝病、门静脉高压和肝细胞癌。

1. MR 技术 最新的 MRI 技术使越来越多的功能性 MRI 应用于评估慢性肝脏疾病（纤维化 / 硬化）。这些技术包括 DWI 和 MR 弹性成像（MR elastography，MRE）[135-139]。

DWI 常采用单次激发平面回波成像（echo-planarimaging，EPI）序列和 ADC 计算。一些研究显示肝硬化的 ADC 值较正常肝实质低 [135-139]。MRE 是一种定量评估组织机械性能的新兴影像技术。MRE 测量肝的硬度，该指标在纤维化和肝硬化增加 [136,137,139]。以剪切刚度截断值 2.93 kPa 为参考，肝纤维化的敏感度和特异度分别为 98% 和 99% [136,137,139]（图 17-46）。

2. 肝硬化 肝硬化为弥漫性、不可逆的肝细胞损伤并由纤维化代替造成。婴幼儿和儿童肝硬化的原因包括慢性肝炎、胆管闭锁造成的

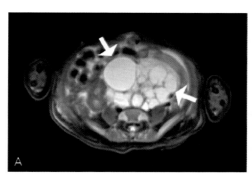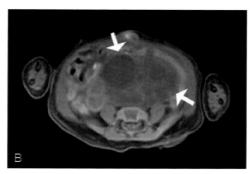

▲ 图 17-45　新生儿，产前超声异常，盆腔多囊性肾发育不良
A. 轴位 T_2WI 示，含有大小不等液体信号的盆腔囊性肿物（箭）。左肾窝区未见正常肾脏；B. 轴位 T_1WI 示，囊肿呈低信号（箭）

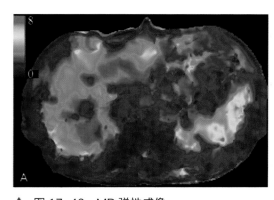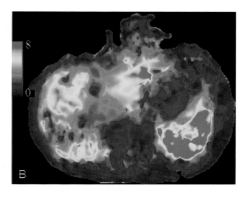

▲ 图 17-46　MR 弹性成像
A.8 岁健康女孩的肝脏；B.15 岁纤维化男孩的肝脏。弹性成像示，纤维化肝脏的剪切刚度比正常肝脏明显增高 [（分别为（5.19 ± 0.95）kPa 和（2.7 ± 0.25）kPa)]。纤维化肝脏也明显不均匀，表现为红色和黄色区域的刚度增高。左侧颜色编码的范围为 0 kPa（紫）到 8 kPa（红）

胆汁性肝硬化、囊性纤维化、代谢性疾病（Wilson病、糖原贮积症、酪氨酸血症、α_1 抗胰蛋白酶缺乏症）、长期全肠外营养、布加综合征和药物。典型表现包括肝右叶和左叶内侧段减小，尾状叶及左叶外侧段增大，肝实质内不均匀信号结节和结节状肝边缘。再生结节和增生不良结节于 T_1WI 和 T_2WI 呈等或稍低信号。再生结节于动脉期常不强化，但增生不良结节可能于动脉期强化。肝外表现包括腹水、脾大和肝门区、脐部和脾区的侧支血管，这些提示门脉高压。

3. 肝血色素沉积症　肝血色素沉积症特点为肝脏铁沉积过多。儿童的发病原因包括原发性基因疾病和输血治疗贫血。铁过多造成磁敏感伪影，导致自旋失相位（T_2^* 相关信号丢失），反过来导致 MRI 低信号。如肝脏信号于 GRE T_2WI 或 SE

T_2WI 等于或低于肌肉信号，可诊断铁沉积。同相位成像也可以显示组织铁[140]。由于回波时间延长，铁过多肝脏在同相位图像上信号增高。

4. 脂肪肝　儿童脂肪肝与肥胖、暴发性肝疾病、严重营养不良、囊性纤维化和化疗相关。评估脂肪肝的标准方法有反相位和质子 MR 波谱成像[141-143]。

脂肪肝时，测量腹壁脂肪为 MRI 的另一重要应用。多切面和单切面平衡 GRE（true FISP）或 T_1WI 是定量儿童和青少年皮下和内脏脂肪及其分布的可靠方法[144]。

（十一）胆道疾病

胆道闭锁和新生儿肝炎综合征是新生儿高结合胆红素血症和黄疸的常见原因。胆道闭锁

被认为是宫内胎儿肝炎导致导管纤维化的结果。新生儿肝炎是不同原因导致的非特异性肝脏炎症，包括感染（巨细胞病毒、单纯疱疹、弓形虫病、原生动物、梅毒）和代谢疾病（α_1-胰蛋白酶缺乏症、半乳糖血症、糖原贮积症、酪氨酸代谢病）。胆道闭锁和新生儿肝炎综合征常表现为出生 3～4 周后胆汁淤积和黄疸。新生儿肝炎和胆道闭锁的鉴别诊断很重要，因为前者需要药物治疗，而后者需要早期手术以预防肝硬化。MRI，包括胆胰管成像有助于鉴别两者。

胆道闭锁的 MR 表现包括代表门静脉周围纤维化、肝内胆管缺如和胆囊缺如或小胆囊[11,145]。肝外胆管闭锁于肝门区可见胆管残余。该表现称为肝门纤维块，组织病理学检查为肝门区的纤维组织。胆管残余于 T_2W MR 胆管成像呈高信号[146]（图 17-47）。新生儿肝炎的诊断基于证明存在肝外胆管。新生儿肝炎患者常可清晰显示肝外胆管，从而排除胆道闭锁。新生儿肝炎的胆囊可较大、正常或较小。

肝外胆管的自发性穿孔为小婴儿黄疸和腹水的罕见原因。最常见的穿孔位置为胆囊管和肝总管的交界处。MRCP 可显示胆管穿孔处的肝门区包裹性积液和胆管的解剖[147]。

（十二）肠道疾病

目前 MRI 主要用于评估儿童炎性肠病。最近也开始用于诊断阑尾炎。

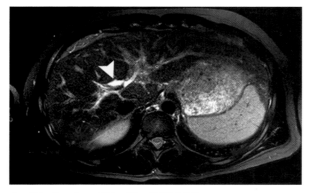

▲ 图 17-47　7 周，男，胆道闭锁
肝脏轴位 T_2WI 示，肝门周围三角形的高信号病灶（箭头），代表闭锁胆管。

1. MR 技术　MR 评估儿童肠道可选择口服对比剂 MR 小肠造影[148-151]。与 MR 小肠造影相比，MR 注气小肠灌肠使肠道扩张更好，但应用于儿童困难。MR 注气小肠灌肠需要透视引导下插管以注入口服对比剂，该操作有创且有电离辐射。此外，此检查需采用单次激发序列监测小肠充盈，使检查时间延长。

肠道清洁准备包括检查前一天低渣饮食、充分流体、通便，术前禁食 4～6h。高质量的诊断检查需要口服对比剂扩张肠道，因肠道塌陷会掩盖病变或造成肠壁增厚的假象。口服对比剂 1h 内进行扫描。直肠对比剂不常规用于 MR 小肠造影，但可用于特殊情况，如评估直肠狭窄或直肠瘘，抑或结肠切除术后的远端盲袋。应用抗蠕动药暂时降低蠕动，可减少图像伪影。

图像最好在患者俯卧位采集。俯卧位时肠襻间隙增宽，并避免前腹部肠管内气体的磁敏感伪影[148-151]。但仰卧位患者更舒适，腹痛和造口的患者耐受性更好。

平扫和强化图像均可行 MR 小肠造影。平扫序列包括冠状位和轴位快速 T_2W 序列和 DWI。稳态自由进动或平衡 GRE 序列及单次激发 TSE 序列上均需采集 T_2WI。前者的空间分辨率和对比度分辨率高，但肠腔内气体造成的磁敏感伪影对后者影响较小，DWI 有助于诊断疾病活动性和疗效[152-154]。脂肪抑制 T_1WI 于静脉注射钆对比剂后常规采集。

2. 先天性异常　肛门直肠畸形以不同程度的远端后肠闭锁和肛提肌悬吊为特点。术前 MRI 能提供以下信息：闭锁水平、耻骨直肠肌和肛门外括约肌的厚度及伴发异常，如脊髓栓系（发生率约为 35%）[155-157]。术后 MRI 有助于确定肛提肌悬吊术中新建直肠的位置。为达到直肠节制，新建直肠需置于耻骨直肠肌和肛门外括约肌内[158]。

3. 炎性疾病　克罗恩病为儿童小肠最常见的炎性疾病。MRI 能帮助确定疾病活动性及对治疗的反应[159-163]。早期克罗恩病的 MR 表现包括肠壁环形增厚（＞ 3 mm），黏膜强化程度增高、肠壁分层、直小血管显著（梳征）和邻近肠系膜脂肪的炎性条索，及区域淋巴结增大[160,163]（图17-48）。活动期病变的最敏感表现是黏膜明显强化。晚期纤维化的病变表现包括：炎症和水肿消失造成的 T_2WI 上肠壁信号减低，肠系膜脂肪增多和节段性肠管狭窄伴肠蠕动减少。可伴发瘘管或窦道及脓肿[162]。

阑尾的炎性疾病也能通过 MRI 诊断[164-169]。诊断阑尾炎需采集轴位和冠状位 T_1WI 和 T_2WI 及 STIR 序列。静脉注入对比剂的优势还不清楚。一般不用口服对比剂。诊断阑尾炎的 MRI 标准包括：阑尾直径＞ 6 mm、T_2WI 上阑尾壁高信号、T_2WI 上阑尾腔扩大伴其内高信号、任何序列上均呈低信号腔内的圆形结构提示阑尾粪石

或腔内气体、T_2WI 上阑尾周围高信号和阑尾周围积液（图 17-49）。脓肿可伴发穿孔，表现为有壁积液。报道称 MRI 诊断阑尾炎的敏感度为97%～ 100%[164-169]。

（十三）血管病变

儿童 MRA 有非强化和强化两种技术。非强化序列包括黑血、时间飞跃、相位对比和稳态自由进动成像。强化成像采用脂肪抑制 T_1WI（也称为时间分辨 MRA）[170-172]。

MRA 可用来诊断血管的先天异常或获得性病变[170-174]。MRA 可诊断腹主动脉狭窄，尤其是常表现为高血压的肾上型腹主动脉狭窄。造成主动脉狭窄的原因有感染、炎症或特发性，常累及分支血管以及主动脉腔。Takayasu 动脉

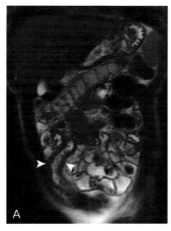
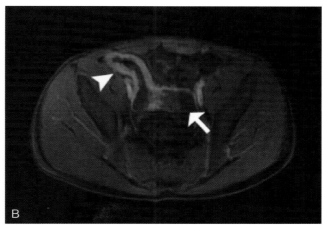

▲ 图 17-48　克罗恩病，MR 小肠造影
A. 冠状位脂肪抑制 T_2WI 示，末端回肠肠壁增厚、信号减低（箭头）；B. 注射钆对比剂后轴位脂肪抑制 T_1WI 示，末端回肠肠壁增厚、强化（箭头），即疾病处于活动期。注意邻近近端肠管轻度扩张（箭）

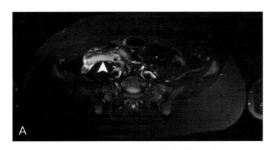
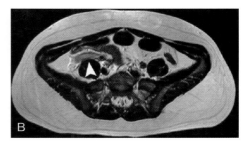

▲ 图 17-49　13 岁，男，急性阑尾炎
轴位 T_2WI 脂肪抑制 (A) 和不脂肪抑制 (B) 示，扩张的液体充盈的管状阑尾（箭头）伴周围肠系膜炎性改变

炎是最常见的大血管炎，表现为管腔狭窄伴血管壁增厚（图 17-50）。儿童动脉瘤罕见，最常发生于马方综合征、Ehlers-Danlos 综合征、川崎病或结节性多动脉炎、脓毒症或创伤（图 17-51）[173,174]。单纯性静脉血栓常为主动脉留置管的并发症或伴发明显脱水的严重疾病或创伤导致[175]。Wilms 瘤侵犯肾静脉，或肝母细胞瘤侵犯肝静脉，均可形成瘤栓。此外，需要识别静脉系统的发育畸形，尤其是腔静脉与奇静脉延续性中断，以免误诊为是病理性。

五、盆部

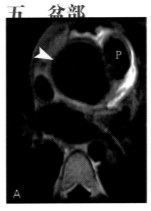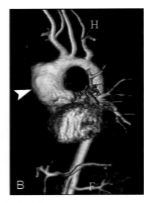

▲ 图 17-50　12 岁，女，大动脉炎
A. 轴位黑血图像示，主动脉根部明显扩张（箭头）。P 指肺流出道；B.3D VR 图像前面观示，主动脉根部明显扩张（箭头）（转自 Rajesh Krishnamurthy, MD, Texas Children's Hospital, Houston, TX.）

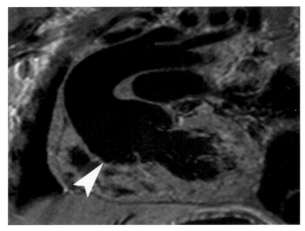

▲ 图 17-51　新生儿，马方综合征
冠状位黑血图像示，主动脉根部明显扩张（箭头）（转自 Rajesh Krishnamurthy, MD, Texas Children's Hospital, Houston, TX.）

儿童可疑盆部肿物常首选超声检查，但 MRI 有助于进一步描述和确定病变的范围及其与邻近结构的关系，可帮助诊断、制订术前计划以及对可疑恶性病变分期[176-179]。MRI 也可用来诊断先天性子宫异常及定位不可触及的隐睾[179,180]。

常规盆腔肿物的检查方案包括冠状位 FSE T_1W，冠状位 STIR，轴位脂肪抑制 FSE T_2W，轴位 T_1W 双梯度回波同相位和反相位，轴位 DWI，轴位平扫脂肪抑制 3D T_1WI，轴位、矢状位和冠状位增强脂肪抑制 T_1WI。如需要详细评估子宫，需要加扫子宫长轴和短轴的 FSE T_2W 及矢状位 FSE T_2W。

（一）功能性囊肿

非肿瘤性功能性囊肿可由囊状卵泡和黄体增大所致，是青春期女孩最常见的卵巢肿物，也可由于母体激素刺激偶见于新生儿[180]。可在超声检查中偶然发现，或囊肿较大时表现为盆腔或腹盆腔肿块，或产生疼痛。功能性囊肿常为较大（> 3 cm）、单房、薄壁肿块，T_1WI 呈极低信号，T_2WI 呈高信号（图 17-52）。囊内出血时 T_1WI 信号增高[181]。急性出血于 T_1WI 呈高信号，T_2WI 呈低信号。亚急性出血于 T_1WI 和 T_2WI 均呈高信号。部分病例可见液体分层和高信号血液。注射对比剂后可见正常卵巢实质的边缘强化。囊肿非常大时可延伸到上腹部。大多囊肿在 3 ~ 4 个月自发消退。

（二）良性卵巢肿瘤

良性卵巢肿瘤占儿童卵巢肿瘤的 2/3，1/3 为恶性[176,177,179,182-184]。卵巢肿瘤可起自生殖细胞、间质细胞或上皮细胞。儿童卵巢肿瘤好发于十几岁。

囊性畸胎瘤：囊性畸胎瘤（也称为皮样囊肿）占良性卵巢肿瘤的 90% 以上[182-184]。约 90% 的畸胎瘤为良性，10% 为恶性。囊性畸胎瘤表现为单房的充满液体的肿块，常有壁结节（Rokitansky 结节），内可含有毛发、脂肪、软组织和钙化成分。MRI 表现根据组织成分不同而不同。T_1WI 脂肪呈高信号，而浆液和钙化呈低信号。非脂肪抑制 T_2WI 序列上脂肪和浆液呈高信号，而钙化、骨骼和毛发呈低信号（图17-53）。通常良性囊性畸胎瘤的软组织成分少于 50%[185]。

卵巢囊腺瘤占儿童卵巢肿瘤的 5% 以下，常为良性。与成人囊腺瘤相似，浆液性囊腺瘤常为单房肿物，而黏液性囊腺瘤常为多房分隔肿物。两种类型均呈 T_1WI 低信号 T_2WI 高信号。当其内包含浓的黏蛋白或出血时，T_1WI 信号增高。

（三）恶性卵巢病变

卵巢肿瘤占 17 岁以下儿童所有恶性肿瘤的 1% ～ 2%[182-184]。生殖细胞肿瘤（畸胎瘤、无性细胞瘤、内胚窦瘤、混合恶性生殖细胞瘤、胚胎癌）占恶性肿瘤的 60% ～ 90%；性索间质细胞肿瘤的发生率为 10% ～ 13%；上皮癌占恶性卵巢病变的 5% 以下[182-184]。罕见肿瘤（< 1%）包括绒毛膜癌、多胚瘤和平滑肌肉瘤。

1. 生殖细胞肿瘤　恶性生殖细胞肿瘤直径常大于 10cm，且有坏死、钙化、分隔和（或）乳头状突起[182-184]。成熟畸胎瘤和内胚窦瘤患者的 AFP 可升高，而胚胎癌和混合生殖细胞肿瘤患者的 β-HCG 可升高。恶性生殖细胞肿瘤于 T_1WI 呈低或中等信号，T_2WI 呈中等或高信号（图17-54）[176-179,186]。也可发生腹水、腹膜种植、淋巴结肿大和肝转移。

2. 性索间质细胞肿瘤　性索间质细胞肿瘤起自胚胎性腺的性索（颗粒和支持细胞），经前期的女孩比青春期女孩多见，为低级别恶性肿瘤[182-184]。间质肿瘤通常有症状。颗粒-卵泡膜

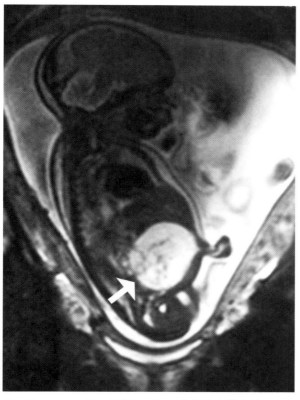

▲ 图 17-52　女，妊娠 33 周，出血性卵巢囊肿
产前矢状位 T_2W MRI 示，腹部可见一大的边界清楚的肿物（箭），以液体信号为主。内部低信号灶与病理检查的陈旧性出血一致

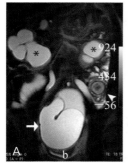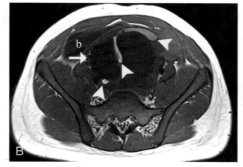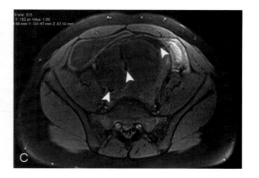

▲ 图 17-53　12 岁，女，卵巢良性成熟畸胎瘤
A. 冠状位 T_2WI 示，膀胱上方伴有分隔的液体信号肿块（箭）；B. 肾集合系统扩张（＊）。箭头指左侧卵巢，未见正常的右侧卵巢；B. 轴位 T_1WI 示，一液体信号为主的肿块（箭），其内的高信号病变（箭头），提示为脂肪；C. 与图 B 同水平的轴位脂肪抑制 T_1WI 显示肿瘤内脂肪信号丢失（箭头）

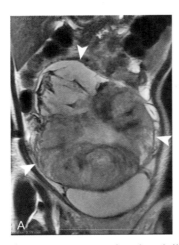
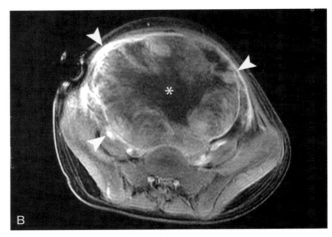

▲ 图 17-54　10 岁，女，卵巢内胚窦瘤

A. 轴位 T_2WI 示，膀胱上方一巨大高信号为主的不均匀信号肿块（箭头）；B. 注射钆对比剂后的轴位脂肪抑制 T_1WI 示，边缘强化（箭头），中心液体信号部分（*）病理检查为坏死

细胞瘤由于过度分泌雌激素造成同性性早熟，而支持 - 间质细胞瘤由于产生雄激素导致女性男性化。由于出血或坏死，性索间质细胞肿瘤常为含有多发囊性区域的复杂肿块。T_1WI 以低信号为主，T_2WI 呈高信号（图 17-55）[187]。

3. 卵巢癌　上皮性肿瘤如卵巢癌，极少发生于儿童。MRI 表现为实性或复杂肿块。坏死区、

不规则厚的分隔和乳头状突起常见。上皮性肿瘤的典型表现为腹腔种植，即大网膜和肠系膜种植。MR 表现与之前描述的其他恶性卵巢肿瘤相似。

（四）阴道 / 子宫肿瘤

横纹肌肉瘤为儿童最常见的阴道肿瘤。发病高峰年龄为 2 — 4 岁，第二个发病高峰为青

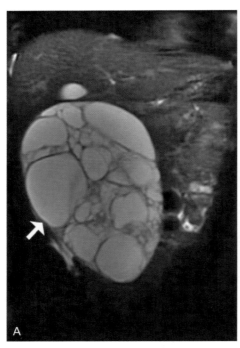
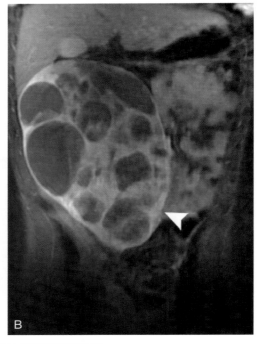

▲ 图 17-55　9 岁，女，月经初潮提前，卵巢幼年型颗粒细胞瘤

A. 冠状位 T_2WI 示，腹部可见一含大量液体信号囊肿的巨大肿物（箭）。只存在左侧卵巢（图中未示）；B. 冠状位 T_1WI 示，肿块的实性部分强化，囊性部分无强化（箭头）

少年[188]。患者就医原因为阴道出血或阴道、会阴、外阴肿物。横纹肌肉瘤于 T_1WI 呈低至中等信号，T_2WI 呈中等至高信号，可见弥散受限[177,179,189]（图17-56），常见中心坏死和钙化，静脉注射钆对比剂后肿瘤强化。阴道肿瘤可能侵犯膀胱底部，阻塞输尿管，造成肾盂积水。淋巴结增大提示盆腔淋巴结转移。儿童子宫腺肌症和平滑肌瘤罕见。

儿童阴道积水或阴道扩大并不少见，可能是由阴道闭锁、狭窄或处女膜闭锁造成。阴道积水指阴道被浆液扩张。阴道积血指阴道被血液扩张。这些可伴宫腔扩张。新生儿患者表现为盆腔或下腹部的肿块或并发畸形，包括肛门闭锁和泌尿生殖窦。青少年女孩表现为无月经、盆腔肿块和（或）周期性盆部疼痛。扩张的阴道和子宫 MRI 表现为中线区充满液体的肿块，T_1WI 呈低信号，T_2WI 呈高信号（图17-57）。如内容物为血，T_1WI 信号升高。其他表现包括充满液体的阴道压迫造成输卵管积水或积血和

肾积水。

（五）膀胱和前列腺肿瘤

横纹肌肉瘤是儿童最常见的膀胱和前列腺肿瘤。发病年龄呈双峰分布，即 4 岁以下的儿童和青少年[190]。患者就医原因为尿潴留、腹痛、排尿困难、泌尿系感染的征象或血尿。常见的组织学亚型为胚胎性[191]。膀胱横纹肌肉瘤表现为血尿或膀胱出口梗阻造成的尿潴留。MRI 特点与阴道横纹肌肉瘤相似（图17-58）。

少见的膀胱肿瘤包括血管瘤、神经纤维瘤、嗜铬细胞瘤、平滑肌瘤和移行细胞癌。这些病变的 MRI 表现为有蒂或无蒂的软组织肿块，向膀胱腔内突入。仅仅基于影像学表现，良性与恶性肿瘤常很难鉴别。但当浸润膀胱周围脂肪或邻近结构时，需要怀疑恶性。

（六）骶前肿瘤

骶尾部畸胎瘤为儿童骶前间隙最常见的肿

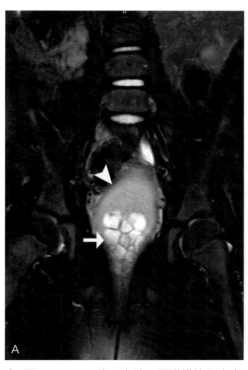
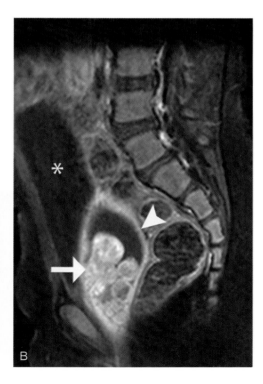

▲ 图 17-56　2 岁，女孩，阴道横纹肌肉瘤
A. 冠状位 T_2WI 示，一簇高信号肿块（箭），呈葡萄串状，阻塞阴道（箭头）；B. 静脉注射钆对比剂后矢状位 T_1WI 示，扩张阴道基底部（箭）明显强化的肿块（箭头）。＊指膀胱

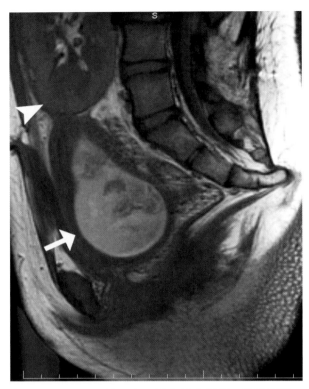

▲ 图 17-57　9 岁，女，子宫融合异常，阴道闭锁，子宫阴道积血

矢状位 T₁WI 示，明显扩张的阴道内充满高信号血液（箭）。箭头指盆腔肾脏。偶然发现骶骨异常（转自 David M. Biko, MD, David Grant Medical Center, Travis AFB, CA.）

瘤 [192]。依据内外肿瘤的相对数量被分为 4 型：Ⅰ型，主要位于外部（47%）；Ⅱ型，位于外部和盆腔内（34%）；Ⅲ型，位于外部，盆腔和腹腔（9%）；Ⅳ型，仅位于骶前（10%）[193]。1 岁以内常为良性，但如延误诊断或治疗，恶性概率增加。患儿常于新生儿期表现为骶尾部或臀部一巨大的软组织肿物，不常见的有儿童期便秘或盆部疼痛。

一般来说，骶尾部良性畸胎瘤主要为囊性并含有成熟组织，包括脂肪、钙化和极少量的软组织（图 17-59）。囊性畸胎瘤于 T₁WI 呈低信号，T₂WI 呈高信号。脂肪于 T₁WI 呈高信号，钙化、骨骼和毛发于 T₁WI 和 T₂WI 均呈低信号 [177,178,192]。注射钆对比剂后软组织成分及囊壁可有强化。良性病变常无骨骼异常。实性成分为主的肿瘤常为恶性。大的实性成分血供丰富，表现为不均匀强化（图 17-60）。局部侵犯的征象包括累及椎管、淋巴结增大和骶骨破坏。

其他骶前肿物有骶前脊膜膨出和神经母细胞瘤。骶前脊膜膨出为脊髓内容物通过椎体的

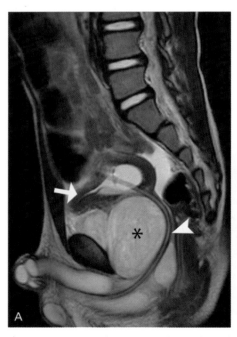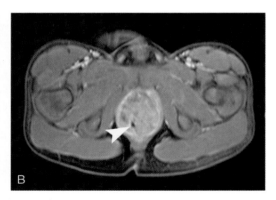

▲ 图 17-58　4 岁，男，尿潴留，前列腺横纹肌肉瘤

A. 矢状位 T₂WI 示，前列腺一高信号肿块（＊），使膀胱抬高（箭）。箭头示导尿管；B. 钆增强脂肪抑制 T₁WI 示，围绕尿道内低信号导尿管的肿块（箭头）呈轻度不均匀强化

先天性缺陷（骶骨前裂）疝出。当疝囊内容物除了脊膜和脑脊液，还有神经成分时称为脊髓脊膜膨出，当疝囊内容物为脂肪和脑脊液时称为脂肪脊膜膨出。MRI 可清晰显示脊膜膨出的充满液体的疝囊、腰椎或骶椎的骨质缺损、脊髓栓系、脂肪脊膜膨出的脂肪成分以及病变与其他盆腔结构的关系。

约 5% 的神经母细胞瘤起自盆腔。盆腔神经母细胞瘤表现为不均匀软组织信号肿块，伴坏死、无定形粗粒状钙化。于 T_1WI 与肌肉相比呈

等或稍高信号，于 T_2WI 与肌肉相比呈高信号，增强检查呈不同程度强化。由于其神经性起源，神经母细胞瘤可侵犯脊椎管。

（七）隐睾

识别隐睾很重要，因为隐睾尤其是腹腔内睾丸，会增加不育的风险和恶性肿瘤的发病率。无论年幼患者的睾丸固定术还是青春期后患者的睾丸切除术，早期手术可限制而不能消除这些风险。MRI 用来定位隐睾，可加速手术进程、缩短麻醉时间。在肾门到腹股沟管的任意位置均可发现隐睾（即出生之前正常睾丸下降的路径）。大多数（90%）可以在腹股沟管区触及，也可位于腹腔或根本不存在。

MRI 扫描范围从肾水平到盆腔出口水平。序列有轴位和冠状位 T_1WI、T_2WI 和增强 T_1WI。MRI 诊断隐睾基于在睾丸下降路径中发现呈 T_1WI 低信号、T_2WI 高信号的卵圆形肿块[194,195]。发现睾丸纵隔有助于诊断。睾丸大小和形态越正常，于 T_1W MRI 上信号越低。萎缩严重的睾丸于 T_1WI 和 T_2WI 呈与腹壁肌肉相似的小点状软组织信号。如睾丸对称性位于腹股沟管或盆腔下部，诊断隐睾较简单。位于盆腔上部或下腹部时，隐睾与邻近结构，如肠襻、血管或淋巴结，鉴别困难。采用高 b 值 DWI 能

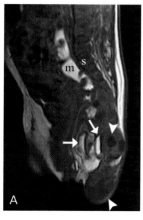
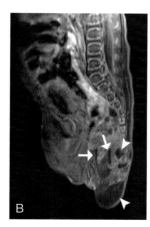

▲ 图 17-59 2 岁，女，骶尾部良性畸胎瘤
A. 矢状位 T_1W MRI 示，一不均匀信号骶前肿物，部分在内部，部分在外部。高信号灶代表脂肪（箭）。注意液体信号灶（箭头）。骶骨（s）正常。乙状结肠内可见高信号的胎便（m）；B. 注射钆对比剂后矢状位脂肪抑制 T_1WI 示，脂肪成分（箭）信号丢失，囊性成分无强化（箭头）

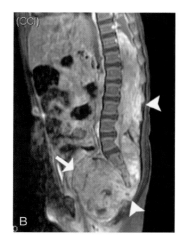

▲ 图 17-60 11 个月，女，骶前间隙恶性不成熟畸胎瘤
A. 轴位 T_2WI 示，骶前巨大不均匀高信号为主的肿物（箭）。注意椎管内肿物（箭头）；B. 注射钆对比剂后矢状位 T_1WI 示，骶前巨大强化肿物（箭）向椎管内延伸（箭头）

为常规 MRI 表现补充信息，可有助于发现并定位不可触及的隐睾[196]。

六、骨骼肌肉系统

MRI 适用于：①评价骨骼与软组织肿瘤的范围；②确定感染的程度；③评价骨创伤后遗症；④评估关节内紊乱；⑤显示先天性畸形的解剖学异常；⑥评估可能存在的骨梗死或骨坏死；⑦评价常规影像表现正常的不明原因疼痛；⑧评估恶性病变对治疗的反应。

通常，骨骼肌肉结构的影像包括常规自旋回波 T_1 加权像、质子密度加权像、脂肪抑制快速质子密度加权像和脂肪抑制快速自旋回波 T_2 加权像及 GRE。GRE 有助于显示软骨与出血。对比增强序列主要用于显示感染、肿瘤、血管病变、滑膜畸形以及临床关心的病变血供与引流[197,198]。

（一）骨髓

正常骨髓的影像表现随年龄增长而发生变化[199-201]。出生时以造血骨髓或红骨髓为主。此后不久，按四肢骨向中轴骨的顺序，红骨髓开始向黄骨髓有序转换。长骨内骨髓转换始于骨骺，随后是骨干、远端干骺端和近端干骺端。约在 25 岁时达到成人骨髓分布模式。此时，红骨髓主要存在于颅骨、脊柱、扁骨、肱骨与股骨近端，而其余长骨、骨骺与骨突则主要含黄骨髓[199-201]。骨骺骨髓正常完全转化的一个常见特例是青少年及成人的肱骨近端骨骺可持续存在红骨髓。

于 T_1WI 和 T_2WI，红骨髓较肌肉呈稍高信号，较黄骨髓呈低信号。黄骨髓信号于 T_1WI 与皮下脂肪信号一致，于 T_2WI 较皮下脂肪呈等或稍低信号。于脂肪抑制像，黄骨髓呈低信号，而红骨髓与肌肉信号一致，呈中等信号。

影响骨髓生成的疾病可分为四类：骨髓逆转或增生，骨髓置换性疾病，骨髓耗竭性疾病和骨髓纤维化。骨髓逆转指黄骨髓内造血细胞再生。病因包括重度慢性贫血、采用人粒细胞-巨噬细胞集落刺激因子（granulocytemacrophage colony stimulating factor，GM-CSF）化疗、环境需氧量增加（马拉松比赛等严酷的竞技体育和高海拔）。骨髓增生信号与正常红骨髓信号相似。

骨髓浸润性疾病包括肿瘤、感染和水肿。在肿瘤范围的肿瘤学评估中，全身 MRI 自旋回波 STIR 序列与弥散加权像可用于发现肿瘤扩散至骨与骨髓，以及包括腹腔脏器、肺和软组织在内的骨外组织[24,84,202-207]。在 MRI，骨髓浸润于 T_1WI 呈低至等信号，于 T_2WI、脂肪抑制 T_2WI 及弥散加权像呈高信号（图 17-61）。

骨髓耗竭指红骨髓被脂肪细胞所取代。病因包括病毒感染、药物、化疗、放疗及特异性治疗。骨髓于 T_1WI 及 T_2WI 呈弥漫性高信号，于脂肪抑制像相比于肌肉呈低信号。骨髓纤维化是正常骨髓细胞被纤维化组织所取代，儿童常见原因为放化疗。纤维化的骨髓于 T_1WI 及 T_2WI 均呈低信号，于脂肪抑制像可较肌肉呈稍高信号。

（二）恶性骨肿瘤

1. 骨肉瘤及尤因肉瘤　在儿童恶性肿瘤中，骨肉瘤与尤因肉瘤约占 90%[208,209]。均好发于 10—20 岁，表现为骨痛，可伴有软组织肿胀。90% 以上的骨肉瘤起自干骺端骨髓腔。其余为皮质旁型（骨旁型、骨膜型、高级别表面型）骨肉瘤。尤因肉瘤最常见发生于长骨干骺端。骨盆是另一个最常见的发病部位。在恶性骨肿瘤的评估中，MRI 的主要作用是确定骨髓受累范围、软组织与关节内受侵程度及包绕神经血管等情况，用于肿瘤的分级[8,210,211]。

在 MRI 上，骨肉瘤与尤因肉瘤均无特异性表现，病变于 T_1WI 呈低信号，于脂肪抑制 T_2WI 相对脂肪呈高信号，弥散受限，增强后肿瘤坏死导致病变不同程度强化[8,210-213]（图 17-62）。于 T_2WI 呈低信号提示骨硬化、部分骨化的基质、肿瘤细胞增生减低或为大量的胶原，而显著的高信号提示富细胞肿瘤含水量高或出血。毛细血管扩张型骨肉瘤可见因新旧出血分层形成的液 - 液平面，但不具特异性，亦可见于动脉瘤样骨囊肿、纤维性发育不良以及骨巨细胞瘤。

2. 朗格汉斯细胞组织细胞增生症　朗格汉斯细胞组织细胞增生症（langerhans cell histiocytosis，LCH）病因不明，以朗格汉斯细胞型组织细胞增生形成肉芽肿为该病特点[214]。该病多见于 1 — 4 岁儿童，亦可发生于新生儿期。

该病有以下三种类型：①局限型（70%）表现为单一病变，很少或不需治疗，可自愈；②慢性复发型（20%）与尿崩症和皮炎相关，最终消散；③暴发型（10%）累及骨骼和多个器官（肝、脾、肺、淋巴结与软组织），危及生命。所有类型中，骨骼最常受累，以颅骨最为多见，其次为长骨、脊柱、肋骨和骨盆。急性期，病变通常于 T₁WI 呈低信号，于 T₂WI、脂肪抑制像及增强后呈高信号[215-217]（图 17-63）。病变愈合时于脂肪抑制 T₂WI 信号减低。

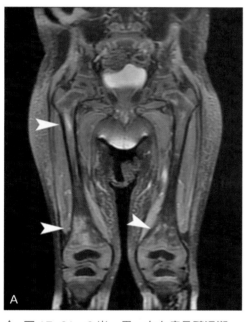
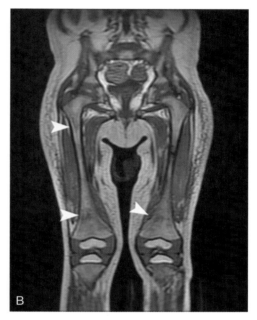

▲ 图 17-61　2 岁，男，白血病骨髓浸润
A. 股骨冠状位脂肪抑制 T₂WI 示边界不清的高信号病灶（箭头）；B. 冠状位 T₁WI 示病灶信号低于黄骨髓信号（箭头）

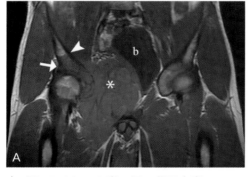
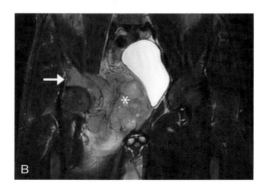

▲ 图 17-62　16 岁，男，尤因肉瘤
A. 冠状位 T₁WI 示右侧髂骨肿瘤呈低信号（箭），伴软组织肿块（*）向左侧推挤膀胱（b）。箭头所示为下方的骨髓浸润与上方正常骨髓间分界；B. 冠状位脂肪抑制 T₂WI 示肿瘤所在部位的骨髓腔信号增高（箭）及髓外软组织肿块（*）

（三）良性肿瘤

良性肿瘤包括骨囊肿（动脉瘤样骨囊肿与孤立性骨囊肿）、软骨病变（软骨母细胞瘤、内生软骨瘤、骨软骨瘤）、成骨性肿瘤（骨样骨瘤和骨母细胞瘤），纤维性病变（纤维性结构不良、纤维性骨皮质缺损和骨化性纤维瘤）。病变的 MRI 信号强度通常无特异性，需要对照 X 线平片或组织取样做最终诊断。

孤立性骨囊肿内充满液体成分，呈近水样信号强度（图 17-64）。病变通常累及骨的整个直径，骨皮质向外膨胀，不伴反应性硬化。动脉瘤样骨囊肿病变呈偏心性生长且为多房并伴液 - 液平面。二者于 T_1WI 均呈低信号，于 T_2WI 呈高信号，增强后无强化。T_1WI 信号增高提示有出血、病理性骨折或骨膜反应可能。

软骨母细胞瘤起自长骨骨骺或骨突（图 17-65）。内生软骨瘤是起自长骨髓腔的软骨源性肿瘤，多为手短管状骨。骨软骨瘤（亦称外生骨疣）常发生于股骨、胫骨近端和肱骨近端。病变呈起自

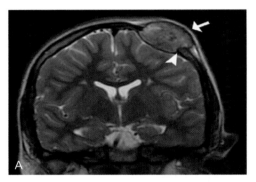
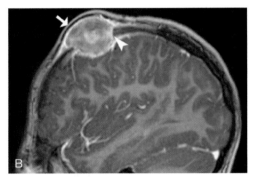

▲ 图 17-63　12 岁，男，朗格汉斯细胞组织细胞增生症

A. 头颅冠状位 T_2WI 示颅骨内一边界清晰的中等信号肿块（箭）。箭头所指为颅骨内外板非对称性侵蚀（斜边缘）；B. 增强后矢状位脂肪抑制 T_1WI 示肿块（箭）与骨侵蚀的斜边缘（箭头）出现强化

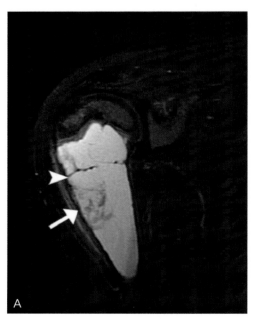
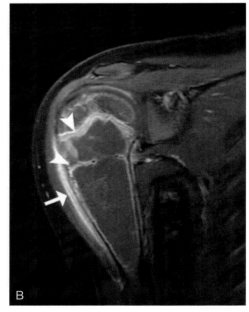

▲ 图 17-64　7 岁，女，急性肩痛，孤立性骨囊肿

A. 冠状位脂肪抑制 T_2WI 示右侧肱骨干骺端一个膨胀性液体信号肿块（箭）；B. 增强冠状位 T_1WI 示病变仅周围和分隔（箭头）以及 X 线平片所示的病理性骨折处的骨膜出现强化

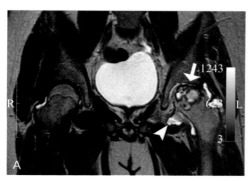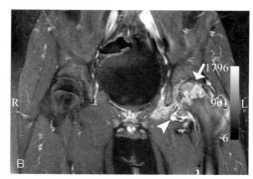

▲ 图 17-65　16 岁，男，股骨近端骨骺软骨母细胞瘤

A. 冠状位 T_2WI 示肿瘤累及左侧股骨头骨骺与干骺端（箭），呈不均匀高信号。箭头所示为相应的关节积液；B. 增强后冠状位脂肪抑制 T_1WI 示部分肿瘤（箭）与滑膜（箭头）出现强化

骨皮质的带有软骨帽的骨刺。软骨帽厚度在儿童期较厚（＞2cm），青春期至成人软骨帽厚度变薄（＜1cm）。软骨源性病变于 T_1WI 呈不均匀低信号，于 T_2WI 呈中等信号，增强后轻度强化。

骨样骨瘤常起自长骨骨皮质，多位于骨干或干骺端。其次常见于骨松质（多为股骨颈）或关节内。瘤巢于 T_1WI 呈中等信号，T_2WI 呈高信号。周围的反应性骨硬化与瘤巢内的钙化于 T_1WI 和 T_2WI 均呈低信号。常见骨髓和软组织水肿。骨母细胞瘤多起自脊柱，其次见于股骨和胫骨，表现类似于骨样骨瘤，但骨母细胞瘤体积更大（直径＞2cm），病变周围反应性骨形成较少。

纤维性结构不良可累及单一骨（单骨型）或多个骨（多骨型）。多骨型可伴发如性早熟（McCune-Albright 综合征）、Cushing 综合征、肢端肥大症、甲状腺功能亢进症或甲状旁腺功能亢进症等内分泌疾病。纤维性骨皮质缺损，亦称为非骨化性纤维瘤，病变位于长骨干骺端骨皮质，呈小体积偏心性膨胀性生长伴硬化缘。骨化性纤维瘤，亦称骨纤维性结构不良，位于胫、腓骨骨干前部骨皮质呈多房性病变，导致前部或前外侧弯曲。纤维性病变于 T_1WI 呈低至等信号，于 T_2WI 呈高信号。

（四）软组织肿瘤

儿童最常见的良性软组织肿瘤为先天性血管源性肿瘤（如血管瘤、静脉畸形和囊状水瘤）、神经源性肿瘤（神经纤维瘤、神经鞘瘤）、脂肪性肿瘤（脂肪瘤与脂肪母细胞瘤）、成纤维肿瘤、腱鞘囊肿、血肿及脓肿 [210,218-220]。最常见的恶性肿瘤为横纹肌肉瘤。少见的恶性肿瘤包括滑膜肉瘤、纤维肉瘤、神经纤维肉瘤、恶性纤维组织细胞瘤、平滑肌肉瘤、腺泡状软组织肉瘤和脂肪肉瘤。

多数软组织肿块首诊检查方法选择超声，以鉴别肿块的囊实性。而巨大病变的检查选择 MRI，以显示肿块的范围及其与周围结构的关系 [8,210,218-220]。体积小、边界清晰，于 T_2WI 呈均匀囊性信号且无水肿提示病变呈良性。边界不清晰，于 T_2WI 信号不均匀则倾向侵袭性恶性病变。骨侵蚀与神经血管束浸润是恶性病变的确切证据。但一些急性血肿、脓肿和良性肿瘤也可呈侵袭性表现，而一些恶性肿瘤却呈良性表现，需要组织取样作特异性的病理学诊断。

一些非血管性软组织病变可有特异性的 MR 表现 [8,210,218-221]。脂肪瘤可表现为边界清晰肿块，信号与皮下脂肪信号一致。腱鞘囊肿信号强度于 T_1WI 低于骨骼肌，于 T_2WI 和脂肪抑制像高于脂肪。神经纤维瘤表现为边界清晰的圆形或卵圆形肿块，于 T_1WI 呈低至等信号，于 T_2WI 呈高信号，增强后强化。多数良性神经肿瘤可见靶征，于 T_2WI 和增强 T_1WI 呈特征性的中心低信号与周围环形高信号（图 17-66）。

横纹肌肉瘤及其他肉瘤影像表现相对缺

乏特异性。与其他软组织肿瘤类似，于 T_1WI 呈中等信号，于 T_2WI 呈中等至高信号[222,223]（图 17-67）。相关表现包括骨侵蚀和神经血管包绕。

1. 先天性血管病变 先天性血管病变可分为血管瘤与血管畸形[219-221,224-229]。血管瘤内衬内皮细胞，可分为增生期与消退期。血管畸形由发育不良的血管构成，无细胞增生与消退。血管畸形可依据血流量（高或低流量畸形）及主要的血管类型（动静脉、静脉、毛细血管或淋巴管）进行分型。MRI 检查序列包括快速自旋回波 T_1WI、T_2WI、脂肪抑制像、梯度回波像及显示强化模式的动态增强成像。

2. 血管瘤 婴儿型血管瘤是婴儿期最常见的血管来源肿瘤。病变为生长缓慢的良性病变，可含有脂肪、纤维组织和平滑肌等非血管成分。起自表浅或深层软组织。血管瘤通常于生后一周或数月表现为蓝色或红色肿块，于 3 - 5 岁消退。一些先天性婴儿型血管瘤，可快速消退或完全不消退。在 MRI 上，肿块边界清晰，于 T_1WI 呈等或低信号，于 T_2WI 呈高信号，常伴血管流空信号。MRA 可见较大供血血管。较大病变可见病变呈边缘强化并快速向心性填充。较小病变可呈快速填充或早期完全强化。局灶性信号不均匀较常见，与含铁血黄素沉积、纤维化、脂肪、钙化、血栓形成或消退期血管瘤内血液停滞有关（图 17-68）。其他相关表现包括皮下组织可见供血血管或引流血管以及肌肉萎缩。

3. 血管畸形

（1）高流量血管畸形：动静脉畸形与动静脉瘘属高流量血管畸形[219,224-229]。组织学上，动静脉畸形以较大供血动脉与引流静脉间有多条

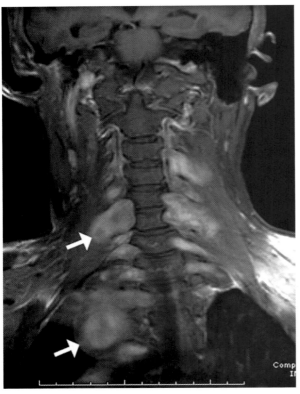

▲ 图 17-66 18 岁，女，神经纤维瘤病 I 型，丛状神经纤维瘤

增强脂肪抑制冠状位 T_1WI 示良性神经肿瘤典型的靶征表现，呈中心低信号带伴周围高信号带（箭）

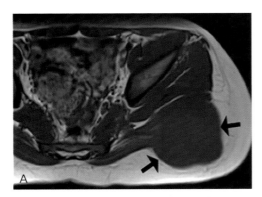
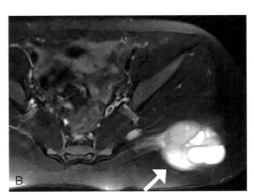

▲ 图 17-67 5 岁，男，横纹肌肉瘤

A. 轴位 T_1WI 示起自左侧臀大肌与肌肉呈等信号的肿块（箭）；B. 脂肪抑制 T_2WI 示肿块呈高信号（箭）

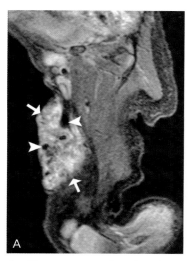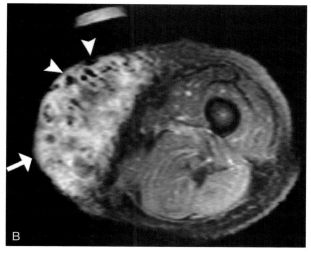

▲ 图 17-68　12 岁，女，先天性血管瘤快速消退中

A. 矢状位脂肪抑制 T_2WI 示大腿前部以高信号为主的肿块（箭）伴血管流空影代表扩张的供血血管与引流血管（箭头），病变内散在低信号为纤维组织；B. 增强后轴位脂肪抑制 T_1WI 示肿块呈不均匀强化（箭）伴血管流空（箭头）。纤维化区域无强化

畸形血管（称为瘤巢）为特点。动静脉瘘是一种供血动脉与引流静脉间直接沟通的动静脉畸形。临床表现包括一个搏动性的肿块伴有杂音或震颤。MRI/MRA 示动脉与静脉间可见异常血管沟通（图 17-69）。病变呈 T_1 等或低信号，T_2 高信号，静脉部分提早强化。

（2）低流量血管畸形：静脉畸形是以动脉正常伴静脉管腔异常扩张为特点的低流量血管畸形。可累及皮肤和（或）肌肉组织。临床于儿童晚期或成人期表现为柔软、可压性肿块，通常呈浅蓝色。静脉畸形随儿童生长发育而生长[224-229]。病变于 T_1WI 呈等或低信号，于 T_2WI 呈高信号，延迟期可见强化。血栓和静脉结石常见，表明血液流量低（图 17-70）。

毛细血管畸形以真皮内小血管团为特点，通常出生时即显著。葡萄酒色斑是最常见的毛细血管畸形。尽管部分患者可见皮下脂肪增厚及大量静脉，但通常影像学检查无异常表现。

淋巴管畸形，亦称囊状水瘤和淋巴管瘤，是一种由与外周引流管道不相通的异常扩张的淋巴管构成的先天性病变[224-229]。该病有两种亚型：含无数小分隔的微囊型与相对分隔较少的巨囊型[225]。淋巴管畸形通常出生时表现为柔软

的肿块，随儿童生长发育而生长。发生于颈部的淋巴管畸形多伴有 Turner 综合征。其次常见于腋窝，少数可发生于软组织、腹壁与肺。病变较小时边界清晰，而体积较大的病变通常呈浸润

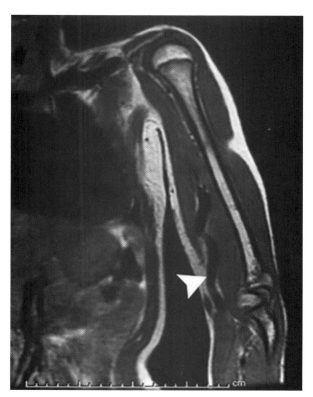

▲ 图 17-69　一例 Parkes-Weber 综合征伴动静脉畸形

冠状位 T_1WI 示左上肢内侧见巨大迂曲的血管流空（箭头）

性生长，边界不清。病变通常于 T_2WI 呈高信号，或可见液 - 液平面[230]。于 T_1WI 通常呈低信号，若囊内含蛋白或血液成分，信号强度增高。增强后病变通常呈边缘与分隔强化（图 17-71）。

肢体过度生长与血管性病变可见于以下综合征：① Klippel-Trenaunay 综合征（毛细血管葡萄酒色斑、静脉曲张及淋巴管瘤）；② Parkers-Weber 综合征（毛细血管葡萄酒色斑、静脉曲

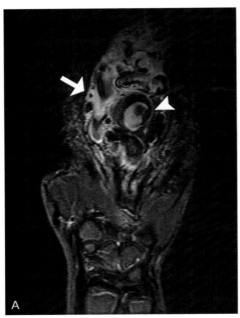
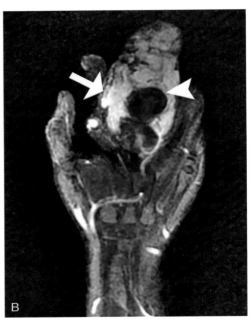

▲ 图 17-70　7 岁，男，静脉畸形，生后即有，目前变大
A. 冠状位脂肪抑制 T_2WI 示中指肿块，信号不均匀，可见管状结构呈液体信号（箭）和低信号灶（箭头），病理学检查为静脉结石和血栓；B. 增强后冠状位脂肪抑制 T_1WI 示管状结构可强化（箭），而低信号血栓不强化（箭头）

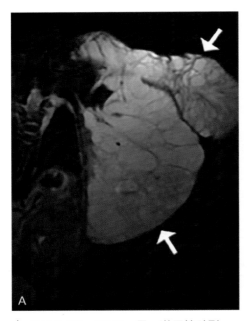
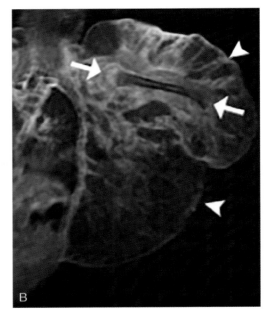

▲ 图 17-71　25 天，男，淋巴管畸形
A. 脂肪抑制冠状位 T_1WI 示左上肢与躯干左侧以液体信号为主的肿块（箭），内见多个分隔；B. 增强后冠状位脂肪抑制 T_1WI 示肿块囊性成分未强化，囊壁与分隔可见强化（箭头）。箭所指为肱骨

张及动静脉瘘）；③ Proteus 综合征（毛细血管葡萄酒色斑；淋巴管瘤和血管脂肪瘤；脂肪瘤；表皮痣；手和（或）足脑回样增生的偏侧巨大畸形；非对称性巨头畸形；腹内脂肪过多症）；④ Maffucci 综合征（静脉畸形，淋巴管瘤，内生软骨瘤和外生骨疣）；⑤ 蓝色橡皮疱痣综合征（皮肤与胃肠道静脉畸形）。

血肿可根据其信号特点与血管瘤相鉴别。超急性期血肿（生后 1～24h）与肌肉相比通常于 T_1WI 呈低至等信号，于 T_2WI 呈高信号。急性期血肿（生后 1～7d）与肌肉相比于 T_1WI 呈低至等信号，于 T_2WI 呈低信号。慢性期血肿 MRI 信号特点与液体信号相似，于 T_1WI 呈低信号，于 T_2WI 与脂肪抑制像呈高信号。

（五）感染

儿童急性骨髓炎最常继发于如皮肤或上呼吸道感染等局部感染后的血行播散。最先累及干骺端，而后可蔓延至骨膜下与软组织。1 岁以下的患儿，滋养血管穿透骺板使感染可蔓延至骨骺与关节。

急性骨髓炎于 T_1WI 呈低信号，于 T_2WI 呈高信号（图 17-72）。增强后感染的骨髓腔呈现强化。MRI 尤其适于检查 Brodie 脓肿、死骨、窦道和骨膜与软组织的累及情况[231-232]。Brodie 脓肿表现为边界清晰的骨破坏，周围环以反应性骨形成。增强后病变呈边缘强化。死骨表现为骨髓感染区域内或 Brodie 脓肿内的孤立性骨片。窦道表现为骨髓感染区域与骨皮质或皮下组织间的管道。

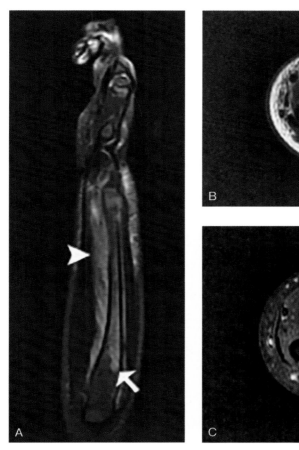
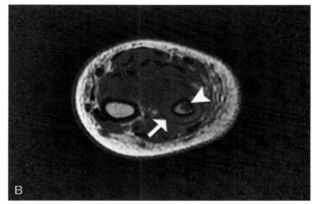
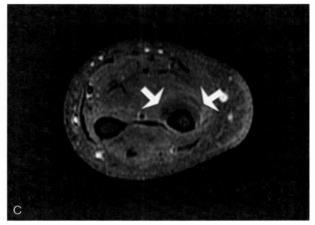

▲ 图 17-72　2 岁，男，尺骨骨髓炎
A. 矢状位 T_2WI 示骨髓内（箭）及邻近肌肉组织（箭头）及皮下脂肪异常高信号；B. 轴位 T_1WI 示尺骨骨髓低信号（箭头）和增厚的骨膜（箭）。周围皮下脂肪内水肿呈低信号；C. 增强脂肪抑制轴位 T_1WI 示增厚的骨膜强化（箭），而骨膜下小脓肿未强化

慢性复发性多灶性骨髓炎：慢性复发性多灶性骨髓炎（chronic recurrent multifocal osteomyelitis，CRMO）是一种儿童骨骼炎性疾病，最常见于 9 — 14 岁。该病被认为是由免疫系统异常或隐匿性的病毒或细菌感染所导致。骨骼受累呈多灶性且常累及长骨干骺端与锁骨内侧[233-236]。CRMO 抗生素治疗无效，该病治疗包括糖皮质激素与非甾体抗炎药。复发常见。

该病活动期，MRI 可见骨髓水肿的典型表现，于 T_1WI 呈低信号，T_2WI 呈高信号。其他表现包括骨膜炎、软组织炎症、穿骺性疾病与关节积液。出现巨大积液或脓肿、瘘道或死骨的表现更倾向于诊断感染性骨髓炎而非 CRMO。而在愈合期，于 T_1WI 和 T_2WI 均呈显著低信号区，反映存在骨硬化。经过一段时间，骨髓信号可恢复正常。总之，CRMO 与化脓性骨髓炎表现存在重叠，确诊需活检。

（六）慢性关节及滑膜病变

幼年型类风湿关节炎（juvenile rheumatoid arthritis，JRA）是儿童最常见的慢性关节炎。MR，特别是增强检查，适用于显示滑膜炎症与增生的范围、关节软骨的情况以及关节完整性。

早期 JRA 在 MRI 可表现为滑膜增厚，于 T_1WI 呈低信号，于 T_2WI 呈混杂信号，说明存在炎症、含铁血黄素沉积及关节积液。增强后发炎的滑膜呈明显强化。晚期可表现为软骨缺失及骨侵蚀[237,238]（图 17-73）。增强后慢性纤维性滑膜增厚呈不均匀强化或无强化。

其他以关节和滑膜病变为主的疾病包括血友病性关节炎、色素沉着绒毛结节性滑膜炎和感染[239,240]。血友病与绒毛结节性滑膜炎在 MRI 表现为滑膜增厚，含铁血黄素沉积区于 T_1WI 和 T_2WI 均呈低信号，关节积液。感染性关节炎影像表现与 JRA 相似，需要结合临床。

（七）骨骼肌疾病

儿童骨骼肌疾病包括迪谢内（Duchenne 型）肌营养不良、其他四肢肌营养不良和韦德尼希 - 霍夫曼（Werdnig-Hoffman）综合征（婴儿型进行性脊髓性肌萎缩症）[241,242]。Duchenne 型肌营养不良是一种遗传性原发性骨骼肌退行性疾病，男孩多见。该病早期累及盆带肌群近端，晚期累及小腿及肩带肌群。脊髓性肌萎缩症是一种累及脊髓前角和脑干核团的遗传性疾病。该病以非对称性下肢骨骼肌受累为特点。在这些疾

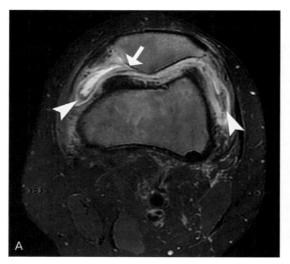
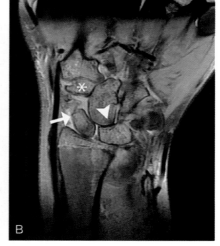

▲ 图 17-73　19 岁，男性，幼年型类风湿关节炎
A. 轴位脂肪抑制 PDWI 示积液周围环绕增厚的滑膜呈高信号（箭头），髌骨关节软骨明显变薄（箭）；B. 腕关节冠状位脂肪抑制 PDWI 示腕骨周围环绕异常高信号（箭），头骨与月骨间（箭头）及头骨与舟骨间显著的软骨缺失。大多角骨桡侧骨髓信号异常以及骨侵蚀（＊）

病中，肌束被脂肪与结缔组织取代。肌营养不良的肌肉厚度可正常或增加，而脊髓性肌萎缩症的肌肉厚度通常变薄。T_1WI 可显示病变肌内或肌间有脂肪浸润。脂肪抑制像浸润的脂肪无信号。

其他肌肉疾病包括 Pompe 病和皮肌炎，Pompe 病是一种以糖元和（或）葡萄糖异常代谢为特点的糖原贮积症。该病肢体近端肌肉较远端肌肉更易受累。T_1WI 可见肌群弥漫性肥大不伴有脂肪浸润。儿童皮肌炎以肌纤维与皮肤弥漫性非化脓性炎症为特点。最初表现为下肢近端无力，随后出现上肢近端无力。血管炎导致肌肉坏死使含水量增加，于 T_2WI 呈高信号。

（八）骨关节创伤

X 线片仍是评估急性创伤的初步检查方法。当 X 线片不能确诊时，MRI 可用于检查是否有隐匿性骨折及其累及范围，特别是对应力性骨折、骨骺与生长板损伤[243-245]。骨骺与生长板的损伤尤其重要，若未识别出这些损伤可导致生长障碍。创伤愈合后，MRI 可用于确定创伤性

骨桥大小与位置以及生长畸形的严重程度（图17-74）。

MRI 检查用于发现半月板和韧带撕裂[243-245]。撕裂表现为半月板或韧带内信号和形态发生改变。MRI 亦可用于评价韧带和软骨损伤相关的骨髓水肿。肌肉与肌腱损伤亦可采用 MRI 进行评价。

（九）骨梗死

Legg–Calve–Perthes（LCP）病是导致儿童骨骺非血管性坏死的常见原因。该病是指股骨近端骨骺特发性骨坏死。MRI 已用于诊断 LCP，评估骨骺受累程度、髋臼对股骨头包容程度及生长板骨桥形成程度，以及证明有再灌注与愈合。

急性期或早期 LCP 的 MRI 可于 T_1WI 呈低至等信号，T_2WI 信号多变，可因坏死呈低信号及骨髓水肿呈高信号，增强后股骨近端骨骺无强化[246]（图 17-75）。或可见软骨下曲线样缺损（新月征），提示软骨下骨折。再血管化 / 修复期，股骨近端骨骺通常于 T_2WI 呈高信号，增强后可见强化。其他相关表现包括关节面变扁、股骨头关节软骨增厚、关节积液和干骺端

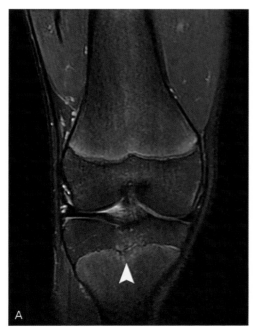
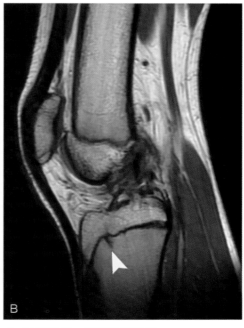

▲ 图 17-74 14 岁，女，胫骨近端 Salter–Harris IV 型骨折，骺板骨桥形成
A. 冠状位脂肪抑制 PDWI 示胫骨近端骺板的正常层状信号消失，并见局部异常通道（箭头）；B. 矢状位 PDWI 示骺板周围局部低信号（箭头）

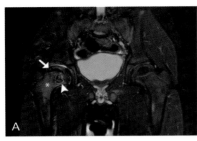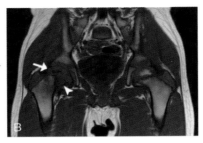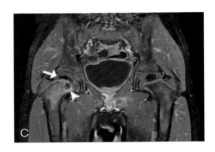

▲ 图 17-75　3 岁，男，Legg—Calve—Perthes 病

A. 冠状位脂肪抑制 T_2WI 示右侧股骨头扁平增宽，股骨头骨骺骨化中心见低信号（箭），股骨颈骨髓水肿（*），特征性的干骺端囊性病变（箭头）；B. 冠状位 T_1WI 示股骨头骨骺与正常脂肪骨髓高信号相比呈异常低信号病变（箭）。干骺端病变可见环形低信号（箭头）。股骨颈可见低信号骨髓水肿；C. 增强后冠状位脂肪抑制 T_1WI 右侧股骨头骨骺无强化（箭），干骺端囊性病变显著环形强化（箭头）。股骨颈骨髓可见强化

囊肿。其他导致儿童非血管性坏死的疾病包括镰状细胞贫血、类固醇治疗及创伤。影像表现与 LCP 类似。

剥脱性骨软骨炎是一种关节下骨坏死，可能继发于慢性微小创伤。最常见于股骨髁，特别是股骨内髁的外侧部、距骨穹窿以及肱骨小头[247]。MRI 可用于确定骨折的稳定性。骨片不稳定或松散可能需要手术移除，而骨片稳定或连接的骨片可行保守治疗。坏死的骨片于 T_1WI 和 T_2WI 均呈低信号（图 17-76）。剥脱性骨软骨炎骨片不稳定 MRI 最可靠的征象是于 T_2WI 在骨片和主体骨之间见线样高信号[243,247,248]。骨片不稳定的其他表现包括关节面高信号缺损 ≥ 5mm，关节面高信号 > 5mm 伴病变下方均质囊变 ≥ 5mm。

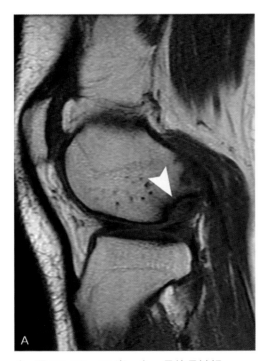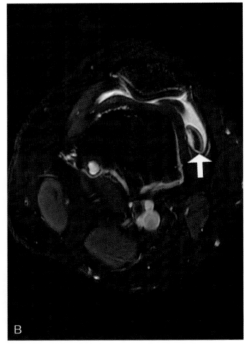

▲ 图 17-76　15 岁，女，骨软骨缺损

A. 斜矢状位 PDWI 示左侧股骨内侧髁后部低信号碟形缺损（箭头）；B. 轴位脂肪抑制 T_2WI 示外侧关节间隙内低信号骨软骨游离碎片（箭），外周环以层状高信号的关节软骨

参考文献

［1］Anupindi S, Jaramillo D. Pediatric magnetic resonance imaging techniques. Magn Reson Imaging Clin N Am 2012; 10; 189–207.

［2］MacKenzie JD, Vasanawala SS. Advances in pediatric MR imaging. Magn Reson Imaging Clin N Am 2008; 16: 385–402.

［3］Gee MS, Bittman M, Epelman M et al. Magnetic resonance imaging of the pediatric kidney: Benign and malignant masses. Magn Reson Imaging Clin N Am 2013; 21: 697–716.

［4］Keup CP, Ratnaraj F, Pooja R et al. Magnetic resonance imaging of the pediatric liver: Benign and malignant masses. Magn Reson Imaging Clin N Am 2013; 21: 645–668.

［5］Kim HK, Lindquist DM, Serai SD, Magnetic resonance imaging of pediatric muscular disorders: Recent advances and clinical applications. Radiol Clin N Am 2013; 51: 721–743.

［6］Liszewski MC, Hersman FW, Altes TA et al. Magnetic resonance imaging of pediatric lung parenchyma, airways, vasculature ventilation and perfusion: State of the art. Radiol Clin N Am 2013; 51: 555–582.

［7］Manson D. MR imaging of the chest in children. Acta Radiol online 25 July 2013; 1–11.

［8］Meyer JS, Jaramillo D. Musculoskeletal MR imaging at 3-T. Magn Reson Imaging Clin N Am 2008; 16: 533–545.

［9］Meyer JS, Harty MP, Khademian Z. Imaging of neuroblastoma and Wilms' tumor. MRI Clin N Am 2002; 10: 175–302.

［10］Pai DR, Ladino-Torres MF. Magnetic resonance imaging of pediatric pelvic masses. Mag Reson Imaging Clin N Am 2013; 21: 751–773.

［11］Siegel MJ, Chung EM, Conran RM. Pediatric liver: Focal masses. Magn Reson Imaging Clin N Am 2008; 12: 437–452.

［12］Siegel MJ, Alok J. MRI of neuroblastic masses. Magn Reson Imaging Clin N Am 2008; 12: 499–514.

［13］Siegel MJ, Chung EM. Wilms' tumor and other pediatric renal masses. Magn Reson Imaging Clin N Am 2008; 16: 479–497.

［14］Siegel MJ. MR imaging of pediatric abdominal neoplasms. Magn Reson Imaging Clin N Am 2000; 8: 837–851.

［15］Bital R, Leung G, Perng R et al. MR pulse sequences: What every radiologist wants to know but is afraid to ask. RadioGraphics 2006; 26: 513–537.

［16］Haliloglu M, Hoffer FA, Gronemeyer SA, Furman WL, Shochat SJ. Three dimensional gadolinium-enhanced MR angiography: Evaluation of hepatic vasculature in children with hepatoblastoma. J Magn Res Imaging 2000; 11: 65–68.

［17］Anupindi SA, Victoria T. Magnetic resonance cholangiopancreatography: Techniques and applications. Magn Reson Imaging Clin N Am 2008; 16; 453–466.

［18］Egbert ND, Bloom DA, Dillman JR. Magnetic resonance of the pediatric pancreaticobiliary system. Magn Reson Imaging Clin N Am 2013; 21: 681–696.

［19］Darge K, Higgins M, Hwang TJ et al. Magnetic resonance and computed tomography in pediatric urology. An imaging overview for current and future daily practice. Radiol Clin N Am 2013; 583–398.

［20］Grattan-Smith JD, Little SB, Jones RA. MR urography in children: How we do it. Pediatr Radiol 2008; 38 (Suppl): S3–S17.

［21］Gawande RS, Gonzalez SM, Khurana A, Daldrup-Link HE. Role of diffusion-weighted imaging in differentiation benign and malignant pediatric abdominal tumors. Pediatr Radiol 2013; 43: 836–845.

［22］Humphries PD, Sebire NJ, Siegel MJ, Olsen OE. Tumors in pediatric patients at diffusion-weighted MR imaging: Apparent diffusion coefficient and tumor cellularity. Radiology 2007; 245: 848–854.

［23］Kocaoglu M, Bulakbasi N, Sanal HT et al. Pediatric abdominal masses: Diagnostic accuracy of diffusion weighted MRI. Magn Reson Imaging 2010; 28: 629–636.

［24］Siegel MJ, Jokerst CE, Rajderkar D et al. Diffusionweighted MRI for staging and evaluating response in diffuse large B-cell lymphoma: A pilot study. NMR Biomed 2014; 27: 681–691.

［25］Nardone B, Saddleton E, Laumann AE et al. Pediatric nephrogenic systemic fibrosis is rarely reported: A RADAR report. Pediatr Radiol 2014; 44: 173–180.

［26］Coté CJ, Wilson S. American Academy of Pediatrics, Guidelines for monitoring and management of pediatric patients during and after sedation for diagnostic and therapeutic procedures: An update. Pediatrics 2006; 118: 2587–2602.

［27］Dalal PG, Murray D, Cox T et al. Sedation and anesthesia protocols used for magnetic resonance imaging studies in infants: Provider and pharmacologic considerations. Anesth Analg 2006; 103: 863–868.

［28］Krauss B, Green SM. Procedural sedation and analgesia in children. Lancet 2006; 367: 766.

［29］Siegel MJ. Diseases of the thymus in children and adolescents. Postgrad Radiol 1993; 13: 106–132.

［30］Siegel MJ, Glazer HS, Wiener JI, Molina PL. Normal and abnormal thymus in childhood: MR imaging. Radiology 1989; 172: 367–371.

［31］Siegel MJ, Luker GD. Pediatric chest MR imaging. Noncardiac clinical uses. Magn Reson Imaging Clin N Am 1996; 4: 599–613.

［32］Metzger M, Krasin MJ, Hudson MM, Onciu M. Hodgkin lymphoma. In: Pizzo PA, Poplack DG, eds. Principles and Practice of Pediatric Oncology, 6th ed. Philadelphia, PA: Lippincott Williams & Wilkins, 2011; 638–662.

［33］Gross TG, Perkins SL. Malignant non-Hodgkin lymphoma in children. In: Pizzo PA, Poplack DG, eds. Principles and Practice of Pediatric Oncology, 6th ed. Philadelphia, PA: Lippincott Williams & Wilkins, 2011; 663–682.

［34］Anthony E. Imaging of pediatric chest masses. Paediatr Respir Rev 2006; 75: 539–540.

［35］Franco A, Mody NS, Meza M. Imaging evaluation of pediatric mediastinal masses. Radiol Clin N Am 2005; 43: 325–339.

［36］Newman B. Thoracic neoplasms in children. Radiol Clin N Am 2011; 49: 6336–6364.

［37］Takahashi K, Al-Janabi NJ. Computed tomography and magnetic resonance imaging of mediastinal tumors. Magn Reson Imaging 2010; 32: 1325–1339.

［38］Rahmouni A, Tempany C, Jones R, Mann R, Yang A, Zerhouni E. Lymphoma: Monitoring tumor size and signal intensity with MR imaging. Radiology 1993; 188: 445–451.

［39］Rahmouni A, Divine M, Lepage E et al. Mediastinal lymphoma: Quantitative changes in gadolinium enhancement at MR imaging after treatment. Radiology 2001; 219: 621–628.

［40］Inaoka T, Takahashi K, Mineta M et al. Thymic hyperplasia and thymus gland tumors: Differentiation with chemical shift MR imaging. Radiology 2007; 243: 869–876.

［41］Inoue A, Tomiyama N, Fujimoto K et al. MR imaging of thymic epithelial tumors: Correlation with World Health Organization classification. Radiat Med 2006; 24: 171–181.

［42］Rosado-de-Christenson ML, Pugatch RD, Moran CA, Galobardes J. Thymolipoma: Analysis of 27 cases. Radiology 1994; 193: 121–126.

［43］Siegel MJ, Glazer HS, St. Amour TE, Rosenthal DD. Lymphangiomas in children: MR imaging. Radiology 1989; 170: 467–470.

［44］Haddon MJ, Bowen A. Bronchopulmonary and neurenteric forms of foregut anomalies. Imaging for diagnosis and management. Radiol Clin N Am 1991; 29: 241–254.

［45］McAdams HP, Kirejczyk WM, Posado-de-Christenson ML et al. Bronchogenic cyst: Imaging features with clinical and histopathologic correlation. Radiology 2000; 217: 441–446.

［46］Eichinger M, Heussel CP, Kauczor HU et al. Computed tomography and magnetic resonance imaging in cystic fibrosis lung disease. J Magn Reson Imaging 2010; 32: 1370–1378.

［47］Puderbach M, Eichinger M, Haeselbarth J et al. Assessment of morphological MRI for pulmonary changes in cystic fibrosis (CF) patients: Comparison to thin-section CT and chest x-ray. Invest Radiol 2007; 42: 715–724.

［48］Puderbach M, Kauczor HU. Can lung MR replace lung CT? Pediatr Radiol 2008; 38: 5439–5451.

［49］Failo R, Wielopolski PA, Harm AWM et al. Lung morphology assessment using MRI: A robust ultra-short TR/TE 2D steady state free precession sequence used in cystic fibrosis patients. Magn Reson Med 2009; 61: 299–306.

［50］Montella S, Santamria F, Salvatore M et al. Lung disease assessment in primary ciliary dyskinesia: A comparison between high magnetic resonance imaging and high resolution tomography findings. Ital J Pediatr 2009; 6: 24.

［51］Fain S, Schiebler ML, McCormack DG, Parraga G. Imaging of lung function using hyperpolarized helium-3 magnetic resonance imaging: Review of current and emerging translational methods and applications. J Magn Reson Imaging 2010; 32: 1398–1408.

［52］Koumellis P, van Beek EJR, Woodhouse N et al. Quantitative analysis of regional airways obstruction using dynamic hyperpolarized 3He MRI—Preliminary results in children with cystic fibrosis. J Magn Reson Imaging 2005; 22: 420–426.

［53］Van Beek EJ and Hoffman EA. Functional imaging: CT and MRI. Clin Chest Med 2008; 29: 195–216.

［54］Kauczor H, Ley-Zaporozhan J, Ley S. Imaging of pulmonary pathologies: Focus on magnetic resonance imaging. Proc Am Thorac Soc 2009; 6: 458–463.

［55］Olsen OE. Imaging of abdominal tumours: CT or MRI? Pediatr Radiol 2008; 38 (Suppl 3): S452–458.

［56］Riccabona M. Potential of MR-imaging in the pediatric abdomen. Eur J Radiol 2008; 68: 2235–2244.

［57］Bernstein L, Linet M, Smith MA, Olshan AF. Renal tumors. In: Ries LAG, Smith MA, Gurney JG, eds. Cancer Incidence and Survival among Children and Adolescents: United States SEER Program, 1975–1995, National Cancer Institute, SEER Program. Bethesda, MD: NIH Publications No. 99—4649, 1999, 79–90.

［58］Fernandez C, Geller JI, Ehrlich PF et al. Renal tumors. In: Pizzo PA, Poplack DG, eds. Pediatric Oncology, 6th ed. Philadelphia, PA: Lippincott Williams & Wilkins, 2011; 861–885.

［59］Perlman EJ. Pediatric renal tumors: Practical updates for the pathologist. Pediatr Dev Pathol 2005; 8: 320–338.

［60］Choyke PL, Siegel MJ, Craft AW, Green DM, DeBaun MR. Screening for Wilms tumor in children with Beckwith-Wiedemann syndrome and hemihypertrophy. Med Ped Oncol 1999; 32: 196–200.

［61］DeBaun MR, Siegel MJ, Choyke PL. Nephromegaly in infancy and early childhood: A risk factor for Wilms tumor in Beckwith-Wiedemann syndrome. J Pediatr 1998; 132: 401–404.

［62］Miller RW, Fraumeni JF Jr, Manning MD. Association of Wilms's tumor with aniridia, hemihypertrophy and other congenital malformations. N Engl J Med 1964; 270: 922.

［63］Gylys-Morin V, Hoffer FA, Kozakewich H et al. Wilms tumor and nephroblastomatosis: Imaging characteristics at gadolinium-enhanced MR imaging. Radiology 1993; 188: 517–521.

［64］Lonergan GJ, Martinez-Leon MI, Agrons GA et al. Nephrogenic rests, nephroblastomatosis, and associated lesions of the kidney. RadioGraphics 1998; 18: 947–968.

［65］Lowe LH, Isuani BH, Heller RM et al. Pediatric renal masses: Wilms tumor and beyond. RadioGraphics 2000; 20: 1585–1603.

［66］Beckwith JB, Kiviat NB, Bonadio JF. Nephrogenic rests, nephroblastomatosis, and the pathogenesis of Wilm tumor. Pediatr Pathol 1990; 10: 1–36.

［67］Rohrschneider WK, Weirich A, Rieden K et al. US, CT and

MR imaging characteristics of nephroblastomatosis. Pediatr Radiol 1998; 28: 435–443.

［68］Sheth S, Ali S, Fishman E. Imaging of renal lymphoma: Patterns of disease with pathologic correlation. RadioGraphics 2006; 26: 1151–1168.

［69］Argons GA, Kingsman KD, Wagner BJ, Sotelo-Avila C. Rhabdoid tumor of the kidney in children: A comparison of 21 cases. AJR Am J Roentgenol 1997; 168: 447–451.

［70］Prasad SR, Humphrey PA, Menias CO et al. Neoplasms of the renal medulla: Radiologic-pathologic correlation. RadioGraphics 2005; 25: 369–380.

［71］Downey RT, Dillman JR, Ladino-Torres MF et al. CT and MRI appearances and radiologic staging of pediatric renal cell carcinoma. Pediatr Radiol 2012; 42: 410–417.

［72］Blitman NM, Berkenblit RG, Rozenblit AM, Levin TL. Renal medullary carcinoma: CT and MRI features. AJR Am J Roentgenol 2005; 185: 268–272.

［73］Chaudry G, Perez-Atayde AR, Ngan BY, Gundogan M, Daneman A. Imaging of congenital mesoblastic nephroma with pathological correlation. Pediatr Radiol 2009; 39: 1080–1086.

［74］Ko S-M, Kim M-J, Im Y-J et al. Cellular mesoblastic nephroma with liver metastasis in a neonate; prenatal and postnatal diffusion-weighted MR imaging. Korean J Radiol 2013; 14: 361–365.

［75］Agrons GA, Wagner BJ, Davidson AJ, Suarez ES. Multilocular cystic renal tumor in children: Radiologicpathologic correlation. RadioGraphics 1995; 15: 653–669.

［76］Silver IM, Boag AH, Soboleski DA. Best cases from the AFIP: Multilocular cystic renal tumor: Cystic nephroma. RadioGraphics 2008; 28: 1221–1226.

［77］Paterson A. Adrenal pathology in childhood: A spectrum of disease. Eur Radiol 2002; 12: 2491–2508.

［78］Westra SJ, Zaninovic AC, Hall TR et al: Imaging of the adrenal gland in children. RadioGraphics 1994; 14: 1323–1340.

［79］Brodeur GM, Hogarty MD, MosseYP, Maris JM. Neuroblastoma. In: Pizzo, Poplack, eds. Principles and Practice of Pediatric Oncology, 6th ed. Philadelphia, PA: Lippincott Williams & Wilkins, 2011; 886–922.

［80］Lonnergan GJ, Schwab CM, Suarez ES, Carlson CL. Neuroblastoma, ganglioneuroblastoma and ganglioneuroma: Radiologic-pathologic correlation. RadioGraphics 2002; 22: 911–934.

［81］Nour-Eldin A, Abdelmonem O, Tawfik AM et al. Pediatric primary and metastatic neuroblastoma: MRI findings: Pictorial review. Magn Reson Imaging 2012: 30: 893–906.

［82］Papaioannou G, McHugh K. Neuroblastoma in childhood: Review and radiological findings. Cancer Imaging 2005; 5: 116–127.

［83］Uhl M, Altehoefer C, Kontny U et al. MRI-diffusion imaging of neuroblastomas: First results and correlation to histology. Eur Radiol. 2002; 12: 2335–2338.

［84］Siegel MJ, Ishwaran H, Fletcher B et al Staging of neuroblastoma by imaging: Report of the Radiology Diagnostic Oncology Group. Radiology 2002; 223: 168–175.

［85］Argons GA. Lonergan GJ, Dickey GE, Perez-Monte JE. Adrenocortical neoplasms in children: Radiologicpathologic correlation. RadioGraphics 1999; 19: 9898–1008.

［86］Lack EE, ed. Adrenal cortical neoplasms in childhood. In: Atlas of Tumor Pathology: Tumors of the Adrenal Gland and Extra Adrenal Paraganglia, Fasc 19, ser 3. Washington, DC: Armed Forces Institute of Pathology, 1997; 153–168.

［87］Ribeiro J, Ribeiro RC, Fletcher BD. Imaging findings in pediatric adrenocortical carcinoma. Pediatr Radiol 2000; 30: 45–51.

［88］Bharwani N, Rockall AG, Sahdev A et al. Adrenocortical carcinoma: The range of appearances on CT and MRI. AJR Am J Roentgenol 2011; 196: W706–W714.

［89］Reddy VS, O'Neill JA, Jr., Holcomb GW, 3rd et al. Twentyfive- year surgical experience with pheochromocytoma in children. Am Surg 2000; 66: 1085–1091; discussion 1092.

［90］Elsayes KM, Narra VR, Leyendecker JR et al. MR of adrenal and extraadrenal pheochromocytoma. AJR Am J Roentgenol 2005; 184: 860–867.

［91］Meyers AM, Towbin AJ, Serai S et al. Characterization of pediatric liver lesions with gadoxetate disodium. Pediatr Radiol 2011; 41: 1183–1187.

［92］Chung E, Lattin GE, Jr., Cube R et al. From the archives of the ARIP: Pediatric liver masses: Radiologic-pathologic correlation. Part 2. Malignant tumors. RadioGraphics 2011; 31: 483–507.

［93］Jha P, Chawla SC, Tavri S et al. Pediatric liver tumors-a pictorial review. Eur Radiol 2009; 19: 209–219.

［94］Meyers RL, Aronson DC, Von Schweinitz D et al. Pediatric liver tumors. In: Pizzo PA, Poplack DG, eds. Principles and Practice of Pediatric Oncology, 6th Ed. Philadelphia, PA: Lippincott Williams & Wilkins, 2011; 838–860.

［95］Meyers RL. Tumors of the liver in children. Surg Oncol 2007; 16: 195–203.

［96］Hussain SM, Semelka RC. Liver masses. Magn Reson Imaging Clin N Am 2005; 13: 255–275.

［97］Siegel MJ, Luker GD. MR imaging of the liver in children. MRI Clin N Am 1996; 4: 637–656.

［98］Ganeshan D, Szklaruk J, Kundra V et al. Imaging features of fibrolamellar hepatocellular carcinoma. AJR Am J Roentgenol 2014; 203: 544–552.

［99］Buetow PC, Buck JL, Pantongrag-Brown L et al. Undifferentiated (embryonal) sarcoma of the liver: Pathologic basis of imaging findings in 28 cases. Radiology 1997; 203: 779–783.

［100］Psatha EA, Smeelka RC, Fordham L et al. Undifferentiated (embryonal) sarcoma of the liver (USL): MRI findings including dynamic gadolinium enhancement. Magn Reson Imaging 2004; 22: 897–900.

［101］Chung E, Cube R, Lewis B, Conran RM. From the archives of the ARIP: Pediatric liver masses: Radiologic-pathologic correlation. Part 1. Benign tumors. RadioGraphics 2011; 30: 801–826.

［102］Dimashkieh HH, Bove KE. GLUT1 endothelial reactivity distinguishes hepatic infantile hemangioma from congenital hepatic vascular malformation with associated capillary proliferation. Hum Pathol 2004; 35: 200–209.

［103］Hernandez F, Navarro M, Encinas JL et al. The role of GLUT1 immunostaining in the diagnosis and classification of liver vascular tumors in children. J Pediatr Surg 2005; 40: 801–804.

［104］Kassarjian A, Zurakowski D, Dubois J et al. Infantile hepatic hemangiomas: Clinical and imaging findings and their correlation with therapy. AJR Am J Roentgenol 2004; 182: 785–795.

［105］Burrows PE, Dubois J, Kassarjian A. Pediatric hepatic vascular anomalies. Pediatr Radiol 2001; 31: 535–545.

［106］Roos JE, Pfiffner R, Stallmach T et al. Infantile hemangioendothelioma. RadioGraphics 2002; 23: 1649–1655.

［107］Ramji FG. Pediatric hepatic hemangioma. RadioGraphics 2004; 24: 1719–1724.

［108］Ramanujam TM, Goh DW, Wong KT et al. Malignant transformation of mesenchymal hamartoma of the liver: Case report and review of the literature. J Pediatr Surg 1999; 334: 1684–1686.

［109］Ros PR, Goodman AD, Ishak KG et al. Mesenchymal hamartoma of the liver: Radiologic-pathologic correlation. Radiology 1986; 158: 619–624.

［110］Do RK, Shaylor DS, Shia J et al. Variable MR imaging appearances of focal nodular hyperplasia in pediatric cancer patients. Pediatr Radiol 2011; 41: 335–340.

［111］Towbin SJ, Luo GG, Yin H, Mo JQ. Focal nodular hyperplasia in children, adolescents and young adults. Pediatr Radiol 2011; 41: 341–349.

［112］Chavhan GB, Babyn PS, Manson D, Vidarsson L. Pediatric MR cholangiopancreatography: Principles, technique and clinical applications. RadioGraphics 2008; 28: 1951–1962.

［113］Delaney L, Applegate K, Karmazyn B et al. MR cholangiopancreatography in children: Feasibility, safety, and initial experience. Pediatr Radiol 2008; 38: 64–75.

［114］Mortele KJ, Rocha TC, Streeter JL et al. Multimodality imaging of pancreatic and biliary congenital anomalies. RadioGraphics 2006; 26: 715–731.

［115］Prabhakar PD, Prabhadar AM, Pradhakar HB et al. Magnetic resonance choangiopancreatography of benign disorders of the biliary system. Magn Reson Imaging Clin N Am 2010; 18: 597–514.

［116］Savader SJ, Benenati JF, Venbrux AC et al. Choledochal cysts: Classification and cholangiographic appearance. AJR Am J Roentgenol 1991; 156: 327–331.

［117］Heller SL and Lee VS. MR imaging of the gallbladder and biliary system. Magn Reson Imaging Clin N Am 2005; 13: 295–311.

［118］Donnelly LF, Bisset GS, 3rd, Frush DP. Diagnosis please. Case 2: Embryonal rhabdomyosarcoma of the biliary tree. Radiology 1998; 208: 621–623.

［119］Ahmed TS, Chavhan GB, Navarro OM, Traubici J. Imaging features of pancreatic tumors in children: 13-year experience at a tertiary hospital. Pediatr Radiol 2013; 43: 1435–1443.

［120］Chung EM, Travis MD, Conran RM. Pancreatic tumors in children: Radiologic-pathologic correlation. RadioGraphics 2006; 26: 1211–1238.

［121］Montemarano H, Lonergan GJ, Bulas DI, Selby DM. Pancreatoblastoma: Imaging findings in 10 patients and review of the literature. Radiology 2000; 214: 476–482.

［122］Xinghui Y, Xiqun W. Imaging features of pancrea toblastoma in 4 children including a case of ectopic pancreatoblastoma. Pediatr Radiol 2010; 40: 1609–1614.

［123］Abbott RM, Levy AD, Aguilera NS et al. From the archives of the AFIP: Primary vascular neoplasms of the spleen: Radiologic-pathologic correlation. RadioGraphics 2004; 24: 1137–1163.

［124］Kaza RK, Azar S, Al-Hawary MM, Francis IR. Primary and secondary neoplasms of the spleen. Cancer Imaging 2010; 10: 173–182.

［125］Luna A, Ribes R, Caro P et al. MRI of focal splenic lesions without and with dynamic gadolinium enhancement. AJR Am J Roentgenol 2006; 186: 1533–1547.

［126］Chang W-C, Lious C-H, Kao H-W et al. Solitary lymphangioma of the spleen: Dynamic MR findings with pathological correlation. Br J Radiol 2007; 80: e4–e6.

［127］Arda K, Kizikanat K, Celik M, Turkalp E. Intermittent torsion of a wandering spleen in a child: The role of MRI in diagnosis. JBR-BTR 2004; 87: 70–72.

［128］Cruso F, Pugliese F, Maselli A et al. Malignant smallbowel neoplasms: Spectrum of disease on MR imaging. Abdominal Radiology 2010; 115: 1279–1291.

［129］Moholkar S, Sebire NH, Roebuck DJ. Radiological pathological correlation in lipoblastoma and lipoblastomatosis. Pediatr Radiol 2006; 36: 851–856.

［130］Grattan-Smith JD, Little SB, Jones RA. MR urography evaluation of obstructive uropathy. Pediatr Radiol 2008; 38 (Suppl 1): S49–S69.

［131］Khrichenko D, Darge K. Functional analysis in MR urography: Made simple. Pediatr Radiol 2010; 40: 182–199.

［132］Jones RA, Easley K, Little SB et al. Dynamic contrast enhanced MR urography in the evaluation of pediatric hydronephrosis, Part 1, functional assessment. AJR Am J Roentgenol 2005; 185: 1598–1607.

［133］McDaniel BB, Jones RA, Scherz H et al. Dynamice contrast-enhanced MR urography in the evaluation of pediatric hydronephrosis: Part 2, anatomic and functional assessment of ureteropelvic junction obstruction. AJR Am J Roentgenol 2005; 185: 1608–1614.

［134］Leyendecker JR, Barnes CE, Zagoria RJ. MR urography: Techniques and clinical applications. RadioGraphics

2008; 28: 23–46; discussion 46–47.

[135] Mortele KJ, Ros PR. Imaging of diffuse liver disease. Semin Liver Dis 2001; 21: 195–212.

[136] Talwalkar JA, Yin M, Fidler JL et al. Magnetic resonance imaging of hepatic fibrosis: Emerging clinical applications. Hepatology 2008; 47: 332–342.

[137] Taouli B, Ehman RL, Reeder SB. Advanced MRI methods for assessment of chronic liver disease. AJR Am J Roentgenol 2009; 193: 14–27.

[138] Towbin AJ, Serai SD, Podberesky DJ., Magnetic resonance imaging of the pediatric liver: Imaging of steatosis, iron deposition, and fibrosis. Magn Reson Imaging Clin N Am 2013; 21: 669–680.

[139] Huwart L, Sempoux C, Vicaut E et al. Magnetic resonance elastography for the noninvasive staging of liver fibrosis. Gastroenterology 2008; 135: 32–40.

[140] Darge K, Anupindi SA, Jaramillo D. MR imaging of the abdomen and pelvis in infants, children and adolescents. Radiology 2011; 261: 12–29.

[141] Ma X, Holalkere N-S, Kambadakone A et al. Imagi ngbased quantification of hepatic fat: Methods and clinical applications. RadioGraphics 2009; 29: 1253–1280.

[142] Mehta SR, Thomas EL, Patel N et al. Proton magnetic resonance spectroscopy and ultrasound for hepatic fat quantification. Hepatol Res 2010; 40: 399–406.

[143] Van Werven JR, Marsman HA, Nederveen AJ et al. Assessment of hepatic steatosis in patients undergoing liver resection: Comparison of US, CT, T1-weighted dualecho MR imaging and point-resolved 1H MR spectroscopy. Radiology 2010; 256: 159–168.

[144] Siegel MJ, Hildebolt CF, Bae KT, Hong C, White NH. Measurement of total and intraabdominal fat distribution in adolescents by magnetic resonance imaging. Radiology 2007; 242: 846–856.

[145] Guibaud L, Lachaud A, Touraine R et al. MR cholangiography in neonates and infants: Feasibility and preliminary applications. AJR Am J Roentgenol 1998; 170: 27–31.

[146] Kim M-J, Park YN, Han SJ et al. Biliary atresia in neonates and infants: Triangular area of high signal intensity in the porta hepatis at T2-weighed MR cholangiography with US and histopathologic correlation. Radiology 2000; 215: 395–401.

[147] Lee M-J, Kim M-J, Youn C-S. MR cholangiopancr-eatography findings in children with spontaneous bile duct perforation. Pediatr Radiol 2010; 40: 687–692.

[148] Anupindi SA, Darge K. Imaging choices in inflammatory bowel diease. Pediatr Radiol 2009; 39: S149–S152.

[149] Anupindi SA, Terreblanche O, Courtier J. Magnetic resonance enterography: Inflammatory disease and beyond. Magn Reson Imaging Clin N Am 2013; 21: 731–750.

[150] Cronin CG, Lohan DG, Browne AM et al. MR small-bowel follow-through for investigation of suspected pediatric small-bowel pathology. AJR Am J Roentgenol 2009; 192: 1239–1245.

[151] Darge K, Anupinid S, Jaramilo D. MRI of the bowel: Pediatric applications. Magn Reson Imaging Clin N Am 2008; 16: 467–478.

[152] Neubauer H, Pabst T, Dick A et al. Small-bowel MRI in children and young adults with Crohn disease: Retrospective head-to-head comparison of contrastenhanced and diffusion-weighted MRI. Pediatr Radiol 2013; 43: 103–114.

[153] Ream JM, Dillman JR, Adler J et al. MRI diffusionw eighted (DWI) in pediatric small bowel Crohn disease: Correlation with MRI findings of active bowel wall inflammation. Pediatr Radiol 2013; 43: 1077–1085.

[154] Sinha R, Rajiah P, Ramachandran I et al. Diffusion weighted MR imaging fo the gastrointestinal tract: Technique, indications, and imaging findings. RadioGraphics 2013; 33: 655–676.

[155] Golonka NR, Haga LJ, Keating RP et al. Routine MRI evaluation of low imperforate anus reveals unexpected high incidence of tethered spinal cord. J Pediatr Surg. 2002; 37: 966–969.

[156] Podberesky DJ, Towbin AJ, Eltonmey, Levitt MA. Magnetic resonance imaging of anorectal malformations. Magn Reson Imaging Clin N Am 2013; 21: 791–812.

[157] Raschbaum GR, Bleacher JC, Grattan-Smith JD, Jones RA. Magnetic resonance imaging–guided laparoscopicassisted anorectoplasty for imperforate anus. J Pediatr Surg 2010; 45: 220–233.

[158] Eltomey MA, Donnelly LF, Emery KH et al. Postoperative pelvic MRI of anorectal malformations. AJR Am J Roentgenol 2008; 191: 1469–1476.

[159] Duigenan S, Gee MS. Imaging of pediatric patients with inflammatory bowel disease. AJR Am J Roentgenol 2012; 199: 907–915.

[160] Masselli G, Gualdi G. MR imaging of the small bowel. Radiology 2012; 264: 333–348.

[161] Gee MS, Minkin K, Jsu M et al. Prospective evaluation of MR enterography as the primary imaging modality for pediatric Crohn disease assessment. AJR Am J Roentgenol 2011; 197: 224–231.

[162] Sinha R, Verma R, Verma S, Rajesh A. MR enterography of Crohn disease: Part 2, Imaging and pathologic findings. AJR Am J Roentgenol 2011; 197: 8085.

[163] Tolan DJM, Greenhalgh R, Zealley IA et al. MR enterographic manifestations of small bowel Crohn disease. RadioGraphics 2010; 30: 367–338.

[164] Baldisserotto M, Valduga S, da Cunha CF. MR imaging evaluation of the normal appendix in children and adolescents. Radiology 2008; 249: 278–284.

[165] Cobben L, Groot I, Kingma L et al. A simple MRI protocol in patients with clinically suspected appendicitis: Results in 138 patients and effect on outcome of appendectomy. Eur Radiol 2009; 19: 1175–1183.

[166] Herliczek TW, Swenson DW, Mayo-Smith WW. Utility

of MRI after inconclusive ultrasound in pediatric patients with suspected appendicitis: Retrospective review of 60 consecutive patients. AJR Am J Roentgenol 2013; 200: 969–973.

［167］Johnson AK, Filippi CG, Andrews T et al. Ultrafast 3-T MRI in the evaluation of children with acute lower abdominal pain for the detection of appendicitis. AJR Am J Roentgenol 2012; 198: 1424–1430.

［168］Moore MM, Brian JM, Methratta ST et al. MRI for clinically suspected pediatric appendicitis: An implemented program. Pediatr Radiol 2012; 42: 1056–1063.

［169］Nitta N, Takahashi M, Furukawa A et al. MR imaging of the normal appendix and acute appendicitis. J Magn Reson Imaging 2005; 21: 156–65.

［170］Krishnamurthy R, Muthupillai R, Chung T. Pediatric body MR angiography. Magn Reson Imaging Clin N Am 2009; 17: 133–144.

［171］Strouse PJ. Magnetic resonance angiography of the pediatric abdomen and pelvis. MR Clin N Am 2002; 10; 345–361.

［172］Vellody R, Liu PS, Sada DM. Magnetic resonance angiography of the pediatric abdomen and pelvis: Techniques and imaging findings. Magn Reson Imaging Clin N Am 2013; 21: 843–860.

［173］Scuccimarri R. Kawasaki disease. Pediatri Clin N Am 2012; 59: 424–445.

［174］Weiss P. Pediatric vasculitis. Pediatr Clin N Am 2012; 59: 407–423.

［175］Macartney CA, Chan AK. Thrombosis in children. Semin Thromb Hemost 2011; 37: 763–771.

［176］Epelman M, Chikwava KR, Chauvin N et al. Imaging of pediatric ovarian neoplasms. Pediatr Radiol 2011; 41: 1085–1099.

［177］Paj DR, Ladno-Torres MF. Magnetic resonance imaging of pediatric pelvic masses. Magn Reson Imaging Clin N Am 2013; 21: 751–772.

［178］Siegel MJ, Hoffer FA. Magnetic resonance imaging of nongynecologic pelvic masses in children. Magn Reson Imaging Clin N Am 2002; 10: 325–344.

［179］Siegel MJ. Magnetic resonance imaging of the adolescent female pelvis. Magn Reson Imaging Clin N Am 2002; 10: 303–324.

［180］Epelman M, Dinan D, Gee MS et al. Mullerian duct and related anomalies in children and adolescents. Magn Reson Imaging Clin N Am 2013; 21: 773–790.

［181］Kanso HN, Hachern K, Aoun NJ et al. Variable MRI findings in ovarian functional hemorrhagic cysts. J Magn Reson Imaging 2006; 24: 356–361.

［182］Lack EE, Youong RH, Scully RE. Pathology of ovarian neoplasms in childhood and adolescence. Pathol Ann 1992; 27: 281–356.

［183］Olson TA, Schneider DT, Perlman EJ. Germ cell tumors. In: Pizzo PA, Poplack DG et al., eds. Principles and Practice of Pediatric Oncology. 6th ed. Philadelphia, PA: Lippincott Williams & Wilkins, 2011; 1045–1067.

［184］Scully RE, Young RH, Clement PB. Atlas of Tumor Pathology: Tumors of the Ovary, Maldeveloped Gonads, Fallopian Tube, and Broad Ligament. Washington, DC: Armed Forces Institute of Pathology, 1998.

［185］Quillin SP, Siegel MJ. CT features of benign and malignant teratomas in children. J Comput Assist Tomogr 1992; 16: 722–726.

［186］Shah RU, Lawrence C, FIckenscher KA et al. Imaging of pediatric pelvic neoplasm. Radiol Clin N Am 2011; 49: 729–748.

［187］Jung SE, Rha SE, Lee JM et al. CT and MRI findings of sex cord-stromal tumor of the ovary. AJR Am J Roentgenol 2005; 185: 207–215.

［188］Wexler LH, Meyer WH, Helman LJ. Rhabdomyosarcoma. In: Pizzo PA, Poplack DG, eds. Principles and Practice of Pediatric Oncology. Philadelphia, PA: Lippincott Williams & Wilkins, 2011; 923–953.

［189］Argons GA, Wagner BJ, Lonergan GJ et al. From the archives of the AFIP. Genitourinary rhabdomyosarcoma in children: Radiologitc-pathologic correlation. RadioGraphics 1997; 17: 919–937.

［190］Wu JU, Snyder JM. Pediatric urologic oncology: Bladder, prostate, testis. Urol Clin N Am 2004; 31: 619–627.

［191］Grimsby GJ, Ritchey ML. Pediatric urologic oncology. Pediatr Clin N Am 2012; 59: 947–959.

［192］Kocaoglu M, Frush DP. Pediatric presacral masses. RadioGraphics 1006; 23: 295–303.

［193］Altman RP, Randoph JG, Lilly JR. Sacrococcygeal teratoma: American Academy of Pediatrics Surgical Section Survey-1973. J Pediatr Sur 1974; 9: 369–398.

［194］Kanemoto K, Hayashi Y, Kojima Y et al. Accuracy of ultrasonography and magnetic resonance imaging in the diagnosis of nonpalpable testis. Int J Urol 2005; 12: 668–672.

［195］Krishnaswami S, Fonnesbeck C, Penson D, McPheeters ML. Magnetic resonance imaging for locating nonpalpable undescended testicles: A meta-analysis. Pediatrics. 2013; 131: e1908–e1916.

［196］Kantarci M, Doganay S, Yalcin A et al. Diagnostic performance of diffusion-weighted MRI in the detection of nonpalpable undescended testes: Comparison with conventional MRI and surgical findings. AJR Am J Roentgenol 2010; 195: W268–W273.

［197］Jaramillo D, Laor T. Pediatric musculoskeletal MRI: Basic principles to optimize success. Pediatr Radiol 2008; 38: 379–391.

［198］Laor T, Chung T, Hoffer FA, Haramillo D. Musculoskeletal magnetic resonance imaging: How we do it. Pediatr Radiol 1996; 26: 695–700.

［199］Vogler JB III, Murphy WA. Bone marrow imaging. Radiology 1998; 168: 679–693.

［200］Siegel MJ, Luker GD. Bone marrow imaging in children. MRI Clin N Am 1996; 4: 771–796.

［201］Siegel MJ. MR imaging of paediatric haematologic bone marrow disease. J Hong Kong Coll Radiol 2000; 3: 38–50.

［202］Darge K, Jaramillo D, Siegel MJ. Whole body MRI in children: Current status and future applications. Eur J Radiol 2008; 68: 289–298.

［203］Kellenberger CJ, Miller SF, Khan M et al. Initial experience with FSE STIR whole-body MR imaging for staging lymphoma in children. Eur Radiol 2004; 14: 1829–1841.

［204］Mazumdar A, Siegel MJ, Narra V, Luchtman-Jones L. Whole-body fast inversion recovery NR imaging of small cell neoplasms in pediatric patients. AJR Am J Roentgenol 2002; 179: 1261–1266.

［205］Padhani AR, Koh D-M, Collins DJ. Whole-body diffusion-weighted MR imaging in cancer: Current status and research directions. Radiology 2011; 261: 700–718.

［206］Punwani S, Taylor SA, Bainbridge A et al. Pediatric and adolescent lymphoma: Comparison of whole-body STIR half-Fourier RARE MR imaging with an enhanced PET/CT reference for initial staging. Radiology 2010; 255: 182–190.

［207］Siegel MJ, Acharyya S, Hoffer FA et al. Whole-body MRI in the staging of pediatric malignancies: Results of the American College of Radiology Imaging Network 6660 Trial. Radiology 2013; 266: 599–609.

［208］Hawkins DS, Bolling T, Dubois S et al. Ewing Sarcoma. In: Pizzo PA, Poplack DG et al., eds. Principles and Practice of Pediatric Oncology, 6th ed. Philadelphia, PA: Lippincott Williams & Wilkins, 2011; 987–1014.

［209］Gorlick R, Bielack S, Teot L et al. Osteosarcoma: Biology, diagnosis, treatment and remaining challenges. In: Pizzo PA, Poplack DG et al., eds. Principles and Practice of Pediatric Oncology, 6th ed. Philadelphia, PA: Lippincott Williams & Wilkins, 2011: 1015–1044.

［210］Meyer JS, Dormans JP. Differential diagnosis of pediatric musculoskeletal masses. Magn Reson Imaging Clin N Am 1998; 6: 561–577.

［211］Meyer JS, Nadel HR, Marina N et al. Imaging guidelines for children with Ewing sarcoma and osteosarcoma: A report from the Children's Oncology Group Bone Tumor Committee. Pediatr Blood Cancer 2008; 51: 163–170.

［212］Mar WA, Taljanovic MS, Bagatell R et al. Update on imaging and treatment of Ewing sarcoma family tumors: What the radiologist needs to know. J Comput Assist Tomogr. 2008; 32: 108–118.

［213］Suresh S, Saifuddin A. Radiological appearances of appendicular osteosarcoma: A comprehensive pictorial review. Clin Radiol 2007; 62: 314–323.

［214］Azouz EM, Saigal G, Rodriguez MM, Podda A. Langerhans' cell histiocytosis: Pathology, imaging and treatment of skeletal involvement. Pediatr Radiol. 2005; 35: 103–115.

［215］Goo HW, Yang DH, Ra YS et al. Whole-body MRI of Langerhans cell histiocytosis: Comparison with radiography and bone scintigraphy. Pediatr Radiol 2006; 36: 1019–1031.

［216］Herman TE, Siegel MJ. Langerhans cell histiocytosis: Radiographic images in pediatrics. Clin Pediatr (Phila) 2009; 48: 228–231.

［217］Hoover KB, Rosenthal DI, Mankin H. Langerhans cell histiocytosis. Skeletal Radiol 2007; 36: 95–104.

［218］Laffan EE, Ngan B-Y, Navarro OM. Pediatric soft-tissue tumors and pseudotumors: MR imaging features with pathologic correlation. 2. Tumors of fibroblastic/myfibroblastic, so-called fibrohistiocytic, muscular, lymphomatous, neurogenic, hair matrix, and uncertain origin. RadioGraphics 2009; 29: 906–941.

［219］Navarro OM, Laffan EE, Ngan BY. Pediatric soft-tissue tumors and pseudotumors: MR imaging features with pathologic correlation. I. Imaging approach, pseudotumors, vascular lesions, and adipocytic tumors. RadioGraphics 2009; 29: 887–906.

［220］Siegel MJ. MRI of pediatric soft tissues masses. MR Clin N Am 2002; 39: 701–720.

［221］Wu JS. Soft-tissue tumors and tumorlike lesions: A systematic imaging approach. Radiology 2009; 253: 297–316.

［222］Van Rijn RR, Wilde JCH, Bras J et al. Imaging findings in noncraniofacial childhood rhabdomyosarcoma. Pediatr Radiol 2008; 38: 616–634.

［223］Viry F, Orbach D, Klijanienko J et al. Alveolar soft part sarcoma-radiologic patterns in children and adolescents. Pediatr Radiol 2013; 43: 1174–1181.

［224］Behr GG, Johnson C. Vascular anomalies: Hemangioma and beyond: Part 1, Fast-flow lesions. AJR Am J Roentgenol 2013; 200: 414–422.

［225］Behr GG, Johnson C. Vascular anomalies: Hemangioma and beyond-Part 2, Slow-flow lesions. AJR Am J Roentgenol 2013; 200: 423–436.

［226］Flors L, Leiva-Salina C, Maged IM et al. MR imaging of softtissue vascular malformations: Diagnosis, classification and therapy follow-up. RadioGraphics 2011; 31: 1321–1340.

［227］Kollipara R, Dinneen L, Rentas KE et al. Current classification and terminology of pediatric vascular anomalies. AJR Am J Roentgenol 2013; 201: 1124–1135.

［228］Lowe L, Marchant T, Rivard D et al. Vascular malformations: Classification and terminology the radiologist needs to know. Semin Roentgenol 2012; 47: 106–117.

［229］Mulliken JB, Fishman SJ, Burrows PE. Vascular anomalies. Curr Probl Surg 2000; 37: 517–584.

［230］Siegel MJ, Glazer HS, St. Amour TE et al. Lymphangiomas in children: MR imaging. Radiology 1989; 170: 467–470.

［231］Pineda C, Vargas A, Rodriguez AV. Imaging of osteomyelitis: Current concepts. Infect Dis Clin N Am 2006; 20: 789–825.

［232］Averill LW, Hernandez A, Gonzalez L, Pena AH, Jaramillo D. Diagnosis of osteomyelitis in children: Utility of fat-suppressed contrast-enhanced MRI. AJR Am J Roentgenol 2009; 192: 1232–1238.

［233］Falip C, Alison M, Bourtyr N et al. Chronic recurrent multifocal osteomyelitis (CRMO): A longitudinal case series review. Pediatr Radiol 2013; 43: 355–375.

［234］Fritz J, Tzaribatchev N, Claussen CD et al. Chronic

recurrent multifocal osteomyelitis: Comparison of whole-body MR imaging with radiography and correlation with clinical and laboratory data. Radiology 2009; 252: 842–851.

［235］Khanna G, Sato TS, Ferguson P. Imaging of chronic recurrent multifocal osteomyelitis. RadioGraphics 2009; 29: 1159–1177.

［236］Iyer RS, Thapa MM, Chew FS. Chronic recurrent multifocal osteomyelitis: Review. AJR Am J Roentgenol 2011; 196: S87–S91.

［237］Johnson K. Imaging of juvenile idiopathic arthritis. Pediatr Radiol 2006; 36: 743–758.

［238］Malattia C, Damasio MB, Basso C. Dynamic contras tenhanced magnetic resonance imaging in the assessment of disease activity in patients with juvenile idiopathic arthritis. Rheumatology 2010; 49: 178–185.

［239］Kim HK, Zbojniewicz AM, Merrow AC et al. MR findings of synovial disease in children and young adults, Part 1. Pediatr Radiol 2011; 41: 495–511.

［240］Kim HK, Zbojniewicz AM, Merrow AC et al. MR findings of synovial disease in children and young adults, Part 2. Pediatr Radiol 2011; 41: 512–524.

［241］Chan WP, Liu G-C. MR imaging of primary skeletal muscle diseases in children. AJR Am J Roentgenol 2002;

179: 989–997.

［242］Marden FA, Connolly AM, Siegel MJ, Rubin DA. Compositional analysis of muscle in boys with Duchenne muscular dystrophy using MR imaging. Skeletal Radiol 2005; 34: 140–148.

［243］Jaimes C, Chauvin NA, Delgado J, Hramillo D. MR imaging of normal epiphyseal development and common epiphyseal disorders. RadioGraphics 2014; 34: 449–471.

［244］Pai DR, Strouse PJ. MRI of the pediatric knee. AJR Am J Roentgenol 2011; 196: 1019–1027.

［245］Zobel MS, Borrello JA, Siegel MJ et al. Pediatric knee. MR imaging pattern of injuries in the immature skeleton. Radiology 1994; 190: 397–401.

［246］Dillman JR, Hernandez RJ. MRI of Legg-Calve-Perthes disease. AJR Am J Roentgenol 2009; 193: 1394–1407.

［247］DeSmet AA, Risher DR, Graf BK et al. Osteochondritis disecans of the knee: Value of MR imaging in determining lesion stability and the presence of articular cartilage defects. AJR Am J Roentgenol 1990; 155: 549–553.

［248］Flynn JM, Kocher MS, Ganley TJ. Osteochondiritis dissecans of the knee. J Pediatr Orthop 2004; 24: 434–432.

Chapter 18
胎儿 MRI

Fetal MRI

Francisco Sepulveda, Kelsey Budd, Peter Brugge，Daniela Prayer，著

赵欣智、刘　颖，译

薛华丹、袁慧书、郎　宁，校

目录　CONTENTS

18

虽然 Smith 在 1983 年就率先报道了将磁共振成像（MRI）用于胎儿畸形的产前诊断[1]，但是这一检查手段真正成为临床实践的一部分却是在 19 世纪 90 年代以后，包括快速成像技术在内的多种新技术的进展使其成为可能。由于图像分辨率的改善以及孕妇群体接受检查的比例增高，在过去的 10 年间，这一技术的使用量迅速增加。MRI 已经成为评估胎儿解剖结构的重要辅助检查手段，尤其对于那些产前超声检查提示可疑或确定胎儿异常的患者[2]。目前，胎儿磁共振检查需要使用昂贵的成像设备，并且通常仅在有特殊的医学指征（主要是对超声检查提示的异常情况进行评估）的情况下在专业的放射科进行。

在本章，我们将会对胎儿磁共振的主要指征及技术进行回顾，并对这一方法检查出的正常及异常胎儿解剖形态特点进行说明，介绍的重点主要集中在中枢神经系统（central nervous system，CNS）。

一、适应证

胎儿 MRI 的适应证通常是可疑的胎儿异常，包括一般性异常和特殊性异常两类。一般性异常的指征包括：母亲肥胖（过高的体重指数）导致正常或异常的胎儿结构无法清晰显示，以及经常由于胎儿肾脏异常导致的羊水过少或无羊水（羊水的不足以及胎儿持续处于非理想的观察体位使得特定器官无法被观察会导致胎儿超声检查的结果不理想）。特殊性异常指征主要是指当超声提示存在单个严重异常或一系列复杂的异常情况，而 MRI 有可能更好地反映病变性质或评估其他相关的异常情况，包括颅脑或颅脑以外的畸形[3]。

中枢神经系统胎儿 MRI 的适应证包括先天性畸形及后天性病变。大量的先天畸形的判别可从 MRI 检查中受益。例如，产前检查提示脑室增宽是最常见的胎儿 MRI 指征，目的在于检查是否存在与此相关的异常情况。其他的例子还包括脑回异常（如无脑回畸形），脊柱裂伴 Chiari Ⅱ 畸和 Dandy-Walker 畸形。此外，后天性颅脑病变主要包括脑室出血和缺血性病变。

中枢神经系统以外的适应证根据解剖位置的不同会有所差异。在面部及颈部，主要的适应证包括口面部缺损、颈部肿物（如淋巴管瘤、畸胎瘤和甲状腺肿），以及气管及食管畸形。在胸部，MRI 主要用于定性实性、结节性以及混合性肺内病变，并在胎儿肺内肿块（如肺囊腺瘤、肺隔离症和先天性膈疝）存在时进行肺容积测量。胃肠道畸形包括肠旋转不良和肠道闭锁/狭窄，而泌尿生殖系统畸形包括马蹄肾、异位肾、肾发育不全、肾积水和泄殖腔发育不良。对于肌骨系统，MRI 可以显示复杂的肌肉骨骼病变，如骨骼发育不良以及由于中枢神经系统病变导致的骨骼改变。额外的非胎儿因素导致的适应证还包括在产前对胎盘植入进行评估，如植入性胎盘[3]。

二、技术

虽然目前并没有关于妊娠早期胎儿 MRI 的正式禁忌证，但是这一检查通常是在妊娠 18 周后进行，因为在此期间该技术可以为妊娠管理及胎儿预后提供有价值的信息。对于胎儿的病变应当尽快做出最终诊断，但是，也必须考虑有些病变只在特殊的时期才能够更好地评价。如脑回发育异常（如无脑回畸形），至少要在 28 孕周以后才能更好鉴别，因为此时主要的脑回得以充分发育，且胎儿的大小足以获得良好的图像质量。

关于成像设备，1.5T 和 3T 设备均可使用。然而，更高的场强通常意味着成像对于运动更加敏感、容易受到运动伪影的干扰从而导致图像质量的下降。而且，3T 设备的成像序列通常需要更长的扫描时间。为了获得高质量的胎儿 MRI 图像，成像过程中必须使用表面线圈——

无论是体线圈还是心脏线圈；由于聚焦于局限范围内的信号，心脏线圈通常具有更好的成像效果。

根据技术人员的习惯以及诊断医师的偏好，受检孕妇可以采用头先进或足先进的方式进行检查。由于要让表面线圈尽可能地靠近成像目标区域，因此，要尽可能地让患者采用仰卧位，只有在患者无法耐受这种姿势时才考虑采用侧卧位，这种情况下，线圈距离成像目标区域的距离会稍远一些。

考虑目前设备进行超快速成像的能力，通常不需要使用镇静药。胎儿 MRI 的禁忌证与非妊娠人群相同。

MRI 检查从扫描定位像开始，分别对胎儿头部和体部进行检查。主要关注点在于感兴趣的区域，但是，对于胎儿的所有解剖结构进行观察以便寻找相关异常以及病证也是十分必要的。由于胎儿可能处于持续的运动之中，MRI 的检查定位必须以最后一个成像序列为参考。为了获得对称的图像以便进行准确诊断，需要重复进行多次扫描直至获得理想的结果。序列的扫描时间对图像质量具有较大影响，因为成像的目标是在尽可能短的时间内获得良好的信噪比。为了达到最终正确的诊断结果，应当使用不同类型的序列。所用的主要序列包括 T2W、T1W、稳态自由进动（SSFP）序列、平面回波序列、动态 SSFP、单次激发 MR 胰胆管水成像以及弥散加权成像（DWI）。根据被检查的病变情况的需要，还可能用到诸如水抑制反转恢复（fluid-attenuated inversion recovery，FLAIR）序列、弥散张量成像以及波谱成像等成像技术。检查过程中放射科医师应当在场，根据临床问题指导检查并评估使用哪种序列。单次激发胰胆管水成像（magnetic resonance cholangiopancreatography，MRCP）的图像层厚范围从 3mm 至 6mm 不等，动态 SSFP 序列可以使用更大的层厚。层间隔一般为 0 或 10%，但是为了获得更薄的层厚，层面之间的重叠也是可行的。

在获得的图像中，应系统地分析面部和轮廓，以及脑实质和脑发育、肺和肺发育及大小与信号强度的关系，腹部注意胃和胎粪的位置分布、肾脏的数量和位置，外生殖器的特征，四肢的位置和每个部分的数量，脐带的评估及其血管数量，以及评估羊水量和胎盘的位置[3]。

三、序列

T1W 序列：这个序列对运动特别敏感，应该在屏气配合下进行采集。因此，需要使用快速序列（约 20s）。在这个序列中，胎粪作为一种天然对比，可以很好地显示肠道。这个序列对于垂体和甲状腺的观察也是有用的；这些结构表现为高信号，可以与周围结构形成良好的对比（图 18-1）。还可以用于观察肝脏，因其在 T1W 上呈高信号。另外，可以检测诸如高铁血红蛋白在内的血液分解产物并以高信号显示。

T2W 序列：由于胎儿结构内液体成分形成的对比，这个序列可以实现对胎儿结构、表面（如胎儿轮廓）以及 CNS 的形态学细节的观察。还可以用于研究肺部的成熟度及计算肺容积。充满液体的器官，如胆囊、胃、气管和膀胱也可以得到良好的细节显示。这一序列也可以作为肠道研究的补充序列。

SSFP 序列：与 T2W 序列一样，该序列也可以实现形态学观察。液体呈高信号，在 CNS 中提供出色的对比度。该序列对运动不太敏感，并且可以获得具有良好信噪比的高分辨率图像（3mm）。血管在本序列中显示为高信号，可以对细节结构进行显示。它也是研究胎儿心脏的合适序列[4]。

平面回波序列：这个序列可对胎儿骨骼进行研究，用于评估长骨，脊柱缺损和骨骼发育不良[5]。由于其对血液分解产物的高度敏感性，它也是检测脑内出血最敏感的序列。

动态序列：该序列可以评估子宫内的胎儿运动[6]，从而间接评估 CNS 的功能。此外，它

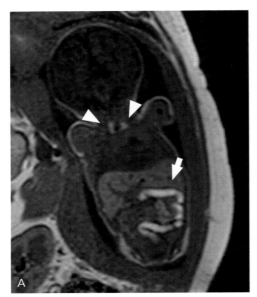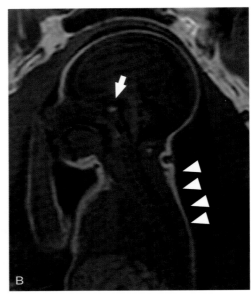

▲ 图 18-1　T₁W 序列上两个不同的正常胎儿

A. 冠状序列显示位于颈前部的甲状腺，在 T₁W 序列（箭头）上呈高信号，胎粪也得到了显示（箭）；

B. 矢状序列显示脑垂体的高信号（箭）和皮下脂肪组织的高信号（箭头）

允许在羊水过多、食管狭窄 / 闭锁和脑干异常的情况下研究吞咽过程。

DWI：DWI 已经被用来研究大脑分层、肺部发育以及评估脑部病变随着时间的演变。同时，它对评估肾脏也很有用。

扩散张量成像：该序列允许追踪白质纤维，这在连合发育不全的情况下特别有用，尽管由于采集时间较长，获得高质量的图像会比较困难。

MR 波谱：该序列允许研究大脑中的代谢物。通过评估不同代谢峰（胆碱、N- 乙酰天冬氨酸、乳酸），它可以提供有关神经元生化代谢产物的信息（图 18-2），这可能有助于鉴别一些病理状况，如缺血缺氧性脑病。目前，由于其较长的采集时间，该技术的使用受到了一定限制。

四、胎儿中枢神经系统畸形

（一）概述

胎儿 MRI 在评估先天性中枢神经系统异常方面发挥着越来越重要的作用，已经成为显示先天性畸形和获得性疾病时的选择方法[7]。除此之外，还可以显示急性[8,9]和慢性病变，从而进行预后评估[9]。此外，MRI 对于颅后窝、脑干、胼胝体和皮层发育异常方面的评估优于超声。

（二）胎儿脑发育 MRI

通过胎儿 MRI 可以研究白质发育、脑表面和皮质层。与超声技术相比，MRI 可以在没有声影的情况下对整个大脑进行观察，因此是观察胎儿脑发育比较理想的方法。

与脑沟有关的是，妊娠 18 周在 MRI 上可能看到脑回，伴有外侧裂的双颞浅压痕。最先出现的两个脑裂是顶枕裂和距状裂（图 18-3）。顶枕裂将顶叶和枕叶分开。这个裂可以在妊娠 18 ～ 19 周看到，在妊娠 23 周时必须存在[10]。距状裂在枕叶内侧面可以见到。它起自顶枕裂的内侧部分，向后延伸到枕叶[10]。距状裂最早在妊娠 18 ～ 19 周看到，在妊娠 24 ～ 25 周时有 75% 的胎儿可见。随后，可以看到扣带沟、中央沟和凸面脑沟发育。扣带沟位于脑内侧面，它起自胼胝体前端下方，向上和向前延伸，几近平行于嘴部，然后与胼胝体体部平行上升至大脑半球的内上缘[10]。它最早在 MRI 上于妊娠 24 ～ 25 周显示。最后出现的两个脑沟是中央沟和凸面脑沟（图

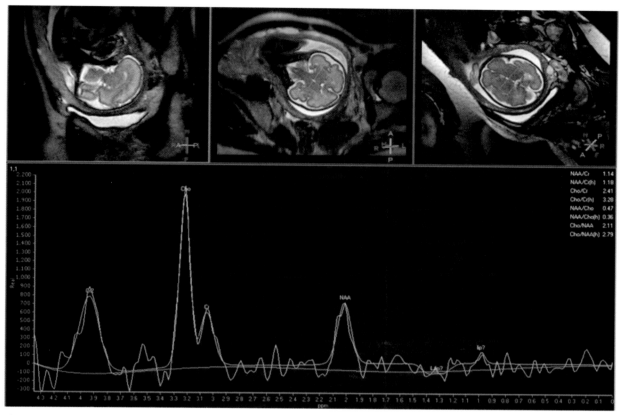

▲ 图 18-2　妊娠 25 周正常胎儿长回波时间（144ms）的单体系波谱分析
胆碱（cho）在波谱中占主导地位，N-2 酰天冬氨酸（NAA）也在波谱中出现，但峰值较小

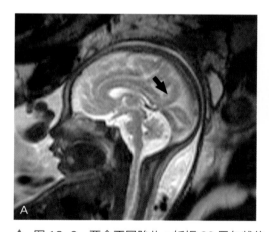 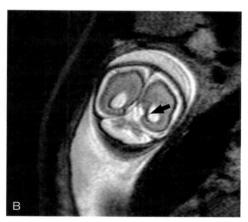

▲ 图 18-3　两个不同胎儿：妊娠 30 周矢状位（A）和妊娠 20 周冠状位（B）T_2W 序列
A. 正常的顶枕裂（箭）；B. 正常的距状裂（箭）

18-4），可以在大脑半球外侧面看到这些脑沟。这些凸面脑沟，包括中央（Rolandic）沟、颞上沟和半球外侧面的其他脑沟。正常胎儿的中央沟在 MRI 上于妊娠 26 ～ 27 周可见[10]。外侧裂和岛叶呈典型发育模式。在妊娠早期，大脑侧窝表现为大脑半球外侧面边缘平滑的凹陷。怀疑脑沟异常时，理想时是在妊娠 28 周以后评估，这个时期绝大部分脑沟可以显示。

胎儿 MRI 还可以显示大体解剖结构和组织学微观结构信息[11]。这种情况下，可以区分大脑皮层的不同分层（图 18-5）。在组织学微观结构中，可以看到室管膜层、室管膜下层、中间带、板下带和皮质板。因为包含生发基质，室管膜层在 T_2W 呈低信号，T_1W 呈高信号。由于该区域存在细胞和微血管，也表现为 DWI 上高信号和低的表观扩散系数（ADC）值。额叶区域的室管膜下层最容易与邻近结构区分。相对于其外层（板下带），中间带 T_1W 和 T_2W 均呈低信号。由于含水量高，板下带在 T_2W 呈高信号，T_1W 呈低信号，DWI 序列呈低信号。皮质板是最外层，相对于板下带，T_2W 呈低信号，T_1W 呈高信号。DWI 上，皮质板呈现为高信号（各项异性行为）。脑的分层外观一直持续到妊娠 28 周左右，当板下带的 T_2W 信号下降，变成与中间带等信号时，就无法区分（图 18-5B）。如果提前发生（妊娠 20～25 周），说明有病理性异常发生[11]。

（三）开放性神经管缺陷

1. 无颅畸形和无脑畸形系列异常　无颅畸形是一种致死性疾病，特征为颅骨穹隆缺如。

妊娠 11 周时可以通过超声诊断，并通常演变为无脑畸形。无脑畸形中，由于暴露的脑组织破坏，导致脑组织完全破坏，仅在颅底留下一定数量的血管瘤基质[12,13]。在一小部分病例中，一些紊乱的脑组织仍然存在，称为露脑畸形[12,13]。这种异常通常与羊膜带有关，此处胎头紧贴着胎盘，防止胎头运动并导致脑部破坏。这种疾病是致死性的，超声可以提供可靠的依据，没有必要再进行产前 MRI 诊断。

2. 脑膨出　脑膨出是指脑组织（脑膨出）或脑膜（脑膜膨出）（图 18-6）从颅骨的缺损处突出，常在枕骨水平[12,13]。当突出的脑组织包含一部分脑室结构时，被称为脑膜脑囊状膨出。超声可能难以诊断小的颅骨缺损，特别是当胎儿体位不合适的时候。在这些病例中，MRI 是理想的补充方法。由于它的灵敏度高，不仅用于鉴别脑膨出，还可用于发现相关异常，可以为围产期管理提供重要的预后信息。胎儿 MRI

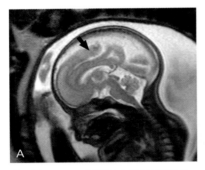
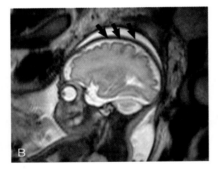
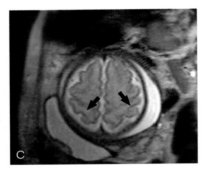

▲ 图 18-4　妊娠 29 周正常胎儿
A. 正中矢状位 T_2W 序列显示扣带沟（箭）；B. 旁正中矢状位 T_2W 序列显示凸面脑沟（箭）；C. 轴位 T_2W 序列显示中央沟（箭）

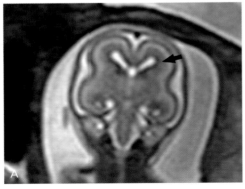
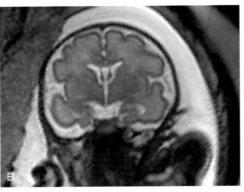

▲ 图 18-5　妊娠 20 周（A）和妊娠 32 周（B）胎儿冠状位 T_2W 序列
A. 板下带和中间带信号强度不同（箭）；B. 板下带成为等信号，不能和中间带区分

也用于区分小的脑膨出和皮下颅骨囊肿、颅骨血管瘤[14]。由于存在坏死、新生血管和钙化，突出的神经组织可能表现为不均匀信号。

脑膨出常伴发于各种综合征和其他异常，包括 Chiari 畸形Ⅲ型、Von-Voss Cherstovoy 综合征、额鼻发育不良、枕骨裂脑露畸形、Meckel-Gruber 综合征和 Knobloch 综合征。在这些病例中，高达 80% 伴发胼胝体发育不全。尽管不太常见，但可能伴发唇裂、腭裂、小眼畸形、眼距变窄和眼距增宽[15]。MRI 报告应该系统的报告病变位置，囊的内容和相关异常。

3. 脊柱裂和 Chiari Ⅱ型　脊柱裂是脊柱后弓的融合缺陷，是最常见的神经管缺陷，据报道发生率约为分娩的 1/1000。Chiari Ⅱ 综合征伴发开放性脊柱缺陷，脊髓脊膜膨出是主要类型，但在闭合性脊柱缺损中较少见。Chiari Ⅱ型表现为颅后窝小，小脑幕下移，伴有小脑扁桃体、小脑蚓部和脑干向尾侧移位。这种综合征在临床上表现为脑干功能障碍（吞咽困难、羊水过多和呼吸暂停）。

脊髓脊膜膨出与神经发育后遗症、下肢瘫痪及大小便失禁密切相关。尽管因对小脑和脑干大小和形态以及小脑向椎管移位的程度评估有限，使超声对颅后窝显示不佳。二维超声作为该疾病的筛选方法仍有很高的特异度和敏感度。胎儿 MRI 作为一种补充方法，可以更好地评估脊柱缺损以及颅后窝体积大小、小脑幕位置、脑干发育和小脑疝程度（图 18-7A）。它也可以描述细微的伴发异常，如顶盖不连、异位、小的蛛网膜下腔和胼胝体发育不全[12]。除此之外，可以全面检查椎管和脊髓，准确定位到缺损层面，确定受累椎体数目，并检测是否存在脊髓栓系[16-20]。

分析先天性脊柱缺损的第一步是区分闭合性缺损（皮肤覆盖）或开放性缺损（无皮肤覆盖）。在开放性缺损的病例中，鉴别诊断取决于椎管突出的囊内组织成分，包括脊髓脊膜膨出（脊膜、神经组织和脑脊液）（图 18-7B）、脊膜膨出（脊膜和脑脊液）、半侧脊髓膨出（在脊髓纵裂病例中影响一侧脊髓）、半侧脊髓脊膜膨出[15]。另一方面，闭合性缺陷有很多异常，可能伴发皮下肿块或皮肤柱状突起。皮下肿块的病例中，鉴别诊断主要包括脂肪脊髓脊膜膨出、脂肪脊髓膨出、脊膜膨出和终末脊髓囊肿[15]。

（四）非开放性神经管缺陷

1. 前脑无裂畸形　前脑无裂畸形的特征为前脑异常分裂，引起侧脑室和丘脑不同程度的

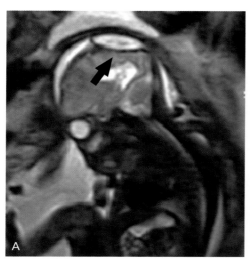
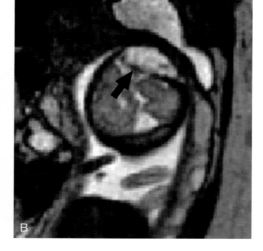

▲ 图 18-6　妊娠 33 周胎儿，脑膜膨出
矢状位 T₂W（A）和冠状位 SSFP（B）序列显示通过左侧顶骨的颅骨缺损（箭）突出的脑膜和脑脊液

融合，中线结构缺如（如胼胝体和透明隔）和面部中发育不良[12,13]。分为无叶型、半叶型和叶型。无叶型（图 18-8）是最常见和最严重的类型，常伴发最严重的面部畸形，包括独眼畸形、眼距变窄、无鼻畸形和面中部裂。无叶型和半叶型具有一些特征性脑部发现，包括单一前脑室腔、融合丘脑、部分或完全半球间裂 - 大脑镰缺如和胼胝体发育不全。在无叶型和半叶型伴有部分胼胝体发育不全的病例中，通常是胼胝体后部存在，而孤立性部分胼胝体发育不全则不同[12,13]，为胼胝体体部的前部存在。

无叶型的特征是完全没有半球间裂，不能区分颞叶、没有边缘清晰的侧脑室颞角[15]。在半叶型中，半球间裂存在于后部，侧脑室颞角发育不全，大多数情况下胼胝体仅存在后部[15]。

另一方面，叶型是发育最好的，也是最少见的类型，因此，超声产前诊断容易漏诊。对这些不太严重的异常，使用胎儿 MRI 作为补充方法是有效的。额叶前部、基底节和丘脑的无分隔，以及透明隔间腔缺如和额角融合是叶型前脑无裂畸形的特征性表现。海马旋转不良是常见的发现。前脑无裂畸形伴发疾病是神经管缺损和前脑膨出，这些在无叶型中最常见[15]。

2. 颅后窝畸形　胎儿 MRI 可用于评估小脑蚓部和半球以及脑干的更细微异常，以及确定小脑幕的准确位置。也可用于评估相关畸形，

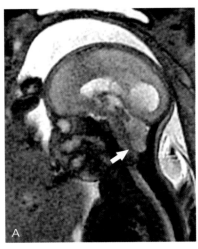
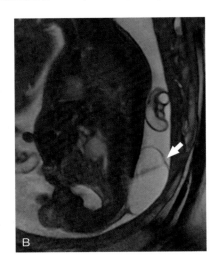
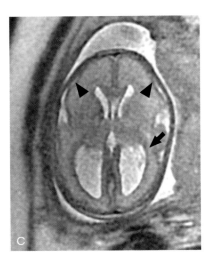

▲ 图 18-7　妊娠 34 周胎儿，脊柱裂—Chiari 畸形 II 型
A. 矢状位 SSFP 序列显示颅后窝小，小脑幕下移，小脑扁桃体向尾部移位（箭）；B. 矢状位 SSFP 序列显示脊柱缺损，伴脊髓脊膜膨出（箭）；C. 轴位 T₂W 序列显示伴发脑室扩张（黑箭）和额骨扇贝样或柠檬征（箭头）

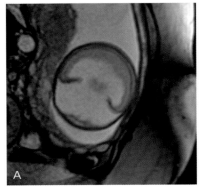
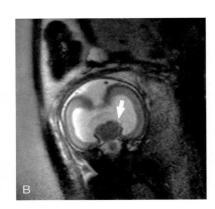
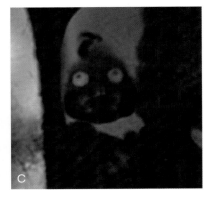

▲ 图 18-8　妊娠 24 周胎儿，无叶型前脑无裂畸形
A. 轴位 SSFP 序列显示单一脑室腔，无半球间裂；B. 冠状位 T₂W 显示丘脑融合（箭）；C. 冠状位 SSFP 序列显示眼距增宽

如胼胝体异常和灰质异位[17,20-23]。

随着颅骨骨化，超声很难检查脑干。在这种情况下，当怀疑疾病时，MRI 检查非常有价值，可以对脑干进行形态学评估并进行测量。

整个妊娠期，正常小脑延髓池不应该大于10mm。颅后窝的异常通常表现为小脑延髓池的变小或扩大。小的小脑延髓池通常与 Arnold-Chiari 畸形（图 18-7），脑桥小脑发育不全和菱形脑发育不全（蚓部发育不全，伴小脑半球融合）有关[24]。伴发扩大的小脑延髓池包括大枕大池、小脑蚓部发育不全（Dandy-Walker 变异型）和典型的 Dandy-Walker 畸形[12-13]。扩大的小脑延髓池可能是正常或异常，因为它可能提示蚓部部分发育不全或蚓部完全发育不全，这种是病理改变，或者是持续性 Blake 囊肿，这种是良性病变。孤立的大枕大池是一种正常变异，小脑蚓部和小脑半球正常。另一方面，Dandy-Walker畸形是病理性的，以第四脑室囊性扩张、小脑蚓部发育不全、小脑半球分离、颅后窝严重扩大和小脑幕抬高为特征（图 18-9），经常伴发脑积水[12,13]。

尽管持续性 Blake 囊肿（图 18-10）产前超声表现令人担忧，但预后良好，需要与小脑蚓部发育不全相鉴别。它的特征是蚓部旋转上抬、颅后窝扩大，但小脑蚓部、小脑和脑干的直径

是正常的，它有可能伴发脑室扩张，这是由于 Luskca-Manendie 孔发育不良而引起非交通性脑积水造成[14]。

3. 连合发育不全和胼胝体发育不全　胼胝体是连接左右大脑半球的扁平宽束白质纤维（图18-11）。它呈凹型，由四个解剖节段（嘴部、膝部、体部和压部）组成，在妊娠 18～20 周发育完全。胼胝体发育不全（agenesis of corpus callosum，ACC）可以是完全或部分（图 18-12），经常伴发半球裂间囊肿和脂肪瘤。某些发现可能提示ACC 的诊断，包括透明隔间腔缺如、空洞脑（枕

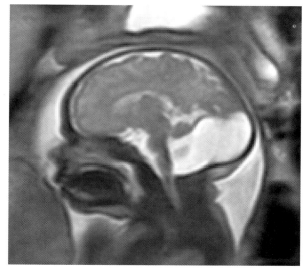

▲ 图 18-9　妊娠 32 周胎儿，矢状位 T₂W 序列显示 Dandy-Walker 畸形

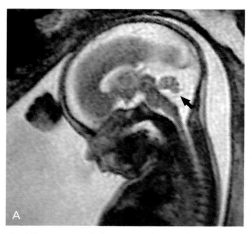 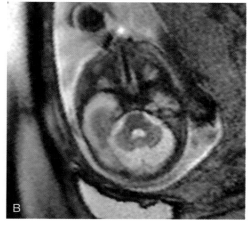

▲ 图 18-10　妊娠 21 周胎儿，持续性 Blake 囊肿
A. 矢状位 T₂W 显示小脑蚓部旋转上抬（箭）和颅后窝扩大；B. 轴位 T₂W 显示正常的第四脑室和小脑半球

角扩张，前额角狭窄或泪滴样脑室），以及侧脑室平行。另一个线索是冠状位和矢状位脑回放射状排列，称为"旭日征"。

部分胼胝体发育不全对超声诊断是一个挑战。它可能是由一个或多个节段的缺如引起，特别是压部或体部的后部。发育不全的病例，胼胝体比正常的更薄或更小，也很难用超声确诊。然而，MRI 检测这些病变相对容易。胎儿MRI 还可以提供胼胝体发育不全伴发异常的重要信息，如灰质异位和皮质发育不良[16,20-24]。

当两侧大脑半球之间没有白质纤维相通属于完全性连合发育不全。因此两者是完全分离的，不仅是胼胝体缺如，而且还有前连合和海马连合缺如。区分完全和不完全连合发育不全对评估胎儿认知预后是非常重要的，不完全连合发育不全预后较好。

扩散张量成像可以用来评估不完全连合发育不全。该技术可以提供关于白质纤维束的信息，已经用于宫内评估胼胝体发育不全[25]。特别重要的是 Probst 束的定位，其包含前后方向传递的白质通路，位于侧脑室内侧和穹窿头端，代表异常的胼胝体轴突（图 18-13）[25]。因为Probst 束被认为是有功能的，具有与完整胼胝体（Lelkowitz）相似的电生理特性，完全或不完全胼胝体发育不全的病例中，它的完全缺如提示严重异常，神经发育缺陷风险高[25]。

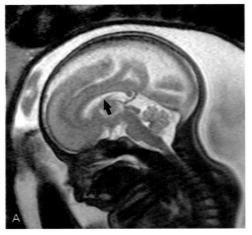

▲ 图 18-11　妊娠 30 周正常胎儿
矢状位（A）和冠状位（B）T₂W 序列显示一个正常的胼胝体

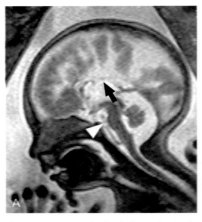
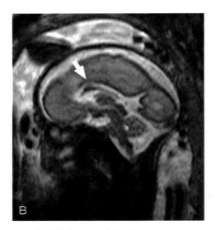
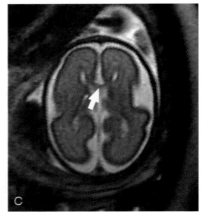

▲ 图 18-12　完全（A）和部分（B、C）胼胝体发育不全的胎儿
A. 矢状位 T₂W 序列显示完全胼胝体缺如（箭），注意伴发的脑桥小脑发育不全（箭头）；矢状位（B）和轴位（C）T₂W 序列显示部分胼胝体发育不全，仅可以看到体部的前部

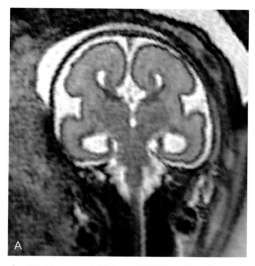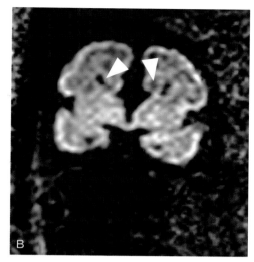

▲ 图 18-13　妊娠 29 周胎儿，胼胝体发育不全，Probst 束存在

A. 冠状位 T₂W 显示胼胝体发育不全的病例中典型的侧脑室形态（平行排列）；B. 各向异性分数（fractional anisotropy，FA）图显示位于侧脑室内侧的 Probst 束（箭头）表现为各向异性

4. 脑室扩张　脑室扩张，定义为侧脑室后角宽度大于 10mm，是相对常见的产检发现，约占产前扫描的 1%[12,13]。它可以影响一侧或两侧脑室，对称或不对称[26]。胎儿脑室测量大于 15mm 是严重的脑室扩张[11,12]。

脑室扩张有很多潜在病因，包括染色体异常、遗传疾病综合征、脑或脊柱异常、颅内出血、导水管狭窄（图 18-14）以及宫内感染[12,13]。尽管主要影响预后的因素为是否伴发异常，在高达 10% ～ 15% 的病例中，孤立脑室扩张伴发神经系统异常[25] 胎儿在确定脑室扩张程度和伴发颅内异常方面，包括细微结构缺损和皮质发育异常，至关重要[27,28]。

5. 脑裂畸形　脑裂畸形的特点是沟通脑室和蛛网膜下腔的灰质裂隙为特征的畸形[11,12]。脑裂畸形包括闭唇型（融合型）和开唇型两种类型[29]，可以是单侧、双侧和多发（伴视 - 隔发育不良）。开唇型（图 18-15A、B）显示裂隙分离，其内充填脑脊液。裂隙壁内衬灰质，这个征象有助于和孔洞脑鉴别。闭唇型（图 18-15A、C）有更好的预后，但是产前诊断困难。裂隙两侧也有灰质。沿着侧脑室壁的突入裂隙内的凹陷有重要的提示意义。鉴于胎儿 MRI 良好的组织对比，可以识别灰质信号、检测相关异常，如皮层发育异常及多小脑回畸形（多位于对侧半球）[15]。

6. 蛛网膜囊肿　蛛网膜囊肿是脑脊液在蛛网膜之间的聚集，可能是由于蛛网膜和软脑膜间隙的异常分裂或撕裂造成的[30]。它们可能是单发或多发，位置和大小差异很大。在胎儿中，蛛网膜囊肿通常在妊娠晚期偶然发现，表现为边界清晰的囊性病变伴占位效应。它偶尔与脑积水伴发存在，并且很少发生囊内出血。胎儿 MRI 能精确定位病灶，并评估皮层皱褶和整体成熟情况，有助于排除皮质发育改变。

7. 动静脉畸形　Galen 静脉瘤是胎儿最常见的动静脉畸形[27]。这是一种复杂的血管畸形，是通过动静脉分流进入 Galen 静脉的血流量增加造成的，可伴有静脉扩张或动脉瘤远端的硬膜窦阻塞[31]。由于胎儿期脑部高流入量，受累胎儿通常会出现心功能不全和多器官功能衰竭，最终可能导致围生期死亡。大多数病例在妊娠晚期诊断，此时血管病变显示出典型的钥匙孔征或彗星尾征，代表了动脉瘤扩张和矢状窦扩张（图 18-16）。

通过超声诊断相对简单。胎儿 MRI 的 T₂W 序列显示由于流空导致的低信号，可以确定异常来源于血管。胎儿 MRI 也可以评估这种畸形

437

引起的并发症。平面回波序列对于检测血液分解产物特别有用。另外，MRI 还可以检测由缺血引起的脑内病变（所谓的脑软化）[32]。

8. 获得性脑损伤 当正常形成的脑组织出现破坏时，怀疑获得性脑损伤。畸形和破坏性病变的形态学表现可能重叠[33,34]。由于 MRI 能够区分组织结构的细微差异并描绘微小细节，因此已经成为诊断获得性脑损伤的首选方

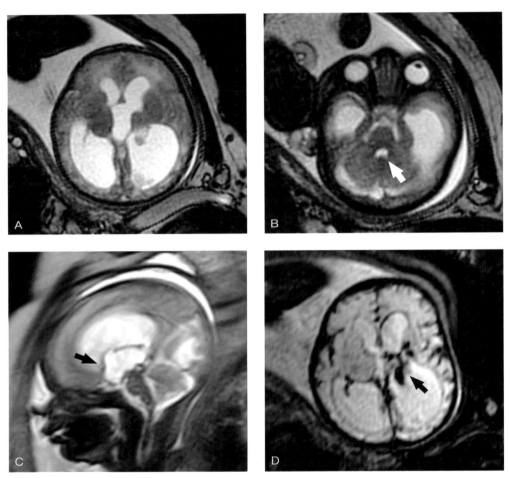

▲ 图 18-14 妊娠 35 周胎儿，脑室扩张和获得性导水管狭窄
A. 轴位 SSFP 显示严重的幕上脑室扩张；B. 轴位 SSFP 显示正常第四脑室（箭）；C. 矢状位 T₂W 显示侧脑室和第三脑室（箭）扩张，第四脑室正常；D. 轴位平面回波序列显示脑室内出血（箭）

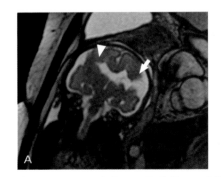
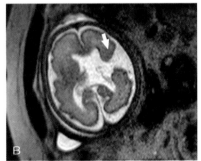
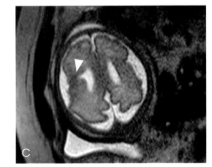

▲ 图 18-15 妊娠 30 周胎儿，双侧脑裂畸形
冠状位（A）和轴位（B）SSFP 显示开唇型脑裂畸形，裂隙充满脑脊液（箭）；闭唇型脑裂畸形（C），伴脑室壁凹陷（A 和 C 中的箭头）

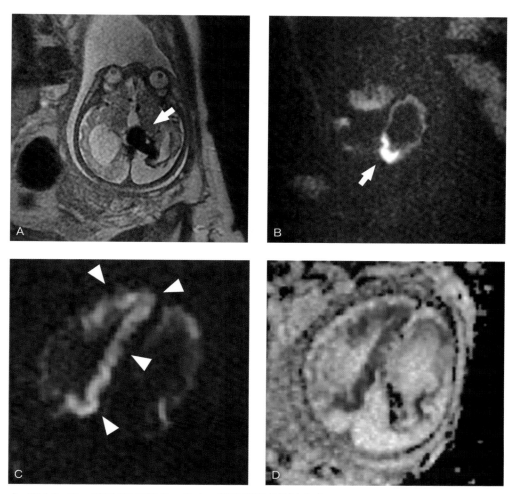

▲ 图 18-16　妊娠 32 周胎儿，Galen 静脉瘤和急性脑卒中
A. 轴位 T₂W 序列显示血管畸形的低信号（箭）；冠状位（B）和轴位（C）DWI 序列显示枕叶
皮层（B，箭）和额顶叶皮层（C，箭头）的高信号；D.ADC 图低信号显示存在急性脑卒中损
伤（由 Claudia Cejas, FLENI Foundation, Buenos Aires, Argentina 提供）

法 [35,36]。胎儿获得性脑损伤的主要原因是缺氧 [9]。超声可以很容易确定胎儿的缺氧危害：生物物理方面使用动态超声变量和羊水容积来评估胎儿健康，和用脐动脉及胎儿动脉的多普勒值显示胎儿血供的情况。生物测定可能提示宫内生长受限 [37]。

获得性胎儿脑损伤的原因很多，其中包括母体疾病、急性母体问题（心血管功能障碍和过敏性反应）、感染、中毒、胎儿代谢性疾病、涉及胎盘的机械因素（胎盘早剥和前置胎盘）、医源性原因（羊膜腔穿刺术）、胎儿 - 胎儿输血综合征和占位性病变（囊肿和肿瘤）。中枢神经系统以外器官的研究可以为正确诊断提供线索，

如感染会引起角膜、肝脏、肠管和心脏的损伤 [7]。

为了正确诊断获得性脑损伤，DWI、T₂W、平面回波和 SSFP 序列的获取尤为重要。诊断时需要确定脑实质缺损的边界、脑脊液间隙的形状和宽度、脑实质的分层、皮质皱褶、脑实质中血液分解产物的存在等。

获得性脑损伤的 MR 表现包括颅内或颅外出血、血栓形成、急性局灶性缺血（可见于 DWI）（图 18-16）、脑实质分层不清和水肿。在慢性胎儿脑损伤中，MRI 可能表现为脑实质损伤、单侧或双侧脑室扩张、脑室形态异常、脑室边缘不规则、脑回不规则、脑实质异常信号、生发带不规则或过早缺失、钙化或出血性残留

物、层状坏死、畸形、髓鞘化前结构的病理表现、占位性病变或萎缩等[7]。

破坏性脑损伤包括脑穿通畸形和积水性无脑畸形。脑穿通畸形通常是局部卒中或血管灌注不足的结果，常见于单绒毛膜双胎妊娠一胎儿死亡的病例中。随着疾病病程的发展，表现可多种多样。预后取决于病因和受累部位的位置和程度。胎儿 MRI 对于前来咨询的胎儿父母是有用的，通过确定病变的确切位置、对周围脑组织占位效应以及相关皮层病变的描述，可以帮助进行预后评估。

另一方面，积水性无脑畸形是一个致死性疾病，是脑破坏性病灶最严重的形式。它是由颈内动脉水平的急性血管损伤引起的，导致大脑半球大面积坏死。由于椎基底动脉系统单独供血，枕叶和颅后窝结构部分保留。颅内解剖结构的严重变形可以直接通过超声产前诊断[38]。胎儿 MRI 可以帮助评估、鉴别诊断，如极端形式的脑积水和无叶型前脑无裂畸形。

9. 颅内出血 颅内出血是指胎儿颅内任何部位的出血。它通常于出生后检出，与分娩过程有关，特别是早产儿。产前颅内出血罕见，几乎总是表现为脑室内出血伴有脑积水。出血也可发生在其他部位，如蛛网膜下腔、硬膜下和脑实质部位。血凝块可以产生不同程度的占位效应和脑积水，取决于血凝块的体积。胎儿 MRI 对明确出血病变范围，以及评估皮质脑穿透性病变至关重要[21,23]。MRI 在检测偶然发现的出血方面也有重要作用，因为它能更好地预测病情预后。由于胎儿血红蛋白与成人血红蛋白组成不同，常规序列如 T_2W 和 T_1W 检测的敏感性低。平面回波序列是最合理的序列，可以发现先前未预料到的出血（图 18-17）。

10. 皮质发育不良 随着对神经细胞异常迁移引起脑病变的认识提高，在产前诊断某些细微但具有神经系统异常的疾病（如巨脑回、无脑回、小头畸形和脑异位畸形）变得更加重要。超声成像显示大脑皮层效果不佳，尽管可以了

解脑沟的发育程度，但通常很难详细评估。相比之下，胎儿 MRI 可以描述正常的脑皮层和脑沟，更容易对异常皮质发育进行产前诊断（图 18-18）。

五、胎儿非 CNS 畸形

（一）面部和腭部

最近的经验表明，MRI 在评估面部缺陷[39,40]以及评估相关异常（如脑缺陷）方面的作用越来越大[41]。MRI 可以为超声检查提供有价值的补充信息[42]，提供额外的关于颌面部解剖结构的有用信息，并可对原发腭（唇裂 / 牙槽突裂）和继发腭（唇腭裂）进行精确评估（图 18-19）[43]。面部唇腭裂畸形的总体预后取决于是否存在其他相关的严重畸形，21% 的唇腭裂会伴发其他相关畸形，8% 为孤立性唇裂[12,13]。

用于研究面部和腭部缺损的序列是 T_2W 序列、回波平面序列和层厚为 2 ～ 6mm 的 SSFP 序列。这些序列必须在冠状、横轴位和矢状位上进行成像。横轴位非常适用于研究唇裂和牙槽突裂，冠状位序列用来评估上腭裂，矢状位作为原发和继发腭裂中的互补序列使用[12,13]。

（二）颈部

胎儿颈部的大部分异常是由囊性、囊实性或实性肿块引起的；当体积较大且引起胎儿解剖结构严重扭曲时，比较容易被超声检查检测到[12,13]。由于这些肿块多数累及颈部的前部和侧部，因此通常会妨碍吞咽过程从而导致羊水过多[12,13]。

如果颈部肿块压迫上呼吸道，由此造成的围产期窒息会导致早期新生儿死亡。这种并发症可以通过生产过程中子宫外的干预措施来预防，该措施旨在胎儿仍与胎盘循环连接的同时确保分娩期间的气道通畅。然而，这需要准确的产前诊断、按计划分娩、充分的专业知识和多学科协作[44]。因此，在这些情况下，胎儿 MRI 对

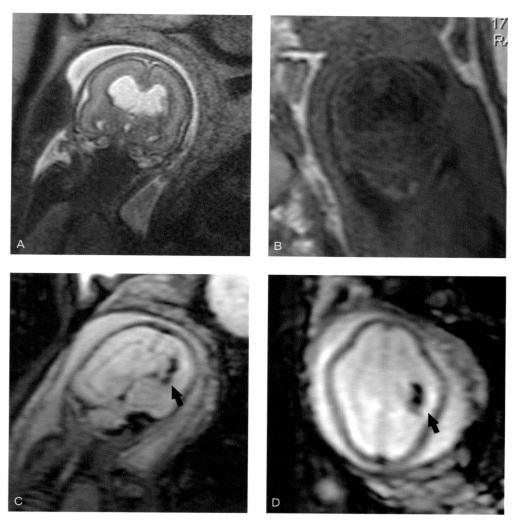

▲ 图 18-17　胎儿脊柱裂 –Chiari Ⅱ 畸形和未知原因出血
冠状位 T$_2$W（A）和冠状位 T$_2$W（B）序列显示脑室扩张。冠状位（C）和轴位（D）平面回波序列显示怀疑为脑室内出血的低信号（箭）

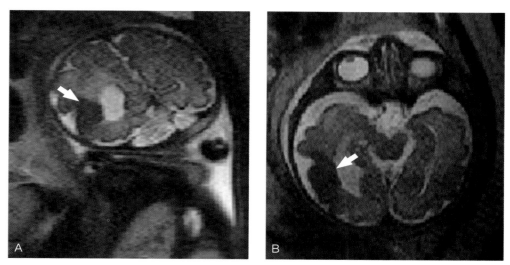

▲ 图 18-18　妊娠 34 周胎儿，皮质畸形
冠状位（A）和轴位（B）T$_2$W 序列显示灰质和白质之间的低信号未分化脑皮层

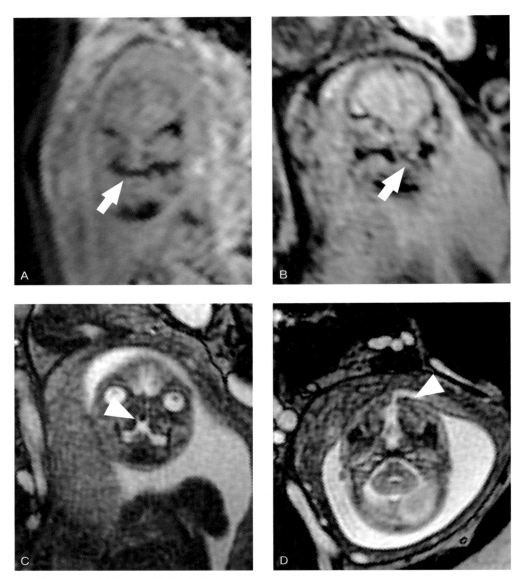

▲ 图 18–19　妊娠 21 周胎儿，唇腭裂（B ～ D）

A. 平面回波序列显示正常的腭部低信号（箭）；B. 平面回波序列显示没有正常低信号的腭裂（箭）；

C、D. 冠状位 T_2W 和横轴位 SSFP 序列显示唇裂（箭头）

于确定颈部肿块的大小、位置和内部特征，以及气管偏离程度、上气道受压以及肿瘤向口咽的侵犯程度至关重要[45]。鉴定肿物的供血血管也很重要，这有利于肿瘤的产后切除。

胎儿 MRI 具有良好的组织对比度，允许对肿物的特征进行鉴别，加之准确的解剖定位能力，往往可以获得病因学的诊断。在接下来的段落中将阐述颈部的几种主要病变。

1. 囊性水囊瘤　囊性水囊瘤是最常见的颈部肿块。它源于大约 7 周时淋巴囊和颈静脉之

间连通的缺陷[12,13]。最常见的位置是颈后三角区。在 T_2W MRI 图像中，它表现为高信号肿物，呈囊性外观；通常质地均一，尽管在并发出血时可以呈异质性信号。SSFP 序列可用于观察本病标志性的薄隔膜改变。囊性水囊瘤可与多种综合征相关，最常见的是特纳（Turner）综合征和努南（Noonan）综合征。

2. 颈部畸胎瘤　颈部畸胎瘤是由三个胚层（内胚层、中胚层和外胚层）构成的肿瘤。根据分化程度，可分为成熟和未成熟畸胎瘤，其中

多数为良性和成熟畸胎瘤[12,13]。它主要由来自中胚层的组织组成。由于它们由不同种类的组织（如脂肪、甲状腺和神经）组成，在 MRI 上，这些肿物呈异质性表现。T_1W 和 T_1W 脂肪抑制序列可显示脂肪组织和甲状腺组织，两者在 T_1W 均呈高信号，脂肪组织在 T_1W 脂肪抑制序列上呈低信号。T_2W 序列也可用于显示肿瘤的液体和实性成分。

3. 淋巴管瘤 颈部淋巴管瘤是一种良性的淋巴管形成的肿物。它起源于淋巴管引流至颈静脉过程中的阻塞[12,13]。在 T_2W MRI 上，它们表现为高信号，呈薄壁、多囊性改变；如果合并有胸膜瘘和腹水，则预后不良（图 18-20）。

4. 胎儿甲状腺肿 由于甲状腺位于胎儿颈前区且在 T_1W 上呈高信号，与邻近组织形成了极好的对比，因此很容易识别。胎儿甲状腺肿可以定义为甲状腺的增大，这可能与药物（包括锂和胺碘酮）导致的碘缺乏或碘过量有关，或由先天性甲状腺激素合成异常引起[12,13]。在 MRI 上，T_1W 图像可见颈前部的高信号实性肿物（图 18-21）。由于压迫食管，它可能导致颈部过度伸展和羊水过多。

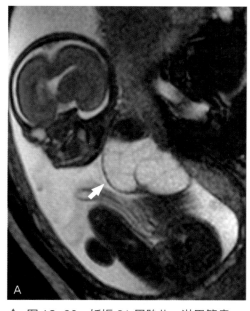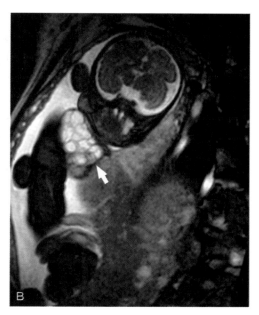

▲ 图 18-20 妊娠 31 周胎儿，淋巴管瘤
矢状位 T_2W（A）和冠状位 SSFP（B）显示颈部侧方的薄壁多囊性病变（箭）

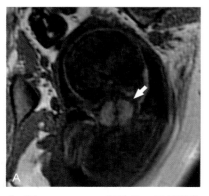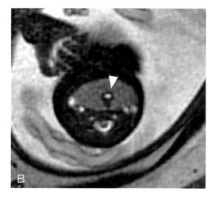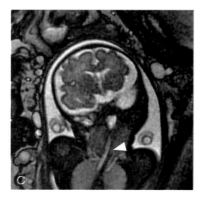

▲ 图 18-21 35 周胎儿，甲状腺肿
A. 冠状位 T_1W 显示颈前部区域的高信号甲状腺增大（箭）；横轴位 SSFP（B）和冠状位 SSFP（C）序列显示气道（箭头）的高信号液体

（三）胸部

胎儿 MRI 可以提供胸部器官的详细形态信息，而不受已知的多种可干扰超声图像质量的条件如母体肥胖、明显的肋骨骨化、羊水过少或无羊水的影响。MRI 可以研究发育过程中的结构和生化变化，因此，也可以反映肺组织的主要改变。通过不同序列中的信号变化，MRI 可以评估肺成熟过程，其中，T_2W 是最常用的序列。T_1W 也能提供有价值的信息，可以显示脂质和蛋白质成分。T_2W 胎儿肺实质信号强度随胎龄增加，而胎肺 T_1W 信号在 20～30 孕周逐步降低[11]。DWI 也被用于监测肺成熟度；但是，它对运动的高度敏感性使其成为肺成熟研究的二线技术。因此，T_2W 上的异常低信号和 T_1W 中的异常高信号是异常成熟过程的可靠指征。

表面活性剂的产生是胎儿肺成熟的生化标志。传统上，一种侵入性检查方式，羊膜穿刺术，可以提供羊水样品来测量卵磷脂 / 鞘磷脂比值。表面活性剂由蛋白质和脂质（90％）组成；这种成分组成配比使 MR 波谱成像成为检测和量化羊水和胎儿肺中表面活性剂的潜在方法。磷脂酰胆碱是表面活性剂的主要成分，可以用羊水波谱分析进行评估，表现为 3.2ppm 处的特征性胆碱峰，因此，可以在妊娠第 4～9 个月进行胆碱 / 肌酸比值的计算[11]。然而，该方法具有很大的技术挑战（胎儿运动和采集时间），同时，还受限于低信噪比和来自母体组织和胎儿脂肪组织对谱线造成的干扰，因此，对成像结果的解读以及在临床实践中进行使用都面临一定困难。

1. 肺容积 肺容积是产后呼吸状况最重要的预后参数，是怀疑肺发育不全时的首选检测指标。最终的肺容积对预后的影响大于产生肺发育不全的病因。胎儿肺容积的定量在 17～30 孕周进行，此后胎儿肺容积显示出广泛的个体差异，因此不再具有临床价值[11]。

胎儿肺容积的测量是一个复杂且耗时的过程，手动追踪是评估 MRI 上胎儿肺容积的唯一可靠方法。进行有效的 MR 容积定量的最重要的前提条件是获得高质量、无明显胎动伪影的图像。从这个意义上说，选择的序列不会出现运动伪影是至关重要的，从而避免肺容积的高估或低估。为了确保在序列采集期间不发生胎动，可以在正交平面中进行重新定位。为了进行肺容积测量，最好在横轴位上进行采集，虽然也可以使用冠状位和矢状位。我们更倾向于使用 T_2W 序列，因为它可以更好地区分肺实质与纵隔结构和肝脏的边界。文献中可获得的胎儿肺容积参考数据是使用 T_2W 序列在横轴位上计算所得[11]。胎儿图像的后处理由特殊软件进行，可以实现肺和其他胎儿器官的体积量化。

2. 先天性膈疝 先天性膈疝（congenital diaphragmatic hernia，CDH）是最重要的胎儿缺陷之一；它由隔膜的缺损引起，导致腹部内容物通过该缺损进入胸腔。左侧膈疝的发病率更高，导致胃、肠襻、甚至偶尔是脾脏进入左侧胸腔。右侧 CDH 则会使肝脏进入胸腔。异位腹部器官的存在会导致纵隔移位、心脏的偏移和压迫，以及对同侧和对侧肺的外在压迫。主要的妊娠并发症是继发于胎儿食管压迫的羊水过多[12,13]。尽管超声检查对 CDH 的产前诊断相对容易[12,13]，但用这种技术很难确定肺发育不全的程度[46]。然而，胎儿 MRI 可以提供更好的分辨率来评估膈肌缺损的大小，确定所涉及的器官（图 18-22），并允许对肺容积进行计算[46-52]。

为了诊断 CDH，T_1W 序列特别重要，因为胎粪具有高信号，所以很容易通过胎粪对肠襻进行识别[46-51]。通过 MRI，还可以在 T_2W 和 T_1W 序列上评估两肺的肺成熟度。

在 CDH 中，两肺的发育受损，但同侧的受限程度多大于对侧肺[52]。在 CDH 修复后死亡的婴儿中，支气管、动脉和肺泡的定量分析也证实，虽然以上结构在两肺均减少，但同侧肺受到的影响更严重[53]。

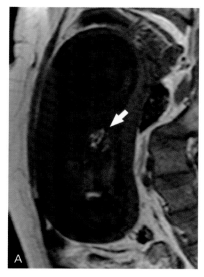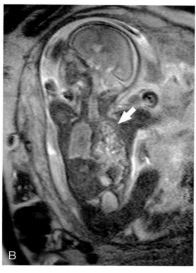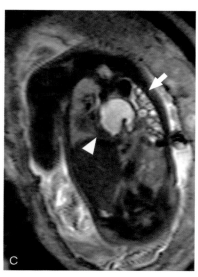

▲ 图 18-22　妊娠 22 周（A、B）和妊娠 32 周（C）的先天性膈疝的两个不同胎儿

冠状位 T_1W（A）和 T_2W（B）显示胎儿胸腔中高信号的肠襻（箭）；C. 胎儿胸腔内可见肠襻（箭）和胃（箭头）

在患有 CDH 的胎儿中，通过超声获得的肺容积定量和通过 MRI 获得的肺容积定量在对侧肺具有良好的相关性，但是对于同侧肺具有较差的相关性。对于对侧肺，超声测得的肺容积估计值比 MRI 低 25%；这种差异与肺部大小，CDH 位置和胸内肝组织疝的存在无关[53]。

对于双侧肺，MR 成像的胎儿肺容积测量的可重复性很高，但是对于超声，仅在对侧肺获得了良好的可重复性[53]。

3. 肺部病变　肺部病变包括囊性、囊实性及实性肺部肿块。在 MRI 上很容易识别囊性病

变，而实性病变的识别则相对更加困难。由于大多数肺部实性病变是单侧的，因此可以通过双肺信号强度的比较来帮助病变的检出。最常见的肺内肿块类型是先天性囊性腺瘤样畸形（图 18-23）和隔离肺（图 18-24）[54,55]。切除标本的组织学分析经常提示为这两种成分的混合存在，即所谓的杂合病变。当观察到双侧 T_2W 高信号和肺部肿大时要考虑的另一个诊断是气管或支气管闭锁。

胎儿 MRI 可以很好地显示肺部肿块、供血血管的存在和肺部压迫程度[56,57]。可以计算同侧

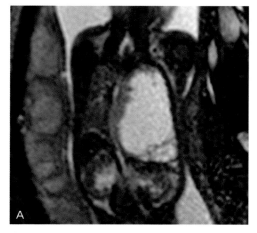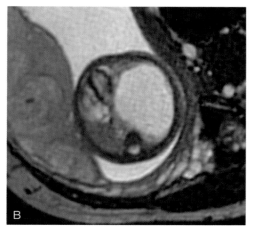

▲ 图 18-23　妊娠 25 周胎儿，先天性囊性腺瘤样畸形

A. 冠状 SSFP 序列显示扩大的胸腔内的巨大畸形；B. 横轴位 SSFP 序列显示纵隔移位和心脏处于异常右侧位置

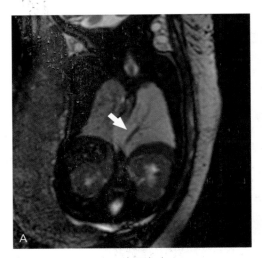
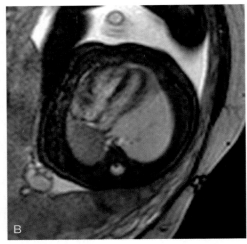

▲ 图 18-24　胎儿肺隔离症

冠状位（A）和横轴位（B）SSFP 序列显示了高信号病变伴有异常血管（箭）和纵隔移位

和对侧肺的体积以及总肺容积。目前，我们已经通过胎儿 MRI 获得了大量有关肺容积及其与围产期结果的相关性的信息[57,58]。它对罕见纵隔肿块的评估也很重要，包括淋巴管瘤、累及肠道和食管的胃肠道多发囊肿和纵隔畸胎瘤[58]。

（四）胃肠道

胎儿胃肠道（gastrointestinal tract，GIT）异常涉及多种疾病，最常见的是前腹壁缺损（图 18-25），如脐膨出和腹裂。不太常见的异常包括 GIT 梗阻，如食管闭锁、十二指肠梗阻和小肠、

大肠闭锁。腹腔内囊性肿块和肝脏肿瘤很少见。使用 MRI 通过评估管腔内胎粪（在 T_1W 序列中呈现高信号）从而评价 GIT 的成熟度，被认为对于确定某些 GIT 疾病（如腹裂和肠闭锁）的肠道功能和通畅性具有重要价值[59,60]。

小肠的闭锁或狭窄导致阻塞部近端的肠扩张。十二指肠狭窄或闭锁容易通过特征性的双泡征的存在来识别：在梗阻近侧，扩张的十二指肠可具有与胃相似的尺寸。扩张的十二指肠襻的内容物显示出与胃相同的 T_2W 和 T_1W 信号强度[11]。

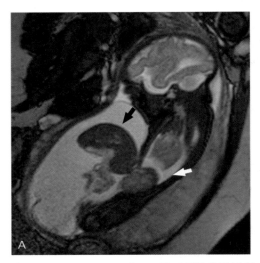
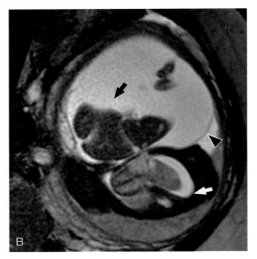

▲ 图 18-25　32 周胎儿，较严重的腹壁缺损

矢状位（A）和横轴位（B）SSFP 序列显示腹腔外的肝脏（黑箭）；注意胸水（A 和 B，白箭）和包膜（B，箭头）的存在

十二指肠或近端空肠闭锁或狭窄通常与羊水过多有关；然而，对于远端闭锁，情况并非如此。在远端的回肠闭锁中，据报道，远端的肠道内容物可呈现类似胎粪的信号强度[11]。肠狭窄的较少见的原因包括腹裂和肠扭转。肠闭锁可能并发小肠穿孔，导致胎粪性腹膜炎[11]。

1. 腹裂 腹裂是腹腔壁的先天性缺损，通常在脐带插入部位的右侧，仅有少数病例记录了左侧腹裂的情况[12]。通过漂浮在羊膜腔中的缺乏包膜的肠襻这一特征，可以很容易地对这一病变进行识别（图 18-26）。位于腹外的肠管通常显示为 T_1 加权高信号，易于被识别。在妊娠中期评估腹裂的胎儿中，受累的结肠通常不出现管腔直径的显著变化，并且膀胱仍处于中间位置。在某些情况下，我们可以看到胃和膀胱之间存在部分接触，但更常见的情况是在它们之间存在小肠肠襻[60]。

在某些情况下，腹壁缺损较狭窄时会导致

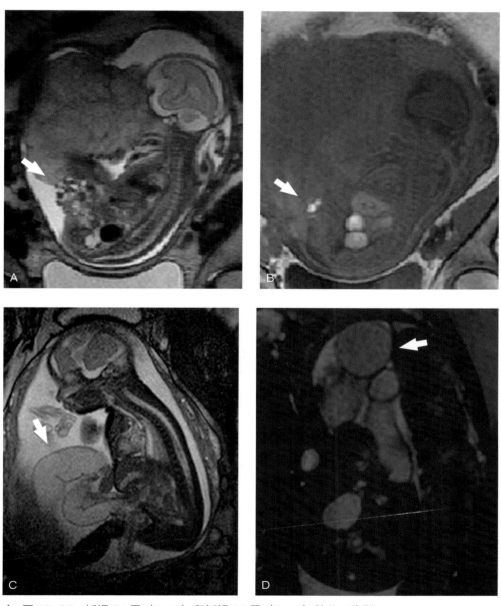

▲ 图 18-26 妊娠 24 周（A、B）和妊娠 30 周（C、D）胎儿，腹裂

A. 矢状位 T_2W 显示在羊膜腔中漂浮的肠襻（箭）；B. 矢状位 T_1W 显示羊膜腔中的胎粪的高信号（箭）；由于腹部缺损狭窄，矢状位（C）和轴位（D）SSFP 序列显示羊膜腔中的小肠扩张（箭）

典型的小肠梗阻迹象，表现为十二指肠和长度不等的空肠在腹腔内扩张。这些扩张的肠襻的内容物在 T_2W 图像上显示出中、高信号强度，在 SSFP 上显示为中等信号强度，并且在 T_1W 图像上信号强度变化较大。在这些情况下，胃和膀胱之间没有接触，因为腹腔内充满了显著扩张的肠管[60]。

2. 脐膨出 脐膨出是腹壁缺损中最常见的类型，位于脐带区域。在凸出于腹腔外的囊中可以见到肠襻、肝脏和其他腹部器官（出现频率较低）。70% 的病例中脐膨出与其他异常有关[61]。最广泛接受的病因学理论是通常发生在 10～12 孕周的肠道无法返回腹腔。

胎儿 MRI 应在妊娠 18 周后进行；此时，肠襻、肝脏，包括脐带出现在腹腔外，应该提示脐膨出的诊断（图 18-27）。通过 MRI，由于胎粪 T_1W 上的高信号，可以对肠襻进行观察。肝脏在该序列上也显示为高信号，并且血管结构可以通过 SSFP 序列上的高信号来识别。MRI 可用于发现与脐膨出相关的异常，如胃肠道畸形以及泌尿生殖系统和神经管缺陷。

（五）泌尿生殖道

泌尿生殖道畸形是产前诊断的最常见缺陷之一[12,13]。它们可以包括从轻微缺陷（如肾盂扩张）到致死性疾病，如多囊性发育不良肾、肾发育不全（图 18-28）和下尿路梗阻等。通常，检测到羊水减少或缺失以及泌尿道扩张是诊断的重要线索。MRI 可清晰显示充满液体的腔体并可在超声特别受限的羊水量严重降低[62-66]的情况下检测相关畸形[62-66]。在肾脏发育不全的情况下，MRI 诊断可能是出于医学目的所必需的检查方法。

借助于 DWI，特别是高 b 值 DWI（例如，$b = 700s/mm^2$），可以很容易地识别肾脏（图 18-29）。这在肾发育不良、缺如、异位和畸形肾（如马蹄肾）的情况下非常有用，这些病例通常难以通过超声进行诊断。DWI 序列的另一个特征是其评估肾功能的能力。肾功能正常时，肾髓质和肾皮质在 DWI 上呈现高信号，而肾功能不全时则在 DWI 上呈现低信号。

MRI 对复杂畸形的产前评估具有重要价值，如泄殖腔发育不全（图 18-30）[67]。在这些情况下，

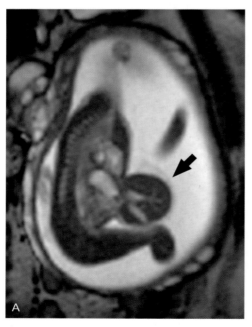
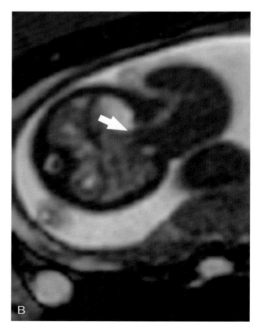

▲ 图 18-27　妊娠 29 周胎儿，脐膨出
A. 矢状位 SSFP 序列显示腹腔外的肝脏（箭）；B. 横轴位 SSFP 序列显示前腹壁（箭）的缺损以及经其凸出的肝脏

可以通过 T_1W 序列观察直肠，这是该病的关键病理改变。在泄殖腔异常的胎儿中，直肠无法在 T_1W 序列中在其正常解剖位置上明确显示。评估冠状位和矢状位中的直肠以便全面观察其在骨盆中的位置及其与膀胱的关系（T_1W 上呈低信号），这对于诊断具有价值（图 18-31）。膀胱 T_1W 上的高信号提示与直肠 - 膀胱瘘相关的泄殖腔异常。

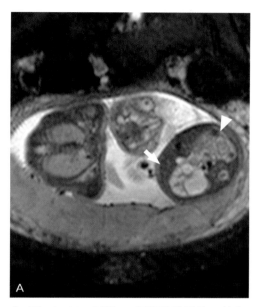
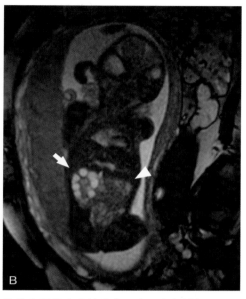

▲ 图 18-28 妊娠 25 周双胞胎胎儿，其中一个胎儿右肾呈多囊性发育不良，左肾缺如

T_2 脂肪抑制（A）和冠状位 SSFP（B）序列显示多囊和扩大的右肾（箭）并且左侧（箭头）肾脏缺如

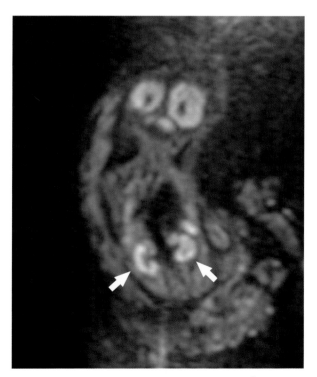
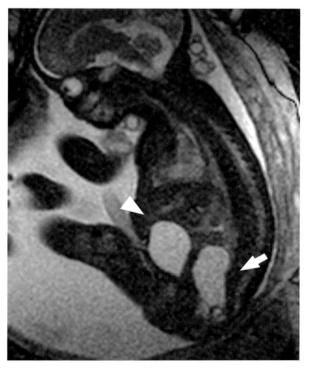

▲ 图 18-29 具有高 b 值（b = 700s/mm²）的冠状位 DWI 序列显示正常的高信号肾脏（箭）

▲ 图 18-30 妊娠 29 周胎儿，泄殖腔发育不全

矢状位 SSFP 序列不能区分直肠和膀胱（箭）。注意腹腔内（箭头）的囊性结构

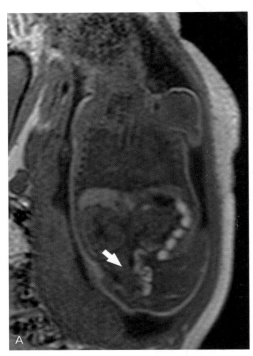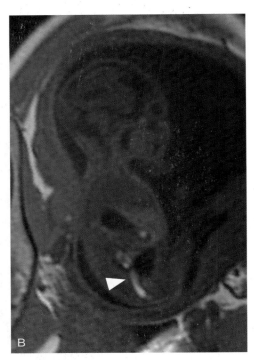

▲ 图 18-31　妊娠 29 周（A）和妊娠 27 周（B）的不同胎儿

A. 冠状位 T_1W 序列显示具有高信号的正常胎粪，直肠处于解剖位置（箭）；B. 正常的直肠（箭头）可以在膀胱后方得到显示

六、骨骼和肌肉组织

近些年，胎儿 MRI 已经显示出在肌肉骨骼病变方面的能力[68]，已经替代 X 线成为一线检查方法。

显示骨骼一般选用平面回波成像，它可清晰显示骨结构轮廓，呈现低信号。该序列还可显示长骨骨骺，股骨近端研究较多（图 18-32）[68]。因此不仅可以从股骨长度获得骨结构发育的信息，同时也讨论了已确定胎龄的股骨远端骨骺的形态变化。

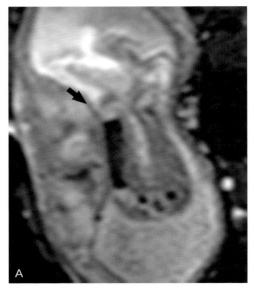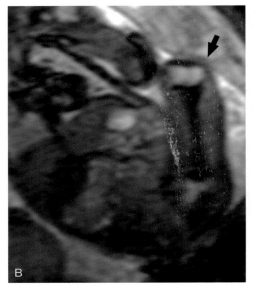

▲ 图 18-32　妊娠 18 周（A）和妊娠 26 周（B）的胎儿平面回波序列显示骨骺形态变化

A. 妊娠 18 周胎儿冠状位显示球形骨骺（箭）；妊娠 26 周胎儿冠状位显示半球形骨骺（箭）

厚层 T_2W 成像可以获得胎儿的 3D 成像[10]，可以全面观察胎儿情况，很容易发现不对称和病变，如足部畸形。

动态序列对于显示胎儿活动和活力非常有用，有助于解释胎儿肢体的复杂位置，可以排除多指畸形，也可以在羊水过多的情况下评估吞咽运动。

通过形态和信号对肌肉结构进行分析，可以发现肌肉萎缩，提示神经肌肉疾病、肌肉肥大或信号改变。肌肉组织的正常信号在 T_2W 上是低信号，由于神经肌肉疾病存在水肿，表现为 T_2W 高信号。

七、结论

由于高分辨超声越来越多地应用于妊娠期的筛查，在对特定病例评估时，常用并有必要使用其他辅助方法，如 MRI。当需要深入了解解剖学特征或当超声技术受限时，可以使用 MRI 进行评估。

检测超声已检测到的中枢神经系统的伴发异常以及对引起发育不良的胎儿畸形进行肺容量测量尤其重要，这些因素可能对胎儿的预后有很大影响。最后，胎儿 MRI 提供了极好的组织对比和功能代谢评估。这些优势使 MRI 成为超声在产前诊断和胎儿畸形评估方面的有效补充。

参考文献

[1] Smith F, Adam A, and Phillips W. NMR imaging in pregnancy. Lancet. 1983; 1(8314–5): 61–62.

[2] Reddy U, Filly R, and Copel J. Prenatal imaging: Ultrasonography and magnetic resonance imaging. Obstet Gynecol 2008; 112: 145–157.

[3] Asenbaum U, Brugger P, Prayer D et al. Indikationen und Technik der fetalen Magnetresonanztomographie. Radiologe 2013; 53: 109–115.

[4] Brugger P, Prayer D. Actual imaging time in fetal MRI. Eur J Radiol 2012; 81: 194–196.

[5] Nemec U, Nemec S, Krakow D et al. The skeleton and musculature on foetal MRI. Insights Imaging 2011; 2: 309–318.

[6] Nemec S, Nemec U, Brugger P et al. MR imaging of the fetal musculoskeletal system. Prenat Diagn 2012; 32: 205–213.

[7] Prayer D, Brugger PC, Langer M et al. MRI of fetal acquired brain lesions. Eur J Radiol 2006; 57: 233–249.

[8] Baldoli C, Righini A, Parazzini C et al. Demonstration of acute ischemic lesions in the fetal brain by diffusion magnetic resonance imaging. Ann Neurol 2002; 52: 243–246.

[9] Girard N, Gire C, Sigaudy S et al. MR imaging of acquired fetal brain disorders. Childs Nerv Syst 2003; 19: 490–500.

[10] Ghai S, Fong KW, Blaser S et al. Prenatal US and MR imaging findings of lissencephaly: Review of fetal cerebral sulcal development. RadioGraphics 2006; 26: 2, 389–405.

[11] Prayer D. Fetal MRI. Berlin, Germany: Springer, 2011.

[12] Nyberg D, McGahan J, Pretorius D et al. (eds.). Diagnostic Imaging of Fetal Anomalies. Philadelphia, PA: Lippincott Williams & Wilkins, 2003.

[13] Bianchi D, Crombleholme T, D'Alton M et al. Fetology: Diagnosis and Management of the Fetal Patient. 2nd ed. New York: McGraw-Hill, 2010.

[14] Sepulveda W, Wong AE, Sepulveda S et al. Fetal scalp cyst or small meningocele: Differential diagnosis with threedimensional ultrasound. Fetal Diagn Ther 2011; 30: 77–80.

[15] Tortori-Donati P. Pediatric Neuroradiology. Berlin, Germany: Springer, 2005.

[16] Bulas D. Fetal magnetic resonance imaging as a complement to fetal ultrasonography. Ultrasound Q 2007; 23: 3–22.

[17] Bulas D. Fetal evaluation of spine dysraphism. Pediatr Radiol 2010; 40: 1029–1037.

[18] Von Koch CS, Glenn OA, Goldstein RB et al. Fetal magnetic resonance imaging enhances detection of spinal cord anomalies in patients with sonographically detected bony anomalies of the spine. J Ultrasound Med 2005; 24: 781–789.

[19] Appasamy M, Roberts D, Pilling D et al. Antenatal ultrasound and magnetic resonance imaging in localizing the level of lesion in spina bifida and correlation with postnatal outcome. Ultrasound Obstet Gynecol 2006; 27: 530–536.

[20] Pistorius LR, Hellmann PM, Visser GH et al. Fetal neuroimaging: Ultrasound, MRI, or both? Obstet Gynecol Surv 2008; 63: 733–745.

[21] Guibaud L. Contribution of fetal cerebral MRI for diagnosis of structural anomalies. Prenat Diagn 2009; 29: 420–433.

[22] Glenn OA. MR imaging of the fetal brain. Pediatr Radiol 2010; 40: 68–81.

[23] Kline-Fath BM and Calvo-Garcia MA. Prenatal imaging of congenital malformations of the brain. Semin Ultrasound CT MR 2011; 32: 167–188.

[24] Malinger G, Lev D, and Lerman-Sagie T. The fetal cerebellum. Pitfalls in diagnosis and management. Prenat Diagn 2009; 29: 372–380.

[25] Kasprian G, Mitter C, Prayer D et al. Assessing prenatal white matter connectivity in commissural agenesis. Brain 2013;

136: 168–179.

[26] Melchiorre K, Bhide A, Gika AD et al. Counseling in isolated ventriculomegaly. Ultrasound Obstet Gynecol 2009; 34: 212–224.

[27] Benacerraf BR, Shipp TD, Bromley B et al. What does magnetic resonance imaging add to the prenatal sonographic diagnosis of ventriculomegaly? J Ultrasound Med 2007; 26: 1513–1522.

[28] Yin S, Na Q, Chen J et al. Contribution of MRI to detect further anomalies in fetal ventriculomegaly. Fetal Diagn Ther 2010; 27: 20–24.

[29] Oh KY, Kennedy AM, Frias AE et al. Fetal schizence phaly: Pre and postnatal imaging with a review of the clinical manifestations. RadioGraphics 2005; 25: 647–657.

[30] Malinger G, Corral-Sereno E, and Lerman-Sagie T. The differential diagnosis of fetal intracranial cystic lesions. Ultrasound Clin 2008; 3: 553–558.

[31] Sepulveda W, Vanderheyden T, Pather J et al. Vein of Galen malformation: Prenatal evaluation with threedimensional power Doppler angiography. J Ultrasound Med 2003; 22: 1395–1398.

[32] Rutherford M. Chapter 12, Vascular malformations of the neonatal brain. In: MRI of the Neonatal Brain. New York: W.B. Saunders. eBook EG Systems, 2002.

[33] Guibaud L, Attia-Sobol J, Buenerd A et al. Focal sonographic periventricular pattern associated with mild ventriculomegaly in foetal cytomegalic infection revealing cytomegalic encephalitis in the third trimester of pregnancy. Prenat Diagn 2004; 24: 727–732.

[34] Sanchis A, Cervero L, Bataller A et al. Genetic syndromes mimic congenital infections. J Pediatr 2005; 146: 701–705.

[35] Levine D, Barnes PD, Robertson RR et al. Fast MR imaging of fetal central nervous system abnormalities. Radiology 2003; 229: 51–61.

[36] Elchalal U, Yagel S, Gomori JM et al. Fetal intracranial hemorrhage (fetal stroke): Does grade matter? Ultrasound Obstet Gynecol 2005; 26: 233–243.

[37] Manning FA. Fetal biophysical profile: A critical appraisal. Clin Obstet Gynecol 2002; 45: 975–985.

[38] Sepulveda W, Cortes-Yepes H, Wong AE et al. Prenatal sonography in hydranencephaly: Findings during the early phase of the disease. J Ultrasound Med 2012; 31: 799–804.

[39] Mailath-Pokorny M, Worda C, Krampl-Bettelheim E et al. What does magnetic resonance imaging add to the prenatal ultrasound diagnosis of facial clefts? Ultrasound Obstet Gynecol 2010; 36: 445–451.

[40] Wang G, Shan R, Zhao L et al. Fetal cleft lip with and without cleft palate: Comparison between MR imaging and US for prenatal diagnosis. Eur J Radiol 2011; 79: 437–442.

[41] Rosen H, Chiou GJ, Stoler JM et al. Magnetic resonance imaging for detection of brain abnormalities infetuses with cleft lip and/or cleft palate. Cleft Palate Craniofac J 2011; 48: 619–622.

[42] Ghi T, Tani G, Bovicelli L et al. Prenatal imaging of facial clefts by magnetic resonance imaging with emphasis on the posterior palate. Prenat Diagn 2003; 23: 970–975.

[43] Pugash D, Brugger PC, Prayer D et al. Prenatal ultrasound and fetal MRI: The comparative value of each modality in prenatal diagnosis. Europ J Radiol 2008; 68: 214–226.

[44] Lazar DA, Olutoye OO, Moise KJ et al. Ex-utero intrapartum treatment procedure for giant neck masses—Fetal and maternal outcomes. J Pediatr Surg 2011; 46: 817–822.

[45] Dighe M, Dubinsky T, Cheng et al. EXIT Procedure: Technique and indications with prenatal imaging parameters for assessment of airway patency. RadioGraphics 2011; 31: 511–526.

[46] Knox E, Lissauer D, Khan K et al. Prenatal detection of pulmonary hypoplasia in fetuses with congenital diaphragmatic hernia: A systematic review and meta-analysis of diagnostic studies. J Matern Fetal Neonatal Med 2010; 23: 579–588.

[47] Ba'ath ME, Jesudason EC, and Losty PD. How useful is the lung-to-head ratio in predicting outcome in the fetus with congenital diaphragmatic hernia? A systematic review and meta-analysis. Ultrasound Obstet Gynecol 2007; 30: 897–906.

[48] Kilian AK, Schaible T, Hofmann V et al. Congenital diaphragmatic hernia: Predictive value of MRI relative lung-to-head ratio compared with MRI fetal lung volume and sonographic lung-to-head ratio. AJR Am J Roentgenol 2009; 192: 153–158.

[49] Alfaraj MA, Shah PS, Bohn D et al. Congenital diaphragmatic hernia: Lung-to-head ratio and lung volume for prediction of outcome. Am J Obstet Gynecol 2011; 205: 43.e1–43.e8.

[50] Mayer S, Klaritsch P, Petersen S et al. The correlation between lung volume and liver herniation measurements by fetal MRI in isolated congenital diaphragmatic hernia: A systematic review and meta-analysis of observational studies. Prenat Diagn 2011; 31: 1086–1096.

[51] Sandaite I, Claus F, De Keyzer F et al. Examining the relationship between the lung-to-head ratio measured on ultrasound and lung volumetry by magnetic resonance in fetuses with isolated congenital diaphragmatic hernia. Fetal Diagn Ther 2011; 29: 80–87.

[52] Peralta CF, Jani J, Cos T, Deprest J et al. Left and right lung volumes in fetuses with diaphragmatic hernia. Ultrasound Obstet Gynecol 2006; 27: 551–554.

[53] Jani J, Nicolaides KH, Dymarkowski S et al. Lung volumes in fetuses with congenital diaphragmatic hernia: Comparison of 3D US and MR imaging assessments. Radiology 2007; 244: 575–582.

[54] Cavoretto P, Molina F, Poggi S et al. Prenatal diagnosis and outcome of echogenic fetal lung lesions. Ultrasound Obstet Gynecol 2008; 32: 769–783.

[55] Sepulveda W. Perinatal imaging in bronchopulmonary sequestration. J Ultrasound Med 2009; 28: 89–94.

[56] Epelman M, Kreiger PA, Servaes S et al. Current imaging of prenatally diagnosed congenital lung lesions. Semin

Ultrasound CT MR 2010; 31: 141–157.

［57］ Bulas D and Egloff AM. Fetal chest ultrasound and magnetic resonance imaging: Recent advances and current clinical applications. Radiol Clin N Am 2011; 49: 805–823.

［58］ Deshmukh S, Rubesova E, and Barth R. MR assessment of normal fetal lung volumes: A literature review. AJR Am J Roentgenol 2010; 194: W212–W217.

［59］ Zizka J, Elias P, Hodik K et al. Liver, meconium, hemorrhage: The value of T1-weighed images in fetal MRI. Pediatr Radiol 2006; 36: 792–801.

［60］ Brugger PC and Prayer D. Development of gastroschisis as seen by magnetic resonance imaging. Ultrasound Obstet Gynecol 2011; 37: 463–470.

［61］ Salihu H, Boos R, Schmidt W. Omphalocele and gastroschisis. J Obstet Gynecol 2002; 22: 489–492.

［62］ Cassart M, Massez A, Metens T et al. Complementary role of MRI after sonography in assessing bilateral urinary tract anomalies in the fetus. AJR Am J Roentgenol 2004; 182: 689–695.

［63］ Farhataziz N, Engels JE, Ramus RM et al. Fetal MRI of urine and meconium by gestational age for the diagnosis of genitourinary and gastrointestinal abnormalities. AJR Am J Roentgenol 2005; 184: 1891–1897.

［64］ Barseghyan K, Jackson H, Chmait R et al. Complementary roles of sonography and magnetic resonance imaging in the assessment of fetal urinary tract anomalies. J Ultrasound Med 2008; 27: 1563–1569.

［65］ Hawkins JS, Dashe JS, and Twickler DM. Magnetic resonance imaging diagnosis of severe fetal renal anomalies. Am J Obstet Gynecol 2008; 198: 328.e1–328.e5.

［66］ Alamo L, Laswad T, Schnyder P et al. Fetal MRI as complement to US in the diagnosis and characterization of anomalies of the genito-urinary tract. Eur J Radiol 2010; 76: 258–264.

［67］ Calvo-Garcia M, Kline-Fath BM, Levitt MA et al. Fetal MRI clues to diagnose cloacal malformations. Pediatr Radiol 2011; 41: 1117–1128.

［68］ Nemec U, Brugger P, Prayer D et al. Human long bone development in vivo: Analysis of the distal femoral epimetaphysis on MR images of fetuses. Radiology 2013; 267: 570–580.

Chapter 19
尸检和法医磁共振成像

Postmortem and Forensic Magnetic Resonance Imaging

Patricia Mildred Flach, Dominic Gascho,
Thomas Daniel Ruder, Sabine Franckenberg,
Steffen Günter Ross, Lukas Ebner, Michael
Josef Thali, Garyfalia Ampanozi, 著

何泳兰、袁　灵，译　薛华丹，校

目录　CONTENTS

19

一、尸检和法医磁共振成像

一个多世纪以来，X 线片等成像模式一直被成功地运用于法医调查。1895 年，第一例涉及下肢 X 线检查的病例出现在北美法庭上。这个特殊的案例涉及一个名叫 Tolson Cunning 的人。此人腿部枪击伤，X 线检查显示子弹位于腓胫骨之间[1,2]。第一次以射线照相作为证据进入法庭是发生在英国的一起谋杀未遂案，一名男子在自杀前试图以四枪击杀他的妻子[3-5]。

在 20 世纪 40 年代中期，在一个著名的案例中报道了使用 X 射线进行识别。这个案例涉及一个不光彩的人——Adolf Hitler。俄罗斯人运用他生前的 3 张头颅 X 线片，来与其烧焦遗体的牙齿进行识别[2,6,7]。

据记载，20 世纪 60 年代已经开始重视使用尸检或法医 X 线检查鉴定骨骼状态（例如，在虐待儿童或杀人案件中）的既定方法，以改进对后续法律案件的调查[3,8-15]。在这十年间，最著名的案例当属 1963 年美国前总统 John F. Kennedy 遇刺案，X 线检查显示他被从上方和后方发射的两颗子弹击中[16-19]。获得的照片和 X 线检查得到了沃伦委员会报告的调查结果的支持。

随着横断面成像的发明，这些影像方式也进入法医学，更新的技术也偶尔被用于尸检。第一次尸检或法医计算机断层扫描（postmortem computed tomography，PMCT）应用于 20 世纪 70 年代后期发生的一个头部致命性枪伤[20]。1994 年，Donchin 等[21]主张，当传统的尸检无法实现时，可将 PMCT 用于创伤受害者。使用尸检或法医磁共振（postmortem magnetic resonance，PMMR）成像的初步经验几乎与 PMCT 同步。Ros 等的第一份出版物（1990 年）指出，尸检前磁共振成像（MRI）可能提供限制或拒绝尸体解剖的替代方法，并可能提供额外的 MR 研究和教育工具[22]。8 年后，Bisset 等[23]甚至指出，如果无法进行尸检，放射性调查特别是 PMMR 在确定潜在病理原因方面具有重要

价值。同年，Gil Brogdon 博士出版了第一本关于法医放射学的教科书，并专门用了一个章节的篇幅讲述了 PMMR 在儿童虐待案件中的应用[2]。

2000 年，Dirnhofer 教授、Thali 教授和 Vock 教授在瑞士伯尔尼大学创立了 Virtopsy 项目。这是在法医病理学和诊断放射学之间多学科协作的首次尝试，将虚拟自动化、常规化。如今，PMCT 和 PMMR 以及血管造影成像已成为法医检查的重要组成部分，可作为尸检的辅助甚至替代手段[2,24-28]。

几乎同时，在千禧年之际，来自美国波士顿的一个研究小组认为 PMMR 对于尸检来说是有用的辅助手段，特别是针对由于死者 / 家庭调查、接种风险和种族理论而无法接受尸体解剖的死者。由于尸检被认为是金标准，PMMR 经过了仔细审查[29]。早期出版物相对稀缺，在过去十年中它们的数量大幅增加，全球 40 多个国家出现大量法医成像领域的出版物[30]。

目前，法医机构越来越多地采用新的技术发展，在太平间安装越来越多的专用扫描仪（主要是 PMCT），或者至少与临床放射学相关联以进行横断面成像[31-48]。这种方式，特别是如果将 PMCT 和 PMMR 结合起来，提高了法医对死亡调查的质量。PMCT 是一种成熟的工具，用于检测异物、气体（如气体栓塞、气胸或穿孔）和骨折，并用于未知案件的人体放射学鉴定[2,26,28,49-64]。PMMR 是 PMCT 的一种补充方式，但 PMCT 在鉴定软组织病变（如血肿）和实质病变[2,28,65-81]方面远远优于 PMMR，因为 PMMR 更容易受到气体和异物所致伪影的影响。此外，由于处理和报道比 PMCT 更复杂，PMMR 只能由接受过放射线训练的人员执行和阅读。PMMR 的明显缺点是设备购置和维护的成本高及操作耗时，这导致其使用频率低于 PMCT。根据 2013 年进行的调查结果，只有 5%（PMCT 为 55%）的专家和法医成像频繁用户对阅读 PMMR 图像的能力充满信心，只有 12%（PMCT 为 42%）常规使用 PMMR[78]。

在法医研究中，这两种横断面成像方法通常不使用对比剂。值得注意的是，一些法医研究所已经使用专门设计的对比剂混合物（改进自临床使用的对比剂方案），通过进行 PMCT 血管造影（PMCTA）和（或）PMMR 血管造影（PMMRA）来显示血管和实质病变[82-95]。然而，阅读所有成像模式，包括非对比度增强和对比度增强的 PMCT 和 PMMR，对于完成准确的法医放射学报告至关重要，因为每种模式都是对另一种模式的补充。

（一）PMMR 的一般表现

进行死后成像前必须熟悉各种在死后扫描中

完全正常的发现，因为它可能模仿死前病变或导致误判[2,96]。研究者必须了解这些具体的发现，并考虑死后时间间隔、体温和病例周围的环境。

1. 分解　身体的腐烂导致气体积聚，最初在肝胆道和消化系统内，后来可在软组织、脉管系统和器官内形成（图 19-1）。此外，肝内气体可能基于潜在的病理状态，如器官损伤、心肺复苏不成功、气体栓塞或医源性操作[2,28]。然而，分解气体也会受到内部因素的影响，例如潜在的疾病（如脓毒血症）、尸体的位置以及外部因素，诸如环境温度、身体的覆盖范围以及气体的位置依赖性，这些因素倾向于在重力的作用下积累。肠道开始膨胀，腹部（和阴囊）

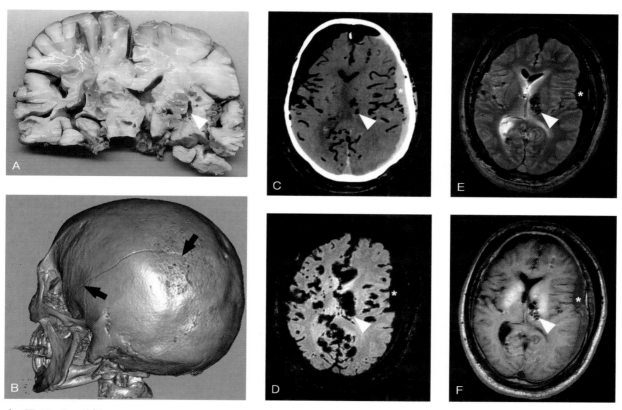

▲ 图 19-1　分解

A. 福尔马林固定脑的冠状切口的大体标本。分解的大脑固定后可获得更好的组织一致性，以便日后解剖。注意软组织内的气体（箭头）。气颅和血管内气体的程度几乎检测不到；B. 头骨的三维重建显示钝力凶杀案的左侧骨折（黑箭）；C.PMCT 轴位图像，颅内积气由颅骨骨折和大脑分离塌陷共同导致。气体存在于整个颅内脉管系统中、帽状腱膜和脑部软组织中，特别是在左侧的基底神经节（箭头）。同时，有左侧硬膜下血肿（*）和少量蛛网膜下腔出血；D. 单独的静脉 BOLD 序列 [磁敏感加权序列（SWI）] 无法区分气体、钙化或血液产物。该序列受到分解气体（箭头）的影响，必须与形态学序列、最好与 PMCT 一起阅读。硬膜下血肿（*）表现出类似于气体的信号强度；E. 即使在分解状态下，大脑的 T_2 加权序列可以精确区分灰质和白质。气体呈低信号（箭头），颅内出血（*）也是如此；F. 注意大脑 T_1 加权序列中基底神经节内的高信号（死后温度依赖性）

含有气体，并可能出现蛆或其他动物的侵袭。

此后，分解导致在重力影响下的液体积聚（例如，当尸体处于仰卧位置时，流体将积聚在身体的后部），以及在软组织和体腔中。在分解过程中，器官会液化，直到体腔内留下极少量实质物质。

2. 气体 在分解的情况下，气体是常见的发现，但也可能在致命和非致命气体栓塞的情况下产生，或者仅仅作为病理状态（如广泛肺气肿、气胸、中空器官穿孔或鞘内气体中）产生（图19-2）。死者体内的气体可能具有多种原因，并且可能不一定与腐败有关。败血症的病例显示，整个身体内的气体积聚可能不符合死后时间间隔的时间过程，影像有效地验证了腐败的加速。但是，这种现象尚未得到系统性评估。无论病因如何，气体积聚都可能严重影响 PMMR 的图像质量，其影响程度远远超过 PMCT。

3. 运动伪影 死后成像不受运动伪影的阻碍，如临床放射学中的动脉搏动、心跳或呼吸运动。然而，当身体在重力的影响下逐渐沉降时，存在一些由尸体的位置变化引起的伪影，例如，当身体从仰卧位转向俯卧位（以克服位置相关的伪影）时。在使用 PMMR 扫描的最初几分钟内，这种稳定可能会产生一些伪影（图19-3）。因此，建议最初从短序列开始或等待几分钟以使身体稳定在新的位置。在 PMCT 上，这些伪影通常是无关紧要的，因为扫描太快而不容易产生伪影。

4. 沉降 尸体中没有血液循环，会发生血管内位置依赖性沉降。血管颗粒沉积在后部区域，而血浆沉积在下降的血液颗粒之上，形成液-液水平（图19-4）。这种现象在 T_2 加权或短 tau 反转恢复（STIR）（稳态反转恢复）图像中可得

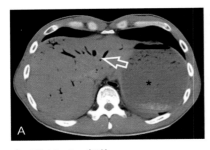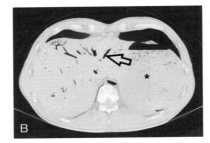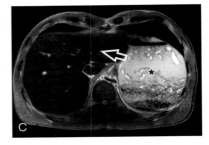

▲ 图 19-2 气体

A. 肝脏水平的软组织窗 PMCT；B. 同一水平的肺窗 PMCT；C. 同一水平的 PMMR（T_2 加权 SPAIR 序列，脂肪饱和）。注意左侧气胸和腹主动脉内的气体。该病例表现为肝内血管气体（箭）。初始分解可以类似地呈现，但是其他创伤性发现联同仅血管内有气体，得出致命气体栓塞的诊断。由于食糜与米饭的位置依赖性沉降导致胃膨胀（＊）

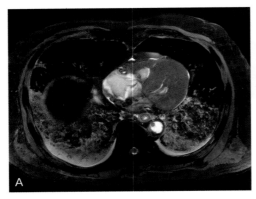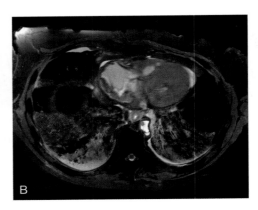

▲ 图 19-3 运动伪影

A. 仰卧位脂肪饱和的 T_2 加权序列；B. 具有相同成像参数的俯卧位的同一病例。在俯卧图像中存在纵隔的运动伪影，主要在心脏处可见，由重力和沉降引起的模糊和图像质量丢失。同时伴有轻微的双侧胸腔积液和坠积

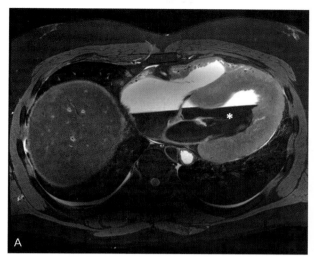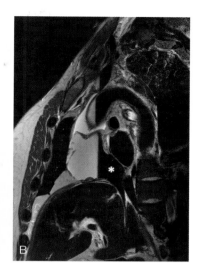

▲ 图 19-4　沉降（血细胞颗粒）

A. 轴向 T_2 加权成像（脂肪饱和）显示身体后部的血细胞颗粒（＊）的典型沉降，血浆则位于下沉血颗粒的上部，产生液 - 液平面；B. 矢状位 T_2 加权图像，显示后部的深色、均匀的低强度（＊），流体血液成分在顶部分层，为均匀、明亮的高信号积聚

到很好的观察：位置依赖的颗粒在后部呈暗的、均匀的低信号，而液性血液成分在顶部呈均匀、明亮的高信号。这通常也适用于软组织中的伤口腔（类似于具有 Morel-Lavallée 病变的临床病例，这是一种闭合的脱套伤，通常发生在皮肤和皮下组织突然自下方筋膜离裂时；这种损伤通常发生在髋部），也可以在大的颅内出血、血胸、腹腔积血和心包积血中观察到[72]。红细胞血液成分的沉降效应也会发生在内出血的病例中，并且可以作为检测实质或血管病变的间接征象[2,96]。

根据病例情况，心脏和血管中的血液沉降可能会受到死后凝血（血块）的影响，不应与死前凝血混淆（图 19-5）。死后血凝块可能（很少）在很大程度上发生，呈现均匀的等低信号（称为果酱状凝块，这是一种由红细胞和分散的白细胞组成的非黏附性凝固物）到不均匀的等高信号变化（称为鸡脂样凝块，由血液的白细胞和血浆沉淀形成，其形成通常比果酱状凝块更慢），取决于死后凝块的成分。这种死后凝血甚至可能与死前凝血很相似，在排除血栓形成或肺血栓栓塞时必须考虑到这一问题。同体表的尸斑一样，肺的坠积是另一种类似的沉降效应。

在血液沉降的过程中，红细胞在重力的影响下开始下沉，尸斑发生在较低位置的身体部位（图 19-6）。肺部的内部环境似乎与外部的尸斑相似，并且能够在一定的时间范围内重新定位。肺的坠积不应该被误认为是病理改变，并且可能加重其他肺病的检测，如浸润、吸入或肺水肿。相同的现象在肝实质中也存在，在 PMMR 上观察最佳[72]。

5. 金属物体和伪影　法医案件涉及残留的子弹、弹丸或弹片会导致尸体中潜在的加热、脱位或伪影，这代表了在一些国家进行放射学研究的大部分法医材料。发射的子弹如果含有钢（例如铁）则是铁磁性的，但是大多数子弹由铅（便宜）制成，或者用镀金属、白铜、铜合金或黄铜夹套及镀覆，因此不是铁磁性的。

一般金属伪影可能会出现信号消失和周围组织扭曲。因此，对于死后病例以及临床病例，需要了解成像金属物体的局限性以及如何最终克服这些局限性，同时需要了解 PMMR 相对于 PMCT 的优势。在 PMMR 上，可能不仅存在保留子弹或子弹碎片的枪伤，而且还有一些典型的常见问题，如膝盖或髋关节置换、脊柱融合术和牙科工作，这些问题会影响图像质量，但不会造成责任风险。在将尸体放入 PMMR 之前，建议对其进行 PMCT 成像，以获取有关尸体内或尸体上任何金属物体或碎片的信息。

PMCT 是金属异物的检出和定位中公认的成像模式。此外，骨性发现，特别是在头骨中，可以进行进入缺损、退出缺损、反弹的鉴别[97]。沿着伤口通道的散落的金属磨损或骨碎片也可以帮助检测子弹路径。然而，PMMR 在软组织病变和脑实质缺陷的描述中具有优势（图 19-7）[52]。尽管如此，很少进行可能发生金属物

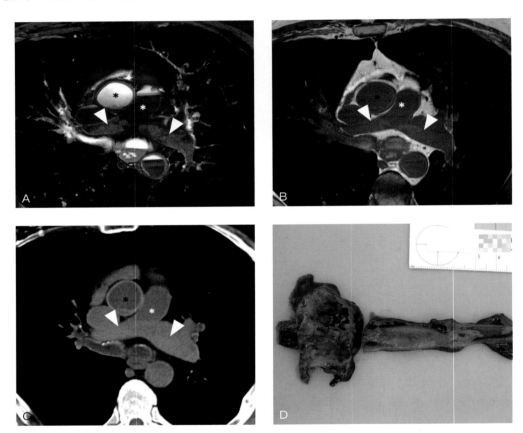

▲ 图 19-5 沉降（血凝块）

A.T$_2$ 加权（脂肪饱和）的肺动脉干和两条肺动脉的细节图像；B. 同水平的 T$_1$ 加权图像；C. 同水平的 PMCT；D. 尸检标本。暗红色部分对应果酱样血块，而较亮的部分对应鸡脂样凝块。该病例显示死后血块具有均匀的等低信号（果酱样血块），其内极少量与鸡脂样血块成分一致的不均匀等高信号。在 PMCT 上，几乎无法准确鉴别，只有稍微改变窗口才可以看到 Hounsfield 单位（HU）的变化。伴随着微粒细胞（白 *）的沉降，在顶部可见与血浆一致的液平（黑 *）

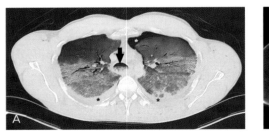

▲ 图 19-6 沉降（肺的坠积）

A.PMCT 肺窗；B.T$_2$ 加权序列（脂肪饱和）。两个图像都显示典型的坠积（死后尸斑），这是由于血液沉降导致的肺下部位置依赖性的不透明影。请注意左侧的气胸（*），这是一例因自行车事故导致中枢性呼吸衰竭。气道内泡沫或泡沫状液体也是常见的尸检发现（箭）

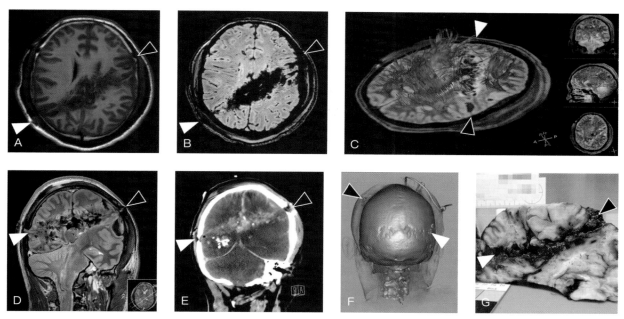

▲ 图 19-7　PMMR 在软组织病变和脑实质缺陷中的应用

A.T$_1$ 加权序列；B. 静脉 BOLD（SWI）；C. 扩散张量成像中的纤维跟踪；C. 沿头部的穿透性枪击伤的 T$_2$ 加权成像；C. 沿枪伤路径的 PMCT，如图 D 所示；F. 从后部观察的 PMCT 枪伤的三维重建；G. 固定尸检标本。PMCT 白箭头表示入口伤口，黑箭头表示出口伤口；E. 沿伤口通道精确显示散在的金属擦伤和骨碎片。PMMR 对软组织病变和脑实质缺损进行了清晰显示。SWI（B）显示沿着颅内出血分布的大量信号缺失，由于死亡时间的延长信号会发生演变。图 C 显示了弥散张量成像用于评估创伤性损伤中可能存在的纤维束断裂

体（如子弹）脱位的成像，因为 PMMR 套件的完整性存在潜在的责任问题[78,98]。此外，还有一些因素，例如磁敏感伪影和周围组织的加热的问题，导致在穿透、非穿孔子弹的情况下很少进行 PMMR[99-104]。

在将尸体放入磁铁之前，有几种可用来区分铁磁性与非铁磁性子弹的方法，以改善安全性问题。表面位置的铁磁物体可以通过在可疑区域（已知从 PMCT）上放置磁铁并排除潜在的磁力矩，或通过使用类似类型的物体预先测试磁性[99]。铁磁检测系统可能能够探测到铁磁性的子弹[102]。然而，可以在 PMMR 套件的入口前放置简单的金属探测器，提供视听警报，尽管它不区分铁磁和非铁磁物体。还可以通过双能 PMCT 对铁磁性子弹进行预测试[105]。关于射入的射弹或铁磁物体，必须考虑三个主要因素：第一，物体的错位或迁移；第二，磁化以及如何减少这种情况；第三，对周围组织的热效应。

（1）移位：根据 Lenz 效应，铁磁性、抗磁性（如铜和铅）和顺磁性（如铝）材料与静磁场有轻微的相互作用。由于连续减速，这种临床效应可能影响非铁磁心脏瓣膜在高磁场中的功能[106]。目前的文献中没有关于临床 MR 套件中磁力矩导致铁磁性子弹或碎片体外脱位的报告。然而，仍有文献描述了铁磁物体沿着其平行于 B$_0$ 场的长轴排列直，以及体模中在最大磁力矩下的 90° 旋转，但没有描述物体的迁移[103]。其他实验研究设置声称，1.5～7.0 T 扫描仪中钢性物体的过度运动（仍可能是对患者安全的）[98]。必须将磁铁引起的子弹脱位与其他子弹移位病因区分开来。值得注意的是，子弹移位（铁磁性或非磁性）也可出现在弹跳伤或大伤口等与磁力矩无关的情况中。

（2）磁敏感性：大多数射弹缺乏铁磁性质，因此不具有热效应或迁移的可能性。这些类型的子弹通常具有很少的易感性伪影，仅产生局部的、小的黑洞，因此可以在 PMMR 上进行虚拟尸检诊断，其效果优于 PMCT，因为它们会在

PMCT 上引入大量的条纹伪影，而运用 PMMR 可以减少这些伪影[105,107]。MR 的磁敏感伪影的严重程度显然取决于射弹中的物质成分。文献中报道，体内存在高度磁敏感性射弹的人在 1.5T 检查期间或之后并无任何不适[103]。金属铁磁性物质还有其他影响因素，包括弹丸的形状和长度、子弹沿磁场的位置以及周围组织的传导特性[103,108]。

采用特定的金属伪影序列减少了由磁场畸变引起的磁敏感伪影。自旋回波序列不易受到伪影的影响；STIR 序列可通过增加的反转脉冲和新的偏差序列（STIR-warp 和 T$_1$-warp），以及参数调整例如更短的回波间隔时间、更小的水脂移位、更薄的层厚和高 SNR（信噪比）减少金属伪影[108-111]。

（3）热效应：手术植入物引起的过度热效应尚未被描述[112]。另一项研究表明，在 3T 的场强下含钢和不含钢的子弹都没有可检测到的磁场相互作用[98]。此外，文献还解释说，由于周围的软组织不能作为导电介质，人体内部深处的金属物体可能很少过热[98,113]。

但是位于表面的金属物应当引起注意，因为在临床病例中已经描述过其热效应。这些影响的相关性尚不清楚[113]。

6. 温度依赖性　对于 PMCT 来说温度不是一个影响因素（除非身体被冷冻或烧焦），但是对于 PMMR 来说却不同。PMMR 上的图像对比度很大程度上取决于温度，因为 T$_1$ 和 T$_2$ 弛豫时间受到成像对象温度的巨大影响[114,115]。尸体很少出现生理性死前体温（例如 36℃），而是由于尸冷（死亡后尸体冷却）而导致身体温度低得多。因此，在具有较低温度的尸体中图像对比度显著改变。这使得检查者需在 PMMR 成像之前和之后进行直肠温度测量，以便能够在常规成像和研究环境中对核心温度和 PMMR 之间的相关性进行回顾性评估。

Ruder 等[116]描述了低温下体内脂肪组织和肌肉组织之间较低的图像对比度，而 1.5T 扫描仪中 T$_2$ 加权图像上脂肪组织和液体之间的对比度增加。作者指出，在 T$_2$ 加权图像上，体温的影响在 20℃ 以下变得明显，并且低于 10℃ 时技术质量过低、应该避免进行 T$_1$ 加权 PMMR 成像。低于 10℃ 的温度，PMMR 图像对比度不足以进行诊断放射学解读。在尸体中储存在 4℃，平均死亡时间为 26h，Kobayashi 等也描述了类似的特定脑解剖学发现。根据该研究组，基底神经节和丘脑在 T$_1$ 加权图像上显示出更高的信号强度，在扩散加权图像上显示信号减低（图 19-1）[117]。此外，如果使用液体衰减反转恢复（FLAIR）序列，则脑脊液（cerebro-spinal fluid，CSF）的抑制将是不成功的。FLAIR 的图像参数应设置 1500ms 至 1700ms（1.5T）的反转时间，低于活体扫描参数[114,117,118]。Tofts 等将温度对 PMMR 的影响描述为冷脑效应，他们确定扩散系数值可用于 1℃ 内的无创脑核温度测量[118]。此外，他们建议在 FLAIR 序列中的反转时间为 1500ms（1.5T），以恢复 CSF 抑制[118]。该观察结果后来也被 Kobayashi 等证实[117,119]。日本研究小组还描述了 PMMR 中皮下脂肪的 T$_1$ 值如何与体温线性相关，并指出这种相关性可用于确定 PMMR 上 STIR 序列上足够脂肪抑制所需的反转时间[119]。PMMR 为死后成像提供了大量未探索的可能性，可用于确定体温、病理学，还有先进技术如波谱学、扩散加权和张量成像以及功能 MRI。

7. 先进的技术　扩散加权和张量成像以及波谱学和功能 MRI 领域尚未得到充分研究。有几篇关于 PMMR 的原位神经成像（不是福尔马林中固定的人脑）的出版物；Yen 等[120]描述了在脑干病变和两个对照的情况下，弥散张量成像对创伤性纤维束破裂的潜能（图 19-7）。Scheurer 等研究了 20 例扩散加权和张量成像，以确定死后时间间隔。根据该研究组，表观弥散系数（ADC）可以作为死后时间间隔评估的指标[121]。

PMMR 波谱法也已经被尝试运用于确定死后时间间隔。一个研究小组测量了五种不同的代谢物（乙酸盐、丙氨酸、丁酸盐、游离三甲基铵和丙酸盐）作为时间过程的参数化函数，主要用于绵羊和人类受试者死亡后间隔（最多250h），以确定具体的死后时间间隔[122-124]。还有人试图通过 PMMR 光谱法中骨骼肌磷代谢物测量来确定法医学关键死亡时间[125]。作者发现死亡时间与内收肌中 ATP 和磷酸盐的比例之间存在显著的相关性，这有助于确定死亡时间[125]。

在技术上，先进的代谢、扩散和功能性 PMMR 领域中正在进行着相关研究。然而，研究团队应始终包括多学科的专业知识，如物理学家、医生和受过良好 MRI 检查的放射学技术人员，以避免在这个复杂的亚专业中产生不准确的结果。Bennett 等 2012 年获得了死亡鲑鱼研究的诺贝尔神经科学奖。作者通过视觉刺激检测了成熟的死后大西洋鲑鱼的功能性 PMMR，发现了鲑鱼脑腔内的活跃体素[126]。作者将此活动解释为随机噪声，并表明有必要采用多重比

较校正作为标准统计方法，以避免测量误差[126]。该研究清楚地表明，如果没有正确解读、修改或分析，可能会产生有缺陷的结果。

8. 法医的哨兵征　如 Ruder 等先前所述，未增强 PMMR 中使用的主要序列是重 T_2 加权序列，如 STIR 序列[78]。该序列使用脂肪抑制技术，其中脂肪信号为零。该方法可以清楚地描绘体内的液体积聚。法医哨兵征通常包括检测软组织血肿（如交通事故、凶杀或自杀）、实质病变、骨髓挫伤和心脏缺血时的水肿或任何其他有液体积聚的病理（图 19-8）[49,65,69,71,72,76,77,79,80,127-134]。因此，液体聚集用 STIR 和其他 T_2 加权脂肪抑制序列可得到最佳检测，被认为是法医哨兵征，并且是法医 PMMR 筛查主要病理学的关键内容。

9. PMMR 的影像学解读

（1）头：死后脑通常在 PMCT 上呈现出脑

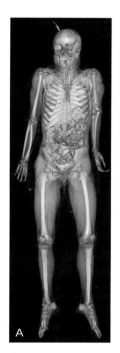
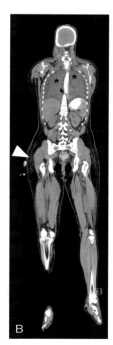
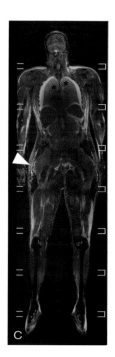
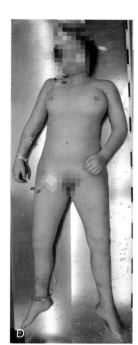
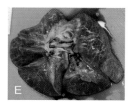

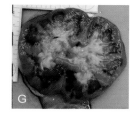

▲ 图 19-8　法医哨兵征

A.PMCT 的三维重建。在这个车祸病例中，注意左侧肱骨骨折和残留的口腔对比剂；B. 冠状位 PMCT；C.PMMR 全身 T_2 加权 STIR 序列（脂肪饱和）；D. 外部检查的照片；E. 肺部尸检标本；F. 苏丹染色的组织学标本；G. 肾脏的尸检标本。该病例经历了严重的头部创伤伴有中枢性呼吸衰竭和随后的事故相关病理学改变。B 和 C 显示大量皮下液体聚积：由于重症监护导致大量的皮下水肿，可视为法医哨兵征（箭头）。根据成像结果，在外部检查中可以观察到普遍的软组织肿胀迹象。在冠状 PMCT 和 PMMR 上，1 例肺部广泛脂肪栓塞的病例，可见两肺实变（*）及相邻胸腔积液（F）。两个肾脏都表现出急性肾衰竭的迹象（G）

沟模糊和皮质髓质分化消失。这一事实极大地促进了对于濒死或死前脑水肿的检测。在 PMMR 上可以观察到这种效果，但程度轻一些。尽管上述死后信号发生了改变，但仍然可以清楚地描述灰质和白质，具有明显优越的软组织对比度，从而可以更好、更精确地对病理学进行放射学解释（图 19-9）[114,117,119]。然而，关于 PMMR 的诊断问题的研究仍然缺乏，而且所做出的任何诊断仅仅基于经验而不是基于从文献中获得的知识。

如 Aghayev 等所述，濒死和死前的水肿可能与典型的死后肿胀不同，Aghayev 等[68]认为 PMMR 可以敏感地诊断死后扁桃体下疝和随后的脑水肿。PMMR 在检测脑干和颅后窝病变方面优于 PMCT。PMCT 通常在此水平的噪音增加，并且由牙科工作引起的条纹伪影经常极大地损害图像质量。

颅内血管（尤其是静脉和静脉窦）内的位置依赖性沉降经常发生，红细胞血液成分的累积也是如此，取决于头部的位置。这种现象可能影响磁敏感加权或血液序列［磁敏度加权成像（susceptibility weighted imaging，SWI）和静脉血氧水平依赖性成像（venous blood oxygenation level dependentimaging，venBOLD）］，并不一定反映病理学改变。

轻度蛛网膜下腔出血很难在 PMCT 上检测到，因为有几种导致脑沟高密度的伪影（如腐败、蛋白质浓缩的液体、突出的阻塞血管和位置依赖性）。在 PMMR 上，T_1W、T_2W 图像和血液敏感序列中的信号改变可以帮助区分病理学和死后伪影。

没有专门针对死后颅内出血老化这一主题的出版物。根据目前的知识，对尸体颅内出血引起的信号变化进行评估，就像在活体中一样，必

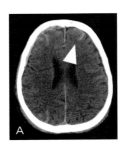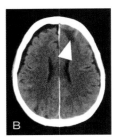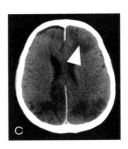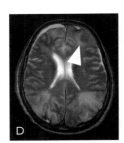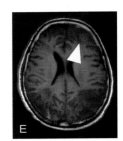

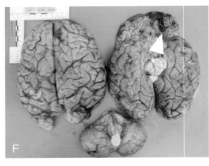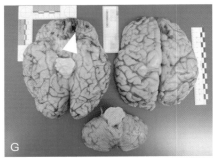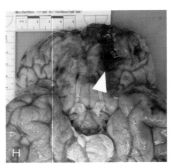

▲ 图 19-9 头部 PMMR 的影像学解读

A. 创伤（车与行人碰撞）后的临床头部 CT 扫描；B. 在 1 周随访时的临床头部 CT 扫描；C. 随访临床头部 PMCT 扫描 14 天后的 PMCT；D.PMCT 后直接进行 PMMR（T_2 加权）；E. 在 PMCT 之后直接进行 PMMR（T_1 加权）；F. 大脑的尸检照片；G. 固定脑标本；H. 从下面对额叶挫伤的详细观察。初始头部扫描（A）显示蛛网膜下腔（箭头）和轻微硬膜下出血，并伴有枕骨骨折延伸至两个岩骨。在初始头部扫描时，挫伤尚不明确。1 周后的随访扫描（B）显示左侧额极挫伤（箭头）、右侧的残余蛛网膜下腔出血和亚急性血肿的再吸收。死后头部扫描（C）和 PMMR T_2 加权（D）和 T_1 加权（E）显示双侧额部（箭头）和枕部挫伤的低密度表现和广泛吸收。注意与 PMCT 相比，改善了大脑灰质和白质以及亚急性硬膜下血肿的识别。在尸检过程中，发现了伴有肉眼可见出血的广泛实质缺损（箭头）（F～H）。由于这种创伤性大脑的柔软特性，水平切割脑组织（Flechsig 切割）的固定允许更好的解剖。此病例死于车祸导致中枢性呼吸衰竭

须进行进一步的研究[135,136]。最近的出版物研究了对于死后法医神经影像学来说 PMCT 和 PMMR 的发现与尸检相关，并且 PMCT 和 PMMR 的脑内、脑外发现的整体特异性为 94%[137]。此外，蛛网膜下腔和脑室出血的最低特异性为 70%[137]。Añon 等[69]发现，脑外出血可能在 PMCT 和 PMMR 上都难以发现，特别是在颅底或颅后窝。

由于死前或濒死时梗死引起的脑缺血在 PMMR 上可以得到很好的观察，表现为受累区域的周围水肿和肿胀[138]。PMMR 可更准确地检测到信号强度的逐渐变化，特别是在急性卒中案例中，且其放射学解读优于 PMCT。

在描绘子弹路径时，与 PMCT 的骨质发现相结合时 PMMR 特别有价值。颅内的脑内路径通常比单独 PMCT 描述得更好；然而，进入和退出伤口（如果存在）在 PMCT 上更容易评估。诸如使用纤维跟踪的死后弥散张量成像等先进技术甚至允许外行人士轻松评估子弹路径（图 19-7）。

弥散加权成像（DWI）在诊断中明显受到限制，因为脑组织在停止循环和供氧后表现为普遍性中风。在 DWI 上，大脑显示出高信号强度，以大脑皮质和脑室壁最为突出、对白质则没有显著影响，而相应的 ADC 图像显示整个脑实质内的低信号和极低的信号，以小脑蚓部信号减低最为显著[117,121]。建议采用 TE 时间短的 DWI 单次激发序列来获得最高的信噪比。

从法医学的角度来看，帽状腱膜和（或）面部血肿以及眼眶和鼻窦病变对于调查是有意义的。这同样适用于尸检有限的头骨底部区域。PMMR 联合 PMCT 在检测病变中起主要作用（图 19-10）。PMMR 可描绘非意外伤害中的视网膜出血（T_2W 上的低信号，非意外伤害），法医学上重要的帽状腱膜血肿，甚至血管闭塞[60,139,140]。在血管闭塞中可以观察到信号改变，其必须与死后凝血和沉降效应区分开来，以获得正常的解读。表 19-1 总结了头部 PMMR 方案以供参考。

（2）颈部：死后颈部区域的成像主要适用于勒死的案例。Kempter 等在小型研究人群中通过 PMCT 与尸检评估了喉部骨折检出的准确性，发现 PMCT 可以检测到尸检观察到的所有骨折，另有 2 例骨折未在尸检中检出。基于这一结果，PMCT 显然是检测勒死喉部病变的有效方式。然而，PMCT 未能在 6 例中的 5 例中检测到软组织或脉管系统的病变。通过颈部 PMMR 可以克服这种局限性（图 19-11）。特别是在了解外部

表 19-1　参考标准方案的全面总结

头：PMMR 影像检查方案			
序　列	层　厚	平　面	诊　断
T_2 加权序列	4mm（婴儿 2mm）	轴位	法医哨兵征 水肿 出血
T_1 加权序列	4mm（婴儿 2mm）	轴位	形态学 出血
血液序列（如 SWI、SWIp、venBOLD、T_2*）	0.5mm（＋ MIP）	轴位	出血 剪切伤
FLAIR（3D）	0.5mm（婴儿 2mm）	矢状位	CSF 抑制的校正 IR 多平面显示
STIR（3D）	0.5mm	矢状位	多平面显示

SWI. 磁敏感加权成像；SWIp. 相位；venBOLD. 静脉血氧水平依赖；3D.3 维；MIP. 最大密度投影；IR. 反转恢复；CSF. 脑脊液

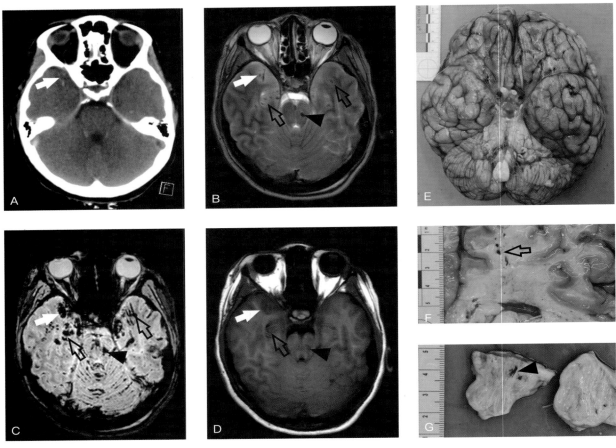

▲ 图 19-10　PMMR 联合 PMCT 在检测病变中的作用

A. 事故发生后的 PMCT，在右颞叶（白箭）显示点状高密度病变；B.PMMR T_2W 已显示出比 PMCT 更详细的病变，注意右侧颞叶轻度水肿伴有多处剪切损伤（白箭），对侧也可见（黑箭）。PMMR 还可显示脑桥剪切所致出血（箭头）；C.PMMR SWI（SWI）清楚地显示剪切损伤和脑桥出血的程度（箭）；D. 对应于 T_2W 图像（B）的 T_1 加权 PMMR；E. 从下面看的大脑尸检标本；F. 根据 PMMR 图像显示剪切损伤（黑箭）的大脑详细照片；G. 具有实质出血（箭头）的脑桥断面与 PMMR 图像相关性很好

发现（例如，窒息痕迹或瘀伤的程度）和 PMCT 上的特定骨折位置后，PMMR 成像将发现更多的原位细节信息、骨折附近肌肉组织和软组织的出血[65]。Yen 等[141] 通过 PMCT、PMMR 和尸检研究了 9 例缢死病例，并得出结论：除了 1 例声带出血仅在尸检时发现，PMCT 和 PMMR 协同显示的窒息征象与法医尸检一致。PMMR 还可以检测创伤性淋巴结出血，结论具有统计学意义，差异显著[141]。

在 PMMR 上，检测勒死相关病变的法医学关键内容显然是在窒息标记部位和伴随的皮下脱水或软组织改变。此外，研究者希望寻找皮下、肌肉内、颈阔肌和淋巴结出血。可能发生唾液腺的充血甚至出血，也可能发生（尤其是深部）脉管系统的病变。在 PMCT 上可以更好地观察到喉部骨折。建议采用包含颈部 PMMR 序列的头部扫描，因为有些发现彼此相关联。因此，颈部扫描方案最多也应包括头部的 PMMR 标准扫描方案。

颈部 PMMR 法医调查可以应用于对颈部锐器伤或钝器伤的情况，如交通事故、凶杀或自杀[58]。在 PMCT 上对颈部血管横断的描述几乎不可行，并且血管造影检查经常导致对比剂的大量外渗，从而影响最初血管病变精确位置的检测。建议先进行颈部的平扫 PMMR。软组织出血甚至可以与外部损伤相匹配，并有助于重

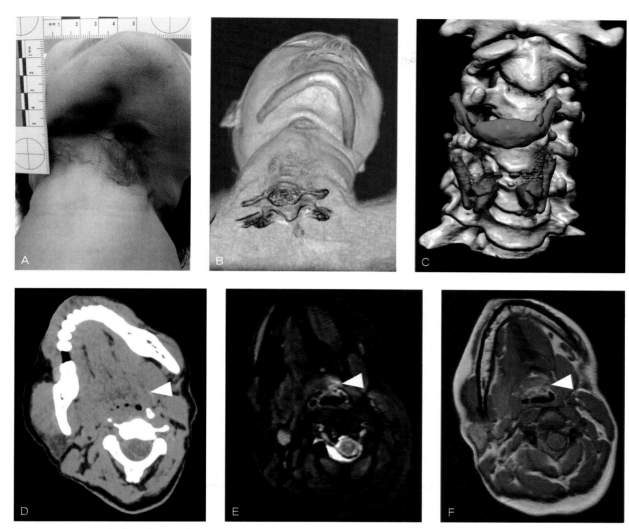

▲ 图 19-11　颈部的影像学解读

A. 死者颈部的照片显示勒痕；B.PMCT 三维重建，显示喉结构附近的绞窄压痕；C.PMCT 三维重建喉部骨性结构（蓝）；
D. 颈部的 PMCT，对应于图 E 和图 F；E.PMMR T_2 加权（脂肪饱和）；F.PMMR T_1 加权。由于不完全型缢死导致窒息，喉部肌肉组织中 T_2 加权高信号、T_1 加权低信号水肿或出血（箭头），在 PMCT 上检测不到。喉部骨骼未见骨折。尸检证实了放射学的发现

建后续事件。颈部 PMMR 的另一个应用是显示喉部阻塞物体。在成人特别是老年人中，bolus death，或称 café coronary syndrome，指的是食糜进入气道，导致气道完全阻塞，症状与冠脉综合征相似[142,143]。bolus death 可完全阻塞喉入口或气道从而导致窒息，主要是在老年人或非常年轻的成人的案例中，或者由于反流所致。吞咽的其他异物必须与食糜或原发病理学改变（如肿瘤）区分开。PMCT 在非侵入性快速原位检出异物（尤其是高密度物质）中具有很高的诊断价值，但 PMMR 可以更好地区分咽部软组织结构和等密度或低密度异物[144]。PMCT 和 PMMR 联合具有更高的诊断价值[144]。

咽部（以及鼻窦和乳突）中的液体积聚或泡沫是成像中的常见现象。病因可能有所不同，但这一发现常见于死前经历过重症监护、溺水和肺水肿的人，其大部分呼吸道中存在液体。PMMR 有助于鉴别积聚的液体成分。出血性液体将呈现 T_2W 低信号成分，它沉积于液体聚积的后部位置依赖性区域中，有助于确定潜在的病因。这种病例需要与其他沉积的材料相鉴别，例如在溺水病例中的沙子可有相似表现。因此，

对病例情况的了解对于放射学发现的正确解读始终是至关重要的。表 19-2 总结了颈部方案以供参考。

（3）全身：根据所使用的扫描仪，有几种可获得全身 PMMR 的方法。一些公司提供全身表面线圈［如总成像矩阵（total imaging matrix，TIM）］或允许升级到全身成像套件，但缺点是可能失去其他功能如波谱学等应用。TIM 采用表面线圈设计，结合了无缝集成线圈元件[133]。这种类型的系统允许在单次检查中进行快速的全身扫描，对于死后病例非常有利。

如果 PMMR 扫描仪不提供这样的套件，则必须将检查分成数个节段，这些节段必须单独获取并稍后融合为全身图像。有 3 个轴向节段覆盖胸部和腹部，8 个冠状位节段覆盖全身（表 19-3）。建议使用体线圈（固定线圈）。根据情况，可以在全身方案中增加额外的扫描，

如头部、脊柱或四肢。在冠状图像之后应该获取轴序列，因为这些图像已经允许快速概览以筛选病理发现（法医哨兵标志），这允许研究者制订随后的轴位扫描节段（例如，在头部创伤中，研究可能更喜欢头部扫描而不是躯干的轴向扫描）。在常规检查中，研究者通常只有有限的扫描时间，因此必须根据不同病例的病理情况调整方案。

尽管对各种病因（凶杀、自然死因或自杀）的病理学进行了全面概述，但死后全身成像的主要应用是钝器伤，通常是凶杀或交通事故，特别是在被汽车碾过后具有印痕样损伤的儿童。软组织出血与额外的表面扫描相结合，可能有助于重建事件，并可大大促进死后检查的进程（图 19-12）[24,71,145-147]。冠状位全身扫描后再进行胸部和（或）腹部的轴位扫描，可以比单独 PMCT 提供更多的细节（图 19-13）。PMMR 可以更好地评

表 19-2　参考标准方案的全面总结

颈部：PMMR 扫描方案			
序列	层厚	平面	诊断
T$_2$W	3mm	轴位	法医哨兵征 水肿 出血
T$_2$W_STIR（脂肪饱和）	3mm	轴位	法医哨兵征 水肿 出血
T$_2$W	3mm	冠状位	病变的确认或检测
T$_2$W_STIR（脂肪饱和）	3mm	冠状位	法医哨兵征 病变的确认或检测
T$_1$W	3mm	轴位	形态学 出血
T$_1$W_SPIR（脂肪饱和）	3mm	轴位	形态学 出血
T$_1$W	3mm	冠状位	病变的确认或检测
T$_1$W_FFE（脂肪饱和）	3mm	轴位	出血 磁敏感性

STIR. 短时反转恢复；SPIR/SPAIR. 频率衰减反转恢复；FFE. 快速场回波；syn.FLASH. 快速小角度激发；T$_1$W. T$_1$ 加权；T$_2$W. T$_2$ 加权。

表 19-3　参考标准方案的全面总结

全身：PMMR 扫描方案			
序　列	层　厚	平面	诊　断
T₂W	5mm（婴儿 3mm）（新生儿 2mm）	轴位	胸腹部，分三个节段轴位扫描
T₂W_STIR（脂肪饱和）	5mm（婴儿 3mm）（新生儿—）	轴位	法医哨兵征 胸腹部，分三个节段轴位扫描
T₂W	5mm（婴儿 3mm）（新生儿 2mm）	冠状位	八个节段扫描全身
T₂W_STIR（脂肪饱和）	5mm（婴儿 3mm）（新生儿—）	冠状位	法医哨兵征 八个节段扫描全身
T₁W（新生儿：T₁W_IR）	5mm（婴儿 3mm）（新生儿 2mm）	轴位	形态学 出血
T₁W（新生儿：T₁W_IR）	5mm（婴儿 3mm）（新生儿 2mm）	冠状位	八个节段扫描全身
T₂W	新生儿 2mm	矢状位	辅助解读
T₂W_FFE（脂肪饱和）	3mm	轴位	

单节段扫描需在 STIR（短时反转恢复）序列后进行

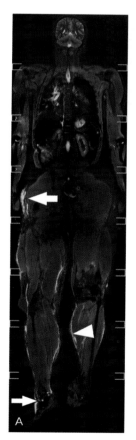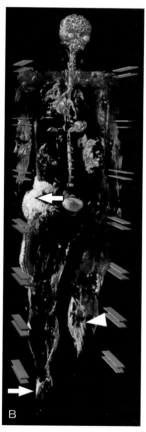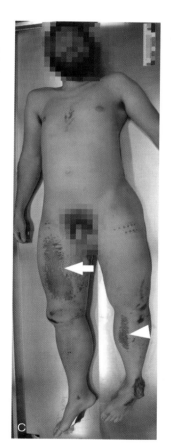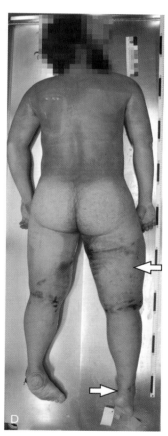

▲ 图 19-12　交通事故死者的 PMMR

A. 冠状全身 PMMR，STIR 序列；B. 冠状 PMMR 的容积再现；C. 死者前外部检查；D. 对死者进行后外部检查。在这个自行车与卡车碰撞的病例下，所有箭头标记软组织内的高信号流体积聚。右侧可见直接撞击，伴有大量出血和皮肤擦伤。注意左脚踝开放性粉碎性骨折。冠状全身 PMMR 允许快速概览，检测法医哨兵征，这个病例是由于直接冲击导致多个软组织血肿

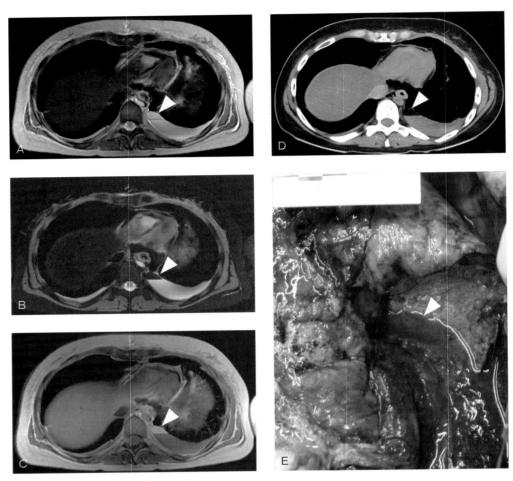

▲ 图 19-13 PMCT 联合 PMMR

A. 横膈水平的 T_2 加权成像；B.T_2 加权序列（脂肪饱和），同层面；C.T_1 加权序列，同层面；D.PMCT，根据 PMMR 成像取轴位成像；E. 尸检照片，足前位观察胸腔和腹腔，膈肌被破坏。注意左侧胸腔内的液 - 液平面（白箭头）。胸腔积液中的上层代表液化脂肪（最好在 PMCT 和 STIR 中观察到，脂肪抑制序列，以及 T_1 加权图像）。这种病例是由甲酸引起的自杀，伴有膈肌、远端食管、胃的广泛坏死和明显溶解，以及部分胸壁、左肺和胃周器官的消化。这些发现都可以通过放射成像检测到，但需与 PMMR 联合检测、单纯靠 PMCT 无法完全检测

估器官裂伤和组织特性，并且可以进行更精确的诊断，对于一些无法进行尸检或广为人知的病例显得尤其有价值（图 19-14 至图 19-16）。这个方案也适用于骨结构和骨挫伤的评估，可用于解读一些濒死或死前间隔较长的案例[70,129]。

新生儿的方案必须使用较薄的切片（2mm）。此外，T_2 加权 STIR 序列（冠状位和轴位）被 T_2 加权序列取代，T_1 加权 IR（反转恢复）序列被 T_1 加权序列取代，因为这些序列给出了更好的对比度。此外，新生儿的标准方案中矢状位 T_2 加权全身序列更可取（表 19-3）。

（4）心脏：死亡的自然原因是法医调查的一部分，必须与非自然死亡原因区分开来。平扫 PMCT 通常不足以诊断心源性猝死等自然原因。PMMR 提供了一种更灵敏的确定心血管疾病（如心肌梗死）的检测方法，因此在尸检成像中起着关键作用（图 19-17）。如果在 PMMR 上观察到心肌梗死，可以采取额外的图像或机器人引导下活检并通过组织学证明死亡原因，如果法医的问题得到了充分的回答则可以避免尸检。

从法医学角度来看，心源性猝死（心肌）很难诊断，因为在死亡发生前的最初 12h 内通

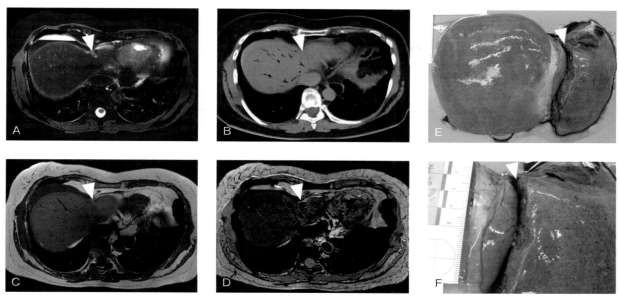

▲ 图 19-14　PMMR 在评估器官裂伤和组织特征中的应用

A. 肝膈水平 T_2 加权脂肪抑制 STIR 序列；B. 同层面 PMCT；C. 同层面 T_1 加权成像；D. 同层面肝脏的 SWI（venBOLD）；E. 肝脏尸检前面观。左叶巨大裂伤，请注意包膜下血肿；F. 左叶裂伤的详细照片。PMCT（B）显示肝周高密度液体和肝实质内气体。然而，在 PMCT 上并未清楚地看到肝裂伤（箭头）。相比之下，PMMR 清楚地描绘了左叶裂伤（箭）。此外，在 PMMR 上容易评估肝周血的沉降，以及肝左叶膈面（左侧箭头）的轻微包膜下血肿。注意图 D 中肝脏的斑片状外观与持续的肝损伤一致

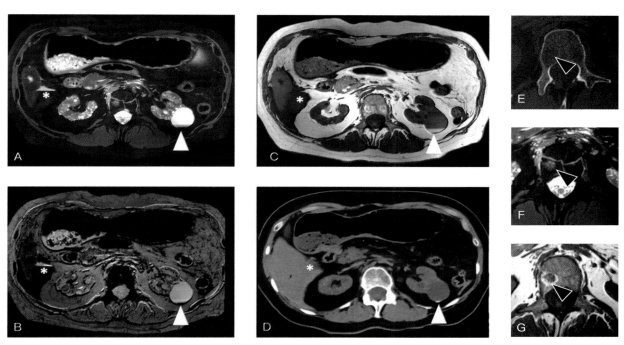

▲ 图 19-15　PMMR 和 PMCT 在自然死亡病例中的互补

A. T_2 加权 STIR 序列；B. T_1 加权序列；C. venBOLD 序列；D. PMCT。软仁，腹窗；E. 脊柱轴位重建 PMCT。高分辨重建函数核，骨窗；F. 图 A 的详细视图；G. 图 B 的详细视图。该病例在复苏尝试期间由于肝损伤而出现肝周积液。这些发现在 PMCT（D）上几乎无法评估，但在 PMMR（＊）上清楚地描述。两个肾脏均显示多个囊性病变，根据蛋白质／血性沉积物不同，部分囊肿内可有沉积物（在 PMCT 上很难评估）。在 PMCT 上，微小的钙化是明显的（白箭头），而在 PMMR 上只能进行推测（A 和 C）。PMCT 描绘了椎骨内盐胡椒粉的外观。PMMR 明显显示椎体血管瘤（黑箭头）。这种自然死亡案例再次表明了 PMCT 和 PMMR 两种方式的互补性质

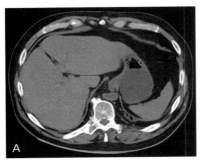
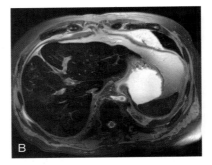
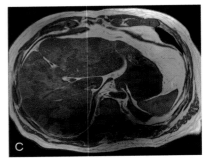

▲ 图 19-16　PMMR 对肝实质对评估

A.PMCT；B.T$_2$ 加权成像；C.T$_1$ 加权成像。所有图像都显示肝脏的同一层面。PMCT 难以精确评估肝实质。PMMR 揭示了肝实质灌注的异质性，这已在生前临床数据中描述过

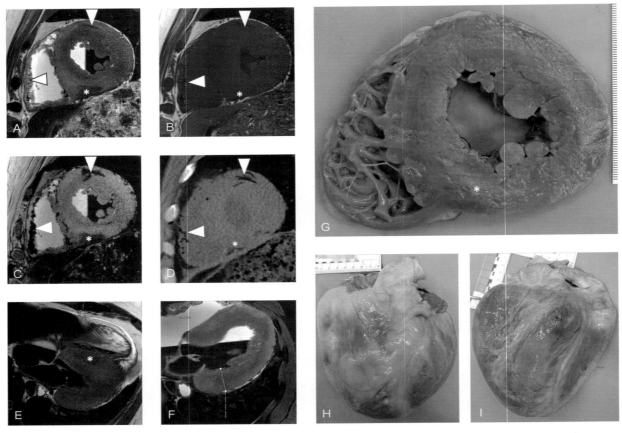

▲ 图 19-17　PMMR 在心血管疾病中的应用

A.T$_2$ 加权 PMMR，短轴；B.T$_2$* 序列 PMMR，短轴；C.T$_1$ 加权 PMMR，短轴；D.PMCT，根据图 A ～图 C 成角；E.T$_2$ 加权 PMMR，四腔心；F. 轴位 T$_2$ 加权 PMMR；G. 尸检心脏标本，根据 PMMR 上的短轴视图进行检查；H. 整个心脏的前视图；I. 整个心脏的后视图。靠近后壁的 T$_2$W 低信号改变（*，A ～ E 和 G）很好地对应于尸检标本的苍白或黏土色区域，代表新鲜的心肌梗死。注意右心腔内的气体积聚（位置依赖于前方）和左心肌组织（白色箭头）内的气体积聚，如果与 PMCT 无关，可能容易被误认为是出血（特别是在血液序列上，B）是可行的。心肌肥厚（直径 2.7cm，F），其心脏重量相对增加，为 127%（根据 Zeek），重量为 770g（H、I）

常看不到大体证据[78,148]。相比之下，死亡 4h 后可用显微镜检测缺血诱导的改变，这意味着心脏猝死的病例在最初的 4h 内缺乏精确的宏观检测和显微镜检测[78,148]。

Ruder 等[80] 的 PMMR 研究发现心脏 PMMR 可在血管闭塞发生后 3h 内检测到缺血 / 再灌注损伤的水肿。Jackowski 等[76] 最近表示，PMMR（3T）能够检测到在大体评估中看不到的超急性梗死（数分钟至 1h）。在这项研究中，慢性、亚急性和急性梗死的 PMMR 表现与尸检结果具有良好的相关性[76]。

尽管如此，该主题尚未得到充分研究，心脏 PMMR 的放射学解读通常很复杂。然而，据报道，心脏 PMMR 可以通过左心室的圆周面积测量来进行心脏重量测量，具有较高的评估者内及评估者间可靠性[149]。

如果在 T_2 加权图像上有明显的水肿高信号，则病因可能是缺血性病变。如果在 T_2 加权图像上存在心肌内斑块样、局灶性或数个信号丢失区域，早期心肌梗死甚至心肌炎可能是病因[73,75,81,127,131,150]。在 SWIs 中，研究者可以通过局灶性或管状的表现，鉴别点状或小的心肌出血和血管充血（图 19-18）。突然的小信号丢失更可能代表出血，而血管充血在整个心肌中更为普遍。应在 PMCT 上验证气体包裹物（例如，在分解中出现）（图 19-17）。影响因素包括死后间隔、心血管病理学和持续时间、侧支血管供应，尽管尸体温度升高，但再灌注、自溶或分解可能通过心脏 PMMR 发挥诊断作用。在表 19-4 中列出了心脏 PMMR 的标准方案以供参考，其包括在小视野内的解剖学对准的平面（例如，用躯干线圈获得）。建议增加胸部轴位 T_1 和 T_2 加权图像，以获得完整的诊断概览，详见胸部方案。

（5）胸部：胸部成像与心脏 PMMR 相结合可作为三重排除方案（同时排除心肌梗死、

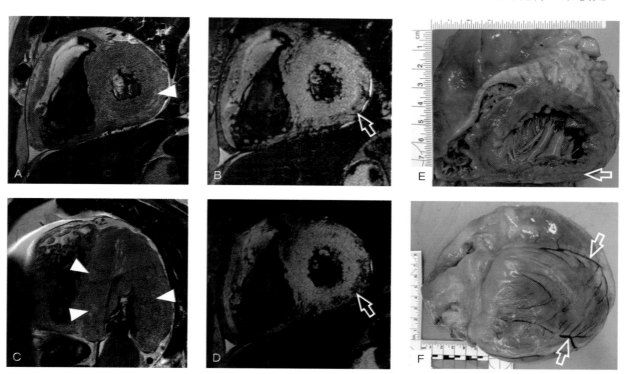

▲ 图 19-18 SWI 的应用

A. 短轴位 T_2 加权成像；B. 短轴位 SWI；C. 四腔心 T_2 加权成像；D. 血液序列的心脏 MIP（最大强度投影），短轴位；E. 对应于 PMMR 的短轴位尸检样本照片；F. 整个心脏的前面观照片。白箭头所指为心肌内斑片状的高信号，与心肌炎时的水肿一致。血管充血伴随炎症过程而存在，并且在图 B 和图 D 中观察得最好，由于充血的脉管系统（白箭头）导致信号减少。在这例组织学证实的心肌炎（白箭头）中尸检照片（E、F）也显示血管充血

肺血栓栓塞和血管疾病）。心脏 PMMR 可能有助于诊断心肌病变甚至冠状动脉闭塞，而胸部 PMMR 可能有助于诊断肺血栓栓塞（图 19-19）。肺动脉内病理诊断的问题是死后凝血的存在。沉降通常表现为均匀的 T$_2$ 加权低信号（图 19-4）。在沉积物内或甚至突入到心腔或下腔静脉中，可存在异质或均质的物质。死后凝块的信号强度很大程度上受到血块类型（果酱样或鸡脂样凝块）的影响。类似地，肺血栓栓塞的表现根据致命栓塞的血凝块的时间（超急性、急性、亚急性或慢性）而不同。因此，在真实的肺血栓栓塞和死后血块的准确鉴别中，存在高度的诊断不可靠性。Jackowski 等进行了含有 8 个尸体的小样本量研究，结果并没有发现胸部 PMMR 的假阳性结果[74]。作者将肺血栓栓塞描述为在 T$_2$ 加权图像上的均匀中等信号，并可鉴别死后凝块[74]。此外，本研究还调查了 3 例患者血栓形成的下肢深静脉，通过全身 PMCT 或下肢的专门扫描都是可行的[74]。

另一种方法包括用含 PMCTA 的增强 PMCT，应用静脉对比剂混合物在显示动脉系统之前先显示肺动脉干。然而，仍应进行活检标本以验证明确诊断，因为 PMCTA 与 PMCT 结合尚不能基于密度进行准确鉴别。表 19-5 总结了胸部方案以供参考，如果与心脏 PMMR 结合可用于三重排除。

表 19-4　参考标准方案的全面总结

心脏：PMMR 扫描方案			
序　列	层　厚	平　面	诊　断
T$_2$W	3mm	四腔心	冠状动脉 心肌
T$_2$W	3mm	短轴位	法医哨兵征 与四腔心垂直
T$_2$W_SPIR（脂肪饱和）	3mm	短轴位	法医哨兵征 与四腔心垂直
PD	3mm	短轴位	与四腔心垂直
T$_1$W	3mm	短轴位	冠状动脉 形态
T$_2$W_FFE（T$_2$* 加权）	3mm	短轴位	出血 血管充血

STIR. 短时反转恢复；PD. 质子密度；FFE. 快速场回波；T$_1$W. T$_1$ 加权；T$_2$W. T$_2$ 加权

表 19-5　参考标准方案的全面总结

胸部：PMMR 扫描方案			
序　列	层　厚	平　面	诊　断
T$_2$W_SPAIR（脂肪饱和）	3mm	轴位	形态 可疑肺栓塞信号
T$_1$W	3mm	轴位	沉降 可疑肺栓塞信号
T$_2$W（脂肪饱和）	1.5mm	沿肺动脉	高分辨扫描 肺动脉主干和左右肺动脉

SPAIR/SPIR. 频率衰减反转恢复；PE. 肺血栓栓塞；T$_1$W. T$_1$ 加权；T$_2$W. T$_2$ 加权

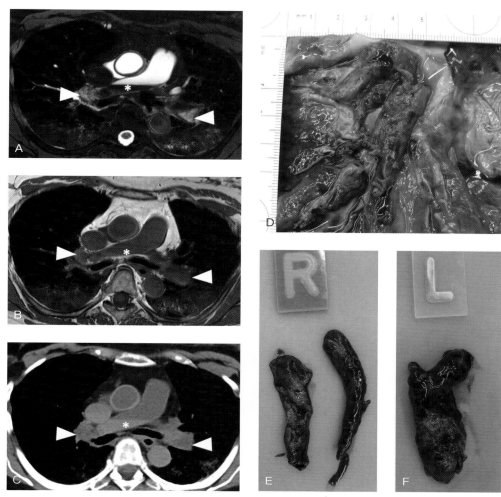

▲ 图 19-19　胸部 PMMR

A. 胸部 T_2 加权成像，轴位；B. 胸部 T_1 加权成像，轴位；C. 与图 A 和图 B 同层面的 PMCT；D. 尸检照片，描绘肺部凝血；E. 右肺动脉中肺血栓栓塞的标本照片；F. 左肺动脉中肺血栓栓塞的标本照片由于微粒子的沉降，所有死后图像（A ~ C）表现出明显的沉降（＊）。注意在 T_2 加权成像的两侧肺动脉分支内的异质高信号材料（箭头）的信号改变。据此，这些物质在 PMCT 上表现为不均匀低密度。该研究结果与尸检（D ~ F）和组织学证实的致命性肺栓塞伴心脏骤停相关。注意急慢性外观与生前凝血相比具有不同的浓度和颜色

10. PMMR- 血管造影　在几个法医研究所内 [82-88,91,92,95,151-154]，通过尸检断层成像（即 PMCT 和 PMMR）进行了血管造影可视化。该方法通常通过 PMCT 血管造影术（PMCTA）进行，或者以微创方式通过较大动脉和静脉（如股动脉）的插管或通过选择性插入导管（例如通过主动脉弓进入心脏），各研究所之间的方法不同 [83,84,87,92,95,155,156]。每个血管造影程序，无论是 PMCTA 还是 PMMRA，都必须附有特定的平扫数据集，以便进行准确的放射学解读。PMMRA 仍然是一个被忽视的法医成像领域，主要是由于时间和经济问题。

因此，关于 PMMRA 的应用尚缺乏文献报道。Ruder 等于 2012 年发表了一项研究，通过 4 个尸体进行了 PMMRA 与 PMCTA 的对比性研究 [94]。血管内对比剂为聚乙二醇和碘对比剂的混合物，两者均在 PMCTA 期间给药 [84,92,95]。聚乙二醇在 T_1 加权图像上为高信号，并且 PMMRA 不使用钆（同临床实践不同）[94]。该研究表明，PMMRA 对于大多数血管的评估与 PMCTA 相

当：头部和胸部区域取得了最佳效果[94]。在进行 PMMRA 时，作者建议尽可能减少铁磁性或顺磁性材料的使用，特别是在使用夹具时。夹具和插管可能会产生伪影，从而影响 PMMRA 的图像质量。此外，如果在 PMMRA 期间或之前没有使用滚子泵，建议尽量减少 PMCTA 扫描与随后的 PMMR 之间的时间间隔，以避免随着时间推移在重力作用下发生血管内液体沉降、腔内丢失和被动扩散。损失和被动扩散随着时间的推移逐渐明显，在大多数情况下，PMCTA 可能就足够了，但如果尸检被拒绝且成像是唯一的调查方法，PMMRA 可能为 PMCTA 提供有价值的信息。

（1）存活受害者的法医 MR：MR 的法医申请包括两个主要的主题，有资格作为大多数国家的法庭证据进行提交：勒伤受害者的 MR 和非意外损伤的 MR。

①勒伤受害者的 MR：勒伤包括悬挂、结扎和手动勒颈。特别是手动勒颈在家庭暴力中发挥着重要作用，其次是用各种工具结扎，少数情况下悬挂。在外部检查中，通常很少或根本没有指向暴力侵害颈部的迹象，并且仅根据这些外部发现，法医难以确定危及生命或不危及生命的扼杀（图 19-20）。在病理生理学上，窒息致死的原因包括静脉甚至动脉阻塞、颈动脉受压过程中的动脉痉挛、颈动脉窦压力导致

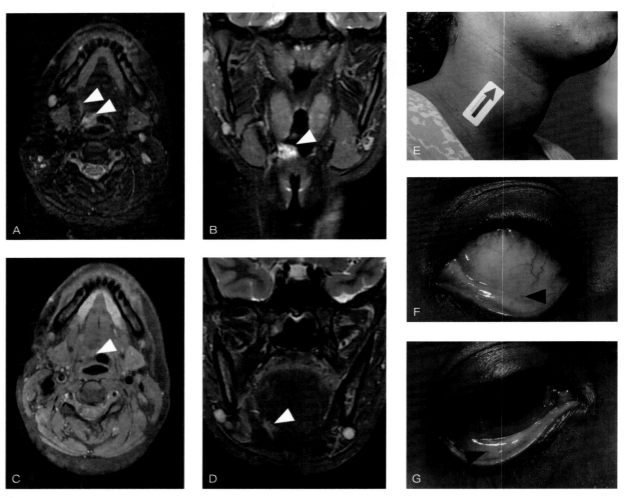

▲ 图 19-20　勒伤受害者的 MR
受害者的肤色较深，提示皮肤上瘀伤（标记）或轻微血肿。外部检查显示微小的瘀点（黑箭头）。颈部的临床 MR 扫描显示右侧舌咽会厌襞内和舌外部肌肉组织的高信号（对应水肿 / 出血）（A，轴向 T_2 加权，脂肪抑制序列）、（D，冠状 STIR 序列）以及（B，T_1 加权序列）。这种攻击被认为是对生命的威胁，在勒颈案件中成像基于外部检查和临床 MR

的迷走神经紊乱，甚至气道受压。法医病理学家依赖于客观迹象，如点状出血、勒痕、血肿（及其着色）、红斑、擦伤和头颈区肿胀（图 19-20）。此外，法医调查包括主观症状，如意识丧失、大小便失禁、吞咽困难、疼痛、喉咙痛或声音嘶哑，或持续的呼吸困难、幻觉。通常，当存在充血性眼部点状出血或可靠的主观、客观勒伤征象时，可以判定为危及生命的伤害[141,157-159]。对个人生命的危害程度的认定至关重要，因为在许多国家对犯罪者的处罚程度取决于该事件是否危及生命。活体的颈部 MR 允许进行损伤的客观评价和随后对生命危险的评估，不仅基于患者的病史和客观的外部发现，还基于受影响区域的形态学发现（图 19-20）。

建议在事故发生后尽快进行颈部 MR 检查，因为活体受害者的血肿可能会在短时间内消失。因此，间隔时间最好在 72h 内，以便进行适当的 MR 成像来检测与事件相关的病变。

Christe 等调查了危及生命或非危及生命被勒死的受害者，发现危及生命的病例存在明显的 MR 表现，包括浅表软组织中（皮下出血 / 水肿 80％，皮内出血 / 水肿 53％）、深部软组织（肌肉内出血 / 水肿和颈阔肌肿胀，均为 53％），以及淋巴结的出血和水肿占 40％[157]。作者使用评分系统将颈部分成三个不同的危险区域：浅表区域 A 包括皮肤和皮下脂肪组织；中间区 B 包括肌肉、血管、唾液腺和淋巴结；深区 C 包括喉和周围组织[157]。根据这项研究的结果，最危险区域是 B 区。B 区的阳性预测值（意味着危及生命事件的风险）为 50％，深区 C 为 44％，A 区只有 20％[157]。目前，MR 作为瑞士幸存勒伤受害者提供法医调查的常规程序，结果得到法院的承认。

②非意外损伤的 MR：对疑似受虐儿童的临床检查包括外部发现（皮肤损伤如擦伤和血肿），通常还需要全身骨骼的 X 线检查，紧急情况下超声（如果可行）或头部 CT，通常随后还需进行头部 MR、有时会作为发现颅内病变的一线检查方法。某些国家可以进行骨显像，因其在解剖学上复杂的位置（如骨盆和足）具有更高的诊断率。然而，已发现这种方法对干骺端病变的敏感性较低[160]。

对涉嫌虐待儿童的法医调查包括整个外部调查结果的记录以及治疗医师、放射科医师和权威部门之间的多学科方法。然而，非意外伤害的复杂话题超出了本章的范围[15,139,140,160-164]。

二、结论

PMCT 和 PMMR（以及 PMCTA 和 PMMRA）是相互补充的检查方法。因此，完整的成像检查应包括两种方式，以提供法医案件的完整概述，并与传统尸检真正相媲美。筛选法医哨兵征至关重要。组织学和毒理学是辅助检查，可以在图像引导下或虚拟解剖、尸体解剖中进行。然而，虚拟解剖的缺点是对颅内活检的路径规划作用有限。最近关于机器人引导的研究已经开始，未来几十年肯定会出现目前无法想象的死后检查方法[145-147,165-167]。此外，目前有一个明显的趋势，即增加法医指示的临床检查作为法庭证据，不仅仅对于勒死或虐待儿童案件。法医放射学显然是一个前瞻性和有远见的亚专业，将成为未来法医调查的一个组成部分，对于法医学具有未知的潜能，甚至可以避免尸检。

参考文献

[1] Cox J, Kirkpatrick RC. The new photography [microform]: With report of a case in which a bullet was photographed in the leg. Montreal Med. J.; 1896. http://archive. org/details/cihm_01784.

[2] Thali MJ, Brogdon BG, Viner MD. Brogdon's Forensic Radiology, 2nd ed. Boca Raton, FL: CRC Press; 2010.

[3] Evans KT, Knight B. Forensic radiology. Br. J. Hosp. Med. 1986;36(1):14–20.

[4] Eckert WG, Garland N. The history of the forensic applications in radiology. Am. J. Forensic Med. Pathol. 1984;5(1):53–6.

［5］ Withers S. The story of the first roentgen evidence. Radiology. 1931;17(1):99–103.

［6］ Sognnaes RF. Dental evidence in the postmortem identification of Adolf Hitler, Eva Braun, and Martin Bormann. Leg. Med. Annu. 1977;1976:173–235.

［7］ Sognnaes RF, Ström F. The odontological identification of Adolf Hitler. Definitive documentation by x-rays, interrogations and autopsy findings. Acta Odontol. Scand. 1973;31(1):43–69.

［8］ Brogdon BG. The scope of forensic radiology. Clin. Lab. Med. 1998;18(2):203–240.

［9］ Deadman WJ. The identification of human remains. Can. Med. Assoc. J. 1964;91(15):808.

［10］ Jablonski NG, Shum BS. Identification of unknown human remains by comparison of antemortem and postmortem radiographs. Forensic Sci. Int. 1989;42(3):221–30.

［11］ Ruddiman RA, Kerr NW, Gillanders LA. Forensic odontology. Identification by comparison. Br. Dent. J. 1969;127(11):505–7.

［12］ Mann GT, Fatteh AB. The role of radiology in the identification of human remains: Report of a case. J. Forensic Sci. Soc. 1968;8(2):67–8.

［13］ Messmer JM, Fierro MF. Radiologic forensic investigation of fatal gunshot wounds. RadioGraphics. 1986;6(3):457–73.

［14］ Singleton AC. The roentgenological identification of victims of the "Noronic" disaster. AJR Am. J. Roentgenol. Radium Ther. 1951;66(3):375–84.

［15］ Norman MG, Smialek JE, Newman DE, Horembala EJ. The postmortem examination on the abused child. Pathological, radiographic, and legal aspects. Perspect. Pediatr. Pathol. 1984;8(4):313–43.

［16］ Lattimer JK. Observations based on a review of the autopsy photographs, x-rays, and related materials of the late President John F. Kennedy. Med. Times. 1972;100(6):33–64.

［17］ www.jfklancer.com. 1968 Panel Review of Photographs, X-Ray Films, Documents and Other Evidence Pertaining to the Fatal Wounding of President John F. Kennedy on November 22, 1963, in Dallas, TX. 2014.

［18］ Rohrich RJ, Nagarkar P, Stokes M, Weinstein A. The Assassination of John F. Kennedy: Revisiting the medical data. Plast. Reconstr. Surg. 2013;132(5):1340–50.

［19］ Jones RC. The President's been shot and they are bringing him to the emergency room. J. Am. Coll. Surg. 2014;218(4):856–68.

［20］ Wüllenweber R, Schneider V, Grumme T. A computer-tomographical examination of cranial bullet wounds (author's transl). Z. Für Rechtsmed. J. Leg. Med. 1977;80(3):227–46.

［21］ Donchin Y, Rivkind AI, Bar-Ziv J, Hiss J, Almog J, Drescher M. Utility of postmortem computed tomography in trauma victims. J. Trauma. 1994;37(4):552–5; discussion 555–6.

［22］ Ros PR, Li KC, Vo P, Baer H, Staab EV. Preautopsy magnetic resonance imaging: Initial experience. Magn. Reson. Imaging. 1990;8(3):303–8.

［23］ Bisset R. Magnetic resonance imaging may be alternative to necropsy. BMJ. 1998;317(7170):1450.

［24］ Thali MJ, Braun M, Buck U, Aghayev E, Jackowski C, Vock P et al. VIRTOPSY—Scientific documentation, reconstruction and animation in forensic: Individual and real 3D data based geo-metric approach including optical body/object surface and radiological CT/MRI scanning. J. Forensic Sci. 2005;50(2):428–42.

［25］ Thali MJ, Jackowski C, Oesterhelweg L, Ross SG, Dirnhofer R. VIRTOPSY—The Swiss virtual autopsy approach. Leg. Med. Tokyo Jpn. 2007;9(2):100–4.

［26］ Thali MJ, Schweitzer W, Yen K, Vock P, Ozdoba C, Spielvogel E et al. New horizons in forensic radiology: The 60-second digital autopsy—full-body examination of a gunshot victim by multislice computed tomography. Am. J. Forensic Med. Pathol. 2003;24(1):22–7.

［27］ Thali MJ, Yen K, Schweitzer W, Vock P, Boesch C, Ozdoba C et al. Virtopsy, a new imaging horizon in forensic pathology: Virtual autopsy by postmortem multislice computed tomography (MSCT) and magnetic resonance imaging (MRI)—A feasibility study. J. Forensic Sci. 2003;48(2):386–403.

［28］ Thali MJ, Dirnhofer R, Vock P. The Virtopsy Approach. Boca Raton, FL: CRC Press; 2009. http://www.crcpress. com/product/isbn/9780849381782.

［29］ Patriquin L, Kassarjian A, O'Brien M, Andry C, Eustace S. Postmortem whole-body magnetic resonance imaging as an adjunct to autopsy: Preliminary clinical experience. J. Magn. Reson. Imaging. 2001;13(2):277–87.

［30］ Baglivo M, Winklhofer S, Hatch GM, Ampanozi G, Thali MJ, Ruder TD. The rise of forensic and postmortem radiology—Analysis of the literature between the year 2000 and 2011. J. Forensic Radiol. Imaging. 2013;1(1):3–9.

［31］ Pollanen MS, Woodford N. Virtual autopsy: Time for a clinical trial. Forensic Sci. Med. Pathol. 2013;9(3):427–8.

［32］ Wichmann D, Obbelode F, Vogel H, Hoepker WW, Nierhaus A, Braune S et al. Virtual autopsy as an alternative to traditional medical autopsy in the intensive care unit: A prospective cohort study. Ann. Intern. Med. 2012;156(2):123–30.

［33］ Westphal SE, Apitzsch J, Penzkofer T, Mahnken AH, Knüchel R. Virtual CT autopsy in clinical pathology: Feasibility in clinical autopsies. Virchows Arch. Int. J. Pathol. 2012;461(2):211–9.

［34］ Scandurra I, Forsell C, Ynnerman A, Ljung P, Lundström C, Persson A. Advancing the state-of-the-art for virtual autopsies–Initial forensic workflow study. Stud. Health Technol. Inform. 2010;160(Pt 1):639–43.

［35］ Blaauwgeers JLGH, van Rijn RR. Virtual autopsy— Why not?. Ned. Tijdschr. Geneeskd. 2012;156(19):A4786.

［36］ Levy AD, Harcke HT, Mallak CT. Postmortem Imaging: MDCT features of postmortem change and decomposition. Am. J. Forensic Med. Pathol. 2010;31(1):12–7.

［37］ Daly B, Abboud S, Ali Z, Sliker C, Fowler D. Comparison of whole-body post mortem 3D CT and autopsy evaluation in accidental blunt force traumatic death using the abbreviated injury scale classification. Forensic Sci. Int. 2013;225(1–3):20–6.

[38] Takahashi N, Higuchi T, Shiotani M, Hirose Y, Shibuya H, Yamanouchi H et al. The effectiveness of postmortem multidetector computed tomography in the detection of fatal findings related to cause of non-traumatic death in the emergency department. Eur. Radiol. 2012;22(1):152–60.

[39] Watts G. Imaging the dead. BMJ. November 22, 2010;341(2): c6600.

[40] Roberts ISD, Benamore RE, Benbow EW, Lee SH, Harris JN, Jackson A et al. Post-mortem imaging as an alternative to autopsy in the diagnosis of adult deaths: A validation study. Lancet. 2012;379(9811):136–42.

[41] Leth PM. Computerized tomography used as a routine procedure at postmortem investigations. Am. J. Forensic Med. Pathol. 2009;30(3):219–22.

[42] Capuani C, Guilbeau-Frugier C, Dedouit F, Rougé D, Delisle M-B, Telmon N. Forensic scientist's implication regarding medical autopsies: Experience in a French university hospital (CHU Toulouse). Ann. Pathol. 2013;33(2):87–92.

[43] Woźniak K, Moskała A, Urbanik A, Kłys M. Usefulness of preliminary evaluation of postmortem CT as an extension of diagnostic capabilities of conventional forensic autopsy. Arch. Med. Sa dowej Kryminol. 2010;60(1):27–37.

[44] Bedford PJ, Oesterhelweg L. Different conditions and strategies to utilize forensic radiology in the cities of Melbourne, Australia and Berlin, Germany. Forensic Sci. Med. Pathol. 2013;9(3):321–6.

[45] Rutty GN, Morgan B, O'Donnell C, Leth PM, Thali M. Forensic institutes across the world place CT or MRI scanners or both into their mortuaries. J. Trauma. 2008;65(2):493–4.

[46] Burton EC, Mossa-Basha M. To image or to autopsy? Ann. Intern. Med. 2012;156(2):158–9.

[47] Thomsen AH, Jurik AG, Uhrenholt L, Vesterby A. An alternative approach to computerized tomography (CT) in forensic pathology. Forensic Sci. Int. 2009; 183(1–3):87–90.

[48] Gorincour G, Tassy S, Bartoli C. Why the United States should have virtopsied Osama Bin Laden. AJR Am. J. Roentgenol. 2012;198(3):W323.

[49] Aghayev E, Christe A, Sonnenschein M, Yen K, Jackowski C, Thali MJ et al. Postmortem imaging of blunt chest trauma using CT and MRI: Comparison with autopsy. J. Thorac. Imaging. 2008;23(1):20–7.

[50] Aghayev E, Yen K, Sonnenschein M, Jackowski C, Thali M, Vock P et al. Pneumomediastinum and soft tissue emphysema of the neck in postmortem CT and MRI; a new vital sign in hanging? Forensic Sci. Int. 2005;153(2–3):181–8.

[51] Ampanozi G, Schwendener N, Krauskopf A, Thali MJ, Bartsch C. Incidental occult gunshot wound detected by postmortem computed tomography. Forensic Sci. Med. Pathol. 2013;9(1):68–72.

[52] Andenmatten MA, Thali MJ, Kneubuehl BP, Oesterhel weg L, Ross S, Spendlove D et al. Gunshot injuries detected by post-mortem multislice computed tomography (MSCT): A feasibility study. Leg. Med. 2008;10(6):287–92.

[53] Berger N, Ross SG, Ampanozi G, Majcen R, Schweitzer W, Gascho D et al. Puzzling over intracranial gas: Disclosing a pitfall on postmortem computed tomography in a case of fatal blunt trauma. J. Forensic Radiol. Imaging. 2013;1(3):137–41.

[54] Bolliger SA, Thali MJ, Ross S, Buck U, Naether S, Vock P. Virtual autopsy using imaging: Bridging radiologic and forensic sciences. A review of the Virtopsy and similar projects. Eur. Radiol. 2008;18(2):273–82.

[55] Dedouit F, Savall F, Mokrane F-Z, Rousseau H, Crubézy E, Rougé D et al. Virtual anthropology and forensic identification using multidetector CT. Br. J. Radiol. 2014; 87(1036):20130468.

[56] Dirnhofer R, Jackowski C, Vock P, Potter K, Thali MJ. VIRTOPSY: minimally invasive, imaging-guided virtual autopsy. Radiogr. Rev. Publ. Radiol. Soc. N. Am. Inc. 2006;26(5):1305–33.

[57] Egger C, Bize P, Vaucher P, Mosimann P, Schneider B, Dominguez A et al. Distribution of artifactual gas on post-mortem multidetector computed tomography (MDCT). Int. J. Legal Med. 2012;126(1):3–12.

[58] Flach PM, Ampanozi G, Germerott T, Ross SG, Krauskopf A, Thali MJ et al. Shot sequence detection aided by postmortem computed tomography in a case of homicide. J. Forensic Radiol. Imaging. 2013;1(2):68–72.

[59] Flach PM, Ross SG, Bolliger SA, Ampanozi G, Hatch GM, Schön C et al. Massive systemic fat embolism detected by postmortem imaging and biopsy*: Systemic fat embolism on postmortem CT. J. Forensic Sci. 2012;57(5):1376–80.

[60] Flach PM, Egli TC, Bolliger SA, Berger N, Ampanozi G, Thali MJ et al. "Blind spots" in forensic autopsy: Improved detection of retrobulbar hemorrhage and orbital lesions by postmortem computed tomography(PMCT). Leg. Med. 2014. Available from: http://linkinghub. elsevier.com/retrieve/pii/ S1344622314000893.

[61] Hatch GM, Dedouit F, Christensen AM, Thali MJ, Ruder TD. RADid: A pictorial review of radiologic identification using postmortem CT. J. Forensic Radiol. Imaging. 2014;2(2):52–9.

[62] Ruder TD, Thali Y, Bolliger SA, Somaini-Mathier S, Thali MJ, Hatch GM et al. Material differentiation in forensic radiology with single-source dual-energy computed tomography. Forensic Sci. Med. Pathol. 2013;9(2):163–9.

[63] Thali MJ, Markwalder T, Jackowski C, Sonnenschein M, Dirnhofer R. Dental CT imaging as a screening tool for dental profiling: Advantages and limitations. J. Forensic Sci. 2006;51(1):113–9.

[64] Levy AD, Harcke HT. Essentials of Forensic Imaging, A Text-Atlas, First edition. Boca Raton, FL: CRC Press; 2011. Available from: http://www.crcpress.com/product/ isbn/9781420091113.

[65] Aghayev E, Jackowski C, Sonnenschein M, Thali M, Yen K, Dirnhofer R. Virtopsy hemorrhage of the posterior cricoarytenoid muscle by blunt force to the neck in postmortem multislice computed tomography and magnetic resonance imaging. Am. J. Forensic Med. Pathol.

2006;27(1):25–9.

［66］Aghayev E, Jackowski C, Thali MJ, Yen K, Dirnhofer R, Sonnenschein M. Heart luxation and myocardium rupture in postmortem multislice computed tomography and magnetic resonance imaging. Am. J. Forensic Med. Pathol. 2008; 29(1):86–8.

［67］Aghayev E, Thali MJ, Sonnenschein M, Hurlimann J, Jackowski C, Kilchoer T et al. Fatal steamer accident; blunt force injuries and drowning in post-mortem MSCT and MRI. Forensic Sci. Int. 2005;152(1):65–71.

［68］Aghayev E, Yen K, Sonnenschein M, Ozdoba C, Thali M, Jackowski C et al. Virtopsy post-mortem multi-slice computed tomography (MSCT) and magnetic resonance imaging (MRI) demonstrating descending tonsillar herniation: Comparison to clinical studies. Neuroradi ology. 2004;46(7):559–64.

［69］Añon J, Remonda L, Spreng A, Scheurer E, Schroth G, Boesch C et al. Traumatic extra-axial hemorrhage: Correlation of postmortem MSCT, MRI, and forensicpath ological findings. J. Magn. Reson. Imaging JMRI. 2008;28(4):823–36.

［70］Buck U, Christe A, Naether S, Ross S, Thali MJ. Virtopsy—noninvasive detection of occult bone lesions in postmortem MRI: Additional information for traffic accident reconstruction. Int. J. Legal Med. 2009;123(3):221–6.

［71］Cha JG, Kim DH, Kim DH, Paik SH, Park JS, Park SJ et al. Utility of postmortem autopsy via whole-body imaging: Initial observations comparing MDCT and 3.0 T MRI findings with autopsy findings. Korean J. Radiol. Off. J. Korean Radiol. Soc. 2010;11(4):395–406.

［72］Jackowski C, Thali M, Aghayev E, Yen K, Sonnenschein M, Zwygart K et al. Postmortem imaging of blood and its characteristics using MSCT and MRI. Int. J. Legal Med. 2006;120(4):233–40.

［73］Jackowski C, Christe A, Sonnenschein M, Aghayev E, Thali MJ. Postmortem unenhanced magnetic resonance imaging of myocardial infarction in correlation to histological infarction age characterization. Eur. Heart J. 2006;27(20):2459–67.

［74］Jackowski C, Grabherr S, Schwendener N. Pulmonary thrombembolism as cause of death on unenhanced postmortem 3T MRI. Eur. Radiol. 2013;23(5):1266–70.

［75］Jackowski C, Hofmann K, Schwendener N, Schweitzer W, Keller-Sutter M. Coronary thrombus and peracute myocardial infarction visualized by unenhanced postmortem MRI prior to autopsy. Forensic Sci. Int. 2012;214(1–3):e16–9.

［76］Jackowski C, Schwendener N, Grabherr S, Persson A. Post-mortem cardiac 3-T magnetic resonance imaging: Visualization of sudden cardiac death? J. Am. Coll. Cardiol. 2013;62(7):617–29.

［77］Ruder TD, Germerott T, Thali MJ, Hatch GM. Differentiation of ante-mortem and post-mortem fractures with MRI: A case report. Br. J. Radiol. 2011;84 (1000):e75–8.

［78］Ruder TD, Thali MJ, Hatch GM. Essentials of forensic post-mortem MR imaging in adults. Br. J. Radiol. 2014;87(1036):20130567.

［79］Ruder TD, Bauer-Kreutz R, Ampanozi G, Rosskopf AB, Pilgrim TM, Weber OM et al. Assessment of coronary artery disease by post-mortem cardiac MR. Eur. J. Radiol. 2012;81(9):2208–14.

［80］Ruder TD, Ebert LC, Khattab AA, Rieben R, Thali MJ, Kamat P. Edema is a sign of early acute myocardial infarction on post-mortem magnetic resonance imaging. Forensic Sci. Med. Pathol. 2013;9(4):501–5.

［81］Shiotani S, Yamazaki K, Kikuchi K, Nagata C, Morimoto T, Noguchi Y et al. Postmortem magnetic resonance imaging (PMMRI) demonstration of reversible injury phase myocardium in a case of sudden death from acute coronary plaque change. Radiat. Med. 2005;23(8):563–5.

［82］Chevallier C, Christine C, Doenz F, Francesco D, Vaucher P, Paul V et al. Postmortem computed tomography angiography vs. conventional autopsy: advantages and inconveniences of each method. Int. J. Legal Med. 2013;127(5):981–9.

［83］Jackowski C, Persson A, Thali MJ. Whole body postmort em angiography with a high viscosity contrast agent solution using poly ethylene glycol as contrast agent dissolver. J. Forensic Sci. 2008;53(2):465–8.

［84］Ross S, Spendlove D, Bolliger S, Christe A, Oesterhelweg L, Grabherr S et al. Postmortem wholebody CT angiography: Evaluation of two contrast media solutions. AJR Am. J. Roentgenol. 2008;190(5):1380–9.

［85］Flach PM, Ross SG, Bolliger SA, Preiss US, Thali MJ, Spendlove D. Postmortem whole-body computed tomography angiography visualizing vascular rupture in a case of fatal car crash. Arch. Pathol. Lab. Med. 2010; 134(1):115–9.

［86］Grabherr S, Djonov V, Friess A, Thali MJ, Ranner G, Vock P et al. Postmortem angiography after vascular perfusion with diesel oil and a lipophilic contrast agent. AJR Am. J. Roentgenol. 2006;187(5):W515–23.

［87］Grabherr S, Djonov V, Yen K, Thali MJ, Dirnhofer R. Postmortem angiography: Review of former and current methods. AJR Am. J. Roentgenol. 2007;188(3):832–8.

［88］Grabherr S, Doenz F, Steger B, Dirnhofer R, Dominguez A, Sollberger B et al. Multi-phase post-mortem CT angiography: Development of a standardized protocol. Int. J. Legal Med. 2011;125(6):791–802.

［89］Grabherr S, Gygax E, Sollberger B, Ross S, Oesterhelweg L, Bolliger S et al. Two-step postmortem angiography with a modified heart–lung machine: Preliminary results. AJR Am. J. Roentgenol. 2008;190(2):345–51.

［90］Grabherr S, Hess A, Karolczak M, Thali MJ, Friess SD, Kalender WA et al. Angiofil®-mediated visualization of the vascular system by microcomputed tomography: A feasibility study. Microsc. Res. Tech. 2008;71(7):551–6.

［91］Jackowski C, Bolliger S, Aghayev E, Christe A, Kilchoer T, Aebi B et al. Reduction of postmortem angiography-induced tissue edema by using polyethylene glycol as a contrast agent dissolver. J. Forensic Sci. 2006;51(5):1134–7.

［92］Ross SG, Thali MJ, Bolliger S, Germerott T, Ruder TD, Flach PM. Sudden death after chest pain: Feasibility of virtual autopsy with postmortem CT angiography and biopsy. Radiology. 2012;264(1):250–9.

[93] Ruder TD, Ross S, Preiss U, Thali MJ. Minimally invasive post-mortem CT-angiography in a case involving a gunshot wound. Leg. Med. 2010;12(3):154–6.

[94] Ruder TD, Hatch GM, Ebert LC, Flach PM, Ross S, Ampanozi G et al. Whole body postmortem magnetic resonance angiography: Postmortem MR Angiography. J. Forensic Sci. 2012;57(3):778–82.

[95] Ross SG, Bolliger SA, Ampanozi G, Oesterhelweg L, Thali MJ, Flach PM. Postmortem CT angiography: Capabilities and limitations in traumatic and natural causes of death. Radiogr. Rev. Publ. Radiol. Soc. N. Am. Inc. 2014;34(3):830–46.

[96] Christe A, Flach P, Ross S, Spendlove D, Bolliger S, Vock P et al. Clinical radiology and postmortem imaging (Virtopsy) are not the same: Specific and unspecific postmortem signs. Leg. Med. Tokyo Jpn. 2010;12(5): 215–22.

[97] Thali MJ, Yen K, Vock P, Ozdoba C, Kneubuehl BP, Sonnenschein M et al. Image-guided virtual autopsy findings of gunshot victims performed with multislice computed tomography (MSCT) and magnetic resonance imaging (MRI) and subsequent correlation between radiology and autopsy findings. Forensic Sci. Int. 2003;138(1–3):8–16.

[98] Dedini RD, Karacozoff AM, Shellock FG, Xu D, McClellan RT, Pekmezci M. MRI issues for ballistic objects: information obtained at 1.5-, 3- and 7-Tesla. Spine J. Off. J. North Am. Spine Soc. 2013;13(7):815–22.

[99] Hess U, Harms J, Schneider A, Schleef M, Ganter C, Hannig C. Assessment of gunshot bullet injuries with the use of magnetic resonance imaging. J. Trauma. 2000;49(4):704–9.

[100] Eshed I, Kushnir T, Shabshin N, Konen E. Is magnetic resonance imaging safe for patients with retained metal fragments from combat and terrorist attacks? Acta Radiol. Stockh. Swed. 1987]2010;51(2):170–4.

[101] Jourdan P, Cosnard G. MRI: Projectiles, bullets and counter-indications. J. Radiol. 1989;70(12):685–9.

[102] Karacozoff AM, Pekmezci M, Shellock FG. Armorpiercing bullet: 3-T MRI findings and identification by a ferromagnetic detection system. Mil. Med. 2013;178(3):e380–5.

[103] Teitelbaum GP, Yee CA, Van Horn DD, Kim HS, Colletti PM. Metallic ballistic fragments: MR imaging safety and artifacts. Radiology. 1990;175(3):855–9.

[104] Smith AS, Hurst GC, Duerk JL, Diaz PJ. MR of ballistic materials: Imaging artifacts and potential hazards. AJNR Am. J. Neuroradiol. 1991;12(3):567–72.

[105] Winklhofer S, Stolzmann P, Meier A, Schweitzer W, Morsbach F, Flach P et al. Added value of dual-energy computed tomography versus single-energy computed tomography in assessing ferromagnetic properties of ballistic projectiles: Implications for magnetic resonance imaging of gunshot victims. Invest. Radiol. 2014;49(6):431–7.

[106] Condon B, Hadley DM. Potential MR hazard to patients with metallic heart valves: The Lenz effect. J. Magn. Reson. Imaging JMRI. 2000;12(1):171–6.

[107] Winklhofer S, Benninger E, Spross C, Morsbach F, Rahm S, Ross S et al. CT metal artefact reduction for internal fixation of the proximal humerus: Value of monoenergetic extrapolation from dual-energy and iterative reconstructions. Clin. Radiol. 2014;69(5):e199–206.

[108] Stradiotti P, Curti A, Castellazzi G, Zerbi A. Metalrelated artifacts in instrumented spine. Techniques for reducing artifacts in CT and MRI: State of the art. Eur. Spine J. Off. Publ. Eur. Spine Soc. Eur. Spinal Deform. Soc. Eur. Sect. Cerv. Spine Res. Soc. 2009;18(Suppl 1):102–8.

[109] Sutter R, Ulbrich EJ, Jellus V, Nittka M, Pfirrmann CWA. Reduction of metal artifacts in patients with total hip arthroplasty with slice-encoding metal artifact correction and view-angle tilting MR imaging. Radiology. 2012;265(1):204–14.

[110] Ulbrich EJ, Sutter R, Aguiar RF, Nittka M, Pfirrmann CW. STIR sequence with increased receiver bandwidth of the inversion pulse for reduction of metallic artifacts. AJR Am. J. Roentgenol. 2012;199(6):W735–42.

[111] Lee MJ, Janzen DL, Munk PL, MacKay A, Xiang QS, McGowen A. Quantitative assessment of an MR technique for reducing metal artifact: Application to spin-echo imaging in a phantom. Skeletal Radiol. 2001;30(7):398–401.

[112] Davis PL, Crooks L, Arakawa M, McRee R, Kaufman L, Margulis AR. Potential hazards in NMR imaging: Heating effects of changing magnetic fields and RF fields on small metallic implants. AJR Am. J. Roentgenol. 1981;137(4):857–60.

[113] Dempsey MF, Condon B. Thermal injuries associated with MRI. Clin. Radiol. 2001;56(6):457–65.

[114] Kobayashi T, Isobe T, Shiotani S, Saito H, Saotome K, Kaga K et al. Postmortem magnetic resonance imaging dealing with low temperature objects. Magn. Reson. Med. Sci. MRMS Off. J. Jpn. Soc. Magn. Reson. Med. 2010;9(3):101–8.

[115] Nelson TR, Tung SM. Temperature dependence of proton relaxation times in vitro. Magn. Reson. Imaging. 1987;5(3):189–99.

[116] Ruder TD, Hatch GM, Siegenthaler L, Ampanozi G, Mathier S, Thali MJ et al. The influence of body temperature on image contrast in post mortem MRI. Eur. J. Radiol. 2012;81(6):1366–70.

[117] Kobayashi T, Shiotani S, Kaga K, Saito H, Saotome K, Miyamoto K et al. Characteristic signal intensity changes on postmortem magnetic resonance imaging of the brain. Jpn. J. Radiol. 2010;28(1):8–14.

[118] Tofts PS, Jackson JS, Tozer DJ, Cercignani M, Keir G, MacManus DG et al. Imaging cadavers: Cold FLAIR and noninvasive brain thermometry using CSF diffusion. Magn. Reson. Med. Off. J. Soc. Magn. Reson. Med. Soc. Magn. Reson. Med. 2008;59(1):190–5.

[119] Kobayashi T, Monma M, Baba T, Ishimori Y, Shiotani S, Saitou H et al. Optimization of inversion time for postmortem Short-tau Inversion Recovery (STIR) MR imaging. Magn. Reson. Med. Sci. MRMS Off. J. Jpn. Soc. Magn. Reson. Med. 2014;13(2):67–72.

[120] Yen K, Weis J, Kreis R, Aghayev E, Jackowski C, Thali M et al. Line-scan diffusion tensor imaging of the posttraumatic brain stem: Changes with neuropathologic correlation. AJNR Am. J. Neuroradiol. 2006;27(1):70–3.

[121] Scheurer E, Lovblad K-O, Kreis R, Maier SE, Boesch C, Dirnhofer R et al. Forensic application of postmortem diffusion-weighted and diffusion tensor MR imaging of the human brain in situ. AJNR Am. J. Neuroradiol. 2011;32(8):1518–24.

[122] Ith M, Bigler P, Scheurer E, Kreis R, Hofmann L, Dirnhofer R et al. Observation and identification of metabolites emerging during postmortem decomposition of brain tissue by means of in situ 1H-magnetic resonance spectroscopy. Magn. Reson. Med. Off. J. Soc. Magn. Reson. Med. Soc. Magn. Reson. Med. 2002;48(5):915–20.

[123] Scheurer E, Ith M, Dietrich D, Kreis R, Hüsler J, Dirnhofer R et al. Statistical evaluation of time-dependent metabolite concentrations: Estimation of postmortem intervals based on in situ 1H-MRS of the brain. NMR Biomed. 2005;18(3):163–72.

[124] Ith M, Scheurer E, Kreis R, Thali M, Dirnhofer R, Boesch C. Estimation of the postmortem interval by means of 1H MRS of decomposing brain tissue: influence of ambient temperature. NMR Biomed. 2011;24(7):791–8.

[125] Schmidt TM, Wang ZJ, Keller S, Heinemann A, Acar S, Graessner J et al. Postmortem 31P magnetic resonance spectroscopy of the skeletal muscle: α-ATP/Pi ratio as a forensic tool? Forensic Sci. Int. 2014;242:172–6.

[126] Bennett CM, Miller MB, Wolford GL. Neural correlates of interspecies perspective taking in the post-mortem Atlantic Salmon: An argument for multiple comparisons correction. NeuroImage. 2009;47(Suppl 1):S125.

[127] Abdel-Aty H, Cocker M, Meek C, Tyberg JV, Friedrich MG. Edema as a very early marker for acute myocardial ischemia: a cardiovascular magnetic resonance study. J. Am. Coll. Cardiol. 2009;53(14):1194–201.

[128] Aghayev E, Thali MJ, Jackowski C, Sonnenschein M, Dirnhofer R, Yen K. MRI detects hemorrhages in the muscles of the back in hypothermia. Forensic Sci. Int. 2008;176(2–3):183–6.

[129] Berger N, Paula P, Gascho D, Flach PM, Thali MJ, Ross SG et al. Bone marrow edema induced by a bullet after a self-inflicted accidental firing. Leg. Med. Tokyo Jpn. 2013;15(6):329–31.

[130] Christe A, Ross S, Oesterhelweg L, Spendlove D, Bolliger S, Vock P et al. Abdominal trauma—Sensitivity and specificity of postmortem noncontrast imaging findings compared with autopsy findings. J. Trauma. 2009;66(5):1302–7.

[131] Jackowski C, Schweitzer W, Thali M, Yen K, Aghayev E, Sonnenschein M et al. Virtopsy: Postmortem imaging of the human heart in situ using MSCT and MRI. Forensic Sci. Int. 2005;149(1):11–23.

[132] Yen K, Vock P, Tiefenthaler B, Ranner G, Scheurer E, Thali MJ et al. Virtopsy: Forensic traumatology of the subcutaneous fatty tissue; multislice computed tomography (MSCT) and magnetic resonance imaging (MRI) as diagnostic tools. J. Forensic Sci. 2004;49(4):799–806.

[133] Ross S, Ebner L, Flach P, Brodhage R, Bolliger SA, Christe A et al. Postmortem whole-body MRI in traumatic causes of death. AJR Am. J. Roentgenol. 2012;199(6):1186–92.

[134] Ampanozi G, Preiss U, Hatch GM, Zech WD, Ketterer T, Bolliger S et al. Fatal lower extremity varicose vein rupture. Leg. Med. 2011;13(2):87–90.

[135] Bradley Jr WG. MR appearance of hemorrhage in the brain. Radiology. 1993;189(1):15–26.

[136] Ruder TD, Zech W-D, Hatch GM, Ross S, Ampanozi G, Thali MJ et al. Still frame from the hour of death: Acute intracerebral hemorrhage on post-mortem computed tomography in a decomposed corpse. J. Forensic Radiol. Imaging. 2013;1(2):73–6.

[137] Yen K, Lövblad K-O, Scheurer E, Ozdoba C, Thali MJ, Aghayev E et al. Post-mortem forensic neuroimaging: Correlation of MSCT and MRI findings with autopsy results. Forensic Sci. Int. 2007;173(1):21–35.

[138] Jones NR, Blumbergs PC, Brown CJ, McLean AJ, Manavis J, Perrett LV et al. Correlation of postmortem MRI and CT appearances with neuropathology in brain trauma: A comparison of two methods. J. Clin. Neurosci. Off. J. Neurosurg. Soc. Australas. 1998;5(1):73–9.

[139] Altinok D, Saleem S, Zhang Z, Markman L, Smith W. MR imaging findings of retinal hemorrhage in a case of nonaccidental trauma. Pediatr. Radiol. 2009;39(3):290–2.

[140] Demaerel P, Casteels I, Wilms G. Cranial imaging in child abuse. Eur. Radiol. 2002;12(4):849–57.

[141] Yen K, Thali MJ, Aghayev E, Jackowski C, Schweitzer W, Boesch C et al. Strangulation signs: Initial correlation of MRI, MSCT, and forensic neck findings. J. Magn. Reson. Imaging JMRI. 2005;22(4):501–10.

[142] Jacob B, Wiedbrauck C, Lamprecht J, Bonte W. Laryngologic aspects of bolus asphyxiation-bolus death. Dysphagia. 1992;7(1):31–5.

[143] Wick R, Gilbert JD, Byard RW. Café coronary syndrome-fatal choking on food: an autopsy approach. J. Clin. Forensic Med. 2006;13(3):135–8.

[144] Oesterhelweg L, Bolliger SA, Thali MJ, Ross S. Virtopsy: Postmortem imaging of laryngeal foreign bodies. Arch. Pathol. Lab. Med. 2009;133(5):806–10.

[145] Ebert LC, Ptacek W, Naether S, Fürst M, Ross S, Buck U et al. Virtobot—A multi-functional robotic system for 3D surface scanning and automatic post mortem biopsy. Int. J. Med. Robot. Comput. Assist. Surg. MRCAS. 2010;6(1):18–27.

[146] Ebert LC, Ptacek W, Breitbeck R, Fürst M, Kronreif G, Martinez RM et al. Virtobot 2.0: The future of automated surface documentation and CT-guided needle placement in forensic medicine. Forensic Sci. Med. Pathol. 2014;10(2):179–86.

[147] Buck U, Naether S, Braun M, Bolliger S, Friederich H, Jackowski C et al. Application of 3D documentation and geometric reconstruction methods in traffic accident

analysis: With high resolution surface scanning, radiological MSCT/MRI scanning and real data based animation. Forensic Sci. Int. 2007;170(1):20–8.

[148] Saukko P, Knight B. Knight's Forensic Pathology, 3rd ed. New York: CRC Press; 2004.

[149] Ruder TD, Stolzmann P, Thali YA, Hatch GM, Somaini S, Bucher M et al. Estimation of heart weight by post-mortem cardiac magnetic resonance imaging. J. Forensic Radiol. Imaging. 2013;1(1):15–8.

[150] Jackowski C, Warntjes MJB, Berge J, Bär W, Persson A. Magnetic resonance imaging goes postmortem: Noninvasive detection and assessment of myocardial infarction by postmortem MRI. Eur. Radiol. 2011;21(1):70–8.

[151] Saunders SL, Morgan B, Raj V, Rutty GN. Postmortem computed tomography angiography: Past, present and future. Forensic Sci. Med. Pathol. 2011;7(3):271–7.

[152] Vogel B, Heinemann A, Tzikas A, Poodendaen C, Gulbins H, Reichenspurner H et al. Post-mortem computed tomography (PMCT) and PMCT-angiography after cardiac surgery. Possibilities and limits. Arch. Med. Sadowej Kryminol. 2013;63(3):155–71.

[153] Nakazono T, Suzuki M, White CS. Computed tomography angiography of coronary artery bypass graft grafts. Semin. Roentgenol. 2012;47(3):240–52.

[154] Morgan B, Adlam D, Robinson C, Pakkal M, Rutty GN. Adult post-mortem imaging in traumatic and cardiorespiratory death and its relation to clinical radiological imaging. Br. J. Radiol. 2014;87(1036):20130662.

[155] Jolibert M, Cohen F, Bartoli C, Boval C, Vidal V, Gaubert J-Y et al. Postmortem CT-angiography: Feasibility of US-guided vascular access. J. Radiol. 2011;92(5):446–9.

[156] Rutty G, Saunders S, Morgan B, Raj V. Targeted cardiac post-mortem computed tomography angiography: A pictorial review. Forensic Sci. Med. Pathol. 2012;8(1):40–7.

[157] Christe A, Thoeny H, Ross S, Spendlove D, Tshering D, Bolliger S et al. Life-threatening versus nonlife-threatening manual strangulation: Are there appropriate criteria for MR imaging of the neck? Eur. Radiol. 2009;19(8):1882–9.

[158] Christe A, Oesterhelweg L, Ross S, Spendlove D, Bolliger S, Vock P et al. Can MRI of the neck compete with clinical findings in assessing danger to life for survivors of manual strangulation? A statistical analysis. Leg. Med. 2010;12(5):228–32.

[159] Yen K, Vock P, Christe A, Scheurer E, Plattner T, Schön C et al. Clinical forensic radiology in strangulation victims: Forensic expertise based on magnetic resonance imaging (MRI) findings. Int. J. Legal Med. 2007;121(2):115–23.

[160] Van Rijn RR, Sieswerda-Hoogendoorn T. Educational paper: Imaging child abuse: The bare bones. Eur. J. Pediatr. 2012;171(2):215–24.

[161] Dedouit F, Guilbeau-Frugier C, Capuani C, Sévely A, Joffre F, Rougé D et al. Child abuse: Practical application of autopsy, radiological, and microscopic studies. J. Forensic Sci. 2008;53(6):1424–9.

[162] Dwek JR. The radiographic approach to child abuse. Clin. Orthop. 2011;469(3):776–89.

[163] Kleinman PK. Diagnostic Imaging of Child Abuse. 2nd ed. St. Louis, MO: Mosby; 1998.

[164] Radiology S on. Diagnostic imaging of child abuse. Pediatrics. 2000;105(6):1345–8.

[165] Ebert LC, Thali MJ, Ross S. Getting in touch—3D printing in forensic imaging. Forensic Sci. Int. 2011;211(1–3):e1–6.

[166] Ebert LC, Ptacek W, Fürst M, Ross S, Thali MJ, Hatch G. Minimally invasive postmortem telebiopsy*: Minimally invasive postmortem telebiopsy. J. Forensic Sci. 2012;57(2):528–30.

[167] Ebert LC, Hatch G, Ampanozi G, Thali MJ, Ross S. You can't touch this: Touch-free navigation through radiological images. Surg. Innov. 2012;19(3):301–7.

Chapter 20
磁共振引导下的聚焦超声

Magnetic Resonance – Guided Focused Ultrasound

Alessandro Napoli, Gaia Cartocci, 著

周　慷，译　薛华丹，校

目录　CONTENTS

近年来，出现了 3 种治疗肿瘤的新的微创治疗技术：热消融，高强度聚集超声（high-intensity focused ultrasound，HIFU）和磁共振引导下的介入治疗。这几种肿瘤治疗技术都有着能替代外科手术的潜力。热消融是在手术中或者经皮将消融探针插入肿瘤以达到治疗肿瘤的目的，是外科手术切除肿瘤的重要补充方法。20 世纪 90 年代初出现的 MRI 图像引导下的介入和外科手术在神经外科中得到了很好应用，主要是为了最大限度地提高切除低级别胶质瘤的疗效。磁共振测温序列为热消融技术提供了很好的监测热范围和控制能量沉积的手段。最终，经过半个世纪的研究和技术开发，HIFU 或聚焦超声（focused ultrasound surgery，FUS）手术成为公认的无创性体外热消融方法，并已应用在良性病变和恶性肿瘤的消融治疗中。

在引导和监测 HIFU 消融方面，MRI 比其他成像方式具有明显的优势。首先，以其无与伦比的软组织对比度，MRI 可以提供任何方向上的高分辨率影像用来规划治疗和评估治疗效果。而超声（US）成像不具备清楚地定义肿瘤的边缘的能力，限制了 HIFU 的应用。其次，MRI 是目前经证实的唯一可产生定量温度图像的技术。MRI 热成像是目前唯一的在确保不影响周围组织的情况下，监控聚焦超声安全有效的消融目标体积的方法。MRI 提供了解剖学、功能学和热引导定位的功能，同时结合先进的声传感器的热消融技术，实现了聚焦超声消融的精确定位、实时温度监测和闭环能量控制。这些技术集成的结果形成了迄今最复杂的图像引导和治疗控制系统：磁共振导引下的聚焦超声（MR-guided focused ultrasound，MRgFUS）。到目前为止，只有 MRI 图像能提供最好的肿瘤边缘检测，描述详细的病灶周围解剖结构，并实时监测治疗过程中的温度变化。

虽然此治疗系统的成本很高，但它不需要手术室，不需要昂贵的住院治疗和麻醉，手术并发症发生率低。MRgFUS 系统为良性肿瘤提供了安全、实时监控和可重复的治疗。对于恶性肿瘤，它可以用于肿瘤的完整原位灭活或在放化疗前的减瘤术。因此，MRgFUS 是安全和有效的无创手术，可以取代有创的手术和（或）有电离辐射的疗法，如放射治疗或近距离放射治疗，并可以为那些无法接受手术或放疗的患者提供医治。MRgFUS 的可行性和有效性在多个临床应用中得到验证，其中包括良恶性肿瘤的消融治疗和姑息治疗骨转移瘤所致的疼痛。FUS 的低温效应也被用于各种新的临床应用，包括靶向药物传递及基因治疗等。由于这些多重用途，这种方法的未来发展可能会对几个医学领域产生重大影响，如外科手术、肿瘤学和放疗。

一、超声的产生

US 是在人耳能听到声音的频率范围（18 ～ 20kHz）以上的压力波；由机械运动诱导分子在媒介中围绕静息位置摆动生成。由于分子之间的相互作用，扰动被传送到邻近的分子。运动引起媒介压缩和稀疏，由此压力波浪传导开来。因此，超声波的传播需要媒介。在大多数情况下，分子沿传播方向震动（纵波），但在某些情况下，分子运动横跨波的方向（横波）。横波在固体中传播，如骨骼，但在软组织迅速衰减。因此，目前大多数医学超声是利用纵波。

超声是通过将射频（radio frequency，RF）电压作用在压电材料上导致其快速扩展和压缩产生的。这种现象是压电效应的逆作用，这是雅克和皮埃尔于 1880 年在天然石英晶体上发现的。自那以后，许多压电材料被发现和开发。从这些材料中，一组人工压电材料称为极化多晶铁电体（如锆钛酸铅或 PZT）用于医疗超声。材料高于特定温度——居里点时失去压电性能（例如，PZT-4 为 328℃）。此外，压电材料棒或叉可以放入聚合物基质中，以获得更可控的声学和电性能。这些压电复合材料用于相控阵传感器。

超声治疗需要传感器能产生大功率、单频、连续波。

超声波是由压电板产生的。压电板的前后均有电极且厚度均匀。电极连接到射频发生装置上。当板厚度为波长 1/2 时，传感器达到谐振从而产生最大功率。然而，可用于压电复合材料的频率是一个范围变量。频率对应于半波长厚度，称为传感器的基本谐振频率，它能得到传感器表面最大的位移振幅。传感器可以以基本频率 3 倍或 5 倍的频率驱动，但能量转换效率是减少的。超声传感器制造成任何需要的形状和大小。球形弯曲聚焦传感器可制成各种尺寸最高可达 30cm 直径半球。现已开发非聚焦和聚焦的、单一和多元的传感器及阵列为腔内使用。现已制成最小直径为 1mm 的可直接插入组织中的探头 (图 20-1)。

二、超声在组织中的传递

为了能够将超声应用于治疗，了解组织的

超声特性是必不可少的。例如，组织中的声场形态和在组织界面上的反射能量依赖于超声波速度和声阻抗（1/4 声速 × 组织密度）。在焦点部位引起的温度升高部分依赖于该部位的超声能量衰减，以及目标部位组织的吸收效应。

（一）声音的速度

超声的传播速度不是频率依赖性的，在所有软组织中有一个大致相同的速度为 1550m/s（不包括肺）。在脂肪组织中的传播速度比其他软组织低，约 1480m/s，而在肺中，空气传播速度大幅度的减少，大约 600m/s。在骨骼中传播速度最快，介于 1800m/s 和 3700m/s 之间，传播速度取决于骨的密度、结构和超声波的频率。在各种软组织中，超声的速度随着温度增强而逐渐增加，斜率在 0.04% 和 0.08% 之间。在脂肪组织中，超声的速度随着温度的升高而减小。温度对声场形状的影响很小，在聚焦声场中可以忽略。

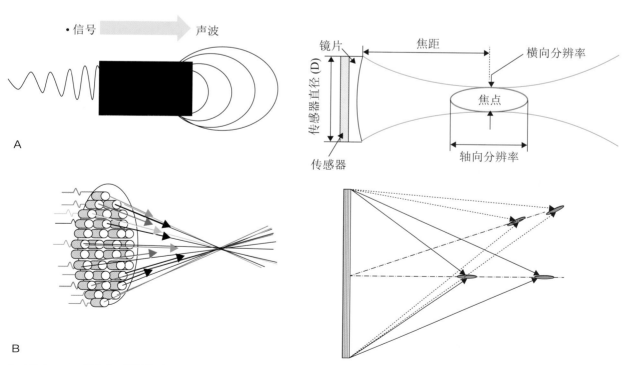

▲ 图 20-1　超声传感器类型
A. 弧线；B. 相位阵列。在相位阵列中，每个元素都有自身的相位和振幅。这些参数可以调节以使得在不同距离上达到超声聚焦

（二）吸收和衰减

超声在组织中的衰减是由于吸收和散射损失的总和，它决定了声束在组织中的穿透性。在实验研究中，和频率相关的吸收效应是衰减的主要原因。散射的能量很小并且散射能量也将被组织吸收。但散射可能导致能量分布的范围超过预期。超声在黏性介质中的吸收很好理解，是由移动粒子间的黏滞力导致的。因此，每一个周期的能量损失都会产生。然而，组织黏度只能解释部分超声在通过软组织传播时所经历的能量损失。在组织中，由于松弛机制，能量吸收可以简单地作如下叙述。①在周期中压缩的部分，能量以多种形式存储在介质中，如晶格振动能量，分子振动能量和平移能量。②在超声波浪周期的扩展部分，存储的能量返回到声浪中，介质温度返回到初始。③在组织中，分子的动能增加与环境不平衡，能量试图重新分配。这种能量的转移需要时间，因此在减压环节中，分子动能和声波方向相反，能量吸收就此发生。

（三）声阻抗特性

组织的声学阻抗由声速和介质的密度产生。通常，大多数软组织的阻抗大致等于水，密度约 $1000kg/m^3$，声学阻抗值为 $1.6×10^6kg/（m^2·s）$。由于其密度低、声速低，脂肪阻抗值略低，为 $1.35×10^6kg/（m^2·s）$。骨和肺有阻抗明显地更高和更低。在实践中，这些阻抗差异意味着声束在不同组织间透过时会遭受小量的反射损耗，除非入射角度很大。在表面弯曲的组织中，这可能成为一个问题，如乳房。软组织骨是一个例外，在大于 $25°\sim30°$ 的入射角时，$30\%\sim40\%$ 的纵波发生反射。在组织 - 气体界面，所有能量会反射回组织中。

三、超声的生物学效应

超声通过与波传播相关的粒子运动和压力变化与组织进行交互。首先，超声波在组织中传递并不断地失去能量导致组织内的温度增加。如果温度升得足够高并且保持一定时间，会引起组织损伤。这种热效应可用于组织凝固或消融，和其他加热方法一致。其次，在高压振幅下，压力波会导致聚集声波能量的小气泡的形成。类似的能量聚焦也可以由已经存在的小气泡振荡引起。这种类型的声波和气体之间的相互作用称为空化，它可以导致细胞膜通透性的变化，以彻底破坏组织。最后，与波传播相关的机械应力和应变有时会导致生物系统的直接变化。

四、热消融

超声所产生的热效应已被用于热疗，应用于癌症治疗和许多超声外科。如果活体组织在蛋白质变性（$57\sim60℃$）的阈值之上加热数秒钟就会发生凝固坏死。如果暴露时间较长，低温也会杀死组织。$-20℃$ 下的冰冻，特别是重复多次后，会导致不可逆的细胞损伤。因为在阈值温度以上的加热或阈值温度以下冷却会没有选择性的同时杀死正常组织和肿瘤组织，热消融和外科手术的消融更加类似。安全有效地使用热消融或冷消融肿瘤需要相应的能量传递和治疗监控技术。临床需要小的经皮穿刺探针消融相对大的组织体积，这个技术难点延缓了热消融技术的临床应用。能量传导设备的开发，特别是 MRI 引导下的系统的开发，使得经皮的热消融治疗得到了发展。然而，导热探针和它们储存及分配能量的方式是不理想的。使用单一热源或冷源限制了组织消融范围的大小和形状。为了增加消融范围，消融时间就会延长，从而导致消融范围内的温度梯度相对较小，组织杀灭效果的不确定，以及不可逆组织损伤和可逆组织损伤边界的不确定性。由此产生的消融范围可能与需要治疗的肿瘤的大小、形态不完全相符。由于能量沉积速率和热沉效应主要受灌注和血流影响，消融范围不能无限期增加。

这些限制可能导致组织消融效果不佳或过度治疗导致较高的并发症发生率。在热消融中，在靶肿瘤体积内实现达到细胞破坏阈值温度，对靶肿瘤体积内温度分布进行时间和空间的监测是很重要的。作为 MRgFUS 的一部分的温度敏感的成像方法，使得完全消融肿瘤成为可能，并可包括肿瘤周围有额外的边缘消融，而保护非靶组织。与放疗一样，为了优化能量传递，术前治疗计划是必不可少的，但与放疗不同的是，MRgFUS 可以通过 MRI 测温实时监控和控制（图 20-2）。热消融也可以立即评估治疗疗效，并可以重复治疗。在 FUS 治疗系统中，声波能量是由压电传感器产生的，根据应用的不同，

通常在 200kHz 和 4MHz 之间运行。这种传感器是一种灵活的平台，可以为特定的应用产品量身定做。最简单的超声聚焦的设备使用单一元件的一个球形曲线传感器或带有球形弯曲声学透镜的平板传感器。这种传感器可以机械地（有时采用机器人来移动）移动到多个位置进行消融，这种传感器可以是相对大型的，以产生足够高的能量集中到身体深处，或者也可以做成相对小的形状以适合在腔内（如被尿道切除或经直肠）应用。对声学领域的更大控制可以通过多个独立的发声元件的组合来实现。这种相控阵可以通过电子调节的方式，调节每个发声点的相位达到组织深部的超声聚焦。这种传

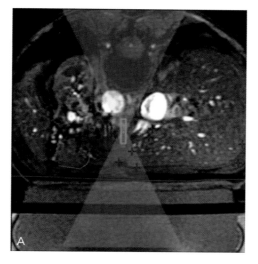
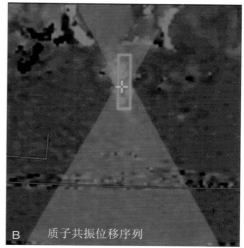

B 质子共振位移序列

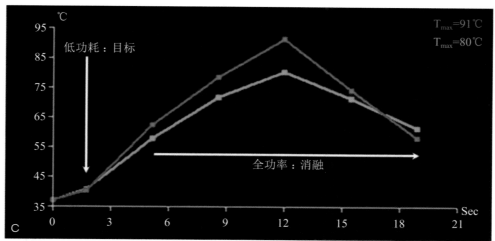

▲ 图 20-2　9 岁的子宫肌瘤患者接受 MRgFUS 的治疗监控界面
冠状位（A）和矢状位（B）MR 温度成像显示 MRgFUS 术中；C. 图表显示治疗位点实时温度变化，使得治疗安全性得到保证

感器阵列可以很方便地定位到不同的靶区以及控制每一次消融的体积，并减少整个探测器的移动。另一种增加消融体积的方法是同时创建多个超声聚焦点。商用 FUS 系统有相控阵传感器，有数以千计的压电元件。更高的元件数量提供了定位和聚焦方面更大的灵活性，在治疗更大或形态复杂的肿瘤时更加有利。实时改变焦点位置的能力，也使得对移动器官的治疗成为可能。

五、图像导引与控制：MRI 与超声对比

作为一种无创治疗方法，FUS 的每一个步骤都需要图像引导：精确靶向定位，肿瘤边缘和周围解剖定义（规划 FUS 声束的安全通过的声学窗口及通道）的解剖学成像；热成像，以验证在消融前的焦点坐标，并监测温度升高，以确保足够的热量只提供给治疗区域；治疗前后成像，以验证消融范围和疗效。只有满足所有这些条件，才能进行完整和安全的治疗。超声成像目前并不能完全满足这些要求。在大多数情况下，特别是在恶性肿瘤应用中，超声并不能检测确切的肿瘤边缘，它可能无法确定必要的解剖细节，如确切的神经位置。骨骼和空气导致严重的伪影，可能会阻碍成像。在低能量水平下定位热点的能力需要热灵敏度，目前只有 MRI 才能实现。其他非侵入性的可视化消融焦点的技术没有达到可应用的水平。目前没有无创性的直接评估组织功能和代谢活性的方法，而将温度作为评估组织活性的替代方法。MRI 能够测量组织温度的灵敏度优于 $\pm 2^{\circ}C$，而超声成像不能测量温度。目前，没有足够的热灵敏度的超声成像，导致消融位点的定位和温度测量不能通过超声实现。由于超声的局限性，不能保证治疗的彻底性和正常组织的安全性。

超声图像引导 FUS 已被应用于治疗良性和恶性肿瘤，在中国取得了一些成功，但在其他地方没有得到广泛的接受。许多超声监控的拥护者认为，MRI 的优势在于温度监测，超声最终也会开发出一种温度敏感的技术。然而，肿瘤边缘的三位体积定位对于无创性的图像引导下的肿瘤热消融治疗来说是至关重要的。定位指消融靶区及其周围重要器官组织解剖结构的精确空间位置。MRI 于超声相比，在这点上有优势。例如，前列腺癌的诊断，与经直肠超声相比，MRI 能更精确地显示肿瘤的部位、大小，以及前列腺、前列腺旁及盆腔的解剖细节。对于乳腺癌的诊断，增强 MRI 已被证实其敏感性高于其他检查方法。MRI 对于导管内肿瘤播散的检出较其他检查方法准确。MRI 能精确定位乳腺微小肿瘤，用于放疗和保乳手术。MRI 有助于减少复发再次手术或者切缘阳性的乳腺手术。3T 或以上的高分辨率的 MRI 检查用于前列腺和乳腺，且不单局限于诊断，还用于手术和消融治疗的监控。信噪比的提高使得图像分辨率提高，使得 1.5T 也能定义肿瘤边界。采用较高的场强则有更多的优势，如提高温度测量的灵敏度（可以多层或三维测温），FUS 与 3T MRI 结合更有优势。尽管 MRI 检测癌组织的能力有很大进步，但因为技术敏感性的局限以及肿瘤组织对周围正常组织的微小浸润，完整定义肿瘤边界仍是十分困难的。这个不准确的靶区定义的后果是外科和热疗方法失败的主要原因。采用肿瘤特异性对比剂的分子影像学方法可以改善肿瘤的检测，更好地定义它们的边界，从而更好地定位肿瘤，有助于通过特定治疗手段完全移除肿瘤。此外，磁共振成像硬件和软件的发展（3T vs.1.5T 成像）不断改善 MR 图像的空间和时间分辨率及信噪比。MRgFUS 已成功地广泛应用于子宫肌瘤的治疗和疼痛性骨转移瘤的姑息性消融治疗（图 20-3）。

治疗监测

化学环境与原子核弛豫特性是 MR 信号的

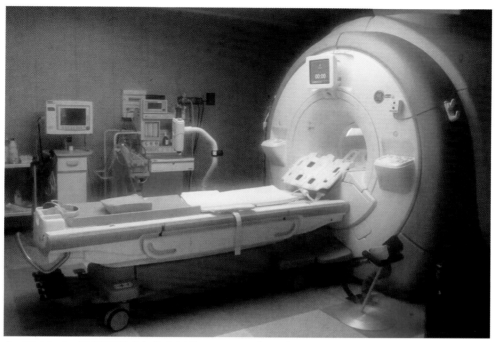

▲ 图 20-3 目前已形成商业应用的 MRgFUS 产品（Insightec 公司）
引自 Radiological, Oncological and Anatomopathological Sciences, Sapienza University of Rome, Policlinico Umberto I, Rome, Italy.

来源。MR 对布朗运动及分子翻滚速度也很敏感；因此本质上磁共振技术对温度敏感。通过选择正确的参数，磁共振热成像可以提供所有消融过程需要热成像数据，包括温度敏感性、温度线性效应、适当的时空分辨率。质子共振频率（proton resonance frequency，PRF）法是最合适的定量温度监测技术。在这种方法中，局部水之间的氢键分子随着温度而弯曲、伸展和断裂使得水质子和它的氧气之间的共价键强度增加。这种效果更好地保护质子不受外界磁场干扰而引起 PRF 位移。PRF 与温度变化成近似线性关系并且与组织相关性很低。磁共振 PRF 热成像序列能实现在聚焦超声消融过程中的无创性温度监控。该方法使用温度 PRF 特性，从梯度回波的相位变化获得图像。为了提供体积和快速温度计的获取序列是多层面的、梯度回波的，单次激发、回波平面成像（echo-planar imaging，EPI）（图 20-4）。MRgFUS 在临床应用中需要评估的是在 500 ～ 20 000W/cm² 强度的超声对于靶区组织 1 ～ 60s 的消融。较短的消融时间更有利于规避随时间增加的灌注冷却效果。在每个超声消融间隙，冷却时间持续到温度返回基线。这样可以防止在非目标组织体积热量的积聚（声束路径区域）。用 MRI 测温序列，可以在图像上观察到消融区域的变化，并且测量温度的升降。因此，MRI 从时间和空间上控制超声消融是精确、可预测、可重复的。在实际治疗之前，MRI 通过用非凝固性的低功率测试脉冲定位靶区。定位完成后，功率增加到使得蛋白质变性对组织造成不可逆损害以及毛细血管床的破坏。后续的多焦点消融使得治疗范围扩大。凝固效应是瞬间实现的，治疗后即刻的增强磁共振可以显示靶区的组织变化（图 20-5）。除了图像引导外，与患者保持沟通也是十分重要的。在大多数情况下，患者在手术过程中虽然服用镇静药，但仍保持清醒状态，并能和医生交流，当患者出现非正常的疼痛时可及时停止治疗。患者在治疗过程中手持一个紧急按钮如果出现不适或疼痛，可以自行停止治疗。

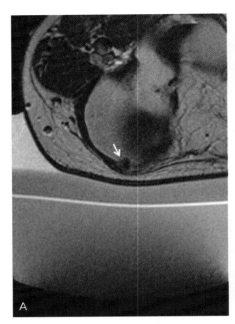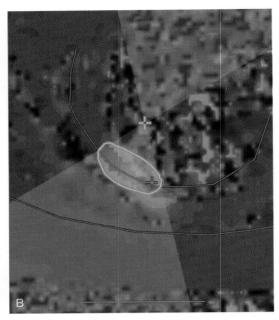

▲ 图 20-4　MRgFUS 治疗骨样骨瘤

A.T₁ spin-echo 序列冠状位图像示尺骨鹰嘴部小骨样骨瘤；B. 图示实时监控消融过程，能实现实时的温度监控，术后患者疼痛即刻缓解

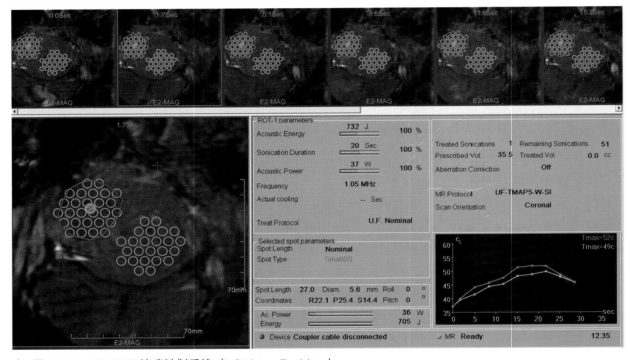

▲ 图 20-5　MRgFUS 治疗计划系统（InSightec Exablate）

可以设置治疗参数：每个传感器的声束，消融位点，时间 / 温度曲线和超声频率能谱。这个系统使得操作者能调控靶区以及近端远端声场的实时温度

六、临床应用

（一）子宫肌瘤

子宫肌瘤是子宫最常见的良性肿瘤。从病理上看，它们是由平滑肌形成的，其中含有一些结缔组织成分。从组织学上，子宫肌瘤无包膜，但由周围压缩的子宫肌瘤组织形成假包膜。根据肌瘤所在位置分为肌壁间（全部或大部分在肌层内），黏膜下（凸入子宫腔，可能有蒂），浆膜下（凸起于子宫表面，可能有蒂）。子宫肌瘤依赖雌激素并含有雌激素受体；因此，它们可以在妊娠期间或者用口服避孕药期间增大，而在更年期后收缩。子宫肌瘤可有多种退化现象，特别是在快速增大时。包括黏液变性、透明变、囊变、红色变（出血）、脂肪变性和钙化及坏死。这些都造成了子宫肌瘤影像表现的多样性。大约25%的子宫肌瘤女性患者有盆腔疼痛、月经过多、痛经、性交困难、肌瘤压迫所致症状，如骨盆胀满、尿频。它们可导致子宫肌瘤与不孕不育，并可能与妊娠早期流产和妊娠维持困难有关。一般来说，子宫肌瘤越大，越有可能出现症状；因此，减少肌瘤大小可以减轻症状。有趣的是，这并不总是成立；小的黏膜下的肌瘤也会导致出血很多，导致严重的症状。目前子宫肌瘤的治疗主要为调节激素水平。促性腺激素释放激素类似物是应用最广泛的，可暂时减小肌瘤尺寸；从而影响手术方式（经腹或经阴道子宫切除），减少术中出血。子宫切除术一直是解决所有子宫肌瘤相关症状的终极方法。腹腔镜手术常用于肌壁间及黏膜下肌瘤；宫腔镜用于黏膜下肌瘤切除。医疗技术的进步提供了更多的子宫肌瘤的微创的治疗方案，包括子宫动脉栓塞、激光消融、冷冻治疗、射频消融，还有 MRgFUS。Exablate 2000（InSingtec Inc，Haifa，以色列）在 2004 年获得 FDA 批准，成为第一个用于子宫肌瘤治疗的 MRgFUS 设备，有的研究还提到将此种技术用于子宫腺肌症的治疗。到目前为止，还没有确切适应证标准及治疗反应的评估

结果。在大多数情况下，是否适合治疗需要综合临床及影像评估，包括肌瘤大小、位置、数量，MR 图像上肌瘤的信号，患者症状及对生育的需要。初步临床应用证明了 MRgFUS 在绝经前的无生育要求的患者中的有效性和安全性。然而，由于治疗的安全性、有效性得到证实，保存患者生育能力的子宫肌瘤的治疗研究成为近期 MRgFUS 的热点。特别是在 Rabinovici 等[15]的研究中，51 名妇女在 MRgFUS 治疗后成功妊娠 54 次，其中 41% 成功分娩，28% 流产，11% 选择终止妊娠，11% 正在妊娠。有研究表明，用 MRgFUS 治疗子宫腺肌症的可行性：2006 年，Rabinovici 等[23]治疗了 9 例子宫腺肌症患者，其中 1 例在 MRgFUS 后就恢复正常月经周期并妊娠、生产。2008 年，20 例患症状性子宫腺肌症的绝经前妇女接受 MRgFUS 治疗，随访 6 个月症状显著改善。鉴于这些数据显示，MRgFUS 被认为是安全有效的治疗子宫腺肌症的方法，其治疗方案采用较大的消融体积和较低的消融能量（420W）。治疗时采取俯卧位，采用轻度镇静，检测生命体征。直肠和膀胱填充（采用超声凝胶和生理盐水）后，采用低分辨率快速采集的图像定位子宫的位置和移动性。如果患者考虑定位和超声声束通道合理，采用完整的 T_2 加权图像来制订术前规划（图 20-6）。治疗开始前，进行一次低能量的聚焦超声来验证焦点位置和子宫肌瘤对超声能量的吸收率。当这些都验证完成，增加能量，真正的治疗开始。在治疗结束后，采用 T_1 加权后增强的图像评估子宫肌瘤坏死的体积，即无灌注体积（non-perfused volume，NPV）。尽管短时间内肌瘤体积缩小不明显，但所有患者感觉到与肌瘤相关的症状大幅减少，生活质量提高。

（二）骨肿瘤

目前，骨肿瘤采用手术、放化疗及各种经皮消融治疗等联合治疗其疾病控制率比较令人满意，但很大一部分患者疼痛症状缓解不明显

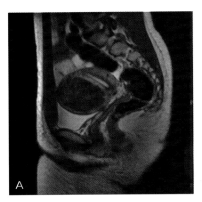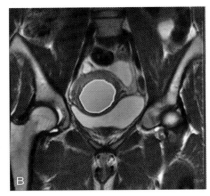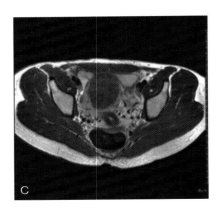

▲ 图 20-6　T₂ 加权像用于子宫肌瘤治疗计划

矢状位图像显示子宫前壁低信号肌瘤（A）；这个计划可定义肠管位置以限制超声能量通过该位置；冠状位图像用来定义消融区域（B，绿圈）轴位图像（C）用于定义皮肤线及皮肤表面可能存在的气泡

并且短期内很快复发。在这些情况下，MRgFUS 是控制疼痛和局部肿瘤控制的安全有效的方法。

骨皮质吸收超声能量的能力很强同时具有低导热性，因此，超声能量被骨皮质吸收而几乎不能穿透到骨髓。当以减轻骨肿瘤疼痛为治疗目标时，聚焦超声被完整的骨皮质吸收使得目标区域骨表面温度升高，最后导致周围疼痛相关神经的热损伤（图 20-7）。Gianfelice 等[33]采用 MRgFUS 治疗疼痛性骨转移的患者，采用视觉模拟量表（visual analog scale，VAS）来评估症状缓解程度，随访 3 个月，结果患者骨肿瘤疼痛明显减轻，止痛药使用明显减少。此外，MRgFUS 可以用于良性骨肿瘤（如骨样骨瘤）或非肿瘤性骨疾病的疼痛缓解的治疗方案。另一方面，当肿瘤控制或肿瘤毁损是主要的临床目的时，聚焦超声应用在骨皮质变薄或破坏严重的区域，从而达到骨髓骨深处热损伤达到肿瘤消融的目的。MRgFUS 在欧盟已被批准用于其他治疗方案无效［包括体外放射治疗（external beam radiation therapy，EBRT）］的骨转移癌的治疗。与其他非手术治疗相比，特别是放射治疗，MRgFUS 的明显的优势是治疗的可重复性，无辐射和毒副作用。类似的情况可用于良性骨疾病的治疗。在治疗过程中，依据肿瘤位置患者采取相应的体位。根据病灶位置、患者年龄和临床情况选择局部麻醉、硬膜外麻醉或全身麻醉。

在所有情况下，术前评估采用 T₁ 加权、T₂ 加权的多平面的增强扫描。治疗开始前，进行一次低能量的聚焦超声来验证焦点位置。针对骨样骨瘤的消融，能量聚集在骨表面；而针对骨转移瘤的消融，能量尽量穿过被破坏的骨皮质而深入肿瘤内部。尽管 MRI 热成像序列不能直接从骨头成像（由于骨皮质内没有质子移动），但骨周围的结缔组织的温度测量也可用于治疗监测。Brief Pain Inventory-Quality of Life（BPIQOL）标准用于评估疼痛缓解的程度。MD Anderson（MDA）标准用于评估局部肿瘤的控制情况。

（三）乳腺癌

MRgFUS 被认为是一种替代外科或放射治疗乳房良性和恶性肿瘤的安全可行的无创性的方法。这种治疗被认为从心理上和美容上更容易接受，更适合于治疗手术风险很高的乳腺癌患者。然而，因为随访评估疾病进展和复发的研究未完成，MRgFUS 治疗乳腺癌的长期有效性并不明确。接受治疗时患者采取俯卧位。乳腺置入专门的线圈内。采用多层面的增强 T₁ 加权扫描序列图像行术前规划。类似于子宫肌瘤，初始采用低能量的超声验证焦点的正确位置和病变的超声能量吸收率。治疗后肿瘤坏死区的计算是通过对 T₁ 加权增强扫描图像上 NPV 的计算得到。

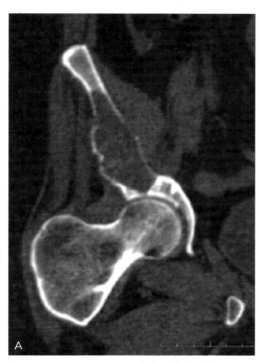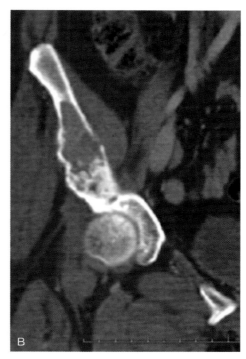

▲ 图 20-7　MRgFUS 治疗后的骨重建
冠状位 CT 图像示髂骨肿瘤姑息性 MRgFUS 治疗术前（A）术后 3 个月（B）图像。示骨密度较治疗前有明显改善

（四）前列腺

目前，超声引导下的 HIFU 治疗低风险的前列腺癌积累了较多的经验。这种治疗方法针对局部的肿瘤（分期为 $T_1 \sim T_2$，$N_x \sim N_0$，M_0）且不适合根治性前列腺切除术或拒绝手术的患者。它也可以用作前列腺癌体外放疗或近距离放疗失败后复发的挽救治疗。但是，由于超声的特性，这种治疗存在局限性。经直肠超声能够识别病变区域，但它不能对消融治疗提供实时监控，对于治疗效果不能实时的得到高空间分辨率的评估。而 MRI 提供的测温序列能够对前列腺肿瘤进行多参数的解剖级别的影像学评估（包括动态增强成像、质子光谱和弥散加权成像）。患者通过硬膜外麻醉接受周围神经阻滞，并放置尿管。覆盖有装满冷却的、无气水的塑料球的超声发射阵列置入直肠中，以减少直肠壁黏膜和黏膜下层不受前列腺治疗期间的损伤。按标准流程，初始采用低能量的超声验证焦点的正确位置和病变的超声能量吸收率。治疗后

计算肿瘤坏死体积由增强的 T_1 加权序列上的测量的 NPV 评估（图 20-8）。MRgFUS 的可行性、安全性和有效性仍在评估中。

（五）新的临床应用

MRgFUS 有潜力成为脑肿瘤的治疗手段，

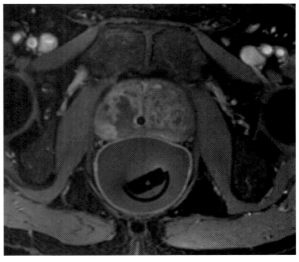

▲ 图 20-8　增强 T_1 加权成像显示前列腺 MRgFUS 治疗后坏死区域

首例报道脑肿瘤的 MRgFUS 消融是在开颅手术中进行的。然而，超声聚焦声束如何通过完整的头骨仍然存在挑战。目前，专用于脑消融设备基于以下三种技术的组合：①基于 HIFU 的热消融；②术中 MR 实时监测热消融；③全半球超声相控阵以矫正颅骨变形将声束聚焦校准于脑内靶区。另外，除了用于脑肿瘤，HIFU 还可用于神经系统疾病。聚焦超声消融有闭塞血管的能力，因此 MRgFUS 可用于脑内血管畸形的治疗。此外，MRgFUS 还可用于运动障碍性疾病（帕金森病）及癫痫的治疗。此外，MRgFUS 还用于腹部可运动器官的消融。实时肝运动补偿扫描正在健康志愿者中测试，未来可能提供更准确的 MRI 监控下腹部肿瘤消融。最后，HIFU 已被证明是一种针对良恶性肿瘤的有效的无创性消融治疗技术。在传统的超声监控下的 HIFU 已有丰富的临床经验。最近出现的 MRI 监控系统具有实时热成像技术，以及新的超声聚焦阵列，能显著改善这种治疗的有效性，特别是应用于经颅脑消融或腹部运动器官消融。虽然 MRgFUS 具有较高成本，但与手术相比，生活质量提高及康复时间缩短。此外，MRgFUS 术后患者住院时间明显缩短，甚至可以用于门诊治疗，不需要特殊护理，也没有严重并发症发生。

参考文献

［1］ DeVita VT Jr, Lawrence TS, Rosenberg SA (2001) Cancer: Principles and Practice of Oncology. Lippincott Williams & Wilkins, Philadelphia, PA.

［2］ Brown JM, Giaccia AJ (1998) The unique physiology of solid tumors: Opportunities (and problems) for cancer therapy. Cancer Res 58:1408–1416.

［3］ Lee SH, Lee JM, Kim KW et al. (2011). Dual-energy computed tomography to assess tumor response to hepatic radiofrequency ablation: Potential diagnostic value of virtual noncontrast images and iodine maps. Invest Radiol 46:77–84.

［4］ Goldberg SN, Grassi CJ, Cardella JF et al. (2009) Image-guided tumor ablation: Standardization of terminology and reporting criteria. J Vasc Interv Radiol 20(7 suppl):S377–S390.

［5］ Goldberg SN, Gazelle GS, Mueller PR (2000). Thermal ablation therapy for focal malignancy: A unified approach to underlying principles, techniques, and diagnostic imaging guidance. AJR Am J Roentgenol 174: 323–331.

［6］ Lynn JG, Zwemer RL, Chick AJ (1942). The biological application of focused ultrasonic waves. Science 96(2483):119–120.

［7］ Fry WJ, Fry FJ (1960). Fundamental neurological research and human neurosurgery using intense ultrasound. IRE Trans Med Electron ME-7:166–181.

［8］ Wang ZB, Wu F, Wang Z et al. (1997). Targeted damage effects of high intensity focused ultrasound (HIFU) on liver tissues of Guizhou Province miniswine. Ultrason Sonochem 4:181–182.

［9］ Yu T, Luo J (2011). Adverse events of extracorporeal ultrasound-guided high intensity focused ultrasound therapy. PLoS One 6:e26110.

［10］ Jolesz FA (2009). MRI-guided focused ultrasound surgery. Annu Rev Med 60:417–430.

［11］ Jolesz FA, Hynynen K (2002). Magnetic resonance imageguided focused ultrasound surgery. Cancer J 8(suppl 1): S100–S112.

［12］ Simon CJ, Dupuy DE, Mayo-Smith WW (2005). Microwave ablation: Principles and applications. RadioGraphics 25 (suppl 1):S69–S83.

［13］ Ter Haar G (2010). Ultrasound bioeffects and safety. Proc Inst Mech Eng H 224:363–373.

［14］ Jolesz FA, McDannold N (2008). Current status and future potential of MRI-guided focused ultrasound surgery. J Magn Reson Imaging 27:391–399.

［15］ Rabinovici J, David M, Fukunishi H et al. (2010) Pregnancy outcome after magnetic resonance–guided focused ultrasound surgery (MRgFUS) for conservative treatment of uterine fibroids. Fertil Steril 93:199–209.

［16］ Schmitt F, Grosu D, Mohr C et al. (2004) 3 Tesla MRI: Successful results with higher field strengths (review). Radiologe 44:31–47.

［17］ Stewart EA, Gedroyc WM, Tempany CM et al. (2003) Focused ultrasound treatment of uterine fibroid tumors: Safety and feasibility of a noninvasive thermoablative technique. Am J Obstet Gynecol 189:48–54.

［18］ Harding G, Coyne KS, Thompson CL, Spies JB (2008) The responsiveness of the Uterine Fibroid Symptom and Health-Related Quality of Life questionnaire (UFSQOL). Health Qual Life Outcomes 6:99.

［19］ Hesley GK, Felmlee JP, Gebhart JB et al. (2006) Noninvasive treatment of uterine fibroids: Early Mayo Clinic experience with magnetic resonance imaging–guided focused ultrasound. Mayo Clin Proc 81:936–942.

［20］ Funaki K, Fukunishi H, Sawada K (2009)Clinical outcomes of magnetic resonance–guided focused ultrasound surgery for uterine myomas: 24-month follow-up. Ultrasound Obstet Gynecol 34:584–589.

［21］ Behera MA, Leong M, Johnson L, Brown H (2010) Eligibility and accessibility of magnetic resonance– guided focused ultrasound (MRgFUS) for the treatment of uterine leiomyomas. Fertil Steril 94:1864–1868.

［22］ Kim YS, Kim JH, Rhim H et al. (2012) Volumetric MR-guided high-intensity focused ultrasound ablation with a one-layer strategy to treat large uterine fibroids: Initial clinical outcomes. Radiology 263:600–609.

［23］ Rabinovici J, Stewart EA (2006) New interventional techniques for adenomyosis. Best Pract Res Clin Obstet Gynaecol 20:617–636.

［24］ Fukunishi H, Funaki K, Sawada K et al. (2008) Early results of magnetic resonance–guided focused ultrasound surgery of adenomyosis: Analysis of 2. cases. J Minim Invasive Gynecol 15:571–579.

［25］ Dong X, Yang Z (2010) High-intensity focused ultrasound ablation of uterine localized adenomyosis. Curr Opin Obstet Gynecol 22:326–330.

［26］ Hynynen K, Pomeroy O, Smith DN et al. (2001) MR imaging–guided focused ultrasound surgery of fibroadenomas in the breast: A feasibility study. Radiology 219:176–185.

［27］ Gianfelice D, Khiat A, Amara et al. (2003) MR imaging–guided focused ultrasound surgery of breast cancer: Correlation of dynamic contrast-enhanced MRI with histopathologic findings. Breast Cancer Res Treat 82:93–101.

［28］ Furusawa H, Namba K, Nakahara H et al. (2007) The evolving non-surgical ablation of breast cancer: MR guided focused ultrasound (MRgFUS). Breast Cancer 14:55–58.

［29］ Wu F, Wang ZB, Zhu H et al. (2005) Extracorporeal high intensity focused ultrasound treatment for patients with breast cancer. Breast Cancer Res Treat 92:51–60.

［30］ Mundy GR (2002) Metastasis to bone: Causes, consequences and therapeutic opportunities. Nat Rev Cancer 2:584–593.

［31］ Saarto T, Janes R, Tenhunen M, Kouri M (2002) Palliative radiotherapy in the treatment of skeletal metastases. Eur J Pain 6:323–330.

［32］ Catane R, Beck A, Inbar Y et al. (2007) MR-guided focused ultrasound surgery (MRgFUS) for the palliation of pain in patients with bone metastases—Preliminary clinical experience. Ann Oncol 18:163–167.

［33］ Gianfelice D, Gupta C, Kucharczyk W et al. (2008) Palliative treatment of painful bone metastases with MR imaging–guided focused ultrasound. Radiology 249:355–363.

［34］ Liberman B, Gianfelice D, Inbar Y et al. (2009) Pain palliation in patients with bone metastases using MR-guided focused ultrasound surgery: A multicenter study. Ann Surg Oncol 16:140–146.

［35］ Weeks EM, Platt MW, Gedroyc W (2012) MRI-guided focused ultrasound (MRgFUS) to treat facet joint osteoarthritis low back pain-case series of an innovative new technique. Eur Radiol 22:2822–2835.

［36］ Warmuth M, Johansson T, Mad P (2010) Systematic review of the efficacy and safety of high-intensity focused ultrasound for the primary and salvage treatment of prostate cancer. Eur Urol 58:803–815.

［37］ Crouzet S, Poissonnier L, Murat FJ et al. (2011) Outcomes of HIFU for localised prostate cancer using the Ablatherm Integrate Imaging(R) device. Prog Urol 21:191–197.

［38］ Blana A, Rogenhofer S, Ganzer R et al. (2008) Eight years' experience with high-intensity focused ultrasonography for treatment of localized prostate cancer. Urology 72:1329–1333.

［39］ Ahmed HU, Hindley RG, Dickinson L et al. (2012) Focal therapy for localised unifocal and multifocal prostate cancer: A prospective development study. Lancet Oncol 13:622–632.

［40］ Nau WH, Diederich CJ, Ross AB et al. (2005) MRI-guided interstitial ultrasound thermal therapy of the prostate: A feasibility study in the canine model. Med Phys 32:733–743.

［41］ Pauly KB, Diederich CJ, Rieke V et al. (2006) Magnetic resonance–guided high-intensity ultrasound ablation of the prostate. Top Magn Reson Imaging 17:195–207.

［42］ Ram Z, Cohen ZR, Harnof S et al. (2006) Magnetic resonance imaging–guided, high-intensity focused ultrasound for brain tumor therapy. Neurosurgery 59:949–955.

［43］ McDannold N, Clement GT, Black P et al. (2010) Transcranial magnetic resonance imaging–guided focused ultrasound surgery of brain tumors: Initial findings in 3 patients. Neurosurgery 66:323–332.

［44］ Hynynen K, Colucci V, Chung A, Jolesz F (1996) Noninvasive arterial occlusion using MRI-guided focused ultrasound. Ultrasound Med Biol 22:1071–1077.

［45］ Hynynen K, McDannold N, Vykhodtseva N, Jolesz FA (2001) Noninvasive MR imaging–guided focal opening of the blood–brain barrier in rabbits. Radiology 220:640–646.

［46］ McDannold N, Vykhodtseva N, Hynynen K (2006) Targeted disruption of the blood–brain barrier with focused ultrasound: Association with cavitation activity. Phys Med Biol 51:793–807.

［47］ Kinoshita M, McDannold N, Jolesz FA, Hynynen K (2006) Noninvasive localized delivery of Herceptin to the mouse brain by MRI-guided focused ultrasoundinduced blood–brain barrier disruption. Proc Natl Acad Sci USA 103:11719–11723.

［48］ Kinoshita M, McDannold N, Jolesz FA, Hynynen K (2006) Targeted delivery of antibodies through the blood–brain barrier by MRI-guided focused ultrasound. Biochem Biophys Res Commun 340:1085–1090.

［49］ Broggi G, Dones I, Ferroli P, Franzini A, Pluderi M (2000) Contribution of thalamotomy, cordotomy and dorsal root entry zone Caudalis trigeminalis lesions in the treatment of chronic pain. Neurochirurgie 46: 447–453.

［50］ Jeanmonod D, Werner B, Morel A et al. (2012) Transcranial magnetic resonance imaging–guided focused ultrasound: Noninvasive central lateral thalamotomy for chronic neuropathic pain. Neurosurg Focus 32:E1.

［51］ Orsi F, Zhang L, Arnone P et al. (2010) High-intensity focused ultrasound ablation: Effective and safe therapy for solid tumors in difficult locations. AJR Am J Roentgenol 195:W245–W252.

［52］ Wu F, Wang Z, Chen W (2001) Pathological study of extracorporeally ablated hepatocellular carcinoma with high-intensity focused ultrasound. Zhonghua Zhong Liu Za Zhi 23:237–239.

［53］ Sung HY, Jung SE, Cho SH et al. (2011) Long-term outcome of high-intensity focused ultrasound in advanced pancreatic cancer. Pancreas 40:1080–1086.

[54] Ritchie RW, Leslie T, Phillips R et al. (2010) Extracor poreal high intensity focused ultrasound for renal tumours: A 3-year follow-up. BJU Int 106:1004–1009.

[55] Napoli A et al. (2013) MR-guided High Intensity Focused Ultrasound: Current status of an emerging technology. Cardiovasc Intervent Radiol 36(5):1190–1203.

[56] Napoli A et al. (2013) Focused ultrasound therapy of the prostate with MR guidance. Curr Radiol Rep 1:154–160.

[57] Napoli A et al. (2014) High-intensity focused ultrasound in breast pathology: Non-invasive treatment of benign and malignant lesions. Expert Rev Med Devices 24:1–9.

[58] Napoli A et al. (2014) Magnetic resonance-guided highintensity focused ultrasound treatment of locally advanced pancreatic adenocarcinoma: Preliminary experience for pain palliation and local tumor control. Invest Radiol 49(12):759–765.

[59] Geiger D et al. (2014) MR-guided focused ultrasound (MRgFUS) ablation for the treatment of nonspinal osteoid osteoma: A prospective multicenter evaluation. J Bone Joint Surg Am 96(9):743–751.

[60] Anzidei M et al. (2014) Magnetic resonance-guided focused ultrasound ablation in abdominal moving organs: A feasibility study in selected cases of pancreatic and liver cancer. Cardiovasc Intervent Radiol 37(6):1611–1617.

[61] Napoli A et al. (2013) MR imaging-guided focused ultrasound for treatment of bone metastasis. Radio Graphics 33(6):1555–1568.

[62] Pediconi F et al. (2012) MRgFUS: From diagnosis to therapy. Eur J Radiol 81(Suppl 1):S118–S120.

[63] Napoli A et al. (2014) Primary pain palliation and local tumor control in bone metastases treated with magnetic resonance-guided focused ultrasound. Invest Radiol. 48(6):351–358.

[64] Napoli A et al. (2013) Osteoid osteoma: MR-guided focused ultrasound for entirely noninvasive treatment. Radiology 267(2):514–521.

[65] Napoli A et al. (2013) Real-time magnetic resonanceguided high-intensity focused ultrasound focal therapy for localised prostate cancer: Preliminary experience. Eur Urol 63(2):395–398.

Chapter 21
PET/MRI 的概念和临床应用

PET/MRI: Concepts and Clinical Applications

Mateen C. Moghbel, Abass Alavi, Drew A. Torigian, 著

崔亚东，译　李春媚、陈敏，校

目录　CONTENTS

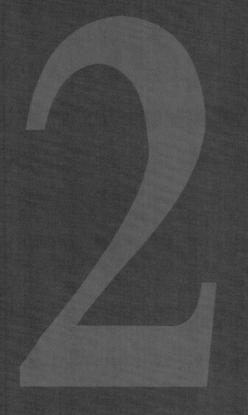

融合结构和分子成像的概念起源于 20 世纪 90 年代早期，先于 1998 年单光子发射计算机断层成像 / 计算机断层成像（SPECT/CT）和 2000 年正电子发射断层成像 / 计算机断层成像（PET/CT）的出现近 10 年[1,2]。混合成像的发展为日后的创新铺平了道路，包括 PET/ 磁共振成像（PET/MRI）。虽然 CT 和 MRI 在这些混合系统中作为结构成像方式具有相似的作用，但各自有着明显的优点和缺点。MRI 在安全性方面尤其受到青睐，特别是在儿童和妊娠患者中。因为 MRI 利用无线电波和磁力而不是电离辐射，因此避免了致突变和致癌的潜在风险。此外，MRI 显示软组织对比度更佳，并能够通过扩散张量成像、扩散加权成像、MR 弹性成像、MR 波谱和灌注成像等特殊技术获取功能信息[3]。与 PET 结合后，MRI 能够大幅强化图像重建、部分容积校正和运动补偿。另一方面，也带来了与 PET 和 MRI 系统之间电磁干扰相关的挑战。本章将简要探讨当前混合 PET/MRI 系统的设计，并回顾其潜在的临床应用。

一、仪器和设计

有两种方法进行 PET/MRI 成像——数据可以顺序或并行采集。顺序 PET/MRI，PET 和 MRI 机器背靠背安装，患者在两者之间通过移动床来移动。该方法回避了两个系统之间的干扰问题，但由于在机器之间移动患者，并且获取图像不同步，特别容易受到运动伪影的影响。并行 PET/MRI，两个系统集成到一个机架上，这是一项复杂的任务，会带来许多挑战。潜在问题中最重要的是设备之间的干扰。PET 系统的光电探测器会受到 MRI 机器产生的强磁场的影响。反之，MRI 系统也可能会受到 PET 机器中某些部件的电子干扰。而且，MRI 磁体的尺寸限制了 PET 设备的可用空间，因此需要设计高效的混合机器。

尽管许多阻碍并行 PET/MRI 采集的限制很快得以解决，但电磁干扰的障碍需要新的技术创新来克服这一特殊挑战。Christiansen 等[4]首先试图通过将 PET 系统的晶体放置在 MRI 设备内部，并将传统的光电倍增管放置在离晶体 5m 远的位置，通过这种设计来尽可能减少干扰。最近有一种方法是利用固态探测器，例如对磁场不敏感的雪崩光电二极管[5]。最近开发的多单元 Geiger 式雪崩光电二极管或硅光电倍增管能使 PET/MRI 机器具有更好的增益、信噪比和时间分辨率。这些特性使得这些利用固态光电二极管的新型混合系统成为时间飞跃成像的理想选择[6]。

目前有三种并行 PET/MRI 系统设计。第一种是 PET 嵌入型，PET 成像仪放置在 MRI 系统的射频线圈和梯度设备之间。第二种是完全集成的 PET/MRI，两个系统在相同的机架上。第三种使用分离磁场式和低场强 MRI 系统，将大量 PET 检测器放置在 MRI 设备内[7]。这些混合系统使得 PET 和 MR 图像同时采集，优化了结构、功能和分子数据的时间和空间校准，同时还将采集时间缩短到 45 ～ 70min。这些改进加上 MRI 的固有优势，可使 PET/MRI 在某些临床应用中成为 PET/CT 有价值的临床补充，甚至是替代。

二、在肿瘤学中的临床应用

MRI 系统的高空间分辨率能提供解剖学信息，是肿瘤学中 PET 成像的有效补充，能显示肿瘤的详细边界和分期。MRI 对评估脑、头颈部、脊髓、肝脏、盆腔器官、乳腺和肌肉骨骼系统的组织是非常有价值的，而 CT 无法有效显示[3]。（请参阅图 21-1 至图 21-4，了解多种恶性肿瘤的 PET/MRI 评估示例）。例如，MRI 可用于评估原发性肺肿瘤的胸壁侵犯，并且在检测及表征脑和肾上腺转移方面优于 CT[8]。Kim 等[9]对 49 名非小细胞肺癌患者进行队列研究证实了这些结果。有学者比较了 ^{18}F-2- 氟尿嘧啶 -2- 脱氧 -D-

葡萄糖（FDG）-PET/CT 在有或无扩散加权和 T₂ 加权 MR 成像，在术前对局部淋巴结转移检测和表征的诊断性能。发现 FDG-PET/CT 的敏感度、特异度和准确率分别为 46%、96% 和 87%。相比之下，FDG-PET/CT 联合 MRI 检查将其提高至 69%、93% 和 89%，这表明在非小细胞肺癌中增加 MRI 方法可以提高淋巴结肿块的检出率。另一项对 15 名非小细胞肺癌患者进

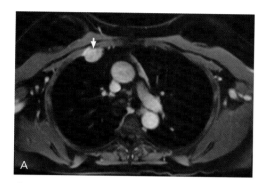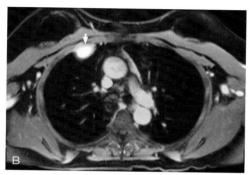

▲ 图 21-1　一名 70 岁女性，胸部 X 线检查显示异常，接受进一步评估

经胸横轴位脂肪抑制 T₁ 加权增强 MR 图像（A）和横轴位 FDG-PET/MR 图像（B）显示右侧胸膜 2.7cm FDG 高摄取肿块（箭），为局灶性恶性间皮瘤

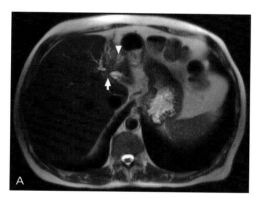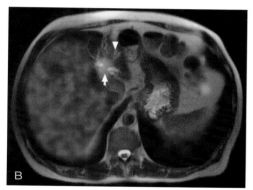

▲ 图 21-2　一名有肝脏肿块病史的 71 岁男性，接受进一步评估

经腹横轴位重 T₂ 加权 MR 图像（A）和横轴位 FDG-PET/MR 图像（B）显示肝左叶 3.0cm FDG 高摄取肿块（箭），伴肝内胆管细胞癌引起的外周肝内胆管扩张（箭头）

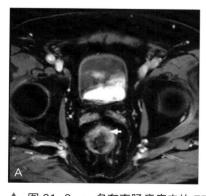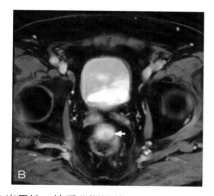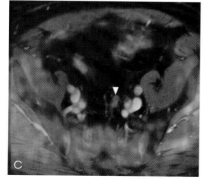

▲ 图 21-3　一名有直肠癌病史的 77 岁男性，接受分期评估

经盆腔横轴位脂肪抑制 T₁ 加权增强 MR 图像（A）和横轴位 FDG-PET/MR 图像（B）显示由于原发性恶性肿瘤，FDG 明显摄取的远端直肠前壁（箭）结节增厚。经盆腔上方的横轴位 FDG-PET/MR 图像（C）显示由于区域淋巴结转移导致的少量 FDG 摄取的亚厘米圆形骶前淋巴结（箭头）

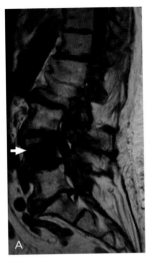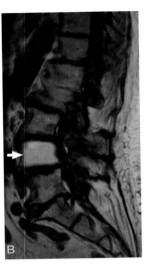

▲ 图 21-4　一名 88 岁的女性，患有非小细胞肺癌，接受再分期评估

经腰椎矢状位 T_1 加权 MR 图像（A）和矢状位 FDG-PET/MR 图像（B）显示 L_4 椎体骨髓弥漫性低信号，以及由骨髓转移所致的 FDG 高摄取（箭）

行 FDG-PET/MRI 和 FDG-PET/CT 检查的研究发现，二者对原发肿瘤分期的一致性很高[10]。因此，Heusch 等[10] 得出结论，PET 和非高斯扩散加权 MRI 同步采集是评估非小细胞肺癌的可行方法。最后，Kohan 等[11] 使用 PET/CT 和 PET/MRI 评估 11 例肺癌患者的淋巴结累及情况，结果发现两种成像方式在测量最大标准摄取值（standardized uptake value max，SUV_{max}）、观察者间一致性和区域淋巴结分期的诊断性能方面表现相似[11]。

　　MRI 在肝脏肿瘤的成像中具有优势，肝脏软组织在 CT 上显示欠佳。由 Donati 等[12] 进行的一项回顾性研究比较了 FDG-PET/CT、钆 - 乙氧基苄基 - 二乙烯三胺五乙酸（Gd-EOB-DTPA）增强 MRI 和 FDG-PET/MRI 对病变的检出。结果显示前两种方式对肝脏病变检出率有显著性差异：FDG-PET/CT 为 64%，Gd-EOB-DTPA 增强 MRI 为 85%。FDG-PET/MRI 比 FDG-PET/CT 具有更高的敏感度（93% vs. 76%），以及更高的特异度（92% vs. 90%）和准确率（94% vs. 85%）。总体而言，FDG-PET/MRI 对大于 1cm 的肝脏病灶的诊断符合率较高。另一项由

Yong 等[13] 进行的回顾性研究，评估了 24 例结直肠癌肝转移患者的 CT、MRI、FDG-PET、PET/CT 和 PET/MRI 的敏感度。这些不同的独立和混合成像模式的敏感度分别为 64.5%、80.2%、54.5%、84.2% 和 98.3%，表明 PET/MRI 对于检测 1cm 以下的转移病灶非常有用。Beiderwellen 等[14] 的另一项研究，比较了 PET/MRI 和 PET/CT 对 70 例患者肝转移的描述和表征，发现 PET/MRI 对恶性和良性病变显示更为明显，使得诊断信心更高。

　　头颈部的肿瘤也更适合 MRI。Platzek 等评估了 PET/MRI 对这种适应证的可行性，发现 PET/MRI 显示出高图像质量，而没有由于设备间干扰造成的伪影[15]。此外，PET/MRI 对肿瘤的敏感性要高于单独使用任一种方法。同样，Boss 等在 8 例头颈部肿瘤患者中比较 FDG-PET/CT 和 FDG-PET/MRI，发现 PET/MRI 系统较 PET/CT 具有更好的空间分辨率和图像对比度，没有出现由 PET 和 MRI 干扰引起的伪影[16]。Kanda 等[17] 的另一项研究使用 FDG-PET 和 MRI 进行回顾性影像融合，对头颈部肿瘤进行术前分期，发现 FDG-PET/MRI 比 FDG-PET/CT（87% vs. 67%）在原发肿瘤分期中更准确。然而，在评估区域淋巴结转移程度方面，不同成像方式之间没有显著差异。

　　Nagarajah 等[18] 使用 ^{124}I- 碘化钠 PET/CT 和软件校准 ^{124}I- 碘化钠 PET/MRI，对 33 名接受甲状腺切除术并接受放射性碘治疗的高风险分化型甲状腺癌患者进行了研究，对淋巴结转移和甲状腺残留组织进行了诊断和定量。在 PET 上检测到的 106 个病灶中，有 23 个病灶在 MRI 上与形态学相关，但在 CT 上则没有，其中 15 个病灶小于 1cm。有学者得出结论，在 PET 聚集与形态相关性方面，PET/MRI 优于 PET/CT。Seiboth 等的一项早期研究发现，融合 PET/MRI 可为手术计划、放射性碘治疗决策以及复发或持续性甲状腺癌患者的随访提供重要信息[19]。有学者认为，核心校准的 PET/MRI 数据提供了额

外的信息，46% 的病例改变了治疗计划。Ceriani 等[20] 的病例研究发现，PET/MRI 还能检测到其在乳头状甲状腺癌中少见的继发性肌肉转移。

Huang 等[21] 在一项 17 例进展期口腔鳞状细胞癌的研究中得出了同样的结论，他比较了 FDG-PET/MRI 和 FDG-PET/CT 的表现，以及单独使用 MRI 和 CT。发现 FDG-PET/MRI（42.56）的似然比显著高于 FDG-PET/CT（25.02）、MRI（22.94）和 CT（8.6），有学者认为 FDG-PET/MRI 可以更好地检测肿瘤对骨骼和肌肉的累及，并且特别有效地识别咬肌侵犯。此外，FDG-PET/MRI 的敏感度、特异度和诊断可信度（90%、91%、85.9%）高于 FDG-PET/CT（80%、84%、70.3%），以及 MRI 和 CT。这些结果支持 FDG-PET/MRI 作为显示肿瘤大小和评估进展期口腔鳞状细胞癌肿瘤浸润是更合适的成像方式。

文献还包括关于 PET/MRI 在乳腺癌中的临床应用的大量报道。Park 等[22] 的一项研究比较扩散加权 MRI 和 FDG-PET/CT 对 34 例浸润性乳腺癌患者新辅助化疗的病理完全反应进行预测。受试者操作特征曲线下面积对于扩散加权 MRI、FDG-PET/CT 以及两者的组合分别为 0.910、0.873 和 0.944。有学者得出结论：扩散加权 MRI 和 PET/CT 对预测乳腺癌患者新辅助化疗的反应具有相似的诊断准确性。Treglia 等[23] 的另一项研究发现 FDG-PET/MRI 能够检测继发于乳腺癌的转移性臂丛神经病。

许多研究也探讨了 PET/MRI 应用于前列腺癌的可行性。目前用于检测的方法是多参数 MRI，PET/CT 也用于临床，特别是用于识别和分期远处转移和复发性疾病。然而，最近的文献表明，PET/MRI 可能最终取代这些检查前列腺癌的方式[24]。Wetter 等[25] 使用 ^{18}F- 荧光胆碱 PET/MRI 对 15 名活检阳性、活检阴性和疑似前列腺癌患者进行评估，图像质量良好，PET 上的局灶或弥散性放射性示踪剂摄取升高与 T_2WI 病变形态学具有明确一致性。在另一项研究中，Park 等使用基于 ^{11}C- 胆碱 PET/CT 的参数融合

PET/MRI 和来自扩散加权 MRI 的表观扩散系数（ADC）图来检测 17 名患者的原发性前列腺癌[26]。计算 PET/CT 上 ^{11}C- 胆碱摄取的肿瘤与背景比以及 ^{11}C- 胆碱摄取与 ADC 比，发现 Gleason 评分 3+4 或以上的前列腺癌患者比 3+3 或更低的患者的肿瘤与背景比显著增高。有学者得出结论：与 ^{11}C- 胆碱 PET 融合的参数 MRI 将改善肿瘤背景对比度。这两项研究的结果表明，PET/MRI 是评估前列腺癌患者的可行诊断工具。Afshar-Oromieh 等[27] 的病例研究提供了更多支持证据，研究发现具有 ^{68}Ga 标记的前列腺特异性膜抗原（prostate-specific membrane antigen, PSMA）配体的 PET/T_2 加权 MRI 可显示前列腺癌的重要形态学和分子信息，而 PET/CT 无法替代。

多项研究已经探索了 PET/MRI 检查和表征妇科肿瘤的能力。Kim 等[28] 回顾性地比较了 FDG-PET/CT 和 FDG-PET/MRI 对 79 名 Ⅰ B- Ⅳ A 期宫颈癌患者转移淋巴结的诊断识别能力。PET/MRI（0.735）和 PET/CT（0.690）的受试者工作特征曲线下面积之间存在显著差异，表明前者对宫颈癌淋巴结转移有更高的诊断效能。Nakajo 等[29] 的一项类似研究在 31 名妇科肿瘤患者中比较 FDG-PET/CT 和融合 PET/MRI。有学者发现，使用 MRI T_2 加权对子宫和卵巢病变的检出率明显高于 MRI T_1 加权或 CT。Kitajima 等[30] 的一项研究在 30 名活检确诊子宫内膜癌患者中，比较了 FDG-PET/ 对比增强 CT 和 FDG-PET/ 动态对比增强 MRI 的诊断价值。两种混合成像方式均检测到绝大多数原发性肿瘤（PET/MRI 为 96.7 %，PET/CT 为 93.3 %）。然而，就原发性肿瘤分期而言，PET/MRI 显著优于 PET/CT（80% vs. 60%）。

文献中关于 PET/MRI 应用于胰腺癌的文献报道包括由 Tatsumi 等[31] 进行的一项回顾性研究，他们对 47 名已知或疑似胰腺癌患者的 FDG-PET/CT 与融合 PET/MRI 进行了比较。有学者发现，与 CT 相比，MR T_1 加权图像质量的置信度明显更高。与 PET/CT（88.4%）相比，

PET/T₁ 加权 MRI（93%）和 PET/T₂ 加权 MRI（90.7%）的诊断准确率更高。Nagamachi 等[32] 开展了一项更大规模的研究，他们使用 FDG-PET/MRI 和 FDGPET/CT 评估了 119 名患者，其中 96 名胰腺癌和 23 例良性病变。对于恶性和良性病变的鉴别，FDG-PET/MRI 较 FDG-PET/CT 准确率更高（96.6% vs. 86.6%）。有学者还指出，PET/T₂ 加权 MRI 能够检测 PET/CT 图像中许多看不到的良性囊性病变。这些结果表明，PET/MRI 在胰腺肿瘤的检测和诊断中具有明显优势。

最后，研究 PET/MRI 在皮肤癌中的成像情况，包括 Laurent 等[33] 进行的一项研究，他们使用全身 MRI 和 FDG-PET/CT 对 35 名黑色素瘤患者的进行分期。使用组织学、影像学随访或临床随访作为参考标准，发现全身 MRI 的敏感性和特异性（分别为 82% 和 97%）优于 FDG-PET/CT（分别为 72.8% 和 92.7%）。类似地，一项对一名原发性脑膜黑色素瘤患者的病例研究比较了 FDG-PET/MRI 和 FDG-PET/CT 的诊断价值。Lee 等[34] 发现，PET/MRI 较 PET/CT 能更准确地显示高代谢病变，有助于确定疗程。

三、在神经系统疾病中的临床应用

无论是单独使用还是同时使用，PET 和 MRI 都被用于评估许多神经系统疾病，包括神经退行性疾病、血管疾病、肿瘤、创伤、精神疾病、行为疾病、癫痫、先天性疾病以及年龄相关疾病[3]。（请参阅图 21-5，脑血管疾病 PET/MRI 评估示例。）然而，除了用于诊断外，PET/MRI 还有可能用于检验针对这些疾病的治疗效果，包括细胞和基因治疗[35]。结构、功能和分子数据的准确校准对于神经系统疾病的活检和治疗计划尤为重要。

Boss 等[36] 证实了 PET/MRI 与扩散张量 MRI 在神经肿瘤学中的可行性。该研究纳入 4 名脑肿瘤患者和 7 名对照者[36]。尽管在由扩散张量 MRI 计算的分数各向异性图像上出现了较明显的边缘伪影，但主要特征向量的方向和感兴趣区域的分数各向异性值的计算不受影响。作者得出结论：扩散张量 MRI 结合 PET 为脑肿瘤患者的治疗计划提供了宝贵的形态和功能信息。

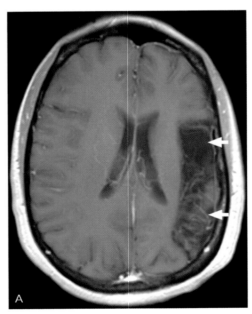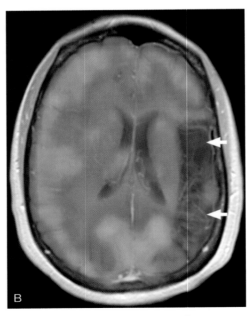

▲ 图 21-5 一名 51 岁女性，既往患有脑卒中和子宫内膜癌病史，接受再分期评估

经大脑横轴位 MR T₁ 加权增强图像（A）和横轴位 FDG-PET/MR 图像（B）显示左侧大脑中动脉血管分布区域的脑实质萎缩，伴灰质 FDG 摄取减少，这是由先前脑卒中引起的脑软化症所致。没有看到转移性疾病

在另一项纳入 10 名颅内肿瘤患者的研究中，Boss 等 [37] 比较 PET/MRI 和 PET/CT 成像的效果，将 [11]C- 蛋氨酸用于胶质瘤，[68]Ga-D- 苯丙氨酸（1）- 酪氨酸（3）奥曲肽用于脑膜瘤。除了计算肿瘤与灰质和肿瘤与白质的比值外，作者还比较了脑膜瘤中放射性示踪剂摄取与鼻黏膜组的比值。肿瘤参考计数密度组织比显示两种混合成像模式之间具有高度相关性（$R = 0.98$）。PET/MRI 和 PET/CT 也显示出相似的图像质量，其中后者产生的伪影通过用与 PET/CT 分辨率相当的 4mm 高斯滤光片前置过滤图像来消除。Schwenzer 等 [38] 进行的另一项研究使用 FDG、[11]C- 甲硫氨酸和 ^{68}Ga-D- 苯丙氨酸（1）- 酪氨酸（3）奥曲肽，对 50 名颅内肿块、头颈部肿瘤和神经退行性疾病患者进行 PET/CT（T）MRI 和 PET/CT 检查。就图像质量、肿瘤显示、额叶和顶枕比以及左右不对称指数而言，PET/MRI 与 PET/CT 高度一致。

文献中也有报道应用 PET/MRI 评估各种神经退行性疾病。Vercher-Conejero 等 [39] 发表了 2 项关于痴呆患者的病例研究，这些患者用 ^{18}F-florbetapir PET/MRI 成像评估淀粉样物质沉积。同样，Moodley 等 [40] 报道了 1 名患有额颞叶痴呆的病例，该患者在一台集成扫描仪上同时进行 3T MRI 和 FDG-PET 评估。MRI 和 PET 提供的结构、功能和分子数据的时间和空间上的精确校准，为神经退行性疾病患者的神经病理学提供了宝贵的认识。这些神经退行性疾病往往难以通过任何单一成像方式加以区分。这些早期的病例研究表明，混合 PET/MRI 可能在这个领域提供更高的诊断准确性。

PET/MRI 在神经病学中的其他适应证包括大脑癫痫灶的定位。Salamon 等 [41] 回顾性应用于皮质发育不良患者。作者得出结论，FDG-PET/MRI 可以提高这些患者癫痫发作灶的无创识别和手术治疗。

Cho 等 [42] 已经进行了许多神经影像学研究，研究 FDG-PET 与 7T MRI 提供的超高分辨率结构信息的顺序组合。首先测量了 5 名受试者海马结构中的葡萄糖代谢，结果表明其具有良好的空间分辨率，并且能够辨别出齿状回和海马角是摄取最高的解剖区域 [42]。另一项使用类似方法学的研究产生了关于丘脑和丘脑下部结构的详细解剖学、功能和分子数据，表明背侧丘脑内侧核糖代谢最高 [43]。第三项研究关于单个中缝核团，产生了同样高分辨率的混合图像，并暗示了未来研究许多神经疾病的方法 [44]。

四、在心血管疾病中的临床应用

PET/MRI 在心脏病学领域的潜在临床应用是多种多样的：可以更准确地评估心肌活性和梗死、心室功能、心肌病、心肌炎、动脉粥样硬化性疾病、血管炎以及心脏和心包肿瘤等心脏疾病（PET/MRI 对心脏肿瘤的评估示例见图 21-6）。Bengel 等 [45] 使用 [11]C- 羟基麻黄碱 PET

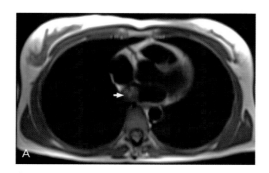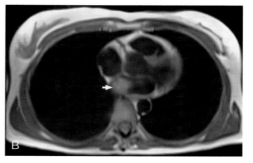

▲ 图 21-6　一名患有黑色素瘤和心脏肿块病史的 41 岁女性患者，接受进一步评估

经心脏横轴位黑血 MR 图像（A）和横轴位 FDG-PET/MR 图像（B）显示心房黏液瘤所致的 2.9cm FDG 轻度摄取的左心房肿块（箭）。没有看到转移性疾病

和 MRI 证明 PET/MRI 在扩张型心肌病患者和心脏移植受者中的实用性[45]。有学者称他们能够使用这种混合成像方法可视化心脏区域神经支配和控制机制。在最近的一项研究中，Higuchi 等[46]发现 PET/MRI 可评估心血管疾病的细胞和基因治疗，包括心脏干细胞移植。Schneider 等[47]进行的病例研究，在 1 名心脏结节病患者中，说明了 PET/MRI 对识别心肌壁的心肌浸润和炎症的诊断价值，以及确定和追踪治疗过程中发生的变化。

心脏和心包肿瘤的多项研究也表明，MRI 对于检测、定位和表征转移灶特别有用，FDG-PET 能够评估肿瘤对治疗的反应[48,49]。另一组研究表明，血管系统 PET/MRI 可用于局部和弥漫动脉粥样硬化的检测、表征和定量[50-52]。

五、在肌肉骨骼疾病中的临床应用

PET/MRI 在肌肉骨骼疾病中的潜在用途很多：混合影像学模式可在包括肌肉骨骼感染、糖尿病足、疼痛性关节成形术、代谢性骨髓疾病和关节炎在内的多种疾病中提供有益的诊断信息[53]。（请参阅图 21-7，PET/MRI 评估肌肉骨骼疾病的示例。）Nawaz 等在 110 名患者队列研究中，对复杂糖尿病足和骨髓炎进行 FDG-

PET/MRI 检查[54]。发现 FDG-PET 的灵敏度和特异性分别为 81％ 和 93％，而 MRI 分别为 91％ 和 78％。来自这两种模式的数据的互补性表明，混合 PET/MRI 可提高评估复杂糖尿病足和骨髓炎的诊断准确性。Sauter 等[55]使用同步 PET/MRI 监测 6 名慢性硬皮病移植物抗宿主疾病的治疗反应，发现混合成像技术的形态和功能信息互补有助于评估炎症。一系列其他研究探索了 PET/MRI 在多种特定情况下的应用。El-Haddad 等[56]使用混合成像来定位与滑膜炎相关的半月板撕裂。Miese 等[57]发现 PET/MRI 可作为手部类风湿关节炎很有价值的成像工具。最后，Blebea 等[58]使用 PET/MRI 定量评估正常和异常状态下的骨髓活性。

六、未来的挑战

迄今为止，对 PET/MRI 诊断能力的研究范围相当有限，这表明需要进一步的研究来确定这种新的混合成像模式可以提供什么信息，特别是与已经验证的现有替代诊断工具相关的信息。从技术角度来看，要克服的主要挑战之一是改善 PET 数据基于 MRI 的衰减校正，目前限制了图像重建和 SUV 值的准确性。MRI 由于运动和磁场不均匀性易出现伪影，对多个器官的

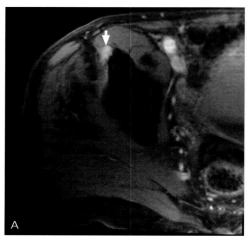
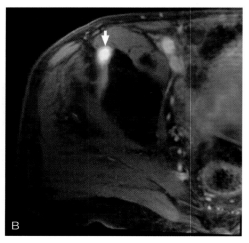

▲ 图 21-7　一名患有淋巴瘤和右腹股沟疼痛病史的 67 岁男性，接受进一步评估
经右侧盆腔横轴位脂肪抑制 MR T_1 加权增强图像（A）和横轴位 FDG-PET/MR 图像（B）显示由于慢性部分撕裂所致的右侧股直肌肌腱近端（箭）增厚、强化和 FDG 摄取

可视化和评估提出了挑战。尽管如此，对于本章探讨的许多解剖区域的评估，MRI 仍然比 CT 更准确：头颈部、脑、乳腺、肌肉骨骼系统、腹部器官和盆腔器官等。

然而，进一步的有效性对比研究是必要的，以证明同步 PET/MRI 优于基于软件的 PET/MRI 校准、PET/CT 和 MRI。回顾性融合 PET/MRI 是同步图像采集的更便宜的替代方案，但缺乏结构、功能和分子信息的时间和空间校准。PET/CT 是目前使用最广泛的混合成像方式，其操作成本也比 PET/MRI 便宜，并且 CT 具有高空间分辨率。然而，在软组织对比度方面 CT 低于 MRI，并且会使患者暴露于电离辐射。

除了相当的成本效益外，还必须在临床使用前证明 PET/MRI 的安全性。最近有证据表明静态低频磁场可增强电离辐射的遗传毒性潜力，这说明需要更多的生物学研究来评估这种混合成像方法的长期安全性 [59-64]。在未来几年内，将 PET/MRI 应用于更高强度 MRI 的不良反应和成本效益的研究也将是必要的 [44,65]。一旦符合这些要求，医生、技术人员和物理学家在 PET/MRI 操作和解读方面的标准化培训，以及医疗保险和医疗补助服务中心为该混合成像模式的各种临床应用制订报销指南，将是在临床上全面应用的最终障碍。

七、结论

尽管仍处于起步阶段，但 PET/MRI 已经证明在多种疾病中具有临床实用性的潜力。这种混合成像方式有望提高病变的检出和定量，以及提高病变对治疗反应的评估。此外，解剖、功能和分子信息的出色校准将进一步提高诊断的准确性，能进行部分容积校正，这对精确定量神经系统、心血管和肿瘤疾病非常重要 [66]。与 PET/CT 相比，PET/MRI 电离辐射暴露有限，这是儿童和孕妇以及反复进行影像学评估的患者需要特别关注的问题。如果进一步的研究验

证了 PET/MRI 相对于现有替代检查的诊断性能、技术可行性和成本效益，那 PET/MRI 可能成为临床医学诊断评估的支柱。

参考文献

[1] Bolus, N.E. et al., PET/MRI: The blended-modality choice of the future? J Nucl Med Technol, 2009. 37(2): pp. 63–71; quiz 72–3.

[2] Townsend, D.W., Combined positron emission tomography-computed tomography: The historical perspective. Semin Ultrasound CT MR, 2008. 29(4): pp. 232–5.

[3] Torigian, D.A. et al., PET/MR imaging: Technical aspects and potential clinical applications. Radiology, 2013. 267(1): pp. 26–44.

[4] Christensen, N.L. et al., Positron emission tomography within a magnetic field using photomultiplier tubes and lightguides. Phys Med Biol, 1995. 40(4): pp. 691–7.

[5] Catana, C. et al., Simultaneous acquisition of multislice PET and MR images: Initial results with a MR-compatible PET scanner. J Nucl Med, 2006. 47(12): pp. 1968–76.

[6] Zaidi, H. and A. Del Guerra, An outlook on future design of hybrid PET/MRI systems. Med Phys, 2011. 38(10): pp. 5667–89.

[7] Poole, M. et al., Split gradient coils for simultaneous PETMRI. Magn Reson Med, 2009. 62(5): pp. 1106–11.

[8] Akata, S. et al., Evaluation of chest wall invasion by lung cancer using respiratory dynamic MRI. J Med Imaging Radiat Oncol, 2008. 52(1): pp. 36–9.

[9] Kim, Y.N. et al., A proposal for combined MRI and PET/CT interpretation criteria for preoperative nodal staging in non-small-cell lung cancer. Eur Radiol, 2012. 22: pp. 1537–46.

[10] Heusch, P. et al., Hybrid [F]-FDG PET/MRI including non-Gaussian diffusion-weighted imaging (DWI): Preliminary results in non-small cell lung cancer (NSCLC). Eur J Radiol, 2013. 82: pp. 2055–60.

[11] Kohan, A.A. et al., N staging of lung cancer patients with PET/MRI using a three-segment model attenuation correction algorithm: Initial experience. Eur Radiol, 2013. 23: pp. 3161–9.

[12] Donati, O.F. et al., Value of retrospective fusion of PET and MR images in detection of hepatic metastases: Comparison with 18F-FDG PET/CT and Gd-EOB-DTPAenhanced MRI. J Nucl Med, 2010. 51(5): pp. 692–9.

[13] Yong, T.W. et al., Sensitivity of PET/MR images in liver metastases from colorectal carcinoma. Hell J Nucl Med, 2011. 14(3): pp. 264–8.

[14] Beiderwellen, K. et al., Depiction and characterization of liver lesions in whole body [F]-FDG PET/MRI. Eur J Radiol, 2013. 82: pp. e669–e675.

[15] Platzek, I. et al., PET/MRI in head and neck cancer: Initial experience. Eur J Nucl Med Mol Imaging, 2013. 40(1): pp. 6–11.

［16］Boss, A. et al., Feasibility of simultaneous PET/MR imaging in the head and upper neck area. Eur Radiol, 2011. 21(7): pp. 1439–46.

［17］Kanda, T. et al., Value of retrospective image fusion of F-FDG PET and MRI for preoperative staging of head and neck cancer: Comparison with PET/CT and contrast-enhanced neck MRI. Eur J Radiol, 2013. 82: pp. 2005–10.

［18］Nagarajah, J. et al., Diagnosis and dosimetry in differen tiated thyroid carcinoma using 124I PET: Comparison of PET/MRI vs PET/CT of the neck. Eur J Nucl Med Mol Imaging, 2011. 38(10): pp. 1862–8.

［19］Seiboth, L. et al., Utility of PET/neck MRI digital fusion images in the management of recurrent or persistent thyroid cancer. Thyroid, 2008. 18(2): pp. 103–11.

［20］Ceriani, L. et al., Unusual muscular metastases from papillary thyroid carcinoma detected by fluorine-18-fluorodeoxyglucose PET/MRI. J Clin Endocrinol Metab, 2013. 98(6): pp. 2208–9.

［21］Huang, S.H. et al., A comparative study of fused FDG PET/MRI, PET/CT, MRI, and CT imaging for assessing surrounding tissue invasion of advanced buccal squamous cell carcinoma. Clin Nucl Med, 2011. 36(7): pp. 518–25.

［22］Park, S.H. et al., Comparison of diffusion-weighted MR imaging and FDG PET/CT to predict pathological complete response to neoadjuvant chemotherapy in patients with breast cancer. Eur Radiol, 2011. 22: pp. 18–25.

［23］Treglia, G. et al., Metastatic brachial plexopathy from breast cancer detected by F-FDG PET/MRI. Rev Esp Med Nucl Imagen Mol, 2014. 33(1): pp. 54–5.

［24］Rothke, M.C., A. Afshar-Oromieh, and H.P. Schlemmer, Potential of PET/MRI for diagnosis of prostate cancer. Radiologe, 2013. 53(8): pp. 676–81.

［25］Wetter, A. et al., Simultaneous 18F choline positron emission tomography/magnetic resonance imaging of the prostate: Initial results. Invest Radiol, 2013. 48(5): pp. 256–62.

［26］Park, H. et al., Introducing parametric fusion PET/MRI of primary prostate cancer. J Nucl Med, 2012. 53(4): pp. 546–51.

［27］Afshar-Oromieh, A. et al., PET/MRI with a Ga-PSMA ligand for the detection of prostate cancer. Eur J Nucl Med Mol Imaging, 2013. 40: pp. 1629–30.

［28］Kim, S.K. et al., Additional value of MR/PET fusion compared with PET/CT in the detection of lymph node metastases in cervical cancer patients. Eur J Cancer, 2009. 45(12): pp. 2103–9.

［29］Nakajo, K. et al., Diagnostic performance of fluorodeox yglucose positron emission tomography/magnetic resonance imaging fusion images of gynecological malignant tumors: comparison with positron emission tomography/computed tomography. Jpn J Radiol, 2010. 28(2): pp. 95–100.

［30］Kitajima, K. et al., Value of fusion of PET and MRI for staging of endometrial cancer: Comparison with F-FDG contrast-enhanced PET/CT and dynamic contrast-enhanced pelvic MRI. Eur J Radiol, 2013. 82(10): pp. 1672–6.

［31］Tatsumi, M. et al., 18F-FDG PET/MRI fusion in charac terizing pancreatic tumors: comparison to PET/CT. Int J Clin Oncol, 2011. 16(4): pp. 408–15.

［32］Nagamachi, S. et al., The usefulness of F-FDG PET/MRI fusion image in diagnosing pancreatic tumor: Comparison with F-FDG PET/CT. Ann Nucl Med, 2013. 27(6): pp. 554–63.

［33］Laurent, V. et al., Comparative study of two whole-body imaging techniques in the case of melanoma metastases: Advantages of multi-contrast MRI examination including a diffusion-weighted sequence in comparison with PET-CT. Eur J Radiol, 2010. 75(3): pp. 376–83.

［34］Lee, H.J. et al., F-18 fluorodeoxyglucose PET/CT and post hoc PET/MRI in a case of primary meningeal melanomatosis. Korean J Radiol, 2013. 14(2): pp. 343–9.

［35］Heiss, W.D., The potential of PET/MR for brain imaging. Eur J Nucl Med Mol Imaging, 2009. 36(Suppl 1): pp. S105–12.

［36］Boss, A. et al., Diffusion tensor imaging in a human PET/MR hybrid system. Invest Radiol, 2010. 45(5): pp. 270–4.

［37］Boss, A. et al., Hybrid PET/MRI of intracranial masses: Initial experiences and comparison to PET/CT. J Nucl Med, 2010. 51(8): pp. 1198–205.

［38］Schwenzer, N.F. et al., Simultaneous PET/MR imaging in a human brain PET/MR system in 50 patients-Current state of image quality. Eur J Radiol, 2012. 81(11): pp. 3472–8.

［39］Vercher-Conejero, J.L. et al., Amyloid PET/MRI in the differential diagnosis of dementia. Clin Nucl Med, 2014. 39(6): pp. e336–9.

［40］Moodley, K.K. et al., Simultaneous PET/MRI in front-otemporal dementia. Eur J Nucl Med Mol Imaging, 2013. 40(3): pp. 468–9.

［41］Salamon, N. et al., FDG-PET/MRI coregistration improves detection of cortical dysplasia in patients with epilepsy. Neurology, 2008. 71(20): pp. 1594–601.

［42］Cho, Z.H. et al., Substructural hippocampal glucose metabolism observed on PET/MRI. J Nucl Med, 2010. 51(10): pp. 1545–8.

［43］Cho, Z.H. et al., Observation of glucose metabolism in the thalamic nuclei by fusion PET/MRI. J Nucl Med, 2011. 52(3): pp. 401–4.

［44］Cho, Z.H. et al., In-vivo human brain molecular imaging with a brain-dedicated PET/MRI system. Magma, 2013. 26(1): pp. 71–9.

［45］Bengel, F.M. et al., Myocardial efficiency and sympa-thetic reinnervation after orthotopic heart transplantation: A noninvasive study with positron emission tomography. Circulation, 2001.103(14): pp. 1881–6.

［46］Higuchi, T. et al., Combined reporter gene PET and iron oxide MRI for monitoring survival and localization of transplanted cells in the rat heart. J Nucl Med, 2009. 50(7): pp. 1088–94.

［47］Schneider, S. et al., Utility of multimodal cardiac imaging with PET/MRI in cardiac sarcoidosis: Implications for diagnosis, monitoring and treatment. Eur Heart J, 2014. 35(5): p. 312.

［48］Syed, I.S. et al. MR imaging of cardiac masses. Magn Reson Imaging Clin N Am, 2008. 16(2): pp. 137–64, vii.

[49] Probst, S. et al., The appearance of epidural extranodal marginal zone lymphoma (MALToma) on F-18 FDG PET/CT and post hoc PET/MRI fusion. Clin Nucl Med, 2011. 36(4): pp. 303–4.

[50] Bural, G.G. et al., Quantitative assessment of the atherosclerotic burden of the aorta by combined FDG-PET and CT image analysis: A new concept. Nucl Med Biol, 2006. 33(8): pp. 1037–43.

[51] Tahara, N. et al., Simvastatin attenuates plaque inflammation: Evaluation by fluorodeoxyglucose positron emission tomography. J Am Coll Cardiol, 2006. 48(9): pp. 1825–31.

[52] Fayad, Z.A. et al., Safety and efficacy of dalcetrapib on atherosclerotic disease using novel non-invasive multimodality imaging (dal-PLAQUE): A randomised clinical trial. Lancet, 2011. 378(9802): pp. 1547–59.

[53] Chen, K. et al., Evaluation of musculoskeleta disorders with PET, PET/CT, and PET/MRI. PET Clin, 2008. 3(3): pp. 451–465.

[54] Nawaz, A. et al., Diagnostic performance of FDG-PET, MRI, and plain film radiography (PFR) for the diagnosis of osteomyelitis in the diabetic foot. Mol Imaging Biol, 2010. 12(3): pp. 335–42.

[55] Sauter, A.W. et al., Imaging findings and therapy response monitoring in chronic sclerodermatous graftversus-host disease: Preliminary data of a simultaneous PET/MRI approach. Clin Nucl Med, 2013. 38(8): pp. e309–17.

[56] El-Haddad, G. et al., PET/MRI depicts the exact location of meniscal tear associated with synovitis. Eur J Nucl Med Mol Imaging, 2006. 33(4): pp. 507–8.

[57] Miese, F. et al., Hybrid 18F-FDG PET-MRI of the hand in rheumatoid arthritis: Initial results. Clin Rheumatol, 2011. 30(9): pp. 1247–50.

[58] Blebea, J.S. et al., Structural and functional imaging of normal bone marrow and evaluation of its age-related changes. Semin Nucl Med, 2007. 37(3): pp. 185–94.

[59] Brix, G. et al., Risks and safety aspects related to PET/MR examinations. Eur J Nuc Med Mol Imaging, 2009. 36(Suppl 1): pp. 131–138.

[60] Koyama, S. et al., Combined exposure of ELF magnetic fields and x-rays increased mutant yields compared with x-rays alone in pTN89 plasmids. J Radiat Res, 2005. 46(2): pp. 257–64.

[61] Miyakoshi, J., Effects of static magnetic fields at the cellular level. Prog Biophys Mol Biol, 2005. 87(2–3): pp. 213–23.

[62] Miyakoshi, J. et al., Exposure to strong magnetic fields at power frequency potentiates X-ray-induced DNA strand breaks. J Radiat Res (Tokyo), 2000. 41(3): pp. 293–302.

[63] Walleczek, J., E.C. Shiu, and G.M. Hahn, Increase in radiation-induced HPRT gene mutation frequency after nonthermal exposure to nonionizing 60 Hz electro magnetic fields. Radiat Res, 1999. 151(4): pp. 489–97.

[64] Hintenlang, D.E., Synergistic effects of ionizing radiation and 60 Hz magnetic fields. Bioelectromagnetics, 1993. 14(6): pp. 545–51.

[65] Theysohn, J.M. et al., Subjective acceptance of 7 Tesla MRI for human imaging. Magma, 2008. 21(1–2): pp. 63–72.

[66] Erlandsson, K. et al., A review of partial volume correction techniques for emission tomography and their applications in neurology, cardiology and oncology. Phys Med Biol, 2012. 57(21): pp. R119–59.

Chapter 22
脑部 MRI 计算机辅
助诊断

Computer-Aided Diagnosis with MR Images of the Brain

Mark A. Haidekker, Geoff Dougherty，著

俞　璐、姜雨薇，译　李春媚、陈敏，校

目录　CONTENTS

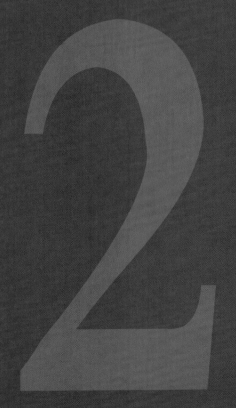
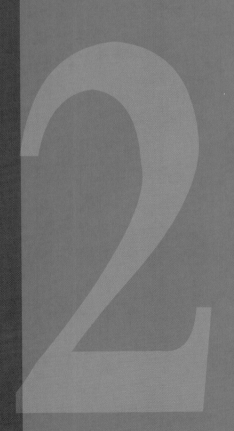

磁共振成像（magnetic resonance imaging, MRI）有优越的软组织对比度，是脑成像方式的一种选择。成像序列的存在使得通过 MRI 可以观察组织灌注及弥散情况，MRI 不仅提供了静态的结构图像，同时提供了功能图像，但具有一定的局限性。近年来，分辨率和信噪比（signal-to-noise ratio, SNR）都有了很大的提升。对比度、分辨率和 SNR 后来更进一步得到了提升，即强磁体的广泛应用（通常为 3T 或更高）和头部专门的线圈。此外，还介绍了快速采集序列，可以在几分钟内采集整个头部的三维图像。

利用这些特征，MRI 为计算机辅助设计（computer-aided design，CAD）提供了一个极好的平台，即计算机辅助图像分析，通过计算机提供定量指标来支持诊断。CAD 是图像形成过程的自然延伸，因为 MRI 需要计算机数据处理来成像，并且图像可以立即以数字形式获得[1]。尽管单独图像处理目前更为普遍，但更多的图像处理和分析可以直接集成到 MRI 工作站中。

CAD 需要一个更为广泛的定义，即计算机不一定要具有诊断能力。即使最近发展加速、计算机能力的大幅度提高，但将来的最终决定权仍在放射科医师的权限范围内。然而，图像处理通常是一系列的图像被操纵或信息提取的几个步骤（即操作）。这些步骤本身有着辅助诊断疾病的潜力。因此值得在自动图像分析中引入关键独立的步骤，并且检验它们在辅助诊断过程中的潜力。

一个典型的图像分析链，如图 22-1 所示，可以细分为几个阶段。

- 图像处理和增强：在这个步骤中，期望的图像特征被强化，而未被期望的图像特征被抑制。例如选择性对比剂增强或降噪。在此步骤之后，放射科医师可以更容易地阅读图像，图像工作站通常具有可以操作多个图像滤波增强的特征。
- 图像分割：这一步骤指的是将感兴趣区从其他作为背景的区域中分离出来。在脑部 MR 图像中，分割可以区分白质、灰质和脑脊液（cerebrospinal fluid，CSF），甚至分开独立的皮层下区域。图像分割是具有帮助作用的，例如突出肿瘤的位置和大小。

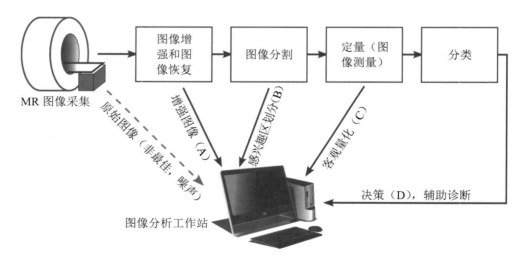

▲ 图 22-1　图像分析工作原理图
在传统放射学中，采集原始 MR 图像（灰色虚线），但是由于伪影和噪声，它不是最优的图像。图像分析链的每个步骤为放射科医师提供了改进的价值：A. 增强图像可以提供更好的细节、对比度和更高的 SNR；B. 图像分割后可以将感兴趣的区域（例如脑室和皮层下区）和周围组织分离开来；C. 定量测量提供了客观的指标（例如脑室容积），而不需要耗时的人工测量；D. 分类可以潜在地帮助决策（例如患者与健康人）（引自 Haidekker, M.A., Medical Imaging Technology, Springer Briefs in Physics, Springer, New York, 2013.）

- 图像测量：在这个步骤中，计算机进行测量并提供量化指标作为分类的基础。例如脑室容积、形态对称性或对比剂的动态摄取。测量通常可以通过人工测量，但是计算机自动测量加速了这一过程，并且减少了观察者依赖的变异性。

- 分类：在分类步骤中，不同的定量指标可以用来区分正常和病变的区域。

本章主要有两个部分。第一部分是"二、脑部 MRI 计算机辅助诊断技术"，包括了对上述步骤的详细阐述，并且展示了一些关于这些图像操作如何工作的技术信息。第二部分是"三、实际应用和案例"，从应用方面展示了这些技术，介绍了几个例子，强调了为达到特定分析目的的图像处理的必要性。

一、脑部 MRI 计算机辅助诊断技术

（一）脑部 MRI 计算机辅助诊断图像采集

对于放射科医师来说，中心图像质量非常重要，高空间分辨率、高对比度和低噪声对于 CAD 来说更为重要。一般来说，好的图像质量降低了对第一级图像增强滤波器的要求，例如降噪。此外，CAD 比传统诊断更依赖于三维图像，需要在低噪声、高分辨率的 3D 图像序列和图像采集时间之间找到平衡。

MR 信号的激发和接受所涉及的物理过程本质上是缓慢的。调用一个特定的脉冲序列，对重建的 2D 图像的每一行的重复，并测量所产生的信号所花费的时间是十分重要的。为了获得足够的测量值来重建大脑 3D 图像会花费很多时间，并且一些序列可能需要长达 1h 的时间。并且不能通过改进扫描仪硬件（例如电路）来减少这些时间，它需要通过缩短采集或调用所谓的稀疏或压缩采样来解决[2,3]。

读出的 MR 信号储存在傅里叶空间（在 MR 术语中称为 k 空间）中。频率编码和相位编码

保证了数据在频率和相位上的空间编码适合用于通过傅里叶变换后进行分析。数据在 k 空间的位置取决于相位编码梯度和频率编码梯度的净强度和持续时间。低幅度或持续时间短的梯度编码低空间频率信息，而高振幅或长持续时间梯度编码高空间频率信息。在 k 空间中心附近填充低空间频率信息，并将高空间频率信息填充在 k 空间的外围。大多数 MR 图像信息（对比度和一般形状）包含在 k 空间的中心，即在低空间频率。高空间频率编码对象的边缘。距离 k 空间中心越远，数据越集中，空间频率信息越高，空间分辨率越高。经典自旋回波序列（spin echo，SE）逐行填充 k 空间。在每个激励下，完全获取一行 k 空间，包含低和高（水平的）空间频率信息（水平方向上的对比度和分辨率）。在每一次重复之间，相位编码梯度强度都有变化。这使得 k 空间从上到下全部被填充。

SE 序列被设计为通过引入 180°射频（radio-frequency，RF）脉冲来在横向平面中重新相位或重新聚焦、自旋来最小化 T$_2$* 衰变（这是由磁场非均匀性引起的）的信号减小效应。自旋被翻转 180°，使得每个自旋的相位位置颠倒，也就是说，进动速度更快的自旋现在在进动速度较慢的自旋后面。在有限的时间过后，自旋将彼此赶上，形成了一个 SE，这是一个在回波时间（echo time，TE）形成的信号峰值。当然，T$_2$ 衰变在整个序列的持续时间中不衰减。序列的总采集时间由重复时间（repetition time，TR）、相位编码的数目（number of phase-encoding，NPE）（相位方向上的像素数目或矩阵大小）和激励次数（number of excitations，NEX）给出，以获得减少噪声的平均值。利用回波收集结束时刻与下一个 90°激励脉冲（TR ~ TE）之间的时间，称为停滞时间，实现了多层成像。在这个时间内，下一个层面可以被激发。扫描设备将决定有多少层面纳入该序列。另一个问题是交叉效应（或更正确地说是交叉激发），是由于层面轮廓的不完整而在相邻层面之间形成。这可以用留下空

白间隙或层面交错来解释此种现象，因此偶数层会首先被激发，接着是奇数层。

SE 序列具有临床成像缺点，其主要局限在于采集时间缓慢。更快的序列将使患者感觉更加舒适，增加扫描数量，并使得 3D 成像和体内运动器官成像成为可能。梯度回波（gradient echo，GE）序列（也称为 GRE 序列）被开发为替代 SE 序列的更快的序列。使用一个小的翻转角度 α，代替 SE 序列的 90° 翻转，这样就不需要等待很长时间（当使用 90° RF 脉冲时，通常是感兴趣的组织 T_1 值的 5 倍），使得磁化的纵向分量 M_z，恢复再重复另一次。这意味着总的采集时间可以减少，使得快速成像成为可能。然而，由于横向磁场中的磁化强度较小，信噪比降低，测量的信号会更小。通过避免使用 180° 再聚焦 RF 脉冲来使得扫描时间进一步减少。相反，GRE 序列使用双极频率编码梯度去相位，然后重新聚相位自旋。这并没有消除非随机的磁场不均匀性，但有助于降低 SNR 及其易受化学位移和金属诱发的磁化伪影的影响。更快采集图像的代价是 SNR 的丢失。

GRE 成像中信号幅度取决于 TR、TE、翻转角度和组织的 T_1 值。对于任何 T_1 值，在给定 TR（T_1）时，存在一个翻转角度导致该组织信号最大。这个角被称为 Ernst 角，α_{Ernst}。可以表示为

$$\cos(\alpha_{Ernst}) = \exp\left(-\frac{TR}{T_1}\right) \quad \text{（公式 22-1）}$$

许多其他脉冲序列的大部分是 SE 和 GRE 序列的变化。每个序列是 RF 脉冲和梯度的巧妙组合。目的是支持特定组织的信号（对比度），并尽快获取图像（速度），同时限制伪影并且不改变 SNR。SE 序列通常是黑血技术，而 GE 序列通常是亮血技术。

快速自旋回波序列，第一个回波后的时间间隔用于接收回波链，从而填充同一层面中的其他 k 空间线。由于所需的重复次数减少，k 空间填充更快，层面获取时间减少。这是通过应用新的 180° 脉冲来获得 SE 序列。在每个回波之后，取消相位编码，并且不同的相位编码被应用到接下来的回波中。在相同的重复期间（在 TR 时间内）接收的回波数量被称为快速系数或回波链长度（echo train length，ETL）。多回波 SE 使用一个以上的重聚焦脉冲在越来越长的回波时间中产生单独的回波图像。

在 GE 序列中，TR 减少可在 T_2 以下的 TR 中引起永久（稳态）剩余横向磁化：在随后的重复的开始时，横向磁化不会完全消失，也将由激发脉冲激励引起翻转。稳态可能是有害的，特别是对于获取 T_1 加权序列。为了解决这个问题，损坏的 GE 脉冲序列使用梯度或 RF 脉冲（扰流板），以消除残余横向磁化。超快速 GE 序列使用小的翻转角度、非常短的 TR 和优化的 k 空间填充，将图像采集时间减少到每层大约 1s。小翻转角和非常短的 TR 的缺点是 T_1 加权图像较差。为了保持 T_1 对比度，180° 反转脉冲在超快速 GE 图像序列重复之前准备磁化。有效的反转时间将对应于反转脉冲与中心 k 空间线获取之间的延迟时间。为了获得 T_2 加权像，预备模式为 SE（90° ～ 180°），使得超快速 GRE 成像序列可以从纵向磁化开始，其振幅取决于 T_2。

回波平面成像（echo planar imaging，EPI）是 MRI 中最快的采集方法（每层 100ms），但空间分辨率有限。它可以适用于 SE-EPI 或 GRE-EPI 序列。EPI 序列是高级 MRI 应用的基础，如弥散、灌注和功能成像。

反转恢复（inversion recovery，IR）序列从 180° RF 反转脉冲开始，将纵向磁化 M_z 反转到相反的（负）方向。由于纵向弛豫，纵向磁化将增加到其初始值，过程中存在 0 值。采用 90° 射频脉冲获得横向磁化用于测量。180° RF 反转脉冲与 90° RF 激励脉冲之间的延迟时间称为反转时间（inversion time，T_I）。IR 技术允许通过选择 T_1 值来抑制给定组织的信号，组织信号恢复到 $M_z = 0$，也就是当它等于 $T_1 \ln2$ 时，因此，当翻转到横向水平时没有信号。IR 可以

与 SE 或 GE 序列结合。特别是，它可以与快速 SE 序列一起使用，以获得更快的图像采集时间，因为 IR 需要相对长的 TR 以使得磁化再增长。流体衰减翻转恢复序列（FLAIR）用于在合适的 T_1 下用 IR 对液体信号进行抑制。在 T_1 大约为 2000ms 时观察到水信号为 0。如在其他 IR 序列的情况下，快速 SE 类型的成像序列是优先选择的，可以补偿较长的图像采集时间。这些序列通常用于脑成像以抑制脑脊液，并突出高信号的病变，如多发性硬化(multiple sclerosis, MS)斑块。FLAIR 可同时用于三维成像（3D FLAIR）和二维成像（2D FLAIR）。

良好的空间分辨率可以看到细微的细节，并使得部分容积效应最小化。数字图像的空间分辨率与像素（或 3D 中的体素）的大小是一样的，这等于视野（field of view，FOV）的长度 L 在该方向上除以它的像素的数目（N）。负责空间分辨率的扫描参数与 RF 脉冲的带宽、RF 接收机的带宽和梯度有关，而与序列本身的时间参数无关。在频率编码方向上，像素大小 Δ_{FE} 表示为

$$\Delta_{FE} = \frac{L_{FE}}{N_{FE}} = \frac{RBW}{\gamma G_{FE} N_{FE}} \qquad （公式 22-2）$$

其中，RBW 为 RF 接受带宽，γ 为磁旋比（氢原子核为 42.6MHz T^{-1}），G_{FE} 为频率编码梯度强度，N_{FE} 为该方向上的像素数目。

在相位编码方向上，像素大小 Δ_{PE} 表示为

$$\Delta_{PE} = \frac{L_{PE}}{N_{PE}} = \frac{1}{\gamma \Delta G_{PE} N_{PE} t_{PE}} \qquad （公式 22-3）$$

其中，Δ_{PE} 为在连续相位编码梯度之间的场强增强，t_{PE} 为应用每个梯度的时间，N_{PE} 为该方向上的像素数目（等于相位编码的步骤数）。

在层面选择方向上，像素大小表示为

$$\Delta_{SS} = \frac{TBW}{\gamma G_{SS}} \qquad （公式 22-4）$$

其中，TBW（total band width）为 RF 脉冲的带宽，G_{SS} 为选择层面的梯度强度。

对于图像中的固定的像素（例如 512×512），用长的 RF 脉冲（即小的 TBW）和大的梯度场获得最佳的空间分辨率，但这需要花费扫描时间。小 FOV 将增加空间分辨率（即更小的像素），但当 FOV 小于被成像的物体或区域时，会出现混叠现象。

磁共振成像的主要噪声源是由于感兴趣区域中电解质的热涨落。电子噪声也存在，但通常影响较小。图像中的噪声在每个像素（对于 2D 图像）或体素（对于 3D 图像）中与自旋的数目有关。一般来说，SNR 随体素大小线性增加，并且等于采集时间的平方根。因此，任何提高成像分辨率或减少图像采集时间的操作不可避免地导致 SNR 减小。由于在单个采集中涉及许多权衡，通常在脉冲序列期间获取两个或多个图像并加在一起。不相关的噪声会被平均，例如来自患者身体和 RF 线圈的热噪声，因此与信号相比较起来噪声相对减少。SNR 可以通过一个因素进行提高，N_{EX} 是相同图像的平均数。然而，获取多个图像所需时间的增加，会增加患者运动的概率，继而造成图像模糊。

磁共振成像的优点之一是其良好的软组织对比度，可以被广泛应用。在典型的图像采集中，每个序列的基本单位（即 90°～180°信号采集序列）经过了上百次重复。通过改变回波时间（TE）或重复时间（TR），即连续 90°脉冲之间的时间，可以改变或加权信号对比度。例如，使用长 TR 可以使得 T_1 的影响最小化。如果使用长 TE，组织中 T_2 时间的固有差异将变得明显。具有长 T_2 的组织（例如水）将需要更长的时间衰减，并且它们的信号将比来自具有短 T_2 的组织（脂肪）的信号强（并且在图像中看起来更亮）。这样的图像被称为 T_2 加权像，并且具有高的液体与组织间的对比度。许多肿瘤具有较高的含水量，与周围组织表现出良好的 T_2 对比。缺点是长 TR 导致扫描时间较长。相反，应该保持短 TR（为了看到 T_1 的差异）短 T_2（以最小化 T_2 的影响），使得 T_2 影响最小化，增强 T_1 对比度或形成 T_1 加权图像。具有长 T_1 的组织将需要

很长的时间恢复磁化值平衡，并且短 TR 间隔将使该组织与短 T_1 组织相比显得图像较黑。T_1 加权像在灰质和白质之间具有良好的对比度，CSF 因其低信号而容易进行分割。短 TR 和短 TE 使其适用于许多快速 3D 序列，例如 GE 序列和小角度序列。当选择 TE 和 TR 使得这两个权重最小化，即长 TR 和短 TE 时，信号对比度主要来自给定组织中的自旋数量或密度。这种图像被称为质子密度加权像。软组织对比度一般低于 T_1 和 T_2 加权图像，因此质子密度加权不适用于 CAD。

尽管 MRI 提供了极好的软组织对比度，但有时需要通过使用对比剂进一步区分组织的不同区域，使其信号高于或低于其他组织。MRI 对比剂通常是静脉给药，它会影响其被吸收的组织的弛豫时间。基于钆（Gd）的对比剂最常用于 T_1 加权成像中。它们缩短了含有其成分的组织的 T_1 值，因此这些组织看起来比其他组织更亮。例如，肿瘤通常是高度血管化的，因此它比周围组织吸收更多的对比剂。如果血脑屏障受损，例如在颅内病变中，钆剂可以通过血脑屏障。图 22-2 显示了钆对比剂摄取前后的脑部图像。肿瘤血管的增加使得其对对比剂优先摄取，使得它们更容易与周围正常组织区分开来。此外，如果在对比注射后反复进行 MR 扫描，则可以检测对比剂的动态吸收特点（动态对比

增强），从而有助于良性和恶性疾病的鉴别。

其他对比剂如超顺磁性氧化铁（superparamagnetic iron oxide，SPIO），缩短 T_2 时间从而降低了 T_2 加权图像上的信号。例如，在肝脏中，SPIO 积聚在正常组织中，从而抑制健康组织的信号，使得病变显得更亮。然而，SPIO 粒子在脑成像中的应用并不广泛，因为目前尚不清楚 SPIO 是否主要由巨噬细胞转运到脑中，或是被动地通过破坏的血脑屏障扩散，或是主要在血管系统内循环[4]。

磁共振功能成像（functional MRI, fMRI）是一种通过监测相关血流变化从而检测大脑活动的技术。这种技术依赖于脑血流量和神经元激活耦合。当大脑的一个区域被使用时，该区域血流会增加。最常用的方法是一种称为血氧水平依赖（blood oxygen level dependent，BOLD）的对比技术。这是内源性对比的一个例子，利用富氧和乏氧血液之间的磁化强度的变化。在正常静息状态下，高浓度的脱氧血红蛋白由于顺磁性导致 MR 信号衰减。然而，响应于某些任务或刺激的神经元活动，会产生局部供氧需求，增加氧血红蛋白的分数，导致 T_2 或 T_2^* 加权图像信号增高。在一个经典的实验中，患者经受一系列休息和任务交替，在此期间反复获取 MR 图像。然后在每个像素的基础上检测信号在这一时间过程中的变化，以检测它们与已

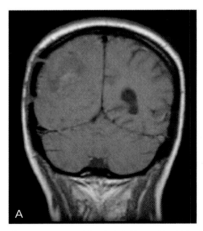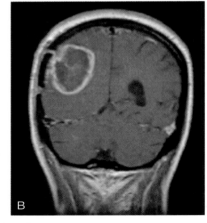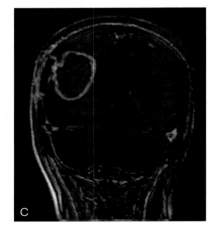

▲ 图 22-2　钆对比剂摄取前后的脑部图像

钆对比剂摄取前（A）后（B）的脑部 T_1 加权像；C. 进一步增强显示了（B）与（A）之间差异的对比［见二、（二）］

知刺激模式的相关性。在统计学上，显著相关的像素的颜色会被突出显示，并叠加在灰白的 MR 图像上，从而产生大脑的激活图。激活的位置和程度与所执行的任务或刺激的类型有关，例如简单的拇指指动任务会激活初级运动皮层。使用标准化的技术可以在几秒钟内将激活的位置定位在毫米以内。

BOLD 成像的一个主要缺点是它仅仅是神经活动的间接测量，它也偏向于一种类型的神经处理，即输入和区域内处理。此外，它易受多个成像伪影的影响，并且具有有限的时间分辨率。虽然这可以在一定程度上得到改善，但增加时间分辨率是以降低空间分辨率为代价的。由于 fMRI 的 SNR 相对较低，所获得的数据的分析是相当广泛的、复杂的，并且偶尔基于相当简单的假设，例如那些与血流动力学反应特性有关的假设。由于这些原因，它不太适合用于 CAD。

扩散成像提取关于体素中的水分子的随机或布朗运动的信息。该运动受身体中不同的障碍物（如细胞膜、蛋白质、大分子、纤维）的限制，其根据组织和某种病理改变（如细胞内水肿、脓肿、肿瘤）的改变而变化。扩散数据提供了关于这些水分子周围结构的间接信息。弥散加权磁共振成像（diffusion-weighted MR imaging，DWI）旨在强调水分子迁移率的差异，而不考虑它们的位移方向，而弥散张量成像（diffusion tensor imaging, DTI）研究水分子运动的方向，以确定例如它们是否在所有的方向中扩散（分数各向异性），或试图呈现一个特定的扩散方向。

DWI 中使用的弥散加权序列是基于 T_2 加权的 SE 序列，通常是 SE-EPI（SE 超快回波平面成像）。添加另外的单向梯度会导致弥散分子的相位损失。弥散加权的程度用 b 值表示（单位 mm^2/s），这取决于扩散梯度的幅度、应用时间和两个梯度之间的时间。使用 b = 0 的非弥散加权图像的信号丢失和 b ≈ 1000 的弥散加权图像在单向梯度方向上计算表观扩散系数（apparent diffusion constant, ADC）。如果 TE 保持恒定，ADC 则与质子密度和 T_2 无关。该序列必须通过在至少三个空间方向上的梯度来重复采集。为了提高 ADC 中的随机误差，通常在每个方向获取多个弥散加权图像，从而提高其信噪比。一旦确定每个像素的扩散常数，就可以获得扩散常数图像，其中亮度与扩散常数成一定比例。

神经组织特有的微结构导致脑白质中的扩散各向异性：水分子扩散优选沿着纤维的方向并在垂直于纤维的方向上受到限制。通过在至少六个方向上进行扩散加权采集（并且更多地在有角度的高分辨率成像中进行），可以合成所有数据提取扩散张量。可以从 DTI 中获取不同的图像，这取决于该数据的后处理的复杂性，包括主扩散方向、各向异性分数（当扩散各向同性为时为零和当扩散各向异性增加时）和纤维跟踪。张量模型在精确确定在纤维交叉情况下水分子位移方向的局限性，促进了新模型的发展，该模型需要更大量的数据测量。Q 空间（扩散频谱）成像能够描述纤维交叉，但需要在不同的方向上大量采集数据（129 ～ 515 !）。

弥散加权成像（DWI）应用于脑卒中的诊断。卒中在急性期表现为缺血性细胞毒性水肿，ADC 下降。它也可以用卒中事件的时间来区分急性和亚急性卒中。弥散成像也参与不同类型的脑部病理诊断：肿瘤［脑淋巴瘤（ADC 降低）、表皮样和胆脂瘤（弥散呈高信号）］、感染性疾病如脑脓肿（ADC 降低，帮助与 ADC 增加的肿瘤的坏死进行鉴别诊断）和疱疹性脑炎、退行性疾病如 Creutzfeldt-Jakob 病，以及多发性硬化（multiple sclerosis，MS）等炎性病变。

DTI 使组织微观结构的体内研究得以实现。它可以显示在常规成像中不可见的白质或脊髓中可能的神经纤维异常。纤维束描记法是间接的、显示在体内的神经纤维轨迹视图的方法[5]。它可以与功能磁共振成像相结合，研究神经中枢之间的相互联系，用来分析脑发育和成熟，协助脑肿瘤或脊髓压迫的术前检查。

DTI 也可用于探索阿尔茨海默病、某些精神疾病、炎症、肿瘤、血管、外伤（不可逆昏迷）或耐药性癫痫。

（二）增强扫描方案

原始 MR 图像通常不适合于任何形式的自动图像分析，包括 CAD。正如本节将要讨论的，图像采集过程引入了三个导致图像质量下降的根源，图像增强用于逆转或部分逆转图像质量下降。

- 模糊：小的细节特征，例如，非常小的区域具有较大的 RF 信号分布在多个像素上，图像强度随着距中心的距离而衰减。细节显得模糊不清。由于理想点散布在多个像素上，所以数学上用点扩散函数来描述模糊量。

- 噪声：组织和放大器电子学中的量子过程是从理想化的图像值引入随机偏差。通常（但不总是）实际像素值 $g(x, y)$ 可以被描述为添加了随机补偿 $n(x, y)$ 的理想化像素值 $f(x, y)$。通常假定一组 $n(x, y)$ 的平均值为零且呈高斯分布。

- 对比：磁共振图像的 FOV 通常包括与诊断无关的区域。颅骨是一个突出的例子。原始 MR 图像捕获了 RF 回波的整个范围的值，因此减少了组织之间的相对差异。

噪声导致图像质量的下降，因为它是随机过程，所以不可能精确地预测它的值。通常假设 MRI 中的噪声可以用高斯分布来描述，并且已经证实即使在 SNR 较小的情况下，理论噪声可以降低到呈高斯分布[6]。

在采集后从图像中去除噪声的挑战之一是保持图像的边缘清晰。通过用线性掩模卷积图像，例如高斯掩模，可以去除附加（或非相干）的噪声，高斯掩模由于其逐渐渐变的形状而产生最小的加权平均。该过程可以在傅里叶（频率）域中更有效地执行，因为卷积过程被乘法运算所取代（图像的傅里叶变换通过掩模的傅里叶变换转换，现在称为滤波）。

乘法噪声，也称为相干噪声或斑点噪声[7]，是与信号相关的，并且更难去除。当图像 $g(x, y)$ 源自理想化的无噪声图像 $f(x, y)$ 并且被乘法噪声 $n(x, y)$ 干扰时，

$$g(x,y) = f(x,y) \cdot n(x,y) \qquad \text{（公式 22-5）}$$

可以使用同态滤波。这包括取图像值的对数相加后的线性结果，

$$\log[g(x,y)] = \log[f(x,y)] + \log[n(x,y)]$$
$$\text{（公式 22-6）}$$

其次采用传统线性滤波来降低对数噪声分量，然后采用滤波后指数。虽然方程 22-6 看起来是直接相加的，但是它不允许存在负值，并且由于对数函数的动态范围的高度非线性映射，所以需要单独处理接近于零的值。

不幸的是，线性掩模通常不能给出令人满意的表现，因为噪声和边缘都包含高频率，并且线性噪声降低与细节丢失（模糊）相关。非线性掩模在保持边缘方面表现得更好，但不能在傅里叶领域中使用。经典的中值掩模是非线性的，但是在去除散粒噪声（也称为椒盐噪声）方面优于高斯噪声（图 22-3）。基于小波的掩模[8]和基于偏微分方程[9]的非线性扩散掩模，包括总变差模型（total variation model，TVM）[10-13]，已证明是有用的。许多其他的去噪方法已被特异用于 MR 图像[14-16]。

线性滤波器的改进使它们的表现适应图像特性，例如平滑滤波器，在存在大的（边缘）不连续性时会自动减弱。这些滤波器被称为自适应滤波器或自适应掩模。更具体地说，自适应掩模基于每个像素确定的局部邻域内的像素的统计来改变它们的表现。它们本质上是非线性掩模。它们在降低噪声方面的性能优于全局掩模，但是滤波器增加了复杂度。

考虑到附加高斯噪声破坏图像 $f(x, y)$ 形成噪声图像 $g(x, y)$ 的情况：噪声分量的方差，

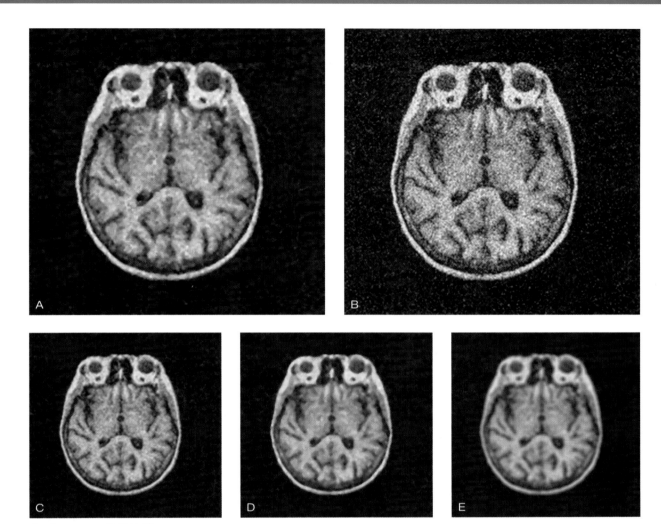

▲ 图 22-3　几种掩模

A. 为高斯噪声（σ=40）退化的图像；B. 为 3×3 中值掩模的卷积效应；C. 为 5×5 中值掩模；D. 为 3×3 平均掩模；
E. 为 5×5 平均掩模（引自 Dougherty, G., Digital Image Processing for Medical Applications, Cambridge University Press,
Cambridge, 2009.）

我们假设它可以从噪声图像中估计出来。一旦
选择了邻近区域的大小，就可以计算它们各自
邻域内的像素的局部均值 m_L、局部方差 [17]。自
适应掩模将产生原始图像像素的估计值。

$$\hat{f}(x,y)=g(x,y)-\frac{\sigma_N^2}{\sigma_L^2}\Big[g(x,y)-m_L\Big]\quad（公式 22-7）$$

　　如果局部方差高会产生接近 $g(x,y)$ 的输出；
因为高方差意味着图像细节（如边缘）的存在，
这应该被保留下来。相反地，如果局部方差较
低（即接近），例如在图像的背景区域中，输出
将接近局部平均值 m_L。减少噪声的同时保留了
边缘。该掩模被称为最小均方误差（minimum

mean-square error, MMSE）掩模。该掩模的缺点
是它在边缘附近的噪声降低很差，尽管可以通
过修改 [18] 以改善这种表现。

　　有一个非常强大的自适应掩模可以通过数
值模拟各向异性扩散操作 [19]。图像强度值被理
解为在像素内的局部浓度。如果像素边界被认
为是半渗透性的，那么像素强度将随时间扩散
到较低强度的相邻像素（即向负梯度方向）。扩
散过程可以用偏微分方程模型化。

$$\frac{\partial I(x,y)}{\partial t}=c\cdot\Delta I(x,y)\qquad（公式 22-8）$$

　　其中：

$I（x,y）$ 为图像强度值

Δ 为拉普拉斯算子

c 为扩散常数

对于各向异性扩散，c 不再是一个常数，而是成为一个随着图像梯度单调下降的函数，$c=g[\Delta I（x,y）]$。函数 g 保证了在大梯度方向上扩散的减少，因此在对比度低的区域中，平滑操作更强。尽管各向异性扩散掩模背后的理论相对比较复杂，但扩散方程的数值的近似程度则简单的令人惊讶[20]，并且掩模的结果取决于函数 g 的可调倾斜度和迭代次数，其中的最佳值通常是通过实验确定的。g 的倾斜度可以自动地绑定到图像的噪声分量上（例如，在每次迭代中，将其调整为图像梯度幅度的 90%）。对算法[21,22]的进一步修改使得它即使在存在弱乘法噪声分量的情况下也能很好地工作。

恢复技术试图模拟由图像形成过程（在这种情况下获取的 MR 图像）引起的退化，并应用逆过程恢复原始图像。退化模型是一个模糊过程的应用，由其点扩展函数 $h（x,y）$ 或调制传递函数 $H（u,v）$ 表示，随后加入独立高斯，零均值噪声（图 22-4）。

当点扩散函数或调制传递函数是已知的情况下，恢复技术是最有效的，并且可以很好地了解噪声分量的性质。然而，在许多情况下，我们只对退化过程具备有限的统计知识了解，并且逆变换会变成相应的病态过程。如果噪声是相加的，如图 22-4 所示，则线性、空间不变（LSI）成像系统得到的退化图像由以下公式表示。

$$g（x,y）=f（x,y）\circledast h（x,y）+n（x,y）\quad（公式 22-9）$$

$$F（u,v）=\frac{G（u,v）}{H（u,v）}-\frac{N（u,v）}{H（u,v）}\quad（公式 22-10）$$

然而，涉及噪声的术语是有问题的；噪声是随机的并且通常是宽带的，而成像系统的调制传递函数 $H（u,v）$ 随着 u 和 v 的增加而迅速下降，并且超过其阈值频率而下降到零。结果

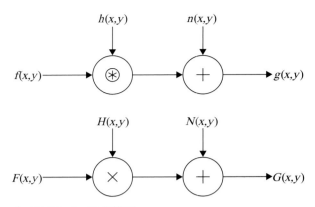

▲ 图 22-4　退化模型

由一个不完整的、线性的成像系统成像，增加噪声和模糊，如在空间（顶部）和频率（底部）区域中所见。符号表示卷积运算（引自 Dougherty, G., Digital Image Processing for Medical Applications, Cambridge University Press, Cambridge, 2009.）

是，噪声在空间频率低于系统阈值时的恢复中被放大，即便噪声功率很小，当空间频率超过阈值时，由 0 除以超出的数值结果。经典的补救方法是在傅里叶域中使用 Wiener 滤波来去除那些受噪声支配的频率。Wiener 滤波是一个最佳滤波，在这个意义上，它给出了对加性高斯噪声的最小二乘意义上的原始、未退化图像的最佳估计，也就是说，它找到了未损坏图像（x,y）的估计值（x,y），使得它们之间的平方误差最小。Wiener 滤波实际上是 MMSE 掩模（公式 22-7），应用在傅里叶域中。

$$\hat{F}(u,v)=\frac{\left|H(u,v)\right|^2}{H(u,v)\left[\left|H(u,v)\right|^2+\left|N(u,v)\right|^2/\left|F(u,v)\right|^2\right]}G(u,v)$$

（公式 22-11）

其中 $N（u,v）^2$ 和 $F（u,v）^2$ 分别是噪声和未退化图像的功率谱。这需要在每个频率上知道 SNR，但是它存在一个近似值。

$$\hat{F}(u,v)\approx\frac{\left|H(u,v)\right|^2}{H(u,v)\left[\left|H(u,v)\right|^2+k\right]}G(u,v)$$

（公式 22-12）

其中 k 是在所有频率上平均的图像的 SNR 的倒数，更方便地，k 可以被认为是可选择的经验参数，以平衡锐度与噪声。然而，Wiener 滤

波的这种基本形式不具有空间的自适应性，它的特性在整个图像上是保持不变的。

滤波的自适应变化是可能的：k 作为频率函数具有自适应形式，即 $k(u,v)$，和空间自适应形式，其中 k 是局部依赖的，即 $k(x,y)$。然而，由于空间信息在频域中丢失，自适应频域滤波需要对图像的每个区域的统计特性的不同进行单独的逆转换，因此，它们计算效率低下。或者，可以使用 Wi-ner 滤波的（非自适应）参数形式[23]。Wiener 滤波是已知图像和噪声方差的最佳滤波，但如果未知的话，则采用在空间域中使用 MMSE 掩模经验方法更加有效。自适应特性可以取决于固定窗口[24] 中的图像特征、自适应大小窗口[25] 或者甚至每个像素的大小和形状变化的自适应邻域窗口[26]。图 22-5 显示了传统非自适应高斯平滑、Wiener 滤波和各向异性扩散的并列比较。

用于查看图像的软件可以容易地操作对比度。最简单的选择是使用线性直方图拉伸（或对比度拉伸），保持原始像素值直方图的形状。

像素值由线性查找表重新映射到灰度值，跨越了更大的动态范围 D，它可以与可用的全动态范围一样大（n 位的图像的 2^n）。

$$g_i = \frac{D}{p_{max} - p_{min}} p_i \qquad （公式 22-13）$$

拉伸可以被限制在像素（$p_2 \sim p_1$）的子范围内，在这种情况下，该范围被称为窗宽（window width，WW），该范围的中点被称为窗位（window level，WL）或中心。灰度值与像素值的数目相同，但是它们有更大的范围的跨度和增强对比度（但不提供附加信息）。如果子范围扩展到可用的全动态范围，则窗口外的像素值将变得饱和，也就是变成白色或黑色图像，并且不传递信息。

当需要在特定的基础上比较可能在不同条件下获得的若干图像时，例如用于定量纹理测量时，尝试和标准化它们的直方图是常见的做法。最常见的标准化技术是将直方图均衡化，尝试将直方图变为平坦的、均匀的直方图，其中每个像素值频率相同。期望值是图像中传达的信息

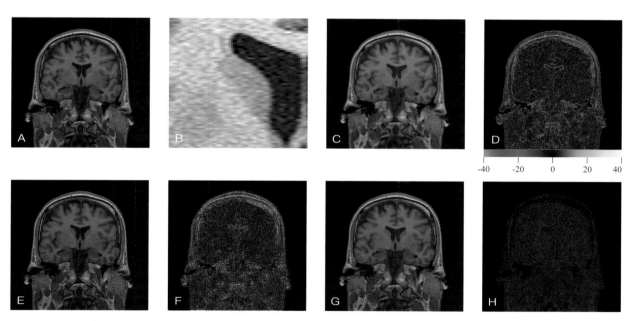

▲ 图 22-5　滤过方法的比较

A. 用 Turbo-FLASH 序列获得头部的 T_1 加权图像的一个层面；B. 放大和对比增强部分显示强烈的各向异性噪声；C. 用的高斯滤波核线性平滑；D. 平滑和原始图像之间的差异显示了去除的噪声，但也显示了主要结构元素边缘的退化；E. 应用 k = 4 的 Wiener 滤波（方程 22.12）；F. 差异图像包含在较低水平的结构元素，但一些声音是可见的；G. 各向异性扩散的应用，显示自适应滤波的边缘保持特性；H. 差异图像几乎完全被噪声所支配，结构元素更不显著。直方图几乎完全呈高斯分布，与估计的噪声水平一致。图 D 下面的颜色条对图 D、图 F 和图 H 有效

的最大化（以熵作为其量化的形式），并且转换的图像增强表现。在这种情况下，查找表是非线性的，并且从该特定图像的原始像素值的适当范围的累积分布函数（cumulative distribution function，CDF）中获得。频率较大的原始像素值范围将导致 CDF 的斜率陡峭：当使用 CDF 查找该范围时，它将扩展到更大的范围，从而导致变换值的密度较小。因此，原始直方图中的峰值将在转换的直方图中降低。类似地，频率较低的原始像素值范围会导致 CDF 的斜率变缓、变换值的范围变窄和密度增大。这些变化趋向于均衡化的直方图。然而，在离散的执行存在局限性。查找表（来自 CDF）会产生不可用的值，必须将其量化为最近的可用的水平，导致原始图像中不同的像素值在变换图像中被量化到同一水平，从而导致局部对比丢失和总体熵的减少。这对于量化水平受限的图像来说可能很麻烦，但是对于更大像素深度的图像，例如 12 位或 16 位图像，效果会降低。直方图均衡化的一个优点是它是完全自动的，不需要指定任何参数。计算简单，因为它只涉及重复添加原始直方图值来生成查找表。

已经尝试通过在局部基础上应用直方图均衡化（例如，对于 512×512 图像中 8×8 的局部区域）来解决合并水平的问题，即所谓的局部区域直方图均衡化。图像可以被划分为一个方格网格，并在每个区域内的每个像素上进行直方图均衡化：可以使用双线性插值来减小区域边界的可见性。滑动区域 / 窗口是比较好的，因为这可以避免边缘伪影。正在处理的当前像素为中心的滑动窗口内的像素直方图仅应用于该像素，并且对图像中的每个像素重复该过程。该方法在计算上更昂贵，并且如果滑动窗口被限制为矩形的形状，则会产生伪影。同样可以使用自适应邻域直方图均衡化（adaptive histgram equalization，AHE），用于特定像素的窗口不被限制特定的形状或大小，而是可以适应其环境。可以使用基于简单图形种子填充算法的区域生长技术来产生邻域，也

称为像素聚合[27]。直方图均衡化可以导致图像均匀区域中噪声的增加。这可以通过剪裁区域中原始像素值的原始直方图来降低 CDF 的斜率来控制，这被称为对比度受限自适应直方图均衡化，或者 CLAHE（contrast limited adaptive histgram equalization）[28,29]。这在降低噪声和增加对比度之间存在权衡。降低噪声通常会使图像的边缘变弱。对比度增强会增加噪声，因此后续的去噪效果会很差。桥接这些冲突结果的一种方法是将各向异性融合与 CLAHE 结合使用微分模型[30,31]。

减影在脑 MRI 增强检查中尤其有用。如图 22-2 所示，在对比剂注射后从图像中减去注射对比剂前的图像。虽然减去相似的图像产生了噪声更强的减影图像这一不利后果，但是使得小血管变得更容易被察觉，因此可以更好地检测肿瘤（类似于在杂志或报纸中找到图片的不同点）。该技术对患者运动十分敏感，会导致错位，并且需要在减影之前进行校正[32,33]。在图 22-2 中，这种错位在左下颈部区域尤为突出。

（三）脑部区域划分

被广泛应用自动化的步骤之一是大脑部分的分割。分割通常始于从图像中移除颅骨（通常称为颅骨剥离），然后将脑分离成灰质、白质和脑脊液区域。通常，比较合适的是基于强度和基于区域的方法，下面将介绍这些方法，并单独阐述颅骨剥离术。

手动颅骨剥离是非常耗时的，甚至在严格训练后也可以存在不一致。全自动方法是非常理想的，但至少需要一种具有最小操作者依赖性的精确的方法。颅骨剥离的主要基础包括强度阈值[34]、形态学、分水岭[35]、曲面模型[36]和混合方法[37-39]。阈值方法定义的最小值和最大值是沿着一个或多个轴表示单变量或多变量直方图的体素强度[40]。形态学或基于区域的方法依赖于区域之间的连接性，如相似的强度值，并且经常与强度阈值方法（例如，AFNIs 3d Intracranial 方法[41]）一起使用。其他方法采

用边缘检测和各向异性滤波结合的形态学方法[例如，脑表面提取器（brain surface extractior, BSE）[36]]。虽然分水岭算法使用了图像强度，但它们在白质连通性的假设下运行[35]。分水岭算法尝试将强度梯度的局部最优值用于凹陷区域的预处理，以将图像分割成脑和非脑成分。在 3D 空间中连接的区域进行脑体积划分，凹陷区域被填充到预设高度。基于表面模型的方法，相反地通过将平滑的变形模板（例如，脑提取工具［brain extraction tool，BET］[39]）进行脑表面建模，并将形状信息合并。混合分水岭算法（hybird watershed algorithm，HWA）[38]，结合了分水岭技术和基于表面的方法。所得到的方法依赖于脑白质连通性来建立脑体积的初始估计，并应用一个参数可变形表面模型，整合几何约束和统计图集信息，以定位脑边界。

若比较 T_1 加权图像上的自动颅骨剥离算法的性能[42]，建议 HWA 可以从比较困难的面部和颈部区域移除大量非脑组织，小心地保留脑组织，但进一步剥离其他非脑组织会有益于其结果。相反的，BSE 更清楚地到达大脑表面，虽然在某些情况下可能会去除一些脑组织。3d Intracranial 和 BET 经常留下大的非脑区或移除一些脑区，特别是在老年人的图像中。老化和常见的神经退行性疾病，如阿尔茨海默病，降低图像对比度和不利的均衡化直方图，产生部分体积效应，和边缘模糊效应。阿尔茨海默病患者的图像往往是最难准确剥离颅骨的。一种颅骨剥离方法，结合顺序或并行的多种方法，可能是有益的。例如，HWA 简化了剥离非脑图像区域的问题，同时证明是相当敏感的，并且随着 HWA 与 BSE 的应用可以提高最终结果的特异性。另一种方法[43]追求结合一元算法的方法以优化结果的可能性。BSE、BET 和 3d Intracranial 也适用于 T_2 加权图像，因此在这种情况下具有显著的优势。一种区域增长方法，是从脑中的两个种子区域开始的，并通过形态学操作由掩模自动识别的非脑区，这已被证明在 2D 图像中是稳定的[44]。最近的研究[45]显示，基于可变形模型和直方图分析出的结果比 BET、BSE 和 HWA 图像在常用数据库[BrainWeb, Internet Brain Segmentation Repository（IBSR）, Segmentation Validation Engine（SVE）, 见 二、（七）] 中具有更好的性能。它使用粗糙的初始分割步骤基于阈值和形态学操作从而找到变形的最佳起始点。使用图集和高斯函数建模的比较来计算阈值。变形模型是基于单纯的网格，其变形是由图像局部灰度级控制的，并根据灰度建模进行粗分割得到信息。

一旦颅骨被剥离，可以从脑脊液周围的脑组织进行分割。由于诸如空间分辨率（和部分容积效应）、有限对比度、器官弥散边界、噪声和伪影等问题，分割（尤其是自动分割）仍然是一项具有挑战性的任务。在医学成像中，半自动方法（即人类引导的）可能是比较充分的：一个合理的近似快速获得的，然后由一个了解解剖学的操作者来调节，并且可以借助基于图集的方法。简单阈值法是基于它们的值大于或小于阈值来选择像素，是非常粗糙的，但通常具有帮助作用。使用多个阈值，包括基于直方图的指标，而不是可以改进结果的单个值。最优阈值（例如 isodata 方法[46]或 Otsu 阈值法[47]）使方法自动化。自适应可变窗口大小可以迭代地合并[48]。由于已知人类视觉严重依赖于轮廓，因此还使用基于边缘的轮廓跟踪技术（例如，从 Canny 边缘检测[49]获得的轮廓跟踪）。基于边缘的方法的一个问题是，在 2D 中没有最优的条件，没有拓扑或连通性约束，而对结果施加更高层次的知识是很困难的。此外，该方法并没有很好地扩展到 3D，相反的方法是对对象或区域本身进行处理，即基于区域的分割。这包括区域增长（图 22-6）和分裂以及合并技术。统计学方法，如 Markov 随机场（Markov random field，MRF）模型，在某些情况下可以是一个不错的选择，但不推荐用于一般的工作，因为通常使用更简单和更快的方法就足够了。

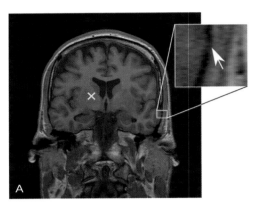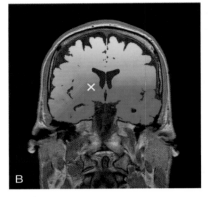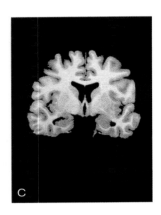

▲ 图 22-6　采用用户辅助区域增长法进行颅骨剥脱术

A. 显示未分割的头部：一条细线将皮质与颅骨分开，引起基于信号强度的分割。然而，许多颅骨区域具有与脑组织相似的信号强度值，并且需要使用连接性标准。为此，种子点（标记为 ×）由用户提供；B. 从种子点，邻域测试它们是否落在强度窗口内。如果这样，这些邻域被添加到该区域并依次作为种子点处理。伪彩显示了在一个方向（蓝）以及在另一个方向（红橙）的增长过程的进展；C. 分隔（颅骨剥离）脑区。（A）中的插图显示了一个临界区域，其中存在连接桥（箭头），允许遗漏区域增长算法。该遗漏可以通过包括附加阈值准则，例如局部均值来防止遗漏

活动轮廓是一种潜在的解决方案，结合基于边缘的方法与拓扑和连通性的约束，从初始用户提供的封闭轮廓开始，活动轮廓可以以集中于图像的真实轮廓的方式发展[50]。在第 6 章[20]中可以找到变形模型的附加例子[51]。活动轮廓模型是非常灵活的：它包含内部术语、图像数据项和约束项。然而，在实践中存在一些困难。它对参数化和初始化是敏感的。在轮廓演化过程中，点会向外扩展或聚集，需要规则的和频繁的重采样。它可以通过三角划分扩展到 3D，这样的扩展是复杂的，并且拓扑问题变得更加困难。避免活动轮廓离散化所带来的一些问题的一种方法是将轮廓嵌入到高维流形中。这个想法产生了水平集[52]。在一个演化函数的表面上用它的零水平集即函数阈为 0 时来表示轮廓。水平集方法的优点是不再需要轮廓重采样，水平集可以很容易地改变拓扑结构，并且公式与其大小是无关的，因此 3D 工作易于实现。虽然偏微分方程的迭代计算机求解会花费很多时间，但是水平集仍然是流行的解决方案，并且经常被用于脑分割[53,54]。测地线活动轮廓法（geodesic active contour，GAC）[55]，通过使用水平集，被广泛应用于许多软件包中，如 Insight 工具包（Insight segmentation and registration toolkit，ITK）。

随机 Walker（random walker，RW）算法[56]在某些方面与经典的分割过程（如种子区域增长）相似，但具有一些有趣的特异的性质和特点。它可以增强噪声，能够很好地处理弱边界。分水岭分割类似于地形法的地形特征[57]。它是简单直观的，可以并行化，并且总是产生一个完整的图像分割。然而，当应用于医学图像分析时，它具有严重的缺点，例如过分割和对噪声敏感。使用最大生成树来使其有趣、有效地实现[58]。改进概率计算和图谱配准已经功地解决了 MR 图像中灰质 / 白质分割的挑战性问题[59]。功率分水岭（power watershed，PW）算法[60]包含能量解释，并且可以在存在多个标签的情况下找到全局最优结果。虽然它比标准分水岭分割法稍微慢一些，但是它比 RW 法快得多，尤其是在 3D 图像中。

虽然有许多分割方法，但它们并不都同样适用于医学图像分割。种子分割比基于模型的分割[61]更强，并且具有灵活性、处理噪声和边缘弱化的能力。RW 和（功率）分水岭变换是最适合用于脑分割的。

（四）配准与模板匹配

许多最近的研究利用模板以帮助脑区以外

的灰白质分割。模板可以是预选参考图像，或所谓的脑图谱，例如从研究队列随机选择的脑图像。脑图谱是一个大脑的模型，其中每个结构都被标记出来。与模板相关的挑战是巨大的内部和脑内变异性，以及可能存在的头部图像的不同源与模板不匹配。将大脑图像与模板匹配有两个必要的步骤（即，使得两个图像相一致，这也意味着在坐标系统中的相同位置可以找到关键的标志）。首先，进行线性变换，例如缩放、旋转和平移脑图像来匹配模板的大小、方向和位置。其次，非线性扭曲用来使得标志相一致。有关这些操作的数学公式的详细概述，参见第 11 章[20]。

第一步，我们需要定义一个坐标系。最早的综合图谱之一是 Talairach 图谱[62]，并且标准方向通常是相对于这个图谱定义的。由 Talairach 定义的坐标系的起始点是前连合，可以肉眼观察图像找到。x 轴、y 轴和 z 轴分别从患者的角度指向右、向前和向上（图 22-7），其中 y 轴以更精确的方式定义为前、后连合的连线。参考坐标系的严格定义是非常重要的，因为所有后续的配准和映射步骤依赖于初始配准。

初始配准是用刚体变换进行的，即平移、旋转和缩放。关于图 22-7，我们可以将对齐步骤解释为：①使用平移和旋转操作使所有图像符合相同的坐标系，而不考虑患者在成像过程中的位置；②在所有图像中使用缩放操作来具有相同的体素距离 AC-PC。如果两个图像之间的强度值相似，或者可以提取特定的坐标点，则两个图像对齐的过程可以广泛地由计算机自动进行。坐标点的分布和分布在 3D 空间中的强度值的相似性引入了质量度量的可能公式，其定量地反映图像的好坏程度（被称为浮动图像）与参考图像匹配的程度。一旦能够量化两幅图像的匹配程度，就可以按照图 22-8 中的示意图自动处理该过程。迭代地、优化质量度量，例如，采用梯度下降法或单纯优化。在该过程结束时，发现一个最佳的变换，它最小化了给定变换集情况下的错配。

初始配准仅允许刚体变换，引入了匹配方向和全脑容积。例如，现在可以将左右半球在同一平面分开。然而，相对容积，例如心室容积，通常在浮动图像和参考图像之间不匹配。在这一点上，采用非线性变换（扭曲）。图 22-8 所示的一般优化原理仍然适用，但变换操作从根本上不同。我们可以直观地进行如下步骤。首先，在浮动图像和参考图像上叠加正交、等距的网格。在这个网格内识别坐标点（例如，沿突出脑沟的点，脑实质和脑室之间边界的点，顶点）。

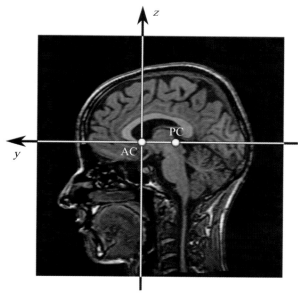

▲ 图 22-7　Talairach 坐标系统
起始点是前连合（白圈 AC）。z 轴向上和 y 轴向前（在患者的角度），并通过后连合（白圈 PC）。x 轴向右（即该页面的平面）

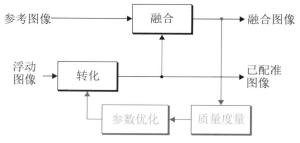

▲ 图 22-8　配准过程的示意图
其目的是通过线性或非线性变换将浮动图像与参考图像匹配。配准质量度量（如坐标的空间分布）驱动变换参数的优化，并且通过蓝色边框的反馈环路迭代地改进变换，直到质量度量最优（引自 Haidekker, M., Advanced Biomedical Image Analysis, John Wiley & Sons, Hoboken, NJ, 2011.）

参考图像的网格现在通过置换网格顶点而变形。位移的最佳方向可以通过计算相对于每个顶点处的位移矢量的质量度量的梯度来确定。在该过程结束时，浮动图像和参考图像的坐标点在坐标系内具有相同的位置，但是浮动图像的初始直线网格现在是弯曲或扭曲的。图 22-9 列举了一个配准过程。

在这一点上，可以将初始分割应用于浮动图像和参考图像。例如，如果参考图像的脑室已经被预先分割，那么相同的边界现在应用于浮动图像。如果参考图像是图谱，并且个体实体（如海马体、胼胝体和黑质）的体积是已知的，那么边界也可以应用于浮动图像。因此，浮动图像现在被完全分割。扭曲过程现在可以反过来，并且边界与图像不变形。

扭曲过程的逆转并不总是必要的，因为弯曲量包含有关病理的信息。当网格被理解为弹簧时，我们可以将弯曲量理解为局部能量的形式，并且顶点的位移与功相关。例如，当发现局部能量的最大值（即异常的局部扭曲表示异常的区域）时，可以怀疑存在肿瘤。具体的例子在第三、（一）和三、（三）中给出。

模板匹配的图像配准方法的主要优点是可以使用自动的、无监督的算法。由于这个原因，配准方法已经成为非常流行的分割和体积测量工具。配准方法被认为是新兴 CAD 工具箱的一个关键元素。

（五）图像量化与特征提取

任何 CAD 系统的理想目标是做出决策。这一决策并不一定局限于健康与疾病。相反，一个决策可以是处理链的一部分，例如，在皮层下分割中，可以决定体素是脑室的一部分或是黑质的一部分。图 22-10 显示了一个基于纯图像强度的简单例子。这样的分支决策链被称为决策树。

决策树是有吸引力的，因为结果可以直接和明确地与图像的某些属性相关。然而，挑战

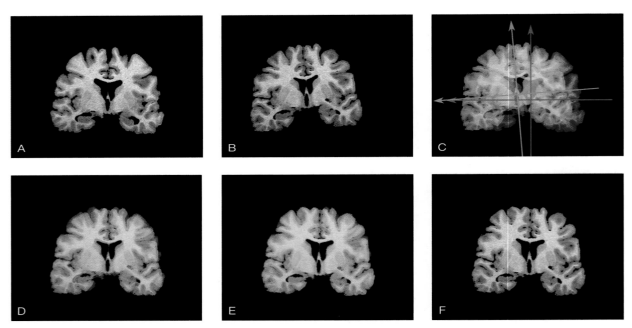

▲ 图 22-9 匹配过程示例

A. 颅骨剥离后大脑的冠状位 T_1 加权图像。这是确定参考图像的图像；B. 在不同脑冠状层面。这是浮动图像，图像被匹配到所需的参考图像；C. 在伪彩图像中，浮动图像（绿色）覆盖了参考图像（红色）显示了错配的位置。错配由叠加的 Talairach 坐标轴进一步被突显；D. 刚体变换（旋转匹配图像中心）以消除错配的位置，但脑图像之间的显著差异依然存在；E. 浮动图像的非线性匹配（扭曲）使得两个脑层面的匹配；F. 所示的非线性配准后的浮动图像与参考图像（A）和原始图像（B）比较。这个过程在二维中进行的，通常是在三个层面

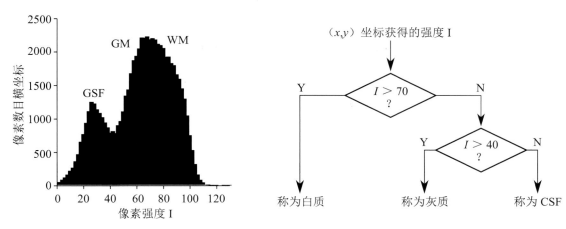

▲ 图 22-10　决策树的简化示例

在这种情况下，根据其强度值将像素分配给三个类别中的任何一个（白质、灰质、CSF）。在这个例子中，决策树是表示多个阈值的一种形式化方法，但是更高复杂度的决策树或使用多个度量的决策树是一个简单决策树的扩展

也立即可见：在这个例子中，部分体积效应、噪声或偏置场与理想化值产生随机或系统误差。偏离体素将被错误分类。相同类型的挑战适用于任何其他形式的决策，例如，基于脑室容积或形状的诊断，其中个体间变异起主要作用。

任何决策机制依赖于图像的可量化属性。然而，如上述例子中所解释的，单个度量可能重叠并导致分类错误。克服这一缺点的一个策略是提取多个指标，它们彼此理想地独立开来（它们被称为正交）。这些度量形成一个特征向量，它可以被看作是 n 维空间中的一个点，其中 n 是特征向量中的元素的数目。一个假设的例子在图 22-11 中显示了两个度量。这两个指标在疾病组和对照组之间有统计学意义，差异极显著（$P < 0.001$），但由于值存在较大的重叠，任何单个阈值都会产生非常低的准确度。当将两个度量组合以形成二维特征向量时，可以使用对角线来分离两个组，其精度比每个个体度量所能提供的精度要高得多。设想找到一个 $n-1$ 维超平面（在 2D 图像中这是一条直线）产生了支持向量机（supporter vector machines，SVMs），这在二、（六）中得到了解释。

举个可以构造一个特征向量的简单例子，将来自同一患者的匹配的 T_1、T_2 和 FLAIR 图像结合匹配的体素的图像值。还可以通过检查图像的局部纹理来获得每个体素的特征度量。纹理可以被定义为图像中体素的任何系统强度的变化。为了说明这个想法，假设我们计算脑图像的灰度值梯度。梯度较大接近从一个组织分类到另一个组织的转换。例如，我们看到在白质和脑脊液之间的边界的高梯度值，也就是说，

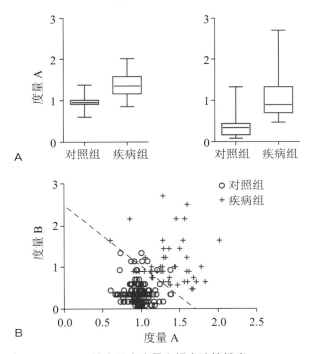

▲ 图 22-11　结合两个度量来提高决策精度

A. 两个假设的度量 A 和 B 显示出统计学上的显著差异，但是个体值的重叠较大；B. 当两个度量在二维中被绘制时，可以发现对角线，这些组与任何单个度量能够分离的假阳性和假阴性相比少得多

527

所有这些体素都可能受部分容积伪影的影响，并且有被纯强度阈值错误分类的风险。有了这个信息，我们现在可以将初始分割限制在均匀区域中的体素，并且基于不同的标准，例如接近已经分类的体素，在第二步骤中分配具有高梯度值的体素。

几种已建立的纹理量化度量是可以使用的，并且它们中的大多数可以应用于围绕体素的移动窗口，从而引入局部纹理度量。其中最简单的是直方图的矩。第一个矩是局部平均值，并且对应于图像平滑（模糊）版本中看到的值。第二个矩是方差，表示像素的粗糙度。第三和第四个矩被称为偏离和峰度，并且与像素值遵循高斯分布的程度有关。

以梯度算子为例，梯度的计算需要边缘增强核的卷积。定律[63]提出了四个一维卷积核，增强了某些纹理特性：边缘、点、纹波和波。第5个核具有高斯平滑特性。每个核可以与正交方向上的5个核中的任何一个组合，以产生总共25个卷积核。定律定义的每像素的纹理能量作为卷积结果的绝对值，平均在一个小的邻域内。从25个核获得的能量度量将提供25维特征向量。

三个以上的一系列度量需要转换：首先，共生矩阵[64]是图像值与图像的移位版本的图像值的联合直方图。因此，共生矩阵包含关于相邻区域是如何相似的信息。共生矩阵本身是一个2D图像，需要提取单值度量。有许多这样的度量被定义，并且它们包括诸如能量、熵、相关性和统计矩的值。移位图像的位移矢量是可变的（包括方向和长度），并且可以提取非常高的特征值。第二，扫描宽度直方图[65]是具有相同灰度值 g 的 n 个体素在一个方向上的联合概率（即运行）。在存在噪声的情况下，进行灰度值像素组合，并使用灰度值带。再次，联合直方图 P（n,g）在更广义的定义中是一种2D图像，并且需要应用单值度量。这些指标给出了长或短的扫描宽度是否占优势，以及它们是否在高或低强度下发生。第三，纹理度量可以在傅里叶域中获得，其中再次需要从 2D 傅里叶变换中提取单值度量（如各向同性、衰减、高频支配）。

所有三种方法（共生矩阵、扫描宽度、傅立叶域度量）有共同之处，即它们难以局部应用。当变换局限于感兴趣像素周围的小区域时，计算费用急剧增加。当最初设计用于 2D 图像的那些方法被扩展到三维空间时，复杂性进一步增加。特征向量变大（例如，定律的能量度量将扩展到 125 个可能的组合，并且共生矩阵的 26 个单体素可以发生位移），维度的减少是必要的。尽管如此，纹理分析最近引起了大众的兴趣[66-68]。

另一组可能的度量从特征的形状中出现。形状是指更多的分割区域，如肿瘤或脑室。当对象被分割时，其形状的定量描述可以用作大小正交的度量，就像纹理与强度正交。因此，自动形状描述可以提升自动诊断[69-71]。直观地说，我们预期形状描述度量在翻译、旋转和缩放中是不变的。一些最简单的形状描述显示了这一特性：宽高比（外接球和内接球的半径比）和圆度（体积比乘以 4π，取面积的平方）。最相关的信息位于边界像素。如果这些是相对于图像形状的中心表示的，边界体素（和来自它们的度量）变为平移不变量。统计矩再一次提供具有隐性旋转不变性的有意义的度量，但规范化是必要的，以确保缩放不变性，例如，第二个矩需要相对于第一个矩表达，并且结果即变异系数，作为形状不规则的描述符出现。

在 2D 图像中有许多定义好的形状度量，但是很难扩展到三个维度，如编码链。傅里叶描述符（即展开的半径的离散傅里叶变换）在二维图像中是直接的，但将成为体积的 2D 谱用相关联的挑战提取有意义的单值度量。另一方面，由于因为参考形状的变形以匹配被检查的形状与变形能量相关，因此弹性轮廓为形状量化提供了良好的机会。变形能量特别适合于脑形态的定量，特别是脑沟回的形态。

形状度量与不同尺度上的结构相似性有关，它被表示为分形维数。直观地，分形维数可以被看作是形状复杂化的度量。使用分形维数的一个众所周知的例子是英国的海岸线。它有多长？这当然取决于用来测量它的地图的大小。随着地图越大显示越来越多的细节（入口、通道、海湾等），长度似乎越长。事实上，这是可以证实的，假设在幂律法则中长度 l 随地图比例 s 增加，ls^D，其中 D 是分形维数。分形维数的估计量试图通过不同比例尺上检查图像中的结构识别这样的幂律缩放行为。对于许多图像，表观分形性质被限制在一个尺度范围内。虽然分形维数估计可以被用作纹理度量（参见第 10 章[20]例子，分形维数的估计在形状量化[72-75]中更常见。对于纹理分析，频率域（傅里叶变换）呈现分形特征。分形维数不提供空间布局的完整表征。间隙是一个比例依赖的测量来自平移不变性几何结构的偏差，被认为是间隙的测量[76]。它不依赖于自身相似性，可以区分具有相同分形维数的图像[75,77]。分形维数和空隙度可以作为特征向量中的度量。

（六）分类与决策机制

在二、（五）的前面提出了一个简单的决策机制。该例子还强调需要获得多个彼此独立的描述性度量（并因此添加信息）。多个度量形成一个特征向量，这是分类的基础。特征向量是多维的，并且根据应用，获得高维特征向量。通常，并非所有度量都是正交的。再次返回到由 T_1、T_2 和 FLAIR 强度值构成的特征向量的例子中，T_1 和 T_2 弛豫时间在一定程度上是反相关的，并且 T_1 和 FLAIR 相关。主成分分析（principal component analysis，PCA）可以用来减少特征元素之间的相关性。我们可以认为 PCA 是一种在数据点云中放置一个新坐标系的方法，这种方式使得沿着一个轴的方差最大化。其他轴与初始轴正交，并且 n 维特征向量再次成为 n 维特征向量。然而，在变换之后，它的第一个元素（即主成分）具有最高的方差（或者在图像项中具有最大的对比度）。当沿非主轴的坐标非常低时，

由于它们几乎没有信息，所以可以丢弃这些元素。图 22-12 所示的一个例子是基于图 22-11 中的假设数据集。

判别分析是一种监督的方法，明确地尝试优化类的可分离性，而 PCA 发现的方向是总的有效的代表，汇集的数据集。联系上下文表明判别分析需要标记的数据集进行训练。该变换的基向量为标准，并且所得到的标准方向产生投影分类的最佳判别（即分离）[78]。对于 k 类，将 n 维数据投影到 k−1 维空间中，这对于降维是有用的。线性判别分析（linear discriminant analysis，LDA）使用集合的协方差矩阵为所有类别，并导致决策边界超平面（即线性分为两类）。如果对于每类使用单独的协方差矩阵，这是比较好的选择，但需要更大的数据集，则该

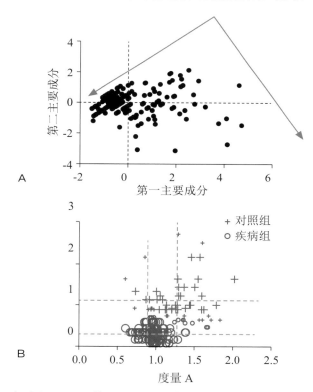

▲ 图 22-12　基于图 22-11 中的假设数据集

A. 图 22-11b 中的数据的主成分分析。数据点的相对方向保持不变，但主分量轴指向最高方差的方向。原始坐标系用蓝色表示；B. 通过聚类进行分类。一个自动决策过程发现分别在（0.9, 0.3）和（1.3, 1.14）两个群集中心用于对照组和患病组（虚线）。根据其欧几里得距离分配单个数据点，并且大符号（75% 或更多）比小符号（50%～75%）表示更高的确定性

分析被称为二次判别分析（quadratic discriminant analysis，QDA），并且判定边界是 quardraic（即两分类的二次型）。判别分析依赖于先验概率，它们可以被视为是样本集中类别的发生成比例，或者，如果这些在已知情况下，最好与整个群体中的发生率成比例。

最常用的分类方法之一是聚类，特别是 k 均值聚类和模糊 c 均值聚类。在这两种情况下，给出 k 分类（例如，健康和患病两个类别）。聚类中心由用户干预、先验知识、随机种子或数据的某些属性（如分布概率）开始。每个数据点现在被分配到基于其欧几里得距离的一个中心，并且其中心从当前分类重新计算。重复该过程直到分类保持不变。k 均值聚类和模糊 c 均值聚类的区别在于，在 k 均值聚类中，每个数据点只能被分配到一个聚类中，但在模糊 c 均值聚类中属于所有聚类的距离依赖程度。当过程汇聚时，模糊 c 均值聚类中类别的强度允许量化如图 22-12B 所示的置信度。

本节中描述的剩余分类器基于人工智能方法，它们需要共同训练。贝叶斯分类器使用特征向量的已知映射的训练数据集到 C 类，以建立训练数据的概率模型。概率模型包括条件概率，例如当形状不规则大于某个值时，肿瘤是分段形状的联合概率。已知当我们使用训练集时，这里的第一部分即是结果（即分类），第二部分是一个特征。基于概率模型，可以计算未知特征向量属于 C_i 类的概率，并将特征赋予概率最高的类别。

概念上相似但数学上非常不同的是 k 最近邻分类器。我们假设一个散点图，如图 22-11B 中的一个，已经通过使用具有已知类别的训练特征向量来创建（即训练集）。在这个图中放置了一个新的未知特征向量，找到了具有最小欧几里得距离的 k 个邻近点。k 通常是一个较小的奇数。多数决策将未知特征向量分配给其大多数邻居所属的分类。

在二、（五）的开头，简要地提到了 SVMs

的思想。SVMs 使用训练集在 n 维空间中找到一个超平面，从而最佳地分离类别。对于两分量的特征向量，超平面是一条直线，对于三分量的特征向量，它是一个平面。再一次，一组特征向量的训练集，已知属于 C 类，用于寻找最佳地分离类别的超平面。在由这些超平面分离的 n 维空间中放置未知特征向量立即产生其分类。SVMs 优于 k 最近邻方法的优点是分离边界是规则的和参数化的，并且整个训练集用于边界的确定，而不是几个（随机）邻居。

可能的、最抽象和不透明的、基于人工智能的方法是人工神经网络（artificial neural network，ANN）。ANN 由计算神经元组成，每个神经元具有两个计算阶段：输入的加权求和和具有激活函数 h 的输出的计算（图 22-13A）。实际的神经网络由至少两层或三层（输入层、隐藏层、输出层）构成。在输出层中的计算神经元可以具有是 / 否激活函数（阈值），在这种情况下被称为感知器。图 22-13B 显示了具有一个隐藏层的完整神经网络。

神经网络的训练包括设置适当的权重系数 w_{ij} 和 w_{jk*}。一种常用的方法是反向传播，其中初始权重系数是随机设置的，然后在学习过程中进行修改，将特征向量应用于输入，并允许网络预测结果。将结果与已知结果（减去）进行比较，提供预测误差。从输入信号和预测误差，

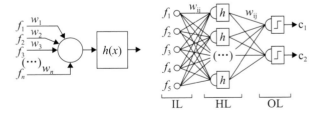

▲ 图 22-13 人工神经网络

A. 单个计算神经元的示意图。将其输入信号（如特征向量分量与个体权重因子 wi 进行汇总，并用激活函数 h（x）提供神经元的输出水平；B. 具有输入层（input layer，IL）、隐藏层（hidden level，HL）和输出层（output layer，OL）的完整神经网络。每个连接都携带了单个权函数 wij 用于隐藏层的输入和 wjk 用于输出层的输入。输出层感知器提供例如用于分类的"是"/"否"的答案

可以计算关于输入梯度的权重系数，并用负梯度更新权重系数。在这种方式下，预测误差随着训练量的增加而减少（虽然有可能过度训练网络）。神经网络是一个具有显著复杂性的课题，其成功应用需要充分了解理论基础。

（七）脑部 MRI 计算机辅助诊断软件

显然，这需要专门的软件来执行上面列出的部分或全部的方法。许多功能，如噪声滤波、对比增强和简单的基于强度的分割，通常包含在与 MRI 扫描设备一起使用的控制软件中。然而，脑疾病的 CAD 可以被认为是一个正在进行的开发项目，据我们了解并没有建立临床可接受的 CAD 方法。通常，研究小组公开可用他们的软件。事实上，文献回顾表明，一些新兴的 MRI 软件套件的偏好设置，随着世界各地的社会研究人员和程序员在不断提升。它的源代码是公开可用的，这是社会进行分布式改进的先决条件。围绕这样的开源软件，已经发展了一个大的活动，它可以被看作是社会驱动的商业黑匣子软件的替代品，在这个意义上，其发布通常是免费的，并通过互联网发生；客户服务和软件质量控制（即错误报告）是通过用户和开发人员的网络论坛提供的。在这方面，自由软件不一定意味着没有许可费，而是用户的某些权利，首先并且最重要的是访问、学习、共享和修改源代码的权利。由于该软件的开放性，功能的验证是可能的所有利益相关方面，在一个新的和快速发展的领域，这是一个有巨大优势的黑匣子软件。在这一章节，简要介绍了一些比较流行的软件套件。

在 MRI 分析中，与计算机有关的任何非常全面的资源和极好的起点是神经影像信息学工具和资源交换所（neuroimaging informatics tools and resources clearinghouse，NITRC）的网站，网址为 http:// www.nitrc.org。该网站不仅包含最相关软件套件的链接，还允许访问 MR 研究数据和图像以及图谱数据。第二个值得一提的全面的资源是 Neuro-Debian 计划[79]，网址为 http://neuro.debian.net/。Debian 是 Linux/GNU 操作系统的一个众所周知和流行的资源，它本身十分有趣，因为它完全符合上述的自由软件的标准。换句话说，它是一个完整的操作系统，结合了高度综合的软件包，包括例如开发工具、办公和生产力套件以及因特网应用程序。Neuro-Debian 是 Debian 发行及其衍生的产品（如 Ubuntu、Linux Mint）的附加集合。它可以作为一个独立的安装包来下载，或者可以以存储库的形式添加到 Debian、Ubuntu、Mint 等的现有软件安装中。下载和安装附加的软件和数据集就像点击鼠标一样简单。包含在 Neuro-Debian 中的软件包和数据集的列表十分全面，不能在这里列出，推荐读者到网站查看。下面描述的大部分软件包都包含在 Neuro-Debian 中。

FSL 是 FSRIB 分析组软件库的缩写[80]，是用于处理和分析结构 MRI、fMRI 和 DTI 数据的软件工具的集合。它由英国的牛津大学维护，其网站是 http://fsl.fmrib.ox.ac.uk/fsl/fsl-wiki/。FSL 已在 "三、" 中引用的一些研究中使用。FSL 是一组自动分离许多关键的图像处理任务的相互分离但相互作用的软件程序集合。其中有 BET 执行颅骨剥离，FLIRT 和 FNIRT（FSL 线性 / 非线性图像配准工具），FAST（一种分割工具，以自动方式分离灰质、白质和 CSV），以及 FIRST（使用图谱帮助分割皮层下结构）。此外，图像数据基于体素和基于模型的分析有多种工具。虽然各个模块通常是执行命令驱动的，但存在一个总体的图形用户界面。

FreeSurfer 是另一个综合软件套件, 在 "三、" 中的几个出版物中使用。FreeSurfer 是由哈佛大学的马蒂诺斯生物医学成像中心维护的，网址为 http://surfer.nmr.mgh.harvard. edu/。FreeSurfer 有一些类似于 FSL 的能力，包括颅骨剥离、配准、分割（包括皮层下区域）、基于区域和体素的分析和跟踪描记技术。FreeSurfer 有自己的数据存储格式，但它可以读取 DICOM 数据。需要注册密钥来运行软件，在注册后授予对源代码的访问权。

Slicer（http://www.slicer.org）在该文是值得一提的。虽然有更多的通用医学图像分析软件，但是 Slicer 有许多 MRI 相关的功能，包括相当先进的 DWI 跟踪包。相对于其他跟踪包，Slicer 相当容易使用。此外，Slicer 的特点是具备许多基本图像处理功能，这在上文中已提到。Slicer 有潜力解决许多基本的任务，相当容易地延展性使它适合用于开发新的算法。

麦吉尔大学的大脑成像中心提供了脑成像软件工具箱（http://www.bic.mni.mcgill.ca/software/）。脑成像软件工具箱类似于 FSL，它是相互作用的单个软件应用程序的集合。实现功能的范围与 FSL 相似。单独的模块是纯命令驱动的，最初可能会使得使用基于 GUI 软件的用户感到不舒服。然而，一个优点是它是流水线工具，它允许组合模块在一组大的 MR 图像上执行一系列处理步骤。由于某些步骤，如皮质提取，需要数小时才能完成，因此需要自动化过程的流水线工具。

BrainVisa 是另一套脑 MR 图像处理工具。BrainVisa 的贡献者主要是法语研究组织，BrainVisa 可以在 http://brainvisa.info. 中访问。BrainVisa 的核心是 MRI 分割、皮质脑沟识别和形态测量以及皮质表面参数化和分析的工具箱。BrainVisa 可以与 FSL 和 FreeSurfer 连接，并提供一些附加的功能磁共振分析的工具箱，包括 EEG 和 MEG，用于处理皮层厚度图、大脑皮层折叠指数、脑沟长度和深度。BrainVisa 是一个相当年轻的项目，这可能是为什么没有在 FSL 或 FreeSurfer 中实现的功能那么多的原因。然而，BrainVisa 完全是基于 GUI 的，适合于那些对命令行界面感到不舒服的用户。

Brainsuite 是南加州大学的脑 MRI 工具箱。可以在 http://brainsuite.org. 访问。它的功能包括偏移场校正、颅骨剥离、脑表面和皮层表面提取，以及皮层下结构的标记，包括配准功能。此外，还存在功能磁共振成像和 DTI 的专门功能，如结构 MRI 的配准、方向分布函数和张量拟合、跟踪描记和连通性。Brainsuite 是 GUI 和命令执行程序的混合体。Windows 和 Linux 的 Brainsuite 只有可执行文件是可以使用的。它不是免费软件。

最后，值得一提的是犹他大学综合生物医学计算中心的图像处理工具箱，它可以在 http://www. sci.utah.edu/cibc-software.html. 访问。它的范围与上面的例子不同：CIBC 软件工具不是专门的 MRI 工具。相反，它们包括经常使用的图像处理程序，手动和半辅助分割，以及表面参数化。在这方面，CIBC 软件补充了例如 FSL 或 FreeSurfer 的功能，并需要更专业的操作。优点是其表面网格生成模块分割体积的表面使用一系列顶点来表示。这种表示方法使得建模与仿真软件和 3D 打印机之间相互连通。

毫无例外，本节中列出的软件套件非常复杂，并且操作同样复杂。虽然该软件不含许可费，但它与商业软件很相似，即使是最基本的功能，如颅骨剥离，也需要花费相当长的时间。同样毫无例外的是，这里列出的软件附带了大量的文档和教程。值得仔细研究软件和软件套件的功能。在这一点上，一个好的方法可能是使用教程中使用的示例数据集，再并行处理独立的数据集。最初的时间花费将迅速转化为软件套件的产出使用。

二、实际应用和案例

（一）肿瘤的发现和分级

放射科医师和计算机辅助诊断对肿瘤诊断常选核磁共振这种检查方法，特别是胶质瘤和脑膜瘤，它们占侵袭性脑肿瘤中的大部分。近些年，由于高级分割和分级方法的应用，MR 图像上肿瘤的自动分割获得了很大动力。对于计算机辅助肿瘤检测，MR 具有几个独特的优势：常用到 T_1 加权成像，并伴随对比剂的应用。计算机工具用于量化对比剂摄取的动力学。由于脑肿瘤往往侵犯血脑屏障，并且比健康脑组织更容易积聚对比剂，所以表现为明显强化。FLAIR 常用来鉴别病变的富水区（比如周围水肿）和脑脊液。计算机辅助诊断工具常基于不同序列获得的大量信息，包括平扫和强化 T_1，互补 T_2，有时还有 FLAIR。

如前面章节所述，图像处理始于噪声抑制，然后为肿瘤区的隔离，常涉及颅骨的去除[42,81]。此外，多个序列的多幅图像需要仔细校正，因为患者可能在不同序列间会移动，例如最初的 T_1 扫描、随后的 FLAIR 或者时间分辨对比扫描。脑组织常广泛使用自动分割[42,82]，使用解剖学标志、相互信息或者基准标记可以指导传统的刚体转换，使得图像配准可在较短时间内进行。MR 图像准备非常重要的一步是信号强度的归一化，因为绝对的信号强度值没有标准化，它们也无法代表组织参数（如 T_1 弛豫时间）的准确值。标准化的主要目的是给相似的组织信号值相似的意义。该步骤主要涉及强度值的分段线性映射[83]：单个图像的直方图模式以最简单的方式，被映射到训练集的平均直方图的模式，但是更高级的标准化步骤需要偏移场的校正。

在这些准备步骤之后，肿瘤组织需要分割，但是这一步的方法不同，因为它们强烈依赖图像序列。在这种最简单的方式中，种子点[84]或者边界框[85]为受监督的方法提供输入。通过合适的转换，肿瘤区基于像素信号值和相似的矩阵，可以从种子点[84]处生长，或从边界框[85]处缩窄。这种使用者自助的方法可以提供客观标准来检测肿瘤的实际边界，并且可以快速改善手动规划肿瘤轮廓的准确性，特别是在有大量数据需要处理的时候。

Hsieh 等[86]展示了一个无监督的肿瘤检测如何被实现的典型例子。这种方法基于 T_1 和 T_2 的结合，并且没有使用对比剂。基于二维 T_1 和 T_2 聚类算法的应用提供了最初的集簇，可以充当相似区域增长的种子。下一步，肿瘤大小和形状的先验知识可以用于排除假阴性。这种算

法的吸引力在于仅需要 T_1 加权和 T_2 加权两个序列的图像，以及使用广为人知的图像处理步骤。

大脑半球的对称性可以用来检测稳定、无监督的肿瘤。Pedoia 等[87]推荐以 FLAIR 为基础的方法来检测肿瘤，因为可以量化大脑半球的对称性：一侧大脑半球被映射，通过标准校准的方法与另一侧半球一致。两侧大脑半球信号区别使异常突出显示。联合应用聚集和图像切割方法使得可疑肿瘤被孤立。采用相似的理论，Bach Cudara 等[88]在大脑膜瘤的健康组织中利用变形的理论。在这种方法中，模拟变化流被用来量化健康受试者或其他图像集参考图像与其肿瘤患者间的组织变形，从而反映是否有肿瘤及肿瘤大小。

形态自动识别功能可以为肿瘤或病变的存在提供重要线索。Descombes 等[89]提出的一种方法是检测血管周围间隙。虽然血管周围间隙不是恶性病变，但是这种方法是根据形态识别脑内异常的典型例子。可以预期的关于形态的知识被称为先验知识。Descombes 等[89]定义他们的先验知识为细长、连接的体素，然后才是周围组织，形成一个管状结构，直径和体素的分辨率相似。挑战主要是成百上千的血管周围间隙，因为它们可能会部分交叉或重叠。Descombes 等[89]用改良的遗传算法解决这个问题，众多被检出血管周围间隙的候选人经历以下任一步骤：产生（出生），移除（死亡），分割替代，终点替代，裂开，融合。片段上的信号值决定接受或拒绝以上任一步骤。

Ambrosini 等[90]提出了一种不同的形态识别方法，他描述了转移之前 T_1WI 加权成像上边界清晰的球形或球形结构。Ambrosini 等[90]使用标准化的体素信号值的相互关联系数来提供头 MR 图像与模板匹配的可信值。在这个例子中，标准化的相互关联系数被用来决定脑内病变是否为转移的阈值。通过训练集，根据算法的敏感性阈值被优化。与 Ambrosini 等[90]形成对比的是 Sanjuán 等[91]建议使用强度或者相似性先

验知识，例如用那些知识来将健康脑组织分割成三部分，即灰质、白质和脑脊液。现在的方法是由 Ashburner 和 Frison[92] 提出的联合分割方法的扩展。贝叶斯分类和聚集方法联合应用以分割灰质、白质和脑脊液。后来 Sanjuán 等[91] 增加了第四种适用于所有病变组织的方法，和其他三种已知的方法相比就是异类。从健康训练集中的复杂性中获得的数据用作更准确的肩背异常组织，因此减少假阴性。

最后的例子作为动态强化 MRI 应用的典型例子[93]。潜在的理念是肿瘤组织的血管生成改变了动脉输入功能，也就是对比剂摄取的血流动力学。最初，基于强化随时间的增加而选择体素。在随后的步骤中，依据形态标准识别和选择连接区域。最后这些区域用来计算整个区域的动脉输入功能，它作为组织渗透性的最后结论。

在某种程度上，从这些例子和其他文献资料中可以看出所有提出的方法都在应用中。特别是，没有一种方法普遍适用。许多方法需要可调节的参数，这些参数要由训练集[86,91,93] 决定。不同的仪器校准和不同序列可导致高度相异的结果。基于先验知识的方法高度依赖于先前的选择。因此，在肿瘤检测和分级的应用中，计算机辅助诊断主要应该作为训练有素的放射科医师诊断的辅助工具。虽然文献中有报道可以完全计算机自动检测，但是大多数计算机方法需要操作者的某种介入。但是，计算机辅助诊断方法有望提供肿瘤检测、测量和分类的客观、可比较的快速方法，因此不仅可以作为诊断工具，而且允许放射学家在治疗过程中监测肿瘤进展或者切除。

（二）计算机辅助脑室体积测量

众所周知，脑室体积的变化与年龄[94]、阿尔茨海默病[95]、精神分裂症[96] 和多发性硬化有关[97]。此外，举几个例子来说，已有研究证明维生素 D 缺乏症[98] 和脱水[99] 导致脑室扩大。

在 3D MR 图像中，脑室的分割应该直接在 T_1 和 T_2 加权图像中进行，因为脑脊液的弛豫时间长于周围组织，这样可以保证足够的对比度。并且，侧脑室是脑 3D 图像中易于发现的主要结构。基于直方图的阈值处理[100] 和基于知识增长的区域[101] 是较早推荐的方法。两种方法都有溢出的可能，也就是包括了非脑室内的脑脊液。并且，脑室的形态对脑室边缘的确定提出了很高的要求。切割方向、体素大小、体素各向异性及噪声的存在都会影响结果。比如，有研究证明，MR 层厚每增加 1mm，脑室体积就会增加 3%[102]。另外，虽然左右偏差存在于用户手动分割的过程中[103]，但是有报道称脑室本身对这种偏差相对稳定。

因其客观性及可重复性，分割自动化过程在某些程度上是令人满意的。两种方法一直主导脑室分割。第一个是持续优化基于信号强度分割，第二个是基于形态方法的把个人图像匹配到参考图像或图库中。

例如，基于信号的方法常常辅助用户，用户提供区域增长的种子或者描绘感兴趣区。在一个直接的例子中[104]，用户需要提供三个完全位于脑室内的圆形区域。这三个区域的平均值和标准差用于计算阈值，然后这个值可以用来区别脑脊液和灰质。紧随其后的是轮廓追踪，轮廓限定于用户定义的感兴趣区。一个相对简单，但是单纯基于信号强度的阈值方法的扩展包括边缘像素的去除[105]：在 T_1 加权成像中，信号强度直方图有三个峰（脑脊液、灰质、白质），但是因为边缘的部分容积效应直方图峰很难区分。在双通的分割中，边缘像素有可能被排除，而直方图被重新计算。这些结果显示可以区分直方图峰，因此可以有把握地在直方图峰间寻找阈值。

通过纳入模糊连通性的标准可以提高基于强度的分割[102,106,107]：区域增长和聚类可以由距离度量值引导，空间距离或者信号距离。但是，即使有这些改善方法，由磁场不均匀性或者移动伪影造成的信号改变可以明显影响分割结果。

使用局部直方图校正[108] 或者同态高通滤波[109]的早期尝试已经从图像处理中剔除,因为它们会影响有用的图像信息,实际应用中会造成像素分类错误。

第二种方法是使用脑室已知的形态,如模型,或者分割参考图形,或者图谱。基于这一目的,几个脑图谱数据库可供使用,Talairach 图谱[62],MNI-Colin27 脑水模[110],它来自于同一个人 27 次重复及校正扫描,以及 MNI-Colin27 改良的高分辨版本[111]、脑 MNI-305 数据库[112],它来自于 305 个人。任一模型或者基于图谱的方法都是多通道方法,因为它需要初始分割,然后是基于图谱的校正。在许多例子中,分割步骤被进一步分解成一系列的步骤,来自更可靠结构的分割结果被用于分割更复杂的结构。Liu 等[113] 提出了分割的一个例子:第一步,图像与 Talairach 提出的标准坐标系统配准对准。根据图谱估计侧脑室的位置,根据滞后阈值和聚类分割脑室。然后,为避免影响下一步(分割第三脑室)要从图像中去除侧脑室。这一步又是基于滞后阈值,但这一次后要与图谱中的标志比较,这导致修建区域有很低的可能性归属于第三脑室。最后,在滞后阈值的帮助下识别和切割第四脑室。然后,基于形态去除连接四脑室和基底池的管道,校正四脑室的形状。

非线性登记方法用于分割脑室并计算它们的体积。在某个例子中[114],图像首先被重采样成 $(1 \times 1 \times 1)mm^3$ 并预处理。随机选取一幅图像,然后手动分割脑室。所有其他图像以一种方式与首次通过非线性登记技术对齐,这种在参考图像中(传输方式相同)手动描绘切割脑室的方法可以描绘新的脑室。有趣的是,虽然这种分割质量非常依赖手动分割的参考图像,但是这种技术可以用于脑内其他结构,比如海马[115]。在这种复杂测量的另一端,一项最近的研究[116]显示,在 2D 上的测量与 3D 体积高度相关。明显地,在一个样本量为 14 的研究中,3D 体积和侧脑室体部最大宽度的相关系数在 0.9 和 0.95

之间。这些例子显示,即使简单任务——基于高液体组织对比——也会导致图像分析算法很复杂;但是有时如果可以满足准确性的要求使用间接测定更简单。

(三)退行性疾病

退行性疾病,特别著名的有阿尔茨海默病、帕金森病、多发性硬化、痴呆及脊髓侧索硬化,在脑 MR 图像中都有特别的特征。但是,诊断的挑战在于脑图像的异常是次要表现,因为神经退变的主要机制是分子过程。阿尔茨海默病中 β 淀粉样蛋白的积累和帕金森病中 α- 突触核蛋白、多巴胺紊乱就是两个例子。相应的,诊断方法强调要基于生物学标志物而不是结构影像,常常用到放射性核素成像(如正电子发射断层现象)。基于这些原因,MRI 常用作最初的诊断工具,但结果模糊(如 MRI 中与创伤或者痴呆有关的白质异常[117]),除了 MRI 还需要其他检查来缩小诊断范围。在这一部分,许多异常可以发现,这在 MR 中也可以看到,需强调有代表性的研究,这些研究展示了可用于计算机辅助诊断的潜在方法。

阿尔茨海默病和脑白质异常[118]、海马萎缩[119]、尾状核体积减小[120] 以及脑室体积增大[119,121] 有关。另外,海马体积的减小被认为是阿尔茨海默病的先兆[122]。并且,Querbes 等提出测量皮层厚度来预测阿尔茨海默病的早期阶段,虽然他们充分解释了相似的、与年龄有关的皮质厚度减少。

Klöppel 等[123] 提出使用 MR 扫描自动分析技术早期预测阿尔茨海默病。图像处理步骤包括脑分割(如白质、灰质及脑脊液体积的相互区分)。然后使用图像注册方法来匹配个人脑图像和模板,而不用改变每种组织的整体体积[124]。后来 Kloppel 等[123] 提出那些萎缩灰质部分(体积减小)提示疾病,与那些扩大部分提示疾病的理论相反。

以上这些研究共享了最新的研究结果,即

计算机辅助诊断阿尔茨海默病研究大部分脑 MR 图像。因为涉及大量像素（包括空间位置和信号），计算机学习方法就很普遍。在 Kloppel 等[123] 的研究中用到了 SVM。Yan 等使用了一种特征传递的特殊方式，被称作核密度估计，核心是具备多尺度高斯模糊和高斯差异（Difference of Gaussian，DoGs）操作者来识别脑容量中感兴趣区域。随后进行这些特征的概率分类，这需要前期训练。Liu 等[125] 提出将全脑容积细分到个体体素。只有灰质体素用于特征提取，但这个结果是高维的特征向量。为了减少维度，在特征提取中使用罚函数，这可以是相同体素聚类，因此可以使用更高等级。SVM 再一次被训练来进行最后分类。

与阿尔茨海默病类似，帕金森病在 MR 图像上也有具备脑灰质的萎缩[126,127]，海马区域的萎缩也有报道[128]。但是，比起阿尔茨海默病的诊断，更常用到功能成像和扩散成像。例如，Long 等采用快速回波平面序列的静息态功能成像来获取血氧水平的时间分辨变化。在体素水平基础上，使用高通滤波来减少噪声和偏移校正。低频波动的振幅、局部的同质性及局部功能连接强度（可以解释为任一区域和其他区域的连接）作为特征被提取出来。SVM 用作分类器。Haller 等[129] 展现了一个不同的方法，他们的研究基于扩散张量成像。前提是扩散的方向性可以测量，并用一个称作部分各向异性[130]的度量值量化。白质的部分各向异性（如方向特异性）最高，接近于 1，灰质较低，脑脊液几乎为零，退行性疾病伴随特定脑区部分各向异性的减低。Haller 等[129] 使用经过合适训练的 SVM 来鉴别帕金森病患者和健康对照组，发现额叶白质部分各向异性减低。有趣的是，相似的扩散改变发生在阿尔茨海默病特定的脑组织（穹隆和胼胝体）也有报道[131]。

现在的趋势是更多信息的收集和融合，例如，T_1 加权成像，FLAIR 和弥散成像。当这些图像放在一起，可以提取许多量化指标来形成一个体素的特征向量。然后可以使用计算机学习方法来发现退行性病变和健康对照组间更细微的差异。许多例子包括 T_1、T_2 和 GRE 图像的信号值，ADC 值[132]和融合结构图和弥散加权成像[133,134]。

即使 MRI 在退行性疾病诊断中的重要作用已经被广泛认可[135-137]，SPECT 和 PET 图像，脑电图及认知测试在这些疾病的诊断中扮演重要角色。因为退行性疾病的多样性和脑 MR 图像的细微改变，在可预知的未来自动诊断依然做不到。但是，对 MR 高级序列的日益增加的兴趣，特别是扩散成像，显示当联合使用结构和功能图像信息时计算机诊断还是有很大希望的。

（四）脑形态学的量化分析发现精神疾病

人们对脑形态学和精神疾病，特别是精神分裂症之间的关系有着浓厚的兴趣。断层显像的引进包括 CT 和 MRI 使这种兴趣更加浓厚。一个乐观的综述预测精神分裂症的病理学和病理生理学在 21 世纪早期会被发现[138]。虽然许多形态学改变（最重要的就是脑室的扩大）似乎已被广泛认可，但是形态异常及它们与精神疾病的关系依然是研究和讨论的课题。

综述类文章[139,140]总结了脑形态学的改变、全脑体积的减小，特别是脑灰质体积的减小，也有可能伴随脑白质的体积减小。另外，还列出了额叶、颞叶、杏仁核、海马和其他脑结构的异常。一项特别的研究[141]列出了额叶、顶叶和枕叶脑回、边缘系统局部体积的减少。并且，有研究发现精神分裂症大脑半球的不对称性，甚至反转（右侧半球大于左侧）[142-145]。有趣的是，在自闭症谱系疾病中发现脑结构的变化向相反方向——全脑体积增大，杏仁核体积增大，顶叶皮质增厚[146]。图22-14是这些结构位置的简略图。

吸引人的特点之一是脑表面结构的复杂模式——脑沟、脑回复杂的折叠方式。Zilles[147]定义了大脑皮层皱褶形成指数，即总脑沟与表面脑沟的比值。在二维层面，该指数可以解释成如图 22-15A 所示内侧轮廓与外侧的比值。在一项研究中发现，虽然精神分裂症患者脑体积没有变化，但是左侧大脑半球大脑皮层皱褶形成指数降低[148]。大脑皮层皱褶形成指数对于计算机自动分析尤其具有吸引力，因其可以源于演变过程不同阶段脑表面，正如图 22-15 所示。本章的作者之一研发出一种比较不同个体、两侧半球脑沟三维模式的方法[149]。根本方法是用模拟的梯度场把隐藏的内部脑沟映射到模拟的球

体内，它包含整个脑体积。因此，可以用标准化的几何图形 - 球体来记录脑沟模式，直接的几何转换用来减少球表面到二维平面误差。这时，传统的二维交互相关矩阵被用来量化不同模式之间的相似性。

由于脑形态的复杂性和不规则性，使得其分析要用分形方法。"二、（五）"把这些内容作为复杂性的度量从抽象意义上简单介绍了一下。King 等[190]发现阿尔茨海默病患者的分形维数及灰白质的界面减少，大脑皮层皱褶形成指数

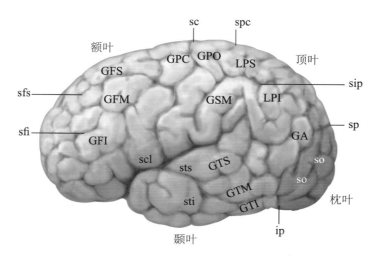

▲ 图 22-14 脑侧视图指示出主要结构

额叶的脑回主要有额上回（GFS）、额中回（GFM）、额下回（GFI）、中央前回（GPC），额上沟（sfs）与额下沟（sfi）将它们区分开。中央沟（sc）分隔额叶和顶叶。在顶叶明显的脑回有中央后回（GPO）、顶上小叶（LPS）、顶下小叶（LPI）、缘上回（GSM）和角回（GA）。顶叶明显的脑沟有中央后沟（spc）和顶内沟（sip）。颞叶可以概括地分成颞上回（GTS）、颞中回（GTM）和颞下回（GTI），由颞上沟（sts）和颞下沟（sti）分开。杏仁核和海马都在颞叶。外侧沟（scl）分隔颞叶和额叶，枕前切迹（ip）把颞叶和枕叶分开。枕叶内有枕沟（so），顶、枕叶以顶枕沟（sp）分开

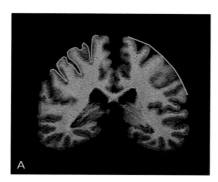 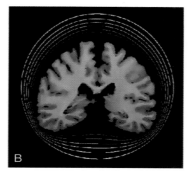 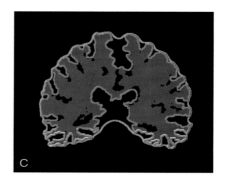

▲ 图 22-15 大脑皮质皱褶形成指数通过弹性表面计算

A. 去除颅骨后 T_1 加权成像冠状位。为了说明，手动描绘左侧半球的部分内侧轮廓（红色）和右侧半球的部分外侧轮廓（绿色）；B. 各向异性扩散后的脑区。周旋于脑区的原始的环行弹性轮廓迭代次数也一并显示；C. 融合后的图像。红色轮廓更柔软，因此深入脑沟，而绿色轮廓更坚硬，不深入脑沟。两种轮廓都是近似脑内外轮廓，用来计算大脑皮质皱褶形成指数

也有同样的变化趋势。Ha 等[151]发现，和健康人比较，精神分裂症患者半球间分形维数降低，在较小程度上强迫症也有这种表现。Yotter 等[152]发现了相似的现象，但是更专注于局部结构。但是 Nenadic 等随后发现，尤其是在局限的范围内，变化趋势是不一样的，在精神分裂症的不同分组中存在很大变异性[153]。分形维数的估计对研究范围、有时对结构的相对位置相当敏感。解释所有使分形维数发生偏倚的因素非常困难，分形维数最好用于多维分类的一个度量。

虽然研究背景相关，结构影像的诊断价值有限。组间有差异，但是个体间的差异使得形态学不能作为一个有用的诊断工具[154]。但是因为可以从功能成像及扩散成像中获得额外信息，这个领域仍在演进。比如，功能磁共振可以反映前扣带回认知功能减低[155]。虽然有研究基于扩散加权成像描述了其预测机制[156]，但是相关研究没有发现患者与对照组扩散的差异[157]。当然，也有可能是看到的这些差别由未控制变量，如吸烟[158]、滥用毒品[159]引起，或者具有相关性。

这些例子强调在 MRI 用于帮助诊断精神类疾病前需要克服这些挑战。单个像素代表数以万计的神经元，有了功能成像，大量成簇的神经元在单个像素内联合、平均。形态学改变与精神疾病有关，但是功能成像或者结构成像都不能在神经元水平甚至分子水平了解病因。在这方面，MRI 可以帮助诊断[160]，甚至有可能反映这类疾病宏观的联系，但是不能提供可靠的诊断。

另一方面，扩散加权成像颜色编码的方向图是观察白质解剖 / 形态学有价值的工具。扩散的结果向量信息被认为代表局部纤维的方向，一组像素其代表的纤维方向相似，这些像素是某些白质纤维束的一部分。计算机辅助三维纤维追踪技术（也称为示踪成像）对于了解神经束轨迹及它们与其他白质纤维束或者灰质结构的空间关系很有帮助。这些神经束不是单个轴突（直径 1 ～ 10μm），而是成束的轴突，因为扩散加权成像的像素分辨率在 1 ～ 5mm 边缘。然而，扩散加权成像可以在大约 10min 的扫描时间内提供白质结构的有用信息，其他检查方法或者侵入性化学示踪技术无法做到。比如，扩散加权成像可以用来描述脑肿瘤患者白质纤维束的变形。在某些程度上扩散加权成像是诊断精神分裂症和相关精神疾病上有效工具，因此引进连接组学[161]一词来强调扩散加权成像在展现脑网络相互连接方面的能力。

（五）计算机作为诊断工具的优势及局限性

尽管取得很大进展，完全无人监督的计算机诊断的法宝仍难以捉摸。所缺失的连接可能体现在图像理解一词中。受过训练的观察者即使在有噪声、低对比的图像中仍可以熟练发现有意义的病变特征。人眼易于识别场景中的元素（或者在这种情况下的一张图像），因为人眼可以立即识别广阔的空间关系，然后按照它的方式观察细节。并且，受过训练的放射科医师可以把图像特征和解剖、病理、生理及患者的症状和病史结合起来。因此，我们在最广泛的意义中理解图像。

相反，计算机基于像素水平理解图像，按照它的方式扩展到更大的特征。这种自下而上的图像分析方式在二三十年前较老的图像处理工具中比较明显，例如小内核的卷积或者基于体素的分割。从那时起，在更抽象水平开发了处理图像的新算法。好的例子包括活跃轮廓（存在噪声或者部分边缘缺失的情况下可以检测边缘并参数化）和非刚性登记方法（导致整体变形，但是局部适用）。两个例子都基于模拟物理系统，解决微分方程对其有必要。这一进步得益于过去 10 年计算机性能难以置信的提升。256×256 像素、3×3 内核的整数卷积（大约 600 000 个乘法和加法，要求 128kB 内存）对 20 世纪 80 年代的计算机来说是个极限。现在，这样的操作甚至不会显示在内存显示器上。现在可以在几秒内计算公式 22-8 这样的等式，尽管数字化实施需要两次卷积（拉普拉斯运算和梯度操作）重复多次以及时推进这一模式。更重要的是，计算速度和内存对扩散张量成像中张量的操作非常必要，不断提升的计算机性能使这一新技术成为可能。

计算机图像处理真正的进步是在三维空间内进行大多数操作。观察者仍然不得不一层层展示容积图像，或者在一个三维渲染过程中观察部分解剖。但是，三维渲染是个非标准化的过程，又和细节丢失有关，因为即使在今天强有力的图形处理单元，大量的体积元素不能在适当的时间里展示。另一方面，对计算机来说，计算脑室体积从根本上不同于在某一层面计算它的面积。

已经使用高明的技巧来帮助计算机完成最困难的任务——分割：皮层下的区域最难分割，使用预分割的图谱来配准给定图像允许传送分割边界。很明显，最终分割的结果依赖于图谱的质量和配准的质量，但是可以实现一定程度的客观性和可重复性。依赖于可信赖的分割，体积和形态学是可以实现的目标。但是，许多研究专注于 MRI 基础序列，T_1 加权序列最普遍。许多分割和量化工具受限于一个序列，因为它们依赖于特定形式的对比。

可以说，是计算机最关键的局限性由图像有限的信息带来。可量化的观察（例如扩大的脑室）与几种疾病形式有关。许多研究显示队列间的显著差异，但是个体变异性是个体化诊断的主要障碍。换句话说，当前计算机图像分析能力受限于我们的发现，例如可能"通常，和健康对照组比较脑室扩大见于阿尔茨海默病患者"，而不是"脑室扩大和其他形态学发现表明对这个患者来说 88% 的可能性是阿尔茨海默病"。现在，计算机多充当一个配角，帮助放射科医师进行乏味的工作，如分割、测量或者图像校准。

三、结论和未来方向

利用脑 MR 图像进行计算法辅助诊断是个伟大的追求，尤其是通常很大的三维数据集。低信噪比和潜在伪影的出现使得人工智能分析特别具有挑战性。这个任务使分割、校准及模板匹配、统计分类算法具备前沿想法。在不远的未来我们可以看到统一所有这些不同方面、更加特异性地匹配这些和图像序列的方法。为了帮助放射科医师和临床医师，需要开发更加人性化的软件，使他们可以更容易地提取相关信息。

为了全面有效地搜集和建立整个人群的特征，需要进一步发展统计学脑图谱。它们可以包含已知的形态信息，与其他同时获得的检查信息（如 CT 和 PET）融合。把非刚性校准和中轴、方向信息结合起来可以使图谱带有向量信息。并且，扩散加权成像可以把解剖和功能结合到一起并且不使用放射性核素（如 PET）。

获得多维 MR 图像需要很长时间，这使得脉冲序列走向革新。更快的方法可以减少扫描时间，因此提高患者的舒适度，并减少成像过程中患者运动的不利影响，提高使用昂贵扫描仪的效率，提高动态扫描的时间分辨率。需要努力发展智能算法，使得可以采用更少的计算（即稀疏或压缩采样[162]）和更短的时间重建图像，并且没有降低图像质量。压缩转换已投入使用比如离散余弦转换（discrete cosine transform，DCT）和离散小波转换（discrete wavelet transform，DWT），发展其他技术以获得更大收益似有可能。实际上，人们希望 MR 扫描仪的制造商可以尽快把基于稀疏采样的算法融入进去。

为了提高计算机在诊断过程中的影响，除了图像分析和 MR 序列还要做其他努力。放射科医师独一无二的作用是把影像学发现和患者病史结合起来。可以预见的是个体化患者这一水平的诊断需要结合高端计算机图像分析和专家系统，这样影像中发现的异常可以与独立于图像体系之外的症状信息相结合。而具备这一特质的可行专家系统在目前尚无法很快实现。

参考文献

［1］ Haidekker MA. Medical Imaging Technology. Springer Briefs in Physics, Springer, New York; 2013.

［2］ Donoho D. Compressed sensing. IEEE Transactions on Information Theory 2006;52（4）:1289–1306.

［3］ Bones PJ, Wu B. Sparse sampling in MRI. In: Medical Image Processing Techniques and Applications. Springer, New York; 2011. pp. 319–339.

［4］ Stoll G, Bendszus M. Imaging of inflammation in the peripheral and central nervous system by magnetic resonance imaging. Neuroscience. 2009; 158（3）: 1151–1160.

［5］ Mori S. Three-dimensional tract reconstruction. In: Mori S, editor. An Introduction to Diffusion Tensor Imaging. Elsevier, Boston, MA; 2007.

［6］ Gudbjartsson H, Patz S. The Rician distribution of noisy MRI data. Magnetic Resonance in Medicine. 1995;34（6）:910–914.

［7］ Goodman JW. Some fundamental properties of speckle. JOSA. 1976;66（11）:1145–1150.

［8］ Shen L, Papadakis M, Kakadiaris IA, Konstantinidis I, Kouri D, Hoffman D. Image denoising using a tight frame. IEEE Transactions on Image Processing. 2006;15（5）:1254–1263.

［9］ Kim S. PDE-based image restoration: A hybrid model and color image denoising. IEEE Transactions on Image Processing. 2006;15（5）:1163–1170.

［10］ Rudin LI, Osher S, Fatemi E. Nonlinear total variation based noise removal algorithms. Physica D: Nonlinear Phenomena. 1992;60（1）:259–268.

［11］ Babacan SD, Molina R, Katsaggelos AK. Variational Bayesian blind deconvolution using a total variation prior. IEEE Transactions on Image Processing. 2009;18（1）:12–26.

［12］ Beck A, Teboulle M. Fast gradient-based algorithms for constrained total variation image denoising and deblurring problems. IEEE Transactions on Image Processing. 2009;18（11）:2419–2434.

［13］ Drapaca CS. A nonlinear total variation-based denoising method with two regularization parameters. IEEE Transactions on Biomedical Engineering. 2009;56（3）:582–586.

［14］ Vemuri BC, Liu M, Amari SI, Nielsen F. Total Bregman divergence and its applications to DTI analysis. IEEE Transactions on Medical Imaging. 2011;30（2）:475–483.

［15］ Ramani S, Thévenaz P, Unser M. Regularized interpolation for noisy images. IEEE Transactions on Medical Imaging. 2010;29（2）:543–558.

［16］ Zibetti MVW, De Pierro AR. A new distortion model for strong inhomogeneity problems in echo-planar MRI. IEEE Transactions on Medical Imaging. 2009;28（11）: 1736–1753.

［17］ Dougherty G. Digital Image Processing for Medical Applications. Cambridge University Press, Cambridge, 2009.

［18］ Rangayyan RM, Ciuc M, Faghih F. Adaptiveneigh borhood filtering of images corrupted by signaldependent noise. Applied Optics. 1998;37（20）:4477–4487.

［19］ Perona P, Malik J. Scale-space and edge detection using anisotropic diffusion. IEEE Transactions on Pattern Analysis and Machine Intelligence. 1990;12（7）:629–639.

［20］ Haidekker M. Advanced Biomedical Image Analysis. John Wiley & Sons, Hoboken, NJ; 2011.

［21］ Yu Y, Acton ST. Speckle reducing anisotropic diffusion. IEEE Transactions on Image Processing. 2002;11（11）:1260–1270.

［22］ Krissian K, Westin CF, Kikinis R, Vosburgh KG. Oriented speckle reducing anisotropic diffusion. IEEE Transactions on Image Processing. 2007;16（5）:1412–1424.

［23］ Abramatic JF, Silverman LM. Nonlinear restoration of noisy images. IEEE Transactions on Pattern Analysis and Machine Intelligence. 1982;4（2）:141–149.

［24］ Hadhoud MM, Thomas DW. The two-dimensional adaptive LMS（TDLMS）algorithm. IEEE Transactions on Circuits and Systems. 1988;35（5）:485–494.

［25］ Pearlman WA, Mahesh B, Song WJ. Adaptive estimators for filtering noisy images. Optical Engineering. 1990;29（5）:488–494.

［26］ Rangayyan RM, Das A. Filtering multiplicative noise in images using adaptive region-based statistics. Journal of Electronic Imaging. 1998;7（1）:222–230.

［27］ Morrow WM, Paranjape RB, Rangayyan RM, Desautels JEL. Region-based contrast enhancement of mammograms. IEEE Transactions on Medical Imaging. 1992;11（3）:392–406.

［28］ Cromartie R, Pizer SM. Edge-affected context for adaptive contrast enhancement. In: Information Processing in Medical Imaging. Springer, New York; 1991. pp. 474–485.

［29］ Caselles V, Lisani JL, Morel JM, Sapiro G. Shape preserving local histogram modification. IEEE Transactions on Image Processing. 1999;8（2）:220–230.

［30］ Jia D, Han F, Yang J, Zhang Y, Zhao D, Yu G. A synchronization algorithm of MRI denoising and contrast enhancement based on PM-CLAHE model. JDCTA. 2010;4（6）:144–149.

［31］ Alemán-Flores M, Álvarez-León L, Alemán-Flores P, Fuentes-Pavón R, Santana-Montesdeoca JM. Medical image noise reduction and region contrast enhancement using partial differential equations. In: Proceedings of the IADIS International Conference on Applied Computing, Rome, Italy, November 19–21, 2009］ pp. 222–226.

［32］ Meijering EH, Zuiderveld KJ, Viergever MA. Image registration for digital subtraction angiography. International Journal of Computer Vision. 1999;31（2–3）:227–246.

［33］ Meijering EH, Niessen WJ, Bakker J, van der Molen AJ, de Kort GA, Lo RT et al. Reduction of patient motion artifacts in digital subtraction angiography: Evaluation of a fast and fully automatic technique. Radiology. 2001;219（1）:288–293.

［34］ Dale AM, Fischl B, Sereno MI. Cortical surface-based analysis: I. Segmentation and surface reconstruction. NeuroImage. 1999;9（2）:179–194.

［35］ Hahn HK, Peitgen HO. The skull stripping problem in MRI solved by a single 3D watershed transform. In: Medical Image Computing and Computer-Assisted Intervention –MICCAI 2000. Springer, New York; 2000.

pp. 134–143.

[36] Sandor S, Leahy R. Surface-based labeling of cortical anatomy using a deformable atlas. IEEE Transactions on Medical Imaging. 1997;16（1）:41–54.

[37] Shattuck DW, Sandor-Leahy SR, Schaper KA, Rottenberg DA, Leahy RM. Magnetic resonance image tissue classification using a partial volume model. NeuroImage. 2001;13（5）:856–876.

[38] Se´gonne F, Dale A, Busa E, Glessner M, Salat D, Hahn H et al. A hybrid approach to the skull stripping problem in MRI. NeuroImage. 2004;22（3）:1060–1075.

[39] Smith SM. Fast robust automated brain extraction. Human Brain Mapping. 2002;17（3）:143–155.

[40] DeCarli C, Maisog J, Murphy DG, Teichberg D, Rapoport SI, Horwitz B. Method for quantification of brain, ventricular, and subarachnoid CSF volumes from MR images. Journal of Computer Assisted Tomography. 1992;16（2）:274–284.

[41] Cox RW. AFNI: Software for analysis and visualization of functional magnetic resonance neuroimages. Computers and Biomedical Research. 1996;29（3）:162–173.

[42] Fennema-Notestine C, Ozyurt IB, Clark CP, Morris S, Bischoff-Grethe A, Bondi MW et al. Quantitative evaluation of automated skull–stripping methods applied to contemporary and legacy images: Effects of diagnosis, bias correction, and slice location. Human Brain Mapping. 2006;27（2）:99–113.

[43] Rex DE, Shattuck DW, Woods RP, Narr KL, Luders E, Rehm K et al. A meta-algorithm for brain extraction in MRI. NeuroImage. 2004;23（2）:625–637.

[44] Park JG, Lee C. Skull stripping based on region growing for magnetic resonance brain images. NeuroImage. 2009;47（4）:1394–1407.

[45] Galdames FJ, Jaillet F, Perez CA. An accurate skull stripping method based on simplex meshes and histogram analysis for magnetic resonance images. Journal of Neuroscience Methods. 2012;206（2）:103–119.

[46] Ridler TW, Calvard S. Picture thresholding using an iterative selection method. IEEE Transactions on Systems, Man and Cybernetics. 1978;8（8）:630–632.

[47] Otsu N. A threshold selection method from gray-level histograms. Automatica. 1975;11（285–296）:23–27.

[48] Bieniecki W, Grabowski S. Multi-pass approach to adaptive thresholding based image segmentation. In: Proceedings of the 8th International IEEE Conference CADSM, Lviv-Slavske, Ukraine, February 23-26, 2005. pp. 418–423.

[49] Canny J. A computational approach to edge detection. IEEE Transactions on Pattern Analysis and Machine Intelligence. 1986;6:679–698.

[50] Kass M, Witkin A, Terzopoulos D. Snakes: Active contour models. International Journal of Computer Vision. 1988;1（4）:321–331.

[51] Alfiansayah A. Deformable models and level sets in image segmentation. In: Dougherty G, editor. Medical Image Processing Techniques and Applications. Springer, New York; 2011）pp. 59–88.

[52] Osher S, Sethian JA. Fronts propagating with curvature-dependent speed: Algorithms based on Hamilton-Jacobi formulations. Journal of Computational Physics. 1988;79（1）:12–49.

[53] Suri JS, Liu K, Reden L, Laxminarayan S. A review on MR vascular image processing algorithms: Acquisition and prefiltering: Part I. IEEE Transactions on Information Technology in Biomedicine: A Publication of the IEEE Engineering in Medicine and Biology Society. 2002;6（4）:324.

[54] Suri JS, Liu K, Singh S, Laxminarayan SN, Zeng X, Reden L. Shape recovery algorithms using level sets in 2-D/3-D medical imagery: A state-of-the-art review. IEEE Transactions on Information Technology in Biomedicine. 2002;6（1）:8–28.

[55] Caselles V, Kimmel R, Sapiro G. Geodesic active contours. International Journal of Computer Vision. 1997;22（1）:61–79.

[56] Grady L. Multilabel random walker image segmentation using prior models. In: IEEE Computer Society Conference on Computer Vision and Pattern Recognition, San Diego, CA, 2005）pp. 763–770.

[57] Beucher S, Lantuejoul C. Use of watersheds in contour detection. In: International Workshop on Image Processing. CCETT/IRISA, Rennes, France; 1979.

[58] Cousty J, Bertrand G, Najman L, Couprie M. Watershed cuts: Minimum spanning forests and the drop of water principle. IEEE Transactions on Pattern Analysis and Machine Intelligence. 2009;31（8）:1362–1374.

[59] Grau V, Mewes AUJ, Alcaniz M, Kikinis R, Warfield SK. Improved watershed transform for medical image segmentation using prior information. IEEE Transactions on Medical Imaging. 2004;23（4）:447–458.

[60] Couprie C, Grady L, Najman L, Talbot H. Power watershed: A unifying graph-based optimization framework. IEEE Transactions on Pattern Analysis and Machine Intelligence. 2011;33（7）:1384–1399.

[61] Couprie C, Najman L, Talbot H. Seeded segmentation methods for medical image analysis. In: Dougherty G, editor. Medical Image Processing Techniques and Applications. Springer, New York; 2011. pp. 27–58.

62] Talairach J, Tournoux P. Co-Planar Stereotactic Atlas of the Human Brain, 1988. Thieme, New York; 1988.

[63] Laws KI. Texture energy measures. Proceedings of the DARPA Image Understanding Workshop. 1979; pp. 47–51.

[64] Haralick RM, Shanmugam K, Dinstein IH. Textural features for image classification. IEEE Transactions on Systems, Man and Cybernetics. 1973;（6）:610–621.

[65] Galloway MM. Texture analysis using gray level run lengths. Computer Graphics and Image Processing. 1975;4（2）:172–179.

[66] Nachimuthu DS, Baladhandapani A. Multidimensional texture characterization: On analysis for brain tumor

tissues using MRS and MRI. Journal of Digital Imaging. 2014;27:496–506.

[67] Iftekharuddin KM, Ahmed S, Hossen J. Multiresolution texture models for brain tumor segmentation in MRI. In: Annual International Conference of the IEEE Engineering in Medicine and Biology Society, Boston, MA, August 30–September 2, 2011. pp. 6985–6988.

[68] Gutierrez DR, Awwad A, Meijer L, Manita M, Jaspan T, Dineen RA et al. Metrics and textural features of MRI diffusion to improve classification of pediatric posterior fossa tumors. American Journal of Neuroradiology. 2014;35:1009–1015.

[69] Buckley PF, Dean D, Bookstein FL, Friedman L, Kwon D, Lewin JS et al. Three-dimensional magnetic resonance-based morphometrics and ventricular dysmorphology in schizophrenia. Biological Psychiatry. 1999;45（1）:62–67.

[70] Narr KL, Thompson PM, Sharma T, Moussai J, Cannestra AF, Toga AW. Mapping morphology of the corpus callosum in schizophrenia. Cerebral Cortex. 2000;10（1）:40–49.

[71] Uchiyama Y, Kunieda T, Asano T, Kato H, Hara T, Kanematsu M et al. Computer-aided diagnosis scheme for classification of lacunar infarcts and enlarged Virchow-Robin spaces in brain MR images. In: Proceedings of the 30th Annual International Conference of the IEEE Engineering in Medicine and Biology Society. IEEE; 2008] pp. 3908–3911.

[72] Sandu AL, Rasmussen Jr IA, Lundervold A, Kreuder F, Neckelmann G, Hugdahl K et al. Fractal dimension analysis of MR images reveals grey matter structure irregularities in schizophrenia. Computerized Medical Imaging and Graphics. 2008;32（2）:150–158.

[73] Shyu KK, Wu YT, Chen TR, Chen HY, Hu HH, Guo WY. Analysis of fetal cortical complexity from MR images using 3D entropy based information fractal dimension. Nonlinear Dynamics. 2010;61（3）:363–372.

[74] Farahibozorg S, Hashemi-Golpayegani SM, Ashburner J. Age and sex-related variations in the brain white matter fractal dimension throughout adulthood: An MRI study. Clinical Neuroradiology. 2014;pp. 1–14.

[75] Jayasuriya SA, Liew AWC, Law NF. Brain symmetry plane detection based on fractal analysis. Computerized Medical Imaging and Graphics. 2013;37（7）:568–580.

[76] Gefen Y, Meir Y, Mandelbrot BB, Aharony A. Geometric implementation of hypercubic lattices with noninteger dimensionality by use of low lacunarity fractal lattices. Physical Review Letters. 1983;50（3）:145.

[77] Allain C, Cloitre M. Characterizing the lacunarity of random and deterministic fractal sets. Physical Review A. 1991;44（6）:3552.

[78] Dougherty G. Pattern Recognition and Classification. Springer, New York; 2013.

[79] Möller S, Krabbenhöft HN, Tille A, Paleino D, Williams A, Wolstencroft K et al. Community-driven computational biology with Debian Linux. BMC Bioinformatics. 2010;11:S5.

[80] Jenkinson M, Beckmann CF, Behrens TE, Woolrich MW, Smith SM. FSL. NeuroImage. 2012;62（2）:782–790.

[81] Bauer S, Fejes T, Reyes M. A skull-stripping filter for ITK. Insight Journal. 2012; http://hdl.handle. net/10380/3353:（accessed 06/2014）.

[82] Pham DL, Xu C, Prince JL. Current methods in medical image segmentation 1. Annual Review of Biomedical Engineering. 2000;2（1）:315–337.

[83] Nyu´l LG, Udupa JK. On standardizing the MR image intensity scale. Magnetic Resonance in Medicine. 1999;42:1042–1081.

[84] Xu T, Mandal M. Automatic brain tumor extraction from T1-weighted coronal MRI using fast bounding box and dynamic snake. In: Proceedings of the Annual International Conference of the IEEE Engineering in Medicine and Biology Society. IEEE; 2012. pp. 444–447.

[85] Saha BN, Ray N, Greiner R, Murtha A, Zhang H. Quick detection of brain tumors and edemas: A bounding box method using symmetry. Computerized Medical Imaging and Graphics. 2012;36（2）:95–107.

[86] Hsieh TM, Liu YM, Liao CC, Xiao F, Chiang IJ, Wong JM. Automatic segmentation of meningioma from noncontrasted brain MRI integrating fuzzy clustering and region growing. BMC Medical Informatics and Decision Making. 2011;11（1）:54.

[87] Pedoia V, Binaghi E, Balbi S, De Benedictis A, Monti E, Minotto R. Glial brain tumor detection by using symmetry analysis. In: Proceedings of SPIE, Vol. 8314, Medical Imaging 2012: Image Processing, 2012. pp. 831445–831445.

[88] Bach Cuadra M, De Craene M, Duay V, Macq B, Pollo C, Thiran JP. Dense deformation field estimation for atlas-based segmentation of pathological MR brain images. Computer Methods and Programs in Biomedicine. 2006;84:66–75.

[89] Descombes X, Kruggel F, Wollny G, Gertz HJ. An objectbased approach for detecting small brain lesions: Application to Virchow-Robin spaces. IEEE Transactions on Medical Imaging. 2004;23（2）:246–255.

[90] Ambrosini RD, Wang P, O'Dell WG. Computer-aided detection of metastatic brain tumors using automated threeaˆdimensional template matching. Journal of Magnetic Resonance Imaging. 2010;31（1）:85–93.

[91] Sanjua´n A, Price CJ, Mancini L, Josse G, Grogan A, Yamamoto AK et al. Automated identification of brain tumors from single MR images based on segmentation with refined patient-specific priors. Frontiers in Neuroscience. 2013;7:241.

[92] Ashburner J, Friston KJ. Unified segmentation. NeuroImage. 2005;26（3）:839–851.

[93] Chen J, Yao J, Thomasson D. Automatic determination of arterial input function for dynamic contrast enhanced MRI in tumor assessment. In: Medical Image Computing and Computer-Assisted Intervention. Springer, New York; 2008] pp. 594–601.

[94] Anderton BH. Changes in the ageing brain in health and disease. Philosophical Transactions of the Royal Society of London B: Biological Sciences. 1997;352:1781–1792.

[95] Yücel F, Yaman SO, Özbabalık D, Özkan S, Ortug˘ G, O¨

zdemr G. Morphometric measurements of MRI findings in patients with Alzheimer's disease. Advances in Clinical and Experimental Medicine. 2014;23:91–96.

[96] Puri BK. Progressive structural brain changes in schizophrenia. Expert Review of Neurotherapeutics. 2010;10 (1):33–42.

[97] Benedict RH, Bobholz JH. Multiple sclerosis. Semin Neurol. 2007;27:78–85.

[98] Annweiler C, Montero-Odasso M, Hachinski V, Seshadri S, Bartha R, Beauchet O. Vitamin D concentration and lateral cerebral ventricle volume in older adults. Molecular Nutrition & Food Research. 2013;57 (2):267–276.

[99] Streitbürger DP, Möller HE, Tittgemeyer M, Hund-Georgiadis M, Schroeter ML, Mueller K. Investigating structural brain changes of dehydration using voxelbased morphometry. PLoS One. 2012;7 (8):e44195.

[100] Worth AJ, Makris N, Patti MR, Goodman JM, Hoge EA, Caviness VS et al. Precise segmentation of the lateral ventricles and caudate nucleus in MR brain images using anatomically driven histograms. IEEE Transactions on Medical Imaging. 1998;17 (2):303–310.

[101] Schnack HG, Hulshoff Pol HE, Baaré WFC, Viergever MA, Kahn RS. Automatic segmentation of the ventricular system from MR images of the human brain. NeuroImage. 2001;14 (1):95–104.

[102] Khan AF, Drozd JJ, Moreland RK, Ta RM, Borrie MJ, Bartha R. A novel MRI-compatible brain ventricle phantom for validation of segmentation and volumetry methods. Journal of Magnetic Resonance Imaging. 2012;36 (2):476–482.

[103] Maltbie E, Bhatt K, Paniagua B, Smith RG, Graves MM, Mosconi MW et al. Asymmetric bias in user guided segmentations of brain structures. NeuroImage. 2012;59 (2):1315–1323.

[104] Saeed N, Puri BK, Oatridge A, Hajnal JV, Young IR. Two methods for semi-automated quantification of changes in ventricular volume and their use in schizophrenia. Magnetic Resonance Imaging. 1998;16 (10):1237–1247.

[105] Wang D, Doddrell DM. A segmentation-based and partial-volume-compensated method for an accurate measurement of lateral ventricular volumes on T1-weighted magnetic resonance images. Magnetic Resonance Imaging. 2001;19 (2):267–273.

106] Saha PK, Udupa JK. Fuzzy connected object delineation: axiomatic path strength definition and the case of multiple seeds. Computer Vision and Image Understanding. 2001;83 (3):275–295.

[107] Zhang DQ, Chen SC. A novel kernelized fuzzy c-means algorithm with application in medical image segmentation. Artificial Intelligence in Medicine. 2004;32 (1):37–50.

[108] DeCarli C, Murphy DGM, Teichberg D, Campbell G, Sobering GS. Local histogram correction of MRI spatially dependent image pixel intensity nonuniformity. Journal of Magnetic Resonance Imaging. 1996;3:519–528.

[109] Johnston B, Atkins MS, Mackiewich B, Anderson M. Segmentation of multiple sclerosis lesions in intensity corrected multispectral MRI. IEEE Transactions on Medical Imaging. 1996;15 (2):154–169.

[110] Holmes CJ, Hoge R, Collins L, Woods R, Toga AW, Evans AC. Enhancement of MR images using registration for signal averaging. Journal of Computer Assisted Tomography. 1998;22 (2):324–333.

[111] Aubert-Broche B, Evans AC, Collins L. A new improved version of the realistic digital brain phantom. NeuroImage. 2006;32 (1):138–145.

[112] Evans AC, Collins DL, Mills SR, Brown ED, Kelly RL, Peters TM. 3D statistical neuroanatomical models from 305 MRI volumes. In: Nuclear Science Symposium and Medical Imaging Conference, IEEE Service Center, Piscataway, NJ, 1993. pp. 1813–1817.

[113] Liu J, Huang S, Nowinski WL. Automatic segmen tation of the human brain ventricles from MR images by knowledge-based region growing and trimming. Neuroinformatics. 2009;7 (2):131–146.

[114] Carmichael OT, Kuller LH, Lopez OL, Thompson PM, Dutton RA, Lu A et al. Cerebral ventricular changes associated with transitions between normal cognitive function, mild cognitive impairment, and dementia. Alzheimer Disease and Associated Disorders. 2007;21 (1):14.

[115] Carmichael OT, Aizenstein HA, Davis SW, Becker JT, Thompson PM, Meltzer CC et al. Atlas-based hippocampus segmentation in Alzheimer's disease and mild cognitive impairment. NeuroImage. 2005;27 (4):979–990.

[116] Bourne SK, Conrad A, Neimat JS, Davis TL. Linear measurements of the cerebral ventricles are correlated with adult ventricular volume. Journal of Clinical Neuroscience. 2013;20 (5):763–764.

[117] Fakhran S, Yaeger K, Alhilali L. Symptomatic white matter changes in mild traumatic brain injury resemble pathologic features of early Alzheimer dementia. Radiology. 2013;269 (1):249–257.

[118] Radanovic M, Pereira FRS, Stella F, Aprahamian I, Ferreira LK, Forlenza OV et al. White matter abnormalities associated with Alzheimer's disease and mild cognitive impairment: A critical review of MRI studies. Expert Review of Neurotherapeutics. 2013;13 (5):483–493.

[119] De Leon MJ, DeSanti S, Zinkowski R, Mehta PD, Pratico D, Segal S et al. MRI and CSF studies in the early diagnosis of Alzheimer's disease. Journal of Internal Medicine. 2004;256 (3):205–223.

[120] Jiji S, Smitha KA, Gupta AK, Pillai VPM, Jayasree RS. Segmentation and volumetric analysis of the caudate nucleus in Alzheimer's disease. European Journal of Radiology. 2013;82 (9):1525–1530.

[121] Giorgio A, De Stefano N. Clinical use of brain volumetry. Journal of Magnetic Resonance Imaging. 2013;37 (1):1–14.

[122] Gosche KM, Mortimer JA, Smith CD, Markesbery WR, Snowdon DA. Hippocampal volume as an index of Alzheimer neuropathology Findings from the Nun Study.

Neurology. 2002;58（10）:1476–1482.

［123］Klöppel S, Stonnington CM, Chu C, Draganski B, Scahill RI, Rohrer JD et al. Automatic classification of MR scans in Alzheimer's disease. Brain. 2008;131（3）:681–689.

［124］Ashburner J. A fast diffeomorphic image registration algorithm. NeuroImage. 2007;38（1）:95–113.

［125］Liu M, Zhang D, Yap PT, Shen D. Tree-guided sparse coding for brain disease classification. Medical Image Computing and Computer-Assisted Intervention, Nice, France, October 1-5, 2012］pp. 239–247.

［126］Tessitore A, Amboni M, Cirillo G, Corbo D, Picillo M, Russo A et al. Regional gray matter atrophy in patients with Parkinson disease and freezing of gait. American Journal of Neuroradiology. 2012;33（9）:1804–1809.

［127］Rosenberg-Katz K, Herman T, Jacob Y, Giladi N, Hendler T, Hausdorff JM. Gray matter atrophy distinguishes between Parkinson disease motor subtypes. Neurology. 2013;80（16）:1476–1484.

［128］Weintraub D, Doshi J, Koka D, Davatzikos C, Siderowf AD, Duda JE et al. Neurodegeneration across stages of cognitive decline in Parkinson disease. Archives of Neurology. 2011;68（12）:1562–1568.

［129］Haller S, Badoud S, Nguyen D, Garibotto V, Lovblad KO, Burkhard PR. Individual detection of patients with Parkinson disease using support vector machine analysis of diffusion tensor imaging data: Initial results. American Journal of Neuroradiology. 2012;33（11）:2123–2128.

［130］Smith SM, Jenkinson M, Johansen-Berg H, Rueckert D, Nichols TE, Mackay CE et al. Tract-based spatial statistics: Voxelwise analysis of multi-subject diffusion data. NeuroImage. 2006;31（4）:1487–1505.

［131］Nowrangi MA, Lyketsos CG, Leoutsakos JMS, Oishi K, Albert M, Mori S et al. Longitudinal, region-specific course of diffusion tensor imaging measures in mild cognitive impairment and Alzheimer's disease. Alzheimer's & Dementia. 2013;9（5）:519–528.

［132］Wadia PM, Howard P, Ribeirro MQ, Robblee J, Asante A, Mikulis DJ et al. The value of GRE, ADC and routine MRI in distinguishing Parkinsonian disorders. The Canadian Journal of Neurological Sciences. 2013;40（3）:389–402.

［133］Cherubini A, Morelli M, Nistic R, Salsone M, Arabia G, Vasta R et al. Magnetic resonance support vector machine discriminates between Parkinson disease and progressive supranuclear palsy. Movement Disorders. 2013;29（2）:266–269.

［134］Ota M, Nakata Y, Ito K, Kamiya K, Ogawa M, Murata M et al. Differential diagnosis tool for Parkinsonian syndrome using multiple structural brain measures. Computational and Mathematical Methods in Medicine. 2013;2013:571289.

［135］Mascalchi M, Vella A, Ceravolo R. Movement disorders: Role of imaging in diagnosis. Journal of Magnetic Resonance Imaging. 2012;35（2）:239–256.

［136］Hotter A, Esterhammer R, Schocke MF, Seppi K. Potential of advanced MR imaging techniques in the differential diagnosis of parkinsonism. Movement Disorders. 2009;24（S2）:S711–S720.

［137］Weiller C, May A, Sach M, Buhmann C, Rijntjes M. Role of functional imaging in neurological disorders. Journal of Magnetic Resonance Imaging. 2006;23（6）:840–850.

［138］Hyde TM, Weinberger DR. The brain in schizophrenia. Seminars in Neurology. 1990;10（3）: 276–286.

［139］Lawrie SM, Abukmeil SS. Brain abnormality in schizophrenia. A systematic and quantitative review of volumetric magnetic resonance imaging studies. The British Journal of Psychiatry. 1998;172（2）:110–120.

［140］Shenton ME, Dickey CC, Frumin M, McCarley RW. A review of MRI findings in schizophrenia. Schizophrenia research. 2001;49（1）:1–52.

［141］Davatzikos C, Shen D, Gur RC, Wu X, Liu D, Fan Y et al. Whole-brain morphometric study of schizophrenia revealing a spatially complex set of focal abnormalities. Archives of General Psychiatry. 2005;62（11）:1218–1227.

［142］Petty RG, Barta PE, Pearlson GD, McGilchrist IK, Lewis RW, Tien AY et al. Reversal of asymmetry of the planum temporale in schizophrenia. American Journal of Psychiatry. 1995;152（5）:715–721.

［143］Falkai P, Bogerts B, Greve B, Pfeiffer U, Machus B, Fölsch-Reetz B et al. Loss of sylvian fissure asymmetry in schizophrenia: A quantitative post mortem study. Schizophrenia Research. 1992;7（1）:23–32.

［144］Kleinschmidt A, Falkai P, Huang Y, Schneider T, Fürst G, Steinmetz H. In vivo morphometry of planum temporale asymmetry in first-episode schizophrenia. Schizophrenia Research. 1994;12（1）:9–18.

［145］Honer WG, Bassett AS, Squires-Wheeler E, Falkai P, Smith GN, Lapointe JS et al. The temporal lobes, reversed asymmetry and the genetics of schizophrenia. Neuroreport. 1995;7（1）:221.

［146］Chen R, Jiao Y, Herskovits EH. Structural MRI in autism spectrum disorder. Pediatric Research. 2011;69:63R–68R.

［147］Zilles K, Armstrong E, Schleicher A, Kretschmann HJ. The human pattern of gyrification in the cerebral cortex. Anatomy and Embryology. 1988;179（2）:173–179.

［148］Kulynych JJ, Luevano LF, Jones DW, Weinberger DR. Cortical abnormality in schizophrenia: An in vivo application of the gyrification index. Biological Psychiatry. 1997;41（10）:995–999.

［149］Haidekker MA, Evertsz CJ, Fitzek C, Boor S, Andresen R, Falkai P et al. Projecting the sulcal pattern of human brains onto a 2D plane—A new approach using potential theory and MRI. Psychiatry Research: Neuroimaging. 1998;83（2）:75–84.

［150］King RD, Brown B, Hwang M, Jeon T, George AT. Fractal dimension analysis of the cortical ribbon in mild Alzheimer's disease. NeuroImage. 2010;53（2）: 471–479.

［151］Ha TH, Yoon U, Lee KJ, Shin YW, Lee JM, Kim IY et al. Fractal dimension of cerebral cortical surface in schizophrenia and obsessive-compulsive disorder. Neuroscience Letters. 2005;384（1）:172–176.

［152］Yotter RA, Nenadic I, Ziegler G, Thompson PM, Gaser C. Local cortical surface complexity maps from spherical harmonic reconstructions. NeuroImage. 2011;56（3）: 961–973.

［153］Nenadic I, Yotter RA, Sauer H, Gaser C. Cortical surface complexity in frontal and temporal areas varies across subgroups of schizophrenia. Human Brain Mapping. 2014;35:1691–1699.

［154］Haukvik UK, Hartberg CB, Agartz I. Schizophrenia what does structural MRI show? Tidsskrift for den Norske laegeforening. 2013;133（8）:850.

［155］Schultz CC, Koch K, Wagner G, Nenadic I, Schachtzabel C, Güllmar D et al. Reduced anterior cingulate cognitive activation is associated with prefrontal–temporal cortical thinning in schizophrenia. Biological Psychiatry. 2012;71（2）:146–153.

［156］Ingalhalikar M, Kanterakis S, Gur R, Roberts TP, Verma R. DTI based diagnostic prediction of a disease via pattern classification. In: Medical Image Computing and Computer-Assisted Intervention. Springer, New York; 2010. pp. 558–565.

［157］Murakami M, Takao H, Abe O, Yamasue H, Sasaki H, Gonoi W et al. Cortical thickness, gray matter volume, and white matter anisotropy and diffusivity in schizophrenia. Neuroradiology. 2011;53（11）:859–866.

［158］Schneider CE, White T, Hass J, Geisler D, Wallace SR, Roessner V et al. Smoking status as a potential confounder in the study of brain structure in schizophrenia. Journal of Psychiatric Research. 2014;50:84–91.

［159］Welch KA, Moorhead TW, McIntosh AM, Owens DGC, Johnstone EC, Lawrie SM. Tensorbased morphometry of cannabis use on brain structure in individuals at elevated genetic risk of schizophrenia. Psychological Medicine. 2013;10;43:2087–2096.

［160］Shizukuishi T, Abe O, Aoki S. Diffusion tensor imaging analysis for psychiatric disorders. Magnetic Resonance in Medical Sciences: MRMS: An Official Journal of Japan Society of Magnetic Resonance in Medicine. 2013;12:153–159.

［161］Fornito A, Bullmore ET. Connectomics: A new paradigm for understanding brain disease. European Neuropsychopharmacology. 2015;25（5）:733–748.

［162］Cande`s EJ, Romberg J, Tao T. Robust uncertainty principles: Exact signal reconstruction from highly incomplete frequency information. IEEE Transactions on Information Theory. 2006;52（2）:489–509.

中国科学技术出版社

影 像 学 经 典 译 著 推 荐

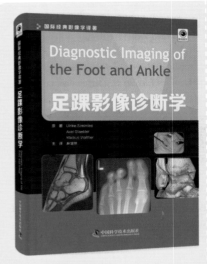

足踝影像诊断学

引进地：德国 Thieme 出版社
定价：178.00 元（大 16K 精装）
原著：Ulrike Szeimies 等
主译：麻增林

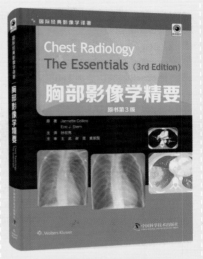

胸部影像学精要：原书第 3 版

引进地：荷兰 Wolters Kluwer 出版社
定价：248.00 元（大 16K 精装）
原著：Jannette Collins 等
主译：孙宏亮

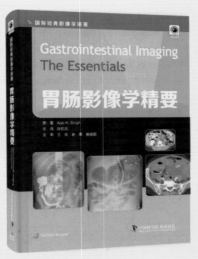

胃肠影像学精要

引进地：荷兰 Wolters Kluwer 出版社
定价：178.00 元（大 16K 精装）
原著：Ajay K. Singh
主译：孙宏亮

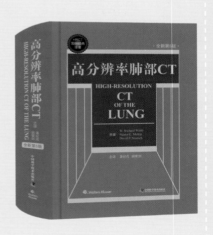

高分辨率肺部 CT：全新第 5 版

引进地：荷兰 Wolters Kluwer 出版社
定价：295.00 元（大 16K 精装）
原著：W. Richard Webb 等
主译：潘纪戍　胡荣剑

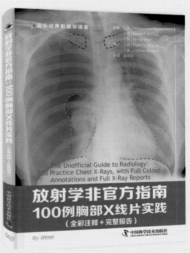

**放射学非官方指南：100 例胸部
X 线片实践（全彩注释+完整报告）**

引进地：英国 Zeshan Qureshi 出版社
定价：98.00 元（大 16K 平装）
原著：Mohammed Rashid Akhtar 等
主译：胡荣剑

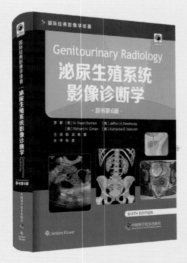

泌尿生殖系统影像诊断学

引进地：荷兰 Wolters Kluwer 出版社
定价：248.00 元（大 16K 精装）
原著：N. Reed Dunnick 等
主译：陈 涓 姜 蕾